生态养生

主编　王祥义

中医古籍出版社

图书在版编目（CIP）数据

生态养生 / 王祥义主编. — 北京：中医古籍出版社，2016. 1
ISBN 978-7-5152-0930-2

Ⅰ. ①生… Ⅱ. ①王… Ⅲ. ①养生（中医）—研究
Ⅳ. ①R212

中国版本图书馆CIP数据核字（2015）第158313号

生态养生

王祥义　主编

责任编辑　邓永标
封面设计　法思特书装
出版发行　中医古籍出版社
社　　址　北京东直门内南小街16号(100700)
经　　销　全国各地新华书店
印　　刷　北京盛兰兄弟印刷装订有限公司
开　　本　787mm × 1092mm1/16
印　　张　38.5
字　　数　690千字
版　　次　2016年1月第1版　2016年1月第1次印刷
书　　号　ISBN 978-7-5152-0930-2
定　　价　298.00元

序

健康是人类最宝贵的财富，享有健康是人的基本权利之一，人力资源是最重要的社会资源，健康是社会发展与和谐的基本条件。

以预防、控制急性、慢性传染病和寄生虫病对人类健康的危害为主要任务的第一次卫生革命尚未完成，慢性非传染性疾病已经在不经意间蔓延，渐成流行趋势，成为公共卫生的社会问题，影响国计民生。

单纯的治疗并不能完全解决慢病问题。慢病是由不健康的生活方式造成的，因此，养生保健才是防控慢病的基本途径。

普及医药卫生科普知识，增强群众自我保健的意识和技能，调动群众搞好个人、家庭和社区卫生保健的积极性，与调动医药卫生人员的积极性相结合，是搞好各项卫生保健工作的基础，也是达到提高全民健康水平的必由之路。

我们有理由相信，医学科学知识和其他科学技术知识的创新、普及，是能把人们的生产、生活导入文明、科学轨道的。

由此，我们欢迎《生态养生》一书的问世。

这是一本转变观念的书。健康危机的形势是我们以往没有遇到过的，新形势需要新思维。本书对于医学模式、疾病观、治疗观、保健养生与治疗的关系、医生和病患在防控慢病中各自的作用、如何在养生保健中实现中西医结合等重要问题上提出了自己的观点，值得深入研究和讨论。

这是一本说理求道的书。养生不是方法论，不是一用就灵的妙药仙方，追求“短平快”是浮躁心理的表现，也是达不到应有效果的原因。养生学是一门系统科学，有一套完整的理论体系和原则。本书从概念讲起，是一本系统介绍养生之道和养生原则的著作。

这是一本反映上万民众参与的养生实践经验的书，因此也是老百姓看得懂、用得上的书。有人赞誉银色世纪健康产业集团为“中国首家生态养生集团”，自2006年就涉足健康管理和养生实践的探索，在其养生院和养生门诊向群众进行养生宣导，带领他们践行六大养生方法，积累了丰富的经验，创立了很多养生方法，不乏值得推广的内容。

这是一本用生态的视角诠释养生的书。中医养生学诞生于古代民众的生活实践，那是一个未被污染的环境，那是一个人与自然和谐共处的环境，那是一个生活方式近似生态的环境。作者从人与自然的角度阐述了“生态”在养生中的核心地位，并把“生态”从朦胧的认知和美好的向往引申为切实的原则和可行的行为示范，这是养生学的重要视角。

这是一本融汇养生与保健的书，把中医学的养生学与西方医学的健康管理学相互参照，相互补充，以两大理论为基础，以健康管理三部曲为纲，以六大养生措施为目，提供了养生实践的有益借鉴。

期望读者能从阅读此书中受益。

王　琦

（作者系北京中医药大学教授，博士研究生导师；享受国务院特殊津贴的有突出贡献专家，国家人事部、卫生部、国家中医药管理局遴选的国家级名老中医，《中医体质学》学科带头人；现任中华中医药学会中医体质分会主任委员，中华中医药学会常务理事，中华国际医学交流基金会男性学基金委员会主任委员，中国性学会性医学专业委员会副主任委员，中国中医药学会临床药物专家评审委员会副主任委员，国家自然科学基金会评审专家等职）

主编简介

王祥义，内科主任医师，健康管理师培训师，中华中医药学会体质分会委员，银色世纪健康产业集团生态养生技术中心主任。曾任《中国厂矿医学》特约编委，中国老年保健医学研究会银色世纪项目办公室副主任。

1970年毕业于北京医学院（现北京大学医学部）医疗系，分配到甘肃省平凉地区（现平凉市）从事地方病防治工作，任地区地方病防治组组长。1978年起在中石化济南炼油厂职工医院任医师、内科主任，期间曾协助省医科院带硕士研究生，任导师组成员。1999年开始从事老年保健工作和生态养生技术研究及推广工作。

1996年获山东省医学科技进步一等奖。在省级以上杂志或学术会议上发表或交流论文三十余篇，主编《二十一世纪健康老人完全手册》，参编《内科危重病症诊疗学》。

前 言

当全国人民万众一心，为实现中华民族伟大复兴的中国梦和建设和谐社会的宏伟目标而奋发拼搏的时候，慢性非传染性疾病却以空前的速度和规模向我们袭来。

2011年5月16日，时任我国卫生部部长陈竺在第64届世界卫生大会的一般性辩论的发言中指出，如果控制不好，过二三十年，全球将出现慢性病的“井喷”。目前，中国已有2.6亿确诊的慢性病患者，约占总人口的19%，因慢性病死亡的人数已经占到了因病死亡人数的80%以上，慢性病治疗负担在疾病总治疗负担中的比例也向80%逼近。

我们一切努力的出发点是为了广大民众的幸福，然而，没有健康就没有幸福。当一个人在疾病痛苦中煎熬，甚至听到死神脚步声的时候，豪车别墅都将失去价值；当因为亲人的慢性病而惊秫和忧心，难以承受治疗负担之重的时候，家庭就失去了和谐；当大量社会财富投入慢性病这个无底洞时，辉煌的GDP将失去光彩；当国民健康素质下降，大量社会精英因慢性病致残致死时，我们将会失去强大的竞争力。

“慢性病防治是一项重大的民生工程”，我们必须“尽快遏制慢性病高发态势”。但是，当我们寄希望于高度发展的现代西医学的时候，却发现似乎无所不能的西医学难以从根本上解决慢性病问题。俞梦孙院士认为：“治未病”才“是解决迫在眉睫的全球性医疗危机的唯一途径”。

我们需要一场保健革命。我们必须认真反思包括医学模式在内的许多重大理论问题，如治疗和保健的关系、患者在疾病防治中的主导地位、自愈能力及其重要作用、健康人是否需要养生保健等，甚至疾病、卫生、保健、养生等基本概念，都需要澄清或重新定义。

健康管理学和中医养生学对防治慢性病做出了卓越贡献。陈竺指出：“在中医理论指导下的健康管理工作，是最具中国特色的慢性病防治工作的理论基础，充分发挥中医药在慢性病防治工作中的积极作用是值得深思的。”这两大学科的结合，将开创中西医结合和慢性病防治的新局面。

世界卫生组织认为：“21世纪的医学不能继续以疾病为主要研究领域，而应该以人类的健康为主要研究领域。毫无疑问，现代医学的医学模式应当向健康医学、生态医学、稳态医学的方向转化。”祖国医学，特别是养生学，是最具生态特点的科学。《光明日报》2009年5月21日发表的文章——“健康产业步入生态养生新时代”指出：“生态养生学的提出，顺应了世界范围内的中医养生热，又大胆汲取西方医学的成就……从某种意义上说，标志着中国健康事业进入了一个崭新的发展阶段。”生态不应是一个含混的概念，也不应是一种模糊的向往。生态是生态养生学的核心和指导原则，从生物进化论的角度诠释生态的定义，将赋予养生学以新的内涵。

祖国古代哲学和养生学强调“道”。《道德经》说：“人法地，地法天，天法道，道法自然。”“道”是养生学的总纲，纲举才能目张；只有悟道，才能立法，道正才能法准。养生学是一项系统工程，不是一两个妙法绝方能代替的。应当从养生原则入手，去指导和规范我们的养生行为。

这些是笔者在动笔之初所确定的目标。一旦命笔，却发现自己的确勉为其难，能力和目标之间存在巨大差距。西医出身的我，尽管努力自学，水平和能力只能算一个刚入门者。学问学问，一学二问，我只有求教于书本和各位专家，并和周围的同仁们经常讨论。编辑委员会的各位专家都给予我以热情的指导，特别是邹圣灿和李士元两位先生，对我的工作和写作给予了积极的支持和帮助。郭坤萌女士校阅了全文，也一并致谢。

写作中经常萦回在我脑际的一个词是“抛砖引玉”。“童言无忌”，初学者大概也“无忌”吧。百家争鸣才能出真知，一个幼稚、甚至可能是错误的观点，能引起大家的注意、思考和讨论，也应算做这块砖的小小贡献。在此，切望专家和各位读者不吝赐教。

编　者

2014年7月16日

目录

没有全民健康，就没有全面小康。

人民身体健康是全面建成小康社会的重要内涵，是每一个人成长和实现幸福生活的重要基础。

——习近平

第一章　保健革命——生态养生学诞生的背景

第一节　盛世与健康危机——严酷的现实

中医学和养生学的经典之作——《黄帝内经》有一个精彩的开篇之问："余闻上古之人，春秋皆度百岁，而动作不衰；今时之人，年半百而动作皆衰者，时世异耶？人将失之耶？"

两千多年后的今天，我们仍然面临同一个问题，而且，问题更突出，以至于被称为"健康危机"；矛盾更尖锐，危机居然是在相对富裕和科技高度发展的盛世出现的！

我们一定做错了什么。我们应当像"黄帝"一样提出问题，检讨我们在意识、观念、方针、方法上存在哪些错误或不足。

反思的起点是正视现实。

一、喜逢盛世

2013年，媒体回顾了"逃港事件"的历史，那是改革开放前中国老百姓为了温饱，不顾生命危险奔向"天堂"的一幕大悲剧。30多年前，在英国占领下的香港仍然是"敌方"，大陆传媒把香港称为"人间地狱"，声称那里是世界上最荒淫的城市，最大的制毒贩毒基地，黑社会横行，自杀率居世界前列。尽管如此，仍然有数以百万的内地人冒着被边防战士枪杀的危险和"叛国投敌"的罪名逃到了香港，当时的小渔村深圳几乎十室九空。不知有多少人怀着对"天堂"的向往死在了离"天堂"咫尺之遥的边界线上。那时甚至催生了一个新职业，叫做"拉尸行"。"拉尸佬"每埋葬一名偷渡者，可以从派出所拿到15元劳务费。一位拉尸佬一天最多埋葬了50名被枪杀的偷渡者，其中有4名是他的亲人。一个逃到香港的农妇甚至留下了这样一句话："我死后，连骨灰都不要吹回这边来！"

为什么？饥饿和贫困！

邓小平目光如炬，他说："这是我们的政策有问题。逃港，主要是生活不好，差距太大，生产生活搞好了，才可以解决逃港问题。""发展才是硬道理。"中国"要做到发展，必须坚持对外开放、对内改革"，因为这"是决定中国命运的一招"，"如果现在再不实行改革，我们的现代化事业和社会主义事业就会被葬送"。

1978年召开的具有历史意义的十一届三中全会开启了改革开放的历史新时期。改革开放极大地解放和发展了社会生产力；使中国的综合国力、国际竞争力、国际地位显著提高；使中国的经济快速发展，人民生活水平迅速提高。中国正在进入一个历史上少有的盛世。

什么是盛世？《后汉书·崔骃传》说："何天衢於盛世兮，超千载而垂绩。"王安石曾这样形容盛世："盛世千龄合，宗工四海瞻"。盛世对内表现为经济繁荣，科技发达，文化昌盛，社会安定；对外表现为军事强大，外贸繁荣，外交活跃，举世瞩目。

盛世的中国变得空前繁荣和强大。2000年中国GDP仅仅1.08万亿美元，2005年达2.2万亿美元以上，五年期间翻了一番。2010年底中国名义GDP达到5.878万亿美元，首次超过日本，跃居世界第二位。当欧洲、美国、日本等发达国家和地区在债务、赤字、破产、高失业率的泥沼中挣扎的时候，在世界性经济危机的大背景下，中国经济实现了软着陆。印度工商联合会副会长在亚洲金融合作会议上预测，中国在2026年GDP将跃居世界第一。

2011年4月26日，中国外汇储备首次突破3万亿大关。这笔钱足够买下整个意大利的全部主权债务；只要动用1/3，就可以将美国的四大IT企业：苹果、微软、IBM、谷歌全部收购；只要拿出1/6，就能购买美国曼哈顿和华盛顿特区的房产；拿出一半就可以彻底解决欧洲的财政危机。中国人民银行公布的数据显示，截至2014年3月末，中国外汇储备余额达到3.95万亿美元。

美国商务部资料，2012年4月，中国持有的美国国债达到9002亿美元，是十年前的15倍多，相当于每个美国人欠中国3000多美元。最新数据显示，2014年4月中国持有的美国国债增加到1.2632万亿美元。

我们难以忘记，在三年自然灾害期间，赫鲁晓夫乘人之危，逼迫中国人偿还抗美援朝期间的军火债60亿元，平均每个中国人还债10块钱，就是这区区60亿元，逼得中国人吃糠咽菜，勒紧裤腰带过了三年！

我们也难以忘记旧社会中华民族受欺凌、受屈辱的历史。随着奥运会在北京召开，随着中国崛起为世界体育大国，东亚病夫的帽子已经被彻底地扔到了太平洋里。

我们更难以忘记伟大领袖毛泽东同志那句气壮山河的话："我们中华民族有同自己的敌人血战到底的气概，有在自力更生的基础上光复旧物的决心，有自立于世界民族之林的能力。"我们终于可以自豪地说，毛泽东同志的这句预言已经完全实现了。

二、富裕不等于健康

钱是什么？没有钱是万万不能的，但钱不是万能的。有一段格言讲道：钱可以买到美食，但买不到食欲；钱可以买到书籍，但买不到智慧；钱可以买到娱乐，但买不到愉快；钱可以买到谄媚，但买不到尊敬；钱可以买到伙伴，但买不到友谊；钱可以买到权势，但买不到威望；钱可以买到服从，但买不到忠诚；钱可以买到虚名，但买不到真才实学。

钱能买到健康吗？答案同样是否定的。美国贺伯特·雷特纳医学博士说："我们是世界上最富有，也是最不健康的国家。我们软弱、过重……我们有神经病、高血压，我们的心脏或头脑都不能得到它们应有的寿命。我们患了过多的文明病。"美国著名营养学家比勒博士说："在美国——历史上食物最富足及生活水平最高的国家—— 一个真正健康的人却如海底捞针一样罕见。第二次世界大战时，虽然采取极低的体格标准，仍然有大约50%的美国青年被认为不适合服兵役。过去十年内兵役的体格标准已经降低了三次。"

这里讲的是过去的美国，目前美国人慢性病的患病率已经显著降低。不幸的是，中国正处在与当年美国相似的境地中。

三、严酷的现实

中国现阶段的情况如何呢？富裕的生活和糟糕的健康状况之间存在着巨大反差。钱包鼓了，腰带长了，疾病多了，是我们目前生活状况的真实写照。

（一）悬在头上的达摩克里斯利剑——慢性非传染性疾病疯狂蔓延

2009年2月公布的第四次国家卫生服务总调查结果显示，我国居民慢性病患病率高达20%，全国明确诊断的慢性病病例数达2.6亿，这相当于两个日本的总人口，接近美国的总人口。在过去十年中，平均每年新增慢性病病例1000万例。

2009年《中国健康万里行五周年庆典》上公布的数据，过去十年，我国糖尿病患者数增加超过3倍，高血压增加1.5倍以上，脑血管疾病增加1倍，冠心病增加63%，癌症增加60%。

2012年7月，卫生部公布的一组数据表明，慢性病导致的死亡率已占我国总死亡率的85%。

在讨论慢性非传染性疾病时，我们往往忽视了精神疾病。实际上，按照国际上衡量健康状况的伤残调整生命指标评价各类疾病的总负担，精神疾患在我国疾病总负担的排名中居首位，已超过了心脑血管病、呼吸系统疾病及恶性肿瘤。各类精神问题约占疾病总负担的1/5，预计到2020年，这一比率将升至1/4。中国疾病预防控制中心精神卫生中心2009年初公布的数据显示，我国各类精神疾病患者人数在1亿人以上，但公众对精神疾病的知晓率不足五成，就诊率更低，所以实际患病数可能高于此数。

慢性病是一场灾难，容不得我们置若罔闻。2011年5月16日，我国时任卫生部部长陈竺在第64届世界卫生大会第一天的全体会议上作了发言，题目就是“慢性非传染性疾病防控刻不容缓”。

（二）难以理解的现象——人均寿命增长趋势变缓

资料显示，1949年新中国成立时全国的人均寿命是39.8岁，到1981年迅速增加到67.8岁，32年期间增长了28岁，平均每年增加0.875岁。1981年之后这个增长趋势明显变缓，到1996年只增加到70.8岁，即15年期间增长3岁，平均每年只增加0.2岁。第六次全国人口普查关于预期平均寿命的资料近日发布，2010年国民预期平均寿命为74.83岁。如图1–1所示。

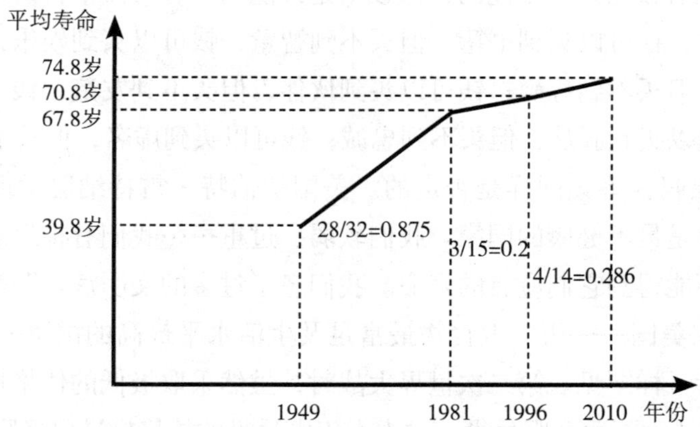

图1–1　1949—2010年人均寿命增长趋势

从新中国成立到1981年，人均寿命迅速增长是完全应当的。新中国成立后，除去三年自然灾害之外，人民生活水平虽然不高，但和旧社会相比还是逐步得到改善，基本的温饱问题逐步解决。第二个因素是医疗卫生水平的提高，婴幼儿死亡率显著下降，广泛的预防接种，使传染病得到有效控制。这其中，爱国卫生运动的广泛开展功不可没。

问题在于，1981年之后，这个增长趋势为什么明显变缓呢？

是人民生活水平没有改善吗？没有人怀疑改革开放以来人民生活水平的提高是历史上最快的。就拿脱贫工作来说，我国农村贫困人口数量从1978年的2.5亿下降到2009年的3597万人，即30年减少了2亿多。

是我们的医疗卫生事业发展不够快吗？也不是。1980年，我国每千人口拥有卫生技术人员为2.85名，其中医生为1.17名，护士为0.47名；到2004年，这些数字分别为3.46名、1.5名和1.03名，分别增加34.11%、28.21%和119.15%。这说明城乡居民医疗卫生服务状况显著改善。

经济发展与健康状况的关系上，各国走了一条相似的道路，看来它们之间有某种关系。美国学者提出了营养与膳食变迁的“三阶段”论，揭示了这一联系。这三阶段分别是“饥饿减少”、“慢性疾病”、“行为改变”。经济发展首先解决温饱问题，这时人均寿命会迅速增长；当人均GDP达到1000～3000美元时，有可能进入第二阶段，即慢性疾病阶段，慢性疾病的蔓延会很大程度上拖寿命延长的后腿，使其增长趋势变缓；当人们认识到问题的严重性，有意识地开展健康教育，使民众能自觉地改变自己的生活方式，慢性病的患病率和死亡率就会开始下降，人均寿命会恢复增长。我国自1949年到改革开放大致相当于解决温饱阶段，目前正处于第二阶段即慢性疾病阶段。现在的问题是，第二阶段会延续多久，这一阶段能缩短吗？关键在哪里？

我国预期人均寿命的数据经常有变化，原来的数据显示1996年后人均寿命的增长仍然平缓，但新的数据令我们欣喜：1996~2010年，人均预期寿命恢复了增长，其原因几乎肯定是健康管理和养生在中国的兴起和广泛推广。也就是说，我国已经开始从第二阶段走进第三阶段。

（三）返贫的重要原因——医疗费用高速增长

在忍受疾病痛苦的同时，我们还不得不付出越来越多的医疗费用。表1-1为历年来卫生事业总费用统计。2010年共支出19600亿元，三峡工程的总投资大体在1800亿元，青藏铁路的总投资是330亿元，也就是说，我们一年在卫生事业方面花费的钱，可以建设近11个三峡工程，修59条青藏铁路。

表1-1　中国历年卫生总费用统计

年份	1978	1983	1988	1993	1998	2005	2010
总 费 用	110.21	207.42	488.04	1377.78	3678.72	8659.9	19600
占GDP比例	3.02	3.48	3.24	3.90	4.36	4.73	4.92
个人支出	22.52	65.24	152.66	580.97	2017.63	4520.47	6000
人均收入	154.97	223.25	280.97	373.80	820.86	1715.03	3500

注：总费用、个人支出的单位是亿元人民币，占GDP比例单位是%，人均收入的单位是美元。

人均收入从1978年的154.97美元增加到2010年约3500美元，增长22.6倍，而同期的个人卫生支出从22.52亿元人民币增加到6000亿元，增长266.4倍，也就是说，个人卫生支出的增幅是人均收入增幅的11.8倍。

过去的10年，我国门诊和住院费用由1363亿元增加到5838亿元，增长4.28倍。其中，30%归因于老年人医疗费用的增长。老年人医疗费用由1993年的164亿元增加到2003年的1487亿元，增长9.07倍。小病一只鸡，大病一头牛，重病一座楼，疾病已经成为民众致贫和返贫的主要原因之一。按2009年我国居民人均可支配收入计算，罹患常见慢性病住院一次，城镇居民至少花费人均年收入的一半，农村居民至少花费人均年收入的1.3倍。尽管国家采取了不少减负措施，但民众仍感难承重负。无钱难进医院门，无奈中很多贫困人群只好小病拖延，大病凑合，重病等救助。

（四）奥运金牌第一的背后——国民身体素质下降

国民素质分为科学文化素质、政治素质和身体素质。国民的科学文化素质是社会发展的“促进器”，政治素质是调节社会矛盾的“稳压器”，身体素质是社会发展的“助力器”。因此国民素质关乎社会的稳定、发展和和谐，是非常重要的。我们这里只谈身体素质。

中国人永远都不会忘记旧社会列强称中国人是“东亚病夫”的历史耻辱。为了甩掉这顶帽子，中国采取“举国体制”来发展竞技体育。如今，当我们在奥运会上拿到51枚金牌，傲视群雄的时候，当我们在亚运会上拿的金牌比其他国家的总和还多的时候，当我们在乒乓球国际比赛中拿金牌拿到手软的时候，我们才失望地发现，我们虽然在竞技体育方面已经是世界一流，但国民素质却是世界三流。刘翔跑得再快，不等于国民都跑得快。我们宁可不要金牌，不要世界第一，也要全民健康素质的提高。

第一个危险的信号——国民身体素质的世界排名落后。韩国排名世界第24；日本第29，中国第32！不要说和西方国家相比，就和同肤色的日韩相比，我们已经落后了。

第二个危险的信号——“老年病不老”。在近20年的时间里，我国老年病的初发年龄下降了6.3岁，不满40岁初发老年病者增加了26.3%。70%的国民处于亚健康状态。

第三个危险信号——我们可能输在起跑线上。最近一次全国青少年体质健康调查显示，近20年来，青少年体质持续下降，包括肺活量、速度、力量等。我们看几个数据：大学生1000米跑，5年慢了20秒；大学女生800米跑，5年慢了15.1秒；青少年肥胖率10年间增长近50%；近视率增长11%；城市男学生1/4是胖墩儿。

中国大学生和日韩相比，无论是体能、精力、耐寒能力还是抗击打能力都明显不如后者。男生的平均身高（厘米）中韩相比是156.38：150.93，即1.04：1，相差不大；但平均体重（千克）相比却是51.32：43.14，即1.19：1，几乎重了20%！六年级男生的肺活量（厘米）中韩之比是1820：3180，即0.57：1，这个数字简直太可怕了。

孩子是祖国的未来，青少年体质的下降，预示着和国外相比，国民体质将会输在起跑线上。

（五）未富先老——老龄化带来的问题

中国第五次人口普查结果显示，2000年中国60岁以上人群比例已达11.21%，宣布进入老龄化社会。

中国老龄化问题突出，是由于具有以下特点：①老龄人口多：目前世界上60岁以上人口超过1亿的只有中国；②老龄速度快：老年人口正以每年800万的速度递增，据国家统计局2012年8月发布的信息，目前中国65岁以上的老年人已经占到总人口的9.1%。2013年2月27日，中国第一部老龄事业发展蓝皮书——《中国老龄事业发展报告（2013）》在京发布。蓝皮书指出，截至2012年底，中国老年人口数量达到1.94亿，占总人口的14.3%。全国老龄办副主任、中国老龄科研中心主任吴玉韶在新闻发布会上介绍，随着新中国成立后新出生的人口进入老年期，我们迎来第一个老年人口增长高峰。2013年，老年人口数量将突破2亿大关，达到2.02亿，老龄化水平将达到14.8%。预计到2040年前后，老年人口将达到4亿人的峰值，占届时总人口的31%左右。从2005年的11%到2040年的30%，中国可能仅用30多年，而许多国家用了一百年的时间，所以人们称中国的老龄化是"跑步前进"。③老而不富：西方发达国家是未老先富，而中国是未富先老。④缺乏保障：中国的老龄化是在社会养老保障体系尚不健全的情况下实现的，而且由于中国施行的计划生育政策，独生子女多，面临一对夫妇最多要赡养8位老人的困难局面。

老龄问题最突出的一点是"健康老龄化"。1987年5月世界卫生大会上首次提出健康老龄化（heathy aging）的概念。它具有两方面的含义：一是就个体的老龄化而言，体现为老年期健康时期的延长，生存质量提高，伤残或功能丧失只出现于生命的晚期，且持续时间很短；二是就群体老龄化而言，老年人群中健康者的比例越来越大，老年人口的健康预期寿命延长。

长寿不是唯一的目的。有人认为"好死不如赖活着"，这是不对的。目前的状况是，人在其生命的最后10～15年，是在与疾病的斗争中度过的，在死亡的边缘上挣扎，这是多么悲惨的景象。作家艾力斯·拉罗说："永葆青春的长寿，才是我们想要的，而不是徒增年老岁月。"

第60届世界卫生大会在瑞士日内瓦公布的《2007年世界卫生统计报告》显示，欧洲圣马力诺男性平均寿命最高，为80岁，其次为澳大利亚、冰岛等。日本女性最长寿，平均86岁，中国男女性的平均寿命分别为71岁和74岁。而健康年龄（指得大病前的时间）：中国男性和女性分别为63岁和65岁，不仅远低于位列榜首的日本的72岁、78岁，且不及瑞士、德国、澳大利亚等国。

第二个现实问题是赡养问题。独生子女本来就面临沉重的赡养老人的压力，而且农村劳动力大量流向城市，随农民工大潮远走他乡；城市的年轻人四处谋职，甚至远走国外；随着观念的转变，生活条件尤其是住房条件的改善，传统的"四世同堂"的家庭模式已经解体，大部分年轻人结婚后就离开父母单过。这些因素造成中国老年人"空巢"现象严重。2008年由全国老龄办发布的《我国城市居家养老服务研究》报告显示，目前全国城市老年人空巢家庭（包括独居）的比例已经达到49.7%，与2000年相比提高了7.7个百分点。地级以上大中城市老年人的空巢家庭（包括独居）比例更高，已经达到56.1%，其中独居老年人占12.1%，仅与配偶同住的占44%。

（六）道高一尺魔高一丈——传染病新动向

现代医学对控制传染病的流行功不可没，但是，“道高一尺，魔高一丈”，传染病又在向人类的健康“叫板”，成为新的健康问题。

自20世纪60年代以来，以往人们不认识的新的疾病不断发生，竟然达到25种之多，包括艾滋病、非典型肺炎、埃博拉病毒、疯牛病等，不一而足。2008年7月29日联合国艾滋病规划署发布的《2008艾滋病流行状况报告》指出，2007年，全球防治艾滋病的努力取得了显著进展，艾滋病流行首次呈现缓和局势，但当年全球仍然新增艾滋病病毒感染者270万，因艾滋病死亡的人数为200万。因为人们对其缺乏有效治疗手段，故该病被称为“超级癌症”和“世纪杀手”。

2002年的“非典”曾经令举世震惊。全世界共有26个国家（包括3个地区）报告临床诊断病例8098例，死亡774例，全球平均病死率约为10%。中国内地总发病人数5327例，死亡349例。当时，集会停止，疫区封闭，交通盘查，家家熏醋，人人自危。谁知这个病魔竟然来无影去无踪，悄然离去，但是，我们谁也不知道，它会在什么时间、什么地点卷土重来。

人们常说：旧的不去，新的不来。现在是新的来了，旧的也来了。一些老的传染病又在死灰复燃。结核病本来已经得到控制，但近年来又在五大洲蔓延，其中最严重的发病区是在南亚和东南亚，20世纪90年代这两个地区约有120万人死于结核病。我国目前仍有700万肺结核患者。世界卫生组织1994年的年度报告指出：“结核病正在威胁着世界1/3人口的健康，如果不立即采取预防措施，将在今后的10年内，夺去3000万人的生命。”

超级细菌“逗你玩”。超级细菌是指那些由于长期被滥用抗生素的患者体内产生的超级抗药性的细菌，近年来陆续发现的超级细菌有：在美国发现的抗药性金黄色葡萄球菌可以抵抗最强力的抗生素和药物，并能够引起各种感染；在法国发现的耐万古霉素肠球菌，因突破了人类当前对付细菌感染的“最后堡垒”——万古霉素防线而得名。资料报道，美国每年因“超级细菌”导致的死亡人数可达到18000例，超过了2005年美国死于艾滋病的16000人；在过去两年内，法国已有313人发生超级细菌尿道或消化道感染，其中3人因无药可治而死亡。其实，没有必要因为出现了一个“超级细菌”的新名词而大惊小怪，超级细菌早就存在，临床上称之为“耐药菌”。由于患者反复滥用大量抗生素，结果敏感的细菌被杀灭，耐药的细菌得以幸存，如果感染人体，则成了难以撼动的铁打金刚。医院内的交叉感染，很多是耐药菌。研发一种新的抗生素需要十年，而让这种新的抗生素失效，只需要两年。这场人与细菌的战争，人有必胜的把握吗？

（七）捅天易，补天难——日趋严重的环境污染

《道德经》说：“人法地，地法天，天法道，道法自然。”狂妄的地球人，却已经向天地和自然规律发起了挑战，为了眼前利益的短视行为，把天和地搞得千疮百孔，其结果必然是搬起石头砸自己的脚，这无异于一种自残行为。

千年生态系统评估机构（Millennium Ecosystem Assessment）的1360名专家在95个国家进行的调查得出的结论是——过去50年来，人口增加使得人类赖以生活的2/3的生态系统，包括空气和水源，受到污染和过度开发。

环境污染会给生态系统造成直接的破坏和影响，如沙漠化、森林破坏、水源、土壤和空气的污染、物种灭绝等。间接的危害如温室效应、酸雨和臭氧层破坏等，是大气污染衍生出来的环境效应，这种效应具有滞后性，往往在污染发生的当时不易被察觉或预料到，然而一旦发生就表示环境污染已经发展到相当严重的地步。

1. 天怒：美国媒体把2010年称为“地球反扑年”。这一年灾害接踵而至，我们在媒体上看到和听到最多的是“多少年不遇……”和“极端天气”等可怕字眼，人们终年生活在恐慌之中，2012年“地球末日”的谣传甚嚣尘上。2010年美国联邦救难总署（FEMA）署长傅格特说：“‘百年一遇’在今年已经失去了意义”。世界气象组织说，2010年全球至少有17个国家发生了极端天气现象；无论从强度、持续时间和地理分布来看，今年都堪比或者超过历史记录中最严重的先例。

傅格特话音未落，又一个“百年不遇”不期而至。2011年3月11日日本遭遇了历史上最强烈地震。9级地震造成的破坏相当于汶川大地震的30倍。地震引发最高达10米的大海啸，瞬间扑向几乎日本全境沿海地区。震区先是一片火海，随之是一片惊涛巨浪。截至3月22日，遇难者达到9079人，失踪12645人。地震造成的损失总计为 5 万亿~10万亿日元。大地震引发宫城县海域海底向东南方向移动了24米，海底高度增加了3米。日本东北部大约443平方千米的陆地被海水吞没，总面积超过东京的七成。媒体惊呼：日本岛部分沉没！

地震的另一个严重后果就是福岛核电站的核泄漏事故。地震导致放射性物质的泄漏量超过数万万亿贝克勒尔，大量高放射性污水泄漏入大海，对海洋生态将造成严重和长时期的影响。

“地球反扑”是一种拟人的表达，实际上是大自然给我们敲响了警钟。已经有专家提出了警告，如果人类对大自然的破坏超过了大自然自己的修复能力，这种破坏就难以逆转。有人说，地球上的生物有过九次大规模的灭绝，第十次将是人类。

我们可以预测，如果真有人类灭绝，那一定是人类自己造成的！

这是一场地球家园的历史灾难，这是对人类智慧和毅力的空前考验，这是一场贪欲和理智的决战。当各国外交官还在坎昆气候会议上争论不休的时候，地球留给我们的时间和机会已经不多了！

2. 积重难返的大气污染：据测算，目前全球每年向大气排放的二氧化碳约为240亿吨。据统计，我国1990年煤炭消耗量为10.52亿吨，1995年增至12.8亿吨，二氧化硫排放量为2232万吨，超过欧美而居世界首位；1997年此排放量增加到2346万吨，烟尘排放总量为1873万吨。

1840年臭氧层首次被发现。臭氧层是指距离地球25~30千米处臭氧分子相对富集的大气平流层。它能吸收99%以上对人类有害的太阳紫外线，保护地球上的生命免遭短波紫外线的危害。当臭氧层厚度低于220个多布森单位时，保护作用微弱，被称之为“空洞”。

1974年美国加利福尼亚大学的罗兰和莫莱特发现，人类头顶上的这把“伞”已出现空洞，南极上空的臭氧层是在20亿年的漫长岁月中形成的，可是仅在一个世纪里就被破坏了60%。根据美国航空航天局（NASA）发布的最新观测结果，南极臭氧空洞平均面积已达1060万平方英里（约合2745万平方千米），比南极大陆的总面积大近1倍，比北美洲的面积还大。青藏高原被称为是世界的“第三极”，中国大气物理及气象学者的观测发现，青藏高原上空的臭氧正在以每10年2.7%的速度减少。根据全球总臭氧观测的结果表明，除赤道外，1978～1991年总臭氧每10年间就减少1%～5%。

造成臭氧层空洞的主要因素是人类活动产生的氯氟烃等化学物质。人类已经把1500万吨以上的氯氟烃排放到大气中，其中一部分参与臭氧层破坏作用，大部分还在大气中游荡，因而，虽然现在很多地方已停止生产和使用氯氟烃，臭氧层仍然会继续遭到破坏。除氯氟烃外，工业废气、汽车和飞机的尾气、核爆炸产物、氨肥的分解物，其中可能含有氮氧化物、一氧化碳、甲烷等几十种化学物质，都是破坏臭氧层的因素。

臭氧层被破坏后，其吸收紫外线的能力大大降低，使得人类接受过量紫外线辐射的机会大大增加。一方面，过量的紫外线辐射会破坏人的免疫系统，使人的自身防卫功能出现障碍，患呼吸系统传染性疾病的人数大量增加；另一方面，过量的紫外线辐射会增加皮肤癌的发病率。据联合国环境规划署统计，全世界每年约有120万人成为新的皮肤癌患者，虽然并不都和臭氧层破坏有关，但至少是重要致病因素。臭氧层的臭氧每损耗1%，皮肤癌的发病率就会增加2%。另外，过量紫外线辐射还会诱发各种眼科疾病，如白内障、角膜肿瘤等。

紫外线辐射同样损害各类生物，包括植物和动物，从而导致农作物减产和生态系统的破坏。

洪荒时代，因为水神共工和火神祝融的争斗导致天崩地裂，才有女娲补天的故事，人类发展到现代，还能请出这位老神仙来为我们补天吗？

20世纪70年代以来，在欧洲的维也纳，加拿大的蒙特利尔，亚洲的北京，从联合国的高级官员、获诺贝尔奖的科学家，到各国的政府首脑，不同肤色、不同国籍的人们都在为一个共同的使命而奔走努力：保护臭氧层，为了地球上的生命。1995年1月23日，联合国大会通过决议，为纪念1987年9月16日签署的《关于消耗臭氧层物质的蒙特利尔议定书》，把每年的9月16日定为“国际保护臭氧层日”。

捅天易，补天难。没了女娲，人能补上天吗？

空气污染的另一个危害是“温室效应”。大量二氧化硫、二氧化碳、氟氯烃（CFC）、甲烷、氮氧化物和粉尘形成一个无形的玻璃罩，使地球上的热量无法向外层空间发散，导致地球温度的升高，两极冰盖的融化和海平面的上升。全球海平面的上升将直接淹没人口密集、工农业发达的大陆沿海地区。

据联合国政府间气候变化专门委员会（IPCC）不久前公布的研究结果，目前全球平均温度比1000年前上升了0.3～0.6℃。而在此前一万年间，地球的平均温度变化不超过2℃。联合国机构还预测，到2050年，全球二氧化碳排放量将增至700亿吨，全球平均气温将上升1.5～4.5℃。在未来的50～100年中，海平面将升高0.2～0.9米，甚至更高。温室效应将导致气候异常、干旱和飓风增多。

专家预测，今后大气中二氧化碳每增加1倍，全球平均气温将上升1.5～4.5℃，而两极地区的气温升幅要比平均值高3倍左右。如果海平面升高1米，直接受影响的土地约5×10^6平方千米，其中耕地约占世界耕地总量的1/3。如果考虑到特大风暴潮和盐水侵入，沿海海拔5米以下地区都将受到影响，这些地区的人口和粮食产量约占世界的1/2。大部分沿海平原将发生盐渍化或沼泽化，不适于粮食生产。海水入侵后，会造成江河水水位抬高，泥沙淤积加速，洪水威胁加剧，使江河下游的环境急剧恶化。此趋势发展下去，2050年全球温度将上升2～5℃，纽约、上海、东京、悉尼等国际化大都市将不复存在。

美国科学家近日发出警告，北极冰层溶化，可能使被冰封十几万年的史前致命病毒重见天日，导致全球陷入瘟疫恐慌，人类生命受到严重威胁。有的科学家甚至警告说，由于冰山融化，冰水进入海洋，导致海洋温度降低，"大洋传送带"终止，暖流不能到达寒凉海域，寒流不能到达温暖海域，使得新的冰川期来临，那可是导致恐龙灭绝的大灾难啊！

大气污染的第三个危害是酸雾和酸雨，其含有的二氧化硫对人体的呼吸系统和皮肤造成伤害。20世纪50年代"伦敦烟雾事件"在短时间内造成4000余人死于呼吸系统疾病和心脏病。1948年美国多诺拉镇因排放到空气中的大量二氧化硫和其他有害气体，造成6000余人受害。

3. 污染与缺水并存——地球最后一滴水会是毒水吗？

水是生命的源泉，是一切生物生存和繁育的最基本条件；任何现代化工业生产都离不开水；水是农业生产的最基本条件；江河湖海还是航运业的命脉。

人不吃饭可以活较长的一段时间，但是没有水只能活一周。

（1）"水球"缺水：地球表面的72%被水面覆盖，所以在我们至今探测到的星体中，地球大概是唯一富水的，被称为"水球"。地球的储水量共有14.5亿立方千米之多，看起来地球并不缺水，但是海水既不能直接饮用，也不能用于工业生产和农业灌溉，人们可以利用的只是淡水资源。淡水资源仅占所有水资源的0.75%，其中两极冰川、深层地下水、高山积雪、冰冻区冻土内的含水等不能利用的水，占淡水总量的97.01%，可利用的淡水资源不足3%。

约占世界人口总数40%的80个国家和地区约15亿人口淡水不足，其中26个国家约3亿人极度缺水。预计到2025年，世界上将会有30亿人面临缺水，40个国家和地区淡水严重不足。

我国是一个缺水严重的国家。淡水资源总量为28000亿立方米，占全球水资源的6%，居世界第四位，但人均只有2300立方米，仅为世界平均水平的1/4，美国的1/5，在世界上名列121位，是全球13个人均水资源最贫乏的国家之一。1999年全国的600多个城市中就有400多个缺水，其中严重缺水的就有100多个，日缺水量达1800万立方米。到21世纪中叶，按15亿人口计算，人均占有水资源只有1700立方米，比现在减少约1/4。

（2）江河变成了排污沟，湖海变成了储污池——严重的水质污染：就是这有限的水资源，也面临严重的污染。

全世界每年排放污水约5000亿吨，其中90%未得到有效处理。据统计，我国每年约有1/3的工业废水和90%以上的生活污水未经处理就排入水域。全国有监测的1200多条河流中，目前850多条受到污染，90%以上的城市水域也遭到污染，致使许多河段鱼虾绝迹，符合国家一级和二级水质标准的河流仅占32.3%。

《2008年中国环境状况公报》显示，长江、黄河、珠江、松花江、辽河、海河、淮河七大水系一类至三类水质断面比例占55%、四类为18%、五类为6%、劣五类占21%。全国1/3的水体不适于鱼类生存，1/4的水体不适于灌溉，90%的城市水域污染严重，50%的城镇水源不符合饮用水标准，40%的水源已不能饮用。

（3）水污染——健康的头号杀手：日趋加剧的水污染，已对人类的生存安全构成重大威胁，成为人类健康、经济和社会可持续发展的重大威胁和障碍。全世界有29亿人喝不上干净的饮用水。据世界卫生组织调查表明，全世界80%的疾病和50%的儿童死亡都与饮用水水质不良有关。由于饮用不良水质导致的消化疾病、传染病、各种皮肤病、糖尿病、癌症、结石病、心血管病等多达50多种。

在节水的公益广告上，画着一滴水，这是地球上的最后一滴水，如果真是的话，那肯定是不能喝的毒水！

几十年前，我们看报纸上说英国水质污染严重，泰晤士河变成了死河，那时我们感到奇怪：水里头为什么会没有鱼呢？1878年，一艘游艇在泰晤士河沉没，船上有640名游客死亡，事后的调查结果让人大吃一惊，原来，大多数落水游客不是被淹死的，而是中了污染河水的毒而死的。经过150年艰苦的治理，如今泰晤士河又变得清澈，已经有118种鱼回到了泰晤士河。1983年8月31日，一位垂钓者还获得了英国泰晤士河水管理局颁发的奖杯和一张190英镑的支票，奖励他从泰晤士河中钓到了一条鲑鱼。

看来，人类的智慧和毅力是可以战胜水污染的，让我们共同努力，还一个水清天净的美好环境！

4. 往大地母亲脸上抹黑——土壤污染：“一方水土养一方人。”土壤是所有陆地植物生长的基础，土壤成分决定了植物生长态势，也决定了植物及其果实的成分，通过植物（动物）—食品—人类的食物链进入人体，对人类健康有直接的影响。

（1）土壤的重金属污染：重金属污染物在土壤中移动差，滞留时间长，不能被微生物降解，并可经水、植物等介质最终影响人类健康。我国农业部2007年进行的全国污灌区调查结果显示，遭受重金属污染的土地面积占污水灌区面积的64.8%，其中严重污染占8.4%。我国每年被重金属污染的粮食多达1200万吨。

（2）土壤的化学和有机污染：有机氯农药已禁用了近20年，但土壤和作物中检出率仍很高。广州蔬菜地土壤中六六六的检出率99%，DDT检出率为100%。太湖流域农田土壤中六六六、DDT检出率仍达100%，一些地区最高残留量仍在1毫克/千克以上。随着城镇化和工业化进程的加快，土壤有机污染日益加剧。中科院南京土壤研究所近期对某钢铁集团四周的农业土壤和工业区附近的土壤进行的调查结果显示，农业土壤中15种多环芳烃（PAHs）总量的平均值为4.3毫克/千克，4环以上具有致癌作用的污染物占总含量的约

85%。多氯联苯、多环芳烃、塑料增塑剂、除草剂、丁草胺等，这些高致癌的物质可以很容易在重工业区周围的土壤中被检测到，而且超过国家标准多倍。

土壤中的有机污染物会通过食物链发生传递和迁移，在此过程中，含量逐级增加，其富集系数在各营养级中均可达到惊人的程度。六六六和DDT作为高残留率农药于1983年已停止生产，土壤中虽检出范围大，但浓度不高，而在鱼类身上检测出的含量却比土壤中高出近100倍，而到了夜鹭、白鹭的鸟卵中，这个含量被放大了100～200倍。太湖鸟类生物监测结果表明：太湖湖底淤泥中六六六和DDT的含量极微，但通过鱼类生物富集，六六六达到28.5纳克/克，DDT达到270.7纳克/克，最终到夜鹭、白鹭的鸟卵中时，六六六可高达460.0纳克/克，DDT可高达265626.7纳克/克。有毒污染物通过食物链危及人体健康，并长期储存在人体中，可通过母乳喂养或通过胎盘转移给胎儿或儿童。

（3）土壤的放射污染：近年来，随着核技术的广泛应用，越来越多的放射污染物进入到土壤中，这些放射污染物除可直接危害人体外，还可以通过生物链和食物链进入人体，损伤人体组织细胞，引起肿瘤、白血病和遗传障碍等疾病。研究表明，我国每年因氡致癌约5万例，天津市区公众肺癌23.7%是由氡及其子体造成的。一个潜在的威胁是，放射污染会不会对植物和动物的基因造成难以估量的影响，从根本上使动植物改变，直接或间接伤害到人类。一个转基因食品已经被炒得沸沸扬扬，人们怎么不关注土壤放射性污染的危害呢？

5. 生物灭绝——人类是善人还是恶魔？最近七亿年以来大规模的生物集群灭绝至少出现过九次，其中最大规模的集群灭绝出现过两次。这些灾难都是自然环境的短期剧烈变化导致的，往往导致整种、整属、整科，整目、整纲，甚至整门的生物灭绝或衰落。

现今的生物灭绝却是人类造成的。过度开垦、森林砍伐、土壤沙漠化使很多动植物面临严酷的生存条件和越来越小的生存空间，苟延残喘甚至垂死挣扎，大量使用农药和环境的恶化使得很多动植物面临死亡的威胁，直接捕杀动物是很多动物灭绝的主要原因。

列入这张动物灭绝名单的有：巴巴里狮子、日本狼、北美海豹、白袋鼠、旅行鸽、巴切尔草原斑马、多索森林驯鹿、袋狼、卡罗拉依那鹦哥、亚洲狮、巴基斯坦沙猫、巴里虎、中国涿鹿、台湾云豹……

从石块、木棒，到陷阱、夹子，从铁枪、弓箭，到猎枪、毒药，人类知识和科学的进步，都被用来对付那些可怜无助、手无寸铁的野生动物。尽管人类已经没有必要从野生动物那里获取蛋白质和脂肪，尽管这些动物对人的生存没有任何威胁，但只是为了从动物那里获取微不足道的利益，或只是为了饱口福，现代人类大开杀戒。当一只猴子被活生生地敲开颅骨，人们却在猴子撕心裂肺般的惨叫中津津有味地吃猴脑的时候，在猴子的眼中人类是什么？恶魔！人经常形容什么动物是残忍的，可是，实际上人类才是最残忍的动物。

当人类成了恶魔的时候，地球就成了地狱，地狱是不适合生物存在的，它必将连恶魔一块埋葬。

生物对人的价值分为直接利用价值、间接利用价值和潜在利用价值。人们往往目光短浅，只看到直接利用价值而忽略了间接利用价值，那就是生物对维持整个生态环境做出的贡献。

生物多样性是生态环境完善的必要条件，生物链是生物存在的基础。生物链的断裂会直接或间接地威胁到每一个生物的存在。

美国曾经有个地方草场繁茂，可是总有一些虎狼常来这里吃羊，牧羊人狠心把这些虎狼猎杀一空。没有虎狼的威胁，羊群快速繁殖，可是草场的草却慢慢地被羊吃光了，最后羊也都饿死了。

“不论平地与山尖，无限风光尽被占。采得百花成蜜后，为谁辛苦为谁甜？”这是唐代诗人罗隐写的歌颂蜜蜂的诗。蜜蜂对人类是最无私的，它们终日奔忙和劳作，为人类奉献上美味的蜂蜜和营养丰富的蜂王浆，而且世界上76%的粮食作物和84%的植物依靠它传授花粉。自2003年以来发现，这种为人类造福的动物开始大量死亡。据推测其死亡原因或是农药中毒，或是电磁场干扰使其找不到回家的路。据传爱因斯坦说过这样一句话：“如果蜜蜂从地球消失，人类最多活四年。”我们可以设想如果没有蜜蜂，植物和农作物不能授粉，那不是人类的巨大灾难是什么？

当人类认为自己无敌的时候，自然界正在积蓄着惩罚人类的力量，无视这种可能，那是人类最大的悲哀和错误。

6. 花钱找病的室内污染：人们把自然界搞得乌烟瘴气、一塌糊涂，却把自己生活和工作的小环境装点得花团锦簇，四季如春。殊不知过分的装修会埋下祸根，甚至遗恨终生，室内污染已经成为人类健康的一大杀手。

7. “人造病”：病或来自于外邪，或来自于自身，人会造病吗？这个在几年前尚没有的新词，至今却炒的沸沸扬扬。人真是比动物高明，高明到可以造出病来，这真是人的杰作！

“人造病”大致分为两类，即环境污染和技术手段的滥用引起的疾病或疾病风险，扩而大之，因为不科学的生活方式造成的疾病也在其列。环境污染一如前述，这里只谈所谓“技术手段滥用”导致的人造病。很多这类事件中隐藏着巨大的利益，“造病者”为获取利益不择手段，甚至丧心病狂！

我们真长见识了。我们从大米里认识了石蜡，从咸鸭蛋、辣椒酱里认识了苏丹红，从火锅里认识了福尔马林，从银耳、蜜枣里认识了硫黄，从木耳中认识了硫酸铜，从奶粉里认识了三聚氰胺，从奶酪和蛋糕中认识了氢化油……

有专家说，“食物是神造的，药片是人造的”，我们惊异地发现，食物也可以是人造的。

吃饭还是吃毒？你吃的可能是掺水的猪肉、有毒的大米、地沟油炸的油条、掺矿物油的瓜子、掺吊白块的豆制品、掺工业石蜡的粉条、加罂粟壳的卤制品、含敌敌畏的熏干鱼和火腿、含甲醛的冰冻鱿鱼、含有苏丹红的咸鸭蛋和辣椒酱、加入三聚氰胺的奶粉等。人们不禁要问：还有不假、没毒的食品吗？

近年来，公共卫生事件层出不穷，几乎每天媒体上都有揭露和报道，其中影响广泛的有：震惊保健品界的曲美事件、吃了多少年才知道不好的氢化油、含有致癌物的茶油、让人想起来就想吐的地沟油、扑朔迷离的小龙虾事件、山西疫苗事件、此起彼伏的劣质奶粉事件、毒胶囊事件、把国人坑得不轻的美国“大杏仁”事件、毒餐盒事件、转基因大米、含有重金属的香烟……

由此导致的药物中毒、动脉硬化、心脑血管疾病、癌症、食物中毒、寄生虫病、营养不良、残疾甚至死亡，不是天谴，也不是地怒，纯粹是人自己造出来的。

更令人不安的是，有些危害物还不清楚，有些中毒的后果还没有完全浮出水面，如转基因、用工业废物做的毒胶囊、没有被明确的环境污染物等，都是不知何时引爆的炸弹。

不法商人的恶行自有政府来管，但我们却要明确一点：从生态养生的概念出发，凡是人造的东西如果能有机会进入人体，几乎没有一样是对人有利的，这是人类体内毒素的最大来源。哈佛大学公共健康学院营养学系的主任华特·威列说：我们的身体就像一个钟表，外来的东西就像掉进钟表里的沙子。

第二节　尊崇与无奈——现代西医学的成就和困惑

西方医学经历了古代医学、近代医学和现代医学三个阶段，将西医称之为“现代医学”，是指西医学的现今发展阶段。

传统医学是指在现代医学之前，已经独立发展起来的多种医疗知识体系，它有别于现代医学的主流体系部分。中医是最有代表性的传统医学。

将西医和中医并列，那是两大理论体系的对照，但把现代西医学和中医并列，是把一个体系的某一发展阶段和另一体系对照，这是一种不对称的对照，而且，暗含中医不“现代”，即不先进的意思，无怪乎遭到很多中医反对。因此，笔者认为还是叫“现代西医学”较好。

西医学对人类健康的贡献有目共睹。

一、西医学的发展与历史贡献

美国麦克塔格特在他的著作中这样评价西医：“对于医学我们可以肯定的是，它是一门崇高的、著名的科学，它来自无数科学家在实验室的重复试验。我们可以自豪地宣称，科学已经胜利冲出了那个混沌、黑暗的时期——在那个时期医生甚至还不知道“洗手”的必要性。”

（一）接近生态医学的古代医学

医学起源于防治疾病，保障健康的社会实践。医学的发展分为古代医学和近现代医学，前者又称为传统医学。古代医学中，曾有古埃及医学和古印度医学辉煌一时，但没有传承下来，绵延至今而且生生不息地发展，至今仍然独树一帜的只有中国的中医。

古希腊医学以希波克拉底为代表，他奠定了西方医学的基础，故被尊称为“现代医学之父”。希波克拉底（公元前460～前377年）冲破了宗教迷信的禁锢，反对巫师们用念咒文、施魔法、进行祈祷的办法为人治病；他提出了“体液学说”，并将人分为“胆汁质”、“多血质”、“黏液质”和“抑郁质”四种体质，是历史上最早的人类体质分类法；他冲破了宗教迷信的禁令和习俗的束缚，进行尸体解剖，他的《头颅创伤》一书，是最早的解剖学和手术学著作；他医德高尚，以他的名字命名的誓言仍然是西方医生在执业前朗诵的誓词；他为后代留下了许多至理名言：“人生短促，技艺长存”，“机遇诚难得，试验有风险，决断更可贵”，“暴食伤身”，“简陋而可口的饮食比精美但不可口的饮食更有益”，“病人的本能是病人的医生，而医生是帮助本能的”，“依靠自然”等，时至今日，我们重温这些名言仍然具有启发意义。

回顾历史，去除荒诞迷信的糟粕，古代医学最接近于生态医学；我们还发现，无论是中国古代医学还是古希腊医学，在尊重自然、强调人体的功能和抗病能力的主导作用方面，都惊人地一致。

论时代，希波克拉底和《黄帝内经》形成的时代非常接近，其主要思想、观念非常相似，唯一不同的是，中国古代医学的主要观点被几乎原封不动地传承下来，而至今西方医学对希波克拉底几乎只剩下了尊敬和诵念希波克拉底教导的形式。

（二）前进但又“拐弯”的近代医学

中世纪的欧洲，由于封建割据、政治分裂、战争频繁和宗教极权，造成生产停滞，科技和医学基本上没有发展。如著名医学史家纽贝格所说：“这一时期的医学已经退化到原始医学时代。”

文艺复兴运动孕育了近代自然科学，也复兴了以希波克拉底为代表的医学遗产。以维萨里为代表的人体解剖学、以巴累为代表的外科学、以拉卡斯托罗为代表的传染病学的创立和发展，揭开了近代医学发展的序幕。17世纪，哈维发现血液循环从而“把生理学确立为一门科学”，胡克等人发明显微镜为细胞学奠定了基础。值得注意的是，被誉为“近代临床医学之父”的西登哈姆仍然继承了希波克拉底的观点，他强调，无论致病因素对身体多么有害，人体内总有一种自然治愈力，可将这种致病因素驱除出体外，从而恢复健康。他强调，与医生最有直接关系的不是解剖学的实习，也不是生理学的试验，而是患者。

然而，虽然这两位“父”的某些正确教导被写进了医生的誓言里，却没有实实在在地成为现代西医学的指南。西医学在一些方面开始偏离了希波克拉底和西登哈姆指出的轨道。

18世纪病理解剖学建立，临床医学得以开展；在中国种人痘预防天花的启发下，发明了种牛痘预防天花的方法；19世纪细胞学、胚胎学、药理学、诊断学、细菌学、免疫学、预防医学和护理学创立，外科学得以迅速发展，现代医学的框架基本确立，实验医学成为近、现代医学的基础。

正是在西方医学大踏步前进的时候，受到当时的哲学思想和宗教观念的影响，在一些方面偏离了正确方向。其一是机械唯物论的影响。马克思说：“这个学派是从列鲁医生开始，在卡巴尼斯医生时达到它的顶峰。拉美特里医生是其中心。”拉美特里在其代表作

《人是机器》一书中说，人是爬行的机器，和动物相比，只不过“多几个齿轮，再多几条弹簧而已”。现今恐怕没有人再会认为“人是机器”，但客观上，把人当作机器修理，忽视人体自身的功能和抗病能力，至今仍然左右着很多医生的思维。

美国著名历史学家和生态哲学家林恩·瓦特在《我们生存危机的历史根源》中说，西方的生态危机源于西方的犹太教–基督教的观念，即认为人类应该“统治自然”。

弗兰西斯·培根（Francis Bacon，1561～1626）是英国哲学家、思想家、作家和科学家，被马克思称为“英国唯物主义和整个现代实验科学的真正始祖”。培根的“人类中心论”在如何对待人与自然关系的这一重大问题上对后世形成很大的影响。

培根说：“倘若我们考虑最终因素的话，人可以成为世界的中心，倘若这个世界没有人类，剩下的一切将茫然无措，既没有目的，也没有目标……万事万物似乎都为人做事，而不是为它们自己做事。”

伴随着资本主义的萌芽和兴起，借助于科技的进步，近代医学逐步演变为实验医学；受到机械唯物论和人类中心论的影响，开始偏离生态医学的轨道。

（三）现代西医学——“令人膜拜的信仰”

进入20世纪，科学技术飞速发展，尤其是自20世纪40年代开始，以原子能、电子和航天技术为代表的一系列高科技成果相继问世，形成了第三次科技革命。在科技革命的带动下，20世纪的医学沿着实验医学的轨道飞速前进，并发生了三次革命：第一次是由氨苯磺胺杀菌作用被证实和人工合成为开端的抗生素治疗时代开启；第二次是以电子计算机X线扫描和核磁共振诊断技术的发明和应用，开创了无创诊断技术的新途径；第三次是运用遗传技术合成各种激素、干扰素、乙肝疫苗等生物制品，“蛋白质类药物”出现。

由分子水平研究生命现象的分子生物学是多学科发展和相互渗透的产物，在20世纪50年代后得到了飞跃的发展。对人类基因组谱的破译，将遗传学建立在分子研究的基础上。80年代起用基因工程治疗疾病已经开始。对核酸、蛋白质和多糖等大分子的研究，将有助于彻底揭示生命的奥秘，生物大分子将成为新的药物来源。

西医学的另一伟大成就是器官移植和人造器官的研究和应用。早在1933年，异体角膜移植成功，是器官移植术的开端。迄今，肾移植、肝移植、肺移植、胰腺移植、心脏移植、骨髓移植使数十万绝症患者获得了新生。

生物医学工程飞速发展，越来越多的医用高分子材料用于临床。人造瓣膜、心脏起搏器、人工肾、人工心脏、介入治疗等给众多患者的康复带来福音。

对传染病尤其是烈性传染病的控制是预防医学最伟大的成就。预防的概念最早见于《易经》：“君子以思患而豫防之”，这里的“豫”同“预”。在《黄帝内经》中大量阐述了“治未病”的预防医学理论。而直至19世纪预防医学才在欧洲创立，20世纪初在医学院校开设了预防与社会医学系、公共卫生系培养预防医学人才。借助于现代科学的成就，预防医学取得了举世瞩目的伟大成就。

清朝选皇帝的接班人有一个条件，那就是患过天花，因为如果皇子在“继大统”之后患上天花，那就是非常严重的问题，可见当时的天花流行之广，为害之烈。在历史上，因传染病致死的人，比战争或其他任何天灾人祸加起来的总和还多。公元前5世纪瘟疫的流行，导致古希腊文明中心雅典的衰落；从公元1世纪到4世纪，四次大的瘟疫流行，夺取了几百万罗马人的生命；1348～1351年的鼠疫（黑死病），使6200万欧洲人丧生；1918～1919年，发源于美国的流感，导致全世界4000万人死亡。

1979年，世界卫生组织宣布，曾造成西方国家每年超过200万人死亡的天花在世界范围内已经灭绝；被列为甲类传染病的鼠疫在我国已经基本消灭，霍乱基本得到控制；由于规范化和广泛的预防接种，白喉、百日咳、麻疹、脊髓灰质炎已经大幅度减少；由于科学接生，新生儿破伤风在大部分地区已经绝迹。美国1940年因细菌感染死亡的人数达到13000人，到1949年由于抗生素的应用该数字减少为6000人，而1970年只有约400人。

没有一种科学像西医学那样集中了人类几乎所有科学门类的科技成就，西医学是全人类智慧和进步的结晶，在未来的防病治病和人类的健康长寿工作中必将发挥巨大作用。

但我们也应当看到，现代西医学仍然沿着“实验医学”的轨道发展。因其如此，才能借助于现代科学层出不穷的成就；也因其如此，也离生态医学的方向渐行渐远。

二、困惑与质疑

现代西医学面临着诸多挑战，慢性非传染性疾病则是西医学面临的最大难题。

最近一个电视剧中有一个镜头：新中国成立前一位国外留学回国的医生，在故乡开了一家西医诊所，尽管她才高八斗，但门可罗雀，一个月了没有一位患者上门。她大惑不解，一位小护士告诉她，中国人就信中医，不信西医。

这是西医在中国还没有普及时的真实写照，但一旦看了西医，你就不得不信服。那时候的疾病以传染病居多，一片磺胺胍喝下去，拉得天昏地暗的痢疾立马痊愈；一针青霉素打下去，把人烧得昏迷不醒的大叶性肺炎销声匿迹。外科手术更加神奇：遇到难产，大人孩子两条命，一刀下去，母子平安，皆大欢喜；得了阑尾炎，痛得死去活来，搞不好一穿孔性命难保，一刀下去，病灶清除……你不信行吗？

于是，人们从信任西医，到迷信西医，开始把健康和治疗的责任交给医生，没有病可以率意而行，“有了病就找医生”成了很多人的习惯。很多人相信，医生凭借其高超的医术可以医治我们随时发生的任何疾病。“Some people think that doctors and nurses can put scrambled eggs into the shell.”这是美国著名小说家费舍尔说的一句具有讽刺意味的话。意思是，一些人天真的认为，医护人员可以把已经被搅烂的蛋还原回蛋壳里。

人们已经习惯了有病就去找医生。然而，时代变了，病也变了，慢性非传染性疾病成了第一杀手。人们遗憾地发现，高速发展、承担治病救人重任、似乎无所不能的现代西医学，在这个杀手面前却“只有招架之功，没有还手之力”。控制症状，延缓发展，仅此而已。英国著名营养学家Patrick Holford甚至尖锐地指出：“现代医学只不过是预防健康状况恶化的手段！”

（一）终生服药——治标不治本

固然，面对慢性病，现代西医学仍然有它的优势，这就是它明确的靶向作用和速效作用。遇到急症，你非找西医不可。你心绞痛发作了，一片硝酸甘油可以使你转危为安，几分钟内止痛，也许会避免了一次心肌梗死的危险；当你血压升高，头晕目眩，一片降压药可以很快使你神清气爽，减少了心脑血管意外的危险。

但是，盘点一下西医治疗慢病的效果，我们不得不遗憾地得出结论：治标不治本。医生会告诉你，慢性病需要终生服药。"终生服药"意味着患者到死才彻底摆脱了疾病和药物带来的双重痛苦。慢病给患者判了"无期徒刑"，现代治疗学只不过减轻了"服刑"期间的痛苦，延长了"刑期"。

《新英格兰医药杂志》载文称，90%拜访医生的患者，要么需要提高自身免疫力，要么是现代医药无法解决的。

针对慢性非传染性疾病肆虐的情况，美国参议院于1975年成立了"营养问题特别委员会"，集合美国生命科学各领域的精英共同进行彻底的调查和探讨，最后发表了题目为"营养与人类必需的物质"的报告。报告书长达5000页，震撼了全美国以及国际医药、营养学界，成为经常引用的经典文献。报告书写道："现代慢性病其实就是代谢异常的疾病，是起因于营养的代谢失衡。对于此种失衡，不能用应付细菌的方法治疗，因为它是身体本身质变引起的疾病。从前的医学完全忽视了膳食与疾病的关联，此种对根本问题的忽视，可说是'只有一只眼睛的医学'。例如高达25%～50%的医院，供应住院患者的饮食在营养学上是错误的。"

现代慢性病是体内细胞代谢异常引起的，西药作为一种人工合成的外来物质，无法参与体内正常的代谢，只能在某些节点上对代谢或功能施加影响，或兴奋，或抑制，以达到控制症状的目的。

现代慢性病其实是体内失衡状态的表现，包括营养失衡、功能失衡，而西药往往不是恢复平衡，而是制造一种病态的平衡。很多"植物性神经功能紊乱"的患者，往往表现为交感神经兴奋，如失眠、焦虑、出汗、心悸，其中有很多是副交感神经张力过低，但临床上常使用交感神经抑制剂，症状是控制了，但结果是该提高没提高，倒把正常的调低，从而出现了病态的平衡。

有的慢性病是一种多种原因导致的综合征，如高血压。降压药试来试去，找到一种有效的就算，控制的节点可能并不是造成高血压的位置，反正血压降下来就算，这叫"曲线救国"。

（二）外来干预——药物毒副作用

几乎所有的西药都是化学合成药物，真正是"化学物质"。赵琳教授说："食物是'神'造的，药片是人造的。"那些身体没有的物质进入人体，身体视之为异物，必然要努力排除之，于是肝脏要解毒，肾脏要排毒，实在解不了、排不出的只好蓄积在体内；如果对该药物敏感，就会出现过敏反应。于是，药物的毒副作用就不可避免。所以美国营养学家林奈博士说："靠药品生存是可怖的生存。"

关节痛是死不了人的，但是美国因为服用非激素类止痛药物就造成上万人死亡。抗生素的滥用，不知造成了多少失聪、肾功能衰竭、过敏、真菌感染……；激素的滥用，造成了多少股骨头坏死、骨质疏松、免疫功能低下、胃出血……

在英国，每年大约有117万人受到医疗事故或药物反应的伤害。根据英国政府首席医疗长官利亚姆·唐纳森2001年的研究，这一数字相当于每年130架巨型客机坠毁造成的死亡人数，这还只是85万件医疗事故中的一小部分。在美国，按照1984年的调查结果推测，大约每年有100万人在医院受到危害，18万人死在医院。形象地比喻，这相当于伯明翰城全部人口在一年内由于医疗失误而住进医院。美国每年有4万人死于枪杀，然而有3倍以上的人更可能死在医生手里。

《美国医学研究杂志》发表的巴巴拉·思达菲尔博士的文章称，每年由于医生误诊、用药错误、药物不良反应和手术失误造成的死亡人数达到了22.54万人，成为第三大死亡原因，仅仅排在癌症和心脏病之后。这些死亡通常都是因为服用了错误种类和错误剂量的药品所导致的。根据美国医药控制署的消息，2001年有21353万份有关此类事件的报告。其他导致死亡的事故还有不必要的手术、在医院的感染、设备事故和其他事故，包括护理中一些荒谬的失误……

据统计80%的西药对染色体有诱变作用，西药不仅产生医源性疾病，而且或诱发或加重老年相关疾病。我国现有的2000万耳聋患者中，80%与链霉素、庆大霉素等抗生素的毒害有关。

因此，英国科尔曼博士建议，医院门口应当竖一个牌子，上写：本院的患者中每七个中就有一个是因为药物中毒住院的。

（三）不计后果的撒网战术——过分治疗

有人说，在美国买枪容易，买抗生素难；在中国，买抗生素容易，买枪难。输液、抗生素、激素应用的适应证和注意事项教科书上写得明明白白，一到临床就完全变了，而且屡禁不止。

古代说“苛政猛于虎”，药物滥用恐怕比苛政还可怕，因为它披上了“治病救人”的漂亮外衣。在某种意义上说，现代西医学是一门“治愈医学”，医生竭尽全力想治愈他遇到的每个病人，哪怕是冒一定风险；另一个原因是“安全考虑”，比如感冒，哪个医生都知道绝大多数感冒是病毒性的，但他往往想：“如果合并细菌感染呢？”于是抗生素大量滥用，安全变成了不安全。激素和退烧药也是如此。于是大兵团作战，高射炮打蚊子，过分医疗。如果加上经济利益因素，问题就变了质，药厂要推销产品，医生要拿回扣，总之要使在患者身上“利益最大化”，这是过分医疗最可悲的促成因素。

世界卫生组织发布的2010年《世界卫生报告》称，目前全球卫生费用中有20%～40%被浪费掉了，这其中药品的不必要投入被视为“首祸”。药品占全球卫生投入的20%～30%，在中低收入国家中略高，因而构成了卫生服务费用的重要部分。

1. 拿输液当可乐喝：国家发改委副主任朱之鑫说，2009年全国输液用了104亿瓶，相当于13亿人口每人输了8瓶液，而国际上的平均水平是2.5～3.3瓶。这个数字在2003年是30

亿瓶，2007年是70亿瓶，可见增长幅度惊人，难怪网上说中国人拿抗生素输液当可乐喝。在国外输液治疗是有严格控制的，门诊输液率一般在10%以下，在我国2006年的报道显示，门诊患者的输液率为30%。住院患者输液率在国外为45%，而在我国的一些医院达到可怕的90%。据世界卫生组织的一项数据显示，中国70%的输液都是无用的。国家食品药品监督管理局发布的《2009年国家药品不良反应监测报告》显示，2009年药品不良反应报告的剂型分布以注射剂为主，占59%，严重的药品不良反应报告的剂型分布也以注射剂为主，占79.16%，而主要的注射方式就是静脉滴注（输液）。另外，据中国安全注射联盟统计，我国每年因不安全注射导致死亡的人数在39万以上。

医生可能说，输液可以使药物迅速进入体内，更快地发挥作用，可是，如果一个人患了肠道感染，明明吃点消炎药，在肠道可以直接抑制病菌，很多医生仍然要输抗生素，绕了一个圈才到肠道，那不是舍近求远吗？

医生可能说，局部用药不如全身用药，但一个局部，比如口腔、外耳道、皮肤等，病灶不足全身的0.1%，而全身用药使得99.9%以上的其他部位也要受到药物的损伤，这合理吗？

医生可能说，是患者或家属要求输液的，但是医生没有拒绝不合理治疗的权利和义务吗？笔者遇到了一位贫血患者，她误认为706代血浆是补血的，于是要求医生给她应用，医生明明知道706代血浆没有补血作用，但因为和患者是熟人，就用上了。谁知患者发生过敏性休克，继之出现急性肾功能衰竭，当时还没有血液透析设备，虽送到大医院抢救，终于不治。

2. 剖宫产率居高不下：最近一项对日益增高的剖宫产率进行调查分析的研究为公众提供了不同的实例。导致过度服务的决定因素有很多，除了患者日益增加的服务需求以外，还有医生每实施一次医疗干预即获得报酬，从而导致服务提供的增加。尽管剖宫产与日益增高的产妇死亡率、产妇和婴儿的发病率以及产后并发症相关，但是即使是在自然分娩不存在任何特殊风险的情况下，剖宫产率仍然日益增加。在137个可获得相关信息的国家中有69个国家的剖宫产率仍在不断上升，从而导致这些国家每年在各种不必要程序上的支出高达约20亿美元。

3. 抗生素滥用：《世界卫生报告》认为，过度使用和滥用抗生素是一个尤其严重的全球性问题，目前在售的抗生素中有2/3未经处方，而是通过无管制的私营市场进行买卖的。在急性腹泻患者中，只有不到一半的患者是使用廉价且极其有效的口服补液盐进行治疗的，而一半以上的患者是通过价格昂贵且对其病症无效的抗生素进行治疗的。在中低收入国家，在治疗急性呼吸道感染时过度使用抗生素估计会平均增加医疗费用的36%。

自1941年青霉素应用于临床后，人们相继发现了上万种抗生素，有200余种抗生素应用于临床。抗生素的广泛应用已挽救了无数生命，时至今日抗生素仍然是医生治疗感染过程中不可缺少的药品。然而，由于监管不善，观念的错误，甚至利益的驱使，抗生素的滥用已经成为一个“顽症”。

（1）道高一尺魔高一丈——超级细菌考验着人类的智慧：滥用抗生素的第一个后果

是细菌的耐药性。1982年世界卫生组织指出，细菌抗药性的增长使为患者选择合适的抗生素成为“一种胜算极小的赌博”。

随着抗生素的使用，对抗生素敏感的细菌被杀灭，相对不敏感的细菌得以生存下来，经过考验增长了本事，逐渐成为耐药菌。美国联邦疾病控制与预防中心曾报道，1975年182所医院MRSA（耐甲氧西林金黄色葡萄球菌）占金黄色葡萄球菌感染总数的2.4%，1991年上升至24.8%。

细菌的耐药性可由其遗传信息“传染”给敏感细菌，使这些敏感细菌也成为耐药菌株，而造成耐药性菌株的播散。此外，过去认为不易产生耐药性的细菌，近年来也产生了耐药性，并成为全球性的问题。卫生部全国细菌耐药检测网的资料显示，在住院的感染病患者中，耐药菌感染的病死率为11.7%，普通感染的病死率只有5.4%。

（2）严重的毒副作用：据统计，我国每年因滥用抗生素造成约8万人死亡，7岁以下儿童因不合理使用抗生素造成耳聋的数量高达30万人。

（3）过敏反应：很多抗生素可引起过敏反应，如药物疹、药物热等，最严重的是过敏性休克，如抢救不及时可致死亡。引起过敏性休克最多见的是青霉素。根据近年的临床报道，庆大霉素、头孢菌素、克林霉素等亦可引起过敏性休克。

（4）二重感染：抗生素良莠不分，进入体内，不管什么菌一概杀灭。医生没搞清什么菌感染，或甚至不管有没有细菌感染，“撒网捕鱼”，搞抗生素联合应用或采用广谱抗生素，使体内的敏感细菌均被杀死或抑制。“城门失火殃及池鱼”，一些有益菌也被剿灭，而一些条件致病菌没有了有益菌的抑制作用，开始大量繁殖，造成菌群失调，称为二重感染，其中最常见的为真菌和耐药菌的感染。

4. 隐形杀手——肾上腺皮质激素：对发烧患者，在很多地方“三素”成了常规，包括肾上腺皮质激素、抗生素、维生素，吊瓶一挂，体温下来，医生和患者皆大欢喜。甚至患儿的体温一下子降到36℃以下，患儿大汗淋漓，如同水洗一般，一张吓人的“激素脸”。

除了体内肾上腺皮质激素缺乏、严重过敏、应激状态等极少数情况外几乎没有激素的真正的适应证，绝大多数情况是用以缓解症状，实际上是对症治疗。

用激素退烧，没有教科书敢提倡，但因为它“好使”，所以成了“约定俗成”的“常规”。笔者曾经做过统计分析，合理使用激素，不仅可以快速退烧，而且可以缩短病儿的住院时间，但是只用于诊断明确、高热难退、没有禁忌证者，而且用量要控制，随用随观察体温，一旦体温有所下降“见好就收”，“点到为止”，一般一次即可。其原理是部分患者感染后出现应激反应，导致高热不退，适当地控制一下是可行的，但是绝不能把激素当成常规的退热手段。

大量、反复滥用激素首先使正常的免疫功能受到抑制，导致病势迁延，甚至其他感染合并发生，如结核病、真菌感染“乘虚而入”。其他副作用有股骨头坏死、肥胖、高血压、血糖升高、眼压升高、水钠储留、消化道溃疡、骨质疏松、伤口不愈合等。这些副作用多隐匿发生，但一旦出现，则对患者的健康危害极大。

越是年轻的医生越胆大，越容易过分治疗。老医生见得多了，经验积累了，“越干越小胆”，情况就好得多。著名医师威廉·奥斯勒爵士说：“年轻的医生以20种药物去治疗1种疾病，来开始他的医生生涯，而年老的以1种药物去治疗20种疾病来结束他的生涯。”奥利佛·荷姆斯医生曾被誉为“世上最成功的医生和学者的结合”。他说：“我坚信如果能将现在所有的药物沉于海底，将会有益人类，但会危害鱼类。”

（四）“实验医学”固有观念的影响

现代西医学以实验为依据，为了阐明一个重要问题，必须进行实验，似乎没有经过实验的都不可信。萧裕源医师在《你的食物就是最好的医药》一书的“校阅者的话”中说：“科学界，尤其是医学界，往往最不容易接受新的事物。一个观念，一个理念，要不是经过周密的求证，并且白纸黑字地印刷出来，在重要的学术期刊上发表，绝不会有人相信或同意。”

中西医两大医学并列，很多西医就瞧不起中医。在他们眼里，在实验室里搞出来，并经过严格的反复实验的西药，不知比那些从土里挖出来的草根、枯树上扒下来的树皮、那些面目可憎的动物尸体要现代多少；那些从最现代化的车间里生产出来的药片，比那些用最原始方法煎熬出来的苦汤不知要科学多少；那些现代化仪器一直能看到你身体的最深处，甚至细微到细胞，比三根手指头不知要高明多少。

西医对中医还有三分客气，对保健品就更不留情面了。很少有医生同意患者在病房里吃保健品。说“那东西吃了没用”算是客气的，说“别信那个，都是骗人的”居大多数，尽管患者吃了确实有效，医生也常认为那些东西没有实验依据，有效也是心理作用。

（五）“高精尖”的副作用

现代西医学沿着高精尖的目标前进，诊疗科室越设越细，仪器设备越装越复杂，人才准入台阶越限越高。殊不知，这样做也有副作用。

患者进大医院，首先得会找医生。不怕病难治，只要找对了医生就有办法；如果找错了医生，一个简单的病常会搞得复杂，所以大医院设立导医，甚至预诊科是必要的。专科医生常常按他的专科去研究症状，一大批实验结果出来，常常真找出一个专科的病来。拿颈椎病为例，颈椎病是个外科病，在两大本《实用内科学》里没有这个病，但是颈椎病五大类型，很多症状容易和内科病混淆，比如你胸痛、胸闷、心慌，可能去心内科看病，结果一查，心电图有些问题，就顺理成章地诊断冠心病。其实，冠心病可能是有的，但并非造成此次症状的原因。这就好像警察抓到了小偷，就说案子破了，但他却并不是这次盗窃案的罪犯，“打苍蝇打出个臭虫”，案子实际上没有破。分科越细，专科医生对他科的知识和经验就越不足，成为误诊的一个重要原因。

检查手段越来越多，于是检查单满天飞，花钱多还不要紧，一旦检查结果有误，就会贻误诊断和治疗。仪器设备越来越先进，医生更多地依赖设备检查，不愿多问一个为什么，重要而简单的物理检查基本功越来越差。但是，再好的设备也比不上人脑，仪器“骗人”的事经常发生。技能、经验、正确的思维模式是任何仪器和书本都难以企及和产生的。

博士不会做手术，硕士不会听心脏，这种情况并不少见，“专”是专了，“家”倒未必。

几年前在美国进行的一项调查发现，如果医生在诊断时更多依靠他们的大脑而不是仪器的话，那么每10名死亡的患者中就有1名至今仍有可能活着。

（六）医患交流不足

有一位离休干部，患有高血压病和糖尿病。他到医院看病都是挂25元的号，开的是几乎相同的两种药。有人问他为什么不挂5元或15元的号？他说："挂5元的号，医生不听我说，也不向我说；挂15元的号，医生听我说，但不向我说；挂25元的号，医生既听我说，又向我说。"

这个故事充分说明了医生和患者双向交流的必要性，说明了患者渴望关怀、渴望倾诉、渴望获得有关信息、渴望获得医生指导的愿望。医生要牢记，在很多情况下，他的嘴比手更重要。

现在的大医院人满为患，一个医生半天看几十个患者，忙得头晕脑胀、腰酸背痛，脑、手、眼、口并用，高速运转，他根本没有时间和患者交流，连一句多余的话也不说。

这是唯一的理由吗？不是。当医生闲下来的时候，他也未必能"沉住气"和患者交流。长期以来医生的工作已经形成了固定的流程：问诊、少到不能再少的查体、开检查单、看检查单、开药，完事。很少有医生向患者详细讲解如何服药，几乎没有医生向患者进行生活方式指导。

服药绝不是"一天三次，一次一片"那么简单。可以说大部分高血压病患者不会吃药，而乱吃降压药的结果可能不如不吃。每个医生都知道保持血压平稳的重要性，但很少有医生会详细地向患者交代如何服用降压药才能做到这一点。其结果是，很多患者起床后去跑步、爬山，回来洗漱毕就去菜市场买早点，吃完早点后吃药。他们不知道起床后血压会骤然上升，不知道早上有一个魔鬼时间，不知道还有一个起床动作的"三个半分钟"，不知道在血压高的时候去做锻炼，特别是大运动量锻炼是多么危险，因为没有人告诉他们这些，他们可能只记住了"饭后吃药可以减少对胃的刺激"。

中国历史上把医生称为"先生"、"大夫"，以示对医生的尊重。这种传统延续到现在，患者对医生仍然有一种自然的畏惧感，生怕得罪了医生。很多患者患了多年疾病，你去问他，他不知道是啥病，因为医生没说，他也不敢问，于是就稀里糊涂看病，稀里糊涂吃药。但是，医生和患者都应该知道，医生是为患者服务的，患者有权了解和自己病情、治疗等有关的一切信息，医生有义务为患者提供这些信息。

（七）技术至上主义导致医学伦理冲突

中医专家田合禄认为："医学之所以有价值，是因为它是人类实现自身价值的手段，换言之，医学只具备服务于人类的工具性价值，并无为自身而存在的目的性价值"。扩而大之，无论是自然科学还是人文科学，其发展都是为人类服务的。使人人成为全面、和谐、平衡发展的自由人，是人类价值的体现。

人们似乎想成为"万能的上帝"。克隆人、冰冻人、改性手术、人工受精术、无一不牵扯到道德伦理问题。有人想改变基因，使人能活到上千岁，这从根本上违反自然规律。这个怪物一旦出笼，有可能超出人类的可控范围，后果难以预料，很可能是非常可怕的。

2013年的电视披露，有人企图用人和兽的精子、卵子进行人兽杂交，真不知道他们想干什么，想把人类引向毁灭吗？应当立即制止这样一些类似的看似高科技，实际上荒唐而愚蠢之极的蛮干。

三、不要失望，要进步

我们似乎对现代西医学说了太多批评的话。之所以这样，实在不是因为西医原来那么不堪，反倒是因为我们曾经，而且将继续将现代西医学倚为长城。现代西医学的局限性，正是为了西医学更大的进步。打破对现代西医学的过分依赖，我们才能用更开阔的眼光去分析和解决问题。

西医学目前占据主导地位，其观点是目前医学界的主流观点，对这些观点和做法的分析，有助于我们改变观念，推动医学、保健学和养生学的进步。

健康危机的出现，原因是多方面的，也并非只是健康危机，有的甚至可以称为人类“生存危机”。如何正确理解和对待人与自然的关系，如何保证可持续发展，涉及社会生活的方方面面。

（一）现代治疗学不是“失败”的产业

阿拉巴马大学医学院的名誉教授伊曼纽尔·切拉斯金医生将西医治疗称为“发展最快的失败产业”。这句话失之偏颇。

慢性病的蔓延是人不科学的生活方式造成的，非现代西医学之过。我们不能在西医学成功的时候顶礼膜拜，而在其遇到困难的时候就把它说得一无是处。

这是一种在抱着很大希望而又没有实现时自然会出现的悲观情绪，但却是一种消极的情绪。

几乎集中了现今人类科技进步所有最新成果的现代西医学，仍然在继续进步。最新的进步就是健康管理学的诞生和推广。20世纪美国人的平均寿命延长了30岁，其中美国的医疗服务系统只使美国人的寿命延长了5年，而正是健康教育、提倡健康的生活方式、各种服务于民众的预防和公共卫生措施使得美国人多活了25年。

我们相信，就是治疗学，西医也将会研制出更有效、更安全的药物，研究出更科学、更有效的方法。

（二）不要对治疗学抱不切实际的期望

指望用化学药物去治愈慢性非传染性疾病，那是不切实际的。我们已经分析过，让一种异物到体内去彻底纠正代谢异常，再高明的医药学家也办不到，也不能因此而埋怨西医学无能。西医治疗办不到，中医治疗同样难以办到。西药有毒副作用，中药也有。

老百姓有一句俗语，“治了你的病，治不了你的命”，现在治疗学反倒是治了你的命，治不了你的病，就像是把你从死刑场上拉了回来，改判为缓期执行。

把现代西医学称为“治愈医学”，我们赋予治疗学太多的期望，医生们也在努力实现这些期望，这样做反倒使我们减少了对保健医学和养生学的重视。

卫生部疾控局副局长孔灵芝2012年11月17日在第七届中国健康传播大会上介绍说，

卫生部发展研究中心在天津和甘肃抽样调查结果显示，医疗治疗费用支出占卫生总费用的84%，与辅助医疗费用和零售药品服务合计高达97%左右，而公共卫生与预防领域投入仅占2%左右。她认为，“这种局势若不被控制，随着慢性病患者数量的增多，大量资源会用于疾病的晚期，疾病负担将进一步加重。”

中科院院士俞梦孙说：“必须将医疗工作重点从‘疾病诊断和治疗’的主方向调整到整体健康状态的辨识和调控上来。”

防治慢性病的关键在患者自己，防治的起点和正确手段是纠正不科学的生活方式。无论是中医还是西医，都只能起到控制病情、延缓发展，减少风险的机会，使机体有机会、有时间去建立科学生活方式、增强机体的自愈能力，慢慢与疾病作斗争从而战而胜之。

“最佳营养学”的创始人帕特里克·霍尔福德说：“医学科学家们已不再把人体看成一台机器，把疾病看作必须用药物或手术进行清除的破坏因素，相反他们现在开始将人类看作是复杂的自适应系统，它更类似于一片能够进行自我调节的丛林而不是一台复杂的电脑。现在出现了一种新的看待健康的方法，它不再试图以高科技的药物充当上帝“控制”人的健康，相反它将人视为一个整体，互相连接的大脑和身体可以在合适的环境中进行调节以达到健康。”

（三）历史的积淀难以一朝改变

从近代医学到现代医学，我们走过了几百年的历程。近代医学没有很好地分析和继承以希波克拉底为代表的古代医学的正确方面，而是在技术至上的道路上一直走下去。科技的突飞猛进，使我们相信会用手术刀和药物，像修理机器一样把人的病治好，也相信人类可以征服自然，主宰世界。

这些观点在很大程度上左右着我们的思维，支配着我们的行动，根深蒂固，不是一朝一夕可以改变的。

（四）必须做观念更新的大手术

因此，我们需要一次观念更新的大手术，重新审视我们以往的观念甚至概念是否正确，并在学习和继承的基础上建立新的概念和观念。

这些概念和观念大体上有：

什么是治疗？什么是保健？什么是卫生？什么是健康管理？

什么是疾病？疾病和症状只是有害的吗？

保健和治疗哪个更重要？抗击慢性病的根本出路是什么？

保健和治疗真的是能截然分开，“小葱拌豆腐，一清二白”吗？

在抗击慢性病的斗争中，谁占主导地位，是医生还是患者？

慢性病患者要不要养生保健，还是只需要治疗？

健康的责任者是谁？

如何正确理解“回归自然”和“天人合一”？

什么是生态？什么是生态医学？

什么是养生？什么是养生之道？如何理解“道”和“法”的关系？

如何诠释生态养生学？生态养生的核心是什么？

如何在生态养生的大原则下制定具体的养生措施？

中医学和中医养生学能给我们哪些启迪？中医学是伪科学吗？

中西医能不能结合？中西医结合的最好切入点在哪里？

“社会—心理—生物医学模式”是否存在缺陷？

这些问题是无法规避的。“路线是个纲，纲举目张。”不搞清这些问题，我们仍然会迷失方向。

“百花齐放，百家争鸣”。不怕讲错，就怕不讲，讲出来才能验证它是否正确，讲出来启发大家的思维，真理才能越辩越明。

第三节　时代呼唤保健革命

严酷的现实令我们冷静，繁重的任务唤起我们的反思。反思的结果，我们发现，在很多重大理论问题上旧的观点是如此的不适应。如果大家能理解在这些重大理论问题上仍然存在争议，甚至存在错误，能理解这些理论问题的重大影响，我们就会理解，我们的确需要一场革命，一场保健革命。

瓦特·巴基荷告诉我们：“为接受新思想而带来的痛苦是人性最大的痛苦……不过，你最喜爱的观念也许是错的，你最笃守的信念也许是立足不稳的。”

争论的焦点是治疗和保健的关系，对付慢性病，我们主要靠治疗还是靠保健。因此，这场革命被称为保健革命。

世界卫生组织认为影响健康的各种因素中，生活方式占了60%，也就是说，恰恰是我们每个人可以自我调控的生活方式，决定了你的健康。你以往的生活方式不科学，积累的“毒素”太多，细胞本身和细胞生存的环境恶化，机体的平衡遭到了破坏。你对自己欠债太多，就应该“自己欠的债自己还”，就像一本书说的：活不到九十岁就是你的错！医务工作者的工作重点应当是帮助你如何不欠债和如何还债，教你如何善待自己，而且要着重于人体的整体状态的辨识、监控和调控，而不是头痛医头脚痛医脚。

世界卫生组织在2002年世界卫生报告中将改善人们的行为作为当前减少疾病风险的最重要策略。

什么是革命？17世纪英国作家约翰·米尔顿认为，革命是实现自由的手段。18世纪的德国哲学家康德认为，革命是人类进步的原动力，是奠定社会更高道德基石的“自然”步骤。19世纪德国哲学家黑格尔则认为革命是人类的宿命。没有革命人类就难以进步。

这些关于革命的真知灼见也适用于保健革命。

正在兴起的保健革命是对治病和食品工业“暴政”、“专制”的反应，是对人类需要找到一条正确的道路，掌握自身的健康权利，自由选择保健措施的一种满足。

毛泽东同志说：“人类的历史，就是一个不断地从必然王国向自由王国发展的历史。

这个历史永远不会完结。在有阶级存在的社会内，阶级斗争不会完结。在无阶级存在的社会内，新与旧、正确与错误之间的斗争永远不会完结。在生产斗争和科学实验范围内，人类总是不断发展的，自然界也总是不断发展的，永远不会停止在一个水平上。因此，人类总得不断地总结经验，有所发现，有所发明，有所创造，有所前进。”

我们已经成功地进行了第一次卫生革命。历史上，面临鼠疫、霍乱、天花等烈性传染病，人类曾处于束手无策、坐以待毙的境地。首次鼠疫大流行死亡总数近一亿人；第二次大流行欧洲死亡2500万人；第三次大流行全球死亡达千万人以上。面对如此严峻的形势，人类愤而进行了第一次卫生革命，包括环境卫生的整治、疫苗和生物制品的研制和广泛应用、对病原微生物及其媒介的杀灭等。从19世纪末到20世纪50年代，仅仅半个世纪，人类就在地球上消灭和基本控制了天花、麻风、鼠疫、霍乱等烈性传染病，人类第一次卫生革命取得了伟大的成就。

慢性病开始代替传染病成为人类健康的最大威胁。在此形势下，我们正在进行第二次和第三次卫生革命。

第二次卫生革命旨在降低慢性非传染性疾病的发病率和死亡率，其方法是发展早期诊断技术、提高治疗效果、加强疾病和健康危险因素监测、改变不良的行为生活方式、推行合理营养和体育锻炼等措施。

第三次卫生革命旨在提高生命质量，促进全人类健康长寿和实现人人健康的目标。其方法是进一步树立健康新观念和大卫生观念、加强健康促进和健康教育、坚持可持续发展策略、保护环境、推行自我保健、家庭保健及社区保健等综合性措施。社区卫生是第三次卫生革命提出的一个新的概念。

这两次革命实际上从目的到方法都有相似的地方。降低慢性病的发病率和死亡率，是实现促进健康长寿，实现人人健康的手段和措施。改变不良生活方式的结果就是健康促进。

克服旧观念，树立新理念，是实现保健革命成功的关键。

革命是矛盾积聚到一定程度的必然结果。严酷的健康危机让我们认识到，我们需要一场保健革命。不彻底颠覆陈旧的观点，不打破实验医学墨守成规的禁锢，我们的健康就没有希望。

健康是每天生活的资源，并非生活的目的，健康是社会和个人的资源，是个人能力的体现。

——世界卫生组织

造化之机，不可无生，亦不可无制；无生则发育无由，无制则亢而为害。

——张介宾

第二章　生态养生学理论基础之一 ——健康管理学

第一节　罗代尔开启现代保健学的大门

革命是需要付出代价的。伟大的保健事业先行者罗代尔就以其宝贵的生命开启了现代保健革命之门。

20世纪50年代，美国联邦政府曾花费数百万美元推行吃红肉和乳制品计划，其根据是在动物试验中吃红肉和奶类可以提高其身体素质。通常把牛肉、羊肉和猪肉叫做红肉，而把鱼肉、禽肉叫做白肉。红肉的特点是肌肉纤维粗硬、脂肪含量较高，而白肉肌肉纤维细腻，脂肪含量较低，脂肪中不饱和脂肪酸含量较高。

这项计划遭到了保健专家罗代尔的反对。罗代尔是《预防》、《男性健康》、《慢跑世界》三本杂志的创办人。1954年，罗代尔的《预防》杂志才刚刚起步，以预防保健为主要内容。在他的《吃出健康的心脏》和《运动不会要你的命》两本书中，他明确指出，食用大量的红肉和乳制品会大幅度提高患心脏病的风险，而体能活动可以有效降低心脏病发病的风险。但是，由于他的名字并未列在麦卡锡参议员所拟的国会非美活动调查委员会核准的名单上，所以出版商拒绝为他出版。罗代尔只好自己印书，但许多书商拒绝让他的书在书店出售，于是罗代尔只好通过发广告和邮购的方式出售新书。

美国联邦政府想做件好事，却遇到“顶门冲”，当然气不打一处来。于是联邦贸易委员会（FTC）在1955年举办公听会，要求罗代尔证明，书中的建议是正确和有效的。罗代尔认为按照宪法第一修正案他有权利刊登任何想刊登的信息，而不管其效果如何，FTC的要求违宪，因此拒绝出席。但公听会上许多美国最有威望的医学权威们都反对罗代尔的论点，强调心脏病和吃大量的红肉或乳制品并没有相关性；如果按罗代尔的建议，以增加体能活动避免心脏病的做法，即使不至于致命也是很危险的。于是FTC命令罗代尔“停止和结束”以直接或间接的方法向读者宣传他的观点。

这场和联邦政府的官司纠缠了罗代尔将近20年，几乎耗尽了他所有的财产。在官司进行的后期，罗代尔的律师邀请20年前参加FTC公听会的同一批医界权威召开新的听证会，这些“专家”都推翻了原先的证词，承认罗代尔的许多主张现在都已成为医界公认的事实。

1971年的一天，罗代尔正在全国性的电视节目《狄克卡文秀》中和政府官员讨论他的官司时突然气绝身亡，当时收看的观众甚至以为罗代尔是在作秀。

伟大的保健先行者罗代尔以身殉道，一场吃红肉利弊的大辩论开启了现代保健学的大门。今天，《预防》杂志拥有1200万名读者，而罗代尔出版社已成为全球最大的以健康为主要内容的出版商。

美国联邦政府所犯错误的原因，罗代尔所面临的最严峻挑战，恰恰是人类排斥全新事物的天性，尤其当新的形势迫使大家必须重新思考既有观念时，更不容易被接受。当然，和罗代尔持相同观点，敢于挑战旧观点的人也是有的。在FTC内就有一位委员艾尔曼对FTC的做法提出异议。他在异议报告中说："对于一个自由社会来说，一个人写本书来挑战地球是平的，或月亮是新鲜奶酪构成的，或上帝已经死了，即使没有官方机构那些确凿可靠的证据来证明他的判断，也代表了这个社会的繁荣进步。在任何知识领域，无论是健康领域还是其他领域，假定所有的答案已经存在是非常自大的。"

虽然真理越辩越明，但美国的吃红肉和乳制品计划的阴影仍然存在。这种符合人们口欲的计划一旦提出，就会和人的贪欲合二为一，要想纠正十分困难。

随着研究的深入，多吃红肉的危害被越来越多地披露出来，其与癌症等慢病的关系正在引起广泛的关注。

（1）结肠癌：1992~1998年，科学家对包括英国在内10个欧洲国家的47.8万名成年男女作了5年跟踪调查。研究发现，与一星期只吃一份红肉的人相比，每天吃两份红肉的人罹患肠癌概率增加35%。英国剑桥大学医学研究委员会成员西拉·宾厄姆教授说："一段时间以来，人们一直怀疑大量食用红肉及肉制品增加罹患肠癌的风险，但这是显现它们强有力关系的世界最大型研究之一。"

1990年，美国一项大型前瞻性研究报告表明，消费者中吃红肉越多的人，结肠癌发病率越高。按红肉摄入量多少分组，摄入量最高组的结肠癌相对危险性比最低组增加70%。以每周食用5次以上红肉的男性与每月食用红肉不足一次者对照，前者的结肠癌相对危险性增加2.57倍。反之，多食乳品、家禽和植物性脂肪的人群，患肠癌的危险性降低。

（2）乳腺癌：美国1985~1991年对14291名妇女进行的一项调查研究表明，吃红肉多的妇女比吃红肉少的妇女发生乳腺癌的危险性显著增多。

2006年由哈佛大学医学院副教授赵恩永领导的研究小组对9万多名妇女的调查发现，20~49岁经常吃牛羊肉的妇女患乳腺癌风险比其他妇女高1倍。

（3）前列腺癌：美国国家癌症研究所的研究人员在《美国流行病学杂志》上报告说，他们对超过17.5万名年龄在50~71岁的男性进行了调查。9年中有10313人罹患前列腺癌，其中419人死亡。研究发现，进食红肉最多的人比进食红肉最少的人患前列腺癌的概率要高出12%；吃红肉最多的人罹患晚期前列腺癌的风险要比吃红肉最少的人高1/3。

（4）肺癌：美国国家研究所的阿曼达·克罗斯博士及其同事对50万名50 ~ 71岁的受试者进行了长达8年的跟踪研究。8年后，有53396名受试者患上癌症。统计数据显示，与吃红肉最少的人相比，吃红肉最多的人患肺癌的风险增加了16%。研究人员表示，即使将吸烟因素考虑在内，红肉与肺癌的关联仍然存在。

（5）心脏病：发表在《内科学文献》上的研究结果表明，每周食用0.79千克红肉的男性，相对每周只吃0.14千克红肉的男性，死于癌症的风险增加22%，死于心脏病的风险增加27%。女性的这一比例分别为20%和50%。食用较多白肉的老人，患病死亡的概率低于食用白肉较少的老人。

（6）慢性病与寿命：地中海地区希腊的克里特岛和意大利南部的萨卡人，20世纪60年代的慢性病发病率为世界最低，寿命最长。调查发现，传统的地中海膳食中的红肉很少。美国调查发现：克里特岛人60年代每周只吃红肉1～2次，而吃其他动物性食物（奶类、禽肉）比红肉多。

美国政府“好心办错事”，但真理却是越辩越明。错误的原因在于过分和孤立地相信某一实验结果。现代西医学是一门实验医学，其理论和实践都以实验结果为基础。实验的结果“眼见为实”，针对性强，数据精确，这都是中医学所缺乏的。但是对任何一项实验我们都应当谨慎对待。这是因为：①动物实验的结果不一定适合于人；②人与人体质、地域、生活环境不同，不可能都适合于一个统一的生活模式；③生活方式的管理是一项系统工程，任何一项改动都可能受到其他因素的影响和对其他因素带来影响，不能以偏概全；④实验再准确，也可能存在“抽样误差”。

看来，决策者不能拍着脑门做决定，应当慎之又慎才是。

罗代尔事件给我们的另一个启示是：不能墨守成规，在提出足够的否定依据之前，不能武断地把自己没有理解的、看不见摸不着的、尚未得到实验证实的观点视为异端邪说、迷信和愚昧。希波克拉底说：“世界上实际上只有两件事情：去了解一件事情和坚信别人已经知道的事情。去了解一件事情即所谓科学，而坚信别人已经了解的某件事情是无知。”

第二节　医学模式的演变与生态保健医学模式

医学模式（medical model）又叫医学观，是人类在与疾病抗争中得出的对医学本质的概括。医学模式是医学理论研究和技术实践的指导思想，是人们考虑和研究医学问题时所遵循的总的原则和总的出发点，是对健康、疾病等重要医学问题的总体观，是我们在医学实践中贯穿始终的世界观和方法论。

医学模式的演变体现了人类对自身、环境、健康等相关问题认识的深化，健康管理的诞生受益于这些新观点、新意识，健康管理的实践也有助于促进新的医学模式的诞生。

自有人类就有医学，自有医学就有医学模式，医学的发展伴随着医学模式的演变。医学模式受到当时哲学思想和社会生产力、科学技术水平的影响。

一、医学模式的历史演变

（一）神灵主义医学模式（spirtualism medical model）

神灵主义医学模式也被称为“神道医学模式”，时限在迄今5000多年前。当时生产力水平低下，科学知识贫乏，该模式认为人的生命和健康是神灵赋予的，疾病是神灵的惩罚，有了疾病只有祈求神灵的宽恕和保护，或者驱神役鬼，或者服用导泻或催吐的植物或矿物药。

这实际上不是什么医学模式，是一种唯心主义哲学的表现，把人的健康和虚无的神联系起来，把人置于一种绝对无能的地位。

（二）自然哲学医学模式（nature philosophical medical model）

大约2500年前，随着社会生产的发展，人类逐渐认识自然现象，并努力用自然主义的观点解释病因病机，且在实践中积累了大量使用有药理作用的动植物、矿物治疗疾病的经验，产生了自然哲学医学模式，也被称为经验主义的医学模式。

自然哲学医学模式在国外以古希腊医学的希波克拉底（约公元前460~前377年）为代表。他最大的贡献是把医学从宗教、迷信中解放出来。他认为，所有的疾病都不是神灵的作用，而是有其自然的原因。他的主要观点是：①在人与自然的关系上强调以自然为主，因此要"依靠自然"；②在患者和医生的关系上以患者为主，主张"患者的本能是患者的医生，而医生是帮助本能的"；③在食物和药物作用的比较上以食物为主，"要让食物成为你的药物，不要让药物成为你的食物"；④在体质与疾病的关系上以体质为主，创立了"四体液病理学说"。他认为人体是由血液、黄胆、黑胆和黏液组成，这四种体液的不同组成使人具有不同的体质，如胆汁质、多血质、黏液质和抑郁质。他认为四种体液平衡则身体健康，否则就会多病。

希波克拉底被尊为西方医学之父，他高尚的医德为后人传颂。《希波克拉底文集》中的《誓言》，长时间成为西方医生开业时都要宣读的医务道德规范："我要遵守誓约，矢忠不渝。对传授我医术的老师，我要像父母一样敬重。对我的儿子、老师的儿子以及我的门徒，我要悉心传授医学知识。我要竭尽全力，采取我认为有利于患者的医疗措施，不能给患者带来痛苦与危害。我不把毒药给任何人，也绝不授意别人使用它。我要清清白白地行医和生活。无论进入谁家，只是为了治病，不为所欲为，不接受贿赂，不勾引异性。对看到或听到不应外传的私生活，我绝不泄露。"1948年，世界医学大会对这个誓言加以修改，定名为《日内瓦宣言》。后来又通过决议，把它作为国际医务道德规范。

在中国的夏、商、周时代，随着金属工具的广泛应用，农业、手工业的发展和文化的繁荣，在古代哲学思想的指引下，医学和养生学快速发展。春秋战国到三国时期（公元前770年~公元265年），《黄帝内经》、《难经》、《神农百草经》相继问世，标志着中医学理论体系的形成，特别是《黄帝内经》，是中医学、养生学之集大成者。

《黄帝内经》奠定了中医学和养生学的基础。《黄帝内经》中体现的"人与天地相参"的天人合一观，"正气存内，邪不可干"的以人为本观，阴阳气血脏腑经络平衡和谐的整体健康观，"上工治未病"的疾病预防观，生克制化、正邪相争的生理病理观，"治病求本"、"谨察阴阳所在而调之"的疾病治疗观，"形与神相任则寿"的达观养生观，无不闪耀着古代哲学的灿烂光辉，至今仍有现实指导意义。

我们恐怕至今也难以理解，在两千多年前，东西方的哲学会如此发达，许多基本原理和观点至今难以超越。以至于全世界诺贝尔奖获奖人在法国巴黎开会发表的宣言称："如果人类要在21世纪生存下去，必须回首2500年前，去吸取中国孔子的智慧。"俄罗斯前总统梅德韦杰夫在接见外宾时说，要解决世界面临的复杂经济问题，要向中国古代的先哲们学习。

可能的解释是，那时的环境是一个生态环境，人们是依附于自然界生存的，所以人们观察问题、认识问题的立脚点就是正确的；那时候人们面临的问题相对简单，主要是生存和国家治理等重大问题，有助于从宏观上去探讨重大的哲学理论；科学技术的发展和诸子百家的争鸣也有利于哲学的发展。

古希腊时期的自然派哲学家被认为是西方最早的哲学家，不管他们认识世界的方式是否正确，但是他们的想法之所以有别于迷信的原因在于，这些哲学家是以理性辅佐证据的方式归纳出自然界的道理。苏格拉底、柏拉图与亚里士多德奠定了哲学的讨论范畴。某些现代哲学家认为，直到今日的哲学理论依旧只是在为他们三人做注脚而已，仍离不开他们所提出的论点。

有些人认为，古代自然哲学医学模式“在细节上失之粗疏，且缺乏实证科学的‘判决性实验’证据的支持，故只能是值得重视的众多假说。”这种评价看似正确，但有苛求之嫌。2000多年前没有显微镜、望远镜、CT和生化分析仪，让那时候的医学都有科学实验的依据，那是勉为其难。没有实验就只能体验，所以才有神农尝百草奋不顾身的壮举，从而创立了中药学的理论基础。那时候的医学更多凭借的是经验，《黄帝内经》把经验上升到了理论的高度。

哲学的智慧产生于人类的实践活动。哲学源于人们对实践的追问和对世界的思考。从经验上升到理论，再用理论去指导实践，这恰好符合认识论的基本规律。经验是直接的，而实验却常是间接的，把是否经过实验的验证作为评价理论的唯一标准是有失偏颇的。

恩格斯在《自然辩证法》中说：“不管自然科学家们采取什么样的态度，他们总还是在哲学的支配之下。”哲学是世界观与方法论，是关于世界的本质、发展的根本规律、人的思维与存在的根本关系的理论体系。哲学是对个别的规律和特性进行新的概括和升华，从中抽象出最一般的本质和最普遍的规律；具体科学揭示的是自然、社会和思维某一具体领域的规律和奥秘。哲学是万学之学，是一切具体的存在和发展都必须遵循的抽象规律；一切具体的应用学科都应该遵守抽象的哲学原理，当然这必须以哲学原理的正确性为前提。

把哲学低估于现代科学是不负责任的。哲学隐藏在现实生活中的每一部分，它为我们提供了一种思维的立场和方式，如果将哲学简单地与现代科学相提并论，则成为了一种狭隘的唯科学主义。

有人把古代哲学比为玄学。古代哲学有受当时认识局限而难以完全消除的唯心论的影响和痕迹，但它却是在对神灵主义的反思和批判中发展的。古代哲学中有一些说法是难以用实验证明的，如阴、阳、气、五行等；有的是不需要验证的，比如阴阳只是一种比喻，就像我们用“矛盾”来比喻对立统一的事物一样。没有人想去用实验验证“矛盾”是什么，同样也没有必要去穷究阴阳的说法是否有科学依据。哲学具有逻辑性原则，没有逻辑的哲学才是玄学。

古代医学最大的亮点是生态观点。经过两千多年，走了一个大圈子，现代人才切身体会到生态关乎我们人类的生死存亡，才深刻体会到老祖宗的教导是多么精辟和重要。古代人的生活方式延续了生物进化过程，其环境和生活方式都是生态的，因此其心态和观点也是生态的。“古者禽兽多而人少，于是民皆巢居以避之，昼拾橡栗、暮栖木上”，“古者民不知衣服，夏多积薪，冬则炀之”（《庄子·盗跖》）；“冬则居营窟，夏则居橧巢”（《礼记·礼运》）。而吃着肯德基，住着小洋楼，开着宝马车，穿着化纤衣服，整天想着怎么升官发财的现代人是怎么也难以深刻体会生态的生活方式的，只有在饱受现代文明病痛苦之后，或许会做出反省。

令人惊异的是，中国古代医学和古希腊医学在医学的许多基本观点上高度一致，这表现在：①主张人和自然界的和谐统一；②凸显人在防治疾病方面的主观能动作用；③强调饮食对于健康的重要性。这是古代哲学与生态观点结合的产物。

所以，这一时期的医学模式叫“自然哲学生态医学模式”可能更准确些。

（三）机械论医学模式（mechanistic medical model）

16～17世纪，欧洲文艺复兴运动带来了工业革命，推动了科学进步，也影响了医学观。这种医学模式的代表著作是笛卡尔的《动物是机器》和拉美特里的《人是机器》。这种观点把人比作机器，认为生命活动就是机器的运转，疾病则是这架“机器”某部分机械失灵，医生的任务就是对出现问题的零部件进行修补。这种观点导致了头痛医头，脚痛医脚，忽视了人的生物性、社会性以及复杂的内部矛盾。这种医学模式是对自然哲学医学模式的大倒退。这一时期是近代西医学发展的重要时期，机械论医学模式对其形成、发展和后世的现代西医学都产生了深远影响。

（四）生物医学模式（biomedical model）

经过18~19世纪，工业革命转向高潮，自然科学和医学高度发展，生物学家、医学家提出了进化论、细胞学说，发现了微生物等致病因子，这些科学事实使人们对健康与疾病有了较为明确的理解，对传染病的认识及病原微生物的发现，从生物学角度明确了疾病原因，形成了生物医学模式。

生物医学模式使从生物科学角度对人的研究和认识达到了前所未有的高度，促进了生物医学科学的全方位发展。

但是生物医学模式传承机械医学模式，受“人类中心论”的影响，忽视自然环境和社会环境对人体健康的影响，忽视人体各部分的有机整合，忽视人和环境的相互影响，医学被还原为普通意义上的生物学，或生物物理学和生物化学，甚至还原为非生物意义的物理学和化学。在这种模式中，人的自然属性和社会属性都不见了，人变成了孤立的生物，甚至变成了机器。

由于当时传染病的肆虐和营养不良的广泛存在，防治传染病和营养学研究就成了当时医学的主要任务，从而推动了传染病学、病原微生物学、流行病学、免疫学、营养学的飞速发展，但是，这也促使某些偏向的出现：细菌和病毒被当成了医学的主要敌人，把杀灭细菌和病毒当成了医学的首要任务；把人当成了营养素的堆积，认为吃一大堆营养素片就可以保持健康。

进入20世纪初，人们认识到疾病的发生除病原体这一外因外，还与人体内、外环境之间的生态平衡受到破坏有关，特别注意到体内环境（微环境）的作用，在这一认识的基础上，国内外发明了多种多样的微生态制剂，以恢复和保持体内微生态平衡，达到保健的目的。有人把这一认识称为“生态医学模式”，但是这一阶段只能说是回归了对人和环境，包括内外环境关系的认识，并没有很系统地阐述，也没有和当前的慢病蔓延的形势相结合，所以难以称为一个阶段性的医学模式。

（五）生物—心理—社会医学模式（bio-psycho-social medical model）

20世纪医学面对的一个显著变化就是疾病谱的改变，同时，人们的健康需求提高并多样化，医学开始和社会多方面、多层次融合而呈现社会化，医学学科的内部融合与外部交叉同时发展，“现代文明病”这类多因素疾病的防治对医学提出了新的课题。人们开始认识到，健康不仅指一个人没有疾病或虚弱现象，而且还指一个人生理上、心理上和社会上的完好状态；健康和疾病不只是人本身，也不仅是生物和人之间的事，而是包括遗传、社会和自然环境、医疗和生活方式等众多因素共同作用。

1977年美国罗彻斯特大学精神病学、内科学教授恩格尔（Engel）在“Science”上发表了题为“生物医学模式面临挑战，需要新的医学模式”的论文，对生物医学模式进行了批判，他指出，生物医学模式应该逐步演变成为生物—心理—社会医学模式。他说：“为了理解疾病的决定因素，以及达到合理的治疗和卫生保健模式，医学模式必须考虑到患者、患者生活在其中的环境以及由社会设计来对付疾病的破坏作用的补充系统，即医生的作用和卫生保健制度”。

生物—心理—社会医学模式实现了对生物医学模式的超越，体现了人的社会属性，强调了心理状态对人体健康的巨大影响，因此生物—心理—社会医学模式能指导人们更全面客观地观察和解决现代的健康和疾病问题。

生物—心理—社会医学模式适应和体现了医学的多方面转变：从以疾病为主导向以健康为主导转变，从以单个患者为中心向多群体乃至全人类为中心转变，从以医院为基础向以全社会为主体转变，从以诊断治疗为重点向以预防保健为重点转变，从依靠医学科技部门和医疗卫生部门向依靠多学科甚至全社会共同努力的依据转变。无疑，这是世界医学的重大进步。

（六）不同版本的后生物医学模式

生物——心理——社会医学模式是不是最科学的模式呢？

生物——心理——社会医学模式突破了狭隘的生物学观点，拓宽了医学的视野和研究领域；对医学赋予了社会科学的意义，这是人类医学的重大进步。

生物——心理——社会医学模式注意到心理和社会因素对健康的影响，但仍没有把医学置身于一个更广阔的背景之中，忽视了最为重要的人与自然的关系，即“天人合一”论。它以人类的疾病谱、健康观念的变化和致病因素的变化为依据，认为导致人类疾病的不只是生物因素，而且还有社会因素和心理因素，因而治疗方法除了传统的生物学方法以外，还应当包括社会科学方法和心理学方法。该模式的思维依然是西方传统医学所奉行的“分析、还原”方法。由于没有用系统科学的方法来研究，所以生物心理社会医学模式也难免存在缺陷。

一些研究者认为，生物—心理—社会医学模式所考虑的致病因素和治疗原则不够全面，因而提出了各种不同的医学模式，如“基因—生物—心理—自然—社会医学模式”、“自然—生物—心理—社会医学模式”、“生物—心理—社会伦理医学模式”等。这些模式对生物—心理—社会医学模式做了补充，但仍然没有脱出“分析、还原”的思考方法。

一个好的医学模式不应当是对健康影响因素及对应措施的简单叠加，而应当是正确的哲学指导下的医学观、健康观的集中体现，是指导医学发展的总原则。

以下是提出的一些新的医学模式构想：

“协同医学模式”：运用系统科学的相关理论如“协同学”和“耗散结构”理论对人类的存在和进化进行分析，认为“人类的存在是一种复杂、高度有序的非线性协同态。医学的本质和目的就是要维持、促进或恢复我们人类的最佳协同态或最佳健康态。”

“大生态医学模式”：把人类置于一个大生态系统之中，认为人作为大生态系统中的一个子系统必然要与其他系统发生关系，而这种关系是否和谐是判断健康与疾病的标志。“健康是人的身体和精神心理状态与生存环境的和谐适应”，“医学应当是以改善人类生存状态为根本目的的综合科学和实践体系，是关于优化人类生存的学问”。

“四维空间医学模式”：认为“一个较为完善的医学模式，应当建立在整体观念的基础之上，综合考虑对健康和疾病产生影响的一切相关因素，如：自然因素、社会、心理、体质、时间及其他相关因素。为此，引入现代物理学相对论的‘四维空间’概念，提出四维空间医学模式。”

“天、地、人三才医学模式”：在中国古代哲学思想“天人合一”论的启示下，利用系统论的观点探讨天与人、地与人和人与人之间的关系对人类疾病发生发展的影响，并提出了“天地人三才医学模式”。认为“人类疾病的根源在于人与天、与地、与他人相互关系的紊乱及人体内部机能、结构、代谢的紊乱，‘整体制约论’为其发病机理”。

“全息时空系统医学模式”：利用全息时空系统医学模式解释了健康与疾病现象，指出“人的精神心理活动能否与社会与周围环境产生良好的全息共振效应，作为社会全息元的人来说是强身健体的重要因素。”

上述关于后生物医学模式的探讨，虽然侧重点不同，但大都运用了系统论的方法，对于新的医学模式的诞生，具有启发性。

二、对医学模式的思考

20世纪90年代，在美国召开了“医学目的的再审查”会议。会议认为，“世界性的医疗危机，源于近代医学模式造成技术统治医学的长期结果。”

1996年，世界卫生组织庄严宣布，21世纪的医学不能继续以疾病为主要研究领域，而应该以人类的健康为主要研究领域。毫无疑问，现代医学的医学模式应当向健康医学、生态医学、稳态医学的方向转化。

世界各种医学科学各有所长，但也都存在不完整性的瑕疵，要解决目前存在于中西医学甚至人文社会科学上一切疑难模糊问题，显然已超出了中西医学所涉及的范畴，我们必须跳出中西医学的理论框架，建立起一个新的医学理论体系——东方医学和西医学相融合的现代系统医学。

对历史的反思和对医学目的的展望是我们制定新的医学模式的基点。

在思考医学模式的时候，我们必须澄清几个观点：

（一）医学观

我们已经有意或无意地形成了一种概念，似乎医疗就是医学，治病就是目的，这种观点是不对的。

医学的全部目的只有一个，那就是为人类的健康服务，旨在保持人的心理、生理的健康和与环境的和谐统一。只有这样，人才能保持健康状态，才能实现长寿的愿望。

医疗的目的是什么？医疗的目的是争取患者最大程度上恢复健康，所以，医疗不是目的，而是保健的手段。

这里的保健是个广义的概念，不是通常人们理解的无病才保健，而是保持健康、恢复健康的大概念。

（二）生态观

生态是一个系统的概念，也是一个系统的要求。自然环境、社会环境和微生态环境的维护和治理，都应当向生态的要求靠拢，包括自然环境的维护和治理、社会和谐环境的营造、微生态环境的维护和改善等宏观和微观的全面考虑。

三、生态保健医学模式

我们提议以生态保健医学模式作为新的医学模式。这一模式突出了生态和保健两大概念，保健是目的，也是核心；生态是标准，也是方向。提出这一模式的理由如下：

（一）生态保健医学模式符合“生态医学”的要求

《灵枢·逆顺肥瘦》曰：“圣人之为道者，上合于天，下合于地，中合于人事，必有明法，以起度数，法式检押，乃后可传焉。”明智的人认识事物的规律，必须与天地，即自然环境及其演化规律相合，也必须与“人事”，即与人际关系相关的社会环境相合，并据此制定明确的法则，根据法则来规范自己的行为，这种认识才能流传于后世。

生态保健医学模式中的“生态”，即是《黄帝内经》中所谓天、地、人事，包括自然环境和社会环境，合而为生态环境；这里的模式，即为“法”。

生态学（ecology）一词是德国生物学家E·Haeckel于1869年提出，其定义是：生态学是研究有机体与其周围环境（包括非生物和生物环境）相互关系的科学。近30年来生态学已发展成为庞大的学科群，并出现了许多分支，生态医学就是其中重要的分支。

（1）生态医学的第一个含义是把人的健康放在生态环境和生物进化论的大背景中去研究，不是把人当成可以孤立于环境之外的有机体，更不是把人当成一部机器。环境包括宏观环境和微观环境，宏观环境包括自然环境和社会环境，微观环境是存在于人体内，主要由微生物组成的另一个生态系统，又称微生态环境。无论是宏观环境还是微观环境，对于人体的健康都有直接的影响。人体是一个开放的、具有自我调控功能的复杂生态系统，是宏观环境和微观环境影响的效应器。因此，生态医学是最广泛意义和最深刻层次的最新医学。

（2）生态医学的第二个含义是自然与人体的一元论。人是自然界生物进化的产物，必然按照自然规律而变化，人的所有行为必须遵循自然规律。生物—心理—社会医学模式的局限性，是仍然把人的健康放在一个直接相关因素的小圈子里，而忽视了具有主导性和不可改变的自然规律的作用和指导意义。

宇宙间的主宰就是自然规律，很多人信神，西方人信耶稣，中国人信佛、信“天”，认为有一种超生物、超人类的力量在主宰着我们。中国古代哲学中的“天”就是自然，所以自然规律也是神，圣经和佛教理论都教育我们如何善待一切，我们如果用信仰神佛同样的虔诚来对待自然界，世界将比现在美好得多。

（3）生态医学的第三个含义是平衡和谐。地球诞生于46亿年前，经过漫长的演变，大约在30亿年前，原始生命诞生，而人类的诞生只不过是300万年。历史极其漫长，足以摧毁任何不和谐、不平衡的因素。拿生物界来说，最根本的法则就是“适者生存”，新的物种不断产生，旧的物种不断灭绝，从而形成了一个千姿百态、复杂多样的生物圈。在这个生物圈内，各种生物相互依赖，又相互制约。我们的祖先以阴阳这一简朴的概念概括了自然界、自然界中各种事物、各种生物之间的矛盾对立统一的关系和演变规律。人类的能力再强，也无法对抗自然规律，对抗的结果只能是人类的败亡。人必须学会和自然界和谐相处，学会和社会上不同的人和谐相处，学会把握自己，保持自己体内各脏腑、气血、经络的和谐平衡，学会和体内的微生态和谐相处。和谐平衡就是健康，紊乱失衡就是疾病，我们必须牢记这一点。

（4）生态医学的第四个含义是回归自然。“回归自然”是法国大哲学家卢梭所提倡的。“人之初，性本善”，这是人的自然属性。婴儿在母亲的腹内，听着母亲的心跳声长大，对母亲有天然的亲和力。大自然是人类的母亲，所以人类有亲近自然的天然属性。当人们被困在钢铁和混凝土造的牢笼里，呼吸着肮脏的空气，忍受着令人心烦的噪声，背负着繁重的工作和家庭负担，困惑于无休止的人际矛盾时，亲近自然的愿望就特别强烈。

但是，到野外转一圈，吃几顿农家饭，这叫回归自然吗？不是。

回归自然首先要焕发和强化人的自然属性，战胜和克服“人定胜天”和“改造自然”等错误认识，学会“循自然之道而行”。

回归自然，就是要回归人类在历史上的本来地位。人类历史虽短，但发生的变化却是惊人的，是任何生物所无法达到的。人类生活方式的变化远远超过自然界的变化，这就出现了“天不变人变”的现象，其结果就是人难以适应现代生活方式，这是慢性疾病发生最根本的原因。

解决的办法，就是尽量向远古人类那种生态的生活方式靠拢，在现代生活的前提下，找出替代的办法。

在保健方面，要“以自然之道，养自然之身”；在疾病预防方面，要充分强化人的自然治愈力，即抗病和使疾病康复的能力；在治疗方面，要更多地采用非药物，即“自然疗法”。

（二）生态保健医学模式符合世界卫生组织“21世纪大部分医生应当去搞保健”的要求

“传统是执行者的铁轭。”我们要彻底颠覆现代医学传统上的“医学就是医疗”，重治轻防的错误观念和做法。“生态保健医学模式”首次把保健列入医学模式，强调21世纪的医学应以人类的健康为主要研究领域，应当把保健防病放在头等重要的位置，健康管理和养生应当纳入医学的范畴而且置于重要位置。

（三）生态保健医学模式符合“自我保健医学”发展的要求

自我保健医学是继临床医学、预防医学、康复医学之后新兴的第四医学。自我保健医学是以人的健康为核心，提倡以人为本，增强自我保健意识，克服不良生活习惯，树立科学的养生观念，提高健商，用科学卫生的生活方式，用各种先进的自我保健方法进行自我保健，提高健康素质，达到防病治病的目的。

自我保健强调以人为本，强调人是健康的主体，强调人人参与。在临床医学中，医生为主，是主动的，患者为次，是被动的，甚至每每拿患者当机器来修理，人的主观能动作用受到了抑制。希波克拉底说，患者的本能才是真正的医生，医生的责任是帮助患者提高这种本能，而不是企图去代替这种本能。按照希波克拉底的观点，患者是健康的主体，医生只是助手。

自我保健强调“治未病”即疾病预防的观点。无病早防，欲病早治，既病防变。“惟须求之于己，不可一仰医药者也。”

把保健放在医学模式的重要位置，和自我保健医学的目的是一致的。

（四）生态保健医学模式从宏观上利于实现中西医结合

中医是中国的国粹，西医是“舶来品”，但具有相当的优势，中西医总不能“两个喇叭，各吹各的调”，永远分道扬镳下去。

在对付慢性病方面，中医具有一定优势。卫生部长陈竺同志说：“在中医理论指导下的健康管理工作，是最具中国特色的慢性病防治工作的理论基础，充分发挥中医药在慢性病防治工作中的积极作用是值得深思的。”

中医的最大优势是养生，中医对付慢性病的最佳利器也是养生。这不仅体现在中医养生学是个科学而完整的理论体系，比单纯的健康管理具有明显的优势，而且它深深扎根于国民的心中。西方人遇到健康问题找健康管理，中国人遇到健康问题却不约而同地去找养生，这次蓬勃兴起的养生热潮完全是国民自发形成的。讲健康管理，很多人一头雾水，讲养生，讲太极拳、药膳，几岁的小孩都知道，这就是国情和民意。中医的阴阳五行，西医可能难以理解甚至不屑一顾，但是却很少有西医去反对养生。因此，养生保健可以成为中西医结合最好的切入点。

第三节　健康管理学与健康管理

健康管理学是一门新的学科，健康管理师是一种新的职业。健康管理工作在中国的开展不过十年多的时间，因此许多方面需要探索、完善和统一。健康管理涉及社会医学、保健医学、康复医学、全科医学、流行病学、临床医学、营养学、运动医学、中医学、养生学等众多学科，内容庞杂，出现不同意见是很正常的。但是，首要的是要明确其基本概念和基本理论。

一、健康管理概念及其探讨

（一）健康的概念

1948年世界卫生组织对健康下的定义是："健康是一种躯体、精神与社会和谐融合的完美状态，而不仅仅是没有疾病或身体虚弱。"这是对健康概念的全面概括，这一概念和中医的体质三要素（形态结构、生理机能、心理活动）是基本一致的。

1986年世界卫生组织提出："健康是每天生活的资源，并非生活的目的，健康是社会和个人的资源，是个人能力的体现。"这一论断的含义是：①健康虽然是生活的必要条件，但并不是生活的目的，而是生活的资源。②强调健康既是个人又是社会的资源，健康并不仅仅属于自己。我们的老同志们这样形容健康的意义："自己不受罪，子女不受累，单位少操心，国家少花费"。无论是子女的"受累"，单位的"操心"，还是国家的"花费"，都是以其他资源对个体健康资源损失的补偿。

在生产力三要素中，劳动者是最主要的，而健康对劳动者又是最重要的。健康的缺失意味着劳动能力的下降甚至丧失，所以，健康应该是全社会最宝贵的资源。既然是资源，就需要管理，因为资源是有限的，必须最大限度地发挥资源的作用，或用之创造新的资源。世界卫生组织的这一提法为健康管理提供了理论依据。

美国健康与生产力管理研究院院长苏里万博士指出："健康应该成为个人或企业获得成功的投资，而不是成本或支出。"

希波克拉底说："能理解生命的人同样理解健康对人来说具有最高的价值。"

从这个意义上来说，健康不仅是生活的资源，也是生产、社会活动的最宝贵的资源。

（二）健康管理的概念

目前世界上尚无一个大家都接受的健康管理定义。《健康管理师》一书中的定义为："对个体或群体的健康进行全面监测、分析、评估、提供健康咨询和指导以及对健康危险因素进行干预的全过程。健康管理的宗旨是调动个体和群体及整个社会的积极性，有效地利用有限的资源来达到最大的健康效果。健康管理的具体做法就是为个体和群体（包括政府）提供有针对性的科学健康信息并创造条件采取行动来改善健康。"

《健康管理师培训教材》中对健康管理的定义是"健康管理是对健康人群、亚健康人群、疾病人群的健康危险因素进行全面监测、分析、评估、预测、预防和维护的全过程。它是由健康管理师利用医学基础、医学临床、营养保健、中医养生、心理保健、康复医学、环境医学、运动医学以及安全用药等多方面知识，在进行健康信息管理的基础上，针对不同人群的不同特点，开展健康教育与健康促进、健康咨询与指导，使人群或个体在健康方面达到最佳状况，最终达到延长寿命、提高生活质量的目的。"

这两个概念有所不同。相对于前一个概念，后一个概念明确将各类人群，包括疾病人群纳入健康管理的受众中。在《健康管理师》一书中又强调指出："健康管理的手段可以是对健康危险因素进行分析，对健康风险进行量化评估，或对干预过程进行监督指导。这里强调的是，健康管理一般不涉及疾病的诊断和治疗过程。疾病的诊断和治疗是临床医生的工作，不是健康管理师的工作。"在论述健康风险评估时，该书说："患病危险性的评估，也被称为疾病预测，可以说是慢性病健康管理的技术核心。"并画出了"疾病的发生、发展过程及干预策略"的模式（图2-1）。

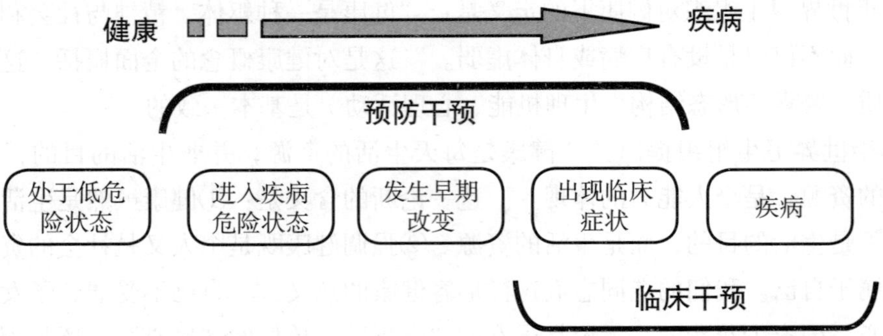

图2-1　疾病的发生、发展过程及干预策略的样式

也就是说，当一个人得了疾病，应当进行"临床干预"而不是"预防干预"，可以理解为应当把他交给医生去处理，那已经不是健康管理师的职责。既然疾病预测是健康管理的技术核心，意味着健康评估的对象是健康人，最多包括亚健康人。所以，这个模式图是容易引起误导的。

毋庸置疑，健康管理的主要对象是慢性非传染性疾病，健康管理的目的是减少患慢性疾病的危险性，以及促使患慢性病的患者能尽快和尽好的康复。影响健康的因素中60%是生活方式，是最大的影响因素，而且是可控的，其他如遗传、环境、医疗等因素或难控，或超出健康管理的范围，所以，从某种意义上来说，健康管理的核心就是生活方式管理。

对健康人进行健康管理是为了规范生活方式，从而使其远离疾病，保持健康，延长寿命。人之患慢性非传染性疾病，正是由生活方式不科学造成的，所以，慢性病患者需要，甚至比一般人更需要健康管理，更需要"预防性干预"。把患者交给医生去处理，只做临床干预，容易使人理解为病人不需要生活方式管理。

慢性非传染性疾病与传染病不同，后者的预防与治疗是能明确分开的，传染病一旦发生，对患者来说预防的意义就很小，如果说预防，那是对其他未染病的易感人群来说的。但是慢性病就全然不同，如果导致患者得病的不科学的生活方式不改变，其病只能越来越坏，而我们又没有能使慢性病根治的医疗手段，依靠治标不治本的临床干预，无法从根本上解决问题。所以，对慢性病的患者来说，所谓的"预防干预"实际上具有治疗意义。

罗马大百科全书中指出，医学实践由生活方式治疗、药物治疗和手术治疗三部分构成。生活方式治疗就是在营养、穿着和对身体的护理、进行锻炼和锻炼的时间长度、按摩和洗澡、睡眠、合理限度内的性生活方面提供健康方式的处方和建议。

这段话明确了生活方式指导，也就是我们原来所认为的“预防性干预”措施的治疗作用，这和将预防与治疗截然分开的传统观念是不同的。

美国著名的营养学家迈克尔斯·科尔根博士说：“不要害怕冠心病，只要你能摄入正确的营养物质，加上一点点轻松运动，出去透透气，那么，它是最容易防治的，甚至可以康复。”科尔根博士所讲的方法，不都是“预防性干预”吗?

实际上，在《健康管理师》一书中，也涉及对患者的健康管理。书中对生活方式管理的特点的论述中说：“有效整合三级预防……预防是生活方式管理的核心，其含义不仅仅是预防疾病的发生，还在于逆转或延缓疾病的发展历程。”包括“防止伤残，促进功能恢复，提高生存质量，衍生寿命，降低病死率的三级预防”。这一论述无疑是正确的。在该书的健康管理概论一章中谈到了疾病管理：“疾病管理是健康管理的另一主要策略……美国疾病管理协会对疾病管理的定义是‘疾病管理是一个协调医疗保健干预和与患者沟通的系统，它强调患者自我保健的重要性。疾病管理支撑医患关系和保健计划，强调运用循证医学和增强个人能力的策略来预防疾病的恶化……’”。在这里同样强调了“患者自我保健的重要性”。但这些并没有体现在健康管理的定义中，并与其他论述看起来不一致。

所以，图2–1中，“临床干预”改为“临床干预+预防干预”可能更全面一些。

我们认为，健康管理是通过调动个体和群体乃至整个社会的积极性，以健康教育为基础，对包括健康人群、亚健康人群、疾病人群中的个体或群体的健康进行全面监测、分析、评估、提供健康咨询和指导以及对健康危险因素进行干预的全过程，以达到维护健康、预防疾病和促进疾病康复的目的。

这个定义的特点是三个“全覆盖”：①参与群体的全覆盖：健康管理不仅是个人和健康管理机构的责任，而是全社会的责任。1997年第四届健康促进大会发表的《雅加达宣言》中指出了健康促进的重点，第一点就是“提高社会对健康的责任感”。国家、社会各界、卫生主管部门、企业界特别是保健业界、所有个人都应当动员起来，像当年毛泽东同志发动爱国卫生运动一样，打一场抗击慢病的全民战争。②受众的全覆盖：接受健康管理的人群包括健康人群、亚健康人群和疾病人群，即社会所有人群。③健康促进的全覆盖：世界卫生组织对健康促进下的定义是：“健康促进是促进人们维护和提高他们自身健康的过程，是协调人类与他们环境之间的战略，规定个人和社会对健康各自所负的责任。”美国健康教育学家格林的定义是：“健康促进是指一切能促使行为和生活条件向有益于健康改变的教育与环境支持的综合体。”我们的理解是，健康促进是手段也是目的，健康管理的各项措施都是为了促进健康，这体现在使健康人能保持健康、维护健康，使亚健康的人恢复健康状态和预防疾病发生，使患者能在防止疾病发展、预防并发症的基础上，尽可能好地促使疾病康复，提高生活质量和自主生活能力，延长寿命。这样就能与疾病的三级预防和中医学的治未病理论很好地对应。

二、健康管理产生的背景与历史

健康管理诞生的时间并不明确。两千年前的《黄帝内经》中就有大量而系统的类似健康管理的论述，只不过当时不叫健康管理。20世纪50年代，美国联邦政府推行的吃红肉计划，虽然是“好心办错事”，但其本意却是增进国民的健康。荷兰自1969年就倡导健康的生活方式并取得成效。所以，我们只能说，建立在现代科学基础上的明确的健康管理的概念和实践诞生于美国，但论其渊源当属我们中国。

在美国，一般认为健康管理大致经历了三个发展阶段：1995年前，由制药公司发起，为病人和医生发放健康教育的资料；1995~1998年，以关注20%的重病患者为重点，因为这些患者花费了80%的医疗费用；1998年至今为第三阶段，是从人群的角度出发，根据患者的要求采取有效和经济的策略。

（一）利益和效率催生了健康管理：

健康管理诞生于美国，首先采用健康管理服务的是保险业。他们注意到一个令人震惊的数字：80%的医疗开支用在了治疗那些可预防的疾病上，如心脑血管疾病、糖尿病等，反之，采取预防措施避免这些疾病的发生，用极少的钱就可以减少大量的支出。而精确的疾病预测可以找出那些有疾病风险的人，从而有针对性地对他们采取预防措施，维护他们的健康，最终受益的是保险公司，因为他们可以减少对健康险种购买人的支出。

我们看一下几种健康危险因素控制的费用/效益比：高血压：1∶4.29，高脂血症：1∶5.25，戒烟：1∶2.24，体重控制：1∶1.69，总的费用/效益比是1∶3.24。所以，从经济上来说，对这些疾病预防的投入是值得的。

对企业来讲，现代健康管理的出现是时代发展的需要，与生产力和人力资源观念的演变密切相关。随着科学技术的发展，后工业化时代判断生产力的指标是员工的生产效率，而员工的生产效率，取决于其出勤率、体力、精力、创造力、生产积极性等，这些无不与其身体是否健康有直接关系。制度管理、监督、利益的诱惑等并不是提高劳动生产率最有效和唯一的手段，一支老弱病残和疲惫之师是难以打胜仗的。研究发现，雇主对员工每花费1美元的医药开支，就意味着还有2～3美元因员工不健康导致生产效率下降而损失。

美国杜邦公司采用健康管理后，其4万5千名员工的因病缺勤率降低了14%。美国太平洋铁路联合公司对员工每年每人投入50美元的健康管理费用，结果每年节省126万美元，费用/效益比达到1∶1.57。

美国社会福利局的报告指出，采用医疗方法，花费数百亿，甚至上千亿美元，可以减少10%的过早死亡。1元的预防投入，可以减少8、9美元的医疗费用支出，100美元的终末抢救费。

在美国中等以上企业，1979~1983年，全面的科学健康管理使得这些企业职工的血胆固醇下降了2%，高血压病发病率下降了6%，冠心病发病率下降了18%。这个统计说明了健康的管理投入1元钱，医疗费用支出可以降低3~6美元钱，如果加上提高工作效率增加的产值，健康管理的效益就远大于1∶6。

（二）健康意识的更新和科技的发展充实了健康管理的基础：

由“没有疾病就是健康”的陈旧认识到1948年世界卫生组织的新概念，再到1986年对“健康是资源”的论述，使管理健康有了理论依据。

公共卫生与流行病学关于健康风险即循证公共卫生干预的研究，为健康管理积累了大量科学证据；社会医学、全科医学、管理科学、行为医学和自我康复医学的发展为健康管理的迅猛发展提供了理论基础；全科医生的培养和社区卫生服务为健康管理提供了人才和基地。

（三）应对健康危机是健康管理大发展的最强大动力：

健康危机是民众健康的最严重威胁，健康管理的终极目的是全体民众的健康促进。

慢性病的特点是“慢”，有人形容慢性病危害是“温水煮蛙”：如果将青蛙扔在热水中，它肯定会奋力跳出来，但是如果将它放在常温水中，青蛙起初会优哉游哉，缓慢地加温，青蛙也不会跳出，直至被煮死。慢性病不像传染病和交通事故那么迅疾而猛烈，但是其危害反而更加严重。慢性非传染性疾病在全球的蔓延，使世界各国面临巨大的挑战。一方面慢性病给公众健康带来直接威胁，造成死亡、残疾、生活质量和劳动能力的下降甚至丧失；另一方面为治疗这些疾病的支出为各国、社会、家庭和个人形成了难以承受的经济负担。

1. 形势：世界卫生组织总干事陈冯富珍说：慢性非传染疾病的蔓延给我们带来了巨大的挑战。对某些国家而言，将这一情况形容为迫在眉睫的灾难绝非夸张，这是一场对健康和社会，对国家经济带来的灾难。2008年，全世界总死亡人口中的63%，约3600万人都是由非传染性疾病造成的，这比包括艾滋病、结核病和疟疾在内的所有传染病，加上妊娠、分娩疾患以及营养不良所导致的死亡人数的总和还要多1倍。同时，80%的死亡病例都出现在中低收入国家，打破了慢性病属于所谓富贵病的误解。若不采取行动，预计到2030年，非传染性疾病的流行将导致5200万人死亡；国家收入将遭受数十亿美元的损失；灾难性的治疗支出将把数百万人推向贫困。

世界卫生组织于2005年10月发布了《预防慢性病—— 一项至关重要的投资》的全球报告。世界卫生组织助理总干事拉盖丽在首发式上说，2005年全球有3500万人死于慢性病，其中80%的慢性病死亡发生在发展中国家。

2008年世界卫生组织发布《全球疾病负担》的评估报告指出，心血管疾病已经成为全球主要死亡原因。低收入国家导致死亡的前五位疾病是肺炎、冠心病、腹泻、艾滋病和中风，高收入国家是冠心病、中风、肺癌、肺炎和哮喘。

《2009年全球风险报告》的数据称，在影响全球经济的众多因素中，因慢性病造成的经济负担高达1万亿美元，甚至重于全球金融危机所造成的影响。

2011年5月16日，第64届世界卫生大会在瑞士日内瓦举行，本次大会的一般辩论发言主题为慢性非传染性疾病防控。陈竺部长在第一天的全体会议上，作了题为“慢性非传染性疾病防控刻不容缓”的发言。他说，如果控制不好，未来20～30年，全球将会出现慢性非传染性疾病的“井喷”。

2. 对策：陈冯富珍说，大多数非传染性疾病其实都是可以预防的。有一种误解是，慢性病难以防治，但实际上只要通过戒烟、戒酒、平衡膳食和加强体育锻炼四种方式，至少80%的心脏病、中风和2型糖尿病，以及40%以上的癌症都是可以避免的。

世界卫生组织的研究报告指出，人类1/3的疾病通过预防保健可以避免，1/3的疾病通过早期发现可以得到有效控制，1/3的疾病通过积极有效的沟通能提高治疗效果。

2002年10月30日世界卫生组织公布威胁人类健康的十大“杀手”：营养不合理、性生活不健康、高血压、吸烟、酗酒、饮用不清洁水、缺乏必要的医疗保障、缺铁、取暖或烹饪引起的室内污染、营养过剩及胆固醇过高。

2009年世界卫生组织指出，在全球每年6000万的早亡人口中，婴幼儿营养不良、危险性行为、酗酒、卫生习惯不良和高血压五大因素造成的死亡人数就占其中的1/4，而采取措施尽力消除这些因素的影响将有助于将全球人口的预期寿命延长近5年。报告对24项有损健康的因素进行了分析并进行排序，结果显示高血压（占世界总死亡率的13%）位居榜首，随后依次是吸烟（9%）、血糖水平过高（6%）、缺乏锻炼（6%）以及肥胖和超重（5%）。

显然，这些因素的控制并不困难，只要我们采取行动。

3. 行动：世界卫生组织总干事陈冯富珍呼吁各国采取切实行动，制定预防非传染性疾病的政策及规划，并实施针对全民以及个人的促进健康生活方式的综合干预措施。

澳大利亚、加拿大、英国、美国等发达国家已经取得了令人注目的成绩，其心脏病致死病例在1970～2000年间显著减少，最成功的国家下降了70%之多。荷兰自1969年开始采取行动，从膳食调整，加强活动入手，倡导健康的生活方式。33年后，荷兰35～64岁男子的冠心病死亡率下降了76%，妇女的体重保持稳定。

世界卫生组织要求在今后10年中，将慢性病死亡率在现有趋势基础上每年降低2%。这样，到2015年，将有至少3600万人能够免于因罹患慢性病而过早死亡。这些被挽救的生命同时将为国民经济增长带来可观的效益，将为中国、俄罗斯和印度分别带来360亿美元、200亿美元和150亿美元的累计经济效益。

三、中国需要健康管理

（一）健康危机是中国健康管理的催生剂

和美国不同，中国的健康管理起步较晚，没有从保险业转向保健业的过程，而且健康危机已经十分严重。

慢性病在中国正接近3个“80%”现象：在人们罹患的疾病中，慢性病占80%；80%以上的居民死亡与慢性病有关；疾病负担中80%是由慢性病所致。慢病造成的死亡在全球所占比例为60%，作为一个发展中国家，中国远高于这个水平。目前城市和农村慢性病死亡的比例分别为85.3%和79.5%。这个比例上升迅猛，1973年只有53%，而预计到2020年，这个比例将达到85%。

在中国，盛世与健康危机并存，使得健康管理具有极大的需求和商机。在这方面表现最典型的是所谓社会精英们。

不知多少优秀企业家积劳成疾，英年早逝。均瑶集团董事长王均瑶因肠癌去世，只有38岁；同仁堂药业集团董事长张生瑜因心脏病去世，只有39岁……

还有不少企业家因为不堪重负，撒手西去，1980年以来，仅有记录的，中国就有1200多位企业家自杀身亡。民营企业家的身故直接导致企业衰败的比例高达70%！

2004年底，杭州市第三人民医院对60位企业家进行健康体检，结果发现，91.7%的企业家患有各种疾病，人均患病3.2种。高血脂、脂肪肝、高血压成为企业家们的头号健康“杀手”。

我们再看一下中国的知识分子。据报道，中国知识分子的平均寿命仅有58岁，比国民平均寿命短了差不多15岁。北京大学和中国科学院去世的135位教授的平均寿命仅有53.3岁，主要原因就是过劳。

我们再看一下演艺界。很多人羡慕演员，尤其是明星，到处都有狂热的追星族。但是有一位圈内的人士说：“我们的辛苦你永远不懂”。古月患冠心病66岁去世，高秀敏46岁睡眠中死去，侯耀文59岁因心脏病猝死……侯耀文本来已经预约了要去体检，但就是因为忙而未去，如果他去了呢？在这方面也有正面的例子。著名相声演员马季患冠心病2006年去世，终年72岁。很多人不知道，马季1987年得过心肌梗死。马季体型肥胖，曾有一个相声专门调侃马季之胖，但这次重病使马季下定决心改变自己的生活方式，他采取了以下措施：①戒烟；②不吃甜食、肥肉；③每天吃主食4两，粗粮为主；④每天吃一斤蔬菜；⑤坚持散步，钓鱼；⑥定期体检。就是这些大家看来是“预防性”的措施使他多活了23年。

我们再看一下老年人。中国的老龄化有其特殊的背景，也因此造成了很多亟待解决的问题，在第一章中我们做了分析。单就老年人的特点来说，就有许多有碍健康的问题。①能做饭了，营养没了平衡——容易胖。这种随心所欲的饮食加上运动减少，很容易造成肥胖等代谢失常。②没人管了，活动少了动力——容易懒。以往闹钟一响，再不舒服也得爬起来上班，现在找点理由就可以睡懒觉。以往上班累得要死，现在没事做了，很多时间用在看电视、玩电脑上。③不上班了，生活没了规律——容易散。以往是事赶着人走，现在是人找事干，作息时间很容易被打乱。④没集体了，周围缺了伙伴——容易孤。现在城市里老年人的“孤岛现象”非常严重，老年人独立生活的占到了50%～60%。随着大批农村剩余劳力到城市打工，农村的孤岛现象也开始普遍起来。⑤回到家了，耳边多了唠叨——容易烦。枯坐室内，老夫妻“大眼对小眼”，没有交流对象，老大妈只好唠叨给老头子听，老头子大多认真，较起真来，就容易烦。⑥做事失了习惯——容易空。一辈子辛苦做事，一旦退了休，就像一辆飞奔的列车突然刹车，空虚感是必然会发生的，特别是那些原来的领导、业务骨干更是如此。所以，老年人更需要健康管理，需要关爱和指导。

（二）保护劳动力的需求

美国健康管理产生的一个动力是提高劳动生产率，从而创造更高的产值和提高竞争能力，那么，世界人口第一的中国有这种需要吗？

中国工程院院士陈君石指出，目前我国人口有三大特征：一是从高出生率、高自然增长率、低死亡率的人口增长模式转变为低出生率、低自然增长率、低死亡率的人口增长模式；二是中国65岁以上的人口已经超过总人口的7%，步入老龄化社会；三是新增劳动力的数量将逐渐下降，50年后劳动力将出现匮乏。贫血、超重和肥胖、高血压、冠心病、肿瘤、糖尿病则是中国劳动力面临的主要健康问题。

人口的低增长率意味着劳动力的来源少了，老龄化社会意味着需要供养的人的比例高了。劳动力匮乏的现象在世界一些国家已经出现，像韩国这个具有排他性和封闭性的国家，因为劳动力急剧减少，也在修订其移民政策，以吸引高层次、高学历的移民，并减少韩国居民移居国外。从保护劳动力、提高劳动生产率的角度，健康管理也是十分必要的。

四、健康管理在中国方兴未艾

20世纪60年代，中国就有医生采用健康危险评估的手段来指导患者进行自我保健，2001年中国首家健康管理公司正式注册。

2005年卫生部职业技能鉴定指导中心组织开展了健康管理师新职业的申报工作。同年10月25日，劳动和社会保障部正式发布了包括健康管理师在内的第4批11个新职业。

2006年2月28日，卫生部职业技能鉴定指导中心成立了以陈君石院士为主任委员，由19名专家组成的健康管理师国家职业专家委员会。2007年1月，健康管理师培训教材——《健康管理师》出版。

在专家委员会的指导下，卫生部职业技能鉴定指导中心和各地积极开展了健康管理师培训师、健康管理师的培训考核工作，一支健康管理师队伍正在形成。

为了指导和规范健康管理产业的发展，开展相关的学术研究，建立行业学会和协会是必要的。在中华预防医学会内已经成立了健康风险评估与控制专业委员会，在中国医师学会内成立了医师健康管理和健康保险专业委员会，在中华医学会内成立了健康管理学分会，各省市的下属分会和相关专业学会、协会在不断成立和完善中。

目前，健康管理正在全国蓬勃开展。几乎每一所较大的医院都成立了体检中心，提供健康检测和评估服务，各种健康指导、饮食指导、减肥门店和机构、健身房、瑜伽教练班，像雨后春笋般建立起来。

由于中医的深厚内涵，和在国民中的牢固基础，所以养生热潮迅速掀起。于是，各种养生机构、脚浴、推拿等公司和门店似乎一夜之间就遍及全国。拿足浴为例，实际上早在20世纪80年代足浴业就开始出现，到2003年，我国取得营业执照的机构达到20万家，目前从业人员已经达到500万人，并以每年5%～10%的速度递增。仅仅杭州一个城市，注册的足浴机构就接近2000家。各种养生书籍铺天盖地，曾经达到新版图书的一半，大到综合性养生书籍，小到足浴、拔罐、生机饮食，无分巨细，都有论述问世。各个电台、电视台、报纸、杂志，几乎都有专门的养生或健康栏目。

五、我们从健康管理中学习到什么

健康管理学是顺应时代潮流和需要，在现代西医学、循证医学、保健医学、流行病学、全科医学、社会医学等学科的基础上发展而来，汇集了现今人类对于如何认识健康、如何促进健康的先进理念、技术和数十年社会实践的经验，是一门全新的学科。

健康管理是保健革命的必然产物。健康管理使人类的健康资源化，使健康责任社会化，使保健工作科学化。健康管理有效地促进了人们保健意识的提高，广泛地普及了保健知识，对更新生命科学的理念，对促进人类健康做出了突出的贡献。

我们注意到，正是在中国开展健康管理的十年，国民预期平均寿命增长速度开始重新加快，在这一点上，健康管理功不可没。

（一）理念——健康是资源，资源就需要管理

有史以来，人们对健康的理解和观念是不够全面的。人们一直认为健康是自己的私有财产，是人权的一部分，每个人只对自己的健康负责？因此，健康不是一种责任。只要不违反法规、不影响他人，每个人的生活方式都是个人的私权，其他人不得干涉，即便是医生，也只能是规劝而已。

凡是资源就有社会性，资源和财富不同，财富是可以私有的，但资源是整个社会共同拥有的。每个人的健康，不仅首先影响到自己，同时也对他人、社会都有或正面或反面的影响，因此健康是一种社会责任。资源是有限的，使资源发挥尽可能大的效益，是全社会的共同责任。

只有每个人明确了自身健康的社会责任，才能提高其接受健康管理的自觉性。人都愿意管别人，但最难的是管好自己。战胜自我，说起来简单，做起来极难。嵇康总结养生有五难："名利不去，为一难；喜怒不除，为二难；声色不去，为三难；滋味不绝，为四难；神虑精散，为五难"。

除了名利、贪食、情绪等难以控制外，还有一个最大的敌人是习惯。习惯的力量是可怕的。一种习惯的形成，受到先天禀赋、家庭环境和教育、社会环境、人际关系等多方面的影响，是长时间逐步形成的，因此改变起来极其困难。

对于诸如此类的问题，要不要借助外力去解决呢？我们在谈到健康干预的时候往往强调，健康干预是指导和鼓励。在养生院我遇到一个烟瘾极大的人，饭吃到半截他就出去了。当时他的老伴说你们知道他干什么去了？吸烟。他每天要吸2包烟，很少用打火机，都是一根接一根。我们问，他想戒烟吗？老伴说，怎么不想？他用了好多办法，就是戒不了。我们说，他既然想戒就好办，你去把他的烟收起来给我们保管，每天只给3根，也把他的零花钱收起来，防止他外出买烟。一周下来，他的烟瘾小多了，临走时一再感谢我们。在尊重个人意愿的情况下，一定的氛围、劝诫甚至部分合理的强制措施，对改变坏习惯是必要的。如果只是口头上去说，那不叫管理。

（二）基础——健康教育的重要性

《健康管理师》一书中健康教育的定义是：健康教育（health education）是通过信息传播和行为干预，帮助个人和群体掌握卫生保健知识，树立健康观念，自愿采纳有利于健康行为和生活方式的教育活动与过程。

《阿拉木图宣言》把健康教育列为初级卫生保健8项任务之首，并指出健康教育是所有卫生问题、预防方法及控制措施中最为重要的。实践证明，为了完成初级卫生保健的其他7项任务，必须有健康教育作为基础和先导。

随着社会经济和科学技术的发展、人类与疾病斗争形势的变化，以及健康知识的积累，这些知识需要传播和扩散。行为科学和传播学、管理学的发展成熟，为健康教育发展成为自觉的、建立在科学理论和方法学基础上的系统的社会活动奠定了基础。20世纪70年代以来，健康教育的理论和实践都有了长足的进步，健康教育学逐步发展起来。

“知信行”模式是人通过学习确立或改变相关行为的普遍模式，即获取知识、产生信念及形成行为三个连续过程。其中“知”是基础，“信”是动力，“行”是达成目标的实践。

健康教育担负着解决“知”和“信”问题的任务。健康教育的重要性在于：①尽管健康管理属于管理科学，但它又是强制性和制度性较小的，自觉性是健康管理的必要条件。因此，必须使受众树立健康观念，增强健康意识，从而提高参与健康管理的自觉性。②健康促进的主体是受众，这和医疗不同。医疗的主体是医生，而建立科学的生活方式，纠正自己错误的生活方式，必须由受众自己去做，而为什么这么做，怎样去做，必须让受众明白道理，掌握方法。

世界卫生组织前总干事中岛宏博士说过：“只要采取预防措施，就能减少一半的死亡。许多人不是死于疾病，而是死于无知，死于愚昧。”

洪昭光教授分析说：“对健康有四种不同心态的人。第一种是聪明人，他们主动健康，投资健康，结果健康增值一百二十；第二种是明白人，他们关注健康，储蓄健康，结果健康保值，平安九十；第三种人是普通人，他们漠视健康，无动于衷，结果健康贬值，带病活到七八十；第四种人是糊涂人，他们透支健康，提前得病，提前死亡，结果生命浓缩，五六十。每个人都要争取做聪明人，最起码也要做明白人，不能满足做普通人，绝对不能做糊涂人！”

中岛宏主要讲的是健康知识的匮乏，洪昭光主要讲的是健康理念的不足。无论是消除部分群众对于健康知识的无知，还是转变其心态，只能靠健康教育。

健康教育是群众接受健康管理自觉性的推进剂，是连接健康知识和群众的纽带，因此是健康管理的基础。

1998年7月发表的关于指导21世纪健康促进发展的《渥太华宣言》提出了健康促进的三个基本策略：①倡导：倡导政策支持，社会各界对健康措施的认同和卫生部门调整服务方向，激发社会关注和群众参与。②赋权：帮助群众具备正确的观念、科学的知识、可行的技能，激发其走向健康的潜力，获得影响自身健康的决策和行动的能力，使社区的集体行动能在更大程度上影响和控制与社区健康和生活质量相关的因素。③协调：协调不同个人、社区、卫生机构、社会经济部门、政府和非政府组织等在健康促进中的利益和行动，组成强大的联盟与社会支持体系。

显然，没有健康教育，没有社会、社区、相关部门和个人的自觉参与，这三个基本策略是无法落实的。

（三）主导——政府主导下的全社会共同行动

1.抗击健康危机中的政府责任

2011年3月3日，贾庆林同志在作全国政协常委会工作报告中说，民生问题不仅是重要的经济问题、社会问题，也是重大的政治问题。

健康问题是民生的首要问题。个人没有健康，就谈不上幸福；民众没有健康，社会就谈不上和谐；全民健康素质降低，就谈不上国家的强盛；极其沉重而且仍然在飞速增长的医疗费用负担不降低和控制，国家的富裕和建设小康社会就是一句空话。

因此，增进民众健康，是政府责无旁贷的重要任务。

2.历史上伟大的“爱国卫生运动”

早在第二次国内革命战争时期，党就把组织军民开展群众卫生运动，搞好卫生防病工作，当作关系革命成败的一件大事来抓。1933年，毛泽东同志在《长冈乡调查》一文中指出：“疾病是苏区中一大仇敌，因为它减弱我们的力量。如长冈乡一样，发动广大群众的卫生运动，减少疾病以至消灭疾病，是每个乡苏维埃的责任”。在抗日战争和解放战争时期，陕甘宁边区政府把开展全地区卫生运动列为施政纲领。1952年春，美国在朝鲜战争中，对朝鲜和我国发动了细菌战争。在保家卫国的浪潮中，推动了群众性卫生防疫运动的深入发展。人民群众把这项伟大的运动称之为“爱国卫生运动”。党中央肯定了这个名称并指示各级相关领导机构，“今后统称为爱国卫生运动委员会”，同时，把“卫生工作与群众性卫生运动相结合”定为卫生工作的一项原则。毛泽东同志号召：“动员起来，讲究卫生，减少疾病，提高健康水平，粉碎敌人的细菌战争”。

历史上的爱国卫生运动保证了革命、抗美援朝运动和国家建设的胜利，在健康危机严重威胁国家利益和民众生命安全的今天，“发动广大群众的卫生运动，减少疾病以至消灭疾病”仍然应当是“每个乡苏维埃的责任”。

爱国卫生运动中提出了一个响亮的口号：“移风易俗，改造国家”。这说明，爱国卫生运动不仅能防范疾病，而且能提高全民的健康素质和道德修养，对于改良社会风气、纠正陋习、减少犯罪都具有重要的意义。

爱国卫生运动的性质是“爱国”。其含义是，每个国民的积极参与，是爱国精神的表现，是一种对国家和社会的责任。爱国卫生运动具有发展精神文明和物质文明，移风易俗，改造社会的深远意义。在今天，我们仍然应当倡导这种精神。

毛泽东同志提出的卫生工作的一项原则是：“卫生工作与群众性卫生运动相结合”。毛主席的这一教导仍然没有过时。运动会造成一种声势，一种氛围，一种强大的推动力。没有每个民众的积极参与，“健康中国”就只能是写在纸上的口号。

回首六十多年来爱国卫生运动发展，关键在于积极贯彻了预防为主方针；走爱国卫生运动与群众相结合的道路；执行面向基层，深入社区的方法；按照科学原则和实事求是精神办事。卫生工作与群众相结合，政府领导，群众参与，走群众路线，是我国卫生工作的优良传统。

3.“卫生”的定义

在新时期我们的爱国卫生运动要做什么？还仅仅是要“除四害，讲卫生”，创建“卫生城市”、“无四害单位”吗？

这里涉及对“卫生”的理解。大家已经习惯于把这个词理解为“干净”，实际上把这个词拆解的话，就会发现它具有更广泛的含义。“卫”是保卫、护卫的意思，“生”是生命，因此其广义即是“护卫生命”。我们在谈到“除四害，讲卫生”时用的是狭义的概念，而说到“卫生工作”，就不能再用这个概念，否则卫生工作就被缩小成了环卫工作了。

“卫生”一词是中国人的发明，不是“舶来语”。

“卫生”一词出自《庄子·庚桑楚》，其中引用老子关于“卫生之经”的论述：“……与物委蛇，而同其波。是卫生之经已。”

宋代的王雱在《南华真经新传·庚桑楚篇》中注释说：“卫生者，卫全其生也，能卫全其生则生所以常存，故曰卫生之经也。……与物齐谐而同其流，此所谓全生之道也，故曰与物委蛇而同其波，是卫生之经也。”

晋代李颐在《庄子集解》中把“卫生”理解为“防卫其生，令合其道也”。因此中国历史上对“卫生”一词的理解都是护卫生命的意思，和“养生”的概念相似。

初版于20世纪20年代、被誉为“中医辞海”的《中国医学大辞典》把“卫生”解释为“防卫其生命也”，也再一次说明中国传统文化中“卫生”的含义历经千年未有明显变化。

我国近代卫生事业的创办始于1905年，清政府于巡警部警保司内设卫生科，其职能是考核医学堂之设置，考验医生给照，并管理清道、防疫、计划及审定一切卫生、保健章程。这是我国政府机关的名称里第一次出现“卫生”一词。

对译西洋术语的近代汉字新语，多在“中—西—日”三边互动过程中生成，有的经长时间的变迁才得以定型。“卫生”一词，也是在三边语汇互动中形成的，走过了“中国古典词—传入日本—日本以之对译西方术语—传输回中国”这样一条跨国度、跨文化的旅程。

在1993年的《最新英汉汉英词典》中“卫生”被译为hygiene、health和sanitation。在同一本书中，hygiene被译为卫生学、保健法、卫生；health被译为健康、健康状况；sanitation被译为卫生、卫生设备。1996年第二版的《英汉医学辞典》中对hygiene、health的译意基本与上述相同，而对sanitary则有“有关环境卫生的、清洁的”的补充。显然，“卫生”和hygiene的意思是最相近的。日本在将hygiene作为“卫生”的译意时还征求了“卫生”一词的起源地——中国学者的意见。1908年，商务印书馆出版的《英华大辞典》便将hygiene译作保身学、卫生学；1928年，商务印书馆出版的《综合英汉大辞典》，将其译作卫生学、健全学。

在这三个和“卫生”意思相近的英语词中只有sanitary有环境卫生、清洁的意思。

综上所述，“清洁”实在不是“卫生”的全部含义，它只是达到护卫生命目的而采取的一个措施。在传染病是生命的主要威胁的时候，要保护生命就要清洁环境，减少病原微生物对人体的危害。爱国卫生运动一词确定时的含义未必就是“打扫卫生”，只不过那时爱国卫生运动的重点是搞好个人和环境卫生，以粉碎敌人的细菌战，但运动之轰轰烈烈，参与人群之广泛，时间持续之久，使我们产生了这样的误解而已。

我们对很多古语包括成语的理解都和其本意相左，一个“约定俗成”，使很多词语变了味。卫生一词的诠释必须做一修正。

长期以来，威胁我们健康的是传染病，“四害”是传染病传播的媒介，环境卫生不良是四害和病原微生物滋生的条件，个人卫生不好是容易得传染病的个体条件，因此，爱国卫生运动长时期以来的一个口号是“以卫生为光荣，以不卫生为耻辱”。这是一种生物医学模式下的思维。我们面临的主要威胁由传染病变成了非传染性疾病，主要敌人由病原微生物变成了不健康的生活方式，再沿用这个概念就显得过时了。医学模式不断在改变，我们对卫生一词的理解也应当与时俱进，应当正本清源，还“卫生”一词的本来面目。今后我们的爱国卫生运动，应当从创建“卫生城市”、“无四害单位”转变为创建“健康城市”、“无慢病单位”。

4.政府主导地位的重要性

近年来出现了一个新的提法，叫“社会大卫生”。这个观点产生的背景是随着社会化大生产的发展，卫生事业也逐步社会化，卫生工作不单纯是卫生部门的专业技术工作，要与社会经济同步发展，要动员和依靠全社会的力量来推进卫生工作。

1997年第四届国际健康促进大会发表的《雅加达宣言》提出优先考虑的方面是：①提高对健康的社会责任；②增加对健康发展的资金投入；③扩大健康促进的合作关系；④增强社团及个人能力；⑤保护健康促进工作的基层组织。

显然，这些优先考虑的5个问题只有政府主导才能妥善解决。

《渥太华宣言》关于健康促进的三个基本策略是：倡导、赋权和协调，这些都关乎政府的主导地位。

只有政府的发动、倡导和赋权，才能充分调动各级政府相关部门、各企事业单位、各社会团体和个人的参与积极性，才能形成一种气势、动力和潮流，否则即便是靠十万个单位的努力也成不了气候。

只有政府的主导，才能把握活动的正确方向，避免健康管理的过度商业化、庸俗化和“假冒伪劣”的发生发展，才能有力量取缔那些靠伪科学骗钱的“神医”，使健康管理工作健康、有序开展；政府可以出台并完善健康管理行业相关政策文件和法律法规，净化和培育市场环境，规范市场行为；可以在公有制医院中推行健康管理；并可以通过集中进行某些“国家行动”来主导一段时期内的健康管理主方向。

还有一个是人才的培养和基地的建设。据全国心脑血管病防治管理论坛上所做的专题报告称，目前中国心脑血管病防治依然存在诸多问题和不足，相当部分医务人员、卫生行政管理者对心脑血管病带来的严重危害认识不足。调查显示，了解脑卒中知识的医护人员不足30%，普通人群不足10%。

为落实国务院办公厅《关于印发医药卫生体制五项重点改革2011年度主要工作安排的通知》（国办发〔2011〕8号）、国家发展改革委等六部门《以全科医生为重点的基层医疗卫生队伍建设规划》（发改社会〔2010〕561号），卫生部决定建立全科医生的培训制度，为促进全科医生培训工作的有效实施，指导各地医改相关教育培训工作的开展，2011年6月开始，卫生部组织的8个督导组奔赴15个省（区、市）开展全科医生培训督导检查工作。为配合全科医生制度的建立，目前采取全科医生转岗培训、住院医师规范化培训等多种途径，进行全科医生培训工作。

社区卫生服务中心除了医疗服务、院外疾病康复的任务之外，要承担健康教育和保健服务，因此，是健康管理的基地和依托。大力完善社区卫生服务中心的条件，充实技术力量，规范服务内容，合理解决基层卫生服务单位的利益分配，提高其开展健康管理的积极性，都是需要政府来规范和解决的。

只有政府主导，才能协调好各方面的关系，扶持那些真心做事、有力量办事的保健企业成长和发展。政府部门往往“避嫌”，怕和私营企业“搅和”，本来是好事也宁可敬而远之，形成自己干不了，又不愿和人家一起干的局面。私营企业、社会团体“无利不起早”，没有效益企业就无法生存。利用之、扶助之、指导之、监督之、合作之，大家心往一块想，劲往一块使，才能取得更好的成效。

美国政府认为健康管理和促进是关系国民经济、政治和社会稳定的大事，制订了全国健康管理计划：“健康人民”，该计划由联邦卫生和社会服务部牵头，与地方政府、社区和民间及专业组织合作，每10年一次，第二个计划叫做“健康人民2010”。这个计划的实施，为提高寿命、降低慢性病患病率发挥了积极作用。荷兰开展的类似国家级行动也在大幅度减少慢性病患病率方面发挥了巨大作用。

有党和政府的关心和支持，有爱国卫生运动的光荣传统，有全民抗击非典、禽流感的丰富经验，中国的健康管理工作一定会取得更加辉煌的成就。

（四）步骤——“健康管理三部曲”

健康管理通常包括三个主要步骤，也称为“健康管理三部曲”，即健康检测、健康评估和健康干预，这是一个从调查资料到分析资料，再到科学决策的完整过程，完全可以为养生工作所借鉴。

（1）健康检测：是一个了解健康的过程，只有了解每个人的健康状况才能有效地维护其健康。了解的途径一是收集个人的健康信息（包括其一般信息、目前健康状况、疾病的家族史和生活方式），二是进行体格检查。

现代西医学进行的健康检测，着眼于发现被检者是否患有某种或某些疾病，严格说来，这实质上是一种“找病”检测，而不是健康检测，查不出病来，常被误认为“健康”。实际上占人群70%的亚健康者在西医体检中找不到位置，医生说他没病，但他却浑身上下都不舒服。

如果要对一个人的健康进行全面了解，还应当包括中医的体质检测。相对于以“找病”为重点的西医体检，体质检测着眼于“找根”。体质决定健康，决定对某些疾病的易感性及患病后的反应方式，决定治疗效果和预后转归，因此是健康、疾病和治疗之“本”。体质包括三要素：形态结构、生理机能和心理活动，在判断时主要依据五个主要表现，即形体特征、心理特征、常见表现、对外界环境的适应能力以及发病倾向，因此能全面了解一个人的健康素质。2009年4月9日，《中医体质分类与判定》标准正式发布，成为中华中医药学会标准。

卫生部2009年10月10日颁布《国家基本公共卫生服务规范（2009年版）》，在“城乡居民健康档案管理服务规范”中纳入中医体质辨识，实现了中医药首次进入国家公共卫生体系。卫生部王国强副部长在2011年4月22日召开的中国工程院“健康医学与个体化诊疗”学术研讨会上指出：“中医药要积极参与公共卫生服务……王琦教授开创的体质辨识方法为中医药服务公共卫生做出了贡献。”北京市2010年中医药工作会议上强调，社区居民健康档案要百分之百地加入中医体质辨识内容。青岛市于2011年6月2日正式启动全市中医体质辨识与调养指导，在全国率先试点将其纳入公共卫生服务项目。

（2）健康评估：健康评估是评价健康的过程，即进行健康和疾病风险性评估，其主要目的是帮助个体综合认识健康风险，鼓励和帮助人们纠正不健康的行为和习惯，为制定个体化的健康干预措施提供依据，并对干预效果进行评价。

从传统的死亡风险评估到疾病风险评估是健康评估的一大进步。患病危险性的评估，也被称为疾病预测，是评估个人在一定时间内发生某种健康状况或疾病的可能性，其结果是定量的和可比较的。

健康评估的疾病风险评估，是指一个没有患某种病的人，因为不良的生活方式或习惯，在一定时间内罹患该种疾病的危险性，那么已经有病的人，是否也应当评估其疾病发展的风险，即在一定时间内产生并发症甚至死亡的危险呢？一般人是容易把“疾病风险”当作后者而不是前者的。

健康风险评估的定义是：它是一种方法或工具，用于描述和估计某一个体未来发生某种特定疾病或因为某种特定疾病导致死亡的可能性。前一种评估是以某一种设定疾病的发生为“终点”，后一种评估是以因某种疾病而死亡为“终点”。

从健康到亚健康、从亚健康到疾病、从疾病到并发症、从疾病或并发症到死亡是一个连续的过程，仅仅评估疾病风险显然是不完全的。

健康评估应当首先确定个体的健康位置，是完全健康还是亚健康，是健康人还是患者，然后有针对性地进行评估。如果是健康人，主要是评估发生某种或某些疾病的风险，对患者应当评估已患疾病发生并发症和导致死亡的风险，当然也包括该个体目前尚未患的疾病发生的风险。概括起来就是“患病风险评估”（不叫疾病风险评估）和“疾病风险评估”，从而在概念上更加明确。

后者一般认为是医生的事情。但是，医生只能给出一个印象的、笼统的评价，把这种评估量化和个体化，是健康评估的内容。

对于“风险”一词的含义应当探讨和商榷。目前一般认为：“风险是一种客观存在，是不可避免的……人们只能把风险缩减到最小的程度，而不可能将其完全消除”。固然，生活中随时有风险，包括对健康甚至生命的威胁，但是健康管理的重点——慢性非传染性疾病的风险，却是相对明确和可控的，否则便没有健康管理的必要性。既然去评估，就是为了控制风险。风险的消除，取决于个体改变不良生活方式和习惯的决心、恒心和科学性，如果做得充分，患病风险是完全可以消除的，疾病风险也是可以减小的。

（3）健康干预：健康干预就是采取措施改善健康。在健康检测和健康评估的基础上，以多种有针对性的形式来帮助个人采取行动，纠正不良的生活方式和习惯，从而控制健康危险因素，实现个人健康管理计划的目标。

健康干预是健康管理的落脚点。没有健康干预，健康检测和评估都只是没有实际意义的一纸空文。健康检测和评估是“知”和“信”的过程，干预才是“行”。干预是实际改变不良生活方式和习惯的过程，这才真的需要“管理”。因此，健康干预是健康管理的核心，也是难点。有了“知”和“信”未必就有“行”。

六、目前中国健康管理存在的问题

（一）理念先进，理论滞后

健康的概念、健康需要管理的理念是非常先进的，但是，相关的理论研究却相对滞后。这个问题并非中国独有，许多理论问题在世界上也是在探索和研究。至今健康管理理论框架没有形成，缺乏系统权威的理论支持；在上述的分析与探索中已经列出了一些模糊或不统一的认识，这些都制约着健康管理的发展。

（二）“知”“信”“行”脱节

“知”“信”“行”是一个连续的模式，缺一不可；“知”和“信”是为了落实“行”而采取的措施，只有“行”才能达到目的。

现实中的健康管理，很少有一个单位能“一竿子插到底”完成这整个模式，尤其是带领、指导、监督受众进行干预实践的更是稀少，即便有也是不系统、不连贯，很难达到健康促进的效果。

一个人到健康管理中心（实际上是体检中心），经过系统、全面的查体，得到一份非常精致、精确的体检报告，而在涉及健康干预的“建议”中，却只是寥寥数行，而且说的大多是“空话”和“废话”，诸如要饮食平衡、适量运动、心态平衡之类。现在健康教育日益普及，健康四大基石几乎人人皆知，给人做这类指导已经没有多少实际意义。被检查者拿到报告后，最希望的是就他这种身体健康状况，需要吃什么，怎么吃；需要采取多大运动量、哪些运动形式适合他……总而言之，他需要的是有针对性的、具体的健康干预指导。我们现在各医院的体检中心报告很少能达到这种要求。

人和人的情况都是不一样的，要制作只针对一个人的健康干预报告，那是非常困难的，尤其不适合群体的健康管理。“对人”很难，但“对病”相对容易。在查出病来以后，我们应该可以针对被检查者所患的病做出一份比较详尽的干预报告。但目前能做到这一点的体检中心很少。

即便是有了这么一份报告，不去实际操作，仍然是废纸一张。因为要落实健康干预措施，常常需要在固定的基地，有浓厚的氛围，和采取一定的管理措施才能更好地实现。

健康管理这个链条需要连续性的服务。但是，目前健康管理的服务却是“铁路警察各管一段”，互不衔接。大的医院或体检中心可以做前两部分，但很难搞健康干预。健康干预需要对受众进行经常性的检查、指导和生活方式修正，社区服务中心是最适合做健康干预工作的。社区服务中心不能办成小医院或门诊部，健康管理应该是其主要职能。

健康管理的服务流程包括以下5个部分：①健康管理体检；②健康评估；③个人健康管理咨询；④个人健康管理后续服务；⑤专项的健康及疾病管理服务。我们现有的一次性服务模式是很难完成这一流程的。

（三）中西结合，任重道远

在中国，健康管理是“舶来品”，给老百姓讲健康管理，他可能一头雾水，但给他讲太极拳，连小孩子都知道。中国传统文化极为厚重，传承悠久。西医传入中国不足两百年，而“上下五千年”，中国人都是靠中医来治疗和保健的，其基础之牢固，远非健康管理可比。

马列主义还要和中国的具体实际相结合，何况健康管理。健康管理传播十年，却催生了大量的养生机构、公司和店面。高科技的健康体检中心干不过洗脚房，很多体检中心门可罗雀，而洗脚房却从小门面搬进了大楼，灯火辉煌，顾客盈门。

在三千年前的西周时期，就已经把医生分为四类：疾医、疡医、兽医和食医，其中的食医大致相当于现在的临床营养师。临床营养学是20世纪后期才出现的，20世纪70年代引入我国，90年代后才有较快的发展。

《黄帝内经》中早就提出“治未病”原则，而西医学范围内的预防医学在18世纪才被人重视，19世纪进入环境卫生阶段，1856年英国的大学开设公共卫生课程，才在医学中独立出来。

祖国医学的天人合一理论、药食同源理论、心身共养理论、平衡和谐理论等，都是对世界医学的伟大贡献，具有无可替代的地位和作用。

我们在本章第二节中曾论述到中西医结合的问题，提出养生是中西医结合最好的切入点，因为在养生保健领域，中医有作为“体”的必要条件。

卫生部陈竺部长在太平洋健康论坛的发言中说：“用现代生物学手段，用中医原始和质朴的、讲究整体、注重变化为特色的治未病和辨证施治理念来研究亚健康以及慢性复杂性疾病，是东西方两种认知力量的汇聚，是现代医学向更高境界提升和发展的一种必然性趋势。”

健康管理学必须借鉴祖国医学古老而又科学的理念和理论，在中医养生理论的指导下开展健康管理工作，才能在中国有广阔的发展余地和辉煌的前景。

（四）急功近利，欲速不达

“大道至简”，说的是概念和原则应该是简单明确的，但是什么是“大道”，为什么选它为“大道”，以及“大道”所涉及的问题，要想讲准确、讲明白却不容易。

现今的老百姓做事心急，最好是“短平快”，花钱不多，做起来不难，一用就见效的办法最受欢迎，于是“足浴”、“休闲养生”大有市场，而规范、系统的保健、养生不受人待见。很多人对健康监测结果，只看有没有查出病，一看体检没有病就万事大吉，尽管他可能浑身都不舒服，但很少去问医生我为什么不舒服。一旦查出病来就跑医院吃药打针，很少有人咨询医生我在保健养生方面应注意些什么。以上这些是健康管理重检查、轻干预的客观原因。

我们相信，这些问题是健康管理前进道路上必然会出现的问题，随着健康教育的普及，健康管理市场的规范，健康管理理论的充实提高，这些问题都会逐步解决。

中国医药学是一个伟大的宝库，应当努力发掘，加以提高。

——毛泽东

中医药作为中华民族的瑰宝，蕴含着丰富的哲学思想和人文精神，是我国文化软实力的重要体现。扶持和促进中医药事业发展，对于深化医药卫生体制改革、提高人民群众健康水平、弘扬中华文化、促进经济发展和社会和谐，都具有十分重要的意义。

——《国务院关于扶持和促进中医药事业发展的若干意见》

第三章 生态养生学理论基础之二——中医养生学

中医养生学是中医学的组成部分，中医学又是祖国传统文化的组成部分。毛泽东同志说，中国对世界的贡献，一个是烹饪，一个就是中医。

祖国传统文化具有四个特点：一是实践性，是古人生产、生活实践经验的总结；二是宏观科学性，是古代先贤大智慧的结晶，与哲学密切相关；三是系统性，集合和融汇了儒释道和医家的思想，是一个庞大、系统和相对完整的思想理论体系；四是稳定性，自古至今，这套理论体系不断完善，但其基本理论框架和观点没有大的变化，世代传承，对现今人类仍有指导意义。

祖国传统文化是中华民族的“魂”、“神”、“筋”，她既是中华文明的“源”，又是中华文明的“流”，形成中华民族巨大的向心力和凝聚力。

第一节 中医养生学发展历史

论述中医养生学的发展历史，在分期上是有不同意见的。历史是连续的，分期是人为的，社会的变迁，朝代的更迭，往往伴随着生产力和科学技术发展的变化，从而各有其特点。

中医养生学具有代表的两种分期：第一种是上古时期、春秋战国时期、秦汉时期、晋隋唐时期、宋金元时期、明清时期和现代；第二种是上古时期、先秦时期、汉唐时期、宋元时期、明清时期和近现代。秦朝虽然统一了中国，而且在统一货币、统一文字、统一度量衡、确立封建制度、修建长城、抵御外族入侵方面建立了名垂青史的文治武功，但毕竟是个短命的朝代，秦始皇在位12年，秦二世只有3年，而且经过“焚书坑儒”，“百花齐放，百家争鸣”的局面遭到破坏，因此，秦朝作为一个划时代的历史阶段，在养生方面却是乏善可陈，这可能是第二种分期的考虑。《黄帝内经》是中医学和中医养生学的奠基之作，虽然其成书大约在西汉中末期，却是先秦时期及更久远时期医药和养生学的经验总结，既然成书在西汉，就不能不受到当时思想和科学技术的影响，所以还是合并为秦汉时期为妥。

另外一个问题是“三古”的分界。元代李治在《敬斋古今黈》卷五中说：“前人论三古各别者，从所见者言之，故不同。”三古的分界因朝代而不同。比如，黄帝时代的“今时”，在今天看来已经很古了。欧洲人是以现代人的眼光去分界的，500年至1500年为中古，其前为上古。

《汉书·艺文志》说：“《易》道深矣，人更三圣，世历三古。”即三古是以三个圣人的在世时间为分界的。这三圣是谁呢？唐代著名学者孔颖达认为："伏羲为上古，神农为中古，五帝为下古。"同朝代历史学家颜师古引孟康的话说："伏羲为上古，文王为中古，孔子为下古。"这两个同朝代的人意见也不相同，三个圣人换了两个。

元代李治比前两位所处时代为晚，观点又有不同："然以吾身从今日观之，则洪荒太极也，不得以古今命名。大抵自羲、农至尧、舜，为上古；三代之世，为中古；自战国至于今日以前，皆下古也。"

一般将燧人、伏羲和神农作为中国历史上的"三皇"，黄帝、颛顼、帝喾、唐尧、虞舜为"五帝"。从黄帝所处的时代来分界，《黄帝内经》中所谓的上古大抵为伏羲时代，中古为神农时代。

一、孕育——上古时期

此处的上古又和上述的上古不同，是指夏朝之前没有文字记载后传的时期。

生命者，有生才有命，所以自有生命就有对生命的养护，就有避危解困、趋利避害，就有维持生命、保持种族繁衍的本能和努力。

从原始群居的猿人算起，人类已经经历了近两百万年的漫长过程。从原始群、母系社会、父系社会，到奴隶制社会，为了生存和发展，古人类开始了从本能到意识支配下生存的尝试，这是人类和一般动物之间的根本区别。

第一个标志是用火。用火改变了人类茹毛饮血的历史，简易了消化过程，并有效地减少肠道传染病的发生。

第二个标志是饲养。福建出土的古人类化石至今已经有一万多年，其中有家犬和猪的骨骼。牲畜的饲养改善了人类饮食的供给。

第三个标志是工具的制造与运用。劳动是工具运用的过程，工具的出现标志着人类已经从本能的捕猎、采摘向有计划、有目的的劳作转化。神农氏是一个伟大的人物，他是中华农业的始祖，也是中医药的始祖。神农氏别名"五谷帝仙"，因其发明了农耕技术而得名。传说神农氏之前存在包牺氏，"包牺氏没，神农氏作"；"包牺氏之王天下也……作结绳而为网罟，以佃以渔。"说明包牺氏统治时代正处在渔猎阶段。神农氏"因天之时，分地之利，制耒耜，教民农作"，成为农业的始祖。

传说神农氏种五谷以为民食，制耒耜以利耕耘，尝百草以医民恙，治麻布以御民寒，陶器物以储民用，制桐琴以怡民情，辟市场以利民生，剡木矢以安民居，使中华民族完成了从游牧到定居，从渔猎到田耕的历史转变，实践了从蒙昧到文明的过渡。

早在上古时期，人类就开始了养生知识的积累，《庄子·道拓》记载："古者禽兽多而人少，于是民皆巢居以避之，昼拾橡栗，暮栖木上。"说明古人为躲避野兽的伤害，采取了筑巢穴、栖木上的防范措施。《周礼·天官冢宰下》曰："牛宜稌，羊宜蕔，豕宜稷，犬宜粱，雁宜麦，鱼宜菰"，即在吃牛、羊、猪、狗、禽、鱼肉时适合分别吃稻子、谷子、高粱、美酒、麦子和瓜果，这恐怕是世界上最早的关于食物搭配的论述。

（一）遍尝百草，始有医药——神农

神农氏为姜水流域姜氏部落首领，被称为农业之神，因以火得王，又称炎帝。而关于神农氏是否就是炎帝还是炎帝另有其人，学术界一直存在争议。

上古时候，人们不辨草、花、药、谷，经常因乱吃东西而生病甚至丧命。为了使百姓能够吃饱，不仅依靠打猎谋生，神农氏带领臣民，跋山涉水，遍尝百草。传说神农生下来就是个“水晶肚”，五脏六腑和吃进去的东西全都能看得见。神农将能吃的放在身体左边的袋子里，介绍给别人吃；不好吃的就放在身体右边袋子里，作药用；不能吃的就提醒人们注意。故此，中医药学自一开始就奠定了“药食同源”的理论基础。

在尝百草的过程中，神农逐步认识了百草的不同习性，并记录下来。经过后人的反复实践和积累，到战国秦汉时期托神农之名，《神农本草经》问世，是我国现存最早的药物学专著。

《神农本草经》又名《神农本草》，简称《本草经》或《本经》。该书与《黄帝内经》、《伏羲八卦》被列为“上古三坟”；又与《黄帝内经》、《伤寒论》和《难经》被尊为“中医四大经典”。

全书分三卷，载药365种，其中植物药252种，动物药67种，矿物药46种，有200多种药物至今仍常用。《本经》把药材分上、中、下三品，上品养命，中品养性，下品治病。书中列举久服“不老”、“长年”、“增年”、“不夭”、“耐老”等功效的药物有80多种，和20多种具有美容养颜作用的中药。该典籍的《序录》中归纳了13条药学理论，首次提出了“君臣佐使”的方剂理论，一直被后世方剂学所沿用。关于药物的配伍情况，书中概括为“单行”、“相须”、“相使”、“相畏”、“相恶”、“相反”、“相杀”七种，称为七情。书中还指出了剂型对药物疗效的影响，丸、散、汤、膏适用于不同的药物或病症。

（二）中华养生始祖——彭祖

彭祖原姓钱，名铿，是“五帝”之一颛顼的玄孙，受封于彭城，故称“彭祖”。“三皇五帝”可能都是象征性和具有神话色彩的人物，是想象中的氏族部落或部落联盟的领袖。

在中国民间，彭祖的名字家喻户晓，是古代传说中著名的长寿老人和传奇人物。

彭祖可能是我国历史上最长寿的老人，据传彭祖活了800岁，按照古时彭山一带“小花甲记岁法”，800岁相当于现代的140岁，也就是说，他已经达到了现代科学推测的人类自然寿命。神话传说彭祖和另一位道教学者陈抟都是天上管“生死簿”的神仙，私自下凡，先后娶了50个老婆，后被玉皇大帝发现后拘回天界。

葛洪撰《神仙传》形容他：“殷末已七百六十七岁，而不衰老。少好恬静，不恤世务，不营名誉，不饰车服，唯以养生活身为事。”

彭祖被誉为“中国养生始祖”。他首创导引术，故被誉为中国气功鼻祖。传说尧帝指挥治水，积劳成疾，卧病在床。彭祖为他做了一道野鸡汤，尧帝饮后疾病痊愈，容光焕发，此后尧帝每日必食此鸡汤，虽日理万机，却百病不生，因此彭祖被烹饪业尊为始祖。他的养生之道被后人整理成为《彭祖养性经》、《彭祖摄生养性论》传世。彭祖认为：

"人生之世乎久远之期，寿不过三万日，不能一日无损伤，不能一日无修补……是以养生之法不远唾，不骤行。耳不极听，目不久视。坐不至疲，卧不及极。先寒而后衣，先热而后解。不宜过饥，饥则败气。食诫过多，勿极渴而饮，饮诫过深。""食过则症块成疾，饮过则痰癖结聚……是以真人常日淡泊，不亲狂荡；而愚者纵意未至损身，已先败其神魂，伤其魄参，悲夫！"彭祖主张人要"爱精养体，服气炼形"，以达到"万神自守"，长寿而终。

二、开篇——先秦时期

自夏朝至公元前221年秦始皇统一中国，统称为先秦时期。期间经历有商朝、西周、东周、春秋和战国几个阶段。

这一时期被称为养生之开篇时期，一是该时期问世的《易经》为中国传统文化的开山之作，二是该时期首次提出"养生"的概念。

先秦时期，随着生产力的发展，科学文化事业也蓬勃发展，出现了"诸子蜂起，百家争鸣"的可喜局面，人们对于世界本源、生命学说和人生现象等方面，逐步有了新的认识。

（一）大道之源——《周易》

《周易》是我国最早的一部哲学著作，其真正作者众说纷纭。《汉书·艺文志》曰："《易》道深矣，人更三圣，世历三古"。三圣即伏羲、文王和孔子。《周易乾凿度》有云："垂皇策者羲，益卦德者文，成名者孔也。"长沙马王堆墓穴中发现的"帛书"中，已有不少记载间接证明《易传》的作者大致是孔子，但有待进一步考证。《周易》也可能非一时一人之作。

相传，被称为"华山之神"的陈抟五六岁仍不会说话，被称为"哑孩儿"。一日，在水边嬉戏，遇到一青衣女，自称为毛女，将小陈抟抱在怀中，喂了几口琼浆玉液，陈抟心窍顿开，回到家，怀中拿出一书，为《易经》。此显为民间传说。史书上的陈抟是五代著名道教学者，其生卒年是871～989年。

《周易》被誉为"群经之首，大道之源"，其包括的朴素辩证法思想是中医学和养生学的重要哲学基础，是对自然界发生、发展、变化规律的总结。

1. 阴阳之道：《周易》上通天文，下通地理，中通万物，穷天人之际，探索宇宙万物必变、所变、不变的道理，阐明人生知变、应变、适变的大法则。

《周易》以阴阳来阐述宇宙间各种事物的变化规律，提出"一阴一阳之谓道"。世间万物都在不断变化，《周易》称之为"变易"；变易是有一定规律的，不以人的意志为转移，《周易》称之为"不易"；掌握了"变易"和"不易"的规律，就可以知道渐变和突变的动向，从而有意识地遵循规律去做，《周易》称之为"简易"。

大道至简。一个阴阳，昭示了万物变化之规律。自然界如此，万物如此，生物界如此，人类亦如此。阴阳学说奠定了天人合一理论的基础，也奠定了平衡和谐观的基础。

2. 以人为本：《易传·系辞传下》曰："天地之大德曰生"。为了防灾防病，必须居安思危，《易经·系辞传下》说："君子安而不忘危，存而不忘亡，治而不忘乱，中以身安而国家可保也。"是故"惧以终始，其要无咎，此之谓易之道也"。这一居安思危的思想对中医"治未病"理论具有重大影响。

3. 天人合一：这是养生学最重要的理论基础，也是《易经》的理论精髓。《易传·乾卦》说："夫大人者，与天地合其德，与日月合其明，与四时合其序，……先天而天弗违，后天而奉天时。"

4. 中和平衡：《易传·乾卦》说："乾道变化，各正性命，保合大和，乃'利贞'"。这里的"大和"即"中和"，是平衡和谐的意思。

《易·系辞上》归纳说："易与天地准，故能弥纶天地之道，仰以观于天文，腑以察于地理，是故知幽明之故。原始反终，故知死生之说。"观天文，察地理，就知道自然界的变化规律，反用之于人，便能知晓人生死之道理。《周易》在上述几个方面奠定了中医养生学的哲学基础。

5. 养生建议：《周易》在运动锻炼、道德修养、预防疾病等方面，提出了不少养生的建议，如"天行健，君子以自强不息"，"君子以俭德辟难，不可荣以禄"，"君子安其身而后动，易其心而后语，定其交而后求。男子修此三者，故全也。"

（二）飞仙之梦——道家养生思想

道家为老子所创，先秦时期就有老子学派、庄子学派，但当时没有道家学派一说，直至《汉书·艺文志》始名为道家。道家指的是以先秦老子、庄子关于"道"的学说为中心，倡导自然的世界观和方法论的学术派别。

道家认为人能通过一定的手段达到长生不死的境界，肉体飞升成为神仙。英国著名学者李约瑟博士在其巨著《中国科学发展史》中说："道家思想从一开始就有长生不死的概念，而世界上其他国家没有这方面的例子。"

庄子曾经描述过神仙的形象："肌肤若冰雪，绰约如处子。不食五谷，吸风饮露。乘云气，御飞龙，而游乎四海之外"，"大泽焚而不能热，河汉冱而不能寒。疾雷破山而不能伤，飘风振海而不能惊"，这是一种想象中的至美至圣状态。要想指日飞升成为道教中的神仙，修炼是唯一的途径。李约瑟说："道家之求长生，并不是认为精神不死，而是实体的长生"。伴随这种愿望，道家演化出一套博大精深、蕴含着高度健身疗疾价值的人体科学与养生理论体系。

庄子的一篇文章体现了"三个第一"，也是对养生学说的三个伟大贡献，这篇文章就是《庄子·内篇》之《养生主》（即养生的要领）。在这篇文章中：①第一次提出"养生"这一概念，相似的概念老子谓之"摄生"；②这是第一篇"养生"的专论；③第一次提出"养生之道"。

道家思想对中医养生理论体系的建构具有非常重要和明显的影响：

1. 天人一体：庄子认为人和自然是一个统一的整体："天地者，万物之父母也，和则成体，散则成始。"

2. 道法自然：道家重"道"。老子在《道德经》中说："人法地，地法天，天法道，道法自然"。这里的"道"是中国古代最为博大精深的哲学概念，也是养生的指导原则。

道家养生说的核心是让人的生命活动符合自然规律而实现长生，即所谓“深其根，固其柢，长生久视之道也”。

3. 清静无为：老子认为：“天地无人推而自行，日月无人燃而自明，星辰无人列而自序，禽兽无人造而自生，此乃自然为之也，何劳人为乎？人之所以生、所以无、所以荣、所以辱，皆有自然之理，自然之道也。顺自然之道而行，国则自治，人则自正……”《道德经》说：“为道日损，损之又损，以至于无为，无为而无不为”。这里的“损”是日日反省，减少杂念的意思。这里的“为”，应当是“妄为”、“乱为”的意思，是指违反自然规律随心所欲的主观性行动。

“无为”是道家学说的一个重要概念，也被李约瑟称为“道家最伟大的口号”。但直至今日，仍有人不理解其含义，或者把“为”简单理解成“行动”，“无为”就变成了“不行动”。李约瑟认为：“原始科学时期的道学家所谓的‘无为’是指不作违反自然的事，不作反常或不合事物本性的事，不作注定要失败的事。”

老子主张“见素抱朴，少思寡欲”，“致虚极，守静笃”，重在道德即思想境界方面的修养和调摄。具体而言，守静的根本方法是“养气”，即通过形神相合、恢复本性、积德内敛等修炼来培植、净化、充实自己的生命精神，使体内之气与天地之气息息相通，内外交流，以追求人生自然的境界，去体悟天地自然之道的精神。致虚的根本方法是“寡欲”：“罪莫大于可欲，祸莫大于不知足，咎莫大于欲得”。老子认为，人应“出生”，而不应“入死”，奢侈淫欲则“动之于死地”。《道德经·十二章》说：“五色令人目盲，五音令人耳聋，五味令人口爽，驰骋畋猎令人心发狂。”“致虚极，守静笃，万物并作，吾以观其复。夫物芸芸，各复其根，归根曰静。”

庄子继承和发展了老子“道法自然”的观点，并将道家学说与医学理论相结合，也提倡返璞归真，清净无为，修身养性，认为恬淡无为为万物之本：“静则无为。……无为则俞俞，俞俞者忧患不能处，年寿长矣。夫虚静恬淡寂寞无为者，万物之本也。”《庄子·天地》中指出了人之五种欲望的“失性”：“一曰五色乱目，使目不明；二曰五声乱耳，使耳不聪；三曰五臭熏鼻，困扰中颡；四曰五味浊口，使口厉爽；五曰趣舍滑心，使性飞扬。此五者皆生之害也。”人如浊水，静之则清。《庄子·天道》说：“水静犹明，而况精神”。

管子认为平正是人生必须遵循的原则，而情绪则是失平正的重要原因。《管子·内业》中说：“凡人之生也，必以平正，所以失之，必以喜怒忧患。是故止怒莫若诗，去忧莫若乐，节乐莫若礼。”

4. 精气学说：道家著作《管子》被誉为中国古代的百科全书，书内明确以“精气”为道，认为“精”是生命的物质基础：“精存自生，其外安荣，内脏以为泉源”。《管子·内业》篇说：“凡人之生也，天出其精，地出其形，合此以为人。和乃生，不和不生。”精气学说是中医养生理论的唯物主义思想基础，也是顺应自然原则的立论根据。存精的方法是“爱欲静之，遇乱正之，勿引勿催，福将自归”。

5. 生活规律：《管子·形势》提出了起居有时，饮食有节的养生方法：“起居时，饮食节，寒暑适，则身利而寿命益；起居不时，饮食不节，寒暑不适，则形累而寿命损。”

（三）仁爱中庸——儒家养生思想

中医养生理论体现出来的伦理和思维模式，受到以中庸为基础，以仁义为核心，以实用理性为特征的儒家思想的深刻影响。儒家学说的代表人物有孔子、孟子、荀子等。儒家养生思想既有天命论的唯心主义思想，也有重生不重死，制天命而用之的唯物主义理论。在修身养性方面与道家学说有相通之处。

1. “天人合一”：天人合一理论是儒家思想的一条主线。《中庸》说：“能尽人之性，则能尽物之性，能尽物之性，则可以赞天地之化育，可以赞天地之化育，则可以与天地参矣。”

2. 修身治国：《礼记·大学》说：“欲齐其家者，先修其身；欲修其身者，先正其心。”而“养心莫过于寡欲”（《孟子·尽心下》），“已所不欲，勿施于人”（《礼记·卫灵公》）。《孟子·滕文公下》认为人应当做大丈夫：“富贵不能淫，贫贱不能移，威武不能屈，此之谓大丈夫”。行动坐卧，以礼为原则：“非礼勿视，非礼勿听，非礼勿言，非礼勿动”。

3. 中庸之道：孔子为代表的儒家提倡中庸之道，力主中和原则。《中庸》论述中和的重要性：“中也者，天下之大本也；和也者，天下之达道也。致中和，天地位焉，万物育焉。”《论语》说：“礼之用，和为贵”。《荀子》曰：“万物各得其和以生”。

4. 仁义道德：儒家认为仁义道德高于生命，注重仁义礼智信等道德修养，认为仁者易于长寿。孔子强调加强道德修养和心理调摄，“养心莫善于寡欲”。《论语》说：“志士仁人，无求生以害仁，有杀身以成仁”。孔子说：“知者乐水，仁者乐山，知者动，仁者静。知者乐，仁者寿。”儒家提倡孝悌，《礼记·内则》中说“孝子之养老也，乐其心，不违其志；乐其耳目，安其寝处，以其饮食忠养之。”

5. 起居饮食：孔子强调“自制”，如“不时不吃”，“不为酒困”，“食不语，寝不言”，反对“寝处不时”和“劳逸过度”。孔子主张“食不厌精，脍不厌细”，强调饮食卫生，提出“鱼馁而肉败者不食；色恶不食；失饪不食；不时不食”。同时提出“君子三戒”，即“少之时，血气未定，戒之在色；及其壮也，血气方刚，戒之在斗；及其老也，血气既衰，戒之在得。”

孟子主张“节食以去病，寡欲以延年”。荀子强调：“强本而节用，则天不能贫；养备而动时，则天不能病；循道而不忒，则天不能祸”，反之，“养略而动罕，则天不能使之全”。

（四）博采众长——杂家养生思想

秦朝相国吕不韦组织门下食客采先秦诸子百家之长，被称为“杂家”。《吕氏春秋》是杂家的代表作。据说吕不韦对此书非常自负，命人将《吕氏春秋》张挂于城门，谓有能改动一字者，偿以黄金，可见其论述之精辟。全书共计一百六十篇，其中涉及养生内容者约有五十篇之多，是先秦诸子著作中内容最丰富的，其思想体系承继了道、儒，又借鉴了墨、法等家之说。

《吕氏春秋》强调重生轻物，认为必须重视生命的价值，所谓："今有人于此，以随侯之珠弹千仞之雀，世必笑之，是何也？所用重，所要轻也。夫生，岂特随侯珠之重也哉。"（《吕氏春秋·贵生》）

（1）去害以"毕数"：杂家认为，百岁为人之寿限，达到这一寿限即"毕其数"。许多人没有活到寿限，是因为受到各种危害和干扰。因此，"毕数之务，在乎去害"。《吕氏春秋》指出："天生阴阳寒暑燥湿，四时之化，万物之变，莫不为利，莫不为害。""利于性则取之，害于性则舍之"。（《吕氏春秋·季春纪》）。

什么是"害"呢？"大甘、大酸、大苦、大辛、大醎，五者充形则生害矣。大喜、大怒、大忧、大恐、大哀，五者接神则生害矣。大寒、大热、大燥、大湿、大风、大霖、大雾，七者动精则生害矣。""大"者，"过"也。无论是饮食的滋味太过、情志的过度和外界的极端天气，都不能"过"，"过"则"害"。

因此，杂家主张"凡食无强厚味，味无以烈味重酒，是以谓之疾首。食能以时，身必无灾。凡食之道，无饥无饱，是之谓五藏之葆。口必甘味，和精端容，将之以神气，百节虞欢，咸进受气。饮必小咽，端直无戾。"也就是说，饮食不要滋味过浓和过分油腻，不饮烈酒，因为油腻的食物和烈酒是招致疾病的祸首。饮食要有规律，不要暴饮暴食，也不要忍饥挨饿，以保护五脏。饭要可口，吃饭的时候精神放松，身体的各个部位轻松欢快，这样才能接受精气的滋养。饮食一定要小口下咽，吃饭的时候，身体要坐端直。

（2）知本而顺时：《仲春纪·本生》说："古之治身与天下者，必法天地也。"《吕氏春秋·尽数》中说："天生阴阳寒暑燥湿，四时之化，万物之变，莫不为利，莫不为害。圣人察阴阳之宜，辨万物之利以便生，故精神安乎形，而年寿得长焉。……故凡养生，莫若知本，知本则疾无由至矣。"自然界的变化，对人既可能有利，也可能有害。所以必须"察阴阳之宜，辨万物之利"，顺应自然，这才是养生的根本。

（3）动形以养生：《吕氏春秋》认为人之精气血脉以流畅通利为贵，否则百病皆生。其《达郁》篇指出："凡人三百六十节、九窍、五脏、六腑、肌肤，欲其比也；血脉，欲其通也；筋骨，欲其固也；心志，欲其和也；精气，欲其行也。若此，则病无所居，而恶无所由生矣。病之留恶之生也，精气郁也。"形体活动是使体内精气流通的有效措施："流水不腐，户枢不蠹，动也，形气亦然，形不动则精不流，精不流则气郁"（《吕氏春秋·尽数》）。

（4）克欲以养性：《吕氏春秋·本生》论述了纵欲的危害："贵富而不知道，适足以为患，不如贫贱。贫贱之致物者也难，虽欲过之奚由？出则以车，入则以辇，务以自佚，命之曰招蹶之机；肥肉厚酒，务以自强，命之曰烂肠之食；靡曼皓齿，郑、卫之音，务以自乐，命之曰伐性之斧。三患者，贵富之所致也。"文中指出，在处理欲望问题时，以是否符合性命的保全即养性为原则："是故圣人之于声色滋味也，利于性则取之，害于性则舍之，此全性之道也"。

（五）未病先防——医家养生思想

扁鹊（公元前407～前310年）是春秋时期著名医学家，中医学著名著作《难经》据说为扁鹊所著。扁鹊擅“切脉、望色、听声、写形”四诊，创金属针用于针灸，一针救活“尸厥”的虢太子，使之名闻天下。

扁鹊虽被誉为有“起死回生”之术，但积极倡导未病先防。其兄弟三人，他自认为“医术最差”，因为他只是在人病发甚至危急的时候施治，不像他的大哥在无病时先防，二哥在刚病时早治。

据传，扁鹊因为为晋大夫赵简子治好病被赐田四万亩。其封地的老百姓不信医信巫，于是扁鹊带领弟子们采集各种药材，做成药饼给老百姓免费吃，按季节分为春夏秋冬四种，人称“扁鹊四季饼”，由此开创了食疗养生的先河。

三、奠基——秦汉时期

秦始皇统一六国，建立了中国历史上首个封建帝国。经其后的战乱，汉朝终于迎来了稳定的局面，而且由于采取了“与民生息”等长治久安的措施，出现了“文景之治”的盛世局面，科学技术得以迅速发展。在中医学方面，《黄帝内经》的问世是该时期最辉煌的成就。至此，养生学的基本原则和框架确立，养生术基本齐全，始成为真正意义上的中医养生学。

（一）中医理论的奠基之作，养生理论之集大成者——《黄帝内经》

《黄帝内经》是中国文化史上一部伟大的奇书，是中国传统医学的奠基之作，是养生理论的旷世经典，是中华民族智慧的超绝体现，是穿越时空的神来之笔。它穿越了二十多个世纪，至今仍然是中医药院校的重要课程，两千多年来还没有一部中医学著作能代替它的地位，至今学者们仍然为探讨《内经》的含义而苦苦钻研和争鸣。

它也穿越了世界。国外的保健书籍也在频频引用《黄帝内经》的论述。《黄帝内经》是我们中华民族的骄傲。

黄帝，姓公孙，为少典之子。他以土德为王，因土为黄色，故称黄帝。黄帝生于轩辕之丘，故称轩辕。黄帝是一位传奇人物，据传其母梦见电光环绕北斗枢星，星落而感应怀孕，24个月后产下黄帝，“生而神灵，弱而能言，幼而徇齐，长而敦敏，成而登天”。据说黄帝的寿命达到一百二十岁，其子孙皆善养生之道而能寿高百岁。

黄帝原是中原地区的一位部落联盟长，通过战争使中原各部落实现了联合，“终擒蚩尤而诛之，诸侯尊为天子”。除了统一华夏的伟大功绩外，黄帝在养蚕、军事、音律、算数、文字、铸造等方面均有发明创造，中华文明由此生生不息，故又被誉为“中华人文始祖”。

据说轩辕黄帝在5000年前就写下了人类第一部中医中药著作《祝由科》，相传“家有祝由科，害病不吃药”。传黄帝曾到崆峒山向“仙人”广成子求教，广成子教以“无视无听，抱神以静，形将自正。必清必静，勿劳汝形，勿摇汝精，乃得长生。”黄帝奉行一生，遂得长寿。

岐伯出生于现今甘肃省庆阳县，在音乐和医学方面有极深的造诣，成为黄帝的太医和老师。南宋郑樵之《通志》记载：“古有岐伯，为黄帝师，望出安化。”岐伯著述颇丰，见于医籍者就有《岐伯经》十卷、《岐伯灸经》一卷、《黄帝岐伯针论》二卷及《岐黄要旨》、《岐伯精藏论》、《岐伯五藏论》、《岐伯奥旨》等，但大都失传。

谁是《黄帝内经》的真正作者，因时代久远和古代资料保存的困难，已难以确定，显得扑朔迷离。被尊称为“中华养生始祖”的彭祖是五帝之后代，比黄帝要晚好几个朝代，所以《黄帝内经》不应该是黄帝所著，否则“中华养生始祖”就不应是彭祖而是黄帝了。《内经》以黄帝和岐伯一问一答的形式讲述，才托名《黄帝内经》。多数学者认为《黄帝内经》的主要部分形成于战国到东汉时期，是其前医学家和养生学家经验的总结，并非黄帝和岐伯的原著，但岐伯的上述著作可能成为《内经》的重要内容。李今庸先生经过考证，在《古医书研究》一书中提出，《内经》成书于战国时期，在秦国写成。

《黄帝内经》集先秦时期道家、儒家、杂家的养生思想之大成，是战国、秦、汉以来各朝代众多医学家和养生学家的论文汇编，后直至唐代，仍有删节增补，所以可以说是历代名医的经验总结。

《素问》在汉魏、六朝、隋唐各代皆有不同传本。为张仲景、王叔和、孙思邈、王焘等在其著作中所引用。主要有：①齐梁间（6世纪）全元起注本，是最早的注本，但当时其中的一卷已亡佚，实际只有八卷。这个传本先后被唐朝王冰、宋朝林亿等所引用，至南宋以后失传。②唐朝王冰注本，唐宝应元年，王冰以全元起注本为底本注《素问》，将已亡佚的第七卷，以自称得自其师秘藏的七篇“大论”补入。到北宋嘉佑、治平年间，设校正医书局，林亿等人在王冰注本的基础上进行校勘，定名为《重广补注黄帝内经素问》，雕版刊行而定型。《内经》原为18卷。其中9卷名《素问》；另外9卷无书名，汉晋时被称为《九卷》或《针经》，唐以后定名为《灵枢》。

《黄帝内经》完整地体现了中国古人对人体与自然关系的独特理解以及人体各部互为应照的整体观念，是一部统领中国医学、古代养生学、气功学的绝世巨著。它也是中医理论体系的泉源，是用阴阳五行学说解释人体生理、病理、诊断、治疗，以及用“天人相应”整体观念说明人体内外环境统一性的典范。

《黄帝内经》提出了比较全面而系统的养生原则，如调和阴阳、濡养脏腑、疏通气血、形神兼养、顺应自然等，同时提出多种具体的养生方法，如调情志、慎起居、适寒温、和五味、节房事等，成为中医养生术的基础。

《黄帝内经》包括《素问》九卷和《灵枢》九卷。《素问》主要论述了自然界变化的规律、人与自然的关系等；《灵枢》的核心内容为脏腑经络学说。“素问”中的“问”即为问答，关键是“素”如何解释。“素”字有多个含义：一是“纯洁”、白色；二是本质、本性、带根本性的物质或构成事物的基本成分，如“素质”；三是“平素”、“素常”。张介宾等认为素问就是“平素问答之书”；胡澎认为“素”有“法”之意，“黄帝问治病之法于岐伯，故名素问”；宋代林亿认为，太素即质之始，“气形质俱，而疴瘵由是萌生……《素问》之名，义或由此。”《黄帝内经》历经数个朝代，由中医学家心血写成之鸿篇巨著，论述的都是中医学和养生学的重大理论，绝不是“平素问答之书”。书中凡是基本的重要理论，都以“大论”命之，故第二个含义是接近的，即“关于重大理论问题的问答集”。明代名医张景岳对“灵枢”是这样解释的：“神灵之枢要，是谓灵枢”。

《黄帝内经》博大精深，其立意之高远，内容之浩繁，论述之精辟，令人叹为观止。这里我们难以做全面介绍，只能提纲挈领地概括其主要观点，这些观点成为后世养生学的理论基础和基本原则。

《黄帝内经》明确指出，早衰的原因是不注意养生。黄帝问：“余闻上古之人，春秋皆度百岁，而动作不衰；今时之人，年半百而动作皆衰者，时世异耶？人将失之耶？”岐伯对曰：“上古之人，其知道者，法于阴阳，和于术数，食饮有节，度百岁而去。今时之人不然也，以酒为浆，以妄为常，醉以入房，以欲竭其精，以耗散其真，不知持满，不时御神，务快其心，逆于生乐，起居无节，故半百而衰也。”

《黄帝内经》总结前人之养生经验是：“夫上古圣人之教下也，皆谓之虚邪贼风，避之有时，恬淡虚无，真气从之，精神内守，病安从来。是以志闲而少欲，心安而不惧，形劳而不倦，气从以顺，各从其欲。”

（1）尊人重生观：《内经》认为世间万物，以人为最尊贵。《素问·宝命全形论》说：“天覆地载，万物悉备，莫贵于人。”《素问直解》解释这句话的意思是：“万物皆在天地覆载之中，惟人超乎万物之上，参天两地，故莫贵焉。”

（2）天人合一观：《内经》首先明确指出，人就是自然界的产物：“人生于地，悬命于天，天地合气，命之曰人。人以天地之气生。”“天食人以五气，地食人以五味。……气和而生，津液相成，神乃自生。”世间万物都包括阴阳。天之气为阳，地之气为阴，天地阴阳之气交合，遂生万物，人也是如此。

不仅如此，人还以“四时之法成”，顺应自然界四时的变化而发育成长，即“人与天地相参也，与日月相应也”。由此《内经》总结出“春夏养阳，秋冬养阴”的养生原则：“夫四时阴阳者，万物之根本也。所以圣人春夏养阳，秋冬养阴……故阴阳四时者，万物之终始也，死生之本也。逆之则灾害生，从之则苛疾不起，是谓得道。道者，圣人行之，愚人佩之。从阴阳则生，逆之则死；从之则治，逆之则乱。”

（3）阴阳平衡观：阴阳学说是建立在古代唯物论基础之上朴素的辩证法思想。阴阳学说认为，世界之存在，就是在阴阳二气对立统一过程中相对平衡的结果。阴阳二气的结合、相互作用和分离，促成了宇宙中万物万事的生灭和变化。天地、日月、水火、明暗、昼夜、动静、升降、上下、表里、生死等都是相互关联又相互矛盾的事物和现象。所以《内经》说：“阴阳者，天地之道也，万物之纲纪，变化之父母，生杀之本始，神明之府也。”

阴阳是一对特殊的矛盾，具有矛盾的一些重要的特征，如相互依存、互为消长、对立统一等，其中最重要的是平衡概念。无论是养生还是治疗，都必须“谨察阴阳所在而调之，以平为期”。（《素问·至真要大论》）

（4）形神若一观：形神若一，是指形体和精神的结合，是生命存在的主要保障。“形”包括人体的脏腑、经络、皮肉、筋骨等物质，“神”是指精神、意识、思维活动以及整个生命活动的外在体现。“形为神之宅”，形是神的载体，故“形体不敝，精神不散”。“神乃形之主”，是生命活动的统帅，故“得神者昌，失神者亡”。无神则形无以生，无形则神无以附，故养神是养生的重要环节。七情之过都会影响神志：“是故怵惕思虑者则伤神，神伤则恐惧，流淫而不止。因悲哀动中者，竭绝而失生；喜乐者，神惮散而不藏；愁忧者，气闭塞而不行；盛怒者，迷惑而不治；恐惧者，神荡惮而不收。”五脏皆与神有关，但以心为主，因为“心主神明”：“心者，君主之官也，神明出焉”。（《素问·灵兰秘典论》）。故尔必须注意养心护心，否则“悲哀愁忧则心动，心动则五脏六腑皆摇。”养形重在保养精血：“形不足者，温之以气，精不足者，补之以味”。养生就要“形神兼养”、“形神共练”，收神全形，保形全神，达到“形与神俱”，“内无思想之患，以恬愉为务，以自得为功，形体不敝，精神不散，亦可以百数”（《上古天真论》）。

（5）未病先防观：《内经》率先提出“治未病”的观点。这真是一种“古老而先进”的思想，成为近年来国内医学界研究的热门课题。《内经》说：“是故圣人不治已病治未病，不治已乱治未乱，此之谓也。夫病已成而后药之，乱已成而后治之，譬犹渴而穿井，斗而铸锥，不亦晚乎。”和把救死扶伤，抢救重危患者的医生奉为神明，而搞预防保健的人少人问津的现实不同，《内经》明确指出，治未病的医生才是高明的医生：“上工刺其未生者也；其次，刺其未胜者也；其次，刺其已衰者也。……故曰上工治未病不治已病。”

《内经》治未病的理论包括三层含义，一是未病先防，通过各种养生措施，达到“正气存内，邪不可干”的境界。二是欲病早治，即在疾病的萌芽阶段，主证尚未明显时及早发现并积极治疗：“病虽未发，见赤色治之，名曰治未病”，也就是治“未发之病”。三是既病防变：“五脏相通，移皆有次，五脏有病，则各传其所胜……”。即疾病在发展时，会有规律和次序地传递到“所胜”的脏器，此时就要“先安未受邪之地”。如肝属木，脾属土，“木克土”，即脾为肝之“所胜”之脏，肝病发展，必然犯脾，“肝病实脾”就是既病防变的措施。

（二）刘安与《淮南子》

《淮南子》是继《吕氏春秋》之后又一部大规模汇集前代文化的著名著作。《淮南子》又名《淮南鸿烈》、《刘安子》，“鸿”是广大的意思，“烈”是光明的意思，意即此书包括了广大而光明的通理。该书是西汉宗室淮南王刘安招致宾客，在他主持下编写的。该书对养生论述较多。书中强调养神：“治身，太上养神，其次养形。……神清志平，百节皆宁，养性之本也”。

《淮南子》还对先秦道家“无为而治”的观点进行积极的改造和解释。该书明确指出，“无为”不是无所作为。《修务训》中批评了“无为者，寂然无声，漠然不动，引之不来，推之不往”的消极无为论，指出：历史上公认的“先圣”如神农、尧、舜、禹等都是积极有为的，“圣人忧民如此其明也，而称以‘无为’，岂不悖哉！”“天子以下，至于庶人，四肢不动，思虑不用，事治求成者，未之育也！”该书认为，“无为”应当是因势利导：“夫地势，水东流，人必事焉，然后水潦得谷行；禾稼春生，人必加工焉，故五谷得遂长。……之其自生，则鲸、禹之功不立，而后稷之智不用也。”

（三）大儒董仲舒

汉代儒家董仲舒是一位有独立见解的学者，因“刺孟而问孔”，以至被人误为是“杂家”。他把儒家的伦理思想概括为“三纲五常”，并向汉武帝提出“罢黜百家，独尊儒术”的主张，所以是一个名副其实的儒家。

（1）最早明确提出“天人合一”命题：在《黄帝内经》中已经有天人合一的思想和论述，作为一个具体概念的提出是宋代的张载，他说：“儒者则因明致诚，因诚致明，故天人合一，致学而可以成圣，得天而未始遗人。”但是作为一个命题的提出者却是董仲舒，他在《春秋繁露》中说：“天亦有喜怒之气，哀乐之心，与人相副，以类合之，天人一也。”并提出“道源出于天，天不变，道亦不变”的传世名句。

（2）确立“中和观”：董仲舒在《春秋繁露·循天之道》中说：“能以中和理天下者，其德大盛；能以中和养其身者，其寿极命。”至此，自孔子首先提出“中庸”后，中和观在中国文化中的地位得以确立。

（3）平和养身：董仲舒在《春秋繁露·循天之道》中说：“仁人之所以多寿者，外无贪而内清静，心平和而不失公正，取天地之美以养其身，是其且多且治。”

（四）哲学家王充

王充（27～约97年），字仲任，会稽上虞人（今属绍兴），东汉著名哲学家。《论衡》是王充的代表作品，也是中国历史上一部不朽的无神论著作。

王充博览群书，博涉众流，穷根究理，见解独具。《后汉书》说王充在洛阳，“家贫无书，常游洛阳市肆，阅所卖书，一见辄能诵忆，途通众流百家之言”。他认为读书必深究其理：“涉浅水者见虾，其颇深者察鱼鳖，其尤深者观蛟龙。”

（1）明确“养生之道”：在《养生主》一文中，曰“吾闻庖丁之言，知养生焉”，暗含养生之道，但未明确点出。王充在《论衡》中说：“人生于天地，天地无为，人禀天性者，亦当无为。”他明确指出：“人本于天，天本于道，道本自然，顺乎自然，即是最上养生之道。”

（2）气为源说：王充认为“气”是万物之本源。天地、万物和人，都是由同一的充塞于宇宙中的气在运动的过程中形成，所以，“外若有为，内实自然”。他在《论衡·自然》中说：“天地合气，万物自生，犹夫妇合气，子自生矣”。在《论死》中说：“死而精气灭”。这里将“气”作为万物之源，也作为“天人合一”联系的纽带。

（3）体质之先天禀赋说：在王充看来，气不仅是万物之源，气之强弱也决定了寿命。人之气受之于父母，故先天禀赋在体质方面起重要作用。他在《论衡》中说：“若夫强弱夭寿，以百为数，不至百者，气自不足也。夫禀气渥则体强，体强则命长。”

（五）医圣张仲景

张仲景（约150至154年～215至219年），为东汉著名医学家，被誉为“医圣”、“医方之祖”，是我国临床医学的奠基者。张仲景著有《伤寒杂病论》，确立了中医学的辨证论治体系，并首创人工呼吸疗法。同时，张仲景又被誉为中医方剂学的鼻祖，他提出的方剂有三百多则，由于疗效确切而沿用千年，被称为“经方”。张仲景还首创肛门栓剂疗法。

张仲景医德高尚，即便当上长沙太守，也每月两次在衙门大堂上为百姓看病，据说“坐堂医生”一说即由此而来。

张仲景将各家思想，或相类，或相重，兼容并蓄，相互补充，体现了中国传统文化和哲学思想的深厚底蕴。在当时实证缺乏的历史条件下，医学家们充分汲取先哲们的哲学思想，使养生和中医文化超越了经验直观而具有了理性思维的品格，并在此基础上不断丰富和发展。

（1）方剂养生：张仲景所创方剂有很多具有双重作用，因其药性平和，久服无害，且有扶助正气、调理脏腑之功，故有病可用以治病，无病可用以养生，如黄芪建中汤、当归生姜牛肉汤、百合地黄汤等，从而开方剂养生之先河。

（2）养慎：张仲景在其著名的《伤寒杂病论》中强调养生必须“养慎”：“若人能养慎，不令邪风干忤经络……病则无由入其腠理。”“养慎”包括两方面的意义，即内养元气，外慎邪气。“若五脏元真通畅，人即安和”；同时，要预防邪气内侵：“人禀五常，因风气而生长，风气虽能生万物，亦能害万物，如水能浮舟，亦能覆舟。”

（3）饮食养生：张仲景强调饮食的两面性。他认为：“凡饮食滋味以养于身，食之有妨，反能有害……若得宜则益体，害则成疾，以此致危”，因此要“服食节其冷热，苦酸辛甘”（《金匮要略·脏腑经络先后病脉证并治》）。

（六）五禽戏与华佗

华佗（约145～208年）是东汉末年著名的医学家和养生学家，是我国医学史上外科治疗的开山鼻祖。他“晓养性之术”，以至“时人以为仙”。可惜天忌英才，竟死于曹操之手，且其著作被烧，真令人扼腕叹息。华祖庙有对联云：“医者刳腹，实别开医圣门庭，谁知狱吏庸才，致使遗书归一炬；士贵洁身，岂屑侍奸雄左右，独撼史臣曲笔，反将厌事谤春秋”。他为关云长刮骨疗毒的传说一直在民间流传，而在养生方面的成就反而不那么被人重视。他非常重视七情、饮食、起居等方面对人健康的影响。他建议“宜节忧思以养气，慎喜怒以全真”。他认为“色欲过度则伤肾，起居过度则伤肝”。他重视运动在养生中的作用，总结模仿虎、鹿、熊、猿、鸟五种动物动作，编为五禽戏流传至今。他强调饮食有节：“饥饿过度则会伤脾。……肉痹者，饮食不节，膏粱肥美之所为也。……宜节饮食，以调其脏，常起居以安其脾”。

（七）多才的艺术大师——嵇康

嵇康（224～263年或223～262年）字叔夜，是三国时代伟大的艺术大师，著名的诗人与音乐家，其创作的《广陵散》为古琴十大名曲之一。嵇康为“竹林七贤”之精神领袖，是当时玄学家的代表人物之一。除善于音律、诗文、书画外，他还著有“养生论”。他认为养生有五难，必须克服之：“名利不灭，此一难也；喜怒不除，此二难也；声色不去，此三难也；滋味不绝，此四难也；神虑转发，此五难也。”他主张养生要从一点一滴做起，批评世人“常谓一怒不足以侵性，一哀不足以伤身，轻而肆之”，好像“不识一溉之益，而望嘉谷于旱苗者也。”他总结养生需要：“知形恃神以立，神须形以存，悟出理之易失，知一过之害生。故修性以保神，安心以全身，爱憎不栖于情，忧喜不留于意，泊然无感而体气和平，又呼吸吐纳，服食养身，使形神相亲，表里俱济也。”

四、归一——晋隋唐时期

这一时期最大的事件是佛教传入中国并迅速传播，佛家思想和道家、儒家思想在一定程度上相互交融，极大地丰富了中医养生学的内容。

佛教与基督教、伊斯兰教并称为世界三大宗教。佛教学说与道家学说、儒家学说并列为我国三大学说。佛教发源于古印度，其传入中国的时间难以考定，一说是西汉哀帝元寿元年（公元前2年），但一般认为是汉明帝永平七年（64年），印度僧人迦叶摩腾和竺法兰到中国，明帝始建白马寺为其重要标志。

达摩是南天竺人，南朝时航海到广州，到南朝都城建业去会见信佛的梁武帝，但面谈不契，遂“一苇渡江”，北上至少林寺面壁九年，后出禹门游化终身，为中国佛教禅宗始祖。达摩所创的面壁静观法，是一种非常有效的心理调节法，其创立的“达摩易筋经”是武林的无上练功心法，也是通经活络、强筋健骨、形神共练的好方法。

佛经的翻译过程中，大都利用老、庄等道学概念来译解，由此佛学和道学开始融通，而当时的道学也已经融进了儒、墨、法、阴阳等诸家之说，而佛学又反过来影响到医学和养生学。

（一）佛学与养生

佛学经典浩瀚精深，一部大藏经即有1076部，5048卷之多，其中有关养生的论述也十分丰富。

生与死是一对矛盾，有生就有死，对自己和对亲属死亡的莫名的恐惧，使人们力图摆脱死亡的困扰。死亡是对生命的否定，是生命的终极和界限。无论你生前是多么显赫、富裕、健壮，一旦死亡临头，则一切都不存在。追求生命的无限与永恒，是对生命有限的抗争。所以，超越死亡作为一种对死亡的解脱，成为人类文化创造的动力之一。

道教和佛教都坚持“神不灭论”。

道教追求的是生命的永恒，是长生久视或飞升成仙。《抱朴子·论仙》说：“若夫仙人，以药物养身，以术数延命，使内疾不生，外患不入，虽久视不死，而旧身不改。”飞升天界的是天仙，游于名山蓬岛的是地仙，死后蜕变的是尸解仙。也有分为五仙者，即天仙、神仙、地仙、鬼仙和人仙，而世所重者是“旧身不改”仍然生活在人间的人仙和地仙。要想成仙就要修炼，“我命在我，不在天”是道教徒向死亡宣战的口号。

佛教与道教的人生观完全不同。佛教认为有一个永恒不灭、主宰身体，又能脱离身体而独立存在的作为灵魂的“我”。人和一切有生命的东西都有灵魂，躯体只不过是灵魂依附的“皮囊”，躯体死亡后灵魂可以在另一个躯壳中复活，即“转世”。佛教认为人有过去、现在、未来“三世”，众生正如车轮般回旋不停，在欲界、色界、无色界中循环。今生的际遇取决于前世的果报，而今世的言行又决定来生的果报。佛教对人生的基本认识是“苦”和“受苦”，佛家著名的一句话是“我不下地狱，谁下地狱”。受苦和慈悲行善的结果和追求是解脱，是一种永恒的涅槃状态，是“彻悟成佛”；即便不能成佛，也可“修”一个好的“来世”。

和其他宗教不同，佛教不期望超越人间和上帝救渡，而更着重于人的自我拯救。

1.参禅：禅是禅那（dhyana）的简称，是静中思虑的意思，一般叫做禅定。“禅”是梵文原音，“定”是译意。《瑜伽师地论》卷三十三中说：“言静虑者，于一所缘，系念寂静，正审思虑，故名静虑。”禅定的内涵是：①精神集中，连续地思考同一事物，称为“生定”；②进行具有宗教内容的思维修习，目的是往生到能摆脱食欲、性欲的诸天之上；③通过观想，实现精神上的“大彻大悟”。

在禅定中，也需要调身、调心、调息。静坐气功只是修禅的形式或基础，不是修禅的目的，但却是修禅所必需。

2.四大调和：佛门认为人体也是由自然界构成物质的四大元素——地、水、火、风和合而成。地为骨肉，水为血液，火为人体之热量和体温，风为呼吸。这四大元素必须调和，人才能健康。这和中医理论是相通的。

3.自戒自律：佛门有五戒、十戒、菩萨戒等，是对佛教信徒修行的纪律约束，包括对酒、色、食、财、气等欲望的节制和约束，以使人专心修禅，提高道德品质的修养。这些都是与养生的“养神”、“固精”、“节欲”等相通的。

佛家追求的是解脱自在、超越生死轮回的涅槃境界，是出世的哲学，所以佛家养生只是参证佛法的一种手段，并不刻意追求养生功效，但却能达到却病延年的显著功效。

（二）道家神仙论——葛洪

葛洪（生卒年不确定，一般认为284～364年）为东晋道教学者、著名炼丹家和医药学家，字稚川，自号抱朴子。据说葛洪享年81岁。相传当时他曾给好友邓岳写信说他准备远行了，邓忙赶来告别，见葛洪端坐，无病若睡而终。葛洪著有《肘后备急方》、《神仙传》、《抱朴子》。葛洪虽为道者，也精通医药学，他主张修道者也要学医：“古之初为道者，莫不兼修医术，以救近祸焉”。他提出了一个非常重要的观点——“养生以不伤为本”，这一观点目前仍有重要的指导意义。他列出不利于养生的“十三伤”，即“才有不逮而困思之，伤也；为所不胜而强举之，伤也；悲哀憔悴，伤也；喜乐过差，伤也；汲汲所欲，伤也；久谈言笑，伤也；寝息失时，伤也；挽弓引弩，伤也；沉醉呕吐，伤也；饱食即睡，伤也；跳走喘乏，伤也；欢笑哭泣，伤也；阴阳不交，伤也”。他要求“养性谨务其细，不可以小益为不平而不修，不可以小损为无伤而不防……若能爱之于微，必成之于著”。葛洪认为道教养生的要点有二：一是精神方面的修炼，即修性安心；二是形体锻炼，即吐纳服食工夫，并首次提出“胎息”功法。葛洪精于炼丹术，他在《仙药》中论及的植物药有灵芝、茯苓、地黄、麦冬、黄精、菊花等。在葛洪之前，道家更多的是一种学术派别，而葛洪却是“神仙论”的系统介绍者。他认为神仙是由凡人修炼而成的，神仙就可以长生不老，羽化飞升。他在《抱朴子·内篇》中系统地阐述了成仙得道之说：“仙之可学致，如黍稷之可播种得，甚炳然耳。然未有不耕而获嘉禾，未有不勤而获长生度世也。”要想成仙，第一步是通过服食、导引、行气、房中术等方法养生：“养生之尽理者，既将服神药，又行气不懈，朝夕导引，以宣动荣卫，使无辍阂；加之以房中之术，节量饮食，不烦风湿，不患所不能，如此可以无病。”在此基础上再习练成仙之法：“欲求神仙，惟当得其至要。至要者在与宝精、行气、服一大药便足”。这样他就把养生与成仙统一起来，养生是成仙的必要阶段，成仙是终极目的。

（三）三教归一的代表人物——陶弘景

自秦汉时期，统治者如秦始皇、汉武帝之流就追求长生不老，因而崇尚道教，或道教的修炼手段。为了统治的需要，汉朝又崇尚儒教。西汉初期流行黄老哲学，即托名黄帝，渊源于老子的新的道家学派。这时的道家已经开始把儒、墨、法各家吸收进来。

儒释道三教各有其目的，但在养生方面有共同点，所以相互参证、吸收和融合就必然会发生。在这里，养生成了三家思想融合的媒介，而养生也越来越多地体现三家融合后的成果。

南朝的著名道教思想家、文学家、养生学、道教茅山派第九代宗师陶弘景（456～536年），是以养生融合三教有关理论的代表人物。他精于医学，通晓佛、道，“十岁得葛洪神仙传，昼夜精研，便有养生之志”（《梁书·处士传》）。他辑录了“上自农黄以来，下及魏晋之际”的养生文献，“删弃繁芜，类聚篇题”，写成我国现存最早的养生学专著——《养性延命录》。全书两卷，分教诫、食诫、杂诫、服气疗病、导引按摩、御女损益六篇，涉及顺四时、调情志、节饮食、宜小劳、慎房事、行气吐纳等多方面的养生方法。他还整理古代的《神农百草经》，增收魏晋期间所用新药，写成《本草经集注》七卷，共载药物730种。

陶弘景认为世间以人为贵，养生必须形神兼养：“夫禀气含灵，唯人为贵。人所贵者，盖贵为生。生者神之本，形者神之具。神大用则竭，形大劳则毙。”陶弘景认为养生必须“重道”。他在《混元妙真经》中说：“人常失道，非道失人。人常去生，非生去人。故养生者，慎勿失道。为道者，慎勿失生，使道与生相守，生与道相保。”他将养生要点概括为“顺应四时，调摄情志，节制饮食，适当劳动，节欲保精，服气引导”六个方面。该书对养生的原则、方法、禁忌事项等均有论述。他说：“百病横夭，多由饮食。饮食之患，过于声色。……为益亦多，为患亦切。”运动方面，主张动静结合：“静以养神，动以练形，能动能静，可以养生”。他把调神、养形作为养生的关键，他认为：“人所以生者，神也；神之所托者，形也。神形离别则死，死者不可复生，离者不可复返。”陶弘景认为天地自然是人体生命的源泉：“天食人以五气，从鼻入藏于心。五气清微，为精神聪明。……地食人以五味，从口入藏于胃。五味浊滞，为形骸骨肉。”

（四）药王孙思邈

三教归一的另一位代表人物就是被称为“药王”的唐代著名医学家孙思邈。孙思邈（581～682年）生于北周大统三年，卒于唐永淳元年，是一位百岁老人。如果说陶弘景是以道教思想为基础去融汇三教的话，孙思邈则是主要从医家和养生的角度去融汇。孙思邈“幼遭风冷，屡造医门，汤药之资，罄尽家产”，故年十八立志学医。他聪颖好学，通道、佛之学，广集医、道、儒、佛诸家之说，结合多年的丰富实践经验，写成《备急千金要方》和《千金翼方》两部名著，也被称为《千金方》，是中国历史上最早的临床医学百科全书。两书60卷，药方论6500多首，成为继《黄帝内经》后又一部旷世经典。

孙思邈对中医内、外、妇、儿、五官、针灸各科无不精通，有二十四项成果开创我国医药史之先河，是继张仲景之后第一个全面系统研究中医药学的先驱者，被称为“医学论之父”。孙思邈医德高尚，他认为医生必须“无欲无求”，以解除患者痛苦为天职，视患者“皆如天尊”，“华夷愚智，普同一等”。他身体力行，多次拒绝做官，一心致力于医学，被列为与希波克拉底齐名的世界三大医德名人之一。

唐太宗李世民赞孙思邈“凿开径路，名魁大医。羽翼三圣，调合四时。降龙伏虎，拯衰救危。巍巍堂堂，百代之师。”宋徽宗敕封他为“妙应真人”。

其主要养生观点和贡献有：

（1）治未病观：在《千金要方·养性序》中强调“善养性者，则治未病之病，是其义也”，“是以圣人消未起之患，治未病之疾，医之于无事之前，不追于既逝之后”。

（2）奠定食养学的基础：他着力强调饮食在养生中的重要性：“安神之本，必资于食”，“不知食宜者，不足以养生也。”他主张“为医者，当晓病源，知其所犯，以食治之，食疗不愈，然后命药。”这些论述成为祖国医学药食同源理论和食疗学的基础，也成为中医食疗学成为独立学科的标志。他在《千金要方》中列举食养、食疗食物154种，分为谷米、蔬菜、果实、鸟兽四类。

（3）道林养性：孙思邈总结了历史上精神养生之经验和方法，结合自身经验，形成了以道为最高信仰、以道德修养为基础、以清净无为为核心、充分协调形神关系的精神养生思想和方法。他说：“夫养性者，欲所习以成性，性自为善，不习无不利也。性既自善，内外百病皆悉不生，祸乱灾害亦无由作，此养性之大经也。”孙思邈继承了《黄帝内经》“恬淡虚无”、“精神内守”的摄生思想，倡导“虚静无为”。他在《备急千金要方》中提倡养生“十二少”：“故善摄生者，常少思、少念、少欲、少事、少语、少笑、少愁、少乐、少喜、少怒、少好、少悲。此十二少者，养生之都契也。”

五、发展——宋金元时期

这一时期位于中国封建社会的中期，是我国医学史上又一个辉煌时期，一方面继承了唐代以前已经基本成型的中医药学和养生学的理论和方法，另一方面各种流派的相互争论、渗透、吸收和发扬，对医学的发展起到推动作用。

这一时期值得关注的有三件大事：一是宋代产生了融儒、释、道于一炉的“理学”，对中医学和养生学的发展起到了促进作用；二是随着活字印刷术的发明，给古代医学文献的搜集、整理、校正和传播提供了便利条件，从官方到民间，中医药学著作大量出版发行；三是金元四大家各擅其长，竞相发展。

欧阳修是北宋时期著名政治家、文学家、史学家和诗人，“唐宋八大家”之一。欧阳修除以散文闻名于世，还潜心研究《易经》和《春秋》。欧阳修主张养生应当“劳其形”：“大禹走天下，劳其形而寿百岁。颜子萧然卧于陋巷，不动于心，年不及三十。”

他提出了“以自然之道，养自然之生”的著名论断，是为养生的总纲领。他认为，不能只追求养生之术而违反自然之道，否则便“欲求生而反害其生”。他在《居士外集·删正〈黄庭经〉序》中说：“生而必死，亦自然之理也。以自然之道，养自然之生，不自戕贼夭阏而尽其天年，此自古圣智之所同也。……盖命有长短，禀之于天，非人力所能为也。……后世贪生之徒，为养生之术者，无所不至。至茹草木，服金石，吸日月之精光……欲求生而反害其生者，可不哀哉！……若大雅君子，则岂取于此。”

朱熹是南宋著名哲学家、教育家和理学家，他认为养生之要旨“在于自修其德，而又常自省察，使其所行，无不和于天理，则盛大之福，自我致之，有不外求而得矣”。他认为，学习一切必须知其要点，而且要付诸行动：“学之之博，未若知之之要；知之之要，未若行之之实”。朱熹在《朱子文钞》中希望：“慈母年高，当以心平气和为上，少食勤餐，果蔬时伴，阿胶丹参之物，时以佐之，延庚续寿，儿之祈焉。”此为老年人养生之要点。

丘处机为元代著名道家学者，道教全真派创始人。他提出了“有卫生之道，而无长生之药”的辩证思想，著有《摄生消息论》、《大丹直指》等养生著作，被誉为道教养生之经典。在《摄生消息论》中，丘处机结合《内经》中对于四时特点的分析，提出了四季养生的具体方法和注意事项，具有很好的实用性。

忽思慧是元朝御医和著名营养学家，著有《饮膳正要》。他尖锐地指出当世之人在养生保健方面的不足：“今时之人不然也，起居无常，饮食不知忌避，亦不慎节，多嗜欲，浓滋味，不能受中，不知持满，故半百衰者多矣。”故此“保养之法，莫若守中，守中则无过与不及之病。调顺四时，节慎饮食，起居不妄，使以五味调和五脏。五脏平和则血气资荣，精神健康，心志安定，诸邪自不能入，寒暑不能袭，人乃怡安。”

（一）医学养生学史的整理和发展

北宋末年，官方出版《圣济总录》，共两百卷，两百多万字，包括中医各科和养生等共66门。宫廷编著的《太平圣惠方》是一部具有理、法、方、药完整体系的方剂专著，该书用药物和食物相结合的方法，继承和发扬了孙思邈的食疗理论，并记述了各种药酒和药粥。《宋史·艺文志》中收载的医书就多达500部。三部煌煌巨著代表了当时医学史全面整理和研究的成果。

民间对前代本草进行了系统的整理，出现了大量的专著，如寇宗奭的《本草衍义》、张元素的《珍珠囊》、李杲的《用药法象》、朱震亨的《本草衍义补遗》等，都是在同时期世界药物学领域领先的药学专著。

针灸学在宋元时期得到了很大的发展，出现了闻名国内外的“针灸铜人”和《新铸铜人腧穴针灸图经》、《针灸资生经》、《十四经发挥》等新的针灸学专著，以及子午流注针法。

（二）老年中医学的发展

宋代医家全面认识老年人身体的特点，丰富了老年人的治疗保健原则和方法，促进了老年中医学和养生学的发展。宋代陈直撰写了《养老奉亲书》，是为我国现存最早的一部老年保健学专著。元代邹铉在此书的基础上续增三卷，更名为《寿亲养老新书》。此外，朱丹溪的《格致余论》、忽思慧的《饮馔正要》、贾铭的《饮食须知》和丘处机的《摄生消息论》等养生学、医学著作中都有老年中医学、保健学的内容。

陈直总结的益寿七要，是养老理论的总结和发展。这七要是："一者少言语养内气，二者戒色欲养精气，三者薄滋味养血气，四者咽精（津）液养脏气，五者莫嗔怒养肝气，六者美饮食养胃气，七者少思虑养心气"。

（1）精神摄养：《寿亲养老新书》指出了老年人的精神特点："老人孤僻，易于伤感，才觉孤寂，便生郁闷"，因此，应当经常有人侍其左右，不令寂寞，或择其所好，如书画、琴棋、花鸟、珍玩等，使其赏阅，有所兴趣。至于强烈的精神刺激，则应尽力避免："凡丧藏凶祸不可令吊，疾病危困不可令惊，悲哀忧愁不可令人预报……暗昧之室不可令孤，凶祸远报不可令知，轻薄婢使不可令亲"。书中载有一首诗，强调了静以养生的重要性："自身有病自身知，身病还将心自医，心境静时身亦静，心生还是病生时"。

（2）饮食调养：《寿亲养老新书》强调食疗的重要性："主身者神，养气者精，益精者气，资气者食。食者生民之天，活人之本也。故饮食进则谷气充，谷气充则气血盛，气血盛则筋力强，故脾胃者五脏之宗也。四脏之气，皆禀于脾，故四时皆以胃气为本。"老年人在饮食方面有其特点："高年之人，真气耗竭，五脏衰弱，全仰饮食，以资气血；若生冷不节，饥饱失宜，调停无度，动则疾患"。因此，"老人之食，大抵宜温热熟软，忌其粗硬生冷"。当老人患病后，也应当先考虑"食治"："凡老人首患，宜先以食治，食治未愈，然后命药，此养老人之大法也。是以善治病者，不如善慎疾；善用药者，不如善治食"。

（3）起居调摄：年老之人，体力衰弱，动作艰难，百事懒于施为。故陈直指出：必须"竭力将护，以免非横之虞"。其方法是："凡行住坐卧，宴处起居，皆须巧立制度"。如老人行动不便，床榻要比一般的低三分之一，以便于下床；老人抵抗力弱，易于感冒，故床的三面要设屏风，以防风冷；老人的坐椅也要低些，双足能够接触地面；衣服不宜宽长，长则在走路时容易绊跤，宽则衣服不着身，不能保暖。

（4）顺时奉养：陈直继承了《内经》的顺时调摄原则，指出要"依四时调养之方，顺五行休王之气，恭怡奉亲，慎无懈怠"。

（5）药物扶持：陈直主张："善服药者，不如善保养"。《寿亲养老新书》指出，老年人真气不足，血气已衰，用药不可竣猛，而应采取"扶持"之法，即用温平、顺气、补虚、和中之方。

（三）饮食养生学的进展

宋元时期，由于实践经验的积累，食养食疗无论在理论上还是从方法上都有了新的进展。

元代饮膳太医忽思慧编撰的《饮膳正要》，为一部养生学专著，饮食养生为其重点。此书著成于元朝天历三年（1320年），全书共三卷。忽思慧说："故善养性者先饥而食，食勿令饱。先渴而饮，饮勿令过。食欲数而少，不欲顿而多，盖饱中饥，饥中饱，饱则伤肺，饥则伤气。若食饱，不得便卧，即生百病。”同一时期的李东垣、朱丹溪等对饮食养生的原则和宜忌都有精辟的论述。

（四）金元四大家与养生

宋元时期，出现了流派争鸣的局面，或强调养元气，或主张调饮食，或偏重养阴，各擅其长，不仅活跃了学术空气，也促进了养生学的进一步发展。

1. 刘完素与火热论：刘完素为金元四大家之首。他创立了火热论，认为火热是导致各种病症的原因。同时他提出了“修短寿夭，皆人自为”的思想，这一“人主性命”说为后天养生提供了依据。他重视气、神、精、形的保养，重在养气，尤其重在养元气。认为“人受天地之气以化生性命也。是知形者，生之舍也，气者，生之元也”（《素问病机气宜保命集·原道论》）。他认为养气应当从调气、守气、交气三方面入手：“吹嘘呼吸，吐故纳新，熊经鸟伸，导引按跷，所以调气也；平气定息，握固凝神，神宫内视，五脏昭彻，所以守其气也；法则天地，顺理阴阳，交媾坎离，济用水火，所以交其气也。”（《素问病机气宜保命集·原道论》）

2. 张子和与祛邪论：张子和认为祛邪则正气自安，养生则与治病不同，提出了“养生当用食补，治病当用药攻”的著名论断。在食补同时，他提出“君子贵流不贵滞”，因此要“通”、“补”并举。他的主要学说内容为三法六门。强调病因多为外邪伤正，病以热证、实证为多，疾病分风、寒、暑、湿、燥、火六门。主张祛邪以扶正，治病善用汗、吐、下三法，故后世称攻下派。

3. 李东垣与脾胃论：李东垣认为人不能长寿是因为元气损耗：“人寿应百岁……其元气消耗不得终其天年”（《兰室秘藏·脾胃虚损论》），而“元气之充足，皆由脾胃之气无所伤，而后能滋养元气”（《兰室秘藏·脾胃虚实传变论》）。他认为调养脾胃的方法有：①合理饮食：“饮食自倍，则脾胃之气即伤，而元气亦不能充，则诸病之所由生也”。②调摄情志：他指出：“凡愤怒、悲思、恐惧，皆伤元气”。③治病顾护脾胃：在治病时要兼顾脾胃，注重调补。

4. 朱丹溪与相火论：朱丹溪极力提倡“相火论”，认为人“阳常有余，阴常不足”，而阴气“难成易亏”，因此容易相火妄动。他主张应注意滋阴保精，尤其要注意节欲，并为此著有《色欲箴》以告诫世人。

宋元时期还有其他养生专著，如周守忠的《养生月览》、刘词的《混俗颐生录》、寇宗奭的《本草衍义》、张元素的《珍珠囊》等，都显示中医药学和养生学在宋金元时期得到极大发展。

六、完善——明清时期

明清时期是中国封建社会的末期，先后出现了很多著名的养生学家，进一步丰富和完善了中医养生学的理论，同时养生方法也得到创新、细化和普及，可谓养生学发展的鼎盛时期。从明代到新中国成立前的580年期间，出版和刊行的养生类著作比明清之前的2200多年所发行的总量还多，并且有的养生专著被译成外文出版，西方医药学也开始传入中国，东西方医药学得以交流。

这一时期主要的中医学和养生学著作有：李时珍的《本草纲目》、朱棣的《普济方》、万全的《养生四要》、胡文焕的《类修要诀》、王士雄的《随息居饮食谱》、李梴的《医学入门》、徐春甫的《古今医统大全》和《老老余编》、沈金鳌的《沈氏尊生书》、张景岳的《景岳全书》、高濂的《遵生八笺》、尤乘的《寿世青编》、汪绮石的《理虚元鉴》、曹庭栋的《老老恒言》、龚廷贤的《衰老论》和《寿世保元》等。这些著作从原则到方法，纵论中医学和养生学，极大地丰富了历代养生学的内容，并结合当时的饮食、运动等养生的实践，推动中医养生学基本成为既有坚实的理论基础，又有丰富的实践经验的系统、完整、科学的专门学科。

万全是明代著名医学家，养生学家，《养生四要》作者。万全幼时攻读儒学，但科举不第而弃儒学医，子承父业，其医术高超，被皇帝称为“医圣”。据传万全偶遇一老人求医，万全为其诊脉后说，你老人家六脉俱为纯阳，非仙即道。老人捏着万全的胡须道：你真是神医呀！言毕离去，不见踪影。被老人捏过的那段白须，竟然变黑。万全着重提出了四条养生原则：“养生之法有四，曰寡欲，曰慎动，曰法时，曰却疾。夫寡欲者，谓忍其性也；慎动者，谓保定其气也；法时者，谓和于阴阳也；却疾者，谓慎于医药也。坚忍其性则不坏其根矣，保定其气则不疲其枝矣，和于阴阳则不犯其邪矣，慎于医药则不遇其毒矣。养生之要，何以加于此哉！”他特别强调养生要戒色和戒“膏粱”：“佳丽之色，利于刃也；膏粱之味，毒于鸠也。”

李时珍是明代著名药物学家和医学家。其著作《本草纲目》为传世经典。同时李时珍积累了大量的药粥方面的资料。他认为食粥为“饮食之妙”：“每日起食粥以大碗，空腹虚，谷气便作，所补不细，又极柔腻，与肠胃相得，最为饮食之妙也。”

张景岳为明代著名医学家和养生学家，其医道之精湛，被誉为仲景再生，东垣再世。张景岳熟读《内经》，著有64卷《景岳全书》这一鸿篇巨著。他认为“养生当治形”，反对老子的“使无吾身，吾何有患”的消极人生观，认为“吾之所赖唯形耳”，“凡欲治病者，必以形体为主，欲治形者，必以精血为先”。他认为“精血即形也”，故“善养生者，必宝其精”。在阴阳学说方面，张景岳独重阳气：“天之大宝，只此一丸红日；人之大宝，只此一息真阳”。他根据《内经》中“人年四十而阴气自半”的观点，认为人到中年，“当大为修理一番，然再振根基，尚余强丰”。四季养生方面，他总结为“春应肝而养生，夏应心而养长，长夏应脾而养化，秋应肺而养收，冬应肾而养藏”。

曹慈山为清代著名养生学家，著有《老老恒言》。他对睡眠有独到的研究，认为“少寐乃老年大患。……必先平居静养”。他主张“先睡心，后睡目”，并建议睡眠以右侧卧位为佳。在饮食方面，他主张“少食”：“凡食总以少为有益，脾易磨运，乃化精液，否则极易之物，多食反致受伤，故曰少食以安脾也。”同时要做到饮食清淡：“凡食物不能废咸，但少加使淡，淡则物之真味真性俱得。”

黄宫绣为乾隆时期宫廷御医，他治学严谨，凡不确者务求其真，凡不明者务求其解。著有《脉理求真》3卷、《本草求真》10卷、《锦芳医案》2卷、《医案求真初编》5卷刊行于世。他对中医的药食同源理论做了精辟的概括：“食之入口，等于药之治病，同为一理。合则于人脏腑有益，而可却病卫生；不合则于人脏腑有损，而即增病促死。”

石成金为清代著名养生学家，自称“著书九十二部”而“流传天下”。在其《长生秘诀》中提出“养心六常诀”：“常存安静心，常存正常心，常存欢喜心，常存良善心，常存和悦心，常存安乐心”，并著有“忍耐歌”存世。

（一）藏象学说与养生

藏象学说是中医学，也是养生学的理论基础之一。

明代出现了以赵献可、张景岳为代表的温补派，他们突出脾胃和肾命的主题，大力阐扬命门学说及其与脾胃的关系，认为命门之气为脾胃之母，养生重在命门，实质在于养真阳、元气。赵献可说：“火旺则动速，火微则动缓，火熄则寂然不动”（《医贯·内经十二官论》），故主张无论养生还是治疗，均以保养真火为要。

张景岳也主张养阳，但也主张养精，这比赵献可要全面。他认为“阳强则寿，阳衰则夭”。“欲知所以生死者，须察乎阳，察阳者，察其衰与不衰；欲知所以存亡者，须察乎阴，察阴者，察其坏与不坏，此保生之本法也。”“命门者为水火之府，为阴阳之宅，为精气之海，为死生之窦，若命门亏损，则五脏六腑皆失所恃，而阴阳病变无所不至。”他主张用甘温固本法预防疾病，反对滥用寒凉以至败胃伤阳。同时，张景岳明确提出养生之要在于治形保精：“善养生者，必宝其精”。他认为形赖精血为养，养精血即为养形。

五脏养生之主次，各家见解各异。李中梓、万全主张五脏调养要以脾肾为中心；王文禄则认为养生以养心脾为要；汪绮石则主张补虚应肺脾肾并重。他说：“治虚有三本，肺、脾、肾是也。肺为五脏之天，脾为百骸之母，肾为生命之根，治肺治脾治肾，治虚之道毕矣”。他同时提出了对虚劳的六节、七防、四护、三候、二守、三禁的预防原则。

（二）药食养生

明代开始，药食养生名家迭出，发展为鼎盛时期，开始形成了完整的体系。李时珍在《本草纲目》中对于药饵和食疗都有大量论述，该书收载了大量的“不老增年”的补益类药物，成为养生药物之大全。朱棣等编著的《普济方》中有许多著名的延年益寿方。清代赵学敏在《串雅》一书中也辑录了一些养生药物和方剂。王士雄所著《随息居饮食谱》是一部著名的营养学专著，全书列食物331种，论述清晰，重点突出，是研究中医食疗法、养生保健、祛病延年的一本必备参考书。

食补应平补、缓补。万全在《养生四要》中认为饮食之味“稍薄，则能养人”。李梴主张保健用药应当平和、中和、温和，补虚应当缓补、调补。他在《医学入门·阴火论》中说：“能甘淡薄，则五味之本自足以补五脏，养老慈幼皆然”。陈继儒在《养生肤语》中说：“人生食用最宜加谨……多饮酒则气升，多饮茶则气降，多肉食谷食则气滞，多辛食则气散，多咸食则气积，多酸食则气结，多苦食则气抑。”

（三）运动养生

明清时期继承了先秦时期的动静学说。李梴在《医学入门》中指出：“精神极欲静，气血极欲动”，从而明确了静养精神，动养形体的关系。方开阐述了阴阳与动静的关系，提出了静以养阴，动以养阳的主张。他指出："天地本乎阴阳，阴阳主乎动静，人身一阴阳，阴阳一动静也。动静合宜，气血和畅，百病不生，乃得尽其天年。"在其《摩腹运气图考》（又名《延年九转法》）中提出了动静结合的摩腹法："摩腹之法，以动化静，以静运动，合乎阴阳，顺乎五行，发其生机，神其变化。故能通和上下，分理阴阳，去旧生新，充实五脏，驱外感之诸邪，清内生之百证，补不足，泻有余，消食之道，妙应无穷，何须借药烧丹，自有却病延年实效耳。"

清代养生家曹庭栋认为"养静为摄生首务"，但也重视动以养生。他说："导引之法甚多，如八段锦、婆罗门十二法、天竺按摩诀之类，不过宣畅气血，展舒筋骸，有益无损"。书中有散步专论，认为"散步所以养神"，睡前"绕室行千步，始就枕"，"是以动求静"，有助于改善睡眠。

明代之后，武术广泛开展，武术流派繁多，练功习武之风盛行，同时导引术、八段锦、易筋经、气功等也广泛流行，成为民众养生的一大特色。

（四）老年养生

徐春甫在他的老年学专著《老老余编》中将养老与"忠孝"相提并论，从而把尊老养老提到伦理道德的更高层面。明代著名御医龚廷贤被誉为"国手"、"医林状元"，著有《古今医鉴》、《济世全书》、《寿世保元》、《万病回春》等著作，在《寿世保元》中对老年人提出了涉及处世、慾念、衣着、起居、饮食等方面的五戒，在《衰老论》中对人体衰老的原因作了专题论述。曹庭栋根据自己的长寿经验，参阅300余家养生论述，著成老年养生专著《老老恒言》（又名《养生随笔》），强调老年养生要重省心养性，主张养生要适应日常生活习惯，不可勉强求异；养生实践要寓于日常生活起居琐事之中；要重视调摄脾胃，推崇食粥，专著粥谱一卷，列粥谱达一百方（自创14方）。

到明清之前，在基本没有外来干预的情况下，中医药学和养生学在中国这块沃土上生根开花，茁壮成长，逐步形成了一套科学、完整、系统的理论和方法，并为国人的保健、治疗做出了贡献。正因为此，中医药学和养生学牢牢植根于国人的心中；也正因为此，中医药学才能抵御西医学传入中国后带来的巨大冲击。

七、挑战与机遇——近现代

中医乃我国"国宝"之一，有着数千年悠久的历史和辉煌的成就。鸦片战争前，中医一直一枝独秀。列强入侵后，西学东渐，西医学也在中国落地生根，中医一统天下的局面被打破，两种异质医学体系并存，冲突在所难免。

毋庸讳言，由于西医在某些方面的优越性，对中医造成了强烈的挑战与冲击，中医数次濒临被消灭的命运，在这种情况下，何谈其迅速发展！

在汉代盛世，祖国历史上出现了千古巨著《黄帝内经》；在隋唐盛世，出现了又一部旷世经典《千金方》。在科学技术日新月异、高速发达的今天，为什么没有一部堪与比肩的著作问世？这与百年来中医风雨飘摇的境遇有关。

西方医学大规模传入中国只不过百多年的时间。俗话说，强龙压不过地头蛇，但西方医学伴随着西方的坚船利炮和西方的科技、宗教强势登陆中国，就像八国联军用洋枪洋炮打败了只有冷兵器的义和团一样，中医很快在与西医的较量中败下阵来，其地位岌岌可危，数次命悬一线。

数次中医存废之争，都在全国引起轩然大波，除了中医业界，社会贤达、执政权贵，甚至各历史阶段的国家最高领导人都被惊动。何以如此？因为这不是简单的一个职业、行业的问题，这是东西方在文化、传统、观念方面的碰撞。

（一）西医登陆中国，国人莫衷一是

早在明末清初，西洋医学已在中国开始传播，西方来华的耶稣会教士带来一些西方医药知识。鸦片战争前，东印度公司的医生郭雷枢、李文斯敦等在广州、澳门一带向华人行医，将西医传入中国。1835年，伯驾在广州创办近代中国第一所教会医院。19世纪中叶以后，随着传教士的到来、西医书籍的翻译、西医学校和医院的建立、吸引留学生学习西医等方式，西医大量传入中国，并造成了对中国传统医学的巨大冲击。1876年，在华所办教会医院有16所、诊所24所，1905年分别达到166所和241所。同时，传教士还翻译出版西医书籍，创办一系列教会医学院校和护士学校。洋务运动开始后，中国人也开始兴办近代医疗事业，也有少数国人出国时受西方文化影响，或因接触通商口岸的外国私人医生而认识和接受了西医。

熊月之在《西学东渐与晚清社会》中指出：中国人接受西医经历了“疑忌－接触－试用－对比－信服”五个环节。这是对国人接受西医总体态势的概括。

西医伴随着传教进入中国，因此开始时常与各地频繁发生的教案发生联系。经过一段时间的接触，西医以其强大优势开始为一般民众接受，国人信奉西医的一个原因就是“喜西医之简便与西药之奇异”。国人接受西医的过程是“自下而上”，因为越是上层，越不容易接受那些“蛮夷”的东西。李鸿章在19世纪60年代初就接触到西医，直到1879年，他的夫人生病，天津中医束手无策，后经传教士马根济和郝维德治愈，至此他才接受西医。

面临“西医入侵”，作为“主人”，国人和中医界意见分歧，很快分成几派：

（1）坚持中医排斥西医。其中有的人认为中医已经十全十美，没有必要学习洋人的东西；有的是为了保存国粹；有的是出于对洋人的鄙视甚至仇恨；有的是出于利益考虑；有的是受传统礼教的束缚，如“人之发肤，受之父母”，难以接受西医的检查和手术；有的则是对西医治疗方法如手术的恐惧。19世纪七八十年代东北、浙江的一些中医和官绅为了自身利益，曾制造谣言煽动群众来反对西医。叶德辉在《西医论》一文中从生理解剖、华夷之辨、医理和医药不同等方面提出反对西医的五个理由。

（2）有限地肯定西医，实际上反对或不接受。如朱一新在《无邪堂答问》中说：“医学则中国针石之技，久而失传，西医擅长在此。其内科之学，远不如中国。”陈虬虽承认西医的疫病来源于病菌之说，却又说“其实中国古籍皆已引而不发”。这种观点反映了对待西学上的“西学中源”。

（3）信奉西医而排斥中医。持这种观点者或是出身于教会医学教育的西医，也有转而信奉西医的。如吴汝纶在信奉西医后对中医大加排斥，说《灵枢》、《素问》、《本草纲目》等医书都不足据；西医解剖学相当准确，药品又多由化学家所定，所以“百用百效”。

（4）主张中西医汇通。这其中有近代中医，也有接受过教会医学教育的西医。他们认为“弃短取长，中西合璧，必能打破中西界限，彼此发明，实于医学大有裨益”。唐宗海在《中西汇通医经精义》中提出“集灵、素诸经，兼中西义解之，不存疆域异同之见，但求折衷归于一是。”王学权则认为《人身说概》、《人身图说》等著作中介绍的解剖学知识，可补中医学之不足，但也有不足之处，要“信其可信，阙其可疑”。

（二）数典忘祖，北洋政府排斥中医

1912年，北洋政府以中西医“致难兼采”为由，在新颁布的学制及各类学校条例中，只提倡医学专门学校（西医）而没有涉及中医，实际上把中医药排斥在医学教育系统之外。1913年，教育总长汪大燮在接见京师医学会要求将中医列入医学教育系统的代表时公开说：“余决意今后废去中医，不用中药。所请立案一节，难以照准。”

消息传出，各地舆论反响强烈。上海“神州医药总会”会长余伯陶等通函各省征集意见，联合全国19个省市中医界和同仁堂、鹤年堂等药业人士，组织了“医药救亡请愿团”，推举代表进京向教育部、国务院请愿，力请保存中医中药，并将中医纳入学系。各地民众也纷纷集会、通电，抗议政府弃中扬西的政策。

（三）朝野震动，“国民政府”欲废国医

1929年，时任国民党中央执行委员的褚民谊及其后台汪精卫大力鼓吹全盘西化。1929年2月，国民党中央卫生委员会举行第一次会议，在褚民谊的主持和授意下，通过了余云岫等向国民党“中央卫生委员会”提出中字第十四号提案，即《废除旧医以扫除医事卫生之障碍案》。提案声称“旧医一日不除，民众思想一日不变，新医事业一日不能向上，卫生行政一日不能进展”，“中医是两千年来的神话，是古典哲学，唯心论、主观唯心论和庸俗经验论的杂货店。”曾留学日本学习西医的余云岫，是废止中医派的代表人物。他把中医等同于巫术，甚至说“中医是杀人的祸首”。他提出“废止中医案”的四点理由是：①中医理论皆属荒唐怪诞；②中医脉法出于纬候之学，自欺欺人；③中医无能预防疾病；④中医病原学说阻遏科学化。

此案引起轩然大波，中医界奋起抗争。3月17日，全国17个省市，242个团体，281名代表云集上海，召开全国医药团体代表大会，提出的口号是“提倡中医以防文化侵略”、“提倡中药以防经济侵略”，并组成赴南京请愿团。全国总商会等团体通电支持，社会公众舆论也支持中医界，提出了“取缔中医药就是致病民于死命”等声援口号，一时群情激奋，全国沸腾。当时的国民党正召开第三次代表大会，叶楚伧、李石曾、薛笃弼等要人亲自接见了请愿代表，迫使卫生部不得不表示对中医并无歧视，并面允代表：该提案虽获通过，但暂不执行；改称中医为国医；同意成立“中医学社”。

当时国民党内部对此也是意见分歧。国民党政府行政院院长谭延闿表态，我当一天行政院院长，中医就不能废止。国民党政府卫生部长薛笃弼也表示，我当一天部长，绝不允许这个提案施行。

在这危难时刻，恰好汪精卫之岳母患了痢疾，遍请西医治疗无效，患者已经奄奄一息，汪精卫只好同意别人的建议，请当时的四大名医之一的施今墨为其诊治。施老先生开方之后，老太太问何时复诊，施老胸有成竹地说，吃了药三天止泻，五天胃口转好，十天痊愈，不必复诊。果如施老所料，十天后患者痊愈。汪精卫被感动，给施老题匾相送，施老没有接受，但请汪收回废止中医之成命。汪虽未立即表态，但其反对中医的态度有所转变。由于全国人民的反对，终使该提案胎死宫内。

但是，废止中医一直在以变相的手法进行着。不久，教育、卫生两部通令中医禁止参用西药及器械；中医学校降格为中医传习所或中医学社，不准用学校的名称，以限制中医人才的培养；中医医院改为医室等。1931年1月，国民党中央执行委员会以全国医药团体总联合会不符合法律为由强令解散。2月1日，中医界在上海召开临时代表大会，明确提出中西医平等待遇，中医参加卫生行政，中医药改称国医国药，编纂中医药字典及教科书等，并再次派代表进京请愿。蒋介石只得答应代表，让文官处撤销两部公告。

（四）国医无名，西医学喧宾夺主

早在1930年，国民党政府就制定并颁布了《西医条例》。但是，我们老祖宗几千年留下的中医却连个名分都没有。

“中医”两个字，最早见于《汉书·艺文志·经文》：“以热益热，以寒增寒，不见于外，是所独失也。故谚云‘有病不治常得中医’。”对这段话的理解各不相同，但都没有认为这里的“中医”二字就是最早的中医命名。这里说是“两个字”，因为它可能连一个名词都不是。

在历史上，中医曾被称为汉医、国医、传统医、旧医（称西医为新医，以示区别）、皇汉医学、汉方医学（日本），并常和以下词语相联系：岐黄、青囊、杏林、悬壶。既然把西方医学称之为“西医”，国医就应称为“中医”，但国民党废止中医之心不死，哪里会再颁一个《中医条例》。

当时半官方的国医馆为争取中医的合法性，于1932年要求审定《中医条例》，联合国民党中央委员29人草拟了《提议制定中医条例拟责中央国医馆管理国医以资整理而利民生案》，于1933年6月提交国民党中央第360次政治会议。决议案虽被通过，并交“教育”、“内政”两部审查，但在这两部内废止中医的意见已经占了上风，而把持“行政院”的汪精卫更是表态：“国医言阴阳五行，不重解剖，在学术上实无根据，至国药全无分析，治病效能，殊为渺茫……”，主张“根本废除国医国药，凡属中医，不准执业。全国中药店，限令停业”。于是“中央政治会议”只好绕过“行政院”将议案提交“立法院法制委员会”，1933年12月15日“立法院”通过《国医条例》，易名《中医条例》。咨达“行政院”，“行政院”迟迟不予公布，“行政院长”汪精卫和“立法院长”孙科在中医存废问题上尖锐对立，各以辞职相威胁。在国民党第五次全国代表大会上，以冯玉祥为首的82位代表，义正词严地提出《提议政府对中西医应平等对待以宏学术而利民生案》，《中医条例》才得以公布，前后拖延三年之久。

1936年1月22日，《中医条例》颁布，标志着中医的合法地位终于被确立，老祖宗几千年传下来的宝贵遗产才终于有了名分。

但是，有“名分”不等于有地位，废止不成，刁难却有法。国民党政府不准中医办医院、设学校、登广告，还设立了审查国医资格委员会，使得绝大部分中医已无法继续执业。1946年，规定中医一律称“医士”，不得再称“医师”，并严禁中医使用新药。1946年2月，“教育部”命令取缔上海中医学院等在近代中医教育史上最有影响的三所学校。广东省在民国年间曾先后开办20多所中医院校，到1947年仅剩1所。

旧社会的中医，挣扎求生，备受摧残，极度凋零，后继无人，何谈壮大和发展？加上连年战火，遍地狼烟，饿殍遍地，民不聊生，哪里还顾得上养生？

（五）扭转乾坤，毛主席拨乱反正

新中国的成立，为弘扬祖国文化遗产，大力发展中医学事业开创了广阔的前景。1950年8月，毛泽东在第一届全国卫生会议的题词中指出：“团结新老中西医各部分医药卫生工作人员，组成巩固的统一战线，为开展伟大的人民卫生工作而奋斗”，制定了符合中国国情的新中国卫生工作根本方针，为中医药发展指明了方向。

然而，树欲静而风不止，正是在这次会议上，余云岫提出了“改造旧医实施步骤”的方案，变“废”为“缩”，要“淘汰多数，保留少数，加以改造”。此后，中央卫生部副部长王斌说，中医是封建医，应随封建社会的消灭而消灭。1951年颁布了中医进修的《规定》，1952年颁布了《考试暂行办法》，其目的都是要借“西化”来取代中医。当时卫生部的两位副部长提出要三年之内消灭中医，导致中医一片萧条。当时的国家文委主任发现后报告毛主席，主席下令撤了这两个人，并勒令卫生部在《人民日报》做公开检讨。1954年，中央人民政府严厉地批评了歧视、排斥中医的倾向和一些人的宗派主义观点，取消了对中医从业人员不合理的“进修”、“考试”规定，端正了“团结中西医”的方针，使中医受到应有的保护和支持。

毛泽东同志一贯重视中国传统文化的继承与发扬工作，他始终主张“中学为体，西学为用”，反对硬搬西洋的东西，更反对“全盘西化”。1953年他在中共中央政治局会议上高度评价了中医，认为“中国对世界是有大贡献的，我看中医是一项。”他指出，“看不起中医是不对的……西医也有唯心论。中西医一定要团结，西医一定要打破宗派主义。”1954年7月，毛泽东又一次指出：“真理的标准是实践”，中医“行之有效，这就是真理”。

（六）积重难返，中西医结合任重道远

伟人就是伟人。在中医废止和反废止的斗争中，毛泽东同志目光如炬，坚定地支持中医，并发表了一系列重要指示。

1958年10月11日，毛泽东同志对卫生部党组“关于组织西医离职学习中医班总结报告”作重要的批示：“今后举办西医离职学习中医的学习班，由各省、市、自治区党委领导负责办理。”“指示中要指出这是一件大事，不可等闲视之。中国医药学是一个伟大的宝库，应当努力发掘，加以提高。”

他认为：“最重要的是首先要西医学中医，而不是中医学西医”，西医“应当抱着很虚心的态度”，“因为经过学习与提高，就可以把中西医界限取消，成为中国统一的医学，以贡献于全世界”。1956年，毛泽东同志提出：“把中医中药的知识和西医西药的知识结合起来，创造中国统一的新医学、新药学。”

毛泽东同志对中西医结合的一系列指示是完全正确的。这些指示概括起来有几个方面：①对中医的评价：“中国医药学是一个伟大的宝库，应当努力发掘，加以提高”；②中西医结合的重要性：这是“一项严重的政治任务”；③中西医结合的方针：“中学为体，西学为用”；④中西医结合的方法：“开展西医学习中医运动”；⑤中西医结合的必要条件：“中西医一定要团结，西医一定要打破宗派主义”。

在中西医结合方面，我们做了如下努力：①在诊断上的病证结合，在治疗时的综合协调，在理论上相互为用；②通过对中西医诊断方法的研究进行结合，用西医学和现代科学方法研究中医四诊，或创造新的诊法；③通过对中医治法治则的研究进行结合，对疗效肯定的方药进行药理作用、成分、配伍机制的实验研究，并在临床实践中验证；④通过对中医学基础理论的研究进行结合，通过建立中医理论的动物模型或动物疾病模型以寻找中西医理论上的结合点；⑤通过对方剂药物的研究进行结合；⑥通过对针灸及经络的研究进行结合。

由于政府部门的大力提倡，和广大中西医学科研和临床工作者的艰苦努力，我们在中西医结合方面的确做了大量的工作，也取得了很多成绩，但时至今日，我们只能说，中西医结合仍然是“任重而道远”，中西医仍然在分道扬镳，仍然是各吹各调的两个喇叭。

“文化大革命”期间，由于种种错误导向，全国绝大多数老中医被批斗和迫害，很多中医古籍被当成“四旧”送进了造纸厂的化浆池。有人用对联描述了当时中医的处境，上联：惨，无知，破四旧，万马齐喑，文化大革命，老中医遭摧残；下联：悲，有罪，立三股，一派胡言，中西医结合，小大夫被毒害；横批：中医危矣。

“文化大革命”后，中医才从浩劫中再次恢复了元气。1982年颁布的宪法中提出“国家发展医疗卫生事业，发展现代医药和我国传统医药”，再次将发展传统医药作为国家政策。

（七）沉渣泛起，弘扬中医药文化障碍重重

党和政府对中西医结合的方针是明确而坚定的，但是，亡中医之心始终未死，“打假斗士”、“学术权威”反对中医的言论从来没有停止过。他们甚至认为“中医既不是什么积极的文化，更不是什么科学，甚至还不够格称‘伪科学’，而是中国古代落第文人，利用人们‘病急乱投医’的心理而刻意做成的骗局。”对此，卫生部公开表态“坚决反对”，并称“这是对历史的无知，也是对现实生活中中医药所发挥的重要作用的无知和抹杀。”国家中医药管理局则称，“取消中医”是“对科学的肆意否定”。

（八）危机反思，养生学无限生机

我们已经习惯于依赖现代西医学，但是当西医学越来越高深，而慢性病却越来越多，我们人均寿命的增长停滞不前的时候，我们不得不进行深刻的反思。

我们必须把养生保健而不是治疗放在医疗卫生工作的第一位；我们必须摆脱对现代西

医学的过分依赖；我们必须充分发掘传统医学的巨大宝库来为民众的健康服务。

原卫生部陈竺部长说："在中医理论指导下的健康管理工作，是最具中国特色的慢性病防治工作的理论基础，充分发挥中医药在慢性病防治工作中的积极作用是值得深思的。"

2009年《国务院关于扶持和促进中医药事业发展的若干意见》指出："中医药作为中华民族的瑰宝，蕴含着丰富的哲学思想和人文精神，是我国文化软实力的重要体现。扶持和促进中医药事业发展，对于深化医药卫生体制改革、提高人民群众健康水平、弘扬中华文化、促进经济发展和社会和谐，都具有十分重要的意义。""随着健康管理观念变化和医学模式转变，中医药越来越显示出独特优势。"卫生部在《2010年卫生工作要点》的文件中，强调七个要点之一是"扎实推进中医药继承和发展，不断提高中医药服务水平"。

世界各国同样将目光投向长时间不被人重视的传统医学（TM）和替代医学（CAM），特别是其中的非药物疗法。

世界卫生组织对传统医学的定义是：为了保健以及诊断、治疗或预防疾病，单用或联合运用基于动、植物药和（或）矿物药的药物疗法、精神疗法、物理疗法和运动锻炼而建立起来的一种医学体系，包括本体系的方式方法、知识和信仰以及不同的健康卫生习惯。

非药物疗法也称为自然疗法，是指常规的药物、放射线、手术等治疗方法之外的其他疗法，包括饮食、运动、精神、草药、水疗、气功、瑜伽、针灸、拔罐、推拿、刮痧、磁疗、音波、放血、中草药离子导入、贴敷、浴身（冷热水浴、蒸汽浴、矿泉浴、药浴）等。

自然疗法的着眼点是治人而不是治病，通过排毒、疏通经络、平衡阴阳、激发人体的自愈功能来达到疾病康复的目的。

2002年5月16日世界卫生组织公布了《2002年至2005年世界卫生组织传统医药及替代医药全球策略》，其主要内容包括：各国传统医药回顾、传统医药替代医药将面临的挑战、WHO所起的作用、传统医药替代医药的国际及国内组织、2002～2005年策略及行动计划、传统医药替代医药在各国的法律地位等。

2008年是世界卫生组织成立60周年，又是阿拉木图宣言发表30周年。为了进一步发挥传统医学在人类卫生保健体系的作用，"2008年世界卫生组织传统医学大会"于2008年11月7~9日在中国北京隆重召开。会议发表了《北京宣言》。

中医学、印度吠陀医学、藏医学和西方传统医学并称世界四大传统医学。显然，中医学是世界上最古老、最系统和影响力最大的传统医学。

目前在世界上已经兴起了中医热和养生热。

据美国Eisenberg的调查，美国有60%以上的人接受过中国传统医学各种方法的治疗。2000年美国总统克林顿颁布13147号令，成立白宫补充与替代医学政策委员会，要求就补充和替代医学的立法和管理提出建议，以保证公共政策能使美国公众最大程度地享受到补充和替代医学的益处。1998年美国国家补充和替代医学中心成立，是美国国立卫生研究院的27个研究机构之一。这些反映了美国主流社会对于包括中医药在内的补充和替代医学的态度有了转变。

中医药在欧洲的发展前景广阔。欧盟完成了一个“非常规医学”的科学技术研究领域的欧洲合作项目。1999年欧盟大会号召各成员国要更加重视医药机构中对替代医学的认可。据不完全统计，欧洲目前拥有中医师、针灸医师、草药医师20多万人，中医教学机构300多所。中医药产品已通过各种正式或非正式渠道遍布欧洲各国，在欧洲医疗保健领域发挥着积极作用。

第二节 中医养生学的特点和优势

一、中医养生学的特点

中医养生学是祖国医学的重要组成部分，是华夏古代灿烂文化的结晶，是中华民族卓绝智慧的精华，是历代医学家和劳动人民与疾病斗争经验的总结，是开放于世界医学之林中的一朵鲜艳夺目的奇葩，是对世界医学和人类健康的伟大贡献。在我们面对严重的健康危机的紧要关头，她是启迪我们的思维，寻求健康之路的金钥匙，是我们抗击慢性病的犀利武器。

中医学家邓铁铸在“中医与未来医学”一文中认为：“中医养生学有几千年的积淀，内容十分丰富，未来医学必将把养生放在最重要的位置。”

（一）以哲学思维为指导

包括养生学在内的中医学是运用哲学思想进行理性认识的集大成者。中医学理论体系是中医临床实践过程中所积累的丰富经验与哲学思维相融合的产物。

哲学，是理论化、系统化的世界观，是自然知识、社会知识、思维知识的概括和总结，是世界观和方法论的统一。爱因斯坦这样谈论哲学：如果把哲学理解为在最普遍和最广泛的形式中对知识的追求，那么，哲学显然就可以被认为是全部科学之母。冯友兰在《中国哲学简史》中提出自己的定义：哲学“就是对于人生的有系统的反思的思想”。

包括养生学在内的中医药学，其最大特点是哲学观和整体性，正如《类经》所说：“上极天文，下穷地理，中悉人事；大而阴阳造化，小而草木昆虫、音律象数之笔端、脏腑经络之曲折，靡不缕指而胪列焉。”这些正是现代西医学所缺乏的。中医养生学把人与自然、社会以及人体本身都视为一个整体，强调天人合一的基本思想，重视人与外界环境的和谐统一，以及人体内部的平衡与和谐。有了这种通天彻地的大局观，我们才能全面而宏观的观察人体及其变化，而不是头痛医头脚痛医脚。

（二）以和谐平衡为准绳

中正平和与平衡适度是古代哲学的核心内容之一。中是天下之大本，和是天下之达道；“中”是天下之本质状态，“和”是天下最终之归宿。只有中正，万物才能各守其位，孕育发展。能以中正平和养身，才能“其寿极命”。《素问·至真要大论》强调：必须“谨察阴阳所在而调之，以平为期”，并把“和”作为“圣度”。《素问·调经论》说“阴阳匀平，以充其形，九候若一，命曰平人”。

人体的阴阳平衡和内部和谐是“常态”，超过了一定的“度”，无论是“过”或“不及”都会导致失常。

和谐平衡是养生的一大原则，也是制定各项养生措施的依据，如饮食的五味平衡、营养平衡，运动的动静平衡，起居的劳逸平衡，都是制定各项养生措施必须遵循的原则。

（三）以实践经验为基础

中医学和养生学都来自于实践。马克思主义的认识论认为实践是认识的来源和推动认识发展的动力，是认识的目的，也是检验认识是否正确的唯一标准。

作为一种思维方式和思维活动，正确的哲学也是与实践相关的，并不是空想和臆想。作为一种实用科学，中医学和养生学更是实践的产物，是在几千年实践—认识—再实践过程中不断发展起来的，绝不是凭空想象，更不是迷信和玄学。

《神农百草经》是我国现存最早的中药学专著，这些药物的发现和性能的确定，是源于神农“尝百草”的实践。《本草纲目》是当时世界上最为详尽、最为丰富的医药学巨著，是李时珍“走万里路”实地考察、尝试和运用实践的结晶。在新石器时代就有了针灸疗法，是起源于砭石放血、割疾和按摩的实践。历史上无数的养生学家，都是在自身的养生实践中总结出的养生理论，墨子、孙思邈、贺知章、张景岳、陈继儒更是弃官归隐，专事养生，成为知名的养生学家。

（四）以未病先防为目的

祖国医学的“治未病”学说是对世界医学的伟大贡献。“君子安而不忘危，存而不忘亡，治而不忘乱”的居安思危观念是祖国传统文化的重要内容，是安邦定国的指导原则，也是治未病学说的指导原则。无论是何种伤害和疾病，治疗的代价都远远超过预防，何况疾病给人体造成的伤害有时是难以修复和弥补的。“人命至贵”，重视生命就要保护生命，防病于先。

《黄帝内经》提出了治未病的观念、治未病的三段论和“上工治未病”的指导原则，一直指导着祖国医学的防治实践，为中华民族的繁衍生息和养生保健做出了伟大贡献。治未病理论比现代西医学的三级预防理论早了两千多年，实在是洞察先机，烛照千年。

养生是治未病理论的具体体现和主要途径。无论是未病先防、欲病早治，还是既病防变，都应按照养生的原则去做，而不是单纯依赖于治疗。治疗的目的是保持、恢复和维护健康，是为了防治疾病的加重和蔓延，实际上也是疾病防变措施。

养生的另一个重要方面是延缓衰老。抗衰老不仅是益寿延年的有效措施，也是预防疾病的有效措施。中医养生学把防病与抗衰有机地结合起来，形成了独特的衰老和抗衰老理论。

在《黄帝内经》中已经就人体各年龄段机能的变化和老年的生理变化做了系统的论述。后世发展了《内经》的理论，从整体上提出了不同于现代西医学的衰老理论。祖国医学认为，肾虚是衰老的根本，脾胃功能失调是导致肾虚衰老的重要机制，脾肾亏虚夹实是衰老的基本变化。

肾为先天之本，主藏精、纳气和水液代谢。肾内寓真阴真阳，为五脏六腑阴阳之本。

《素问·六节藏象论》说："肾者主蛰，封藏之本，精之处也。"《素问·金匮真言论》说："夫精者，身之本也。"肾之精气的生理作用是促进机体的生长、发育和生殖能力。肾之精分为先天之精和后天之精，先天之精是人体生长、发育的根本，后天之精是维持生命的物质基础。所以，人的生、长、壮、老、已都与肾之精气有直接的关系。《内经》在论述各个年龄段的特点时大多以肾气为主："丈夫八岁，肾气实"，"二八，肾气盛"，"三八，肾气平均"，"五八，肾气衰"。随着肾中精气的变化，人体经历由幼到壮，和由壮到衰的生命过程。衰老是肾之精气衰败的过程，脏腑气血减少了来自肾之精气的滋养，随之出现脏腑功能的降低和气血的亏虚。故《内经》说："五八，肾气衰，……六八，阳气衰竭于上……七八，肝气衰……"。

脾胃为后天之本，水谷之海，气血生化之源。肾的精气需要脾胃生化的气血的不断滋养，如脾胃虚弱，则肾的精气缺少补充，久之会导致肾气亏虚。张景岳说："盖人之始生，本乎精血之源；人之既生，由乎水谷之养。非精血无以立形体之基，非水谷无以成形体之壮，是以水谷之海本赖先天为之主，则精血之海又必赖后天为之资，此脾胃之气关于人生者不小。"

随着肾之精气的衰弱，各脏腑功能的减弱，必然导致气血运行不畅，如肝郁、血瘀等，痰湿等得不到及时的清除，故可能有痰湿等实证的出现，所以衰老还表现为虚、实兼夹的状态。

中医体质学的研究进展，进一步阐明了衰老—偏颇体质—疾病三者之间复杂的相互关系，三者互为因果，又相互影响。

（五）以综合调摄为手段

人是复杂的，致病因素也是复杂的，对于复杂的问题，就不能用简单的方法去解决。世界上没有"用之四海而皆准"的方法，也没有一用就灵的神方妙法，养生是一项系统工程，也是需要用毕生的时间持续实践的科学。《黄帝内经》对养生方法的论述就是综合的。《灵枢·本神》说："故智者之养生也，必顺四时而适寒暑，和喜怒而安居处，节阴阳而调刚柔。如是则僻邪不至，长生久视。"

数千年来，中医养生学对养生的认识越来越深入，也越来越具体，形成了一套完整、科学的理论和方法，如形神共养、适量运动、科学饮食、四季养生、谨慎起居、养气保精、通调气血、和谐脏腑、平衡阴阳、扶正祛邪、三因摄养、动静结合等一系列原则和方法，即便是针对一种具体问题或疾病的调养，其措施也是综合性的。

（六）以修德养性为首务

中医养生学重视精神养生，强调"神"的主导作用。《类经·摄生类》说："虽神由精气而生，然所以统驭精气而为运用之主者，则又在吾心之神"。《类经·藏象类》强调："未有形气衰而神能王者，亦未有神既散而形独存者。"所以养生必须重视精神的调养。《素问·上古天真论》说："恬淡虚无，真气从之，精神内守，病安从来"，"内无思想之患，以恬愉为务，以自得为功，形体不敝，精神不散，亦可以百数。"精神养生是养生之第一要务。

如何养神？养神当以修德为上。清代著名养生学家石成金说：“善养生者，当以德行为主，而以调养为佐，二者并行不悖，体自健而寿命自可延长。”孙思邈主张“正心德是本，修身善为先”。

中医养生学之所以强调修德养性，原因有二。一个是中华民族的民族性决定的。中华民族是一个谦和、善良、博爱、无私奉献的民族，世代传承，教育后代要有孝心、有爱心，从而成为民族传统。第二个原因，中医养生是儒、释、道、医四者的结合，四者虽教义有别，观念各异，但在修德爱人这一点上却是一致的。儒家思想以“仁爱”为核心，主张“仁者爱人”，倡导仁义礼智信等道德修养，在养生方面，认为“仁者不忧”，“仁者寿”。道家主张“常德不离，复归婴儿”，保持孩童世代的自然天真，质朴无邪，追求精神上的自由与超脱。佛家追求的是解脱自在、超越生死轮回的涅槃境界。为了修“来世”，就要“慈悲为怀”，助人为乐。为此规定有五戒、十诫等行动准则。五戒是：不杀生，不偷盗，不邪淫，不妄语，不饮酒。祖国医学强调为医者必须“大医精诚”：“夫医者，非仁爱之士不可托也；非聪明理达不可任也；非廉洁纯良不可信也”（《古今图书集成医部全录》）。《医门法律·问病论》中说：“医，仁术也。仁人君子，必笃于情；笃于情，则视人犹己，问其所苦，自无不到之处。”

西方没有儒，但是有教。基督教教义的核心是“爱世人”，为此规定了十诫。天主教强调的伦理是“彼此相爱”。两教都以博爱为宗旨。

西方医学之父希波克拉底是西方医学界高尚医德的代表。他认为“与心作斗争是很难的”，并说“教养是有教养人的第一个太阳”。《希波克拉底誓言》是希波克拉底警诫医学从业人员的古希腊职业道德的圣典，他向医学界发出的行业道德倡议书，是从医人员入学第一课要学的重要内容，也是全社会所有职业人员言行自律的要求：“我以阿波罗，阿克索及诸神的名义宣誓：我要恪守誓约，不给病人带来痛苦与危害。如果我违反了上述誓言，请神给我以相应的处罚。”

西方的教义是教人做事待人的原则，从医者的誓言是对医者的要求，都没有出现像中国的儒释道意识形态和文化与养生文化的充分融合。

所以，修德养性是祖国医学的特点，也是优势。

二、中医养生学的优势

原中国医学科学院院长、中国工程院院士巴德年认为：“根据西医学的发展轨迹和社会的发展趋势，未来20年或30年，医学将发生很大的变化，其特点是：医学的任务将从以防病治病为主逐步转向以维护和增强健康、提高人的生命质量为主。在未来寻求医学服务的，不再仅仅是患者，而会有相当数量的正常人；询医问诊的人，也不仅仅是因为躯体的缺欠或某个系统有病患的患者，相当多的人是为得到生活指导和心理咨询而求医；医生开出的不会仅是去药房取的处方，还有如何提高生活质量的处方。医学的对象将从以患者为主的模式逐步转变成为面向整个人群的模式。”

中医学家邓铁铸说：“未来医学是循序渐进的，21世纪前半叶我们的希望是：一、人类将摆脱化学药物的副作用，摆脱创伤性的检查以及医疗带来的痛苦与后遗症。二、实行‘上工治未病’，医学将以养生保健为中心，使人人生活过得更愉快、舒适、潇洒。三、医学将以保健园的形式，逐步取代医院的主要地位，医院将成为辅助机构。”

无疑，保健学在未来的医学中将占据中心的位置。这一重大转变，单靠健康管理行吗？

保健学在西方叫做健康管理，在中国叫养生。相比健康管理，中医养生学具有无可争议的优势。

（一）最系统完整的保健学

中医养生学相比健康管理的第一个优势是历史悠久。西方医学之父希波克拉底（公元前460～前377年）与《黄帝内经》成书（大约为战国时期，即公元前475～前221年）所处的历史时期大致相同，他也提出了一些真知灼见，如“依靠自然”，“患者的本能是患者的医生，医生是帮助本能的”，但并未成为一门系统的科学。现代西医学迅速成为一门治疗医学，并取得巨大成就，但预防医学直到19世纪才在欧洲创立，比《黄帝内经》晚了两千多年。

第二个优势是世代传承。直到鸦片战争，西方用大炮轰开了中国闭锁的国门，几千年来国民一直以中医为保健治疗的唯一依靠，中医学在基本上没有外来影响的情况下独立发展。经过历代医学家和养生学家的不懈努力和探索、实践，形成了一套极为完整的保健养生学。

健康管理学的历史不过几十年，在中国只不过十年多的时间。由于时间短，虽然理念先进，但理论却滞后，重体检、评估轻干预，最为重要的健康干预却成了薄弱环节，没有中医养生学的理论和措施那么具体和系统，加上没有具体机构的督导，健康干预难以落实。

（二）植根于民众的保健学

中医养生学深深扎根于普通民众之中，连几岁的小孩子都知道太极拳，这和中医养生学历史悠久、世代传承有关，也与她的简便易学有关。历史上，养生延寿曾经是皇帝和达官贵人热衷的行为，如宫廷的炼丹术、药膳等，但借助于儒释道的传播，其中的养生内容越来越为广大民众所了解，特别是明清时代，中医养生学已经成为一个完整和丰富的系统，大量的文献整理、创作和出版，起到了很好的宣传推广作用。药食养生用的是唾手可及的普通食物和药材；太极拳、武术、五禽戏、扭秧歌、扇子舞等简便易学，不需要西方的跑步机等复杂、昂贵的健身器材，一把扇子、一把剑、一根棍子，甚至赤手空拳都可以达到锻炼的目的；也不需要建设一个健身房，随便一个空地就可以“开练”；而且寓动于乐，加之效果明显，所以深为广大民众喜爱。

（三）最接近于生态保健学

1. 中医养生学起源于古代，受古代哲学思想的指导，而且世代传承，没有受到近现代各种哲学（如机械唯物论等）的影响，其理论基础是最接近于生态保健学的。中医养生学的奠基之作——《黄帝内经》就包含有丰富的生态医学、保健学思想，而且构建了一个较为完整的生态医学、保健学体系。《黄帝内经》的开篇之问就明确指出，人之病就是违反了自然规律，违反了生态原则而发生的。生活在水泥堡垒中的现代人，生活越舒适、越随意，就离自然生态越远，而离疾病越近。

在中国古代文化根基上生长的中医学、养生学理论具有很强的思想性和合理性。

2. 宏观论是祖国医学的光辉思想，天人合一理论把人体放在一个宏观的、无限大的开放性系统中研究，并提出“顺其自然”，即顺应自然规律的科学论断，这完全符合人与自然关系的客观现实和规律。如果没有天人合一理论的指导，你把人研究的越细微，可能离客观规律越远。

整体性是中医学和养生学的另一个非常突出的特点。祖国古代文化和医学把无边的宇宙作为一个整体，也把复杂的人体作为一个整体。和所有的生态系统一样，人体是一个开放的自我调控的复杂生态系统，这个系统既与外界进行不间断的交换和交流，体内各个部分、气血阴阳之间、各脏腑之间、形神之间也进行着同样的交换和交流。祖国医学和养生学强调人体的整体性、系统性，这是东方传统的医学思想。

体质学和西医体检的一个重要区别，前者是从整体角度去评价某个人的健康，但是对查病来说，缺乏精确性和肯定性；西医体检是“找病体检”，对疾病的识别肯定而精确，但并不是对一个人整体健康的评价。

3. 平衡论是祖国医学和养生学的另一光辉思想。大千世界就是一个充满了矛盾的客观存在，对立统一规律制约着一切事物的存在和变化。任何事物的存在，都是平衡的体现，失衡则变是宇宙间不变的法则。人体必须与外界保持平衡和谐，复杂的人体内部也要平衡和谐，平衡就是健康，失衡就是疾病。

如果你远离了平衡理论，片面地去研究如何去克制疾病的症状，研究如何用药物去压制过高的血压、血糖和血脂，而不是致力于恢复被破坏的平衡，就只能建立一个看起来似乎满意的病态平衡，而且很可能用人工干预的方式破坏更多的平衡，从而带来复杂和严重的后果。

4. 未病先防理论是祖国医学最早提出的先知之见。要解决疾病防治问题，特别是慢性病问题，预防是最有效、最经济、最科学的方法。古代人缺乏抗拒自然损伤和疾病的技术和能力，很自然地提出居安思危、防微杜渐的原则，这和现代预防科学的理论是一致的。

（四）真正的自我保健医学

健康管理学使我们明确了一个重要概念，那就是“健康是资源，凡是资源都需要管理”，这是保健医学的重要进步。但是，保健必须建立在每个人的“知信行”上，个人才是保健的主体。过分强调被动管理，并不利于充分发挥每个人的积极性和主观能动性。

中医养生学以个人的能动性为核心，指导民众如何用最简单、最实用、最有效的方法去保养身体。中医养生学取自民间，用之于民间，是真正的自我保健医学。

三、养生是中西医结合的最好切入点

《医易生态医学》总主编田和禄认为：“中医与西医的差异和对立，是整个医学发展水平不高的产物和表现，也为中西医结合互补预留了空间。”

医学是一门实用科学，研究一门学问，可以有不同意见，但难见在一门实用科学内存在两个互不相干的理论体系，中西医算是一个例外。从历史唯物主义的角度来看，中西医的结合是必然的趋势。

《三国演义》开篇就讲了一句富有哲理的话：论天下大事，分久必合，合久必分。我们前面讲过，古代的东西方医学在其主要观点上惊人的一致，但是后来分道扬镳，我们相信，将来中西医毕竟还是要统一的。

中医之优势，在于其哲学思想指导下的宏观论和整体论；西医之优势，在于其现代科学指导下的实验性、可见性、微观性和精确性。毛泽东准确地把握了中西医的特点，提出“中学为体，西学为用”和“西医必须学习中医”的中西医结合方针，是非常正确的。

（一）中医发展壮大是中西医结合的基础

结合的前提起码是对等，如果一方日益壮大，另一方日渐式微，最终的结果只能是吞并。

不怕别人瞧不起你，最怕你自己瞧不起自己。如果中医后继乏人，如果中医抛弃了自己的特色和优势，结果只能是被吞并或自生自灭。

曾经热热闹闹的“西学中”是行政干预的结果，缺少了强有力的干预，热闹一阵子就会销声匿迹。

1. 中医教育缺乏重心：百年大计，教育第一。不要说让已经干过西医，甚至已经成名的西医去学中医，就连西医药院校都没有中医学课程，西医药院校的毕业生喝的都是“洋墨水”。反过来中医药院校却有大量的西医学课程，中医教育严重西医化。拿一个高等中医药专科学校中医学专业的教学计划为例：政治、体育、语文、英语、计算机等“公共课”，中医学课程和西医学课程基本上三分天下。中国医学史、《黄帝内经》、中医各家学说、《伤寒论》、《金匮要略》、《温病学》统统成了选修课，中医养生学居然连选修课中都没有一节。外语要求不低，中文要求不高，古汉语训练缺乏，许多学生基本不看、也看不懂中医古籍；西医理论学习要求不低，中医理论学习严重不足，甚至《黄帝内经》等经典也不研读；技能培养上，西医实验不少，中医望闻问切等训练不多。毕业后，学生普遍不会用中医思维看病，多半转行西医，或名虽中医实为西医。上研究生深造者，大都不是在中医理论及临床上提高，而是遵循西医教育方法，要求硕士做到细胞水平、博士做到分子水平才能毕业。不少中医硕士、博士不会用中医理论与技能临床看病，难以称为真正中医。课时安排的指向是很明确的：①培养的是只会治疗的医生，是不懂养生，甚至不懂保健的医生；②培养的是不知道历史，不知道中医各家之言，现发现卖的医生。

2. 中医队伍后继乏人：据统计，全国中医医生1949年27.6万人，到2002年还是27万余人，53年没有增长；同期西医医生分别为8.7万和157万人，增长17倍；现全国共有医务工作人员520万人，中医药工作人员约50万人，不足1/10。

老中医带徒弟的师徒传承方式是中医培养人才的传统方式，因为中医更多靠经验和感悟，20世纪50年代曾经被倡导过，但现在这种方式培养的人才很少，且难以被认可。新中国成立前留下来的全国著名老中医已所剩无几，均已达耄耋之年。据统计，全国名老中医目前已不足300人。

3. 中医院不“中”：现在的中医院也是输液架子林立，各项西医检查项目齐全。在很多中医院里实际上是西医为主，中医成了辅助和摆设。网上有人说：“如果中医只会看CT片子；不会号脉，只会给骨折患者做手术，不会正骨，中医就消亡了。”实际上应当说：“如果所有的医生都只会看CT片子，医学就消亡了。”唯实验论，不仅使中医，而会使整个医学“误入歧途”。有个孩子挠骨骨折，到了省级中医院，一位年轻的医生做了复位，但只对上了不到一半；到最有名的西医院，博士说只能打钢针；最后又回到省中医院，一位老中医只用了两三分钟复位，严丝合缝，2个月复查，放射科以为拍错了位置，因为受伤的挠骨连一点愈合的痕迹都没有留下。如果我们中医院的医生都有这么一个绝活，中医还会被人瞧不起吗？

多数中医院变成二流西医院。目前全国有2800多家中医院，但几乎没有一家是真正传统的中医医院，几乎都是中西医“结合”医院。查病主要依靠西医仪器来检查和化验；处方则是中药西药并用，西药为主；验效主要靠西医仪器来检验治疗效果。据统计，2001年全国等级中医医院的药品收入中，中药只占40%，西药则占60%。其第一个因素是经济因素，中医的望闻问切的诊断方式比较简单，难以计费，中药相对西药价格低廉，从效益因素考虑还是西医的检查和药费合算；第二个因素是考虑医院的外部形象，似乎没有大型现代化的检测设备医院的知名度就低；第三个是技术因素，以为现代化检查就比望闻问切来的准确。

2005年2月，全国100多名著名中医师，联名上书党中央及国务院，建议将“中医药的可持续发展”作为重大科技专项列入国家科技发展中长期规划。呼吁书指出，唯有以中医为主、中西医并重的卫生保健体系，才可能解决中国特别是农民和城市贫困人口的医疗保健问题，并成为全世界医疗模式的典范。如果无所作为，中医药如此发展下去，要不了20年，真正的中医将不复存在，如果中医药消亡在我们这代人手中，我们将成为千古罪人。

（二）养生是中西医结合最好的切入点

我们不能不感叹：中西医结合太难了！我们不是没有政府的支持，我们不是没有民众的支持，我们不是没有基础和优势，我们不是没有尽力，但东西方两种文化衍生的科学，数千年来的分道扬镳，渐行渐远，实现真正的结合必然是件困难的事。

要解决中西医结合问题的途径是多方面的，其中一个重要的方面是要选好切入点。在临床医疗方面，目前很难扭转西医为主的局面，“中学为体”就很难实现。望闻问切不如现代化检查设备明确、一致而直接；熬中药吃多数情况下不如现代治疗手段来的直接而快速；多数患者的第一选择是西医而不是中医。

把单味中药提取成分后改变剂型，做成药片、针剂，搞成了中药西用，而且我们难以把所有的中药都这么做；用现代科学技术去研究脉象、舌象等中医诊断方法，还是让中医向西医靠拢；中医的概念多属于认识论的范畴，而西医的概念多属于实体论的范畴，用西医的概念去研究和评判中医，不仅困难重重，而且可能误入歧途。

那么正确的切入点是什么呢？养生保健是最好的切入点。这是因为中医养生学具有作为“体”的各种条件：①历史悠久：中医养生学是世界上最古老的保健学，且经过数千年的不断丰富和完善而发展；②系统完整：中医养生学囊括了饮食、运动、情志、起居、四季各个方面，很多是现代西医学也缺少的；③科学性强：即便是用苛刻的现代科学的眼光去评价，中医养生学整体上也是非常科学的。西医可能看不起中医，但很少对养生有异议；④群众基础：中医养生已经深深扎根于民众之中，具有最广泛的群众基础。

中西医对于养生很少歧义，中医养生学又具有上述的特点和优势，具有作为“体”的必要条件，养生保健已形成巨大潮流，又是新时期医学面临的主要问题，所以，选择养生作为中西医结合的切入点是正确的，特别是在健康危机日益严重的今天。

第三节　对中医养生学的学习和探讨

祖国医学和养生学博大精深，是数千年无数医学家和养生专家经验和知识的结晶，无论哪一个人，穷毕生的精力去研究，都很难有所成就，何况笔者，上的是西医大学，干了几十年西医，对于中医学只能算是一个刚入门的小学生，实在是不敢妄言。但是，中医养生学是生态养生学的两大理论基础之一，不能不去研究和学习，在学习中有一些感悟，肯定有错误的地方，求方家指教。

一、引经据典话养生

对于《黄帝内经》等古老又深奥的养生经典，存在一个如何正确理解、讲述、运用来指导我们的医疗和养生实践的问题。暂时不理解的不等于将来不理解；暂时没有依据的不等于永远没有依据；暂时意见不统一的不等于会永远争议下去。

对中医养生学伟大作用的评价必须坚持，基本理论必须弄通，基本概念必须清楚。

我们绝无意扬“中”贬“西”。中西医各有其长，又各有其短。不能因中医是老祖宗留下来的就“高看一眼”，也不能因西医是舶来品而吹毛求疵；不能在西医如日中天的时候把中医“一棒子打死”，也不能在西医遇到困惑时贬低西医。但是，毋庸置疑的是，目前中医处于弱势地位，必须加以扶持。

（一）引经据典力求符合原意

徐灵胎说：“言必本于圣经，治必遵乎古法”。话虽如此，做起来却难。《黄帝内经》博大精深，古文又是一字多义，一义多字，文字古奥，旨义深邃，给理解和“翻译”带来困难，往往“仁者见仁，智者见智”。在此情况下，囫囵吞枣，舍难就易，“打擦边球”等情况就容易出现。

《黄帝内经》著作久远，理解起来就困难。笔者学习中遇到一句话的理解就有歧义。《黄帝内经》中对秋季的论述是“天气以急，地气以明”，对这句话的通常解释是，秋季天气变化无常，天高风急，大地清肃。这偏于对秋季风景的描写。①“天气以急”还可以和气象挂上，“地气以明”用大地“清明”解释就牵强了，其中的“气”和风景根本联系不上。②《黄帝内经》关于四季的描述中，都是自然界变化大势，如果拿风景描写秋季，和《黄帝内经》严谨的论述文风是不一致的。

“气”这个字有多种意义，只有一个词与上述解释接近，就是“气象”，气象学的“气象”是指大气的状态和现象，一般说的“气象”是指事物的整个态势，如“气象万千”，这是现今很多把“天气以急，地气以明”做如上解释的原因。

那么“天气”和“地气”作何解释呢？我们看一下古人的解释。

《孟子》：“气者，体之充也。”《礼记·月令》：“天气下降，地气上腾。”《考工记·总目》：“地有气。”《素问·天元纪大论》：“故在天为气。”《左传·昭公元年》：“天有六气……六气曰阴、阳、风、雨、晦、明也。”《国语·周语》：“夫天地之气，不失其序。若过其序，民之乱也。阳伏而不能出，阴迫而不能烝，于是有地震。”《列子·天瑞》：“轻清者上为天，重浊者下为地，冲和气者为人。故天地含精，万物化生。”

所以，按古人的理解，天有气，地也有气，天之气为阳，地之气为阴。夏季，天气下降，地气上腾，故“天地气交”，才能“万物华实”。万物的种子，都是一个新生命的开始，是天地阴阳之气交合的结果。那么，秋季的“天气以急”如何解释呢？“急”有紧缩的意思；“以”有两种解释，一是古同“已”，二是“才”。合起来解释，即秋季自然界的阳气开始回缩，与地气脱离了接触，地之气就变得明显，这就是“地气以明”。

在《内经》里还有一处用“急”这个字，即“肝苦急”，即肝气喜发散而不喜收敛，与上述意思相近。

这种解释不知对否，谨提出以供研讨。古籍中类似的歧义尚多，有待于探讨和统一。

（二）关于“养生俗语”

养生热了，连俗语也热了起来。凡是与衣食住行相关的俗语常被冠以“养生俗语”，可是拿养生原则来衡量，有些就不是“养生俗语”，应当作一区分，以免混淆视听。

网上、书上流传的“养生俗语”，一部分是取自古人养生书中朗朗上口的句子，但在民间没有流传，所以难以叫做“俗语”；一部分干脆就是现代人编出来的。

“俗语”未必是“养生俗语”，因为有的是与养生原则相违背的；有的是只适用于某地或某类人，不能“用之四海而皆准”；有的是“张冠李戴”，用错了地方。比如说，“冬练三九”就是。冬季是养藏的季节，不适合做大运动量锻炼，运功量太大，势必使关闭的腠理开放，甚至“大汗伤阳”。孙思邈说：“冬时天地气闭，血气伏藏，人不可作劳汗出，发泄阳气，有损于人也。”“冬练三九”那是训练运动员的，是在严酷条件下训练其超负荷运动能力，不是训练老百姓的。所以，“冬练三九”是训练之法，不是养生之法。同样，宣传和鼓励大家都去冬泳、长跑，尤其是老年人，是非常错误的。

对中医养生学中原则性的东西必须坚持，按照这些原则去审视和解释一些民间的谚语、俗语和经验，而不是“鱼龙混杂”。除了“冬练三九”外，“春捂秋冻”、“夏吃苦”等我们将在有关章节做分析。

（三）不能以现代科学概念去机械地理解中医学和养生学

中医理论自成体系，如果把现代解剖学和生理学知识与中医学乱拉在一起，就会“乱点鸳鸯谱”，可能“张冠李戴”，或者含混不清，比如中医学的五脏和现代解剖学上的脏器就不是一个概念。中医学已经存在几千年，而现代医学诞生只不过一百多年。当现代医学传入中国的时候，必须用中医学中相近的名词去对应外文的器官概念，于是heart被译成心，liver被译成肝，spleen被译成脾，lungs被译成肺，kidney被译成肾，相近而不相同，它们之间并不能划等号。如在中医的脏象图上是有两个形似肾的脏器，但一侧为肾，一侧为命门。从生理的角度来说，“神”这个功能在现代医学是神经系统专属的，而在中医学中“神藏于五脏”，即五脏皆和“神”有关。《内经》云：“心者，君主之官也，神明出焉。”这里的“心”，并不只是指那个在胸腔内不停跳动的实体心脏，它的功能也不仅是“主血脉”，而是包括了现代医学中神经系统的功能。后世尽管有的中医学家也提出“脑为元神之府”，但还是在西方医学传入中国后，“脑主神明”的呼声开始高涨，认为“中医学把本属脑的生理功能归属于心，既没有解剖学、生理学基础，也缺乏临床实验资料的证明。”

在《内经》中，五脏中没有脑，“十二脏”中也没有脑，只是有一句话提到了脑：“脑、髓、骨、脉、胆、女子胞，此六者，地气之所生也。”但这里的脑显然并没有五脏那么重要，更不会是“君主之官”。要求几千年前的古人要具有解剖学、生理学基础，甚至有做临床实验的能力，那不是强人所难吗？说到这里我们自然会产生一个问题：我们起初应当把heart翻译成什么？翻译成“脑”？那不更乱了吗？把heart翻译为“心”，本来就有“拉郎配”的味道。借了中医的词去翻译洋文，反过来又说中医的概念不对，这犯了逻辑学上的错误。做心脏移植术后，有的被移植者的思维、性格等变了，变得和移植心脏的原主人相似，这是“心主神明”的例证吗？恐怕不能这么说，因为中医主神的“心”和heart实在不一样。

（四）要以历史唯物主义的观点看待中医养生学

浏览一下《内经》，我们会发现其中谈到运动的论述较少，反倒说“生病起于过用，此为常也”。“久视伤血、久卧伤气、久坐伤肉、久立伤骨、久行伤筋。是谓五劳所伤。”主张“志闲少欲”、“形劳不倦”。荀子也主张“强本而节用”，这是为什么呢？

这就要从历史的角度去看。《内经》说：“往古人居禽兽之间，动作以避寒……”。那时的人为了生存不得不辛勤地劳作、奔跑，甚至“动作以避寒”，他们能为“啤酒肚”、“脂肪肝”而苦恼吗？所以《内经》才强调“形劳不倦”。

同样，孔子的“食不厌精，脍不厌细”也易为现代人所不理解，好像孔子也主张食物的精细加工。需知春秋战国时代既没有蔬菜大棚，也没有现代化饲养场；既没有食品加工厂，也没有超市，很多人为了不饿死而挣扎，有时不得不吃草根树皮，吃腐败食物；又因为缺乏食品卫生知识，食物加工太过简单。要想养生，不强调食物加工成吗？其实孔子并非追求锦衣美食之人，他说：“饭疏食饮水（粗茶淡饭），曲肱而枕之，乐亦在其中矣”。他的“食不厌精，脍不厌细”恰是重视饮食与健康关系的体现。

二、中医学和中医养生学也要研讨和发展

在充分肯定中医学和中医养生学的辉煌历史贡献和巨大现实意义的同时，我们也要持一分为二的态度。我们不能因为中医学是老祖宗留下的东西，就说她一切都对；也不能因为中医学是“弱势”，为了保护就说她一切都好。人的认识是一个不断从必然王国向自由王国发展的过程，我们不能停留在对传统中医学的学习上，也要有所创新和发展。

中医学要实现现代化，必须继承和创新并举。继承是基础和前提，创新是在继承基础上的突破、超越和完善。

（一）中医学和养生学不能闭关自守

中国吃尽了闭关自守的苦头。盛世的出现，有赖于改革开放，中医学要发展，同样需要开放。

从历史上看中医学理论体系就存在自闭性：①早在秦汉时期，中医学的基本理论框架已经形成，而且这个理论框架具有自适性，是一个可以不借鉴其他科学成就的自适性理论系统；②两千多年来，这个理论框架没有根本性的变化，只是其充实和具体化；③近代欧美资产阶级革命，科学技术飞速发展，而中国日益衰败，自身的科学技术发展有限，又采取闭关锁国政策，更难以吸收新的技术革命的成果。我们说，现代西医学走向了实验医学，减少了整体性，离生态医学渐行渐远，而中医学则相反，最大限度地保留了整体性和生态性，但和现代科学技术“隔行如隔山”。

惰性是人的固有特性之一。说西医不愿接受新事物，中医何尝没有。中西医结合是双方面的事，西医要学习中医，中医也要学习西医，如果中西医老是平行，什么时候才能“并轨”呢？

我们不得不用现代的眼光去审视中医学的不足，尽管这近似苛求。这些不足的产生源自两个方面：①历史的局限性：在几乎原始条件下产生的中医学，没有现代科学的支持，连解剖学、生理学、病理学等基本的试验方法都没有，只能靠“远取诸物，近取诸身”的直觉式、意象性自然哲学思辨方法，缺乏科学理性思维的条件。②由此产生了中医学在认识论方面的直觉性倾向，在方法论方面的模糊性倾向和理论体系的排他性倾向。

我们说过，养生是中西医结合最好的切入点，中医的开放也可以从养生开始。尽管健康管理时间短，也存在很多不足，但是其中的很多先进理念是很值得中医养生学学习和参考的，比如健康是资源的概念，健康管理的社会性，健康教育的重要性，健康管理三部曲等。古代的养生大都是个人行为，现今在偏远山区仍有人在修行，但这解决不了健康危机这一社会问题。

（二）中医学和养生学的基本理论有待于现代化

这是一个最难的，但又是不可回避的问题。纲举目张，固然我们可以从具体问题着手，逐步深入，但同样可以就从难点着手，一个重要概念和理论弄清楚，会带来很多具体问题的解决。

笔者学习中医，深感中医靠“悟”，和西医靠“背”不同。孔子说：“你必须摒除杂念，专一心思，不用耳去听而用心去领悟，不用心去领悟而用凝寂虚无的意境去感应！耳的功用仅

只在于聆听，心的功用仅只在于跟外界事物交合。凝寂虚无的心境才是虚弱柔顺而能应待宇宙万物的，只有大道才能汇集于凝寂虚无的心境。虚无空明的心境就叫做‘心斋’。”

对于哲学层次的学问，是要“悟”的，这叫“悟道”。但是，毕竟中医学和养生学都是实用科学，其理论基础不能都是，或永远是虚无的。中医学也存在一个内容和形式的统一问题，存在理论和实践结合的问题，从而实现由理性的生存智慧向具体的生存方式的转换。如果我们永远“悟”下去，我们怎么能前进呢？

中医学和养生学的很多概念和理论，通常被认为“就应该是这样”，而没有问一个“为什么是这样”。同样是“悟”，结果未必一样。牛顿看见苹果从树上落下来，他对这种“就应该是这样”的现象提出了质疑，苹果为什么不向上飞呢？这一悟就悟出个伟大的万有引力理论。中医学和养生学的悟，经常是为了悟明白古人教导的含义，而不是问一个为什么。

毕竟我们是生活在21世纪，如果仍然让中医学飘在天上，让研究中医的人自己去“悟”，悟出来个众说纷纭；让老百姓不明所以，一头雾水，就不利于中医学和养生学的宣传和推广。

比如人随四时而变化，我们从中医的天人合一理论和西医的生物进化理论都可以推出“应该是这样”，但真的是这样吗？我们靠现代技术研究一下一年四季人的各项生理学指标有无变化，应能提供有力的佐证。

（三）中医学和养生学技术的科学评价

很多中医学和养生学技术都需要进行科学的评价。比如脉象，为什么不同的医生号出来的常常不一样？舌象评判的差异相对较小，但为什么会出现这种舌象呢？养生学的吐纳，所采的天地之精华是什么？食物的性和味对人体究竟有什么作用？为什么“五脏各有所喜”？像类似的这些问题需要用现代科学方法去验证，证实了的更好，证实不了的有待进一步研究，的确证实是错误的就大胆抛弃。

干什么事都要“与时俱进”，中医学和养生学也是如此。中医学是伴随着中国封建社会的发展而发展和丰富的，近代以来的半封建、半殖民地社会，阻碍了中医学的发展。新中国的成立为中医学的发展开拓了广阔的前景，我们一定会在中医学的继承和发展、在中西医结合方面做出比前人更大的成就。

人类的历史，就是一个不断从必然王国向自由王国发展的历史。这个历史永远不会完结。停止的论点，悲观的论点，无所作为和骄傲自满的论点都是错误的。

——毛泽东

第四章　生态养生学探索与1236健康法则

第一节　生态养生学诞生的背景

从以上几章的论述中可以看出，生态养生学是在正视严酷健康现状、分析利弊得失、探讨重大理论问题答案、寻求最佳解决途径的不断探索研究过程中诞生和发展的。

一、严酷的现实让我们重新认识慢性病的根本原因

改革开放之后中国的经济得到迅速发展，但财富并没有给我们带来健康。慢性非传染性疾病取代传染病成为国人健康的最大威胁。我们指望医生会以简单、迅速而有效的方式使我们恢复健康，或像控制烈性传染病一样控制慢病的蔓延，但我们却一再地失望。无论是中医还是西医的临床治疗，都尚没有根治慢性病的有效方法，反倒是带来广泛而严重的毒副作用。医生和患者都不得不像走钢丝一样在控制疾病的效果和毒副作用之间慎重选择。

治病求本，本就是病因。找到病因就找到解决问题的钥匙。不健康的生活方式是包括肿瘤在内一切慢性病的最主要原因。

其实，早在两千多年前，我们的祖先就已经认识到生活方式与健康的关系了。《黄帝内经》在其开篇第一卷《上古天真论》中就提出了我们今天面临的相似的问题：“余闻上古之人，春秋皆度百岁，而动作不衰；今时之人，年半百而动作皆衰者，时世异耶？人将失之耶？”事实揭得准确，问题提得尖锐：是时代变了？环境变了？还是人变了？

答案同样精辟，同样振聋发聩。岐伯回答说：“上古之人，其知道者，法于阴阳，和于术数，食饮有节，起居有常，不妄作劳，故能形与神俱，而尽终其天年，度百岁乃去。今时之人不然也，以酒为浆，以妄为常，醉以入房，以欲竭其精，以耗散其真，不知持满，不时御神，务快其心，逆于生乐，起居无节，故半百而衰也。”

这段话简直就是对我们今天的世人讲的。慢性病的根本原因是不重视健康，或不知养生之道。酗酒、纵欲、“以妄为常”、“逆于生乐”，不都是我们现今广泛存在的不健康生活方式吗？

我们的祖先早就告诉我们，单纯依赖医疗是不能获得健康的。《素问·四气调神大论》说：“夫病已成而后药之，乱已成而后治之，譬犹渴而穿井，斗而铸锥，不亦晚乎。”因此，“治未病”就成了我们对抗疾病的主要手段。

我们遗憾地发现，几千年后高速发达的科学技术，仍然难以根本解决慢性病问题。我

们开始重新重视“治未病”学说的科学性和在防治疾病方面的重大作用。

中科院院士俞梦孙说：“必须将医疗工作重点从‘疾病诊断和治疗’的主方向调整到整体健康状态的辨识和调控上来。”

二、冷静的思考使我们认识到健康管理的重要性

崛起于西方的健康管理学使我们认识到：①健康是资源，凡是资源都需要管理；②健康是一种社会资源，关注国民健康是国家、社会和个人的共同责任；③健康管理可以通过健康检测、健康评估和健康干预的三大基本步骤得以实现；④健康教育是健康管理的基础。

在《黄帝内经》中早就有健康教育的记载，只不过那时没有大规模、多层次、多形式的卫生宣教，只能采取口传身教或书籍的方式。《灵枢·师传》中说：“人之情，莫不恶死而乐生，告之以其败，语之以其善，导之以其所便，开之以其所苦，虽有无道之人，恶有不听者乎？”愿意活着而害怕死亡，这是人之常情，因此，如果能对患者进行开导，告诉他们哪些行为会危害他们的健康，怎样做才是利于健康的，教之以正确的养生方法，告诫其不这样做将会造成的更大痛苦，那么，再不通情达理的人也不会置若罔闻吧？

健康管理是西医学领域中的先进科学。在美国、荷兰等国广泛开展的健康管理，已经使这些国家走出“越富越病”的困境，其慢性病患病率大幅度降低。健康管理最伟大的贡献莫过于使个人化的保健养生成为一种社会、公众甚至国家行为，并促进了健康教育的广泛开展。

我们在实践中认识到，西方式健康管理在中国的运作存在缺陷，那就是：重西轻中，重青轻老，重评估轻干预，重理论轻实践和服务的一次性。其中的部分原因，在于健康管理是在市场经济环境下，现代医学派生出来的产物。保健业要生存，就不得不考虑经济效益，无偿的服务、不见回报的探索是大多数商家不愿去干的，这就是作为一项系统工程的健康管理被肢解为片段，而鲜见一条龙式服务的重要原因。

健康管理在中国运作的一大缺陷是没有充分结合中国的国情，不适合国民的喜好和习惯，没有充分利用祖国医学、养生学这个价值难以估量的宝库。

三、探索健康管理与养生的结合

卫生部陈竺部长明确提出：“在中医理论指导下的健康管理工作，是最具中国特色的慢性病防治工作的理论基础，充分发挥中医药在慢性病防治工作中的积极作用是值得深思的。”

中医养生和健康管理的结合是解决健康危机的必由之路，但也必将是一条艰难的探索之路。现实的问题是，经济效益是私营企业存在和发展的基础，没有人为了探索去给你投资，没有回报的探索是任何投资者难以承受的。

原地踏步，你将是失败者；前进一步，你将是先行者；前进两步，你可能是殉道者。

但这条路必须走，开路的必然是勇敢者。

2006年年底，银色世纪集团董事长邹圣灿先生率先提出生态养生的概念，并带领团队开始了探索。当时没有人能估计到这一探索的艰巨性和代价有多大，没有人试图从这一探索中去实现多少经济效益，但所有人都知道这项工作的社会价值。

2008年4月，内部资料《生态养生学》编印完成，生态饮食养生、生态运动养生、生态起居养生、生态情志养生、生态四季养生和生态保健食品养生被列为六大养生技术，自然、平衡、和谐、健康被定为生态养生的纲领。至此，生态养生学的理论框架已经形成，并进而提炼为1236健康法则。

针对目前中国健康管理重评估轻干预、重理论轻实践的现状，我们斥巨资开办了青岛崂山、济南五峰山两家养生院；研究开发了一套有针对性的、系统的、中西医结合的健康干预理论；编制了一套动静结合、身心共练的生态养生功（两功一法）。在养生院内对顾客进行系统的健康管理和中医养生理论的学习和实践，努力把养生院办成民众系统学习和实践养生保健理论的基地。

2008年4月25日《健康报》发表由“银色世纪生态养生学理论研究专家委员会”署名的文章——《论自然、平衡、和谐、健康的生态养生学》和邹圣灿署名的文章——《银色世纪与生态养生》。

2009年5月21日《光明日报》发表文章《健康产业步入生态养生新时代》。文章说：“2006年，（银色世纪）公司董事长邹圣灿……大胆地提出企业要发展‘生态养生’的新思路，即以医院的健康体检为起点，以生态养生院的健康干预为基点，打造一条符合世界卫生组织要求的健康产业链。目的是把祖国传统养生文化和现代健康管理相结合，探索一条最适合中国人的健康管理模式。”

2011年1月14～15日，由卫生部疾病预防控制局主办的《首届银龄健康战略研讨会》上，邹圣灿先生在发言中说：“生态养生学是中西医结合的产物，是理论和实践结合的产物，是集体智慧的结晶。生态养生学不是方法论，是哲学指导下的行为科学。”

第二节　生态养生学理论的继续深化

恩格斯在《反杜林论》中说：“一直统治着历史的客观的异己的力量，现在处于人们自己的控制之下了。只是从这时起，人们才完全自觉地自己创造自己的历史；只是从这时起，由人们使之作用的社会原因才在主要的方面和日益增长的程度上达到他们所预期的效果。这是人类从必然王国进入自由王国的飞跃。”

从必然王国到自由王国的过程是反复和不间断的，人们对事物的认识永远没有终点。毛泽东同志说：“人类的历史，就是一个不断从必然王国向自由王国发展的历史。这个历史永远不会完结。停止的论点，悲观的论点，无所作为和骄傲自满的论点都是错误的。”

同样，对生态养生的研究和探索也永远不会完结。近年来我们仍然在生态养生学的理论和实践方面不懈地探索。这些表现在：

一、深化对“生态养生”的理解

由于人类对自然资源的无节制索取，对自然环境造成了严重破坏。青山绿地变成了荒漠秃岭，天高气爽变成了污烟罩顶，碧水清泉变成了死水脏坑，鸟语花香变成了喧嚣噪声，田园小院变成了钢筋水泥的“牢笼”……人们与生俱来的亲近自然的愿望受到了遏制，于是生态一词就成了人们朦胧的美好向往。

世界卫生组织报告说，每年有1300万人患上与环境相关的疾病而死亡，其中三分之一的受害者来自发展中国家。世界卫生组织的报告说，环境会在不同方面对八成以上的主要疾病，如癌症和心脏病造成严重影响。

尽管如此，在健康和寿命的各种影响因素中，环境因素仅占7%，而生活方式却占了60%。而且，环境因素是我们个人难以改变的，即便你恨得咬牙切齿也不行，而我们却可以从改变生活方式中获得更大的收益。

科学生活方式的核心和标准是什么？现代保健学着力于方法的研究，诸如通过实验证实适当的饥饿、素食、运动等方法对于健康的好处，但缺乏保健的总体原则。在西方的观念中，保健没有四季的区别，情志保健也多限于防治诸如抑郁症等的需要，运动就是肢体的活动。特别是，各种保健措施仍然局限于人群活动的圈子内，与自然环境变化无关。

中医养生学是运用哲学思想对古人生活方式的分析和总结，古人的生活方式是生态的，但那时并没有“生态”这个概念，更不可能有生物进化学、基因学、社会学、遗传学的理论，所以难以归纳出“生态养生”这一原则。

我们所讲的生态，不是一种朦胧的概念和向往，而是明确的定义，其要点是生活环境和生活方式的“生态化”。这是一个标准，也是一个原则，也是生态养生学不同于一般中医养生学的最主要特点。没有这个特点，就不能叫生态养生学。

二、中医体质学的引入完善了1236健康法则

健康检测、健康评估、健康干预被称为健康管理“三部曲”。但是，这是西方医学的产物，它并不完整。西医的健康检测实际上只是“找病”检测，它的局限性在于：①只能判断被检者有没有疾病，而难以对其体质做全面和综合的评价；②占人群大部分的亚健康人群难以从健康检测检出，也难以对其进行健康指导；③检测本身难以对被检者为何容易身患疾病，为何出现亚健康状态做出解释。

养生的一大原则是因人制宜，这不仅与其所患疾病有关，更重要的是与其体质有关。没有体质检测就没有个性化养生。

“西方医学之父”希波克拉底早就明确指出：“知道是什么样的人患病，比知道这个人患的什么病更重要。”而且他很早就致力于对人的体质进行分类的尝试，而现代西医体

检缺乏的恰恰是对人的体质的综合判定和评估。

因此，虽然我们在健康干预方案中有中西医结合的内容，但原版的1236健康法则中的“3”是接近于纯西医的、“缺了一条腿”的框架，我们渴望尽快“补全这条腿”，并从2008年就着手寻找有没有统一的中医体检。

2009年4月9日，《中医体质分类与判定》标准正式发布，成为中华中医药学会标准。我们在第一时间引入了这一标准，并迅速进行了实践。

原来的体质检查被称为“体质辨识”，但通常也被称为“体质判定”或“体质检测”，是通过对被检者填写的体质量表中的有关信息进行电脑自动化分析得出的体质辨识的结论。至于偏颇体质的形成因素、偏颇体质与疾病的关系等相似于“健康评估”的内容。因此，我们将有关的资料进行综合整理，编成了“体质评估”的系统报告和九大偏颇体质的调治方案。至此，体质检测、体质评估和体质调治三大内容与健康管理的三部曲并列，成为完整而系统的实施方案。

三、生态养生与慢性病调治

在各年龄组人群中，中老年人，特别是老年人对养生的需求是最强烈的。这是因为：①他们大部分都已经离休或退休，他们为国家的革命和建设事业、为家庭和子女做出了无私的奉献，其中很多是老功臣、老革命、老先进，因而受到了社会和家庭的尊重。国家认为他们是社会的宝贵财富，子女认为父母的健康是子女最大的幸福，因而都希望他们能安享晚年，健康长寿。②中老年人大部分已经没有工作负担，有较为稳定的收入，从时间和经济上具备保健养生的条件。③他们大部分积劳成疾，多患有慢性疾病。在我们对36486例中老年人（45～59岁的中年人不足1/5，实际上大多数为老年人）的调查，平和体质者仅为1.55%，而占98.45%的偏颇体质者中，100%都患有慢性疾病，而且平均患有3~4种。他们参与保健养生的主要目的是促进疾病康复，起码是抑制慢性病的发展。

如果按照“健康人才讲养生，病人只能治疗”的旧观点，老年人将基本上被排除在养生之外，这对他们是不公平的，养生保健产业也会失去最大的商机。

因此，从理论上阐明养生和慢性病调养的关系是十分必要的。

我们在这方面也进行了大胆的探索，开发出慢性病调养的六大技术并用于顾客的慢性病调养，受到老年人的热烈欢迎。

四、生态养生学与1236健康法则

生态养生学是以健康管理学和中医养生学为理论基础，以天人合一观为指导，以自然生态观为核心，以以人为本观为出发点，以未病先防观、平衡和谐观和审因施养观为依据，以六大养生技术为方法，形成的一门提高生命质量，促进健康长寿的新学科。

生态养生的主要内容被浓缩为具有可操作性的1236健康法则。该法则包括：一门新学科——生态养生学；两大理论基础——中医养生学与健康管理学；三大步骤——健康检测（体质检测）、健康评估（体质评估）和健康干预（体质调治）；六大养生方法——生态药食养生、生态运动养生、生态情志养生、生态四季养生、生态起居养生和生态经络养生。把该内容以图显示如图4–1所示。

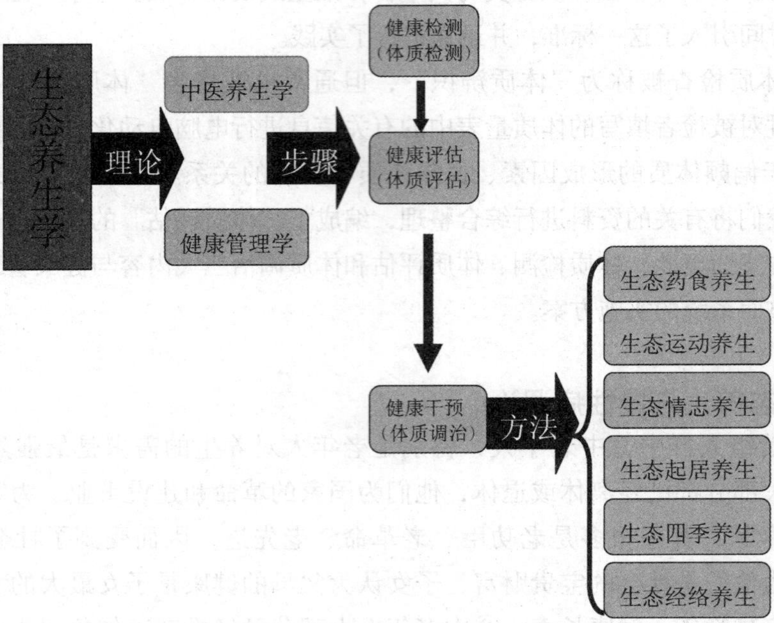

图4–1　1236健康法则

生态养生学和1236健康法则的提出，受到各级领导、专家和社会的广泛关注。《光明日报》的文章指出："银色世纪生态养生学的提出，顺应了世界范围内的中医养生热，又大胆汲取西方医学的成就，……从某种意义上说，标志着中国健康事业进入了一个崭新的发展阶段。"

第三节　养生与疾病康复

我们先看一个故事。郑板桥是康熙时期的秀才、雍正时期的举人、乾隆时期的进士，诗、书、画三绝，满腹经纶，冠绝天下，但一生坎坷，郁郁不得志，50岁时才做了个七品芝麻官，还因为为民请命得罪上司丢了官。其父穷困而死，郑板桥以书画为生计，也是穷困潦倒，据说小偷到他家居然没有可偷的东西。一生困顿，怀才不遇，于是他患了肝气郁结之症，就医无效。一日，见窗外疾风下的竹子不屈不挠，忽生感慨，后即画竹，成为名垂青史的大画家。就连他也意想不到的是，其病不知不觉中渐渐恢复。其好友张衡来访，见其痊愈，问服何灵丹妙药。郑曰：唯画竹而已。

吃药没有效果，画竹子倒把顽症画好了。这是养生呢？还是治疗呢？

现时人们是把保健和治疗明确区分开来的，“小葱拌豆腐，一清二白”。对养生的理解，也是无病才养生，有了病就只有治疗。这种理解和界定是否准确呢？是否有益呢？

一、中医学的有关论述

在中医学中，似乎并没有刻意将治疗和养生、治疗与预防明确地割裂开来。

（一）慢性病的产生

我们这里讲的疾病，主要是指现今严重威胁我们的慢性病。急性病、外伤、中毒都有明确的病因，治疗是主要甚至是唯一的办法。

近年来中医体质学的迅速发展，对阐明疾病发生的实质和规律有了进一步的认识。

《中医基础理论》说：“由于质与证的特殊联系，辨证和辨质在概念上虽有不同，实际过程却常常是一致的。虽然在同一个人身上，证和质可以一致（这是质化的结果），也可以不一致（证与质分别形成而混合表现），但其辨别的方法、理论根据，几乎完全相同。换句话说，质实际上也可以看作是证，只不过它是证的潜在状态（或称‘未病’状态）；证也可以看作是质，只不过它是质的显现状态（或称‘已病’状态）。”

《中医解读人的体质》一书中说：“体质是形成‘证’的物质基础之一。‘证’是以‘质’为基础，随质而变化的。体质的偏颇不仅是疾病发生的内因，而且往往是决定疾病发展过程与症候类型的重要因素。”

偏颇体质使人具有某种或某些疾病发生的倾向性，这叫做“质势”，如同一个滑梯一般。在内外各种不利因素的作用下，下滑趋势加快，到某一个临界点的时候，量变导致质变，其界点就是疾病的发生。

任何人都很难界定慢性病是哪一天发生的，只能说是哪一天发现的。

（二）防治结合的“治未病”学说

祖国医学很早就提出疾病预防的概念，《黄帝内经》在此基础上，创造性地提出了“治未病”学说。

不能从字面上去理解“治未病”，把“治未病”局限于无病早防，就成了“治无病”。《黄帝内经》早就提出了“治未病”的三个含义。唐代大医家孙思邈科学地将疾病分为“未病”、“欲病”、“已病”三个层次，提出“上医医未病之病，中医医欲病之病，下医医已病之病”。他反复告诫人们要“消未起之患，……医之于无事之前”。

治未病包括未病先防、欲病早治和既病防变三个层次，绝不局限于“治无病”。所以是一套“防中有治，治中有防，防治结合”的完整而科学的理论体系。

“未病”分为三种情况：当一个人不患有任何疾病，体质也是平和质时，是一种较为完美的健康状态；当其体质有偏颇，且偏颇到较为严重的状态，疾病已经“蓄势待发”，即为“欲病”，实际上是一种病的潜状态（或称前状态）；当已经患有某种疾病时，可能“传变”到其他脏器，即发生并发症或造成残疾，这些并发症或残疾就是“未发之病”。

当一种疾病发生后，原来的偏颇体质就成了“证”，同时可能诱发新的偏颇体质的发生。及时地调治这种偏颇体质，就有助于防止新的疾病的发生；及时治疗原来的疾病，就是对并发症发生的有效预防。

（三）疾病康复

有人将治未病理解为未病先防、既病防变两层含义，而有的理解为未病先防、既病防变和病后防复，病后防复包括促进疾病康复和防止复发。

为了更加科学、系统、有效的弘扬中医文化，推广和普及中医新技术，规范行业自律，使中医中药事业能够快速、健康、有序发展，由国家中医药管理局有关部门主管，经国家民政部核准，于2008年10月24日正式成立了中医养生康复医疗专业委员会。该专业委员会的宗旨是：团结中医养生、康复、医疗工作者、保持和发扬中医养生、康复、医疗特色，开展中医养生、康复、医疗的协调，组织和规范活动，推动中医养生、康复、医疗有序的发展。该专业委员会的成立，标志着疾病康复作为一个专业正式出现。

中医康复学是指在中医学理论指导下，针对残疾者、老年病、慢性病及急性病后期者，通过采用各种中医药特有的康复方法及其他有用的措施，以减轻功能障碍带来的影响和使之重返社会。在康复实施过程中，应有本人、家属及社区的参与。

从历史来看，是中医学最早使用了“康复”一词。《尔雅·释诂》中说：“康，安也”；《尔雅·释言》中说：“复，返也”。二者合二为一，康复应当是指恢复平安或健康。古代医籍中“康复”的含义主要是指疾病的治愈和恢复，也包括精神情志的康复和正气的复原。如《续名医类案·带下》载：“毛达可妇人罹患带下病，如法调理，康复如常”。

在现代康复医学中，康复即rehabilitation，在日语中“更生”算是它最恰当的翻译。现代康复医学的定义是：康复医学是指综合运用各种医疗手段，减少、控制、纠正、补偿疾病后期遗留的心身社会功能障碍，以提高患者整体的社会生活质量，尽可能重返社会为目标。这个定义显然是为了和治疗相区别，但这样一来就把康复局限于残疾的功能恢复，并不符合“康复”一词的本来含义。

二、现代西医学的相关概念

（一）预防医学的三级预防策略

疾病是一个逐渐发展的过程，根据疾病发生发展过程以及健康决定因素的特点，目前把预防策略分为三级。

一级预防（primary prevention）：又称病因预防。一级预防包括针对公众健康采取的社会和环境措施和针对个人的措施。后者包括个人的保健措施、预防接种以预防传染病、婚检以预防遗传性疾病、妊娠和儿童期卫生保健，也包括对某些疾病的高危个体服用药物以预防疾病的发生，此即为“化学预防”。

二级预防（secondary prevention）：即在疾病的临床前期早发现、早诊断、早治疗的“三早”预防工作，以控制病情的发展和恶化。

三级预防（tertiary prevention）：也称为临床预防，是对已经患有疾病者，采取及时、有效的治疗措施，防止病情恶化，预防并发症和残疾。对已经丧失劳动能力或残疾者，要促进功能恢复、心理康复和家庭护理指导，使患者尽量恢复生活和劳动能力，尽量延长寿命。

三级预防策略中并没有把治疗和预防截然分开，而是体现了防中有治，治中有防，以预防促治疗，以治疗促预防的观念。即便是在一级预防中，也有用药物预防的方法。

现代西医学对于治疗的定义是：治疗“通常是指干预或改变特定健康状态的过程”，这个定义范围较大，也应当包括预防疾病的作用在内。

三级预防的现代概念与中国古代的“治未病”三阶段不谋而合，也并没有把治疗和预防截然分开。对于未病的预防，胜似对疾病的治疗；对于已病的治疗，就是对未病最好的预防。

（二）保健与健康管理

保健，源于日语“保潓”的意思，即为保护和增进人体健康、防治疾病所采取的综合性措施。

尽管其理论基础和具体措施不同，但养生和保健的目的是一样的，都是为了增进健康，延长寿命，提高生活质量。

我们在第二章已经论述过，治疗不是目的，治疗只是保健的手段，就像预防是保健的手段一样。保健才是真正的目的。

世界卫生组织成立伊始就非常重视保健。1946年第一届世界卫生大会上世界卫生组织正式成立，该会议决定，每年10月13日为“世界保健日”。

世界卫生组织、联合国儿童基金会、联合国开发计划署主办的世界医学教育峰会上发表的《爱丁堡宣言》指出：人并不单单只需要治疗，医学教育家们必须承认和肯定全人类和人体整体对健康的需要。要“把进一步强调促进健康和预防疾病充实到有关如何处理患者的教学工作中去。”

所谓的“疾病管理”，是以全面、系统的眼光，采用多种技术整合手段来管理不同疾病的状态，随着信息技术的深入广泛应用，为患者和医护人员提供完整的治病方案。根据美国国家疾病管理协会的定义，疾病管理是系统性地为慢性患者提供跟踪式干预以及管理，以其帮助他们改进健康情况，并降低医疗的费用，从而降低整个社会的医疗成本，提升人群的健康水平和指数。

美国疾病管理协会（Disease Management Association of America，DMAA）对疾病管理的定义是：“疾病管理是一个协调医疗保健干预和与病人沟通的系统，它强调患者自我保健的重要性。疾病管理支撑医患关系和保健计划，强调运用循证医学和增强个人能力的策略来预防疾病的恶化，它以持续性地改善个体或全体健康为基准来评估临床、人文和经济方面的效果。”

疾病管理强调临床和非临床相结合的干预方式。

三、养生保健——慢性病治疗的有效措施

（一）慢性非传染性疾病就是生活方式病

早在1975年美国参议院“营养问题特别委员会”就发表了题为“营养与人类必需的物

质”的长达5000页的报告书，报告书写到：“现代慢性病其实就是代谢异常的疾病……不能用应付细菌的方法治疗，因为它是身体本身质变引起的疾病。”首次告诫我们现代慢性病是不良的生活方式，特别是营养失衡造成的疾病。

世界卫生组织总干事中岛宏早就告诫我们，生活方式疾病将成为世界头号杀手。

世界卫生组织宣布，预计到2015年，无论发达国家还是不发达国家，人们的死亡原因都将趋于一致，生活方式疾病将是影响人类健康的最主要原因。为什么会这样？是因为不发达国家如果不注意健康教育，杜绝不健康的生活方式的蔓延，必将步发达国家的后尘，进入越富越不健康的怪圈。

我们看一下各种不良因素在各种死因中的作用（表4–1）。

表4–1　各种不良因素在不同死因中的作用比例（%）

死因	不良生活方式	不良环境因素	不良遗传因素	不良医疗条件
心脏病	54	9	25	12
癌症	37	24	29	10
中风	50	22	1	7
车祸	69	18	1	12
其他意外	51	31	4	14
流感/肺炎	23	20	39	18
糖尿病	34	0	60	6
肝硬化	70	9	18	3
自杀	60	35	2	8
他杀	63	35	2	0
总计	51	19	20	10

关于糖尿病、高血压病、高脂血症、心脑血管疾病的致病危险因素及其与生活方式的关系，已有大量的文献和资料介绍，也为民众所熟知，故在此不再赘述，只是简单介绍一下民众相对了解较少的癌症与生活方式的关系。

癌症：不健康的生活方式引起的癌症被称为“生活方式癌”。世界卫生组织的研究报告显示，“生活方式癌”占癌症病人的比例高达80%。如吸烟之于肺癌，长期静坐之于直肠癌，酗酒之于肝癌，高盐、刺激性食物之于胃癌、食管癌，高脂肪、高蛋白饮食之于乳腺癌，都是重要的危险因素。在第二章中我们已经列举了吃红肉过多可能诱发多种癌症。

一般认为肥胖与高脂血症、高血压和心脑血管病有关，然而，身体肥胖也是癌症的一个特别重要的危险因素。包括结肠癌、乳腺癌、肾癌在内的6种癌症，都已经被证实与肥胖有关。研究证实，腰围每增加3厘米，患癌症的风险就增加了8倍，尤其是最常见的直肠癌等。

浙江大学肿瘤研究所郑树教授与斯坦福大学、南加州大学合作，在浙江和加州两地各选择1200人进行生活习惯的统计分析，发现虽然生活在同一纬度，但加州的华人移民大肠癌、直肠癌的发病率远高于浙江人。移民20年的华人因长期摄入高热量、高蛋白、高脂肪的饮食，其患大肠癌的危险性比浙江居民高3～5倍。

生活方式的改变可以影响癌症发生的概率。新中国成立初期上海市女性恶性肿瘤中排序第一的宫颈癌，现在已降至第八位，而过去极少见的乳腺癌现在却排到了第一。这是因为宫颈癌的发生与多育、早婚、性行为混乱有关，而乳腺癌的发生则与营养过剩、哺乳过少有关。

生活方式的不同还使城市与农村的癌症排序谱有所不同。在农村，发病率居高的是胃癌与食管癌；而在大城市却是肺癌、直肠癌。上海市民中，大肠癌的发病率在各种癌症发病率的顺序中已从第六位升至第四位，发病数净增3倍，与近年来脂肪的进食增幅成正比。

近年来“夫妻癌”引起医学界的重视。世界卫生组织上海癌症研究合作中心的一份统计资料显示，上海男性每年死亡人数中近三分之一死因是恶性肿瘤，女性中占近四分之一。按这两个数据计算，100对死亡夫妻中可能有5对“夫妻癌”。现在已经基本上没有近亲结婚，所以遗传并非主要原因，而是由于家庭中共同或相似的生活方式造成的，如吸烟和被动吸烟、相同的饮食和居住环境、相似的起居和运动方式、共同面对的境遇及与其有关的对情志的影响等。

除了慢性非传染性疾病以外，其他疾病和意外也和生活方式有或多或少的关系。如艾滋病与吸毒和乱性有关，酒精性肝硬化与酗酒有关，消化性溃疡与情绪和不科学饮食有关、心理障碍和精神性疾病与环境和情感刺激有关等。

（二）生活方式病的多因性

生活方式病的多因性体现在两个方面：一种疾病的发生可能和多种危险因素有关，一种危险因素可能对多种疾病的发生有影响。

慢性非传染性疾病通常有多种危险因素。与心血管病有关的8个危险因素包括：高血压、吸烟、饮酒、缺乏体力活动、水果和蔬菜摄入不足、肥胖、高胆固醇血症和糖尿病。高血压病的主要危险因素有：遗传、肥胖、饮酒、高盐饮食和紧张情绪等。冠心病主要危险因素有：高血压、吸烟、血脂异常、肥胖和超重、血糖异常等。脑卒中的主要危险因素有：高血压、心脏病（尤其房颤）、肥胖和超重、糖尿病、吸烟、酗酒、血脂异常和颅内动脉狭窄等。

疾病的发生往往是多种因素共同作用的结果，因此，在防治时就必须“统筹兼顾”，不能指望用一种简单的办法来解决。当然，对于具体的人来说，可能某一种因素相对更重要一些，应重点加以规避。

一种危险因素可以与多种疾病有关。我们都已经知道高盐饮食与高血压病的关系，但是高盐饮食的危害并不只是高血压。美国约翰·霍布金斯大学医学院的一份研究报告提到：一系列人体疾病学研究和动物实验表明，随着盐摄入量的增加，胃癌、膀胱癌、食道癌的发病率会增加。在导致胃癌的诸多危险饮食因素中，高盐是第一位。英国和日本的科学家发现，爱吃高盐食物的人患胃癌的概率至少是其他人的2倍。日本曾经是世界上胃癌发病率最高的国家，现在因为饮食习惯的改变，胃癌的发病率已经日趋下降。肾脏每排泄1克的钠，同时会损耗大约2.6毫克的钙，因此高盐饮食可以导致钙的流失。德国的医学营养学家认为高盐食品可导致唾液分泌减少，降低口腔黏膜细胞的防御能力，使口腔黏膜水肿，干扰素等抗病因子的产生也会受到影响，故易于发生感冒。

吸烟：据世界卫生组织的估计，2010年吸烟致死的人数达到一千万人。

香烟点燃后产生对人体有害的物质大致分为六大类：①对呼吸道有刺激作用的：包括醛类、氮化物、烯烃类；②让吸烟者形成依赖的：尼古丁类，并可刺激交感神经；③毒性物质：胺类、氰化物和重金属；④致癌物质：苯丙芘、砷、镉、甲基肼、氨基酚、其他放射性物质、酚类化合物和甲醛等；⑤一氧化碳，能减低红细胞的携氧能力。

在发达国家的癌症患者中，吸烟的占90%；死于支气管炎的，吸烟的占75%；死于心肌梗死者，吸烟的占25%。吸烟者的智力效能比不吸烟者减低10.6%。

吸烟不但给本人带来危害，而且还殃及子女。对5200个孕妇进行调查的结果发现，父亲不吸烟的，子女先天畸形的比率为0.8%；父亲每天吸烟1～10支的其比率为1.4%；每天吸烟10支以上的比率为2.1%。孕妇本人每天吸烟不足一包的，婴儿死亡危险率为20%；每天吸烟一包以上的，婴儿死亡危险率为35%以上。烟草中尼古丁有抑制性激素分泌及杀伤精子的作用，吸烟还会导致阳痿，同时烟草毒素可阻碍精子和卵子的结合，大大降低了妇女的受孕机会。女性吸烟者易于出现月经紊乱、流产、绝经期提前等症状，并使绝经后的骨质疏松症状更加严重。

自由基：美国南方卫理公会大学的拉杰·索海尔教授说："我们身体所使用的氧是一种自相矛盾的物质。一方面，它给予我们以生命；另一方面它又是十分危险的，因为当身体消耗氧时，就必然会产生自由基，而自由基会慢慢杀死我们。生和死就像是同一枚硬币的两面一样。"

我们不能没有氧，因为氧化反应为我们提供生理活动必要的绝大多数能量。在这个氧化过程中，会产生许多潜在的活性氧中间体，它们通常会在整个氧化反应中不断被消耗掉，但是难免有少数中间体从反应的地方——线粒体中泄露出来，大约占百分之几。这些活性氧类被简称为氧自由基。

自由基是带有奇数电子的分子、离子或化学集团。化合物中的共价键因光解、辐射分解和氧化还原反应而发生均裂，形成外层轨道具有不对称电子的原子或原子团。

在特定的部位和化学反应中，自由基是有一定的有益作用的。前列腺素、凝血酶原、胶原蛋白等物质的合成、肝脏微粒体对毒物的羧化作用、吞噬细胞的杀菌作用，都需要自由基的参与。

但是，许多因素会造成自由基产生过多或自线粒体内逸出增多。老年人细胞内的线粒体，如同使用几十年的炉子，难免有破损，于是自由基从线粒体中逸出增多。各种能使共价键均裂的因素都可以产生自由基，热炒、煎炸食物时可以使脂肪酸断裂成脂类自由基，此即热解；可见光、紫外线、X射线、电子辐射等都可以使共价键裂解生成自由基，此即光解。

由于自由基具有不配对电子，因此需要再夺取电子来使之配对，被夺取电子的分子就会变成新的自由基，再去夺取其他的电子，因此自由基就像是一个火种，会形成连锁反应。

几乎所有的慢性病的发病过程都有自由基参与。台湾大学吕锋洲教授认为："21世纪世界医学面临的最重要的事是战胜活性氧，防治老化。"

在2004年版的《预防医学》中列举了多种危险因素和几种慢性病的相互关系（表4–2）。

表4–2　危险因素和几种慢性病的相互关系

因素	慢性病			
	心脑血管疾病	糖尿病	肿瘤	呼吸道疾病
吸烟	√	√	√	√
饮酒	√		√	
营养	√	√	√	√
静坐生活方式	√	√	√	√
肥胖	√	√	√	√
高血压	√	√		
血糖	√	√		
血脂	√	√	√	

既然一种慢性病是因多种因素造成，一种药物就难以奏效；既然一种危险因素可以促成多种疾病，我们就可以通过对这一危险因素的控制来预防多种疾病。这些危险因素除去遗传因素外，都是不良的生活方式，因此，纠正不良的生活方式是防治慢性病最有效的方法。

谁都知道病因治疗是首要的治疗，离开了生活方式的纠正，药物治疗只是治疗结果而不是病因。如果对一个肥胖、糖尿病患者不节制饮食，对一个高血压病患者不限盐，对一个慢性支气管炎的患者不戒烟，你给他吃多少减肥药、降糖药、降压药、消炎药，又能有多大作用呢？

（三）养生保健——防治慢性病的最有效方法

我们是在对现代西医学由迷信到质疑的反思中认识养生保健对慢性病康复的重要性的。

美国营养学家比勒博士说："其实，没有一种特效药是可以专门医治慢性疾病的，就算是过分渲染的神药也不能造出奇迹。事实上80%～85%的人体疾病是能够自我控制的，度过某个阶段以后，个体便会痊愈。"

美国癌症研究科学家克雷布斯说："在医药科学中，没有任何一种化学制剂或者药品可以使我们更健康，或者使我们更适应环境，或者更聪明，或者给我们更长的寿命。"

药品，尤其是化学合成药品的缺陷，首先因为是"异物"，难以从根本上纠正导致慢性病的代谢或生理功能失常，即所谓"治标不治本"。而且，药物往往是针对代谢或生理活动的某一个具体节点发挥或兴奋、或抑制的作用。由于疾病的多因性和机体生理活动相互制约从而达求平衡的复杂性，牵一线动全局，任何节点的变化都会导致相关联生理功能的变化，加上药物本身作为异物的毒性，因此毒副作用便是难以避免的。药品的作用充其量是达到一种病态的平衡，而这种平衡有可能是有害的。强力的干预往往使人体自身的平衡调节能力下降，如服用扩张血管类的降压药物后使机体在体位变动时难以进行有效的调节，所以就容易产生“体位性低血压”。

中药同样存在这样的问题，只不过一种中药往往有多方面的作用，而且复方的组成，可以有效地纠正药物，特别是“君药”的偏性，其副作用就小得多。

没有一个医生只想治标不想治本。慢性病的病因已经是如此明确，那就是不良生活方式造成的危害超过了我们身体的自愈能力。我们最需要做的就是两点：①通过纠正不良的生活方式以最大限度地减少不良生活方式危害；②维护和加强机体的平衡和康复能力，以达到疾病的逆转。这就叫“自己欠的债自己还”。

出于对现代西医学的依赖，我们往往怀疑养生保健对慢性病康复的有效性。

美国医疗保健杂志《享受生命》和《美妙的生命》的资深编辑顾问法兰克·莫瑞（Frank Murray）说：“许多人坚信，要获得真正有效的治疗，必须在奢华有如神殿一般的医院中，由训练有素的专业人员，经过昂贵的手续、操作着复杂的高科技仪器才能达成，然而，事情真是这样的吗？

在现实生活中，有些医师确实能借科技之力创造奇迹，例如整形外科的专科医生们。不过，更多的时候，当医生面对像癌症或其他威胁生命的病症时，往往是费尽心思，却依然束手无策。

当病魔蔓延到病患全身，再多的化学治疗、外科手术，或者放射线治疗，通常也无法增加病患的长期存活率。然而，许多病患在面对医师告知复原无望的时候，却仍执意选择昂贵而痛苦的疗程，他们不知道在天然的领域中，可能存在着更有效的疗法。

已有越来越多的学者、医师以及病患们，逐渐明白天然食品在治疗疾病中所能扮演的角色。他们很认真地看待这些天然药品，重视它们在治疗严重疾病时所能发挥的无限潜力。”

普非佛是一位以毕生精力研究大脑化学的专家。他说：“我坚信如果我们摄入适当的营养物质——滋养我们所必需的基本物质，大多数的慢性疾病就会消失。未来的药物将是良好的营养疗法，为此我们已经等了太久。”

据世界卫生组织估计，由于实行了针对全民及个人的综合干预措施，使美国1400万人免于因心血管疾病而死亡，在英国挽救了300万人。1998年，美国首次出现癌症死亡率下降趋势，因为美国人更早更多地意识到了癌症与饮食习惯的关系，通过改变不良饮食习惯、戒烟及提高接种乙肝疫苗覆盖率，肿瘤发病就会逐步减少。

我们看一下保健行为对高血压病的治疗效果。《健康教育学》中列举了几种生活方式改变对血压的影响：每天食盐摄入量少于4克可使收缩压和舒张压分别下降8～15毫米汞柱和5～8毫米汞柱；通过气功或默想以降低交感神经系统的兴奋性可使收缩压和舒张压分别下降9～27毫米汞柱和4～16毫米汞柱；通过饮食调节和运动方法达到减轻体重可以使平均动脉压下降9～27毫米汞柱；通过适宜的运动可以使收缩压和舒张压分别下降6～13毫米汞柱和9～12毫米汞柱。研究证实每天坚持吃大蒜，经过4～5周后血压会降低10%，血清总胆固醇会降低8%～10%。

没有人反对糖尿病治疗的首要方法是饮食调控。《实用内科学》中说："适当节制饮食可减轻β细胞负担，对于年长、体胖而无症状或少症状的轻型病例，尤其是血浆胰岛素空腹时及餐后不低者，往往为治疗本病的主要疗法。""参加适当的文娱活动、体育运动和体力劳动，可促进糖的利用、减轻胰岛负担，为本病有效疗法之一。"

同样，高脂血症治疗的首要方法也是饮食调控。除了要控制进食量特别是脂肪的摄入量以外，很多食物就有降脂作用。研究证实每天吃燕麦50克，血胆固醇平均下降39毫克，甘油三酯下降79毫克；每天吃5～10克黑木耳能降低血胆固醇，并能抗血小板凝聚，显著降低血黏度，从而有助于预防血栓形成。最近美国一项研究表明，每日摄入30～50克大豆蛋白能显著降低有害的血清总胆固醇、低密度脂蛋白胆固醇及甘油三酯水平，而不影响对人体有益的高密度脂蛋白胆固醇水平。

笔者曾经遇到一位缺铁性贫血患者，治了犯，犯了治，反复多次，经过多方面的检查没有发现缺铁的原因。后来一次查房发现患者在喝浓茶，这是他几十年养成的习惯，劝其少喝浓茶，贫血很快就纠正了。原来茶中的单宁酸可以作为一种螯合剂结合食物中的铁，从而影响铁的吸收。

著名的老年学和营养学家约翰·麦克杜格尔写到："每天我都可以看到行尸走肉般的患者变成容光焕发、充满活力、身手敏捷、阳光灿烂的人。成功延长寿命的秘密是如此简单，以至于难以置信——它就是一个健康的饮食习惯、中等强度的体育锻炼和整洁卫生的习惯，但是它的结果不亚于一个奇迹。"据Malloy的观察，在每日运动量相当于步行或慢跑2千米的运动组中，一年后冠脉造影显示粥样硬化斑块消退者（指消退>10%）占28%，不变者62%，加重者10%；而不运动组则分别为6%、49%及45%，两组相比有显著差异。而在运动量相当于步行或慢跑3千米者中，几乎全部呈现粥样硬化斑块消退。可见运动在冠心病防治中的重要作用。

癌症专家帕特里克·奎廉博士在他的《用营养打败癌症》一书中写到："机体是有对付癌症的装备……但是这个过程很重要地依靠营养……恰当的营养可以防治50%～90%的癌症。"著名的临床癌症学家马科斯·格尔森博士声称，单独使用他的营养疗法，可以使30%的癌症患者痊愈。

相对于西方的保健措施，中医药学显然具有更大的优势。南京中医药大学孟景泰教授说："中医调理方法，若综合运用得当，可有效延缓脏腑功能的衰退，能增强人体正气，提高抗病能力；若已经得病，能调整脏腑的功能，使患者尽快康复，真正起到无病防病、已病治病的功效。"他列举的"简、便、廉、验"的调养方法有：心理、饮食、起居、药膳、药茶、药粥、药酒、汤药、中成药、单方、药物外治（敷、贴、浴）、按摩、运动等十余种。这些措施无病可以防病，有病可以康复。

中医药学特别强调饮食的重要性。孙思邈说："安身之本，必资于食，救急之速，必凭于药。……若能用食平疴，释情遣疾者，可谓良工。""夫为医者当须先洞晓病源，知其所犯，以食治之；食疗不愈，然后命药。”

“养生”的内涵，一是如何延长生命的时限，二是如何提高生活的质量。西医治的是“人得的病”，中医治的是“有病的人”，所以平衡就是健康，调整就是治疗。

保健只适用于健康人，得了病就只能去治疗，这是陈旧医学模式的表现。如果认为只有健康人才去养生，而有了病只能吃药，我们就把相当大一部分人排除在养生保健之外，而且误导他们抛弃疾病康复最重要、有时甚至是唯一的方法。

第四节　生态养生学的特点

一、以天人合一观为指导，自然生态观为核心

中医养生学的最基本、最重要的观点是天人合一观，即明确人和自然的关系，彻底转变人可以凌驾于自然界之上、可以不遵循自然规律而自行其是的“人类中心论”哲学观。天人合一观是生态养生学的哲学基础，是我们思考问题、指导决策的根本依据，脱离或违背天人合一观的任何养生措施都是不科学或错误的。

自然生态观是建立在天人合一理论基础之上的又一指导原则，是生态养生学的核心。它依据自然界生物进化论的原理，剖析人类违反生态原则的各种不良的生活方式和慢性病发生的生态学原因，对各种养生措施的制定都有指导性意义。自然生态观不仅是一个原则，也是我们审视各种生活方式的标准。

关于天人合一观和自然生态观以下均有专题论述。

二、生态养生学是中西医完美结合的产物

必须坚信中西医结合的可能性。什么工作如果没有实现目标的可能，那就是蛮干。有人认为，中西医结合是医学乌托邦，质疑中西医结合的旗帜还能打多久。中西医学运用不同的思维模式诊治疾病，其理论各成体系并有根本差异。中西医学的差异不仅仅是有否实证的科学理念，最主要的是两种文化体系的差别。反对者认为，中西医学是两种不可能统一的医学体系。他们反对“中体西用”的提法，认为由于两种医学的根基不同，在中医之体上套上西医之用，是“以价值认识代替了事实认识，决定最终结果劳而无功”。因此认为，中西医学应并存共荣而不必强求统一。

文化是一个群体在一定时期内形成的思想、理念、行为、风俗、习惯、代表人物，及由这个群体整体意识所辐射出来的一切活动。文化包括精神文化和生产文化，科技文化包括在生产文化之中。文化和科学可以相互影响，但科学与一般概念的文化，特别与精神文化是有区别的。

科学的特征是有固定的、具体的研究对象。医学研究的是人，是人的健康、疾病和寿命，科学的分类使其研究对象更加细化和具体。中西医不是互不相干的两个学科，而是对同一个研究对象持尚不统一意见的学派。同一个规律、同一个问题，正确的答案只有一

个。所以研究对象的同一性决定了中西医统一的必然性。

应当找好中西医结合的切入点。中医之优势，在于其哲学思想指导下的宏观论和整体论；西医之优势，在于其现代科学指导下的实验性、可见性、微观性和精确性。毛泽东准确地把握了中西医的特点，提出“中学为体，西学为用”的中西医结合方针，这一决定是非常正确的。

我们有没有想到，西医如何向中医靠拢呢？如果我们的西医都明了天人合一理论，都能用辩证的、整体的、平衡论的方法去思考问题，都知道人体“正气”的重要性，都明白“欲救其死，勿伤其生”的道理，都掌握药食疗法并加以运用，我们的西医学理论、医疗保健效果、医源性疾病的降低，会不会提升一个档次呢？回答显然是肯定的。

卫生部陈竺部长认为，西医看到的是清晰的局部，而中医看到的是模糊的整体，类似传统的中国水墨画和古典的西洋静物油画。前者勾勒出一个轮廓，模糊而写意，后者描绘出许多细节，精确而写实。事实上中医的基本概念与现代生命科学有很多相似之处：中医强调“阴阳平衡”，与现代系统生物学有异曲同工之妙；中医强调“天人合一”，与现代西方科学讲的健康环境因素十分相似；中医强调“辨证施治”，类似于西方医学通过药物遗传学为每个患者找到最适合的药；中医的复方理论，实际上就是现在的西方治疗学越来越强调的各种疗法的综合使用。

生态养生学理论的探讨和实践，从一开始就遵循中西医结合的原则。在这个领域里，中西医相互补充、和谐并存、相互渗透。

（1）生态养生学以中医学的养生学和西医学的健康管理学为理论基础。

（2）“1236健康法则”中的“3”是3个步骤。最初的“3”是健康检测、健康评估和健康干预，虽然在健康干预资料中有中医养生学的内容，但健康检测和健康评估都是纯西医的。在《中医体质分类与判定》的标准颁布之后，我们引入了体质辨识（检测），并参照健康评估的模式编写了“体质评估”和“体质调治”。这三个步骤是相对完整的中医体检和干预步骤，和健康管理的三个步骤并列，形成了相互协同的完整生态养生“三部曲”。

（3）六大养生技术是以中医养生学为基础，结合现代西医学的预防医学、全科医学、营养学、运动医学、康复医学、临床医学的有关知识编辑而成。比如，其中有中医学的药食同源理论、饮食调养技术、食物的性味、平衡理论，也有现代营养学的内容，成为中西医结合的完整技术体系。

三、生态养生学是理论和实践结合的产物

毛泽东同志说：“首先，马克思主义者认为人类的生产活动是最基本的实践活动，是决定其他一切活动的东西。”“马克思主义者认为，只有人们的社会实践，才是人们对于外界认识的真理性的标准。”“认识从实践始，经过实践得到了理论的认识，还须再回到实践去。认识的能动作用，不但表现于从感性认识到理性认识的能动飞跃，更重要的还须表现从理性认识到革命的实践这一个飞跃。”

因此，在理论与实践的关系上，实践居于主导地位。实践出真知，也是检验理论科学性的唯一标准。

实践是不断发展变化的，因此，科学的理论也应当不断革新和发展。

同样重要的是，探索理论的目的是为了指导实践，不具备实践性的理论只能是纸上谈兵。

知道了养生之道，就要付诸实践并坚持不懈。《内观经》说："知道易，信道难；信道易，行道难；行道易，得道难；得道易，守道难。"在"知信行"模式中，行是相对难的，行而得道，并常年坚持，这才是最难的。

嵇康在他的《答难养生论》中指出："养生有五难，名利不灭，此一难也；喜怒不除，此二难也；声色不去，此三难也；滋味不绝，此四难也；神虑转发，此五难也。"名利、喜怒、声色、食欲、情志，时刻在引诱着我们，干扰养生的进行。尽管你已经"知道"、"信道"，但只停留在口头上，记在脑子里，不付诸行动，或三天打鱼两天晒网，或遇到引诱便"旧态复萌"，养生就始终只是精妙的幻想，美丽的蓝图。

没有平台就难以实践。从两家养生院到遍布全国的养生基地、养生馆和养生门诊，是理论和技术研发者和接受者共同和慢性病做斗争，为维护健康，为构建和谐社会共同努力的实践场所和联系纽带。

健康需要管理，管理就要有规矩，有一定的强制性。在养生院里，有明确的作息时间和讲座、调理、功法锻炼时间规定，有专家和服务人员查房制度，饮食是根据个人体质制作的分餐，严禁吸烟，只能在规定时间少量饮酒，力求使实践者养成良好习惯。在顾客回归后，定期召开学习和见面会，专家定期回访，指导和监督顾客养生方案的执行情况。这些都是保证"行道"和"守道"的有效措施。

人本于天，天本于道，道本自然；顺乎自然，即是最上养生之道。

——王充

生而必死，亦自然之理也。以自然之道，养自然之生，不自戕贼夭阏而尽其天年，此自古圣智之所同也。……盖命有长短，禀之于天，非人之所能为也。……后世贪生之徒，为养生之术者，无所不至。至茹草木，服金石，吸日月之精光……欲求生而反害其生者，可不哀哉！……若大雅君子，则岂取于此。

——欧阳修

第五章 养生与养生之道

东汉史学家班固在《白虎通·三纲六纪》中说："若罗网之有纪纲而万目张也。"纲即渔网上中间那条总绳，只要举起这条绳子，渔网的千孔万目就能伸展开。这就是"纲举目张"之来源。做事是这样，读文章也是这样。东汉末年的思想家郑玄在《诗谱序》中说："举一纲而万目张，解一卷而众篇明。"你把最关键的一卷读清楚，其余的部分就容易明白了。毛主席对此的解释是："有句古语，'纲举目张'。拿起纲，目才能张，纲就是主题。"所以不管干什么，先要"举纲"，就抓住了要领，明确了方向。如果你没有"举纲"，而是一味地去"张目"，就很容易"一叶障目，不见泰山"；要不就是偏离总纲，像赵本山在小品《不差钱》中说的"跑偏了"。

纲就是主题。所以先要把主题的含义搞清楚，也就是基本概念，而且要有正确的分析问题的观点。所以，我们要从概念讲起。

第一节 广义的养生与上医医国论

养生有两个概念，即广义的养生与狭义的养生。

广义的养生是指维持生计和民生。东汉末年史学家荀悦在《申鉴·政体》中说："故在上者，先丰民财以定其志，帝耕籍田，后桑蚕宫，国无游民，野无荒业，财不虚用，力不妄加，以周民事，是谓养生。"这段话是说，作为统治者，要先使老百姓富裕起来，这样百姓才会情绪安定。帝后都身体力行，耕地养蚕，国家没有无业游民，野外没有荒废的农田，财富不乱花，国力不乱用，而是用于改善民生，这就是养生。

狭义的养生不是对民生而是对身体而言的，即对个人身体的养护、保养或调养。

二者有没有关系？这要由中医的一个著名论断——"上医医国"论讲起。

"上医医国"一说最早见于《国语·晋语》。春秋时期，晋平公有疾，秦景公派医和为其诊治。医和看完患者出来说："不可为也"。因为晋公之病"既非鬼神所致，亦非饮食不节，而是沉迷女色，惑以丧志。可惜大王身边没有良臣，天命不佑，而至于此。"大臣赵文子听后很不服气，斥责道："医及国家乎（医生可以议论国家大事吗）？！"医和回答说："上医医国，其次疾人，固医官也。"

南宋词人辛弃疾在《菩萨蛮赠张医道服为别且令馈河豚》中说："万金不换囊中术，上医元自能医国"。

孙思邈在《千金要方·诊候》中说："古之善为医者，上医医国，中医医人，下医医病。”孙思邈的这句名言流传千古。

清代著名医学家徐大椿出身于书香门第，家里希望他能读书做官、承继祖业、克振家声，但他淡薄名利，却对经学和医学产生了兴趣，真正“读书破万卷”，走上一条学医济世的道路。他在其自述中对于治国和医民有一段精辟的论述，现节录如下：“医，小道也，精义也，重任也，贱工也。古者大人之学，将以治天下国家，使无一夫不被其泽，甚者天地位而万物育，斯学者之极功也。若夫日救一人，月治数病，顾此失彼，虽数十里之近，不能兼及。况乎不可治者，有非使能起死者而使之生，其道不已小乎？虽然，古圣人之治病也……其中自有玄机妙悟，不可得而言喻者，盖与造化相维，其义不亦精乎？道小，则有志之士有所不屑为，义精，则无识之徒有所不能窥也。人之所系，莫大乎生死……夫一人系天下之重，而天下所系之人，其命由悬于医者。下而一国一家所系之人更无论矣，其任不亦重乎？”

徐大椿认为，比起治理天下、泽被万民的的学者之极功来说，医是个任重、义精的贱工、小道。然贱工不贱，因为系天下的人，其命也系于医；医学自有玄机妙悟，与造化相维，非有识之士不能窥其精义。一人系天下之重，医学也系天下之重；治国之道经天纬地，从医之道更是穷极造化。

一、医国才是最好的医民——孙中山与“上医治国”

孙中山先生早年就读香港西医书院，刻苦攻读，各种考试均为百分，深得教务长、著名英国医生康德黎博士的器重。1892年他以全优第一名成绩毕业，获得了由香港总督亲自颁发的毕业证书，被授予医科博士学位，毕业后被澳门华人公立的镜湖医院聘为西医科主任。孙中山高明的医术和医德广受赞誉。《镜海丛报》于1893年7月25日登载题为《神乎其技》的告白，称颂其医术高明，“不过七日之功”而治愈患者20余年的痔疾，“或数十年之肝风，或十年之脑患，或六十余岁之咯血，均各奏神速”。

面对清政府的腐败和人民困苦的社会现实，忧国忧民的孙中山于1894年曾上书直隶总督、北洋大臣李鸿章，提出“人能尽其才，地能尽其利，物能尽其用，货能畅其流”的改革主张，却遭辗转拖沓，不了了之。这使孙中山逐渐认识到，行医只能治少数人，医国才能救多数人，医国比医人更为重要。在当时的情况下，医国只能革命。

于是，医界少一良医，社会幸获“国父”。

生存权是最大的人权。在那硝烟弥漫、战火遍地的时代，军阀、列强横行，民众连生命都保不住，哪里顾得上养生？在那饿殍遍野、民不聊生的时代，连吃饭都是问题，哪里顾得上看病？

上古之时，整个民族尊道贵德，领袖和人民都大公无私，身心健康。那个时候，三皇五帝就是上医。

盛世给民众提供了养生的基础条件；有了生活的保障，民众才有了养生保健的需求。这是广义养生与狭义养生之间的第一层关系。

健康是民生的基础，这是二者的第二层关系。

胡锦涛同志说："医药卫生事业关系亿万人民健康，关系千家万户幸福，关系经济发展和社会和谐，关系国家前途和民族未来，是一个十分重大的民生问题。"

2003年，一场突如其来的非典袭击全国，正是对抗击非典的经验教训的总结，使国家最高领导层意识到包括防病在内的民生问题是何等重要。2004年3月5日，温家宝第一次以国务院总理的身份向第十届全国人大代表作政府工作报告时就说："非典疫情蔓延，集中暴露出我国经济和社会发展不协调的问题。政府工作的着力点和财政投入将开始倾向于解决民生问题……"。

2011年3月3日，贾庆林同志在全国政协开幕大会上指出："民生问题不仅是重要的经济问题、社会问题，也是重大政治问题。"

健康管理具有社会性。国家对于民生的关注和采取的一系列政策对于促进国民健康都有实际意义。国家提出的"构建和谐社会"的目标和采取的一系列措施，是改善社会环境的最有力举措；"可持续发展战略"目标和节能减排的一系列措施，是改善自然环境的最重要举措；提高全民精神道德素质如宣传"社会主义核心价值观"活动等是最广泛的情志养生教育。1952年，毛泽东主席提出"发展体育运动，增强人民体质"；1982年颁布的《中华人民共和国宪法》第二十一条明确规定："国家发展体育事业，开展群众性的体育活动，增强人民体质"；2009年5月6日，由卫生部有关部门发起的全面健康生活方式的国家行动在北京启动……这些都是惠及全民健康的重大举措。

因此，养生不仅仅是每个民众的事，也不仅仅是每个医务人员的事，而是全社会上至最高领导，下至最普通老百姓，所有民众的事，是全社会的共同行动。

二、"医只能治身，文可以治心"——鲁迅与上医医国论

近代史中弃医从文的更多，他们这样做的原因是共同的，就是"医只能治身，文可以治心"。

鲁迅在他的《呐喊自序》中这样叙述自己决定弃医从文的思考："有一回，我竟在画片上忽然会见我久违的许多中国人了，一个绑在中间，许多站在左右，一样是强壮的体格，而显出麻木的神情。据解说，则绑着的是替俄国做了军事上的侦探，正要被日军砍下头颅来示众，而围着的便是来赏鉴这示众的盛举的人们……从那一回以后，我便觉得医学并非一件紧要事，凡是愚弱的国民，即使体格如何健全，如何茁壮，也只能做毫无意义的示众的材料和看客，病死多少是不必以为不幸的。所以我们的第一要著，是在改变他们的精神，而善于改变精神的是，我那时以为当然要推文艺，于是想提倡文艺运动了。"

于是，鲁迅开始"呐喊"。世间少一良医，但诞生了一位伟大的无产阶级的文学家、思想家、革命家、中国文化革命的主将，被人民称为"民族魂"的"孺子牛"。

另一位是郭沫若。1913年，郭沫若被天津陆军军医学校录取，因对学校的状况不满意，遂于1914年到达东京，经过半年的补习和学习，1918年升入福冈的九州帝国大学医科。1923年3月，郭沫若在九州帝国大学毕业，获得了医学学士学位。但是，郭沫若从小

喜爱文学，他把大量时间投入文学创作和从事“创造社”的活动。而且，由于双侧耳聋，临床使用听诊器时，更觉困难。1923年4月，郭沫若携妇将雏，回到阔别已久的祖国。有人发来请帖，欲以三千日元聘他为医生，他拒绝了，回答说：“医生不过是医治少数患者的肉体上的疾病。要使祖国早日觉醒，应当站起来斗争，无论如何，也必须创立新文学”。而且，他的大哥为他谋到了四川省立成都医院医务主任的职务，并派人把路费带到上海，他又一次谢绝了。他说：“当医生有什么用？我把有钱的人医好了，只会使他们多榨取几天贫民，我把贫民的病医好了，只会使他们多受几天富儿们的榨取。叫我这样伤天害理地去弄钱，我宁可饿死！”

医好国才能医好人，医好人才能医好病。

孟子说：“古之欲明明德于天下者，先治其国；欲治其国者，先齐其家；欲齐其家者，先修其身；欲修其身者，先正其心；……心正而后身修，身修而后家齐，家齐而后国治，国治而后天下平。”要“明德”先治国，要治国先理家，要理家先修身，要修身先正心，“正心”是“齐家治国平天下”的基础。

旧社会，需要纠正麻木不仁、甘当奴才的冷漠、颓唐的孔乙己心理，非此不能唤起民众。

宣传教育对于培植正气，抗拒邪气具有重要意义，反之则贻害无穷。改革开放以来，西方文化的糟粕伴随高科技、资金等进入中国。文化市场上色情、恐怖、竞争、暴力、冷血充斥，带来严重的后果。佛山2岁的女童悦悦2次被汽车碾压，7分钟内18个路人走过而熟视无睹，最后死在了医院。一位老人病倒在路上，路人拦车要送他去医院，一位司机先是拒绝，后来突然发现老人居然是他的岳父，才匆匆下车，在老人面前掮自已的耳光……

孟子在《孟子·尽心上》中说：“尊德乐义，则可以嚣嚣矣。故士穷不失义，达不离道。穷不失义，故士得已焉；达不离道，故民不失望焉。古之人，得志，泽加于民；不得志，修身见于世。穷则独善其身，达则兼善天下。”尊崇道德，喜爱仁义，就是正心。穷困时不失仁义，就会安祥自得；显达时不背离道德，则众望所归，可以为人们造福祉；不得志时独善其身，显达时兼善天下。

文化是我们的精神食粮，是可以“塑心”的。文化可以使你更正直，也可以使你更卑微。饮食是个人可以控制的，但文化却必须由国家去治理。

荀悦在《申鉴·政体》中强调了道德教育是治国之本，而文化教育则是德育的重要措施。他说：“夫道之本，仁义而已矣，五典以经之，群籍以纬之，咏之歌之，弦之舞之，前鉴既明，后复申之。”

《管子》云：“心安即国安也，心治是国治也；治也者，心也；安也者，心也。”把心治理好，才能心安国治。

中国共产党第十七届中央委员会第六次全体会议通过了关于深化文化体制改革的决定。会议指出，文化越来越成为民族凝聚力和创造力的重要源泉。会议决定要建立社会主义核心价值体系，防范精神污染，提高国民对中国文化的认同感和信心，要发展健康向上的网络文化，大力发展公益性文化事业，以维护社会和谐稳定。

三、治身犹治天下—医国与医人同理

陆游在《小疾偶书》中感叹曰：“胸次岂无医国策，囊中幸有活人方”。

以医理论国事，最早见于《史记·殷本记》。伊尹与汤王商讨国策时，曾以医为喻，陈述治国之道。《全唐书》中的柳宗元在《愈膏肓疾赋》中通过论述治疗膏肓之疾的道理来说明治理国家和除弊利政的方法。刘伯温是朱元璋的亲信谋士，被朱元璋称为“吾之子房”。刘伯温深知治国之道，他在《郁离子》中说：“治天下者其犹医乎。医切脉以知证，审证以为方。……故治乱证也，纪纲脉也，道德、政刑方与法也，人才药也。……其方与证对，其用药也无舛，天下之病有不瘳者鲜矣。”

清代医家徐大椿在《医学源流论》一书中，专门撰文“医道通治道论”，探讨了治患者之法与治国之术的相通之处。“治身犹治天下也。天下之乱，有由乎天者，有由乎人者。而人之病，有由乎先天者，有由乎后天者。先天之病，非其人之善养与服大药不能免于夭折，犹之天生之乱，非大圣大贤不能平也。”钻研医道，济世救人，成为“上医”，充分体现出古代医家人格价值的理想追求。上医医国论昭示着“医道通于治道”的深刻哲理。

老子说：“天地无人推而自行，日月无人燃而自明，星辰无人列而自序，禽兽无人造而自生，此乃自然为之也，何劳人为乎？人之所以生、所以无、所以荣、所以辱，皆有自然之理，自然之道也。顺自然之道而行，国则自治，人则自正……”。

这里明确指出了国家的兴亡和人的荣辱皆有“自然之道”，治国和治人都是一个道理。

《老子》第三十七章中说：“道常无为而无不为”。人总是要“为”的，国家也是要“为”的，“为”可以理解为违反自然规律的“乱为”。《老子》第五十一章中说：“万物莫不尊道而贵德，道之尊，德之贵，夫莫之命而常自然。”

总而言之，人之养生，国之治理，都要尊道，就是顺应自然之道。

四、殊途同法——不为良相，便为良医

方法是“道”的体现，所以同道即应同法。

医国和医人同道，故医国与医人同法。

法之要，自慎。孙思邈说：“天有盈亏，人有屯危，不自慎，不能济也。”“慎以畏为本，故士无畏则简仁义，农无畏则堕稼穑，工无畏则慢规矩，商无畏则货不殖，子无畏则忘孝，父无畏则废慈，臣无畏则勋不立，君无畏则乱不治。”干什么事都要自慎，即居安思危，忧患意识。纵观历史，乐于歌功颂德，近奸佞远谏臣，自以为天下太平，疏于朝政者而败亡者自秦二世以来比比皆是；环视周围，耽于名利贪欲，或干活不要命，或花天酒地，自以为有本可吃，忽视养生而病亡者不胜枚举。他们都忘了一个词，就是“自慎”。

法之一，除旧布新。《史记·殷本记》中伊尹与汤王商讨国策时，曾以医为喻，陈述治国之道：“用其新，弃其陈，腠理遂通，精气日新，邪气尽去，及其天年。”人需要代谢更新，国家也需要“与时俱进”，不断创新和发展。

法之二，励精图治。柳宗元在《愈膏肓疾赋》中说：“余今变祸为福，易曲为直，宁关天命？在我人力。以忠孝为杆橹，以信义为封殖。拯厥兆庶，绥乎社稷。”陶弘景说：

“我命在我，不在天。”君主淫暴，国将丧亡，愚者往往以天命为托词，天不佑我，其奈我何？柳宗元认为国之兴亡，在我人力，如果励精图治，有贤良的辅弼，殷桀也可以成为周汉。一个国家的盛衰兴亡，决定于统治者所施行的政治，一个人的祸福吉凶，决定于个人的行事。

法之三，对症下药。前述《郁离子》的一段话中“医切脉以知证……审证以为方故治乱”的观点，正是说明了治国与医民都需要辨证的道理。对症下药，人则治，国则安。

薛立斋在为王节斋《明医杂著》所写的《序》中说：“古人所谓良医良相，盖兼体之矣。”以医理论国事，体现了古代医家参政议政的意识，因此出现了如伊君、张仲景、狄仁杰、苏轼、许国桢、吴杰、戴思恭等治国医人的名贤。

五、悬壶济世——医人关乎国事

旧时之中药店，门口常挂一葫芦为招牌。悬壶济世之说来自于《后汉书·方术列传》：“市中有老翁卖药，悬一壶于肆头，及市罢，辄跳入壶中……长房于楼上睹之，异焉。因往再拜奉酒脯。翁知长房之意其神也。谓之曰：‘子明日可更来。’”仙翁在几次考验他之后，结论是“子可教也。”费长房得神仙指点，“遂能医疗众病”。返回故里时家人都以为他死了，原来已过了十余年。医者仁心，以医技普济众生，便有悬壶济世之说。

莫以为医疗事小，一场瘟疫可以搞得“千村薜荔”，“万户萧疏”，一场灾难可以使一个强国灰飞烟灭。

1~2世纪，古罗马人建立起了地跨欧、亚、非的强大帝国，首都罗马城被称为“永恒之城”。罗马军团曾是世界最强大的军队之一，汉尼拔、斯巴达克等著名统帅、军事天才均败于他们的标枪与利刃之下。但是，令人意想不到的是，罗马帝国一夕衰败，庞大军团不堪一击，“永恒之城”轰然倒塌。这其中固然有政治、经济、军事方面的因素，铅中毒也是打垮罗马人的重要原因之一。对古罗马墓穴的发掘发现了“铅尸”，才解开了古罗马败亡的千古之谜。原来古罗马崇尚用铅制作的器具，其饮食用的锅、碗、杯都是铅做的，由此造成了国民的普遍铅中毒，于是强大的罗马军团才变得不堪一击。

旧中国腐败的社会制度造成了国民的饥荒，而“东亚病夫”的体质反过来也是难以兴旺的原因。建设强大富饶的国家，是中华民族的共同愿望，提高国民的思想道德和身体素质则是必要的条件。

第二节　中医养生的概念

养生一词，最早见于《庄子·养生主》：“文惠君曰：‘善哉！吾闻庖丁之言，得养生焉。’”古时养生也称“道生”、“卫生”、“保生”、“摄生”等。养生就是根据生命发展的规律，采取各种方法保养身体、增强体质、预防疾病、增进健康，以达到延缓衰老、延年益寿的目的。养生学说，则是指研究养生的理论、原则和方法的一门学科。

养生是一个动宾结构的复合词。“生”是指生命，这个没有歧义，关键是“养”字。包含“养”字的词有很多，如抚养、养育、赡养、教养、供养、奉养、修养、营养、培养、保养、补养、养护、调养……到底哪个词是比较准确的呢？

抚养、养育是对子孙而言，赡养是对父老而言，教养、奉养、供养也都是针对他人而言，修养一般是指素质、道德方面，营养是指饮食方面，培养大致是指由无到有，如培养某种习惯，这些都不能概括养生的全部。补养对吗？《素问·三部九侯论》所说的“实则泻之，虚则补之”是祖国医学治疗的基本原则。也就是说，只有虚才能补，不虚的人就不要补，实证的人越补越坏，所以“补养”也不能解释具有普遍意义的“养生”这一概念。

那么，应该怎样去理解“养生”的含义呢？

《吕氏春秋》曰：“知生也者，不以害生，养生之谓也。”不害生即是养生。

《内经》以很多篇幅告诫人们要防止“伤”。在七情方面有“怒伤肝，喜伤心，恐伤肾，思伤脾，忧伤肺”；在饮食方面有“阴之所生，本在五味；阴之五宫，伤在五味”；在起居和运动方面有“五劳所伤”。总之，是强调避免或防止这些伤害。葛洪说：“养生以不伤为本。”孙思邈说：“天有盈虚，人有屯危，不自慎，不能济也。故养性必先知自慎也。”天有盈虚之变化，人就有莫测之危难，如不知珍重则难有健康。要预防疾病，即防止各种邪气的伤害，这才是养生之本。

所以，以“养护”或“保养”来解释养生的含义是比较确切的。一条路修好了，成立个道班，任务是“养护”。养人和养路的道理是一样的。至于“调养”，有调整以养的含义，但一般将调养用于有病的人，看病人时常嘱“好好调养”；而且调养没有强调“护”的意思。

明确这一点并不是咬文嚼字，而是有实际指导意义。我们拿“春养肝”为例，“春养肝”是必要的，问题是如何去养。

为什么要“春养肝”？因为春季“肝当令”。因此，我们首先要明确脏器“当令”的含义。

当令有两个相关的含义，一是“王”，即强势，处于主导地位，即“肝王于春，心王于夏，脾王于长夏，肺王于秋，肾王于冬”。另一方面，当令脏器也是最易受损的脏器。《素问·咳论》说：“五脏各以其时受病，非其时则各传以与之。人与天地相参，故五脏各以治时……乘秋则肺先受邪，乘春则肝先受之，乘夏则心先受之，乘至阴则脾先受之，乘冬则肾先受之。”

每个季节的当令脏器是先受到外邪侵犯的脏器，而其他脏器之病可以从当令脏器受侵后“传以与之”，即通过脏腑之间的关系而受损。

这不矛盾吗？既然强势，为什么还容易受损呢？“满招损”，“出头的椽子先烂”，这都是老祖宗告诉我们的道理。最典型的例子是韩国已故总统卢武铉。卢武铉生于韩国庆尚南道金海市峰下村一个农民家庭，因此被称为“草根总统”。如果他就一直“草根”下去，可能会无声无息，但却平平安安过一生，孰料他当上了总统，这一下“一人得道，鸡犬升天”，尽管他自诩“严以律己”，可没管好自己的家人，他夫人有了权，就贪污600万美元，最后逼得卢武铉跳崖自杀。

这有点像“本命年”。传说本命年时该生肖的守护神要上天述职，因而这一生肖的人少了管制，成了草头王。在传统习俗中，本命年常常被认为是一个不吉利的年份。“本命年犯太岁，太岁当头坐，无喜必有祸”的民谣是关于本命年不甚吉利的最好写照，故民间通常把“本命年”也叫做“槛儿年”。但也有另一种说法，即本命年顺，则一顺百顺。传说有无根据且不去论，但当令者需要小心，却是和当令脏器的情况相似的。

《素问·金匮真言论》说：“八风发邪，以为经风，触五脏，邪气发病。一般称为四时多发病：春多发肝病，夏多发心病，长夏多发脾病，秋多发肺病，冬多发肾病。”既然春季肝容易受损和发病，春养肝，其意必为护肝。

如果不能准确理解“养”的含义，很容易像宠小孩一样，喜欢啥给啥，由着他性子来，那就坏了。《素问·五运行大论》说：“东方生风，风生木，木生酸，酸生肝，肝生筋……”。既然酸生肝，春天多吃酸不行吗？不行。因为酸具收敛之性，不利于阳气的升发和肝气的疏泄，而春天是升发的季节，肝脏喜疏而怕郁。《素问·脏气法时论》说：“肝主春，肝苦急，急食甘以缓之……”故春天选择食物之味不是多吃酸，而是多吃甜。此其一。春天肝气偏盛，如多吃酸性，则肝气更盛，会产生“木克土”，损伤脾气。即《素问·生气通天论》所说的：“味过于酸，肝气以津，脾气乃绝。”孙思邈说：“春七十二日省酸增甘，以养脾气。”脾与胃密切相关，脾弱则妨碍脾胃对食物的消化吸收。为防“肝木”克“脾土”，甘味入脾，最宜补益脾气。

有人根据“以脏补脏”的说法主张春季吃肝，这也是错误的。以脏补脏的要点是一个“补”字。“虚者补之，实则泄之”，如果有肝虚之症，四季均可补之，而与季节无关，对于一个没有肝虚的人来说，则没有必要“补”。春季以肝补肝，只会使肝气更旺，反而更容易受损。高濂在《养生八笺·四时调摄笺》中就明确指出：“春不食肝，为肝气旺，脾气败；若食肝，则又补肝，脾气尤败甚，不可救。又肝旺之时，不可以死气入肝，恐伤魂也。”就是说，春天本来就肝气旺，脾气弱，若食肝补肝，肝气更旺，脾气更弱，形成伤脾的结果，严重者“不可救”。魂出于肝，以已死动物肝脏摄入，则带入“死气”，结果就会“伤魂”。

第三节　养生之道

中医养生学说源远流长，它是以中医理论为指导，以我国传统的养生方法为主要手段，经过历代养生家、医家和广大劳动人民长期防病保健的实践，不断丰富和发展，逐步形成的一套较为完整的理论和方法。养生包括养生之道和养生之术。养生所必须遵循的原则和道理称为“养生之道”，而将养生方法和具体手段称为“养生之术”。

养生之道是我们所有人都必须遵守的原则，而为达到这些原则的要求，不同人的养生之术应该是不同的。

一、什么是“道”

什么是道？通常说的道就是道路。清代著名文学家戴震在《孟子字义疏证》卷“天道”条中解释说：“道，犹行也。”

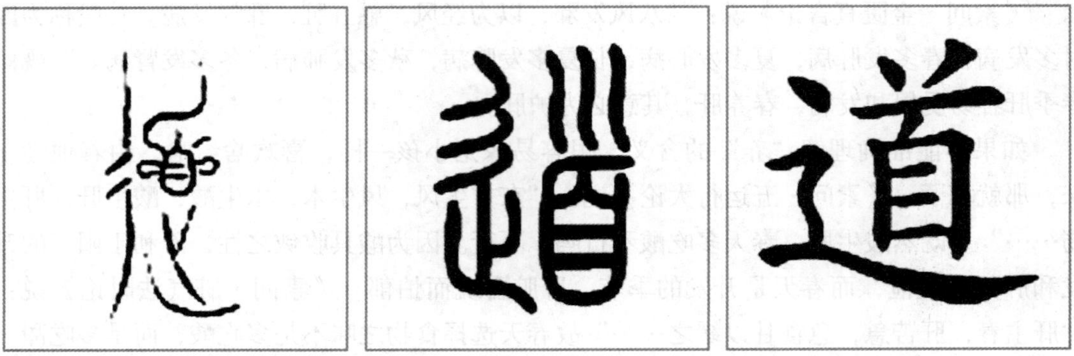

金文　　小篆　　楷体

许慎的《说文解字》说：“道，所行道也，从辵从首。一达谓之道。”后来引申出很多意思，如方向、途径、规律、法则、学术或宗教的思想体系、方法、技术等。

老子所谓的道并不是上述的“常道”：“道可道也，非恒道也。名可名也，非恒名也。无名，万物之始也；有名，万物之母也。故恒无欲也，以观其眇；恒有欲也，以观其所徼。两者同出，异名同谓。玄之又玄，众眇之门。”

对于“道可道，非常道，名可名，非常名”有很多解释。老子的另一段话其实对这段话做了注释：“有物混成，先天地生。寂兮！寥兮！独立而不改，周行而不殆，可以为天下母，吾不知其名，字之曰道。”道是天下之母，先天地而存在，而且寂寞无声，广大无边，独立存在，不断运行而没有停止，看不见摸不著，这么一个神奇的东西，高明如老子，也不知如何为道命名。所以，道这个名字，不是常人理解的道，这个名字，也不是常人理解的名字。

《管子·内业》中说：“凡道，无根无茎，无叶无荣，万物以生，万物以成，命之曰道。”韩非认为，“道者，万物之始……万物之源”。

所以，虽然老子说道是“有物混成”，但这个“物”并不是客观存在的、可见、可觉的物质，而是一种力量，一种规律，一种支配万物生和成的力量，一种万物莫不遵守的规律。现代科学也已经证明，宇宙（天地）并非是亘古就有，其诞生是有时间的，是一种力量和规律导致了天地的诞生和操纵其运行和演变。这种神奇的力量，在佛教认为是佛，道教认为是神，基督教、天主教认为是上帝，伊斯兰教认为是阿拉。

老子说“故道大，天大，地大，人亦大”，即道与天地人三才。道是天地之主宰，也就是人之主宰。《周易·系辞传》说，人“参赞于地之化育”，即人受天地变化规律的制约。

道的特点是“至简”。这个包罗万象、主宰天地的神奇力量本身却是简单到不能再简单。所以老子说：“治大国若烹小鲜。以道莅天下，其鬼不神。”以道治理天下，如同炒一个小菜那么简单。伟大科学家牛顿持有相同的看法：“自然界不作无用之事，……因为自然界喜欢简单化”（《牛顿自然哲学著作选》）。法国数学家和物理学家彭加勒也确定地认为：自然就是“简单与宏远”。

道的另一个特点是“自然”。老子说：“道之尊，德之贵，夫莫之令，而常自然。”“顺自然之道而行，国则自治，人则自正……”由此引出道法自然和无为而治的精辟论断。

二、什么是养生之道

庄子著有《庄子》一书，其中第三篇的题目是“养生主”。在这篇文章中，首次提出养生这个概念，也首次阐明什么是养生之道。“主”就是道，就是要领和原则。庄子以几个故事为例加以说明，“庖丁解牛”是其中之一。“庖丁解牛”一文笔者上学的时候就学过，后来很长时间仍是中学语文中的一课。但我敢肯定，包括老师在内，并没有深入了解这个典故的内涵，或许只留下“游刃有余”这个成语的印象。如今人们引用这篇“养生主”，往往是指出“养生”一词首次提出的出处，仍然鲜有人以此来解析养生之道。

我们就来看看这个故事：

厨师在为文惠君杀牛的时候，动作非常熟练，手脚肩膝并用，操刀之声，恰似乐声，举手投足，好像跳舞，真把这项血腥劳累的工作变成了艺术。于是文惠君感叹道：“技盖至此乎？”这项技术在你手里真是登峰造极了，你是怎么达到的呢？

庖丁回答曰：“依乎天理”。简单四个字说明这位厨师不是个简单的体力劳动者，他是在“用脑子”干活，按现在的标准，至少是个高级技师。这个“天理”是什么呢？庖丁说：“彼节者有间，而刀刃者无厚；以无厚入有间，恢恢乎其于游刃必有余地矣，是以十九年而刀刃若新发于硎。”这个天理就是牛的关节之间是有缝隙的，而我的刀磨的像没有厚度一样，拿没有厚度的刀插入有缝隙的关节之间，于是我就“游刃有余”，我这把刀用了十九年了仍然像是新的或者是刚磨的。听到这里，文惠君感叹道：“善哉！吾闻庖丁之言，得养生焉。”我听了庖丁的这段话，才明白了养生之道是什么，这个道就是“依乎天理”。

之所以很多人，包括老师没有深入认识此文的含义，客观上是因为编辑中学语文的老师们把《养生主》掐头去尾，导致人们只能断章取义。《养生主》共分三段。第一段中庄子点出了主题，而这段画龙点睛之笔却在高中语文中被删掉了：“缘督以为经，可以保身，可以全生，可以养亲，可以尽年。”郭象注释此句说：“缘，顺也。督，中也。”就是说，如果能按照自然界的中正之道养生，就可以保护自己，可以长寿。第三段讲的是顺应自然，“安时以处顺”的养生观。可惜我们看到的只是第二段—庖丁解牛。

“依乎天理”就是顺从自然规律，这里暗含着“天人合一”这一养生的中心原则。

张介宾说：“天地之道，以阴阳二气而造化万物；人生之理，以阴阳二气而长养百骸。”天地和人生都是阴阳二气组成的。《易》讲的是阴阳的变化规律，天地和人体都要遵守。

自然规律和人有什么关系呢？

（1）人就是自然界的一部分。《素问·宝命全形论》说：“人以天地之气生，四时之法成。”人是天地之气的产物，按四时之法度而生长。

（2）自然规律是客观存在的，并不以人的意志为转移。老子说：“天地无人推而自行，日月无人燃而自明，星辰无人列而自序，禽兽无人造而自生，此乃自然为之也，何劳人为乎？”

（3）人必须顺应自然规律。荀子说：“天行有常，不为尧存，不为桀亡，应之以治则吉，应之以乱则凶。”自然界的运行是有自己的规律的，并不因为明君尧帝的存在而存在，也不因为昏君夏桀的存在而消亡，所以，适应自然规律者就顺利吉祥，违反自然规律者就挫折凶险。

汉代大哲学家王充说：“人本于天，天本于道，道本自然；顺乎自然，即是最上养生之道。”老子说：“养生之经，要在自然。动不知所向，止不知所为，随物卷曲，随波而流，动而与阳同德，静而与阳同波。其动若水，其静若镜，其应若响，此乃养生之经也。”

顺乎自然，或顺其自然，是顺应自然规律，但是人们往往容易对“顺其自然”曲解，认为是“无为”，即随波逐流。《淮南子·修务训》中批评了“无为者，寂然无声，漠然不动，引之不来，推之不往”的消极无为论，指出：历史上公认的“先圣”如神农、尧、舜、禹等都是积极有为的，“圣人忧民如此其明也，而称以‘无为’，岂不悖哉！”普通人也是一样：“天子以下，至于庶人，四肢不动，思虑不用，事治求成者，未之育也！”该书认为，“无为”应当是因势利导：“夫地势，水东流，人必事焉，然后水潦得谷行；禾稼春生，人必加工焉，故五谷得遂长。……之其自生，则鲸、禹之功不立，而后稷之智不用也。”

所以，按照现代人的理解习惯，最好换一种说法，把人的主观能动性加在里面。笔者以为，把养生之道解读成“顺势而为”是不是好一些？这里的“势”，是自然界运行变化之势，即规律，而“为”则是人们的行动，类似老子的“行”和荀子的“应”。庖丁解牛中庖丁正是顺应了牛的结构之“势”，然后去解牛，即“为”。

《灵枢·师传》说：“夫治民与自治，治彼与治此，治小与治大，治国与治家，未有逆而能治之也，夫惟顺而已矣。”顺而治和我们所说的顺而为，不远矣。

故曰，顺势而为，即为养生之道。

三、如何顺势而为

“势”就是倾向，自然界的“春生，夏长，秋收，冬藏”就是势，四季各有脏器当令也是势。

我们举一个例子，把车放在一个坡顶，因为车具有势能，所以会很自然地顺坡而下。那么，人在这时会干些什么呢？

（一）莫逆势

车子在坡上，你顶着车不让走，这就是逆势。《内经》说“逆其根则伐其本”，这是要不得的，也是养生最应该防止的。清代医家熊应雄说：“阴阳顺行，则消长自然，神清气爽；阴阳逆行，则往来失序，百病生焉。”

有没有人逆势而为呢？比比皆是。《内经》说“冬三月，此谓闭藏，水冰地坼，无扰乎阳”，就是说，冬季是适宜闭藏的季节，此时天气严寒，水结冰，地冻裂，人要减少活动，避免扰动阳气。有的人反其道而行之，要“冬练三九”，去满头大汗地跑长跑，搞得“大汗伤阳”，这不是逆势吗？冬练三九，那是为了训练运动员，不是养生。

据一家保险公司对6000多名已故运动员的资料统计，运动员的平均寿命只有50岁，运动过量和方法不适宜导致运动员过多的伤病，从而缩短了寿命。在马拉松赛中屡有运动员猝死，为我们敲起了警钟。

（二）莫“促势”

车在坡上，本来就会下滑，你反倒加油门，或者在后面推，那不是玩命吗？大概很少人会干这种傻事，但是在生活方面，却是很多人包括专家常犯的错误，这叫好心办坏事。一个人这么办，只给自己造成伤害，专家讲的不对，却会谬种流传。比如宣传春吃肝，夏吃心，秋天喝猪肺汤，冬天吃炒腰花，硬把当令脏器推到风口浪尖上，这不叫养脏，而是害脏。

还有一个错误的建议是“夏吃苦”。很多媒体都介绍了这个建议。专家实际上指的是苦瓜，因为苦瓜是凉性的，可以用以消暑。但是这里少说了一句，即并不是所有的苦味食物都是凉性的。苦是味，凉是性，二者不可混淆，有的食物味是苦的，但性却不是凉的，有的甚至是热的。

就是苦味，夏天也是不宜多吃的。孙思邈明确指出：“夏七十二日省苦增辛，以养肺气”。《素问·五运行大论》中说：“南方生热，热生火，火生苦，苦生心”，所以多吃苦味食物有加剧心火的作用，对护心不利。而且夏季心火旺，根据火克金的原理，心火太旺容易损伤肺气。

（三）莫“造势”

上山不爬，下山不走，坐缆车不是更舒服吗？这叫造势。冬冷夏热，这本是自然规律，春夏养阳，秋冬养阴这是养生原则，不可违反。《素问·移情变气论》中用“寒暑之宜”来说明借助自然界的寒暑变化来养生的道理。夏天必须要充分养阳，即助阳气升发。这就像弹簧一样，只有充分的拉长，才能有力地回收，“夏长”有利于“秋收”。《内经》主张夏天要“无厌于日”，“若所爱在外”，就是为了充分的“夏长”。但是很多人贪图舒服，夏天开足空调，从外面进去，冷得人起鸡皮疙瘩。开空调往往搞得人头昏脑胀，困乏无力，食欲不振，这叫空调病。同样，冬天暖气开得过足，热得人满头大汗，扰动和损伤了阳气，导致卫气不足，一出门就感冒。

现在有一种说法叫“候鸟式养生”，冬天去海南岛，夏天去大兴安岭。如果短期去避暑，避寒，对于少数人，特别是患者来说无可厚非，但把它讲成一种养生措施就不妥当了。

要顺势不要逆势，要顺势不要促势，要顺势不要造势，你所做的只是要排除山道上的障碍，使下坡车行走通畅无阻。

《灵枢·师传》说：“夫治民与自治，治彼与治此，治小与治大，治国与治家，未有逆而能治之也，夫惟顺而已矣。”顺势而为，养生如是，工作如是，生活如是，管理如是，世间万事莫不如是！

（四）巧借势

对于一个健康的人来说，养生最重要的是要顺势，而对于一个不健康的人来说，可以借自然之势来纠正体质偏颇之势，或助于疾病的调理。

“势”是什么？自然界的势就是一年四季的阴阳变化，由此引出“春夏养阳，秋冬养阴”的养生原则。人的“势”是什么？就是你的体质。要把体质调治顺应自然界变化之势，才能收到最好的效果。如阳虚之人要特别注意春夏养阳，阴虚之人要特别注意秋冬养阴，这就是“借势”。

疾病是偏颇体质在各种内外因素作用下由“质”变“证”的结果。偏颇体质具有“质势”，疾病同样也有。自然界变化之势对疾病同样造成影响，从而出现不同的疾病在不同季节里会出现不同的变化，我们可以巧妙地借用自然界变化之势来促进疾病的康复。

《黄帝内经》详细论述了疾病与季节的关系。《脏气法时论》中说：“夫邪气之客于身也，以胜相加，至其所生愈，至其所不胜而甚，至于所生而持，自得其位而起。”

这里讲的是五行相生相克在疾病与季节关系方面的反映。在五行关系中，有“相生”和“相克”两种情况。

导致疾病的邪气客居于身，有以强凌弱的关系。如果适逢在五行归类中“所生”即其“子”的季节，得其子脏之助就容易痊愈；而到了“所不胜”，即“克我”的季节就加重；到了“生我”的季节，借助于母脏的滋养保护，疾病就会稳定；到了本脏之气旺盛的季节就容易发病。

《素问·脏气法时论》对此作了具体的论述：“病在肝，愈于夏，夏不愈，甚于秋，秋不死，持于冬，起于春，禁挡风。”肝属木，夏属火，木生火，火为木之子，火既已旺，就减少了生火之木的损耗；同时因为火克金，就减少了金对肝木的克制。受这双重因素的影响，所以患肝病的人夏季容易痊愈。如果夏季肝病不愈，秋季就会加重。这是因为秋属金，金克木，对肝病不利。到了冬季，因为冬属水，水生木，为木之母，得水之滋养，肝病在冬季比较稳定。春季是肝是当令脏器，也是易损的季节，故肝病常常“起于春”。因为春季的外邪是风，所以应避免风邪的侵袭。

“病在心，愈在长夏，长夏不愈，甚于冬，冬不死，持于春，起于夏，禁温食热衣。”长夏属土，心属火，火生土，土既已充实，生土的火损耗就减少；同时土克水，就减少了水对火的克制，这双重因素使得心病容易在长夏痊愈。但是到了冬季，由于冬属水，水克火，所以心病在冬季容易加重。春数木，木生火，受母气的滋养，心病在春季得以稳定。夏季是心当令的季节，心容易受损，故“起于夏”。为了防止这一点，要少吃温热食物，不要穿得太多。

“病在脾，愈在秋，秋不愈，甚于春，春不死，持于夏，起于长夏，禁温食饱食湿地濡衣。”

“病在肺，愈在冬，冬不愈，甚于夏，夏不死，持于长夏，起于秋，禁寒饮食寒衣。”

“病在肾，愈在春，春不愈，甚于长夏，长夏不死，持于秋，起于冬。”

掌握了这些规律，我们就可以在该脏器当令的季节注意防止其起病；在“愈”的季节努力治疗，力争其迅速痊愈，不留后患；在“甚”的季节注意防止其加重甚至导致死亡；在“持”的季节力求保持稳定。这些都是借助于季节的力量趋利避害，防止疾病发生和促进其康复。

四、讲法不讲道，等于瞎胡闹

养生之道与养生之术（法）不是并列的，而是原则与方法的关系。方法可以是灵活的，但原则是固定的；方法可以是有伸缩性的，原则则没有讨价还价的余地；方法错只影响局部，原则错则殃及全局。

道不好讲，一方面容易引起歧义，另一方面大家不爱听。现今的人和古人有所不同，古人讲究“谈经论道”，现今的人喜欢短平快，立竿见影，最好你告诉我应该怎么办，一用就灵最好。

丘处机为元代著名道家，道教全真派创始人。他提出了“有卫生之道，而无长生之药”的观点。朱熹是南宋著名哲学家、教育家和理学家，他认为养生之要旨“在于自修其德，而又常自省察，使其所行，无不和于天理，则盛大之福，自我致之，有不外求而得矣”。

欧阳修反驳了抛弃养生之道，无所不至地追求养生之术而导致“欲求生而反害其生”的现象：“生而必死，亦自然之理也。以自然之道，养自然之生，不自戕贼夭阏而尽其天年，此自古圣智之所同也。……盖命有长短，禀之于天，非人力所能为也。……后世贪生之徒，为养生之术者，无所不至。至茹草木，服金石，吸日月之精光……欲求生而反害其生者，可不哀哉！……若大雅君子，则岂取于此。”

这段话载于《删正黄庭经序》，有谓此文不是欧阳修所写，而是另有其人，但因为“其传之久则易为讹舛，今家家异本，莫可考正”。

违反自然之道，好心也会做错事。我们先讲一个有启发性的故事：

有九个人（其中还有一位生物学家）结队到达南太平洋的加拉巴哥岛，实地观察幼龟是怎样离巢进入大海的。对于龟崽来说，这是一段危险的历程，从龟巢到大海需要经过一段不短的沙滩，稍不留心便可能成为食肉鸟的美食。上岛后他们很快就发现一只大龟巢。一只幼龟把头探出巢穴，却又欲出而止，踌躇不前，一只嘲鸫突然飞来，用尖嘴啄龟的头，企图把它拉到沙滩上去。眼看这惊险的一幕，他们焦急地对向导说：“你得想想办法啊！”向导却若无其事地说：“叼就叼去吧，自然之道，就是这样的。”他们埋怨向导见死不救，向导不情愿地抱起小龟，放入了大海。然而，这时意想不到的情况出现了：几十只幼龟从巢口争先恐后地结伴而出，全部成了肉食鸟的口中之食。原来那只先出来的幼龟是龟群的“侦察兵”，被向导抱向大海，巢中的幼龟以为外面很安全，才犯了致命的错误。

干什么事首先都要“论道”，因为“纲举才能目张”。老子说：“执古之道，以御今之有。能知古始，是谓道纪。”

无论什么养生之术，都必须符合养生之道。“道”为“术”之根，也是鉴别“术”之科学与否的准绳。违反道的术再能自圆其说，也必定是错的。陶弘景在《混元妙真经》中说：“人常失道，非道失人。人常去生，非生去人。故养生者，慎勿失道。为道者，慎勿失生，使道与生相守，生与道相保。”

只求术而忘道，还容易为别有用心之人所乘。张悟本之流之所以能大行其道，狂敛其财，正是迎合了部分人片面追求养生之术的结果。他们说的天花乱坠，拍胸脯保证其“神效”，导致很多人上当。其实，拿养生之道一对照，立马就可以洞察其错误。学习养生之道，可以给您一双识别骗术的“慧眼”。

上古之人，其知道者，法于阴阳，和于术数，食饮有节，起居有常，不妄作劳，故能形与神俱，而尽终其天年，度百岁而去。今时之人不然也，以酒为浆，以妄为常，醉以入房，以欲竭其精，以耗散其真，不知持满，不时御神，务快其心，逆于生乐，起居无节，故半百而衰也。

——《素问·上古天真论》

人本身是自然界的产物，是在他们的环境中，并且和这个环境一起发展起来的。

——恩格斯

第六章 生态养生基本原则

原则是事物的原生规则。原则是由人类对自然界和人类历史的观察中提炼出来的。原则受观点的影响，有了正确的观点，才能总结出正确的原则。只有正确反映事物的客观规律的原则才是正确的。原则是对事物本质的认识，是观察问题、处理问题的准则。

第一节 生态养生原则之一——天人合一

中国现代历史学家、国学大师钱穆先生说："中国文化中，'天人合一'观，虽是我早年已屡次讲到，唯到最近始澈悟此一观念实是整个中国传统文化思想之归宿处……我深信中国文化对世界人类未来求生存之贡献，主要亦即在此。""以过去世界文化之兴衰大略言之，西方文化一衰则不易再兴，而中国文化则屡仆屡起，故能绵延数千年不断，这可说，因于中国传统文化精神，自古以来即能注意到不违背天，不违背自然，且又能与天命自然融合一体。我以为此下世界文化之归趋，恐必将以中国传统文化为宗主。"

天人合一论在中国历史悠久。《庄子·达生》中说："天地者，万物之父母也。"在《黄帝内经》中系统地论述了天人合一理论，但没有归结为天人合一的四字概念。汉代思想家董仲舒（公元前177～前104年）在《春秋繁露·阴阳义》中第一次提出了相近的概念："天亦有喜怒之气，哀乐之心，与人相副。以类合一，天人一也。"西汉时期的刘安和董仲舒同年生（公元前177～前122年）但早逝，他也提出了相似的概念，但不如董仲舒明确。他在《淮南子》中说："天地运而相通，万物总而为一"。最早明确使用天人合一概念的，是北宋的张载："释氏语实际，乃知道者所谓诚也，天德也。其语到实际，则以人生为幻妄，有为为疣赘，故天人合一，致学可以成圣，得天而未始遗人，《易》所谓不遗、不流、不过者也。"

天人合一中的"合"不是人为的撮合、捏合，而是"是"、"归"的意思。与张载同一时代的程颐认为说"合一"就有人为因素在内，似乎"说一才是一"。他在《二程遗书·卷六》中说："天地本无二，不必言合"。实际上他们二人并没有原则的分歧，只是说法不同。"无二"、"本一"是"合一"最好的解释。

一、天人合一观与人类中心论

季羡林先生说：天人合一"是东方思想的普遍而又基本的表述"，是"代表中国古典哲学的主要基调的思想，是一个非常伟大的、含义异常深远的思想"。

荀子在《天论》中说："天行有常，不为尧存，不为桀亡。"明确指出自然界的运行是不以人间的世代更替和人的意志为转移的。

老子在《道德经》早就指出："人法地，地法天，天法道，道法自然。"这是老子哲学思想中极为重要的论述。后人对此的解释各抒己见。一种解释是，前三个"法"，解释成"遵循"，后一个"法"解释成"即是"。汉代注释家河上公解释说："道性自然，无所法也"。宋代道士葛长庚在《道德宝章》中说："道之所以大，以其自然，故曰法自然。"三国时代的注释家王弼对"法"做了前后一致的注解："法，则法则也。人不违地，乃得全安，法地也。地不违天，乃得全载，法天也。天不违道，乃得全覆，法道也。道不违自然，乃得其性。道自然者，在方而法方，在圆而法圆，于自然无所违也。"这里的"法"都可以解释为"不违"、"效法"，就是遵循。

1827年，欧洲文化第一代表人物歌德在与艾克曼的谈话中赞叹："中国人了不起。在中国人眼里，人跟宇宙合二为一，……那么和谐、和睦，这个境界我们西方没有。"西方文化占主导地位的是天人对立的二元论，片面强调征服自然、战胜自然。

弗兰西斯·培根（1561～1626年）是英国哲学家、思想家、作家和科学家，被马克思称为"英国唯物主义和整个现代实验科学的真正始祖"。他在逻辑学、美学、教育学方面也多有建树，但他的"人类中心论"却造成了严重的负面影响。

"人类中心论"发源于中世纪的神学思想。人类中心论建立在托勒密地球中心说的基础上，按照这种理论，地球是宇宙的中心，而世界又是上帝为了人创造的，因而人是宇宙的中心，人可以征服、利用和统治自然界。因此这是一种神学唯心主义观点。后来，这种观点发展为人统治自然的思想。培根说："人是一切的中心，世界的轴。"

他说："倘若我们考虑最终因素的话，人可以成为世界的中心，倘若这个世界没有人类，剩下的一切将茫然无措，既没有目的，也没有目标……万事万物似乎都为人做事，而不是为它们自己做事。"

人类中心主义把人类的利益作为价值原点和道德评价的依据。①在人与自然的价值关系中，只有有意识的人才是主体，自然是客体。价值评价的尺度必须掌握和始终掌握在人的手中。②在人与自然的伦理关系中，应当贯彻人是目的的思想，任何时候说到"价值"都是指"对于人的意义"。③人类的一切活动都是为了满足自己的生存和发展的需要，不能达到这一目的的活动就是没有任何意义的。人类主体性表现于现实生活中，则是以人对自然的全面控制与利用为标志的现代生活方式，及其在世界范围内的普及与发展。

这实在是一个蛮不讲理的理论。是谁赋予人主宰自然的权利？是因为生物比非生物有意识吗？是因为人比其他生物聪明吗？人是动物进化的产物，而不是任何意识的产物。如果自然界生物进化出了一个可以主宰自然界的怪物，生物进化论就是错误和失败的。

这也是一个与西方宗教观矛盾的理论。西方人信教，信耶稣、上帝。因为很多人意识到人不是世界的主宰，冥冥之中，有一种力量在控制着包括人类在内的大千世界，在上帝面前，人是不懂事的孩子，需要上帝的保护和宽恕。

与人类中心主义对立的是自然中心主义，或生态中心主义。自然中心主义的观点是：

①人是生命的主体，动物也是生命的主体，动物也具有感受痛苦和愉快的能力，因此动物应从人那里获得“平等关心”的道德权利。②自然界是一个相互依赖的系统，人只是其中的一个成员，人并非天生比其他生物优越，所有有机个体都是生命的目的中心。③应当将伦理学的应用范围扩展到人与非人存在物（包括动物或所有生物或生态系统）之间的关系，自我实现和生态中心平等两条原则是内在关联的。人与所有其他生物及实体作为与整体相关的部分，他们的内在价值是平等的。

哪一种观点是正确的呢？

二、天人合一观的理论基础——元气一元论

宏观生态医学认为，必须在自然生态圈这个大环境中来研究生命现象，因为人不仅仅具有生物属性和社会属性，更重要的是自然属性。中医学的五运六气学说是研究宏观生态医学的重要理论基础。

（一）元气一元论

五运六气学说的基础是气一元论，简称气论，气论的基础是气的统一概念。

中医学认为，气是构成天地万物的本原，气的运动是物质世界存在的基本形式，气的运动变化形成一切事物和现象的发生、发展和变化。气的变化称为气机。

老子提出了“道—气—物”的宇宙发生模式，即道生气，气生物。庄子发展了老子的观点，构成了“道—气—物—气—道”的宇宙运转模式。他认为气是由“道”产生的，是天地人的共同基础。他说：“人之生，气之聚也，聚则为生，散则为气”。荀子认为“万物各得其和以生，各得其养以成”。董仲舒在《春气繁露》中首次提出了元气的概念，认为元气是构成宇宙万物包括人类的本原，天地阴阳二气是元气的存在形式。他说：“元者，为万物之本”。“元者，气也。无形以起，有形以分，造起天地，天地之始也。”

中国古代哲学的物质观，从五行的多元论到阴阳二气的二元论，最终统一于气的一元论。汉代张载著有《正蒙》，其核心是建立气一元论的哲学体系。他以《易传》为根据，论证了物质的气是世界的本原。宋代吴澄在《答人问性理》中说，天地万物“本是一气，分而言之则曰阴阳，又就阴阳中细分之则为五行。五气即二气，二气即一气”。民国时期门星桥著的《河洛原理》中说，“太极一气产阴阳，阴阳化合生五行，五行既萌，遂含万物”。

人的生死也是气聚散变化的结果。吴澄在《答田副使第二书》中说：“人之生也，因阴阳五行之气而有形，形之中便具得阴阳五行之理，以为健顺五常之性。”“气”的概念，构成了中国古代唯物主义哲学的基础，也是天人合一理论的基础，世界上一切现象都是气之升降出入等变化的结果。

那么，气到底是什么？

（二）中医学概念的现代理解——什么是气

气、血、阴、阳是中医学四大基本概念。阴阳是一种总体性、概括性的哲学概念，类似于哲学上的矛盾，只有在论述具体事物时才能确定其明确含义，所以阴阳可以不做进一步解释，就像矛盾不用解释一样。但气血却是一种具体的概念，需要用让人能听懂的现代

语言去解释。

中医的血和西医的血意义是相近的，“血养神”是中医“血”的概念独特的地方，但也与西医的理论没有本质性的抵触。唯独“气”，中西医的解释是有根本不同的。这里说的是中医的“无形之气”，中医的“有形之气”和现代科学说的是一样的，都是大自然中和人体呼吸的空气。

笔者学习中医，困惑于“气”这一概念，百思不得其解。但是“气”这个概念太重要了，“气之为义，大矣哉”，可以说没有“气”就没有中医。“真气一元论”被认为是天人合一理论的基础，因为宇宙、万物和人都是由“气”组成的。

那么，什么是“气”呢？现在出版的中医书都说：“气是存在于宇宙中的运行不息且无形可见的极细微物质，是够构成宇宙万物的本原或本体。”这个定义是不明确的，因为出现了两个概念：“本原”和“本体”，而且是用“或”而不是“和”来连接，也就是说，可以是本原，也可以是本体，到底哪个对呢？

如果是构成万物的本体，按现代科学的概念来说，就应当是物质。因此，“真气一元论”通常被解释为物质一元论。

“气”是物质吗？天人合一理论难道只有物质一元论才能解释吗？

什么是物质呢？一般认为，物质是构成宇宙万物的实物、场等客观事物，是能量的一种聚集形式。

物质存在的空间形式有2种：一种是实体性物质（气、液、固态物体乃至社会组织），另一种是能量性场物质（电场、磁场、引力场、电磁场等）。实体性物质占有排他性空间，而能量性场物质可以共享空间但同样具有方向性等空间属性。实体性物质是看得见、摸得着的，场物质看不见、摸不着，但可以用仪器测出来。

中医所谓的气有如下特点：①既看不见、摸不着，又难以靠仪器检测到；②气可大可小，“至大无外”，“至小无内”；③气可以“变身”。在《黄帝内经》中就有1700多种气，我们人体内就可以分出元气、宗气、卫气、营气等多种，还有脏腑之气，如肝气、心气等，不一而足。

按照物质的上述定义和存在形式，“气”怎么也算不上物质。上述定义的不准确之处，除了“本源或本体”外，另外一点就是“极精微物质”。

“极精微”是为了解释“气”的“无形可见”。但是，即便再“精微”，肉眼可以看不到，借助于仪器如显微镜，还是可以看到的。就是“无形可见”，总归可以用仪器发现。

“物质”一词，不知是何时诞生的，但不会是古代。除了《易传》提出“精气为物”，相关的古代文献中好像没有“物质”一词。也就是说，我们用现代的眼光、现代的词汇来解释古人的概念，而且还和现代的概念相矛盾，这不就错了吗？

那么，我们看看古人是怎么说的。

“道”是古代圣贤老子在其不朽著作《道德经》中提出的关于宇宙本源的概念：“有物混成，先天地生，寂兮廖兮，独立而不改，周行而不殆，可以为天地母，吾不知其名，字之曰道。”道为万物之源：“道生一，一生二，二生三，三生万物”。这大概是关于

“一元论”的最早论述。这段话的意思至今仍未明确，仁者见仁智者见智，各有不同解释。其中一种解释是：道生元气（道生一），元气分阴阳（一生二），阴阳生天地人（二生三），天地人而生万物。这里的关键是如何解释“道”，连智慧如老子也“不知其名”的万物肇始是什么？老子对“道”的形容是“先天地生”，“寂兮廖兮”，“独立而不改，周行而不殆”。真的是“无形无名，无上无下，无头无尾，无左无右，不变不易，不明不暗的虚无一气，是为混成之物。它先于天地而早已存在。无始无终，无形无象，无声无嗅，不增不减，若亡若存，周流变化，永不停息。”

能够符合连老子也难以理解的“混成之物”，大概只有能量。①能量产生于宇宙之前，即“先天地生”。宇宙之产生是宇宙大爆炸的结果，而大爆炸是能量释放的过程。②“道”是万物存在和变化的基础，能量也是。③能量无形无象，“寂兮廖兮”。④能量周流变化，不断地在天地、生物之间转化，即“独立而不改，周行而不殆”。根据这些分析，就可以把古代圣贤的朴素唯物主义哲学思想与现代科学统一起来。

精气学说产生于先秦时期。《易传》提出“精气为物”的思想。《管子》认为精是能变化的气，“一气能变曰精”。《吕氏春秋》说：“精充天地而不竭”。《淮南子》说：“天地之袭精为阴阳，阴阳之专精为四时，四时之散精为万物”。《论衡》认为精气是宇宙中元气的最精微部分：“人之所以生者，精气也”。《国语》认为：“天地之气，不失其序”。庄子认为气是人生命的基础：“人之生，气之聚也，聚则为生，散则为死。”《庄子》认为气是虚无的：“气也者，虚而待物者也。唯道集虚，虚者，心斋也。”

从以上论述我们可以看出，先秦时期对于“气”的定义是不很明确的，而且“精”和“气”常一并论述，只有庄子明确指出，气是无形的。

《内经》是如何说的呢？《素问·六节藏象论》说：“夫自古通天者，生之本，本于阴阳，其气九州九窍，皆通乎天气。”自古以来，生命的本质问题就是阴阳，大之于九州，小之于人的九窍，都和天之气相通。

《素问·天元纪大论》说：“故在天为气，在地成形，形气相感而化生万物矣。……气有多少，形有盛衰，而损益彰矣。”天阳运动为无形的气态能量，地阴聚集为有形的物质，物质与宇宙之气相互感应就产生了万物。气有多少，形有盛衰，形气相召，则出现了损和益的变化。在这里，“形”这种物质的东西和“气”这种无形的东西并不是一回事。

《素问·天元纪大论》说：“太虚寥廓，肇基化元，万物资始，五运终天，布气真灵，揔统坤元，九星悬朗，七曜周旋，曰阴曰阳，曰柔曰刚，幽显既位，寒暑弥张，生生化化，品物咸章。”太空辽阔，是宇宙资生万物的基础和本源，万物依靠它开始生长，五运之气与之通达，是控制万物生长的总枢纽。九星闪烁，七曜飞旋，于是天道有阴阳变化，大地有刚柔循环，昼夜有明暗之序，四时有寒暑更替，生化不息，繁荣昌盛。真是一幅诠释“天人合一”理论的精彩华章，描述“气生万物”的绝妙画卷！

后世刘完素在《素问玄机原病式·六气为病》中说：“气者，形之主，神之母，三才之本，万物之元，道之变也。”这里也是把气、形、神明确分开，说明了气和形、神的关系。

看来，我们实在没有必要非要给天人合一理论找一个“物质”基础。《内经》的这段论述已经够精彩、够清楚了。除了物质，能量、变化就不能作为基础吗?

能量和物质、信息是自然社会的的三大基本要素。

刘元素说“气者，形之主”，此言实在精辟！在中国古代就有这样的论断，令人叹为观止。现代科学也认为，能量是物质运动的一种度量，是对一切宏观、微观物质运动的描述，物质是能量的一种聚集形式，所以，物质和能量是不可分割的。爱因斯坦说：“物质是场强很大的空间组成的……在这新的物理学中，并非既有场又有物质，因为场才是唯一的存在。”

物质是能量的存在形式。先有能量，后有宇宙，宇宙是能量大爆发的产物。最近，在夏威夷举行的国际天文学联合会会议上，天文学家认为，现在宇宙的能量只有20亿年前的一半，换句话说，宇宙正在“缓慢死亡”。因此宇宙的诞生和消亡，都是能量变化造成的。因此，我们不能舍本逐末，只知物质而忽视了能量。

地球上的能量是从能源获得的。”《大英百科全书》说：“能源是一个包括着所有燃料、流水、阳光和风的术语，人类用适当的转换手段便可让它为自己提供所需的能量。”实际上，石油、煤炭等能源也是由古代草、木沉积变化而来，植物的生长离不开阳光，因此，有了太阳才有了万物的繁衍生息，也就是“万物生长靠太阳”。我们完全可以用“能量循环论”作为天人合一理论的基础。

古人没有现代能量循环的概念，但可以观察到随着太阳的运行而产生的四时变化，故《淮南子》说：“天地之袭精为阴阳，阴阳之专精为四时，四时之散精为万物。”这不就是天人合一理论吗?

所以，与其把“气”解释为物质，不如解释为能量。“气”是宇宙中蕴含的能量，在人就是功能，或“生命动力”。中国古代的“元气”概念类似于能量的基态，是万物起源的基础，是从无到有、有生于无的物理条件。“气”是不同形式的能量活动，是宇宙万物之间的能量循环通道，元气则是宇宙能量的基本形式和原始组成。气的概念是与“形”的概念相对应而产生的。“气”是功能状态，是动态概念；“形”是形态结构，是静态概念；气是不可见的，形是可见的。

能量是变化、运动、生死、功能的基础，有了能量，宇宙万物才能恒动。元代朱震亨在《格致余论・相火论》中说：“天生万物，故恒于动；人有此生，亦恒于动。其所以恒于动，皆相火之为也。”“相火”者，能量也。一旦失去能量，生物便难以生存。《灵枢・天年》说：“五脏皆虚，神气皆去，形骸独居而终矣”。

（三）天人合一理论的基础

1.客观表现的同一性

作为天人合一理论的基础，古人从多方面阐述天与人的相同之处，其中最重要的是“天人同律”。

天人同律：即天和人是遵循同一规律的。《灵枢・顺气一日分为四时》中说：“春生、夏长、秋收、冬藏，是气之常也。人亦应之。”《素问・诊要经终论》做了具体的阐述：“正月二月，天气始言，地气始发，人气在肝。三月四月，天气正方，地气定发，人气在脾。五月六月，天气盛，地气高，人气在头。七月八月，阴气始杀，人气在肺。九月十月，阴气始冰，地气始闭，人气在心。十一月十二月，冰复，地气合，人气在肾。”

一年四季的变化是自然界气机的自然规律，人也符合春生、夏长、秋收、冬藏的规律。这里的“应之”，应理解为“应当如此”，而不是“感而后发”。因为人之气和天地之气是同样的，其变化规律也是一样的，到某个季节，人体之气自然会发生和自然界一样的变化。

天人同构：说的是人与自然的构造是一样的。《灵枢·邪客》说：“天圆地方，人头圆足方以应之。天有日月，人有两目。地有九州，人有九窍。天有风雨，人有喜怒。天有雷电，人有音声……”

还有天人同象、天人同数、天人同类等说法，但这些说法都多少有些牵强。

2.构成物质或特性的同一性

世间万物的同一性构成了天人合一理论的基础，因为天、地、人三才都是由“气”构成的，是一气分布到不同领域的结果。《庄子·知北游》中说：“人之生，气之聚也。聚则为生，散则为死。……故万物一也。”《素问·六微旨大论》中说：“天枢之上，天气主之；天枢之下，地气从之；气交之分，人气从之。”

用现代的生物进化论可以很轻松地理解天人合一这个古代就形成的理论。把气理解为运动变化的特性，即恒动理论，宇宙间万物都有，世界上没有绝对静止的东西，也没有亘古不变的东西。天、地、人、物都在变，作为大自然一部分的人，必然遵循大自然变化的统一规律，也就是“道法自然”。

人是生物进化的产物。“适者生存”是自然界的普遍规律，这个规律在生物界具体体现为“优胜劣汰”，其结果便是生物的进化。非生物也是适者生存。水一般是液体，但在强烈太阳光的照射下，液态的水就成了“不适”者，于是就变为水蒸气，因为水蒸气在高温下是“适者”。温度降低时就发生相反的变化。

“适”谁呢？简单来说就是“小适大”。对于“人”来说，“地”为大，地是世间万物的承载者；对于“地”来说，“天”为大，因为“天”是包容“地”的，所以才有“人法地，地法天”之说。古人所见到的“天”是很局限的，日月星辰而已，所以才有“天之大宝，只此一丸红日”的说法，实际上“天”无穷大。作为“天之大宝”的红日，也存在“适”的问题，那就是太阳系，太阳系之上，那是广袤的宇宙。

生物进化是绝对的，也是相对的。某一时段的生物都是相对的“适者”，否则便不能生存。同样，人便是在人类诞生那个时段的“适者”，或者说，人也必然适应那种生存条件，而不是后来由人类改变了的环境。这便是由天人合一理论引申出来的自然生态观。

（四）五运六气学说

五运六气学说是由“五运”和“六气”两部分组成的。五运就是木、火、土、金、水五行的运动；六气是风、寒、暑、湿、燥、火这六种气候的变化。因为暑和火性质相同，以暑代之，所以合而为寒、暑、燥、湿、风者五时的主气。《素问·天元纪大论》说：“天有五行御五位，以生寒暑燥湿风。”

一气分阴阳，阴阳化五行，五行含万物。《运气易览》说：“运气者，以十干合而为木火土金水之五运；以十二支对而为风寒暑湿燥火之六气。”以五行为纲，可以将天、地、人都归纳其中。

气的运动称为“气机”，气运动的具体表现形式有：升降、出入、动静、聚散等。《素问·六微旨大论》说：“升降出入，无器不有”，“天气下降，气流于地，地气上升，气腾于天。故高下相召，升降相因，而变作矣”。“出入废则神机化灭；升降息则气立孤危。故非出入，则无以生、长、壮、老、已；非升降，则无以生、长、化、收、藏。”气的升降出入，在自然界，体现于天地之气的运动，有生、长、化、收、藏的季节更替变化；在人体，则通过脏腑功能活动而体现出来，有生、长、壮、老、已的生命活动过程。天地之气动静相感，动中有静，静中寓动，而万物之情，变化之机可见。以气的运动聚散而言，明代王廷相《慎言·乾运》说：“是天地万物不越乎气机聚散而已”。清代医家喻嘉言《医门法律·大气论》说：“天积气耳，地积形耳，人气以成形耳。唯气以成形，气聚则形存，气散则形亡。”

自然界各种生物的产生、变化和消亡，都与天体的运转、气候的变化密切相关。天体的运转，促使天地的阴阳变化，从而产生了风、寒、暑、湿、燥、火六气的往复盛衰，左右世间万物的生化、生死、盛衰。万物感六气而生化，也随之保持一种动态的平衡。

《素问·气交变大论》说：“夫五运之政，犹权衡也，高者仰之，下者举之，化者应之，变者复之，此生长化成收藏之理，气之常也，失常则天地四塞也。故曰：天地之动静，神明为之纪；阴阳之往复，寒暑彰其兆。”

“人法地，地法天，天法道，道法自然”，人和天地都遵循同一规律而往复变化。

三、“何物大于天乎”——如何理解天人合一

这似乎是一个再简单不过的问题，但天人合一的一元论和天人对立的二元论却是东西方相互对立的哲学思想。马克思说：“彻底的自然主义或人道主义，既不同于唯心主义，也不同于唯物主义，同时又是将这二者结合的真理。我们同时也看到，只有自然主义能够理解世界历史的行动。”

（一）是大自然创造了人类，人就是大自然的一部分

荀子说：“天地合而万物生，阴阳接而变化起。”这就是天地生万物的思想，人也不例外。《素问·宝命全形论》说：“人生于地，悬命于天，天地合气，命之曰人。人以天地之气生。”《素问·保命全形论》说：“人能应四时者，天地为之父母。知万物者，为之天子。”《序卦传》说：“有天地然后有万物，有万物然后有男女，有男女然后有夫妇。”

人不是孙悟空，不是石头缝里蹦出来的；也不是外星智能生物从天上掉下来的。人是地球生物界万亿年自然演化的结果。宇宙的历史约200亿年，地球诞生于46亿年前，大约36亿年之前原始生物诞生于海洋，地球为原始生命的诞生和进化提供了条件。从简单的核苷酸、氨基酸，到生物细胞，从单细胞到多细胞，从海洋生物到陆地生物，从陆地到天空，从爬行到直立，根据大自然适者生存的基本原则，生物不断地诞生、死亡、变化，最终诞生了人类。距今300万~200万年出现了能直立行走和使用石器的“能人”；从距今

200万～40万年，人类已能完全行走并用火，即“晚期猿人”；从距今30万～4万年，人类已经能用火，并制作简单的衣物。

人类就是生物进化的终点吗？不知道，但从历史和辩证的角度来说，应该不是。

人类进化是一个漫长和连续的过程。哪一个节点才是人类的诞生时间，有说300万年前，有说500万年前。就算是400万年前，拿这个数字和宇宙的诞生40亿年相比，大约是1∶1150，也就是说，如果把地球的历史比作一天，即1440分钟，人类是在这一天的最后一分钟多才诞生的。人面对自然界，就像是一个小孩子面对他一千多辈的祖先，和大自然相比，人不是太过于渺小了吗？

（二）人逃脱不了自然规律的制约

《道德经》说：“人法地，地法天，天法道，道法自然。”这句话体现了老子的基本思想，这段话的意思大抵是：人们生活在大地上，大地为人类提供了生存空间和条件，人在大地上生活劳作，繁衍生息；大地依据于上天而寒暑交替，化育万物；上天依据于大“道”而运行变化，排列时序；大“道”则依据自然之性，顺其自然而成其所以然。

《素问·生气通天论》说：“夫自古通天者，生之本，本于阴阳。天地之间，六合之内，其气九洲、九窍、五脏、十二节，皆通乎天气。”自古以来，万物就“通于天”，凡天地之间，无论是东西南北和上下，无论是九洲何地，人的九窍、五脏、十二关节，都和自然界的天地之气相通。

一年四季及一日的四时，都会影响的人体的状态。《灵枢·岁露论》说：“人与天地相参也，与日月相应也。故月满则海水西盛，人血气积，肌肉充，皮肤致……当是之时，虽遇贼风，其入浅不深。至其月廓空，海水东盛，人气血虚，其卫气去，形独居，肌肉减，皮肤纵……当是之时，遇贼风则其入深，其病人也卒暴。”这段话是说，人与天地变化密切相关，与日月的运行和盈亏相呼应。当月圆的时候，海水是向西形成大潮，人这时候的血气也相应地充实，肌肉坚实，皮肤致密，那时，虽然遇到贼风，也难以深入人体。如果到月亮亏缺的时候，海水向东涌动形成大潮，人相应地气血亏虚，体表卫气衰减，肌肉消减，皮肤松弛，那时，遇到贼风则容易入里，发病通常较为迅速而猛烈。

《灵枢·顺气一日分为四时》说：“夫百病者，多以旦慧、昼安、夕加、夜甚，何也？岐伯曰：春生、夏长、秋收、冬藏，是气之常也，人亦应之，以一日分为四时，朝则为春，日中为夏，日夕为秋，夜半为冬，朝则人气始生，病气衰，故旦慧；日中人气长，长则胜邪，故安；夕则人气始衰，邪气始生，故加；夜半人气入藏，邪气独居于身，故甚也。”各种疾病，多半是清晨患者病势轻而感觉清爽，中午安定，傍晚病情加重，夜间病情最重，这是为什么呢？岐伯说，春生、夏长、秋收、冬藏，这是一年四季的变化规律，人也是一样。一天分为四时，早晨为春，中午为夏，黄昏为秋，半夜为冬。早晨人的阳气开始升发，病气开始衰减，所以病情减轻；中午人的阳气旺盛，则能胜过邪气，所以中午病情安定；傍晚阳气开始衰减，邪气开始亢盛，所以病情加重；半夜人体的阳气深藏于内脏，故只有邪气在起作用，所以病情最重。

这些变化是人作为自然界一部分而必然发生的，非人力所能为。

（三）与自然界共进退是健康的必要条件

《素问·天元纪大论》强调说："夫五运阴阳者，天地之道也，万物之纲纪，变化之父母，生杀之本始，神明之府也，可不通乎！故物之生谓之化，物极谓之变，阴阳不测谓之神，神用无方谓之圣。夫变化之为用也，在天为玄，在人为道……"。阴阳为天地之道，也为人之道，不可不通。

如果人体的变化和自然界不同步，则人之势和自然之大势相左，必然对人体造成伤害。《素问·天元纪大论》告诫说："至数之机，迫迮之机，其来可见，其往可追，敬之者昌，慢之者亡，无道行私，必得天殃，谨奉天道……"。《素问·生气通天论》说："数犯此者，则邪气伤人，此寿命之本也。……顺之则阳气固，虽有贼邪，弗能害也。"前一段话讲的是五运六气的结合运转，代表了自然界的运行规律，对这些敬之者昌，慢之者亡，故不得不谨奉。

亿万年生物进化遵守的是优胜劣汰，适者生存的共同原则，得以繁衍生息的都是"适者"。人体复杂而健全的调节功能，是人作为"适者"的必要条件。人体有一个植物神经系统，也叫做自主神经系统，由相互拮抗的两套系统组成，可以不受人主观意志的控制，举凡血压的高低，心率的快慢，心肌收缩的强度，皮肤的温度，胃肠道的蠕动，呼吸节律和幅度的调节，气管的舒缩，精神的兴奋与抑制，腠理的开闭，都可以实现自动调节。春暖花开，人体的腠理自然逐步开放；秋风送爽，人体的腠理自然逐步关闭。没有这种自然的变化，人就容易受到外邪的侵袭，不利于四季阴阳的运行变化。人体的生物钟，和一日四时的演变相一致，人体的阴阳才能与外环境同进退，该兴奋时则兴奋，该抑制时则抑制，阴阳才能生生不息，相互协调。

（四）人不能统治自然

西方文化占主导地位的是天人对立的二元论，片面强调征服自然、战胜自然。美国著名历史学家和生态哲学家林恩·瓦特在《我们生存危机的历史根源》中说，西方的生态危机源于一种观念，即认为人类应该"统治自然"。

原始人类没有能力去"改造自然"，他们"昼拾橡栗，暮栖木上"，和自然界和谐共处。尽管严酷的环境和几乎没有医疗卫生条件，他们的平均寿命很低，但他们骨骼发达，体格健壮，据考证那时候没有癌症，没有高血压等"现代文明病"，也有的人"度百岁而去"。

"人类中心论"推动人们同自然界作斗争，取得了某些成果。随着科学技术的进步，人们"对付"自然界的能力越来越强，科学技术不是用来发展与自然的和谐关系，而是用于统治自然、改造自然。人类再也不是随时为自己的生存担忧、面对猛兽颤抖的弱者。人类可以移山填海，可以遨游太空，可以看到任何生物看不到的微观世界，可以把地球毁灭几十次……于是人类开始变得狂妄起来，自觉不自觉地把自己看成可以凌驾于自然之上的统治者，提出"统治自然"的错误口号，并由此做了不少蠢事。

剑桥大学西蒙·莫瑞斯教授说："人类活动引起的全球气温变暖与距今约4500万年前地球经历的一次气温变暖十分相似，它们都导致了大量动植物种类灭绝。""除了星球撞击，全球性火山爆发等突发事件外，我们正在经历的生物灭绝比地球生命史上其他灭绝事件更为恶劣。”

人类违反自然规律的行为正在积累恶果。在网站上有人预测，生物灭绝，这次是人类吗？这个问题听起来令人毛骨悚然，但并非天方夜谭。我们可以设想：核战争？地球上资源耗尽？难以逆转的温室效应？地球上的水被耗竭？严重污染的地球已经不适合生物存在？这些由人类一手制造出来的可能性难道不存在吗？如果人类毁灭，可能就是人自己造成的，那是自然规律对人的惩罚。《系辞传》强调“君子安而不忘危，存而不忘亡，治而不忘乱”，我们不应当好好地反省反省吗？

四、回归自然

法国大哲学家卢梭提倡“回归自然”，被尊称为西方“医学之父”的希波克拉底强调要“依靠自然”。

什么是自然？“自然”一词有两层含义：一个是指外在的自然界，一个是指人的自然本性。

“人之初，性本善”，讲的是人的自然本性。婴儿在母亲的腹内，听着母亲的心跳声长大，对母亲有天然的亲和力。大自然就是人类的母亲，所以人类有亲近自然的天然特性。当人们被困在钢铁和水泥的牢笼里，呼吸着被污染的空气，忍受着令人心烦的噪声，背负着繁重的工作和家庭负担，困惑于无休止的人际矛盾时，这种亲近自然的特性就更加强烈。

当人们面临慢性疾病严重威胁的时候，反过头来求助于养生，“亡羊补牢，为时未晚”，但千万不要把养生当成简单的方法学，当成一用就准的简易模式。历史上我们犯过的错误多了，大家一股脑儿去打鸡血、吃海宝、喝卤碱、信“神医”，现在又都去吃生茄子，喝绿豆汤，更多的人不愿意系统学习养生理论，等着专家“支招”，简便易行，一用就灵，须知那只是皮毛，解决不了根本问题。

养生学不是方法论。养生首先是观念的转变，认识论的更新，道德观的修养。作为学习养生的第一步，就要克服二元论的观点，克服人能统治自然的错误认识，树立回归自然的观念。孙思邈对此有一段精辟的论述：“天有四时五行，寒暑迭代，其运转也。和而为雨，怒而为风，凝为霜雪，张为虹霓，此天地之常数。人有四时五脏，一觉一寐，呼吸吐纳，精气往来，流而为荣卫，彰而为气色，发而为声音，此人之常数也。阳用其精，阴用其形，天人之所同也。……良医导之于药石，救之以针剂；圣人和之以至德，辅之以人事，故体有可愈之疾，天地有可消之灾也。”天和人都有自己的运行和表现形式，但阴阳变化是天人都要遵循的规律，只有按规律办事、生活和防治疾病，人才能有“可愈之疾”。

五、天地之道

“以自然之道，养自然之身”，那么自然之道是什么呢？《易经》早就指出：“一阴一阳之谓道。”阴阳的对立统一，是自然界总的规律，是万物都要遵循的总纲，是一切变化的根源，是事物生长衰亡的根本动力，是人们精神活动的根基，是认识世界的根本观点。

阴阳学说，是建立在古代唯物论基石之上的朴素的辩证法思想，是古人认识宇宙本源和阐述宇宙变化规律和实质的一种世界观和方法论。毛泽东同志说：“事物的矛盾法则，即对立统一的法则，是唯物辩证法的最根本的法则。”那么，阴阳和矛盾可以划等号吗？

阴阳与矛盾有着质的类同，但也有重要的区别，所以阴阳不等同于矛盾。矛盾是最抽象和一般的哲学概念，其所指是可以互换的。从领导和被领导的关系来说，科员与科长之间科长是矛盾的主要方面，但是科员升为处长后，矛盾的双方就互换了。阴阳对事物属性则有特殊的质的规定，对于一对事物来说，阴阳是确定不变的，天为阳，地为阴，不能相反。并不是所有的矛盾对立的双方都可以冠以阴阳，这是阴阳和矛盾的第二个区别，例如正气和邪气、领导和被领导、标和本等都不能以阴阳区分。所以，阴阳是对宇宙和人体中一些特殊矛盾范畴的表达。

中医学的阴阳概念，是古代哲学的阴阳概念与中医理论融合的产物。其含义包括一对相互关联但属性相反的事物或属性，它可以指有形实体，如脏腑；可以指无形之气，如营气和卫气；可以同时指有形实体和无形之气，如血与气；也可指属性，如升与降、伸与屈等。一般来说，凡是运动的、外向的、上升的、温热的、明亮的、刚强的、兴奋的一方属阳，而相对静止的、内守的、下降的、寒凉的、晦暗的、柔和的、抑制的一方属阴。如天为阳，地为阴；昼为阳，夜为阴；男为阳，女为阴；气为阳，精（血）为阴等。

既然属于矛盾范畴，阴阳就具备一般矛盾的共同特点。

“阴阳互根”，“阴中有阳，阳中有阴”，“阴在内，阳之守也；阳在外，阴之使也”（《素问·阴阳应象大论》），显示阴和阳各以对方为存在的前提；“重阴必阳，重阳必阴”显示了在一定的条件下阴阳的相互转化。这二者体现了矛盾的统一性。

列宁说：“对立的统一（一致、同一、合一），是有条件的、一时的、暂存的、相对的。互相排斥的对立的斗争则是绝对的，正如发展、运动是绝对的一样。”恩格斯说：“运动本身就是矛盾。”

阴阳之间存在着对立、转化、滋生和制约的关系，这就决定了“生命每一个瞬间是它自身，但却又是别的什么”（恩格斯语），即生命的“恒动观念”。

春生夏长秋收冬藏，反映了自然界的变化规律，符合周易“变化而又循环”的基本观点。故在春夏“阳”为矛盾的主要方面，秋冬“阴”为矛盾的主要方面，周而复始，循环不已。《素问·四气调神大论》说：“故阴阳四时者，万物之终始者，死生之本也。逆之则灾害生，从之则苛疾不起，是谓得道。”是说，四时阴阳的变化，是世间万物循环变化的决定因素，是死生之本。如果逆四时变化之势，则灾害就会产生；如果顺应此势，则不会产生疾病。明白了这个道理，就是领悟了养生之道。

阴阳的相互对立和消长必须遵循一定的规律，并被限制在一定的范围内，否则“变则生”，甚至发生对抗，人体就会生病，严重者导致死亡。

第二节　生态养生原则之二——自然生态

天人合一观是生态养生学的基础，自然生态观是生态养生学的核心。没有这个核心，就不是生态养生学。

什么是生态？生态的原意是指生物的生存和发展的状态，包括生物之间和生物与环境之间的密切关系。

现今人们所谓的生态，并不是字面上的概念，而是人与自然界，包括生物和非生物环境协调共生、可持续循环和繁荣的状态，是人与人之间和睦相处，和善共济的状态。

这是一种“道法自然”的状态，即由客观规律自然形成的状态，而不是由人的意志左右的状态。

这是一种原本存在的自然状态，而不是以人的能力改造和破坏的技术型状态。

自然规律体现在生物方面的就是生物进化论，所以，这也是体现，或至少不违背生物进化论的状态，这只能是人足以改造自然之前的远古状态。为与生态的字面定义相区别，人们常命之以原生态，或“源生态”。

回归自然或回归生态是一种原则而不是方法，并非让我们抛弃现代科学技术去过原始人的生活。符合生物进化论的生活方式可以总结出很多行为规范，从而使我们能借以修正我们不科学的生活方式。

在《黄帝内经》中已经有自然生态观的论述，但是，由于在相当长的一段历史时期，人类的生活方式是以缓慢的速度和渐进的方式改变着，强调自然生态观的必要性并非那么突出，相关的论述也较少。近百年来，人类的观念和生活方式发生了日新月异和翻天覆地的变化，并由此引发了健康危机。在这个历史关头，以一个新的视角来分析、论述自然生态观，就显得格外重要。

自然生态观不是一种朦胧的向往，不是一种人类回归自然本性的流露，而是我们审视生活方式、制定养生措施的指导原则和标准。它既是宏观的，又是具体的。

自然生态观是养生的立足点和出发点，依据这个观点，我们会对众多养生措施的理解豁然开朗，而不同的认识也会归于统一。

一、《黄帝内经》开篇之问

（一）老祖宗也存在生活方式问题

翻开《黄帝内经》这一鸿篇巨制，首先出现的是一个问题。《素问·上古天真论》中说：“昔在黄帝，生而神灵，弱而能言，幼而徇齐，长而敦敏，成而登天。乃问于天师曰：余闻上古之人，春秋皆度百岁，而动作不衰；今时之人，年半百而动作皆衰者，时世异耶？人将失之耶？”黄帝非凡者，生而聪慧异常，善于言辞，思维敏捷，忠诚善良，所以能登上帝之高位。关心民众疾苦的黄帝问道于其师：听说上古之人都能活到百岁，而且没有衰老的迹象；而现今的人，到了五十岁就显得衰老，这是什么原因呢？是时代、环境变了？还是人本身的作为造成的？

煌哉斯问！这叫“一句话问到了点子上”。两千年之后的今天，我们不是更需要问这个问题吗？

回答同样精彩。岐伯说：“上古之人，其知道者，法于阴阳，和于术数，食饮有节，起居有常，不妄作劳，故能形与神俱，而尽终其天年，度百岁而去。今时之人不然也，以酒为浆，以妄为常，醉以入房，以欲竭其精，以耗散其真，不知持满，不时御神，务快其心，逆于生乐，起居无节，故半百而衰也。”上古时代，那些懂得养生之道的人，能按照阴阳变化的规律来调节身体，会应用导引、气功等方法调节精神，饮食有节制，起居有规律，不过分操劳，所以精神饱满，形体健康，能活到自然寿命，做百岁老人。但是现今的人却不一样，他们把酒当成水来喝，生活没有节制，常常醉酒之后去行房事，纵情色欲以至精枯阴竭，无节制的消耗导致真气殆尽，他们不知道保持精气的充盈，不善于调养自己的精神，只知贪图一时的快乐，起居没有规律，以至于半百就衰老了。

看来慢性非传染性疾病不应当叫做“现代文明病”，因为我们的老祖宗就存在这些问题，不过没有现在那么突出和严重罢了。

（二）问题中的第一个问题——古人都能“度百岁而去”吗

这里出现了一个问题：比黄帝那个时代还要古老的人，都可以活到一百岁吗？据报道，中国历代人平均寿命：夏、商时不超过18岁，西周、秦汉为20岁，东汉为22岁，唐代为27岁，宋代为30岁，清代为33岁。黄帝的寿考大约是公元前2697～前2599年，距今已经近五千年。黄帝统一了华夏各部落，为中华民族的人文始祖，在其前并没有统一的朝代，故人之平均寿命难以查考。但无论如何，那时候的人不可能“春秋皆度百岁”。这里有两个可能：一个是计算方法不一样，如小花甲计岁法是以60天为一岁，据说彭祖活了八百岁，实际上相当于现在的140岁不到。照此计算，那时候的百岁相当于现在的16岁，而半百只有8岁，根本不可能“以酒为浆”和“醉以入房”，所以这个可能性不大。另外一个可能，这里的百岁是形容长寿的，百岁和半百是形容“上古”和“今时”之人寿命的差异，并不一定非要是百岁老人。

即便是上古之人，也不可能毫无例外的都长寿，“今时”之人也不一定都“半百而衰”。黄帝这里所说的“皆”应当是指多数人，或相当多的人，所以岐伯在回答时说的是“其知道者”，就是那些明白养生之道的人，并不是全部。

（三）问题中的第二个问题——长寿老人与平均寿命

不管怎么说，黄帝是听说上古之人很多是长寿的。这仍然是个疑问，因为平均寿命只有十几岁，能有多少长寿老人呢？

世界卫生组织认为，影响寿命的各种因素中，生活方式占60%，遗传因素占15%，社会因素占10%，医疗因素占8%，环境因素占7%。必须指出，这是根据现今的实际估算出来的，时代不同，各种因素所占的比例会有很大的不同。上古时期威胁人类健康和寿命的主要因素是传染病、饥饿、自然灾害、战乱等，而这些因素都具有偶然性。那时候基本上没有现代文明病，所以生活方式所占的比例是很小的。如果某些人没有受到以上那些偶然的、但是危害性极大的因素影响，而且自身又懂得养生之道，长寿是可能的。

一个国家或地区的平均寿命低，并不等于所有人的寿命都低，有的反而百岁寿星很多。据第四次全国人口普查，山西的人口平均寿命为71.48岁，在全国来说属第14位，但是10万人口中百岁寿星的比例在全国居倒数第一；上海市人口的平均寿命为78.19岁，位居全国第一，但十万人口中百岁寿星的比例只占十几位。相反，新疆地区的平均寿命为66.32岁（倒数第四），青海人口的平均寿命为63.17岁（倒数第二），西藏人口平均寿命为62.21岁（倒数第一）。另一方面，每十万人口中百岁寿星的比例：新疆为661，全国第一；西藏243，全国第二；青海128，全国第三。

这些统计数据是很有价值的。这些数据背后隐藏的道理是什么呢？

人口平均寿命与经济的发展和医疗技术的进步有关，而百岁老人的比例还与社会环境、生活环境和生活方式有关。

新疆、西藏和青海都是边远地区，那里的环境破坏较少，在很大程度上保留了自然生态的状态；那里的人受现代生活条件和社会条件的影响较少，生活方式更接近于生态的生活方式，这是长寿老人比例较高的根本原因。因此，高发达和富裕地区的人缺少的就是环境的生态化和生活方式的生态化。

（四）问题的延伸——古人的生活方式

上古人类的生活方式肯定是生态的，它表现在哪些方面呢？

《黄帝内经》对此做了分析和对比。《素问·移精变气论》中说："黄帝问曰：余闻古之治病，惟其移情变气，可祝由而已。今世治病，毒药治其内，针石治其外，或愈或不愈，何也？岐伯对曰：往古人居禽兽之间，动作以避寒，阴居以避暑，内无眷慕之累，外无伸宦之形，此恬憺之世，邪不能深入也。故毒药不能治其内，针石不能治其外，故可移情祝由而已。当今之世不然，忧患缘其内，苦形伤其外，又失四时之从，逆寒暑之宜，贼风数至，虚邪朝夕，内至五脏骨髓，外伤空窍肌肤，所以小病必甚，大病必死，故祝由不能已也。"

问题是由治病谈起的。古之疾病通过查明患者患病的原因，通过转移患者的精神，解释患者的疑惑和恐惧，改变患者气血紊乱的方法就可以轻松化解；现今治病，用有毒的药物从内部治疗，用针刺、砭石，通过经络进行外部治疗，忙活了半天，但有的病仍然治不好，这是为什么呢？

和后世相比，上古之人过的是原始生活。他们和禽兽杂居，没有御寒设备和衣物，只能通过运动来避寒，因此体内阳气旺盛；没有防暑设备，只能躲在阴凉地方来避暑，又滋养了人体的阴气；他们没有眷恋思慕等情志耗伤精神；又没有追名逐利的奔波劳累使身体疲惫。这是一个自然恬憺的环境，所以人们体质强壮、气血充实，外邪难以侵入，即便生病也比较简单，用祝由之法即可治愈。而当今之世，忧患思虑从内部损伤精神，劳累奔波从外部耗伤肉体，而且不借助于寒暑之便来养生，外邪就乘虚而入，内侵五脏骨髓，外伤空窍肌肤，因此小病必加重，大病必难医，祝由等简单的方法就解决不了问题。

一句话，生活方式远离生态，搞得身体虚弱不堪，遇邪必病，一病必重，祝由何以奏效！

（五）问题再延伸——谈古论今

和《黄帝内经》成书的那个时代相比，我们的健康问题不知要严重多少倍。我们离生态的生活方式渐行渐远，近一百年来更是坐上了高速动车，一日千里，向万丈深渊加速度前进。

《黄帝内经》用“时世异耶？人将失之耶？”指出了问题的要害，用古“今”对照的方法道出了问题的实质，即“人将失之”。这些论述炬照千年，今天读来更具有实际意义。

我们的现代科学工作者却是辛辛苦苦地根据现代科学理论和技术研究了多少年，才用现代的词汇阐明了同一个道理。

现代科学认为生物大分子——脱氧核糖核酸是健康和寿命的决定因素。诺贝尔奖获得者杜伯克说：“DNA（脱氧核糖核酸）是人类的真谛，这个世界上发生的一切都与之息息相关。”

生命起源的核酸假说认为原始生命诞生于海洋。生命起源经历了从核糖核酸（RNA）到RNA+蛋白质，再到DNA+蛋白质+RNA的过程。以核酸为蛋，以蛋白质为鸡，先有蛋还是先有鸡的千古难题可能以先有蛋的结论告破。蛋白质是生命的体现者，是生命活动的执行者，没有蛋白质就没有生命，但蛋白质本身不能携带遗传因子，核酸却是遗传信息的携带者，而且核酸决定了蛋白质的合成。DNA通过复制—转录—翻译的复杂过程决定了蛋白质的一级结构，从而决定了蛋白质的功能。核酸的异常必将引起物质代谢和生命活动的异常，从而导致疾病的发生。

基因是DNA上的功能片段，是遗传信息的代表。方福德教授说：“大量的研究证明，人体健康状况或疾病状态作为‘表型’，直接或间接与基因有关，是疾病发生时基因作用和基因外作用的综合过程。致病因素通过一定途径作用于基因，而后产生基因后代谢过程改变。因此，疾病的基因机理是研究疾病发生发展的本质一环。”

由于内外各种不良因素的影响，基因会发生变异或损伤，而受损基因的修复系统如果正常，则能及时修复，否则疾病便会发生。

但是，作为一个整体，我们人类的基因系统是不可能发生剧烈变化的。基因谱的变化意味着生物的衍变。人类的基因谱是几十亿年生物进化的结果，当今人类仍然保持着四万年前石器时代的基因谱。也就是说，人基本上没有变化。

科学家们研究了数千块穴居人的骨骼化石，只找到一块“可疑”癌症的化石样本。新华社开罗2012年1月31日电，一个国际研究小组发现，古埃及一具2200年前的木乃伊生前患有前列腺癌。但该小组成员苏莱曼·伊克拉姆说，该木乃伊患癌症是遗传基因所致，与生活环境关系不大。另外，科学家还调阅古埃及文献研究后认为，其中记载的类似癌症的疾病可能由麻风病或静脉曲张引起。曼彻斯特大学访问学者迈克尔·齐默尔曼教授表示：“在古代，人们很少用外科手术的方法治疗疾病。因此，若患癌症，病灶会完整保留下来……但是，木乃伊中没有发现恶性肿瘤，这只能解释为癌症在古代实属罕见。”曼彻斯特大学专门研究古埃及生物医学的罗莎莉·戴维说：“在自然环境中，没有任何一种因素可以造成癌症。”在她看来，癌症是“由现代生活造成的一种现代疾病”。

卫生部《相约健康社区行》活动首席专家赵霖研究员说：“在人类500万年的进化史中，99%的时间在生食，没有粮食、乳制品、植物油……5万～10万年前进入旧石器时代，经考证，那时人类肌肉发达，骨骼健壮，头颈宽大，不肥胖，没有慢性病。”

上古人类是否没有癌症等“现代文明病”，因历史久远，实在难以最后确认，但是对现今社会远离“现代文明”个别人群的调查却提供了更现实的例证。

韦斯顿·普莱斯博士在他的著作《营养学与身体退化》中介绍，他调查了很多仍然未被现代文明所改变的人，如阿尔卑斯山中一个与世隔绝的部落、意大利北部、英国马恩岛、西南太平洋上的新赫布里底群岛、澳大利亚、新西兰、中非、南美洲丛林、加拿大和阿拉斯加北部以及南太平洋大大小小岛屿上的居民。实际上很多人的食物都是非常有限的。有些人的饮食主要是肉和鱼，没有蔬菜或谷物；而另外一些人的饮食主要是蔬菜和谷物，没有鱼和肉。他们似乎一无所有，但他们身体板直、忍耐力超强、心情愉悦，没有癌症、溃疡、高血压、肺结核、心脏病、肾病、精神病等，他们从来没有听说过这些疾病。

罗伯特·麦卡里森博士研究过居住在喜马拉雅山的罕萨人，他们食物有限，但他们也没有上述的疾病。

一个由传教士组成的医疗队对中非超过100万的人进行了调查，那里的人没有慢性病、癌症、犯罪、精神病、酒鬼和瘾君子。

沃什博士研究过居住在墨西哥隔离区内的印第安人，他们从来不洗澡，但身上从来没有异味，就像他们从来没有癌症、高血压、心脏病、精神病一样。

与他们相隔仅有几英里[①]的村民有精制糖、精制面粉和“文明”，但他们有各种疾病和犯罪。

这些资料显示，生活在生态环境中的人是贫瘠的，但也是健康的，那里没有疾病，也没有犯罪。他们有四个突出的特点：没有精制食物，没有情志方面的问题，没有不良嗜好，有的只是和自然环境以及人与人之间的和谐。至于饮食，虽然看起来并不均衡，但是我们不能以现代营养学的眼光，以一个好像适合所有人的标准去衡量他们。“一方水土养一方人”，他们可能已经适合了那种饮食结构；“吃”和“动”必须平衡，他们大量的体力劳动可以抵消以鱼肉为主的饮食结构造成高脂血症、肥胖等危险因素。

罗莎莉·戴维的话是可信的，那就是在自然环境中（当然是生态的自然环境），没有任何一种因素可以导致包括癌症在内的慢病的发生，因为那是一个最有利于人类诞生的环境，否则的话，人类就不可能在地球上出现并繁衍。

人没变，环境和生活方式却变了，变得不再生态，不再适合人类生存。过多的有害因素导致个人的基因发生损伤和突变，这是慢病蔓延的分子生物学因素。

英国著名的保健学家科尔曼有一句名言——“人不是为现代社会设计的”。适合生态环境和生态生活方式的人进入了一个陌生的现代社会，于是厄运便发生了。解除厄运的唯一办法就是恢复环境的生态化和生活方式的生态化。

新的问题又来了：难道要我们重新去过茹毛饮血、穴居野猎、与禽兽为伍的生活吗？

非也。那样的理解只能是倒退。人的智慧是无穷的，总能找到既享受现代科学和发展带来的幸福，又能摆脱慢病厄运的方法。

---

① 1英里=1609.344米。

二、古人寿百岁，圣人教之耶

我们已经分析过，“上古之人，春秋皆度百岁”一说，只不过是形容古人较当时的“今人”寿命长的一种说法，实在当不得真。

但另一个问题却是不可不辨。《上古天真论》说：“夫上古圣人之教下也，皆谓之虚邪贼风，避之有时，恬淡虚无，真气从之，精神内守，病安从来。”并举出上古有真人、至人、真人、圣人、贤人，这就让人看不懂了。

在《黄帝内经》中，黄帝是岐伯的学生。《黄帝内经》就是以黄帝向岐伯求教的问答方式写成的，而岐伯在论述中反复引用上古之圣人的教诲以为依据，那么说，上古圣人就是岐伯的老师。

黄帝是中华民族的人文始祖，据说其“生而神灵，弱而能言，幼而徇齐，长而敦敏，成而登天”。这是一个神话人物，因为他超出了凡人的生长发育规律和智力水平，能做黄帝的老师的老师，应该“神灵”到什么程度呢？

高明到可以做黄帝的祖师爷的人，大概只有与女娲同称为“人类始祖”的伏羲氏。伏羲氏所处时代大概为新石器时代的中晚期。据说其母因为踩了雷神的大脚印而生下“龙身人首”的伏羲氏，这具有强烈的神话传说色彩。据说伏羲氏教人以兽皮做衣，结网捕鱼，投矛狩猎，发明了八卦，结束了人类“结绳记事”的历史，为古文字的发端。他确立了婚嫁制度，发明了历法和乐器，但没有史料记载他在养生方面有什么突出贡献。号称“中华养生始祖”的彭祖，也是在黄帝之后。

《黄帝内经》中介绍圣人情况的篇幅不多，但我们也可据此窥其大概。圣人或称“通天者”，“其知道者”，“上知天文，下知地理，中知人事”，这还可以勉强接受，但“提挈天地，呼吸精气”，就有点玄，“游行天地之间，视听八方之外”，就更神乎其神。具有通天彻地之能者，不是神仙是什么？要不就是外星人！

这些神圣有多少呢？光等级就有五级。一个都难找，上哪里找那么多圣人？

说“圣人教下”，就更是匪夷所思。即便是有那么多圣人，他们用什么方法“教下”呢？人际之间交流，不靠文字也得靠语言。据考古发现，中国最早的文字大致在半坡人时代，即距今6000多年前，那时的文字符号被刻在彩陶上。战国中晚期曾流行“仓颉造字说”。据说仓颉“龙颜侈侈，四目灵光，实有睿德，生而能书……指掌而创文字……”，所以也不是个凡人。《荀子·解蔽》说：“作书者众矣，而仓颉独传者，一也。”文字作为人际间交流的约定俗成的符号体系，并不可能由一人独创。更为重要的是，仓颉就是黄帝的官员，以此推算，黄帝之前没有系统的文字以资“教下”。甲骨文是中国已发现的古代文字中时代最早、体系较为完整的文字，出现于殷商时期，那比黄帝时代就更晚了。

《灵枢·师传第二十九》中说：“黄帝曰：余闻先师，有所心藏，弗著于方……”。“先师”们的体会，并没有见诸于书籍或资料，而是藏在心里，“弗著于方”，非不愿也，实不能也。

《黄帝内经》非黄帝所作，也非岐伯所作，实为多位先贤所作；非黄帝时所作，而是集直至秦汉历朝历代哲学、医学和养生学之大成者。此皇皇巨著，非黄帝无以托名，故命之为《黄帝内经》。同样，其论述也非出自黄帝之前的圣人，更不是“圣人教下”流传下来的。托名“圣人”，只不过是想使其论述更具权威性而已。

所以，《黄帝内经》不大可能是圣人著书立说传下来的，而更像是古人抗病延寿经验的总结。

三、生态环境和生态生活方式才是关键

毛泽东在《实践论》中说：“通过实践而发现真理，又通过实践而证实真理和发展真理。……这就是辩证唯物论的全部认识论，这就是辩证唯物论的知行统一观。”

一切真知都来自于实践，而不是长着聪明脑袋瓜的圣人，圣人之圣，在于他比别人更快和更深刻地总结实践经验和产生认识。

那么，《黄帝内经》所说的“上古之人”的实践是什么样的呢?

《素问·移情变气论》中说：“往古人居禽兽之间，动作以避寒，阴居以避暑，内无眷慕之累，外无伸宦之形，此恬憺之世，邪不能深入也。”《黄帝内经》中很少描述“古人”的生活实践，这是其中的一段。

在《灵枢·师传》中，黄帝亟想知道的“上以治民，下以治身”，可以“传于后世，无有终时”，而“先师”“弗著于方”的真知是什么呢？“岐伯曰：……夫治民与自治，治彼与治此，治小与治大，治国与治家，未有逆而能治之也，夫惟顺而已矣。”无论是治国、治民还是自治，“惟顺而已”。顺什么？顺应规律，扩而大之，就是顺应自然规律。

古人处于“恬憺”之世，这才是他们能“度百岁”的关键。恬憺之世，正是人们没有改造过的生态生活方式，是最符合“天人合一”原则和生物进化论的生活方式。

反过来说，当人类逐步能依靠自身的智慧和能力去改变生活方式之后，一些那时人类不认识的疾病才会产生，总结和认识养生规律这时更具有必要性。研究在维持人类进步基本成果的前提下，如何接近生活方式的生态性，正是养生学，特别是生态养生学的重大任务。

四、生活方式和生活环境的生态化

即便在上古时代，人也不是随波逐流，无所作为；即便那时的人类缺乏对抗自然灾害、生物灾害的能力，人类也不是弱势群体，因为人类具有所有生物没有的高级智能。正是在与各种灾难、威胁的对抗中，人类逐步提高了自身的生存能力，逐步改善了自己的生活条件。科学技术给人类插上了腾飞的翅膀，人类开始由被动应付转为主动创造，提高了主宰自己命运的能力。

但是，能力加贪婪就变成了掠夺，搞得自然环境千疮百孔，天怒人怨；能力加名利就变成了无情，搞得社会环境尔虞我诈，争斗频仍；能力加无知就变成了蛮干，搞得纵欲无度，虚病交加。为了舒适、方便、贪欲，珍贵的科学技术和资源被用来制造那些对人类有害的东西。可口的背后可能是毒性，舒适的背后可能是虚弱。健康危机的始作俑者不是别人，正是人类自己。

人类在错误的道路上已经走得太远。还能回头吗?

（一）我们该做些什么

我们所要做的事情很简单，那就是做检讨。①检讨从古人类以来我们的生活环境因素和生活方式哪些是新的；②检讨这些新因素和新方式有哪些是对健康有害的；③这些有害的新因素或新方式有没有可以替代的因素和方法；④如果无可替代，则坚决去除之或尽量减少之。

在讲到六大养生方法时将会对这些因素和方式做具体的分析，这里只简单地列举对部分饮食的评价（表6-1）。

表6-1　部分饮食和生活因素的评价

饮食类	出现时间	评价	替代方法	对策
食盐	神农时期夙沙氏晒盐	可能导致高血压、癌症，胃病，加重心肾负担	无	清淡饮食 尽量少吃盐
精制糖	西周	升糖指数高	安全甜味剂	尽量少吃
普通食用油	宋代	过食导致肥胖、高脂血症、动脉硬化、癌症	科学配比的调和油	控制总量，科学配比，补充必需脂肪酸和磷脂
酱油	周朝	含盐12%～14%	低盐酱油	不可多用
醋	商朝?	成碱性食品。脾虚湿盛不宜，对胃、牙有损	无须	适量食用
味精	1909年	加重哮喘，癌症，影响生育等	鸡精等鲜味剂	尽量少用或替代
酒	上古? 神农?	百药之长。多饮损肝、成瘾、中毒、伤脑	无	控制饮用
茶	神农	万病之药。抗氧化、防癌、醒脑。影响铁吸收、兴奋	无须	按体质、季节选茶。适量
氢化油	“二战”后	假油。对健康有百害无一利	无	坚决不食用
洋快餐	20世纪80年代传入	能量炸弹，垃圾食品，三高饮食	中式快餐	远离之，尤其是儿童
可口可乐	19世纪	兴奋、成瘾、钙流失	好饮料有的是	少喝为佳
烟草	清朝早期	有百害无一利	无	坚决不吸食

人类饮酒的历史悠久。自夏朝（公元前21～前16世纪）发明了发酵酿酒后，殷商时代酒的酿造与应用已较普遍。酒除供饮用外，还广泛用于医药。医的繁写字“醫”中就有“酉”字，可见中医药与酒关系密切。

与酒不同，烟草的普及就晚得多。大约在清代前期，商品经济已经有了显著的发展，在客观上为烟草生产发展和吸烟的普及提供了有利条件。当时的有些医书做了错误的宣传，记载烟草可“辟瘴”、“祛寒”，甚至有“疗百疾”之功。第二个原因是，烟草可为馈赠和待客之物。《食物本草会纂》说：“普天之下，好饮烟者无分贵贱，无分男妇，用以代敬代酒，刻不能少，终身不厌……”。第三个原因是，吸烟者宣传吸烟情趣，甚至认为“士不吸烟饮酒，其人必无风味”。第四个原因是，吸烟有成瘾性，一旦吸上，很难戒除。何其伟《爱�索咏烟筒》诗云：“亦知无甚味，只是苦相思”。可见，吸烟是人的“创造发明”，是在错误的诱导下，依靠其恶劣的特性普及开来的，实与吸毒无异。

从上表6-1可以看出，食品种类出现的时间越久远，对人健康的危害越小；出现的时间越近，对人健康的危害越大；凡是纯人造的东西，都是对健康不利的东西。

（二）生活环境的生态化

我们的生活环境正在以前所未有的速度恶化。大到全球性的生态危机，小到每个人生存空间的恶劣，我们正在被自己制造的妖魔鬼怪包围，“连一口气都喘不痛快”。

世界卫生组织报告说，每年有1300万人因患上与环境相关的疾病而死亡，其中三分之一的受害者来自发展中国家。如果各国改善对环境的管理，四成以上的疟疾死亡病例可以避免，约94%的痢疾死亡病例可以消除。这两种疾病是全世界儿童的主要杀手。另外两种环境造成的主要健康问题是下呼吸道感染和各种意外伤病。全球有将近四分之一的疾病是由可避免的环境因素，如水源污染、危险燃料、危楼和危险交通状况等造成的。世界卫生组织指出，若是能减免这类与环境有关的风险，我们每年将可以挽救400万人的生命。

世界卫生组织提出了减少环境因素危及健康的措施，如改善家庭储水设备和卫生条件、改善整体的水资源管理、使用低污染和安全的燃料、提高建筑安全、正确使用和管理住家及工作场所的有毒物质等。

对于大的环境，尽管你对污染恨得咬牙切齿，尽管你对所居住的城市和具体的位置很不满意，但一般来说，个人是很难改变的。我们所能做的是如何使在你管辖权限之内的小环境如何更接近生态化。

我们讲到饮食养生保健的时候，通常会借用专家的一句话，“现在人的饮食不如乞丐”。如果你解释清楚这句话的含义，很多人还是容易接受的。但是，如果说现在人住的不如以前，大概没有几个人会同意。“楼上楼下，电灯电话”，曾经是几代人的梦想。和以前阴暗、潮湿、拥挤的砖瓦房相比，现在的楼房宽敞明亮，各种设施齐全，早晨再也不用十几个人排队等着上厕所，晚上再也不用几个人挤着睡大炕。你能说不好吗？

我们住的楼房尽管漂亮豪华，但却是不适宜人居住的，很简单，我们的老祖宗没有这种钢筋水泥造出来的怪物。

这是一个人为的小环境，是一个与世隔绝、与环境隔绝的牢笼。

1.被“安全门”隔断的人文环境

大家看西北地区的老乡，吃饭的时候大家各手捧一个大碗，蹲在家门口，一个小巷的道路两边形成了两行，大家边吃饭边聊天，优哉游哉。那时候没有广播喇叭，也没有电话，但是哪一家有什么事情，全村人都知道，有了什么困难，大家都帮忙，整个村子就是一个大家庭。那是一个物质条件贫瘠但是感情丰富和谐的人文环境。

北京人思念大杂院。随着林立的高楼大厦像雨后春笋般伫立起来，大杂院变成了昼思夜想的历史，或成了供人参观的遗迹。大杂院搬迁的时候，人们心中是一种五味杂陈的感觉，得到的是宽敞明亮的住房，大杂院那种温馨的人际关系却永远地失去了。

人不仅需要牛奶面包，更需要人际交流。人是群居动物，需要相互之间的沟通与合作，需要感情的交流和互通。但是，钢筋水泥墙和牢固的“安全门”把人分割成了最小的单位。“鸡犬之声相闻老死不相往来”，住了十几年，楼上楼下的邻居姓什么不知道。独居老人死在家里，直到臭味传出来邻居才报警。赵本山在《钟点工》中扮演了一个被富裕的儿子接到城里“享福”的农村老大爷，整天闷在屋里，把老人几乎“憋疯了”，只好花钱雇人来“唠嗑”。年轻人到城市打工去了，城里人习惯地把他们看成是“外来”务工者，是城市的“二等公民”，心理受到了压抑；家里撇下了老人和孩子，“常回家看看”成了每天晚上的梦。年轻人都走了，村子里很难再热闹起来，于是爷爷奶奶守着孙子，过起了孤独的生活。

从山区到平原，从农村到城镇，从城镇到都市，从都市到外国，人们越来越远离了乡情和亲情。但是，没有人强迫你这样做，只有你自己可以在二者之间进行选择，毕竟人不是只靠钱活着。在选择时必须考虑孰重孰轻，在山区、在农村、在国内未必没有出路。

人们形容现代人的生活是“蜗居”，就像躲在甲壳中的昆虫，但人可不是能适应蜗居的动物。在人满为患的都市中找不到几个好朋友，即便有，也是酒肉朋友居多，这是现代都市人生活的写照。现代人的冷漠、急躁、急功近利、和这种人文环境不无关系。

所有的人都应当走出牢笼，汇聚到人群中去。国家倡导的建设文明社区、和谐社区，丰富群众的业余文化生活，都是改善人文环境的好办法。

2.被水泥墙隔断的自然环境

大城市就是围城，外面的人想进去，里面的人想出来。行驶在上海的立交桥上，两面的高楼形成了一条夹缝，人在夹缝中生存和活动的感觉令人很不舒服。

都市中的一切似乎都是人造的。吃的是大棚菜，喝的是桶装水，穿的是尼龙服，住的是水泥楼，盖的是化纤被，摆的是塑料花，我们的身边已经没有多少生态的影子。

房间和办公室里也是一个人造的环境，空调大开，使人舒适得很。冬天不觉冷，夏天不出汗，窗户紧闭，一点风也进不来。会议室更厉害，连个窗户都没有，靠空调通风，谁也不知道很少清洗的空调吹来的风里有多少细菌。

这是一个养豆芽的环境。我们前面讲了，这叫“造势”。春夏不养阳，秋冬不养阴，搞得人阴阳俱虚，都成了弱不禁风的豆芽菜。

如果冲不出这个“牢笼”，则应该尽量增加“放风”的时间。旅游应当到纯自然、没有受到污染的地方，去接触大自然，如山间、海边，过一过田园生活，而不是去欣赏人文景观，到大城市旅游起不到养生的作用。

我们生活和工作的小环境是我们呆得时间最长的空间，应当从生态的角度进行改造。

首先要尽量减少不必要的装修，因为装修可以造成各种污染。

光污染：包括白亮污染、人工白昼和彩光污染3类。由于强光照射、建筑材料反射造成的光污染叫做白亮污染。白亮污染可以造成视网膜和虹膜的损害，导致视力下降和诱发白内障的发生，还使人发生头晕心烦、食欲下降、情绪低落、身体乏力等类似神经衰弱的症状。由“人工白昼”造成的“不夜城”使人难以入睡。彩光污染让人眼花缭乱，不仅对眼睛不利，而且干扰大脑中枢神经，容易使人感到头晕目眩，出现恶心呕吐、失眠等症状。

声音污染：装修中的吊顶、包墙等方式，使声音容易回响、共鸣。

电视、广播、洗衣机、冰箱等都可以发出各种音响。这种嘈杂的家庭环境有害成人及儿童的大脑，使人注意力不集中，心烦意乱，对儿童的听力和语言能力都可能造成不利影响。

色彩污染：色彩是视觉传达信息的一个重要因素，能表达情感，能给人们带来不同的情绪、精神以及行动反映。色彩带给人的视觉心理功能应符合居住者的年龄、性格、经历、民族、地区、环境、文化、修养等诸多因素，如果搭配不当，有可能造成负面影响。

气体污染：是最常见和最严重的是装修污染。家具、涂料中的甲醛可引起慢性呼吸道疾病、女性月经紊乱、新生儿体质降低、染色体异常，甚至诱发癌症。

居室、办公室不是娱乐场所，有益健康是第一位重要的。美观必须服从健康，否则便可能“花钱买罪受”甚至“花钱买病”。

从生态的角度来说，我们所用的材料可以分几类：①在自然界里天然存在并没有受到任何污染的，或在无污染的天然条件下生成的，如果是植物则在其生长过程中没有接触任何化学物质，也就是生态的；②从天然原料中提取、加工、改造而成的，如水泥、玻璃、钢筋等；③人工合成的化学物质；④混合物质。

我们应该首先选取第一类的材料。固然，天然存在的也未必都安全，如天然大理石，但却是古人很少接触和使用的。第三类物质要坚决去除或尽量不用。

使用空调弊大于利，非必要不要开空调，应尽量使用自然风或湿性降温。夏天使用空调时温度不能调得太低，冬天室温不能太高，均以可以耐受为度。

居室要经常开窗换气。白天不要遮挡窗帘，尽量使阳光照射到市内，作为卧室的阳面房间最好不要有凉台。室内布置要简洁明快，不追求什么亮丽斑驳的色彩和突出的个性。室内可以养花，但是要选对健康无害的品种。

（三）生活方式的生态化

生活方式和生产方式共同组成人的生存方式。

生产方式虽然也与人的生活环境和方式有关，但并非是养生学的内容，这里不赘述。

自然化生存方式是指前工业文明时代主要依赖自然物质资源（尤其是动植物资源）而生存的方式。自工业革命以来，随着科学技术的不断发展，人类不断运用各种科学技术超越自然和自身的局限，按照人的主观意志，形成了依赖技术或技术物而生存的技术化生存状态。然而，随着人类对科学技术的过度滥用或误用，却引发了日益严重的生态危机、人性危机和价值观危机，使人类的生存陷入了前所未有的危机与困境之中。

要从根本上解决这种危机与困境，必须运用人类的超绝智慧和现今科学技术，转向以生态观为价值支点、体现天人合一原则和人类未来发展方向的新型的人与自然和谐共生与协同发展的生态化生存方式。这是一种具有和谐性、限度性、道德性与人性归真的生存方式。

这是一种超越，而不是复古。

在六大养生方法中我们将做具体的介绍。

第三节　生态养生原则之三——平衡和谐

什么是平衡？毛泽东同志说："所谓平衡，就是矛盾的暂时的相对的统一。"这是平衡的哲学定义。平衡的科学定义是"平衡指物体或系统的一种状态。处于平衡状态的物体或系统，除非受到外界的影响，它本身不能有任何自发的变化。"在不同的科学领域，平衡有不同的含义。

世间万物及其发展都存在矛盾。毛泽东同志说："一切事物中包含的矛盾方面的相互依赖和相互斗争，决定一切事物的生命，推动一切事物的发展，没有什么事物是不包含矛盾的，没有矛盾就没有世界。"

矛盾对立双方的相互依赖，维持着事物的相对稳定；对立双方的相互斗争，推动着事物的发展变化。

中国古代哲学在世界上最早也最精辟地论述了事物的矛盾性，只是那时不叫矛盾而叫阴阳。《素问·阴阳应象大论》中说："阴阳者，天地之道也，万物之纲纪，变化之父母，生杀之本始，神明之府也。"

我们来看看阴阳之间的对立统一关系。

一、阴阳与平衡

毛泽东同志说："一切过程中矛盾着的各方面，本来是互相排斥、互相斗争、互相对立的。世界上一切事物的过程里和人们的思想里，都包含着这样带矛盾性的方面，无一例外。""同一性、统一性、一致性、互相渗透、互相贯通、互相依赖（或依存）、互相联结或互相合作，这些不同的名词都是一个意思，说的是如下两种情形：第一，事物发展过程中的每一种矛盾的两个方面，各以和它对立着的方面为自己存在的前提，双方共处于一个统一体中；第二，矛盾着的双方，依据一定的条件，各向着其相反的方面转化。这些就是所谓同一性。"

阴阳是一对特殊的矛盾。阴阳学说认为，世间凡是相互对立又相互关联的食物或现象，或事物内部相互对立的两个方面，都可以用阴阳来概括其属性。凡是运动的、外向的、上升的、弥散的、温热的、明亮的、兴奋的都属于阳；而相对静止的、内守的、下降的、凝聚的、寒冷的、晦暗的、抑制的都属于阴。

阴阳之间的关系和运动变化是复杂的，概括起来主要有以下几个方面：

（一）阴阳对立

属性相反的阴阳双方虽在一个统一体内，但就其性质来说是相反的，因此相互对抗、制约和排斥，也称为“阴阳相反”。《春秋繁露》说：“天之常道，相反之物也。”

（二）阴阳制约

阴阳双方相互抑制、压制或克制。《管子·心术上》中说：“阴则能制阳矣，静则能制动矣。”因为阴阳的属性是相反的，所以一方的强弱受到另一方的克制。

（三）阴阳互根

也称为阴阳相成，是指阴阳双方相互依存、化生、相互为用和相互吸引的关系。

相互依存：任何一方都依另一方的存在而存在。《朱子语类·卷七十四》说：“阴阳虽是两个字，然却是一气之消息，一进一退，一消一长，进处便是阳，退处便是阴，长处便是阳，消处便是阴；只是这一气之消长，做出古今天地间无限事来。”

如果对立双方的一方遭到破坏，相互依存关系消失，就会出现“孤阴不生，孤阳不长”，进而“阴阳离绝”，导致阴阳所代表的事物的消亡。

相互资生：阴阳之间可以有相互资生和促进的关系。《素问次注·四气调神大论》说：“阳气根于阴，阴气根于阳。无阴则阳无以生，无阳则阴无以化”。

相互吸引：在一个统一体中，阴阳双方既相互排斥，又相互吸引。相互排斥和相互吸引都是由阴阳双方的性质决定的。阴阳之属性相反，势必“水火不容”；阴阳之属性相异，势必“异性相吸”。如果只有吸引没有排斥，则阴阳双方将相互融合，都不复存在；如果只有排斥没有吸引，则阴阳双方将相互分离，阴阳离绝，统一体将不复存在。所以，阴阳之间既相互吸引又相互排斥，是阴阳共存于一个共同体内的必要条件。如张介宾在《景岳全书·补略》中所说：“以精气分阴阳，则阴阳不可离；以寒热分阴阳，则阴阳不可混”。

“阴在内，阳之守也；阳在外，阴之使也。”（《素问·阴阳应象大论》）人体之阴气因其静而居内，由阳气在外守护；阳气因其动而居外，是阴气之役使。正如《寓意草》所说：“阳欲上脱，阴下吸之，不能脱也；阴欲下脱，阳上吸之，不能脱也。”

《素灵微蕴·藏象解》概括说明了阴阳互根的辩证关系：“阴阳互根：……盖阴以吸阳，故神不上脱；阳以煦阴，故精不下流。阳盛之处而一阴已生，阴盛之处而一阳已化。故阳自至阴之位而升之，使阴不下走；阴自至阳之位而降之，使阳不上越。上下相包，阴平阳秘，是以难老。”

（四）阴阳互藏

阴阳之中都互相含有对方，即阳中藏阴，阴中藏阳。《素问·天元纪大论》说：“天有阴阳，地亦有阴阳……故阳中有阴，阴中有阳。”

（五）阴阳交感

阴阳相互感应而交合，是宇宙万物生成之本源。因为凡物均有阴阳，所以一个新事物的产生，必然是阴和阳交合的结果。《类经附翼·医易义》说：“天地之道，以阴阳二气而造化万物，人生之理，以阴阳二气长养百骸。”

阴阳交感的动力来自何方？一种解释是阴阳互藏，因为地气属阴，但阴中有阳，故有上升之动力；天气属阳，但阳中有阴，故有下降之动力。

（六）阴阳消长

对立的阴阳双方的力量对比并不是固定不变的，而是出于此消彼长或此长彼消的动态变化中。但人的这种变化必须有一定限度，如果超出了极限，就会“变”，即由量变到质变，疾病就会发生。即正常情况下，长而不偏盛，消而不偏衰。

（七）阴阳自和

阴阳双方具有的自动维持和恢复为协调平衡状态的能力和趋势叫阴阳自和。阴阳的相互作用是维持阴阳中和的机理，而相互作用的动力来自于阴阳同属一个统一体的特性，既“一分为二”，又“合二为一”。

（八）阴阳平衡

阴阳之间相互斗争、相互作用，但多数情况下维持一种相互协调的相对稳定状态。

宇宙处于不断的运动变化之中，但是，这种运动变化的基础却是“不变”和“稳定”。如果只有变化和运动而没有稳定，整个宇宙就会处于瞬息万变之中，事物就不可能存在，生命就不可能维持，运动和变化就失去了前提。中医学承认生命活动的恒动性，《素问·玉机真藏论》说：“神转不回，回则不转”，并将之称为“天下至数”，也就是说，运动而不停滞是天下最重要的道理。但同时又强调阴阳平衡，阴阳的和谐共处是维持生命的必要条件。

（九）阴平阳秘

“阴平阳秘”，常被用以说明阴阳在量上必须平衡，这样理解似乎欠妥。从字面上来看，这里讲的“平”和“秘”，而不是强和弱；从前后文关系来看，更非如此。《素问·生气通天论》说：“凡阴阳之要，阳密乃固，两者不和，若春无秋，若冬无夏，因而和之，是为圣度。故阳强不能密，阴气乃绝，阴平阳密，精神乃至，阴阳离绝，精气乃绝。”“要”者，关键也。阴阳之间的关系的要点，是“和”，是阴阳之间的相互依存关系，而不是量的平衡。如果阴阳不和，就如同有春无秋，有冬无夏。如果阴阳离绝，即相互关系破坏，精气也就消亡了。

李中梓《内经知要·阴阳》对此解释说：“阴血平静于内，阳气秘密于外，阴能养精，阳能养神，精足神全，命之曰治。”

调和阴阳是养生最重要的法则，即“圣度”。

毛泽东同志说：“矛盾着的两方面中，必有一方面是主要的，他方面是次要的。”在阴阳的相互依存关系来看，阳是占主导地位的，因为阳密是阴阳之要。阳气要致密而坚固，阴气才能宁静和平。

从病理角度来说，阳气的变化也是起主导作用的。《素问·生气通天论》说：“阳气者若天与日，失其所则折寿而不彰，故天运当以日光明。”阳气相当于天上的太阳，如果阳气不能密固，则“失其所”，就会短寿，生命活动就微弱不显。

二、阴阳的四时变化

（一）从阴阳鱼说阴阳的兴衰

说起阴阳，不能不说到“阴阳鱼”。阴阳鱼又叫太极图（图6-1），据说出自华山之神陈抟，但难以考证。从孔庙大成殿梁柱、道士的道袍，到算命先生的卦摊；从中医、气功、武术及中国传统文化的书刊封面到南韩国旗图案和新加坡空军机徽，太极图似乎无所不在，被称为“中华第一图”。据说中国奇石馆的馆长在兰州的黄河边捡到一块石头，上面就有阴阳鱼图案，被奉为中国奇石馆的镇馆之宝，美国人出几十万美元，中国人就是不卖。

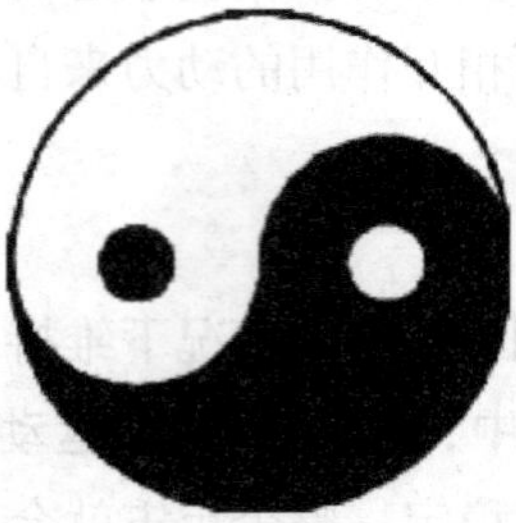

图6-1　太极图

“大道至简。”一个不能再简单的阴阳鱼不知包含多少道理和含义，关键在于你如何去理解和解释。一种理解是阴阳就是这么变的，比如说代表“阴”的黑色鱼到了顶点，“阳”开始萌生，反之亦然。这样解释的话，我们就会遇到一个问题：在“一阳生”的冬至时令，是纯阴的局面吗？

纯阴的局面可以存在吗？答案依然是否定的。阴阳的消长变化是绝对的，但必须在一定的限度内，有阴无阳，这个统一体就不存在了。这里“一阳生”中的“生”是由无到有的生吗？显然不应该是。

《医源》说：“天地之道，阴阳而已；阴阳之道，升降而已……”《素问·六微旨大论》说：“非出入，则无以生长壮老已；非升降，则无以生长化收藏。是以升降出入，无器不有。”这里都强调阴阳的变化主要是“升降出入”，而不是阴阳之间量的对比。

《素问·脉要精微论》说：“冬至四十五日，阳气微上，阴气微下；夏至四十五日，阴气微上，阳气微下。”冬至到立春者四十五日，阳气是开始微微上升的；夏至到立秋的四十五天，阴气是开始微微下降的。这里并没有说“阳气微长”或“阴气微长”，仍然讲的是阴阳之间的升降关系，而不是相互之间量的变化。

冬至时节阳气在哪？阳气在那个黑色鱼的鱼眼里，那个鱼眼是白的，代表阳气；那个鱼眼致密而潜藏，正代表了处于“闭藏”状态的阳气。内经强调冬季要“无扰乎阳”，就是说冬季阳气在休养生息，不要去扰动它，这是冬季养生很重要的一个问题。

所以，“冬至一阳生”的“生”应该理解为“升”或“显露”，而不是无中生有。

（二）升发还是生发

春季是阳气“升发”的季节，有的用“生发”，有的用“升发”，甚至一本书的前面写“升发”，后面是“生发”。到底哪个对呢?

人体阴阳的平衡并不受四季变化的影响，四季时阴阳的变化是“升降”、“内外”，即二者相互位置关系的变化，否则冬、夏季阴阳就不平衡。我们经常讲的阴消阳长或阳消阴长那只是外部的表现而已。

“生”有三层含义，一是无中生有，一是由小到大，一是繁荣、生气。前两种解释，都违背了阴阳平衡不受四季变化影响的观点。因此如果讲“生发”，应该是第三种解释。“升”有上升、登临之意，但“升腾”有勃发、发散之意。将“升发”用之于自然界阳气变化的问题在于，天之气为阳，阳气位于天枢之上，人所在的“气交之分”是在天之下的。用之于形容人体阳气的变化可能更确切些。所以“生”、“升”皆可用，但要正确理解。

（三）阴阳的四时变化

一年四季阴阳是如何变化的呢?《管子·乘马》说：“春秋冬夏，阴阳之推移也；时之短长，阴阳之利用也；日夜之易，阴阳之化也。”说：“气之升降，天地之更用也。……盛已而降，降者谓天；降已而升，升者谓地。天气下降，气流于地；地气上升，气腾于天。故高下相召，升降相因，而变作矣。”四季的阴阳变化主要表现为阴阳的“推移”和“升降”。推移者，表现为春季阳气开始明显，夏季最显著，秋季阳气开始收敛，冬季阳气闭藏。这一推移的动力来自于天气的升降。天之气为阳。春季阳气开始下降，夏季和阴气交合，秋季阳气开始回收，而阴气开始上升，冬季阳气闭藏，人和万物所在的“天枢”，主要被阴气所控制。

阴阳一年“折腾”一回，意义在哪里?《荀子·礼论》说：“天地合而万物生，阴阳结而变化起。”一年走一回，为的是“万物生”。所有的生物都有阴阳，作物的籽粒孕育着生命，它的产生是天地之气交合的结果。所以《素问·四气调神大论篇》说：“春三月，此谓发陈，天地俱生，万物以荣。”“夏三月，此谓蕃秀，天地气交，万物华实。”春天阳气自天而降，万物更新，植物开始萌生，变得生机盎然；夏季万物繁茂，天地之气相交，植物开始结籽。

三、“亢害承制”理论

五行学说认为，宇宙万物皆由木、火、土、金、水五种性质的物质构成，此为“五”；这五种性质的运动变化及其相互关系即为“行”。从方法论的角度来说，五行已经超越了物质性，衍化为归纳宇宙万物属性并阐述其相互关系的哲学概念。五行之间存在着复杂的相互制约关系，是保持体内平衡的重要机制。《素问·六微旨大论》说：“亢则害，承乃制，制则生化，外列盛衰，害则败乱，生化大病。”这就是中医学的亢害承制理论。

（一）五行相生

《春秋繁露》说：“木，五行之始也；水，五行之终也；土，五行之中也。此其天次之序也。木生火，火生土，土生金，金生水，水生木。”这种关系，犹如母子关系一般，生我者为母，我生者为子。

（二）五行相克

即五行之间有序的克制和制约关系，其次序是：木克土，土克水，水克火，火克金，金克木，循环不止。

《黄帝内经》将这种相克关系称为“所胜”、“所不胜”关系。克我者为我“所不胜”，我克者为我“所胜”。

反映到五脏的关系，即是脏器之间的相互制约。《素问·五脏生成论》说：“心……其主肾也”（水克火，故称肾为心之主），“肺……其主心也；肝……其主肺也；脾……其主肝也；肾……其主脾也。”临床上最常见的是“木克土”，即肝气太旺，则可能造成脾的损害，表现为纳呆、腹胀、恶心等消化方面的障碍。所以，遇到肝病，“必先实脾”。

（三）五行制化

五行之间相互资生又相互制约的关系即为“制化”。《素问·六微旨大论》说：“亢则害，承乃制，制则生化”。六气亢盛会产生伤害作用，要由相应的气去制约它，只有这样才能进行正常的生化。这就是中医学的“亢害承制”理论。

木生火，火生土，但木又克土，用一个形象的比喻来说就是，父生子，子生孙，但父又克孙。同样，火生土，土生金，但火又克金。这种机制防止相生过程一直延续下去，形成脏气亢盛的局面。这是一种平衡的自动调节机制。

（四）五行胜复

五行胜复是在生理状态下五行平衡的另一机制。五行中任何一“行”亢盛，即引起其所不胜的那一“行”（也称“复气”）的报复性制约，从而使五行系统归于协调和稳定。五行胜复是按相克规律进行的自我调节。

胜气出现在先，复气出现在后，复气对胜气进行报复，故名“胜复”。胜复的结果是使胜气平复。

如胜气为木，则会克土，木生火，火生土，土生金，但金又克木，金即为复气。因为木克土，而土为金之母，所以金克木是报了木克土的仇，即“子复母仇”。

从木到金是相生关系，而金克木则是一种间接的反馈制约关系，这应当是世界上最早的反馈论。现代生理学的反馈多是直接的制约，如垂体分泌的促肾上腺皮质激素能促进肾上腺分泌皮质激素，如果前者亢进，则皮质激素分泌就会过多，过量的皮质激素会反过来抑制促肾上腺皮质激素的分泌，从而恢复平衡。张介宾在《类经·运气上》中说：“自其胜复者言，则凡有所胜，必有所败；有所败，必有所复。母之败也，子必救之。如水之太过，火受伤矣，火之子土，出而制焉；火之太过，金受伤矣，金之子水，出而制焉；金之太过，木受伤矣，木之子火，出而制焉；木之太过，土受伤矣，土之子金，出而制焉；土之太过，水受伤矣，水之子木，出而制焉。”

五行制化和胜复的不同在于，制化是五行正常运行时，防止连续的相生导致子气的亢盛；胜复是在某一行相对亢盛时，造成所胜之伤害，由其所不胜反过来对其进行制约。

这种复杂而有循环的相互制约关系使得每一个脏器都是控制者，又是被控制者，是维持五脏整体稳定平衡的机制和保证。

四、平衡和谐就是健康，失衡就是疾病

什么是健康，什么是疾病？《素问·生气通天论》说："阴不胜其阳，则脉流薄疾，并乃狂；阳不胜其阴，则五脏气争，九窍不通。是以圣人陈阴阳，筋脉和同，骨髓坚固，气血皆从。如是则内外调和，邪不能害。耳目聪明，气立如故人。"

健康因于"和"，疾病归于"乱"，诚如斯言。

（一）主要矛盾—正邪之争

正邪相搏是疾病发生、发展到结局的病理过程中最基本的原理。

毛泽东同志说："任何过程如果有多数矛盾存在的话，其中必定有一种是主要的，起着领导的、决定的作用，其他则处于次要和服从的地位。""事物的性质主要地是由取得支配地位的矛盾的主要方面所规定的。取得支配地位的矛盾的主要方面起了变化，事物的性质也就随着起变化。"

找到了事物的主要矛盾，再分析矛盾对立双方的相对关系，即找出矛盾的主要方面。毛泽东同志说："无论什么矛盾，矛盾的诸方面，其发展是不平衡的；有时候似乎势均力敌，然而这只是暂时的和相对的情形，基本的形态则是不平衡。矛盾着的两方面中，必有一方面是主要的，他方面是次要的。其主要的方面，即所谓矛盾起主导作用的方面。事物的性质，主要地是由取得支配地位的矛盾的主要方面所规定的。"

在一般情况下，人体的正气在正邪相争的矛盾中是主要方面，处于支配地位，这时的人是健康无病的。如果正邪在某一个阶段势均力敌，则健康处于一种相对不稳定的阶段，因为它有两个变化方向：可能变回到正气重新处于支配地位，即恢复健康；也可能出现邪气逐渐占主导地位的情况。在邪气开始占优的初期，可能机体出现一些不舒服的情况，但不足以诊断疾病，这时机体处于亚健康阶段，即体质偏颇阶段。体质一旦偏颇，便会出现一种继续加重的倾向，即"质势"。质势发展到一定阶段，"量变到质变"，邪气彻底占据主导和支配地位，即进入疾病阶段。

因此，从健康演变到疾病包括四个阶段：①正气处于矛盾的主要方面——健康；②正气减退或邪气加强使得正邪相持—相对不稳定阶段；③邪气开始超过正气—亚健康或偏颇体质阶段；④邪气处于矛盾的主要方面—疾病阶段。

毛泽东同志说："矛盾的主要和非主要的方面互相转化着，事物的性质也就随着起变化。"从健康到疾病，是正气和邪气之间均势变化的过程，一旦正邪移位，疾病便会发生。

正气是机体具有抗病、祛邪、调节、修复等作用的基础。

正气在疾病的发生中则是内因，邪气是外因。"内因是变化的依据，外因是变化的条件"，"外因通过内因而起作用"，所以正气是是否发病的决定条件。《素问·上古天真论》说："虚邪贼风，避之有时，恬淡虚无，真气从之，精神内守，病安从来。"《素问·评热病论》说："邪之所凑，其气必虚。"

所以正邪相争是影响健康的主要矛盾。

正气虚弱导致疾病的机制有两个：①正气虚弱，在正邪相争中邪气占了上风，于是外邪便乘虚而入；②正气不足，机体机能下降，精血津液运行失常，产生内部五邪，即内风、内寒、内湿、内燥、内火，或导致痰饮、瘀血、结石等病理产物的产生。

（二）内邪——多即毒，亢则害

邪气分为两种，即外感和内伤。《素问·调经论》说："夫邪之生也，或生于阴，或生于阳。其生于阳者，得之风雨寒暑；其生于阴者，得之饮食居处，阴阳喜怒。"外邪主要来自环境，包括气候变化、环境污染等，而内邪来自于生活方式。现今的慢性非传染性疾病，当以内邪为主。所以在疾病防治方面，应当更加重视内邪。

对内邪的产生原因，中西医表述不同，但其观点却是大体一致的。导致内邪的物质或机能，原本都是机体需要的物质或机能，处于机体的平衡机制之中，但是当平衡机制紊乱时，这些物质太多或太少，某一机能过强或过弱，内邪便产生了。

1.有用的物质太多了，就成了内邪

最典型的例证是痰饮，我们就从痰饮说起。

痰饮是代谢障碍形成的病理产物，但其本身也是一种内邪和致病因素。《杂物源流犀烛·痰饮源流》说："其为物则流动不测，故其为害，上至巅顶，下至涌泉，随气升降，周身内外皆到，五脏六腑俱有。"因其性重滞，故可阻滞气血运行，影响水液代谢；因其性浊，故可蒙蔽清窍，扰乱心神；因其分布广泛，内而五脏六腑，外而四肢百骸，致病面广，故有"百病多由痰作祟"之说；因其多变，或伤阳化寒，或郁而化火，或化燥伤阴，或挟风，或挟热，或挟寒，故变化多端，病症错综复杂。

痰饮本是水液，稠浊者为痰，清稀者为饮。痰分为有形之痰和无形之痰。无论是有形还是无形，痰饮在正常人的体内是存在的，就是有形之痰，正常人也偶尔咳之。问题在于如果它产生太多，或化解失职，致使体内积存，便成了有害的东西。《景岳全书·杂证谟·痰饮》说："痰，即人之津液，无非水谷之所化。此痰亦既化之物，而非不化之属也。但化得其正，则形体强、营卫充，而痰涎本皆血气。若化失其正，则脏腑病、津液败，而血气即成痰涎。此亦犹乱世之盗贼，何孰非治世之良民。盖痰涎之化，本由水谷，使果脾强胃健，则随食随化，皆成血气，焉得留而为痰。惟其不能尽化，而十留一二，则一二为痰矣；十留三四，则三四为痰矣；甚至留其七八，则但见血气日削，而痰涎日多矣。此其故，正以元气不能运化，愈虚则痰愈盛也。"张景岳论述得何等精辟！

脂肪就是一个典型的例子。脂肪积存过多形成的肥胖，特别是向心性肥胖是中医诊断痰湿症候的主要表现之一。

脂肪属于五大营养素之一，缺少脂肪，人就不健康；没有脂肪，人就活不成。现在的人谈"脂"色变，但是似乎都忘了20世纪60年代一个月三两油，很多人营养不良的历史。那时候笔者在西北工作，回家探亲回去，自豪地谈论山东的猪肉肥膘有四指厚，看你西北养的猪，去了皮就是骨头，放在锅里连点油星都没有。但现在，几乎三岁小孩都知道，吃肥肉不好，因为它可以引起动脉硬化。

其他如尿酸、自由基，很多人说它们是毒素，实际上无论尿酸也好，自由基也好，都是体内正常就存在的物质。自由基被认为是“21世纪世界医学面临的最大问题之一”，实际上自由基具有多种功能，体内是缺不得的。只是因为它产生的多了，或从线粒体里逸出的多了，就成了一个“放火的强盗”。

我们整天在谈论毒素，什么是毒素？

毒素分为外源性毒素和内源性毒素。外源性毒素来自于环境，包括污染物、药物、其他毒素等。扩而大之，我们可以说凡是人造的物质，一旦进入人体内便是毒素。

大部分内源性毒素实际上是你体内积存的，既利用不了，又排泄不掉的东西。这些东西成为现代文明病的主要原因。俄罗斯科学家梅尼奇科夫曾因“自身中毒说”荣获诺贝尔医学奖。

2.平衡的机能紊乱了，也成了内邪

在论述五行相互关系时，《素问·六微旨大论》说：“亢则害，承乃制，制则生化”。“亢”是指五行中的一“行”过于强势，造成相关“行”的损害。“亢”是相对于“弱”而言的，所以无论是亢还是弱，都使得平衡遭到了破坏，这也是一种内邪。

朱震亨在《丹溪心法》中说：“气血冲和，百病不生，一有怫郁，诸病生焉。”《灵枢·口问》说：“故邪之所在，皆为不足。”

拿神经系统来说，临床上常见的一种病是“植物性神经功能紊乱”，这是由于两种植物神经的不平衡、不协调导致的疾病。

这两种植物神经分别叫做交感神经系统和副交感神经系统，共同组成植物神经系统。交感神经具有增加心率、升高血压、收缩血管、扩张支气管、提高代谢等作用，所以表现为“紧张性支配”，即提高机体适应环境变化的作用；副交感神经的作用则相反。因此，交感神经的表现类似于中医学的“阳”，副交感神经则类似于“阴”，二者相互协调，共同维护机体神经功能的平衡。当机体处于平静状态时，副交感神经的兴奋占优势，有利于营养物质的消化吸收和能量的补充，有利于保护机体。当剧烈运动或处于不良环境时，交感神经的活动加强，调动机体许多器官的潜力，提高适应能力来应付环境的急剧变化，维持内环境的相对稳定。

如果两类神经系统的某一方过强或过弱，则出现了不平衡，或实性、或虚性失衡。临床上常见表现是心悸、失眠、焦虑，即类似交感神经兴奋的特征，用中医的观点即可能是阳亢的实证，也可能是阴虚的“阴虚阳亢”的虚证。笔者曾经通过仪器检测分析，大部分表现为交感神经兴奋状态者实质上是副交感神经张力不足，即“虚性”，只有很少一部分是交感神经兴奋性过高所致。

机体就是一个平衡体。除了心理平衡外，还有酸碱平衡、免疫平衡、代谢平衡、营养平衡等多种平衡。机体具有强大的平衡能力，一般能做到“制则生化”，但如果这种平衡能力下降或邪气超过了机体的平衡能力，则会造成紊乱，紊乱到一定程度，疾病就会发生。

一句话，多则毒，乱则害；平衡就是健康，疾病就是失衡。

五、和谐平衡，健康之本

中正平衡是古代哲学思想的一大原则，是安身立命、治国齐家应遵循的准则，也是中华民族文化的精髓之一。早在《易传·乾卦·彖传》中就说："乾道变化，各正性命，保合大和，乃'利贞'"。这里的"大和"即"中和"，是平衡和谐的意思。《易经·系辞下传》说："君子……中以身安而国家可保也。"这些思想对此后中医的中和平衡理论有重大影响。

《中庸》认为中和是最重要、最基本的原则："中也者，天下之大本也；和也者，天下之达道也。致中和，天地位焉，万物育焉。"《荀子》曰："万物各得其和以生"。

董仲舒在《春秋繁露·循天之道》中说："能中和以理天下者，其德大盛；能以中和养其身者，其寿极命。"所以中和不仅是治理天下之道，也是养生之道。

在《黄帝内经》中有大量关于平衡学说的论述。《素问·生气通天论》中说："阴不胜其阳，则脉流薄疾，并乃狂；阳不胜其阴，则五脏气争，九窍不通。是以圣人陈阴阳，筋脉和同，骨髓坚固，气血皆从。如是则内外调和，邪不能害。耳目聪明，气立如故。"所以《素问·至真要大论》强调：必须"谨察阴阳所在而调之，以平为期"。

只有"阴阳匀平，以充其形，九候若一，命曰平人"（《素问·调经论》）。

平衡是原则，也是制定养生措施的依据。忽思慧说："保养之法，莫若守中，守中则无过与不及之病。调顺四时，节慎饮食，起居不妄，使以五味调和五脏。五脏平和则血气资荣，精神健康，心志安定，诸邪自不能入，寒暑不能袭，人乃怡安。"

和谐包括两层含义，一是人要和环境和谐，一是人体的阴阳、脏腑、气血都要和谐。

（一）与外环境和谐平衡

人所处的环境包括自然环境、社会环境和微生态环境。讲生态养生，就是要倡导和这三个生态系统的和谐。

1. 自然环境

和自然生态和谐相处包括两层含义，一是要尽力维护自然生态环境，减少人为的破坏；二是要借自然之势养人体平和健康之势。

人不能"改造自然"，只能改善环境；人不是大自然的统治者，只是大自然的臣民。这一点在"天人合一"一节中已经做了详细阐述。

打破现代生活方式的枷锁，走出由钢筋水泥筑成的牢笼，从观念和行动上回归自然。

天人合一的最具体体现是四季养生。春生夏长秋收冬藏是自然之势，人的顺时变化和自然界是一致的，就要借势养生。

风寒暑湿燥热（火）常被称为"外邪"，"六淫"。它们真的是"邪"和"淫"吗？

风寒暑湿燥火是天地阴阳的四时变化的气候方面的表现，对万物必定是有利的，应当称为"六气"才对。张介宾认为："寒暑燥湿风火，六气化于天者也，故为天之阴阳。"《金匮要略·脏腑经络先后病脉证第一》中说："夫人禀五常，因风气而生长，风气虽能生万物，亦能害万物，如水能载舟，亦能覆舟。若五脏元真通畅，人即安和。”

六气只有在特定情况下才成为“邪”。一是气候反常，反季节的“气”就成了不利于万物的“邪”；二是人体虚弱，六气容易影响到人体，即“邪之所凑，其气必虚”。

《素问·六微旨大论》中说：“至而至者和；至而不至，来气不及也；未至而至，来气有余也。……应则顺，否则逆，逆则变生，变则病。”我们说四季，实际上加上“长夏”为五季，即春、夏、长夏、秋、冬，对应风、暑、湿、燥、寒五气。《内经》上述论述中的前一个“至”是指季节、节令，后一个“至”是指六气。如果季节到了，相应的气也到了，那是正常的平和之气；节令到了而相应的气未到，那是因为来气不足；节令还未到而“气”到了，那是由于来气有余。如果节令和气相一致，则为“顺”，否则就是“逆”、逆就导致变化，而反常的变化就会导致生病。老百姓常说，该冷不冷，不成年景。反常的气候，不但对作物生长不利，同样会导致对人的伤害。

如果把六气视之为“邪”，唯恐避之不及，把自已关在一个没有四季的小环境里，成了“温室里的花草”，经不得风雨，那时六气才真的成了“邪”。因为这种“造势”的环境常常与季节应到之气相违背的，因此造势的结果常常成了“逆势”。医家常说，要想婴儿安，三分饥和寒，就是这个道理。

2. 社会环境

社会环境是由几十亿人组成的一个硕大无比的大家庭，一个人在这个环境里只不过是沧海一粟，大海里的一滴水，如何顺应社会环境就是一个重要的问题。

（1）定位：一个人的能力改变不了整个社会环境，除非“天降大任于斯人也”，那是几位领袖级人物才能办到的事。如果没有“天降大任”，你就只能顺应社会。这绝不是无所事事，不求上进，问题是你这个上进的目标要选合理。这个目标应当高于你目前的处境，但不能好高骛远，是经过努力可以达到的，不能构建“空中楼阁”。你适合当员工，就不要奢求当领导；你适合做助手，就不要奢求当一把手；你适合做学问，就不要下海经商挣大钱；你没有艺术细胞，就不要想当音乐家……

上进的基础是先做好你的本职工作。有一句名言：“不想当将军的士兵不是好士兵”，那是激励的话，不能当真，不是你想就能当的。再者说了，部队里都是将军，士兵的事谁来干？千军万马都争一个地位，这个社会哪还有和谐？还有一句话叫做“不想当士兵的就不是好士兵”，你士兵当得三心二意，工作做得一塌糊涂，谁提拔你当将军？反倒是你认认真真地当士兵，才有当将军的可能。三百六十行，行行出状元，脚踏实地地做好你的工作，也许你就能成就一番业绩。雷锋“甘当革命的螺丝钉”，干一行，爱一行，不也是人人敬仰的英雄吗？

这里用得着养生的基本原则，叫做“顺势而为”。

（2）养性：养性是养生之要义，也是社会和谐的必要条件。孙思邈说：“夫养性者，欲所习以为性，性自为善，不习无不利也。性既自善，内外百病皆悉不生，祸乱灾害亦无由作，此养性之大经也。”性善是养性的要点，因为性善才能心安，心安才能神安。邵雍说：“心安身自安，身安室自宽。心与身俱安，何事能相干。谁谓一身小？其安若泰山。谁谓一室小，宽如天地间。”

人心神安，社会上就少了妒忌、钻营、拍马、奸诈、偷盗、奸淫等不良习气和行为，社会自然和谐。如曾世荣在《修德诗》中所说：“正心德是本，修身善为先，德显济世心，跳于方书间，百姓感其恩，忘死救圣贤，正心修身论，从此万古传。施善则神安，神安则寿延，行恶心生恐，恐损寿延年。”

3. 微生态环境

人、动物、植物和微生物是统一的大生态系统和微生态系统。人、动物和植物宿主的外环境是多层次的，水、大气、土壤和生物是第一层次，而正常微生物群，即微生态系统是第二层次。

人体的消化道上开口于口腔，下开口于肛门，是一条用于消化的管道，因其两端都和外界相通，所以虽在体内，但对人体来说仍然是个外环境。这一点非常重要，因为很多人认为进到体内就是内环境，这样理解是错误的。什么是内环境？通过血液才能进入内环境。食物在胃肠道，那是外环境，只是消化之后，营养物质被吸收进入血液，继而输送到全身，那才是进了内环境。同样，气管、肺都是外环境。空气在肺内，是在外环境中，只有氧气被吸收进血液，才进入了内环境。

在人体的皮肤、外耳道、口腔、呼吸道、眼结膜、阴道和消化道中寄居着大量的微生物，其中主要在胃肠道，其数量占78.68%。在胃肠这个特殊的微生态环境中寄居着400～500种微生物，其中包括细菌、真菌和原生动物。这些微生物的总质量达到1千克，其体积相当于1个人的肝脏，其数量为1014个，而人体自身的细胞只有1013个，也就是说，人体携带的细菌数相当于人体细胞数的10倍。分子生物学家史蒂文·吉尔在《自然》杂志上撰文说：“我们多少像一个由细菌和人类细胞组成的混合体，有人估计，在人体内的细胞中，90%是细菌。”

胃肠微生物细胞在动物出生后1～2小时就开始出现，逐渐形成一个微生态系统，终生与动物保持互动状态。没有正常微生物群的参与，生命的存在就不可能。2002年在日本召开的“21世纪肠内细菌学”国际会议上提出：①正常微生物群是自然中的人或高等生物生存必须的生理器官；②人或高等生物是动物真核细胞和微生物原核细胞的综合体。这两点已经得到大多数科学家的认可。专家们认为，微生态系统应当列为人体的生理系统之一，这个系统是全部生理学系统的一部分，同免疫系统一样，是全身生理学系统不可分割的一部分。

粪便干重的1/3～2/5是由细菌组成，数量巨大，种类繁多，约有500多种。在常见的十几种细菌中，绝大多数是专性厌氧菌，包括双歧杆菌、乳杆菌、优杆菌、消化链球菌等，也有少量的兼性厌氧菌、专性需氧菌和微需氧菌，如肠杆菌属细菌、肠球菌、葡萄球菌、酵母样菌等。根据和人体的关系，可以将肠道菌群分为：①原籍菌：指在肠道原来就有并占有绝对优势，对人体有益的专性厌氧菌，如双歧杆菌等；②条件致病菌：以兼性厌氧菌为主，在特定的情况下具有侵袭性，对人体有害；③病原菌：多不是经常寄生在肠道中的细菌，即“过路菌”，如果数量较多，就可引起人体发病。

肠道内的益生菌具有以下功能：①能将有毒的氨气或胺变成铵离子，可与细菌产生的酸结合成无毒的盐类；②双歧杆菌发酵糖的代谢产物有大量的乙酸和乳酸，导致肠道内的酸性环境，能起到抑制有害菌的作用；③合成B族维生素、叶酸、消化酶和溶菌酶；④可产生免疫物质，抑制恶性肿瘤，帮助人体抵抗病原菌的侵袭；⑤降低血中胆固醇水平；⑥恢复因服用抗生素导致的菌群失调；⑦对胃肠道疾病如腹泻、便秘、胀气、慢性胃炎和消化道肿瘤有防治作用；⑧消除自由基，抗氧化作用；⑨促进肠蠕动。

最常见的有益菌是双歧杆菌，属于革兰氏阳性杆菌。人在出生后革兰氏阳性杆菌的比例就会逐渐增多，半岁时最高，以后逐渐下降；成年期革兰氏阳性杆菌和阴性杆菌的比例约为3∶1；40岁以后阳性杆菌逐渐减少，阴性杆菌逐渐增多；60岁以后两类细菌的数量趋于接近。

菌群失调主要表现为肠道中细菌数量的减少、各类菌的比例变化（如革兰氏阳性杆菌减少，阴性杆菌增多），有害菌的增多等。

肠道菌群的失调会影响消化吸收功能，造成大便的异常和损害健康。中度以上的菌群失调常常难以自行恢复，如慢性肠炎、慢性痢疾、溃疡性结肠炎等；重度的菌群失调主要表现为急性腹泻和肠功能紊乱，必须积极治疗。

恢复微生态平衡的方法：①注意饮食卫生，减少致病菌的摄入。②不要滥用抗生素。抗生素虽然有一定的抗菌谱，但却难以分辨有益菌和有害菌，往往良莠不分，“好人坏人通杀”。③补充对人体有益的微生态制剂，恢复肠道正常菌群的生态平衡。

微生态制剂分为益生菌制剂、益生元制剂和合生元制剂三类。第一类就是直接补充有益菌或其代谢产物如丽珠肠乐、整肠生等；第二类是指一类可以作为底物，有利于有益菌生长和活化的物质，如功能性低聚糖；第三类是益生菌和益生元的混合制剂，或加入维生素、微量元素等。壳寡糖是动物性低聚糖，是双歧杆菌促生长因子的重要一类。夏文水教授观察到壳寡糖对双歧杆菌具有明显的增殖作用和抑制病原菌作用，相对分子量为1500的甲壳低聚糖对大肠杆菌的抑菌作用最强。

（二）内环境协调平衡

内环境的平衡协调，包括经络、脏腑、气血等，但主要的还是阴阳。《素问·生气通天论》说：“是以圣人陈阴阳，筋脉和同，骨髓坚固，气血皆从。”圣贤强调阴阳的重要，因为阴阳调和，则筋脉舒和，骨髓坚固，气血都畅通。

1.阴阳平衡

《素问·生气通天论》指出：“阴者，藏精而起亟也；阳者，卫外而为固也。阴不胜其阳，则脉流薄疾，并乃狂；阳不胜其阴，则五脏气争，九窍不通。”

阴在内，主藏精，其性平静，但静止是相对的，阴中有阳，阴仍有升腾的倾向，作为物质源泉，不断输出精微物质以支援在外的阳气；阳在外，其性活跃，但动也是相对的，阳中有阴，阳也有固密的倾向，所以才能有固摄作用和保护作用。

阴阳之间存在着相互制约的关系，如果阳盛阴衰，阴不能制约阳气，则血脉流动急速，病情就会加重。如果阳衰阴盛，阳不能制约阴气，则五脏之气衰微，导致九窍不通。

2.气血平衡

气和血关系密切，一方的盛衰都对另一方有直接影响。气血失调包括气血的亏虚、气血的功能失调、以及气血之间相互关系的失常。表现在气方面的是气虚和气机失常（气滞、气逆、气闭、气陷和气脱）；表现在血方面是血虚和血瘀、血热等。其关系失常表现为气滞血瘀、气不统血、气随血脱等。

3.脏腑平衡

《侣善堂类辩·草木不凋论》中说："五脏之气，皆相贯通。"就说明了五脏之间都是相互联系的。五脏按以五行，古人以五行相生相克说明五脏之间的复杂关系。每一个脏器与其他四脏都存在着生我、我生、克我、我克四个方面的关系。在病变方面，每一个脏器和其他四脏都存在着相乘、相侮、子病及母和母病及子四方面的关系。

六腑的功能是传化。《素问·五藏别论》说："六府者传化物"。《灵枢·本藏》说："六府者，所以化水谷而行津液者也。"六腑之间在食物的消化、吸收和排泄三个方面相互联系和配合。在病理上，六腑之间也相互影响，导致功能的异常。

脏腑互为表里，五脏配五腑。《灵枢·本输》说："心合小肠"，"肝合胆"，"脾合胃"，"肾合膀胱"，"肺合大肠"。脏属阴，腑属阳；阴主里，阳主表。脏腑之间，一阴一阳，一表一里，相互配合，并通过经络相互联系。脏腑之间相互协同，共同完成生理活动。在病理上，脏腑之间的病变可以相互影响，脏病及腑，腑病及脏，脏腑同病。

所以五脏之间，六腑之间，以及五脏和六腑之间存在复杂的联系。一个脏腑的功能失调或受病，往往牵一发而动全局。脏腑之间和睦协同，是健康的重要保障。

六、多元素平衡与木桶效应

公元前5世纪中期，意大利医生阿克·麦农说："健康是体内各种成分之间的适当平衡，如果任何一项机能特别突出或不足，破坏了和谐，便会造成疾病。"

平衡相关方是两个的即是矛盾。平衡相关方如果是多个，则又分为两种情况：一是各相关方相互之间互有联系和影响，如五行，则情况要复杂得多；二是各相关方相互之间基本没有联系和影响，则各方对整体的影响可以用木桶效应或木桶理论来解释。

木桶效应是英国管理学家彼得提出的，这个理论用于解释多个单独、互不相干的因素对整体的影响。木桶效应认为，一只水桶想盛满水，必须每块木板都一样平齐且无破损，如果这只桶的木板中有一块不齐或者某块木板下面有破洞，这只桶就无法盛满水。也就是说，一只水桶能盛多少水，并不取决于最长的那块木板，而是取决于最短的那块木板。所以木桶效应也称为短板效应。如图6–2所示。

营养学常用木桶理论来说明营养平衡的重要性。如合成蛋白质的各种氨基酸中，必需氨基酸是"短板"，因为必需氨基酸在体内不能合成。所以，如果在饮食中缺乏，将会导致蛋白质合成障碍，同时非必需氨基酸将"无所事事"，被挪作他用，造成浪费。在八种必需氨基酸中，缺乏的那一种就是"短板"，同样会造成蛋白质合成障碍和其他必需氨基酸的浪费。

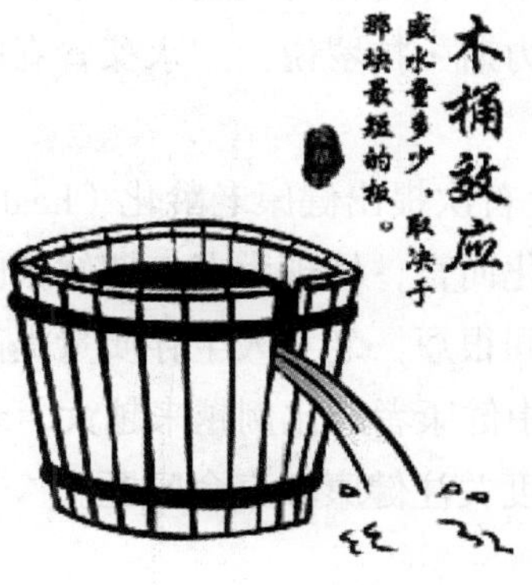

图6–2　木桶效应

这样，就容易找出是哪种营养素缺乏并指导补充之，以避免营养素缺乏症。但是，营养素之间并非是毫不相干的，一种营养素可能对其他营养素有影响。通常我们补充营养素要靠食物，而不是靠补充一种具体的营养素，而食物中的成分又是多样的，一种营养素补充了，食物中其他营养素会对体内营养素平衡造成新的影响。因此，实际情况要复杂得多。

同样，健康与多种生活方式有关，各种生活方式之间也不是毫不相干的，饮食与情志、运动、起居，运动与情志、饮食、起居，情志与饮食、运动、起居之间都有或直接或间接的联系。

因此，木桶理论不能机械地应用，不能把复杂的问题简单化。

第四节　生态养生原则之四——以人为本

以人为本有三个含义：一是尊人重生；二是在保健防病方面要重视人的主导作用；三是在制定养生之术时要因人制宜。

一、尊人重生，珍爱健康

老子在《道德经》中说：“道大，天大，地大，人亦大。域中有四大，而人居其一焉。”《素问·宝命全形论》中说：“天覆地载，万物悉备，莫贵于人。”天在上，地在下，万物在其中，受天之包护，地之承载，万物得以繁衍生息，其中最宝贵的是人。所以孙思邈说：“人命至重，有贵千金。”这些话的意思都是强调珍爱生命，并不是说人的生命重要，其他生物的生命就不重要。

生命的两个最重要的含义是长寿和健康。《灵枢·师传》说：“人之情，莫不恶死而乐生。”人的寿命从古至今大体上是呈现上升趋势。据考证，我国夏商时代，人的平均寿命只有18岁；西周、秦汉时代为20岁；东汉为22岁；唐代为27岁；宋代为30岁；到了清代才达到33岁；而目前我国人均寿命已经达到了73岁左右。

但是，长寿不是唯一的目的。有人说，“好死不如赖活着”，这是不对的。目前的状况是，人在其生命的最后10~15年，是在与疾病的斗争中度过的，在死亡的边缘上挣扎，这是多么悲惨的景象。作家艾力斯·拉罗说："永葆青春的长寿，才是我们想要的，而不是徒增年老岁月。"

1987年5月世界卫生大会上首次提出健康老龄化（healthy aging）的概念。它具有两方面的含义：一是就个体的老龄化而言，体现为老年期健康时期的延长，伤残或功能丧失只出现于生命的晚期，且持续时间很短。老年人生存质量提高，晚年生活更加有意义；二是就群体老龄化而言，老年人群中健康者的比例越来越大，老年人口的健康预期寿命延长。

所以，必须珍爱生命，高度关注健康和寿命问题。

二、认识你自己

现今的人，在防病治病方面靠医生靠惯了，医生当保护神也当惯了，二者都忽视了人自身在防病治病方面的主导作用。

丘处机说："有卫生之道，而无长生之药。"陶弘景引用《仙经》中的一句话"我命在我，不在天。"美国营养学比勒博士说："其实，没有一种特效药是可以专门医治慢性疾病的，就算是过分渲染的神药也不能造出奇迹。事实上80%~85%的人体疾病是能够自我控制的，度过某个阶段以后，个体便会痊愈。"

用现在的说法，就是"健康在你手中"。人能掌握自己的命运吗？在肆虐的疾病面前，我们只是一架供医生修理的机器吗？我们有和疾病叫板的资本吗？

英国医学博士、名誉科学博士科尔曼说："我们的身体具有神奇的力量，但我们中间知道这种力量的人太少了。现在，应该是我们运用这些力量的时候了。人类身体自愈的能力、吸取经验的能力、自我保护的能力以及应对各种威胁的自我防御能力远比我们所想象的要强。"

希腊的特尔雯阿波罗神殿上，有这样一句惊言："认识你自己吧！"现在是我们该充分认识自己的时候了。

（一）从三个蚯蚓吹牛说生物的自愈功能

三个蚯蚓在一块吹牛。第一个说：我可以把自己切成两半，我们去下象棋；第二个说：我可以把自己切成四半，我们去打双打；第三个说：我可以把自己切成碎末，我们去踢足球。

笑话归笑话，可不要一笑了之，因为这里面包含了重要的道理：生物都有自愈功能。自愈功能包括：保护自己免受外界不良因素的侵袭，平衡和协调体内各器官、系统的功能，从而避免疾病发生；一旦遇到伤害或疾病发生，机体的自愈功能可以促进伤害或疾病的康复。

天公造物，生物的自愈功能真是令我们叹为观止。蚯蚓、壁虎被切掉一块，可以再长出来；海参在遇到敌人的时候，可以把内脏吐出，轻装逃跑，到安全的地方再把内脏长出来；青蛙在岸边产卵，当水蛇游到岸边想吃蛙卵的时候，蛙卵居然知道，而且在瞬间加速发育成蝌蚪，游进水中，逃之夭夭；河豚在遇到敌人的时候，可以突然放出一个硕大的气囊，让敌人无从下口。

生物发展到人类，这种自愈功能是否退化了呢？没有，不但没有，而且发展到了登峰造极的地步，只是你可能把它忽视了而已。人的自愈能力是人体赖以生存、抗病、康复最强大的基础。如何增强人的自愈能力是我们在增进健康、治疗疾病等重大问题上首先要考虑的问题。

（二）人体的自愈功能

17世纪的自然科学家罗伯特·波意耳说过："一个理智的灵魂住在一间如身体这么神圣的大宅邸内，而对他的精细构造完全没有认识，是一种很大的侮辱。"

在科学发展到可以从分子水平认识人的时候，我们是否就准确认识自己了呢？没有。在我们感叹生物那些千奇百怪、匪夷所思的功能时，我们并没有充分认识自己作为"万物之灵"的更高超的能力，还习惯于在生病的时候把自己当机器一样送给医生去修理。手捧金饭碗去找别人要饭吃，这是极大的悲哀。

人体本身有一个自愈康复系统，而且比其他动物都复杂和完善。我们之所以活不到自然寿命，就是因为我们自己时常破坏这个系统。这个系统是随着动物的演化逐步完善起来的。当进化到人类时，它已成为一个非常精密而又特别完善的自我保护系统了。这个系统有大分子、细胞、组织、器官系统和大脑指挥下的多级水平。

让我们通过一些资料来认识一下自己。

1.分子水平的修复和自愈能力

（1）基因的损伤与修复：人和其他生物之间，人和人之间为什么有那么多的不同？为什么"龙生龙，凤生凤，耗子生来会打洞"？这把控制遗传性状和人体生命活动的"生命钥匙"在哪里？当代遗传学之父孟德尔首次发现遗传因子。1909年，丹麦细胞遗传学家约翰逊在他的《科学遗传教义》中首先提议用"gene"一词取代孟德尔的"遗传因子"的概念，gene在中国被译为"基因"，基因一词既符合gene的发音，又含有"基本因子"的意思，译意非常贴切。

基因是脱氧核糖核酸（DNA）分子上的某一区段，经过复制可以遗传给子代，经过转录和翻译可以保证支持生命活动的各种蛋白质在细胞内有序地合成。蛋白质是生命的体现者，因此，控制了蛋白质合成就控制了生命。

基因所携带的遗传信息，经过一系列的生化反应，最终产生具有生物学功能的产物，即把脱氧核糖核酸分子上A、T、C、G四个符号所包含的信息，转变为蛋白质分子上20种氨基酸的信息，这个过程叫做基因表达。因此，脱氧核糖核酸是蛋白质合成的模板。

作为模板，DNA复制的保真性就成了维持物种相对稳定及生物健康的主要因素。但是，由于受到紫外线、电离辐射、热损伤等物理因素、各种具有致突变作用化学物质和生物因素的影响，基因可能发生"突变"。这种突变可能造成疾病甚至死亡。

但是，由于体内存在一套完善的DNA修复系统，保证了受损基因能得以及时修复。DNA的修复包括直接修复、切除修复、重组修复和SOS修复等。

（2）自由基的危害与清除：人体在新陈代谢过程中产生的自由基，在特定的部位和化学反应中是有生理作用的，但是过量的自由基是有害的。自由基很不稳定，它要从其他分子、原子中再夺取电子来使自己配对，后者失去一个电子后，也变成了自由基，又要去再抢夺细胞膜或细胞核分子、原子中的电子，这样又会产生新的自由基，如此形成一系列的连锁反应，又称氧化作用。在疾病形成中，不论是急性还是慢性疾病，自由基可能涉及多个部位和多个不同阶段。而且，自由基造成的损伤也是早衰的重要原因。因此，抗自由基损伤是非常必要的。

研究表明，人体内具有一个可与免疫系统相比拟的，具有复杂而完善技能的抗自由基损伤系统。这个系统包括超氧化物歧化酶、过氧化氢酶、谷胱甘肽过氧化物酶等自由基清除酶，谷胱甘肽、血浆铜蓝蛋白和食物中吸收的维生素E、维生素C、β-胡萝卜素等抗氧化物，以维持机体必需的自由基的正常水平，消除过多的自由基。

2. 细胞和组织水平的修复

细胞和组织水平的修复首先表现为再生能力。最初类似于组织水平的生物，实际上是处于细胞水平的相似于多细胞的生物，海绵就是这样的生物。即便把海绵研磨成微小颗粒，每一个颗粒仍然可以生长成大的海绵。

细胞的再生包括生理性再生和病理性再生。在生理情况下，有些细胞和组织不断老化、凋亡，由新生的同种细胞和组织不断补充，始终保持着原有的结构和功能，维持组织、器官的完整和稳定，称生理性再生。每种细胞都有自己的更新周期，红细胞的寿命约为120天，每人每天需要更新2×10^{11}个红细胞，每秒就有2×10^{6}个红细胞生成；皮肤细胞每15～30天完全更新一次；肝细胞的更新周期是150天；肠黏膜细胞寿命只有2～3天；肺部表面的细胞每隔2～3周就进行一次自我更新。

病理性再生也叫补偿性再生。当细胞和组织损伤、坏死或缺损后，可由损伤周围的同种细胞增生、分化，恢复原有的结构与功能，称为病理性再生。

当组织受到损伤时，一些高度分化的、一般情况下不增殖的细胞（如肝、肾、骨髓细胞）等可恢复和增强增殖能力，若肝脏被切除70%之26小时后，细胞分裂指数可以迅速增加约180倍。

最新发现不断揭示人体细胞增生的潜在功能。新西兰奥克兰大学和瑞典哥德堡大学的研究人员发现的新证据显示，人类大脑能够制造新鲜的脑细胞。动物实验也显示，心肌细胞可能也会再生。心脏的干细胞已经找到，这种细胞有可能在心肌损伤中发挥修复作用。

3.系统水平

我们以免疫系统为例说明系统水平的功能和自愈能力。

免疫系统是一个具有整体性的系统，对于人体的抗病、内环境的稳定都具有重要意义，以至于人们常以为人体的自愈能力即是免疫力，这是不准确的。

高等动物体内存在完善而复杂的免疫系统，它是由免疫器官、组织、细胞和免疫分子组成。免疫系统的基本功能是识别自身和非自身的抗原，对自身耐受，对非己清除。具体功能见表6-2。

表6—2　免疫系统的基本功能

免疫功能	正常表现	异常表现	
		反应性过高	反应性过低
免疫防护	防御病原体侵入	变态（过敏）反应	免疫缺陷病，AIDS，持久病毒感染
免疫监视	消灭突变细胞 排斥异体细胞 对胎儿耐受	流产 不孕	肿瘤发生发展 移植物存活
自稳功能	清除破损和衰老细胞 调节免疫应答	自身免疫病	

对于免疫防护功能大家都是知道的，以至于常把免疫防护作为免疫系统唯一的功能，这是不对的，免疫监视功能同等重要。免疫防护是对外的，类似于国防军的作用，即抵抗外敌侵犯；免疫监视类似于国内公检法的作用，即清除异己，以保持内环境的稳定。异己包括侵入体内的异体细胞和体内生成的突变细胞，前者在一般情况下是难以进入体内的，移植术是很少的意外，在做移植术的时候，就需要压制体内的免疫监视功能，以保证移植物的存活。除幼年的生长发育期和老年的衰老阶段外，人体每天有约2×10^{11}个细胞死亡，也需要相同数量的细胞被制造出来，以保持细胞总量的平衡。如同工厂会出残次品，我们每天几乎有数百万个制造出来的细胞不正常，这也要靠免疫系统及时地发现和清除。

免疫系统既是指令的制定者，也是指令的执行者。权利的滥用是可怕的。我们把免疫防护和免疫监视分别比喻为国防军和国内的公检法，试想，如果一个国家的军队到处寻衅闹事，打了这个打那个，当“世界警察”，世界不就乱了吗？如果国内的公检法滥用职权，乱捕乱杀，国内不也乱套了吗？所以，权利要受到限制，首先要自律，这就是免疫自稳的重要作用。机体通过一套极其复杂的系统和调节机制保证免疫功能的发挥控制在对机体有利的范围内，否则反而会导致疾病。

我们看那些老年人多了，看那些弱不禁风的人多了，容易说他们“免疫力太低了”；看到那些容易过敏，容易出现应激和自家免疫性疾病的人又说他们“免疫力太强了”。评论一种药物、保健品或食物常常说“提高免疫”。这种以强弱论免疫的说法是不对的。

在美国哥伦比亚医学院网站上，关于免疫功能解释的第一句话是：许多人常说要“增强”自己的免疫力，其实，更正确的说法应该是“恢复”我们原有的免疫力。

从表6-2可以看出，免疫的三大功能都有反应性过高和过低的异常表现，这些异常表现都可以导致疾病。即便是免疫防御，也并非是越强越好。

早在1883年，美国公共卫生权威约翰·毕林士就说过：“要谨记……只是将细菌引入生物体内并不保证它们会繁殖或产生疾病，倒是生物体本身的情况影响很大……巴斯德宣称决定传染病的唯一因素是细菌的多寡，他显然是做了一个轻率的立论。”

《实用内科学》在论述影响病毒性肝炎病理发展过程时说，人体感染肝炎病毒后，

"其所引起的肝脏和其他脏器病变，以及疾病的发生、发展，并非病毒本身所致，与人体的免疫状态有一定关系。乙肝病毒进入人体后，侵袭肝细胞，在其中复制繁殖，然后从肝细胞逸出，并不引起肝细胞的损害，"而免疫反应"将病毒杀灭，肝细胞亦遭受损害，引起坏死和炎症反应。免疫反应强烈的患者可能发生急性重症肝炎。"这一观点和原来的观点是不一样的。我们长时间认为，一个病原微生物的感染过程，主要取决于致病微生物的数量和毒力，而和机体的反应性无关，现在看来，感染的严重性、过程和转归都和机体的免疫反应有直接的关系，甚至起决定性作用。

金元四大家之一张子和继承了《内经》"阴阳和调，以平为期"的学术思想，他对健康和疾病的认识是，人体"贵平不贵强"。意即人体能保持内外阴阳的动态平衡，就不会生病。"强"未必就是健康的表现。

变态反应也不应视为免疫反应"强"的表现。变态反应（allergy）这一术语首次引入免疫学是"用以描述接触过抗原的机体表现出的'改变了的免疫反应性'（modified immunoreacti-vity）"。这种过高的反应在某种意义上来说对人体是有害的。在文献中，这种由免疫反应造成的组织或器官损伤的过程，其命名曾十分混乱，如免疫损伤、过敏反应、超敏反应、变态反应等，实际上都是指一大类"病理性反应过程"。

实际上，过度的免疫防御反应，也是免疫自限性和自稳功能不良的表现，或者说是免疫功能不健全的表现。

因此笔者建议，免疫不应以"强"和"弱"区分，也不应说"提高"免疫力，而是以"改善免疫"较为准确。

作为身体最重要防护系统的免疫系统，其功能是如此复杂而完备，但不幸的是，这个系统的功能可能会受到药物的破坏。科尔曼博士在他《生命的力量》一书中写道："在很多情况下这种干预主义治疗还有另外一个危险，即外部治疗很可能会对身体应对其他威胁的能力产生严重影响。例如，如果使用类固醇作为一种治疗手段，那么身体将会停止产生它自己的类固醇。就那些发生紧急情况时身体能够直接提供的某些资源而言，如果体外明显有源源不断的供应，那么身体就没有必要去产生这些资源。同样地，如果使用镇痛剂，那么身体自身产生的具有镇痛作用的内啡肽不仅会减少，而且其效果也会降低。

当身体的内部防御机制受到破坏和削弱后，人就会变得更加依赖于医生和医生所提供的治疗。"

4.整体水平的调节

（1）人体的整体水平的调节首先体现在对内外环境的适应上。

内环境即是细胞存在的环境。和外环境不同，内环境处于机体的严密调控之下，其理化因素，包括温度、渗透压、酸碱度、各种离子的浓度保持相对稳定，这种恒定状态也叫做稳态。外环境的变化和体内新陈代谢产物不断破坏内环境的稳定，而人体又通过器官的活动和调节不断使破坏的稳定得以恢复。

人体对复杂的内、外环境变化能产生非常恰当的反应，各部分的功能非常配合和协调，这是由于人体具有非常完善的调节机制。调节方式包括神经调节、体液（主要是激素）调节和组织细胞自身对刺激的适应性反应。

神经—体液系统在疾病康复方面起极其重要的作用。科尔曼博士所著的《身体的力量》曾被英国《好书指南》读者评为“过去20年来100本最佳图书之一”。他在书中写到：“人类的神经系统通常被比作计算机。这种类比在很多方面是错误的，尤其当你考虑到神经系统受到破坏时的自我修复能力时，这种类比便显得更没有说服力了。一位病人患上中风时，他身体的一侧可能会暂时性瘫痪，并可能彻底失去说话的能力。然而，在几个月之后，这种瘫痪可能会消失而说话的能力也会重新回来。一些看上去似乎是永久性的损伤通常被证明并非如此。”然而，这些奇妙的自愈功能至今难以得到充分的解释。科尔曼继续写到：“但是科学家们仍然不清楚所有这些是如何发生的……具体的原因仍然是一个谜。然而，事实却是不可否认的。”

（2）疾病和损伤的修复：中风患者的恢复常被认为是治疗的效果，实际上除了降低颅压以抢救患者，脑出血时紧急手术外，内科治疗的效果十分有限，大部分还要靠患者自己的恢复。在中风后，神经系统的许多细胞会形成新的连接，重建遭到破坏的线路，而且能根据特殊的指令和具体的情况而改变它们的反应，某些细胞能够再生并恢复其机能，如果不能自我修复，邻近的细胞会接受这些可能会消失的接点。

骨折愈合是一个组织修复程序极为独特的过程。和其他组织的修复不同，骨折的修复不是以瘢痕形成为结果，而是非常类似骨的原有模式，从而最大限度地减少了骨折修复后的功能障碍。

这是一种不在大脑意识控制下的自动修复过程，但恐怕比任何一个修理工在意识控制下完成的修理工作都要精细和准确。只要不合并感染，不是复杂的粉碎性骨折，固定良好，哪怕对位对线差一点，人体都可以完成这样一个复杂的修复过程。

（3）特殊的适应能力：为了研究人的眼睛的适应能力，奥地利因斯布鲁克大学的西奥多·艾里斯曼教授设计了一种特殊的眼镜，戴上它后人的视野上下、左右颠倒，甚至有的眼睛会使你只能看到后面。一两个星期内，戴特殊眼镜的试验者适应得非常好，一位实验对象带着左右颠倒的眼镜可以骑着摩托车驶过整个城市。

1946年吉里耐克发现，在199位头疼的患者中有120位在服用安慰剂后得到缓解。涉及1082人的另外15项研究表明，当患有疼痛的患者服用安慰剂后的缓解率约为35%。外科医生发现，当打开心绞痛患者的胸腔后再将伤口缝合并告诉患者已经做了导管手术，患者的心绞痛明显缓解。安慰剂引起的减缓疼痛的反应是由一种叫做内啡肽的释放引起的，应用内啡肽同样可以缓解这些患者的疼痛。

（三）万病之王——癌症可以自愈吗

中国保健专家委员会副主任委员西木博士有一位博友，网名叫做鼠尾草。她在2006年5月体检时没有发现异常，却在当年7月确诊为胃癌，经过2次手术和12次化疗，化费二三十万元，仍然不幸于2007年4月18日逝世，年仅35岁。感慨之余，西木博士特别撰文纪念这位年轻的才女。

在该文中，西木博士首先指出，癌症是一种“文明病”，因为在原始部落里，至今也没有发现癌症。

他认为，癌症是由于细胞中毒，导致细胞断讯、缺氧和糖化所引起。由于细胞与身体其他部分特别是与免疫系统失去联系后，它们会变得毫无目的，不受节制。

他的第二个观点是：癌症是一种慢性病。正常细胞往往要经历4～6次突变才可能发展成肿瘤细胞。正常细胞变成肿瘤细胞的过程中，“返祖”为胚胎桑椹期的未分化状态，细胞获得了自我繁殖的能力，变得强大无比，可以很少受各种损害的影响。在神经—内分泌—免疫网络的调控下，癌变细胞大部分可以被清除，只有在内外环境的损害因素长期反复的综合作用下，或神经—内分泌—免疫网络在整体水平发生紊乱，肿瘤才得以生长。

认为癌症是可以治疗的慢性病，治疗的方法就会随着认识的转变而改变。张普陶比喻癌细胞是“没有教育好的子女”，而致病菌才是不可救药的“东条英机”。前者要使其“改邪归正”，后者只有“格杀勿论”。人体的自愈功能可能使患者长期带癌生存，甚至使肿瘤消失。在某国内顶尖的医院，有一天来了一位老者要看一种小病，但挂号员怎么也找不到他的病历。这时一位老挂号员过来问老者你上次来看病是什么时间，看的什么病，老者说三年前因为生气造成噎食，还做了一次“透视”，结果挂号员到死亡病历中把他的病历找了出来。挂号员领着老者到外科，并要求医生好好看看他“原来的病”。原来，老者三年前被诊断出晚期食道癌，已经无法治疗，但患者却浑然不知。于是医生说你这是生气造成的，你要出去散散心，想吃什么就吃什么。于是老者到处旅游，心情慢慢好转，噎食现象也消失了。外科医生给他做了钡餐复查，结果没有发现癌症的踪迹，重新看三年前的片子，诊断是没有疑问的。

有人可能以为，这是特殊情况，或认为第一次诊断失误。据德国一个研究机构报告：经过30年的临床研究证实，依靠自身内力，治愈的癌症人数达10万余例。所以，这不是误诊，也不是偶然情况。

美国癌症协会研究人员发布了一项令人震惊的研究成果：大约10%的癌症患者病症会自然消退，而且癌症一经自然消退，便极少复发。这个协会对176例癌瘤自然消退的患者进行了长期的观察，发现多是性格开朗、喜欢运动的人。

认识癌症是一种慢性病，是一种可防可治的疾病，是实事求是的、科学的，从医学心理学的角度来看，也是非常必要的。很多癌症患者是吓死的，即便没有吓死，也惶惶不可终日，这种恐慌和压抑的心情可以极大地损伤正气，导致癌症的迅速增大和扩散。我曾遇到一位大医院医学造诣很深的主治医师，他感到食欲不振、胃痛，吃了胃药效果不好，高度怀疑自己患了胃癌，结果卧床不起。当时还没有胃镜，钡餐透视的结果是慢性胃炎，他肯定是同在该医院当医生的妻子串通了放射科欺骗他。后来没有办法，他的妻子把他领到放射科，让他看着医生往铅盒里装片子，让他自已拿着片盒去做钡餐，拍片后又让他自己拿着片盒到暗室，看着医生洗片，片子干后让他自己去看，这才去了他的心病，结果第二天就上班了。

认识癌症是种慢性病，在治疗方案中考虑预防措施就十分必要。无论是采用自然疗法，还是常规的中西医治疗，都应当找出该患者可能的癌症危险因素，并极力加以消除，这对于防止癌症复发、扩散、加重或新的癌症发生都是非常重要的。

目前对于癌症的治疗，通常还是“刀砍、火烧或下毒”。刀砍是指手术，火烧是指放疗，下毒是指化疗。手术切除并不能保证把肿瘤完全切掉，否则就像是割韭菜，随割随长，同时还可能破坏肿瘤的纤维包围圈，引起或加速癌症的转移和扩散。化疗和放疗用的是致癌物质或射线，它可以杀死癌细胞，但同样也会损伤正常细胞，损伤机体的免疫系统。

前列腺癌是一种较为常见的恶性肿瘤。美国1996年新增前列腺癌病例高达31.7万人，死亡4.1万人。1999年发表的一篇文章回顾了10万例前列腺切除术病例，结论是：“前列腺切除术后并发症和重新入院要比原先估计的多得多。”美国《国家癌症协会杂志》发表文章，显示采用前列腺介入疗法的患者死于其他癌症的机会要高于不接受任何医学介入的患者。

断然否定西医规范的治疗方法是武断的。尽管有争论，尽管医学介入的价值还不能肯定，但面对潜在的疾病几乎没有医生愿意任其自然发展。患者即使很了解情况，他们也宁愿选择“做些事情”而不愿忍受因放弃治疗而引起的不安。而且，毕竟这些疗法的使用和效果，都建立在大量实验研究和调查分析的基础上。但临床医生也必须充分考虑手术、放疗、化疗的利弊，必须要在治疗和维护患者的自愈功能两种之间仔细权衡。

西木博士认为自然疗法可能更有效。在美国如果怀疑有转移癌或多发癌，西医就请患者找自然医生治疗，这是美国癌症患者五年生存率达到50%的原因之一，而我国癌症患者五年生存率只有3%。

（四）其他的病

人体是一个复杂而全面的系统，90%的疾病都能通过机体的自愈机制得到治愈。关键问题是要选对方法和持之以恒。现代西医学提供的药物并不是治愈现代文明病的方法，把以往界定为“预防措施”的方法用之于慢性病患者，反倒比“治疗”方法有效。如果你管不住自己的嘴，迈不动自己的腿，解不开自己的“情结”，三天打鱼两天晒网，慢性病才真正成了顽症。

著名的老年学和营养学家约翰·麦克杜格尔写道：“每天我都可以看到行尸走肉般的患者变成容光焕发、充满活力、身手敏捷、阳光灿烂的人。成功延长寿命的秘密是如此简单，以至于难以置信——它就是一个健康的饮食习惯、中等强度的体育锻炼和整洁卫生的习惯，但是它的结果不亚于一个奇迹。”

感冒是医生治好的吗？不是。恐怕世界上任何一位负责任的医生都不敢说能治好这种简单到不能再简单，常见到不能再常见的疾病。绝大多数感冒是病毒感染造成的，只要能治好感冒，就能治好艾滋病、病毒性肝炎这些顽症，因为它们也都是病毒引起的。实际上我们目前还没有有效的杀灭甚至抑制病毒的有效药物。感冒的康复是患者产生了对该病毒的抗体而实现的。

三、我们的观念需要更新

（一）树立正确的疾病观

有什么样的疾病观，就有什么样的治疗观。对疾病和症状的认识，决定了医生所采取的治疗措施。

什么是疾病？我们先看一下《辞海》所下的定义："疾病指人体在一定条件下，由致病因素所引起的有一定表现形式的病理过程。此时，人体正常过程遭到破坏，表现为对外界环境变化适应能力的降低，劳动能力受到限制或丧失，并出现一系列临床症状。"

这个定义并不准确。①在这个定义中，"致病因素"成了疾病唯一的原因，忽略了，或至少没有明确指出人体本身在疾病发生中的作用；②强调了疾病造成的破坏和严重后果，而忽视了疾病积极的方面；③强调症状是致病因素造成人体正常过程的破坏的表现，忽视了症状积极性的一面。这个定义是陈旧医学模式和观点的产物。

1.疾病是为健康而战的过程

汉斯·塞义医生在《生命的压力》一书中写道："疾病是一种保护人体的方法。入侵者和我们的防卫者发生了冲突是疾病的先决条件。"有"英国希波克拉底"美名的史汉登说："疾病只是身体某部分要摆脱能引起疾病的东西的尝试。"

因此，疾病绝对不是向入侵者和死亡投降，疾病是人体和致病因素斗争的过程，它是在为健康而战。

如果一个人极端虚弱，他面对致病因素反应极差，临床症状并不十分明显，但患者会很快死亡。在临床上，医生经常看到体质极差的人受到细菌感染的时候，血中的白细胞始终升不上来，这种患者常常是九死一生。

如果治病因素来得太过突然，且其程度足以致命，患者就会猝死，根本来不及反应，甚至没有明确的临床过程。比如心肌缺血导致的致命性心律失常，患者猝然死亡，做心脏的病理解剖，甚至发现不了有心肌梗死的迹象。

我们只要重温《实用内科学》中关于病毒性肝炎的有关论述，就可以明白人体反应性在疾病发生、发展和转归中的重要作用。

2.疾病——对人体自愈能力的锻炼

俗话说，"人吃五谷杂粮，没有不生病的"。你不可能设想和奢望永远不生病，科学再发达，也不可能把你永远罩在一个与世隔绝的玻璃罩里，自愈能力才是你永远的依靠。原野里的苍松比温室里的花朵更能耐受风雨。

每一次疾病都是对人自愈能力的考验和锻炼。

外源性疾病的典型代表是感染。很多人患了传染病后对该传染病就获得了长时间甚至是终身的免疫，如麻疹、天花等，而且这种免疫比打疫苗更加持久和稳定。

对麻疹病毒无免疫力的成人，如果患了麻疹，一般症状比幼儿重，并发症比患儿多，因而更加危险。1982年国外一次成人麻疹暴发，其临床特点为：①胃肠道症状如腹泻、呕吐、腹痛多；②伴肌肉疼痛、关节疼痛多；③高达86%的病人出现肝功能损害；④Koplik斑（口腔内特异性的"麻疹黏膜斑"）持续时间长。1991年美国报道成年患者并发症比儿童少年为多。

内源性疾病的典型代表是心脑血管病。因心脑血管意外而猝死的中、青年人比老年人比例要大得多。因为老年人在长时间罹患该病过程中形成了"缺血预适应"，从而降低了心脑血管缺血导致死亡的危险性。

3.症状——面对疾病时自愈功能的体现

在患者的心里，症状是痛苦，越快解除越好；在医生的眼里，症状是敌人，消除症状是医生的责任，不管它是使人痛不欲生的也好，还是十分轻微的也好。

我们常常忽略了症状积极的一面。在很多情况下症状是人体自愈功能的反映。

正邪相搏是疾病发生、发展到结局的病理过程中最基本的原理。非相搏不能祛邪，非相搏无以见“证”，“证”是正邪相搏的外在表现。

发热：发热按发生机制来说分为致热原性发热和非致热原性发热，以前者为多见；按病因来说分为感染性发热和非感染性发热，也以前者为多见。大多数发热是因人体感染了病原微生物引起的。这些异物进入人体，必然会引起排异反应，免疫系统、血循环系统、新陈代谢都被动员，展开了清除敌人的全民战争，于是体温就升高了。体温过高，以至于产生对身体不利的结果，可以适当地降一下，但是“为退烧而退烧”，就等于把一个正在和敌人战斗的战士的手脚束缚起来，这个战士就只能被动挨打。

疼痛：疼痛是机体由于伤害性刺激而产生的痛觉反应。疼痛常引起情绪的急躁、烦闷，强烈、持久的疼痛可以导致生理机能紊乱，甚至导致休克。大概没有人认为疼痛还有好的一面，“痛不欲生”正是人对疼痛憎恶的写照。但是没有疼痛就好吗？那些失去痛感的人会很乐意和我们交换位置。麻风病人夜间被老鼠咬掉了鼻子，就是因为麻风病导致周围神经损害，从而使患者失去了感受痛觉的能力。如果你的手没有痛觉，当手碰到了火焰你就“浑然不觉”，不知道躲避，直至火把你的手烧伤为止；如果你的脚没有痛觉，当踩上钉子时仍然加力，钉子就会刺穿你的脚掌。凡此种种，都说明痛觉是一种保护性的感觉。另外，痛觉还能明确指示病灶的部位，为诊断和治疗提供依据。

咳嗽和咳痰：咳嗽是呼吸道受到刺激时引发的一种保护性反射动作。当你的呼吸道进入异物，会反射性地咳嗽从而将异物排出，感染后引起炎症反应，渗出液、病原微生物及其尸体、碎屑，与病原微生物战斗的白细胞、吞噬细胞等组成了痰液，也借助咳嗽而排出。年老体弱，特别是临终患者往往咳痰无力，甚至没有咳嗽反射，容易导致继发感染甚至窒息，那是非常危险的。

当你吃进去腐败变质的食物或异物，你的胃肠道可以迅速鉴别出那是些对人体有害的东西，于是第一个反应就是试图把它吐出来。如果有害物进了肠道，难以从上面吐出来的话，就试图用泻的办法将它从下面排出。这时肠道分泌大量的液体，肠黏膜敏感性、蠕动性增强，大便变稀，次数增加。除非呕吐和腹泻会产生脱水等对人体不利的影响，最好不要冒然止泻或止吐，否则有害物存留，对人体的危害更大。

当你的眼睛进了异物，身体的第一个反应就是泪水增多，其目的是通过冲洗将异物排出，同时使异物漂浮起来，以免划伤眼球。

即便是感染患者的食欲不振，也不都是坏的。美国田纳西州德比尔特大学的乔治·曼恩教授认为，这是患者无意识地、但他的身体却是故意地试图饿死引起感染的病原微生物。由于身体储存有能量和营养，所以短时间的饥饿对人没有大的危害，而外来的病原微生物则可能受到饥饿的影响。癌症患者没有食欲，可能减慢癌细胞的繁殖，因为癌细胞代谢和繁殖超常旺盛，比正常细胞需要更多的能量，因而也更多地受到饥饿的威胁。从这一点来讲，对癌症患者过分强调营养，未必是明智的。

世间的各种事物，大多都有两面性，我们看待疾病和症状，也应当一分为二。

（二）正气是疾病发生、发展和转归的主导因素

中医学认为，疾病发生的原理虽然错综复杂，但从总体而论，主要是正气和邪气两个方面，发病是邪气损害与正气抗损害之间的斗争过程。正气不足是疾病发生的内部因素；邪气是发病的重要条件；邪正斗争的胜负决定是否发病。

《你的食物就是最好的医药》一书的作者比勒博士说："疾病是如何发生的？除了难以预料的伤害、中毒以外，都是人体的自我保护能力和致病因素相互斗争的结果，如果因为各种因素造成人体自愈功能的下降，当下降到不足以抵抗致病因素侵害的时候，疾病就会发生。"

《中医基础理论》一书在关于正气的论述中说："正气是体内气血阴阳和脏腑经络等组织结构的功能体现。正气的作用有两个方面：一是抗御外邪，防止病邪侵入，或发病后驱邪外出；二是自身调节，适应外部环境变化，维持体内生理平衡，或对病后损伤组织的修复，使人体恢复健康。"这和关于人体自愈功能的论述是完全一致的。

《灵枢·百病始生》说："风雨寒热，不得虚，邪不能独伤人。卒然逢疾风暴雨而不病者，盖无虚，故邪不能独伤人。"

邪正相搏贯穿于疾病的全过程，不仅决定了疾病是否发生，而且影响着疾病的发展和转归。

所以维护人体之正气即自愈功能是抗病保健的关键，也是长寿的关键。

（三）寿命——正气使你成为一根难以剪断的纺线

美国杜克衰老中心教授乔治·马多克斯说："衰老不是一种需要治疗的医学上的疾病。大多数人衰老时自然伴随着智力和体力的下降，但是衰老通常不是引起残疾的原因。疾病才是残疾的原因，而老年人不一定要伴随疾病活着。"

根据古希腊神话，人的寿命掌握在黑夜女神的三个女儿手中。大女儿克劳索斯在纺出可以编成命运之线的纺线之前就把好的与坏的、快乐的和不幸的纤维编入到每条纺线之中；二女儿拉基西斯在人出生的时候就把这些编好的纺线分配给每个人，由此确定人寿命的长短；三女儿阿特罗波斯手拿一把可以用来剪断每一条纺线的剪刀，人何时死亡是由她决定的。

在这里，大女儿和二女儿所做的是一件事：赋予每个人以不同的先天禀赋，或者说是遗传基因，三女儿是一个病邪的代表，她给人带来死亡的阴影。但是，她这把剪刀能否把代表你生命的纺线剪断，取决于纺线的强度。

所有生物，包括人都有一个自然寿命。各种实验显示，人的自然寿命大约在120 ~ 150岁（有的说180岁）。没有活到自然寿命的人或由于疾病，或由于过早衰老，以至于你这条生命线脆弱了，被阿特罗波斯的剪刀一剪就断。

死亡是生物和疾病、伤害抗争失败的结果，也是生物衰老的终点。什么是衰老？加利福尼亚大学洛杉矶分校的生理学家杰尔德·戴蒡德博士说："衰老，是自我修复毁坏的过程。"因此，人体的正气也是决定衰老何时开始、衰老进展速度的主要条件。

关于衰老和死亡的机理进行了广泛的研究，也有多种观点。以细胞死亡机理来解释生物死亡机理的研究表明，细胞有两种死亡方式：第一种是偶然性死亡，这是由于细胞对其外界环境做出反应的结果，如饥饿、过冷、过热、中毒、创伤等；第二种形式叫做编程性死亡，这是一种生命状态的细胞所需要的死亡，是衰老的终点。在面对偶然性死亡的危险时，细胞首先用它在那时所能支配的每一种可能的措施来对抗，直至难以抗拒为止。而编程性死亡是一种积极参与死亡过程的程序。布朗大学的赛德威说："压倒性的证据表明，在个体的所有细胞中存在一个基因分子钟，而不管你怎样照顾你自己，情况都一样。"

能活到"天年"即自然寿命的人会平静而尊严地死去，即所谓"无疾而终"。

由于遗传条件的不同，不可能所有的人都有希望活到自然寿命，但也有人可能会突破这个极限。

让娜·卡尔芒保持着长寿老人的世界纪录——122岁。1995年3月，当她成为全世界有文件记录的最老的人时，全法国都在庆祝她的120岁生日。在这时她说了一句非常幽默的话："长寿确实很适合我。我不得不等了110年才成为名人，而我打算尽可能长地保持这个头衔。"看来，这位老人在她十岁的时候就想成为名人，在别的领域她都无法做到，而到了110岁时她突然发现，"适合长寿"的她已经名闻世界。也许这种幽默恬淡的性格就是她"适合长寿"的重要原因。

关于这位老人还有一个很有趣的故事。在她死前32年，即90岁的时候，她决定要在阿莱斯买住房，大概没有人会乐观地预测她还能在这所房子中住多久。有一位叫安德烈·弗朗索瓦·拉弗莱的人表示要为这位九旬老人"终身付款"，每月500美元。他大概做梦也没想过，小43岁的他会活不过卡尔芒。1995年安德烈在77岁时死去，这时他已为他的诺言支付了18.4万美金，远远超过了这所房子的实际价值。

《活到100岁》的作者帕尔斯博士为她起了个外号："衰老中的迈克尔·乔丹"。

（四）重温毛泽东同志的一段话

1941年12月16日，毛泽东同志题词给在延安中央医院治病的王观澜同志，这是一段大家耳熟能详的话："既来之，则安之，自己完全不着急。让体内慢慢生长抵抗力和它做斗争，直至最后战而胜之，这是对付慢性病的方法。就是急性病，也只好让医生处治，自己也无所用其着急，因为急是急不好的。对于病，要有坚强的斗争意志，但不要着急。这是我对于病的态度。书之以供王观澜同志参考。"

多数人大概只记住了开头的六个字："既来之，则安之"，常常作为安慰患者的话。其实这段话至少包括三层意思：①得了疾病不能着急，因为急是急不好的；②要以坚强的斗争意志和疾病作斗争；③对于急性病和慢性病的处置是不一样的。急性病主要靠医生处治，慢性病则要靠体内慢慢生长抵抗力，直至最后战而胜之。

毛泽东同志对疾病的看法洞若观火。医学，特别是西医对于外部因素导致的伤病如感染（不包括病毒感染）、中毒、外伤以及慢性病的急性发作是很有办法的，但是对于慢性病本身，治疗的作用是很有限的，“让体内慢慢生长抵抗力和它做斗争，直至最后战而胜之”才是我们对付慢性病的方法。

四、摆正医生的位置——做支持者还是修理工

（一）不要做干预主义者

希波克拉底早就告诫我们：“患者的本能是患者的医生，而医生是帮助本能的。”十七世纪英国著名的医学家托马斯·西登纳姆指出：“医生所能做到的最好事情是给人体以每一个能够发挥其自愈力的机会。”面对正在正邪相争的患者和病邪，医生的职责是“帮助本能”，即尽力改善患者的体质，提高其自愈能力，而不是企图代替这种能力，甚至在无意之中破坏这种能力。

很遗憾，很多医务界的专业人员都存在一个严重的认识问题：他们把疾病的治疗看成是一场战争，患者的身体就是战场，而疾病是敌人，医疗技术和药物则是他们的武器和弹药。

很多医生都是“干预主义者”。干预主义者提供的药片、放射线，或是手术刀，在打击敌人的时候，同时也损伤了患者自身。这就像手拿着两条大棒，一条打病魔，另一条却打了患者。他们忽视了一个问题，即当身体的内部防御机制受到破坏和削弱后，人就会变得更加依赖于医生和医生所提供的服务，于是两个打一个（患者和医生打疾病）变成了医生独对敌人，甚至比这更糟。据报道，1973年当以色列出现了为期一个月的医生罢工时，患者的死亡率反倒下降了40%。1976年哥伦比亚和洛杉矶爆发了医生罢工，当地的死亡率也有明显的下降。虽然这些报道失之偏颇，但确实显示了治疗的两面性。

因此，医生应当站在患者的后面，做患者的强大后盾，把维护和改善患者抗病能力作为第一要务；医生应当和患者并肩作战，在抗击病魔的同时，尽量减少对患者的医源性伤害；医生绝不能把患者当成机器去修理，而应当把患者当成同一战壕中的战友。

（二）欲救其死，勿伤其生

张介宾说：“本者，原也，始也，万事万物之所以然也。……故黄帝曰：治病必求其本。……死以生为本，欲救其死，勿伤其生。邪以正为本，欲攻其邪，必顾其正。”本是万物之原，是决定万物之性质的根本，也是治病之本。医生在“救死”之时，不要伤其“生”，即要想攻邪，必须顾及患者的正气，这是治病的指导原则。

在该原则的具体运用上，要根据正邪的强弱而权衡考虑。冯兆张说：“正强邪盛者，亟祛邪以保正；正弱邪强者，亟保正以御邪，务使神气勿伤，长有天命。盖岐黄仁术，原重生命以治病，故每重本而轻标，何今之人徒知治病而罔顾生命，每多遗本顾末，不惟不胜治，终亦不可治也。”如果正气强盛，目标先攻邪；如果正气虚弱，要通过“保正”而“御邪”。无论哪种情况，都要务必注意不伤“神气”。中医治疗在传统上重本而轻标，但是现今之人，往往舍本逐末，只知道治病而不顾患者的性命，结果不仅病治不了，甚至命也保不住。这段论述一针见血地斥责了目前存在的只治病，不管命的弊端。

（三）动员和指导患者和你并肩战斗

虽然患者是和疾病斗争的主体，但和医生相比，却存在很多不足。这表现在：①丧失

斗志：特别是重危病人，如患癌症或长期受病痛折磨，或认为得了绝症，自己已经完了；或生不如死，宁可了断。②急于求成：多数病人都有这种心理。急的结果，要么病急乱投医，要么恨病吃药，要么心烦意乱，都不利于治疗。③不拿疾病当回事，认为“离心还远着呢”，依然我行我素。④放弃了自己的健康责任，把自己交给医生去修理，以为按时吃药打针就是配合治疗。⑤不知道怎样去和疾病作斗争，不懂养生保健和疾病、治疗知识。

你看，作为抗病主力的患者存在那么多问题，这仗还怎么打。医生应当如何做呢？

给失望者以鼓励，鼓起他抗病的斗志；给急躁者以安慰，指引他康复的道路；给漠然者以警告，唤起他的危机感；给被动者以劝告，强化他的责任心；给懵懂者以指导，送给他斗争的武器。这些健康教育的内容都是医生该做的事。

医生的嘴比他的手更重要。书写一天三次，一次一片的处方仅仅是他工作的很小一部分。

第五节　生态养生基本原则之五——未病先防

哈佛大学的一位学生和他的老师在河边散步，这时，河里传来了呼救声，学生奋不顾身地跳入河中把溺水者救了上来，教授称赞了他。不一会，又听见有人呼救，学生又一次把人救上来，如是共救了7个人。这时学生已经筋疲力尽，他感觉已经再没有力气救人了。教授对他说：“你只知道救人，为什么不到上游的大坝上，去制止那个不断把人推下水的罪犯呢？”

医生就像一个在防洪大堤上勤勉劳作的补漏工人，他的技术越来越熟练，他的工具越来越先进，但是，洪水越来越大，对大堤的压力越来越高，漏洞越来越多，补不胜补。他应该反思：这么干下去，就是把他累死，也难以保证洪水不漫堤。他们考虑过怎样让洪水少一些吗？

吴仪2007年在全国中医药工作会议上的讲话中说：“随着疾病谱的改变，医学模式由生物模式向生物、心理、社会和环境相结合模式的转变，以及现代医学的理念由治愈疾病向预防疾病和提高健康水平方向做出调整，‘治未病’的重要性将会进一步凸显出来。我们要加强这方面的研究。”

中医叫“治未病”，西医叫预防，其定义、步骤、意义阐述，大致是一样的。

治未病——一个古老又现代的话题。

一、治未病——老祖宗先见之明

预防一词最早见于《周易·象传》：“水在火上，既济。君子以思患而豫防之”。文中的“豫”即“预”。这句话是说，君子时刻要有忧患意识，能预见危险，采取措施防止或规避危险。《道德经·六十四章》说：“其安易持，其未兆易谋，其脆易泮，其微易散。为之于未有，治之于未乱。”指出事物变化在萌芽状态易于控制，故要及时发现其变化的征兆和趋势，及早采取预防措施。

相传《国语》为春秋左丘明所做，是我国最早的一部国别史。《国语·楚语》曰："夫谁无疾眚？能者早除之……为之关藩篱而远备闲之，犹恐其至也。是之为日惕。若召而近之，死无日矣。"

系辞传把"君子安而不忘危，存而不忘亡，治而不忘乱"作为座右铭，趋利避害的主要办法是积善去恶。周易《系辞下》说："善不积，不足以成名；恶不积，不足以灭身。小人以小善为无益，而弗为也，以小恶为无伤，而弗去也，故恶积而不可掩，罪大而不可解。"《管子》说："惟有道者，能避患于未形，故祸不萌。"

《易经》被誉为"中华文化之根"，是灿烂厚重的中华文化的基础之一。《周易》强调阴阳互应、刚柔相济，提倡厚德载物、自强不息，是睿智、谦和、谨慎的中华民族特性的体现。

古代中国文化以哲学为指导，故能洞察万物，烛照至远，居安思危；中华民族以德为先，故能积善去恶，趋利避害。这就是为什么中国提出"治未病"学说比西方的预防医学早了数千年的原因。

《易经》相传为周文王所写，周文王的生卒年为公元前1152～前1056年，也就是说，迄今已经有三千多年。

在与恶劣的环境斗争中，西方先哲已经意识到健康的重要性。古希腊哲学家赫拉克利特说过："如果没有健康，智慧就无法表露，文化就无法施展，力量就无法战斗，知识就无法利用。"但是直到19世纪末到20世纪初，人类在与天花、鼠疫等烈性传染病的斗争实践中，总结对传染病斗争的经验，才逐渐建立起相对完善的预防医学理论和体系。

近现代西方医学一直致力于寻找传染病的元凶和杀灭方法，显微镜和抗生素的问世，建立起西方医学的基础。中医学一直重视疾病的预防，所以中国发明种牛痘这一消灭天花的根本办法，比西方早了几百年。传说我国在宋朝的时候已经发明了种痘的方法，到明朝隆庆年间医书上载有用痘苗防天花的"吹花法"。到18世纪末，英国医生勤纳才发明了安全可靠的方法——种牛痘。鲁迅说："自从有这种牛痘以来，这个世界真不知救活了多少孩子。"地球上天花这种至恶至重的传染病被消灭，中医学功不可没。

二、中医学关于治未病的论述

说到这里，涉及一个很有趣的问题，就是现代人"疾"、"病"不分，统称为"疾病"，但"疾"和"病"有不同的含义。"疾"的甲骨文字形，像人的腋下中箭，所以表示人受了箭伤，即外伤为疾。可能中箭是皮毛之伤，比不得内伤的"病"来得严重，故外伤为疾，内伤为病；轻者为疾，重者为病。《说文·疒部》解："病，疾加也。"也就是说：病比疾严重，病是疾发展、衍变、恶化的结果。

清代《世补斋医书》认为："疾、病二字，世每连称。然今人之所谓病，于古但称为疾，必其疾之加甚，始谓之病，病可通言疾，疾不可遽言病。《内经》圣人不治已病治未病，谓人于已疾之后，未病之先，即当早为之药。疾而不治，日以加甚，病甚而药，药已无及。"

相传名医扁鹊见到齐桓公，扁鹊曰："君有疾在腠理，不治将恐深。"桓侯曰："寡人无疾。"扁鹊出，桓侯曰："医之好治不病以为功。"居十日，扁鹊复见，曰："君之病在肌肤，不治将益深。"桓侯不应。扁鹊出，桓侯又不悦。居十日，扁鹊复见，曰："君之病在肠胃，不治将益深。"桓侯又不应。扁鹊出，桓侯又不悦。居十日，扁鹊望桓侯而走。桓侯故使人问之，扁鹊曰："疾在腠理，汤熨之所及也；在肌肤，针石之所及也；在肠胃，火齐之所及也；在骨髓，司命之所属，无奈何也。今在骨髓，臣是以无请矣。"五日，桓侯体痛，使人索扁鹊，已逃秦矣。桓侯遂死。

在这里，扁鹊先用"疾"，后用"病"，说的是疾病的不同程度。开始时因为"疾在腠理"，所以用汤药清洗、火热灸敷就可以见效；后来"病在肌肤"，"不治将益深"；最后病在骨髓，已经无药可医。

（一）从居安思危到治未病

居安思危是中国古代哲学思想的一个重要内容。《易经·系辞下传》说："惧以终始，其要无咎，此之谓易之道也"。作为中华文化的开山之作，《易经》把"惧以终始，其要无咎"作为"易"之"道"，也就是原则。这一居安思危的思想对中医"治未病"理论具有重大影响。

《吕氏春秋》可能是把居安思危的哲学思想、阴阳学说、治未病理论和养生学相联系的最早论述。《吕氏春秋·尽数》中说："天生阴阳、寒暑、燥湿、四时之化、万物之变，莫不为利，莫不为害。圣人察阴阳之宜，辨万物之利以便生，故精神安乎形，而年寿得长焉。长也者，非短而续之也，毕其数也。毕数之务，在乎去害。何谓去害？大甘、大酸、大苦、大辛、大咸，五者充形则生害矣。大喜、大怒、大忧、大恐、大哀，五者接神则生害矣。大寒、大热、大燥、大湿、大风、大霖、大雾，七者动精则生害矣。故凡养生，莫若知本，知本则疾无由至矣。"这里首先谈到，天地的阴阳、寒暑、燥湿、四时变化，均有两面性，对人可能有利，也可能有害。圣人就能顺应阴阳的变化，辨其利，顺其宜而养生，所以能"年寿得长"。这里的"长"不是原来短寿而延长之，而是能"毕数"，即活到"天年"。"毕数之务，在乎去害"是这段话的核心。要想健康长寿，第一要务是防止损害，这是养生之本。知道了这个道理，疾病就没有理由产生。

太平经为道家经典。据《后汉书·襄楷传》称：汉顺帝时，琅玡人宫崇诣阙，献其师于吉所得神书，号曰《太平清领书》，此神书即《太平经》。经曰："人欲去凶而远害，得长寿者，本当保知自爱自好自亲，以此自养，乃可无凶害也。"去凶远害，则可无凶害，以此养生，则可长寿。

在欧阳修《新唐书·本传·隐逸》中记载了孙思邈的一段话："慎以畏为本，故士无畏则简仁义，农无畏则堕稼穑，工无畏则慢规矩，商无畏则货不殖，子无畏则忘孝，父无畏则废慈，臣无畏则勋不立，君无畏则乱不治。""畏"即居安思危，无论是士农工商，还是君臣父子，莫不需"以畏为本"。所以，"畏"不仅是养生之本，也是为人处世、安家治国之本。

孔子是我国古代伟大的思想家和教育家，同时也是养生学家。他根据人体的不同年龄提出防病要注意的问题："少之时，血气未定，戒之在色；及其壮也，血气方刚，戒之在斗；及其老也，血气既衰，戒之在得"。

（二）《黄帝内经》奠定了治未病学说的理论基础

《黄帝内经》是一部中医学经典，也是一部养生学经典。《内经》中有大量篇幅论述治未病学说。

1. 治未病的重要性

《素问·四气调神大论》说："是故圣人不治已病治未病，不治已乱治未乱，此之谓也。夫病已成而后药之，乱已成而后治之，譬犹渴而穿井，斗而铸锥，不亦晚乎。"已经生了病再去用药物治疗，那就像口渴了才去凿井，战斗开始了才去造兵器，那不为时已晚了吗？所以"上工救其萌芽，……下工救其已成，救其已败。"（《素问·八正神明论》）

2. 治未病不是治无病

我们先说"治未病"这个词。这又是一个复合词。治未病概念是《内经》首先提出来的。古人用字造词都是非常严谨的，但为什么对"未病"要用"治"呢？按我们现今的理解，有病才去治，无病只要防。是古人错了呢？还是我们错了？

现代人未必比古人先进，是我们错了。在古人看来，治中有防，防中有治，治和防是既有区别又相互渗透的两个概念。只强调区别，不理解渗透，把防和治变成了"小葱拌豆腐，一清二白"，那是不科学的。只强调渗透，不注意区别，那才是混淆概念。

"治未病"这个词的精辟之处，恰恰是这个"治"字。换任何其他一个字都难以表达这个理论的含义。

"未病"是什么？是无病吗？从健康到疾病是一个连续过程，除非是外邪，如外伤、中毒等，没有人可以说出你的慢性病是哪一天得的。连续性中有阶段性，把一个连续过程用"有"和"无"断然分开，就只强调阶段性而忽视了联系性，也是不科学的。无怪乎古人把疾病分为"疾"和"病"，正是对阶段性的细化。

《内经》治未病的理论包括多层含义，并不仅是治无病。《灵枢·逆顺》说："上工刺其未生者也；其次，刺其未胜者也；其次，刺其已衰者也。……故曰上工治未病不治已病。"

一般认为治未病包括以下三个层次或三个方面。

一是未病先防，通过各种养生措施，达到"正气存内，邪不可干"的境界。《素问·四气调神大论》中说："夫四时阴阳者，万物之根本也，所以圣人春夏养阳，秋冬养阴，以从其根，……是故圣人不治已病治未病，不治已乱治未乱，此其谓也。"也就是通过顺应自然界四时变化来养生，从而达到强身防病的目的，这是治未病的第一个层次。

二是欲病早治，即"上工治其萌芽"，在疾病的潜伏、蕴育阶段，主症尚未明显时及早发现并积极治疗。《素问·刺热》说："肝热病者左颊先赤，心热病者颜先赤，脾热病者鼻先赤，肺热病者右颊先赤，肾热病者颐先赤。病虽未发，见赤色者刺之，名曰治未病。"病虽未发，但已有征兆，发现其征兆，预为之治，即"上工刺其未生者"。

三是既病防变：既病防变包括两方面的内容：一是防止疾病“传”到其他脏器，按现在的说法就是防止出现并发症；二是防止病情恶化，以致危及生命。

《素问·生气通天论》说：“病久则传化，上下不并，良医弗为。”

《素问·玉机真脏论》说：“五脏受气于其所生，传之于其所胜，气舍于其所生，死于其所不胜。病之且死，必先传行……五脏相通，移皆有次。五脏有病，则各传其所胜……”。这段话是说，疾病在发展时，会有规律和次序地传递到“所胜”的脏器，此时就要“先安未受邪之地”。如肝属木，脾属土，“木克土”，即脾为肝之“所胜”之脏，肝病发展，必然犯脾，“肝病实脾”就是既病防变的措施。

“先安未受邪之地”是清代医学名家叶天士根据治未病理论提出的早期治疗原则。这里的“地”未必是所传之脏，也可能是阴或阳，也可能是气或血。叶天士在《温热论》中说：“若斑出热不解者，胃津亡也，主以甘寒，重则如玉女煎，轻则梨皮、蔗浆之类。或其人肾水素亏，虽未及下焦，先自彷徨矣，必验之于舌，如甘寒之中加入咸寒，务在先安未受邪之地，恐其陷入易易耳。”这是因为，温邪最容易化燥而伤阴，所以要防止肾阴受损，如果由舌象辨出有此迹象时，要及早滋养肾阴。

吴鞠通在《温病条辨·中焦篇十二》中说：“阳明温病，下后汗出，当复其阴，益胃汤主之”。就是说治疗温病出现出汗的情况，要及早滋阴。“下后急议复阴者，恐将来液亏燥起而成干咳身热之祛证也”。

防变还应当有另外一个含义，即积极治疗原发病，防止病情本身发生变化。20世纪70年代，上海名医姜春华提出“截断疗法”，即是采取果断措施积极治疗原发病，迅速祛除病原，拦截病邪深入，杜绝疾病的自然发展和迁延。

在这里，受“传”的脏器，可能受损的阴阳气血，以及病情深入引起疾病的复杂化，都是“未病”，“未受邪之地”。

扁鹊以自身为例，精辟地阐明了治未病的上述含义。据《鹖冠子》记载，扁鹊有兄弟三人，都是名医，当扁鹊为魏文王针灸治病的时候，魏文王问他：“你兄弟三人，都精通医术，哪个更高明呢？”扁鹊的回答令人意外：“长兄医术最高，二哥差一些，我最差。”魏文王不解，询问缘由。扁鹊说：“我长兄治病，是在病尚未发生前，便已铲除之，但人并不知，所以他名气不大。二哥治病，是在病之初，人不觉其苦痛，而药到病除，所以小有名气。我是在病发之后，患者痛苦万分，甚至死活不知，当把病治好后，自然患者和家属十分高兴，于是口碑相传，我的名气就大了起来。”

（三）历代医家论治未病

后世中医学家和养生学家继承和发扬了《黄帝内经》的治未病理论，现将其有关论述列举如下。

刘安：为西汉淮南王，主编有《淮南子》一书。《淮南子》说：“良医者，常治无病之病，故无病；圣人常治无患之患，故无患也。”

张仲景：张仲景号称“医圣”，是中医方剂学鼻祖。据《针灸甲乙经·序》记载，张与侍中王仲宣相遇，告之他已经病了，而且到40岁就会眉毛脱落，再过半年就会不治，服用玉石散可以免除。王不听，到40岁果如仲景所说，脱眉后死去。

张仲景是治未病的积极倡导者。他说："若人能养慎，不令邪风干忤经络……病则无由入其腠理"（《金匮要略·脏腑经络先后病脉证并治》）。

葛洪：葛洪提出的"养生以不伤为本"实是为治未病之大要。他在《抱朴子·极言》中说："人生之为体，易伤难养……"因此他在《抱朴子·微旨》篇中讲到："'敢问欲修长生之道，何所禁忌？'抱朴子曰：'禁忌之至急，在不伤不损而已。'"葛洪认为："……治身养性谨务其细，不可以小益为不平而不修，不可以小损为无伤而不防，……若能爱之于微，必成之于著。"

孙思邈：孙思邈是治未病的积极倡导者，他认为"……圣人消未起之患，治未病之疾，医之于无事之前，不追于既逝之后"。

张景岳：张景岳认为："祸始于微，危因于易，能预此者，谓之治未病，不能预此者，谓之治已病。知命者，其谨于微而已矣。""履霜坚冰至，贵在谨于微，此诚医学之纲领，生命之枢机也。"

袁班：袁班主张"保身可以却疾"。《证治心传·证治总纲》说："欲求最上之道，莫妙于治其未病。大凡疾病虽发于一朝，已实酿于多日，若于未发之先必呈于形色，遇明眼人预为治疗，可期消患于未萌也。"

刘完素：刘完素认为，"善治者治皮毛，是止于萌芽也。故初成获愈，固久者伐形。是治病之先也。"

朱丹溪：朱丹溪认为："与其救疗于有疾之后，不若摄养于无疾之先。盖疾成而后药之者，徒劳而已。是故已病而后治，所以为医家之法；未病而先治，所以明摄生之理。长此是则思患而预防之者，何患之有哉？此圣人不治已病治未病之意也。尝谓备土以防水也，苟不以闭塞其涓涓之流，则滔天之势不能遏；备水以放火也，若不宜扑灭其荧荧之光，则燎原之焰不能止。其水火既盛，尚不止遏，况病之已成，岂能治欤？"

徐大椿：徐大椿著有《医学源侯论》。他在《医学源侯论·表里上下论》中说："善医者，知病势之盛而必传也，豫为之防，无使结聚，无使泛滥，无使并合，此上工治未病之说也。"在《医学源侯论·防微论》中说："故凡人少有不适，必当即时调治，断不可忽为小病，以至渐深；更不可勉强支持，使病更增，以贻无穷之害。"

三、医学模式转变与治未病

医学模式经历了几度改变，仍然是一个治疗模式。然而，抗击慢性病的主要出路是治未病，而不是治疗，所以，医学模式必须转变。

1996年，世界卫生组织庄严宣布，21世纪的医学不能继续以疾病为主要研究领域，而应该以人类的健康为主要研究领域。毫无疑问，现代医学的医学模式应当向健康医学、生态医学、稳态医学的方向转化。世界卫生组织1996年在《迎接21世纪的挑战》中指出，21世纪的医学将从"疾病医学"向"健康医学"发展；从重视对病灶的改善向重视人体生态环境的改善发展；从群体治疗向个体治疗发展；从生物治疗向心身综合治疗发展；从强调医生作用向重视患者的自我保健作用发展；在医疗服务方面，从以疾病为中心向以患者为中心发展。

2006年3月，国家16部委联合发布了《国家中长期科学和技术发展纲要（2006～2020）》，将“人口与健康”作为重点领域之一，明确提出疾病防治重心前移，坚持预防为主、促进健康和防治疾病相结合的方针，研究预防和早期诊断关键技术，显著提高重大疾病诊断和防治能力。

图克森亚利桑那州立大学医学社会预测部主任安德鲁·韦尔博士在其著作《不治而愈》中明确指出：“医生的基本职责首先应该是教会人们如何不得病，传授预防知识应该是最重要的，治疗已发生的疾病是次要的。”

慢性病控制实际上并不困难。世界卫生组织前总干事中岛宏博士说过：“只要采取预防措施，就能减少一半的死亡。许多人不是死于疾病，而是死于无知，死于愚昧。”卫生部疾病预防控制局副局长孔灵芝最近说：“慢病防控，并不是技术难题。”的确，慢性病的防控，比解决任何一个重大疾病的治疗难题都要容易得多，关键在于人们的预防意识和是否采取行动。

中华预防医学会会长、中国工程院院士王陇德说：“我们国家的慢性病控制甚至还没有真正起步。首先，没有策略。所谓“关口前移”，并没有具体的实施内容。第二，没有目标。‘十二五’期间，或者到2020年，几个主要慢性病发病率和死亡率没有科学的控制指标。第三，没有工作体系。慢性病防控到底谁做？现在的医疗机构，都在做治疗，没有防控。”他提出未来十年的防控重点，一是广泛宣传健康知识，二是高危筛查和目标干预。

我们提出“生态保健医学模式”，变治疗模式为保健模式，明确提出医学的目的就是保健，医疗只是保健的手段，而生态则是达成保健目标的总纲领和总标准。

四、三级预防与治未病

预防医学根据疾病发生发展过程以及健康决定因素的特点，把预防策略按等级分类，即三级预防策略。

第一级预防：又称病因预防，包括针对健康个体和针对整个公众的社会措施。其中针对健康个体所采取的措施有：①健康教育：注意合理膳食和体格锻炼，培养良好的生活方式与行为；②进行有组织的预防接种，提高人群免疫水平；③做好婚前体检，禁止近亲结婚，预防遗传性疾病；④做好妊娠和儿童期预防保健；⑤某些疾病的高危个体服用药物以预防疾病的发生，是为化学预防。

第二级预防：在疾病的临床早期做好早发现、早诊断、早治疗的三早预防工作，以控制疾病的发展和恶化。

第三级预防：对已患某种病者，采取及时有效的治疗措施，防止病情恶化，预防并发症和伤残；对已丧失劳动力和残废者，主要促使功能恢复、心理康复，进行家庭护理指导，使患者尽量恢复生活和劳动能力，能参加社会活动并延长寿命。

三级预防与治未病的无病早防，欲病早治和既病防变，无论是分级还是其内容，都基本上是相近似的。有人讲治未病分为无病早防和疾病防变两个层次，则和三级预防难以衔接，因此，分为三个层次为好。

五、亚健康与偏颇体质

亚健康是现代西医学概念，养生基本上是中医学概念；亚健康人群是治未病的重点，养生是治未病的核心。应该在这两大医学体系之间必须找到衔接点，这个点就是亚健康与偏颇体质的异同。

（一）健康连续带概念

从健康到因慢性病死亡（意外死亡除外）是一个连续的但又具有阶段性的过程图6-3。连续性是客观存在的，阶段性是人为界定的。没有人可以说出人是在哪一天生慢性病的，更没有人可以说出人是哪一天变得不健康的，即便是用最先进的仪器也难以找出各个阶段的分界点。

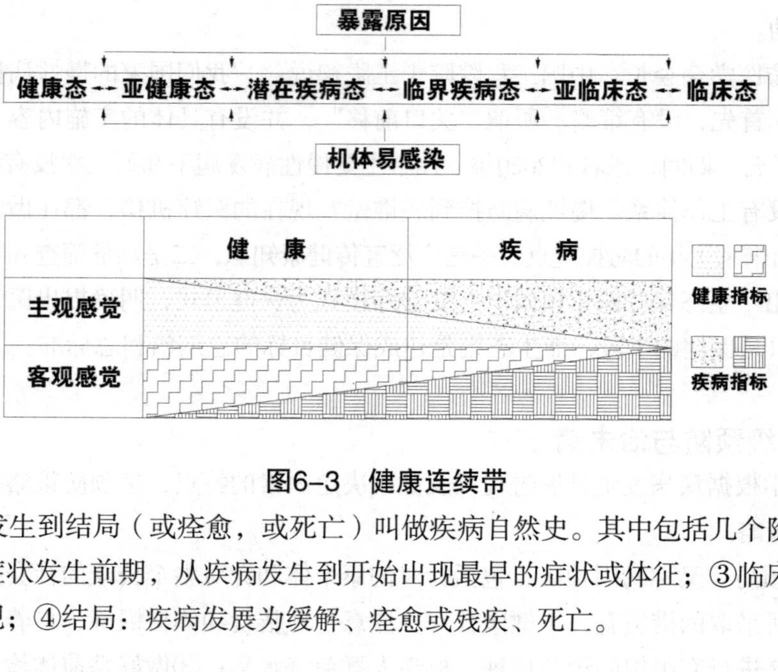

图6-3 健康连续带

疾病从发生到结局（或痊愈，或死亡）叫做疾病自然史。其中包括几个阶段：①病理发生期；②症状发生前期，从疾病发生到开始出现最早的症状或体征；③临床期：出现典型的临床表现；④结局：疾病发展为缓解、痊愈或残疾、死亡。

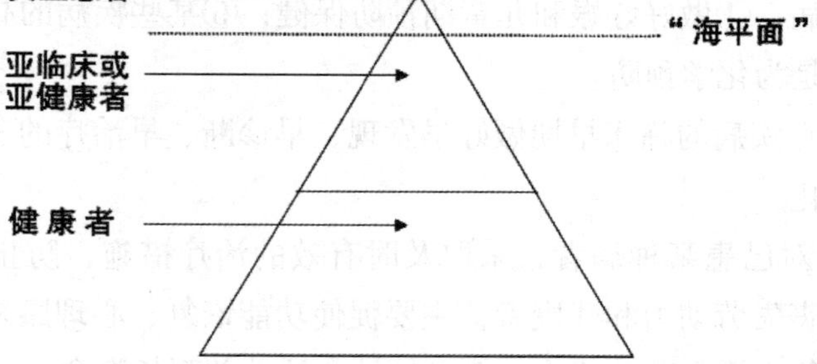

图6-4 疾病的"冰山现象"

典型的疾病状态只是所有健康和疾病表现的很小一部分，这就像是浮在海平面上的“冰山”，这种现象叫做“冰山”现象（图6-4）。认识冰山现象对于慢性病防治是十分重要的。在海平面下去发现和干预，才是治未病的精髓所在。

（二）有没有亚健康

20世纪80年代中期，苏联学者布赫曼通过研究发现，许多人存在一种似健康非健康、似病非病的中间状态，并把这种介于疾病和健康的中间状态称为“第三状态”。

亚健康状态也被称为灰色状态、亚临床状态、中间状态、亚疾病状态、浅病状态。国内学者王育学在20世纪90年代中期首次提出“亚健康”这个词汇，并初步定义为：介于健康和疾病的中间状态。1995年5月，在北京召开了首届“亚健康学术研讨会”，确立了亚健康状态的概念。2001年8月，在青岛召开的“第8届亚健康学术研讨会”上，亚健康的英文名被修正为“sub-health”。2006年我国第一部指导和规范亚健康研究及干预的文件《亚健康中医临床指南》问世。

但是，亚健康至今没有一个统一的定义和判定标准。亚健康包括的范围太大，定义是比较难的，因此也有人认为不存在亚健康状态。

要说明这个问题，我们要重温健康这个概念。按照世界卫生组织1948年的健康定义，健康不仅是指没有疾病或者虚弱，而且是指一种躯体、精神和社会适应完整良好的状态。

各种疾病都有它的诊断标准，它包括患者的症状、体征和检查的阳性证据。但是很多人只有症状没有体征，或体征不明显，缺乏客观检查的阳性证据，因此够不上诊断标准，疾病这顶帽子戴不上。这些人按现代西医学的诊断标准没有病，但可能他浑身上下都不舒服，所以不是一个“完整良好的状态”；而且这种人很多，真正健康的人和有病的人都占少数。我们总应该给这些人“上户口”，尽管这个“户口”上的可能未必准。

亚健康不等于亚临床状态。因为亚临床是指有客观检查证据而没有明显的临床表现，亚健康则常有不适的主诉而少有客观检查的证据。

世界卫生组织的报告显示，全世界符合WHO健康定义的人群只占总人口数的15%，有15%的人处于疾病状态中，剩下的70%的人则处于第三状态，即亚健康状态。

中国处于亚健康状态的人已经超过7亿，占全国人口的60%～70%。知识分子、企业管理者、机关干部中的亚健康人群比例较高。一项覆盖全国42个城市的流调结果显示，在48960位被调查者中，27839人属于亚健康状态，占56.86%。卫生部对10个城市上班族的健康情况调查显示，处于亚健康状态的员工占48%，其中北京75.3%，上海73.4%，广东73.41%。

所以，亚健康不仅存在，而且极其严重。在没有找到准确和统一的定义之前，我们只能这样叫它。

（三）亚健康就是偏颇体质

一般认为，亚健康包括四大要素：①排除疾病原因的疲劳和虚弱状态；②介于健康与疾病之间的中间状态或疾病前状态；③在生理、心理、社会适应能力和道德上的欠完美状态；④与年龄不相称的组织结构和生理功能的衰退状态。

这个界定，仍然是模糊的，有没有别的解释或定义呢？

我们认为，从中医体质学观点，亚健康就是偏颇体质。理由如下：

1. 偏颇体质和亚健康都是健康与疾病之间的中间状态

从现代西医学的观点，人的身体状态分为健康、亚健康、疾病三个基本阶段。从体质学的观点看，健康就是平和体质，偏颇体质是介于健康和疾病之间的中间状态。

按照中医体质学的定义，体质“是指在人体的生命过程中，在先天禀赋和后天获得的基础上所形成的形态结构、生理机能和心理状态方面综合的、相对稳定的固有特质”。按照“生命过程论”的观点，体质“是一个随着个体发育的不同阶段而不断演变的生命过程”。按照体质可调论的观点，体质具有动态可变性。因此，体质也是一种状态。

2. 相似的含义

偏颇一词语出《尚书·洪范》：“无偏无陂，遵王之义。”孔传：“偏，不正；陂，不平。”唐代杜甫《秋行官张望督促东渚耗稻向毕》诗：“上天无偏颇，蒲稗各自长。”按照中医学的观点，平衡就是健康，失衡就是不健康。平和体质是一种平衡和谐状态，而偏颇体质则是一种轻度的失衡状态，只不过达不到疾病状态而已。

3. 相似的表现

因为亚健康的界定标准是相对模糊的，我们只能找一个亚健康的特征表现来和偏颇体质对比。

我们把亚健康的表现和体质量表中的问题做了对照。二者相同和相近的共占84.6%；在体质辨识标准中没有直接表述的占15.4%，其中如乙肝表面抗原阳性、微量元素缺乏、血液黏稠等都是西医学的化验，在中医学表述中不会有。中医体质辨识的表述是经过严格审定的，而亚健康的表现尚无统一标准。去除这些因素，可以说，在主观感觉的特征方面，二者几乎是一致的。

在《亚健康中医临床指南》中，把亚健康归纳为8种类型，即肝气郁结型、肝郁脾虚型、心脾两虚型、肝肾阴虚型、脾肺气虚型、脾虚湿阻型、肝郁化火型和痰热内扰型。这些都属于偏颇体质，不同的只是定位（哪个脏器）而已。

所以，从中医学的观点来看，亚健康就是体质偏颇。

六、健康人群是治未病的基础——让我们“未来的希望”更辉煌

祖国医学的治未病理论强调的是一个“早”字，即“上工治未病”。预防医学也认为，对不同的疾病，有不同的三级预防策略，但任何疾病，不论其致病因子是否明确，都应强调第一级预防。对病因暂时不明者，可以采取综合预防措施，如大骨节病、克山病等地方病，至今病因不明，但采取以改水为中心的综合预防措施，近年来的发病率已经明显下降。

从人群来说，青少年是治未病的重点，起码青少年是慢病较少的。“足球要从娃娃抓起”，健康也要从娃娃抓起。

20世纪50年代毛泽东同志就说：“世界是你们的，也是我们的，但是归根结底是你们的。你们青年人朝气蓬勃，正在兴旺时期，好像早晨八九点钟的太阳，希望寄托在你们

身上。”毛泽东同志提出青年学生要“身体好、学习好、工作好”，把“身体好”放在了“三好”之首。然而，我们的年轻人还朝气蓬勃吗？

2011年8月5日中国青少年体育发展论坛举行。论坛上，多位中国知名专家学者表示目前中国青少年的健康状况令人担忧。仅以北京为例，北京市15.1%的学生每天的锻炼时间未达到1小时，青少年肥胖率目前居全国最高。据统计，北京2～18岁儿童及青少年肥胖率接近10%，肥胖青少年中有10%发现患有脂肪肝。

少年强则国家强，青年兴则民族盛。目前，青少年体质素质下降的问题，必须受到足够的重视。

在慢性病防治问题上，我们一直强调“关口前移”，前移到亚健康？那我们就已经被动了。必须前移到健康人群，前移到青少年。这才符合上工治未病的要求。

但是，关口越前移，遇到的阻力越大；越健康的人，越认为自己有老本可吃；越年轻的人，越认为自己“来日方长”。

但是，我们必须意识到三个问题。

首先，一个健康人，特别是青少年，养成一种不良的生活习惯是很难改的。今天，一个老爷爷带着小孙子去肯德基，小孙子吃得津津有味，老爷爷脑子里想的是炸酱面，但是，等他的小孙子长大后，就会顺理成章地和他的孩子一块去吃肯德基。幼时养成的坏习惯将成为他终生的拖累。

其次，现在的中老年人有原来的吃糠咽菜、啃窝头、吃中餐的底子，慢性病尚且这么严重，从小就吃垃圾食品的年轻人，将来会如何，真的是不堪设想。这叫做累加效应。

第三，健康重要还是工作学习重要？这是一个非常重要的导向问题。从小就灌输学习、做作业重要，孩子们长大仍然会忽视健康，甚至更严重。

克服难点的核心是教育。从领导层就要树立健康第一的观点。学习和工作都是为了更好地生活，而生活的核心因素是健康。前几天，电视上播发一则肯德基的广告，宣传它在中国有10万工作人员，在为中国人的平衡饮食做贡献。这不明摆着是扯淡吗？我们怎么会允许这种骗人的广告堂而皇之地上我们的媒体呢？

关键是谁去做。不懂科学的人在骗人，懂科学的人只愿去钻象牙塔。因为他们要做科研，要晋升，要出成果。但是，搁在柜子里的成果和救人的健康科普相比，哪个更重要一些呢？如今，做健康科普的人像是做慈善，人们首先要质疑你有没有不可见人的目的。国家能否出台一些鼓励和保护的措施呢？

七、治未病的热点是中年人——莫要让“顶梁柱”折断

青少年健康者居多，老年人有病的居多，而亚健康集中于中年人。我们已经分析了，治未病的重点应当放在健康人群，即“从源头抓起”，但亚健康却无疑是治未病的热点和急迫的问题。

（一）顶梁柱没了是天大的灾难

这些人无论在家庭，还是在工作单位，都是顶梁柱。王陇德院士说：“慢性病年轻化

趋势已经显现。正值壮年，别说不能为社会创造价值，对于家庭来说，顶梁柱没了，是天大的灾难。”

精英英年早逝已经引起社会的广泛关注，我们在第一章已经列举了大量的实例。这些精英背负着沉重的事业和家庭负担，超负荷工作，亚健康比例最高，而且他们从亚健康到疾病，从疾病到死亡，速度往往都比较快。他们中第一位的死亡原因是心脏病，而且发病急骤，很多以猝死结束，根本来不及抢救；或因为难堪重负，以自杀求得解脱，撒手人寰。梁柱折损，大厦倾覆，事业夭折，家破人亡，其后果和社会影响都是极其严重的。

（二）中年人严重的健康问题

2011年7月26日世界银行发布的名为《创建健康和谐生活：遏制中国慢性病流行》的研究报告指出，慢性病年轻化正在窒息着中国的未来。报告说：“城市化进程、当代社会压力、食品安全、吸烟、不健康的饮食习惯和生活方式，人口快速老龄化带来的问题，让现在40岁这个年龄层的人群，处于综合高压之下。他们正在成为罹患心血管疾病、慢性阻塞性肺部疾病、糖尿病和癌症的主力军。……当下40岁的人群，是中国各个领域经济政治的脊梁，这个群体遭遇慢性病攻击，将给中国带来不可预估的损失。这不是一般的健康问题，这会危及中国的人力资本质量，让中国“倒金字塔”社会结构从中间拦腰折断，后果不堪想象。”

该报告显示，2010年我国至少有一种与慢性病有关危险因素的人数约为5.8亿。这个“后备力量”中，40岁群体在未来20年会增加2～3倍的慢病发病率。

一项在上海、无锡、深圳等地对1897例中年人的调查显示，66%的人有睡眠障碍，62%的人经常有腰腿痛，58%的人容易疲劳，57%的人记忆力减退，48%的人有皮肤干燥、面色灰暗、情绪不稳定等。

（三）原因——不修身反而玩命

《灵枢·天年》云：“人生……三十岁，五脏大定，肌肉坚固，血脉盛满，故好步；四十岁，五脏六腑十二经脉，皆大盛以平定，腠理始疏，荣华颓落，发鬓斑白，平盛不摇，故好坐。五十岁，肝气始衰，肝叶始薄，胆汁始减，目始不明”。中年是生命历程的转折点，生理机能开始由盛转衰。研究表明，人类在30岁以后，大约每增加一岁，功能减退1%。另有研究认为，中年人各种功能的减退并不是平行的，其中重要的免疫功能减退较快，因而体内容易出现失衡的状态。中年又是“多事之秋”，要承担来自社会、家庭等多方面的压力和重任，也是促使早衰的重要原因和慢性病的起因。

《景岳全书·中兴论》中强调：“故人于中年左右，当大为修理一番，则再振根基，尚余强半”，说明中年的养生保健至关重要，可以为后半生打下良好的健康基础。《养性延命录》强调“壮不竞时”，要求中年人不要再存过强的竞争之心，是为关键。

然而，有多少中年人能“不竞时”、不玩命的呢?

（四）舍得——亚健康的“开心锁”

对于国家重要岗位的关键人才，国家和单位应当关注他们的健康，建立定期体检制度和休假制度，以保证他们必要的休息和及时发现身体的异常，及时治疗和修养。

对于可以自己决定时间和工作量的职业经理人，核心的问题是要解开所谓“情结”。

活得很累，为什么不解脱呢？干得很苦，为什么不罢手呢？这个小孩子都明白的道理，精英们为什么不懂呢？

没有人拿手枪对着你的脑壳让你去没明没夜地工作，更没有人逼着你去喝那些苦酒。家庭关系已经亮黄牌了，你还能拔腿就走，为什么？和很多精英们交流，他们说是因为“放不下”，为什么放不下，是因为有“情结”。

放不下的事情多了：企业亏损，拿什么去填窟窿？“杨白劳”不还钱，“穆仁智”怎么去要账？工商要来检查了，怎么去应付？在业界拿第二了，怎么去争第一？在这个岗位上干了几年了，怎么能升一级？……说到底，就是名利二字。

钱挣多少算够，官升多大算足，名传多广算满？凡事都要有个度，得罢手时且罢手。

郑板桥这么大的才子，一辈子碰了多少南墙，他才悟出了以下道理：“聪明难，糊涂难，由聪明转入糊涂更难。放一着，退一步，当下心安，非图后来福报也。”“满者损之机，亏者盈之渐，损于己则盈于彼，各得心情之半，而得心安即平，且安福即在是矣。”

我们不能在撞南墙之前就罢手吗？

《黄帝内经》说：“圣人为无为之事，乐恬淡之能，从欲快志于虚无之守，故寿命无穷，与天地终，此圣人之治身也。”

亚健康的人只能自我救赎。当我们要“治世”、“治人”的时候，要多想一想“治身”。没有好的身体，“世间万事皆是空虚，终日营为皆是妄想，知我身皆是虚幻，祸福皆是无有，生死皆是一梦。”

八、治未病的难点——让我们的父兄安度晚年

老年人多为疾病人群。在北京市宣武区的调查中，60岁以上的老年人群中，高血压患病率为67.26%，空腹血糖异常率为27.34%，肥胖率为31.13%，脑卒中患病率为8.41%。北京市60岁以上老年人前列腺增生患病率城市为61.4%，乡村为65.7%。在我们对29444例60岁以上老年人的调查中，没有明确疾病的人只有3406例，占11.56%。

因此，这部分人中的大多数适合于“既病防变”。

说这部分人的治未病是难点，首先是因为认识问题，因为很多病人存在认识误区。

（1）生病的人只能去治疗，健康的人才去养生。很多患者误以为医生才是救命的天使，医院才是避险的港湾，药物才是起死回生的仙丹，患者只能是被修理的机器。

我们已经在第三章论述过，养生才是调治慢性病最基本、最有效的手段。不纠正不健康的生活方式，任何灵丹妙药都只能是临时性的干预。

（2）养生是远水，解不了近渴。急则治其标，缓则治其本，是说病急了先治其标，有了时间再慢慢地治本；反过来说，救急的方法常常只能治标，难以治本。病情严重，必须去抢救，这时候再想到养生，只能是“渴而穿井，斗而铸锥”。但是，如果只想到“远水解不了近渴”，不向有水的方向走，你只会越来越渴。须知“亡羊补牢，为时未晚”，“补牢”对于“亡羊”意义不大，但是可以从根本上杜绝继续“亡羊”。治未病与亡羊补

牢不同的是，治未病针对的是“人”，已经“亡”的羊就消失了，但病却是可以逆转的。这里的决定因素是人的自愈能力，而增强自愈能力的根本途径就是养生。

3. 急于求成。养生是一项系统工程，是急不得的。美国营养学家比勒博士说：“大自然治病并不是如麦迪逊大道般“愈快愈好”，而是需要时间，它要求一个缓慢而有规律性的恢复。”

养生贵在坚持。嵇康在《养生论》中说：“今以燥竞之心，涉希静之途，意速而事迟，望近而应远，故莫能相终……善养生者则不然矣。”养生是一项毕生要坚持的事情，其作用是潜移默化的，不可能一蹴而就，急于求成，希望毕其功于一役，只能是“莫能相终”，一事无成。

养生是对身体的综合治理，包括情志、饮食、运动、四季、起居、药物和体质调治等多方面的内容，没有什么“一招鲜”。很多患者到处去找治病的方法，也不管它是否违反原则，不管它是否适合自己，具有极大的盲目性。

学养生坚持一天容易，坚持几年、十几年难。很多人意志不坚定，经不起诱惑，遇到好吃的、好喝的就“旧态复萌”，或者“三天打鱼两天晒网”，效果自然不好。

要系统学习养生知识，尤其是养生的基本原则。养生方法要选准，只要选准就应当坚持下去，不要朝三暮四。笔者有一位朋友上大学时患上肺结核，住了两次院，吃药、打针、气管滴药，结果一侧发展成两侧，浸润变成了空洞。后来他除了吃普通的抗痨药外，师从一位老教练学习太极拳，刮风下雨从不间断，两年后结核病彻底痊愈。到现在练了几十年，人到七十仍然精神矍铄。这就是坚持的结果。

第六节　生态养生原则之六——审因施养

“因”的象形文字像一个人躺在车子的垫子上，有坐垫之意，即依据、事由的意思。“审”，审查、审视、分析之意，《荀子·非相》说：“审，谓详观其道也。”审因施养即根据不同的情况来制定不同的养生措施。

一、从“五十而知天命”说起

孔子说：“吾十有五而志于学，四十不惑，五十而知天命，六十而耳顺，七十而从心欲，不逾矩……”。《礼记·曲礼上》云：“人生十年曰幼，学；二十曰弱，冠；三十曰壮，有室；四十曰强，而仕；五十曰艾，服官政；六十曰耆，指使；七十曰老，而传……”。

这里说的是人生的轨迹，或不同年龄段的特点描述。归纳起来就是：十而幼学，二十弱冠，三十而立，四十不惑，五十而知天命，六十花甲（耳顺），七十古稀（从心所欲），八十耄耋。其中最引人注意的就是“天命”。最大莫如天，天之命自然是最重要的道理。这个道理是什么呢？

这要从一个故事说起。

孔子曾就教于老子，受益匪浅。当他五十一岁那年，听说老子要回归宋国隐居，于是登门二次求教。老子对他说了这么一段话："天地人物，日月山河，形性不同。所同者，皆随自然而行止也。知其不同，是见其表也，知其皆同，是知其本也。"世界上的事物，包括天地、人物、日月、山河，形状和性质都是不一样的，但都有一个共同的特点，就是随着自然界而变化。知道了其不同，那只是看到表面现象；知道其共同点，才是知道了本质。

听了老子的教诲，孔子幡然而悟说："吾三十而立，四十而不惑，今五十一岁方知造化为何物矣！"这就是"五十而知天命"的由来。一般的小问题也不会让这位"至圣先师"如此兴奋，那么，孔子高兴什么呢？

孔子说："造我为鹊则顺鹊性而化，造我为鱼则顺鱼性而化，造我为蜂则顺蜂性而化，造我为人则顺人性而化。鹊、鱼、蜂、人不同，然顺自然本性变化却相同；顺本性而变化，即顺道而行也；立身于不同之中，游神于大同之境，则合于大道也。我日日求道，不知道却在吾身！"

孔子说，我天天在"求道"，即思考事物的变化规律，却不知道规律就在我自己身上。那么这个"道"是什么呢？这个"道"就是共性和个性。从个性来说，我如果是鹊，或鱼，或蜜蜂，或人，那么我就分别遵循鹊、鱼、蜂、人的性质而变化。不同的生物虽然不一样，但都有相同的地方，那就是各自的变化都要顺应自然规律。立足于各自的不同点，而顺应自然规律这个大同，这才是"大道"啊！

孔子在这里讲的实际上是事物的共性和特性。了解事物的共性和特性，是我们观察一切事物和制定方针政策的立脚点。

共性是指同类事物共同具有的状态、属性和变化发展的规律，也就是矛盾的普遍性。个性是指同类事物中各个事物所具有的，在状态、属性和变化发展规律方面的不同特点，即矛盾的特殊性。

矛盾的普遍性与特殊性是不可分割的。二者是辩证统一的关系。

矛盾的普遍性和特殊性相互联结：①普遍性寓于特殊性之中，并通过特殊性表现出来，没有特殊性就没有普遍性，普遍性是同类事物中许许多多不同的特殊事物所共同具有的性质和特点；②特殊性也离不开普遍性。世界上的事物无论怎样特殊，它总是要和同类事物中的其他事物有共同之处，总要服从这类事物的一般规律。

变化中有不变，不同中有相同，变化要遵循共同的规律，不同存在于共同之中。所以我们根据共性制定的养生原则是所有的人都必须遵守的，这叫养生之道。而不同地域、不同年龄、不同特征的人要达到共同标准必须要制定不同的措施，这叫养生之法或养生之术。按不同的情况制定相应的养生措施本身也是需要共同遵循的原则，即因地、因时、因人制宜。

二、因地制宜

中国地域辽阔，地形复杂，各地的环境、气候、水质、地形、岩石、土壤、生物各不相同。“一方水土养一方人”，造就了不同地域人的不同特点。

《素问·异法方宜论》中有一段专门论述地域对人体质的不同影响、容易发生的不同疾病和治法的差异：“黄帝问曰：医之治病也，一病而治各不同，皆愈何也？岐伯对曰：地势使然也。故东方之域，天地之所始生也。鱼盐之地，海滨傍水，其民食鱼而嗜咸，皆安其处，美其食。鱼者使人热中，盐者胜血，故其民皆黑色疏理。其病皆为痈疡，其治宜砭石。……西方者，金玉之域，沙石之处，天地之所收引也。其民陵居而多风，水土刚强，其民不衣而褐荐，其民华食而脂肥，故邪不能伤其形体，其病生于内，其治宜毒药。……北方者，天地所闭藏之域也。其地高陵居，风寒冰洌，其民乐野处而乳食，脏寒生满病，其治宜灸焫。……南方者，天地之长养，阳之所胜处也，其地下，水土弱，雾露之所聚也，其民嗜酸而食胕，故其民皆致理而赤色，其病挛痹，其治宜微针。……中央者，其地平以湿，天地所以生万物也众。其民杂而不劳，其病多痿厥寒热，其治宜导引按跷。”“故圣人杂合以治，各得其所宜，故治所以异而病皆愈者，得病之情，知治之大体也。”

这一段大概是中医治疗基本原则之—— —同病异治的最早的论述。东方为万物生长之地，似春季之升发。傍海，盛产鱼盐，其居民居住安定，饮食无忧。但吃鱼和盐多，鱼吃多了会体内郁热，盐吃多了会伤血，所以当地居民皮肤较黑，腠理粗疏，容易得痈肿疮疡一类的疾病，应当用砭石治疗，刺出脓血。西方类似秋季，有收引肃杀之气，盛产金玉，地多沙石，气候干燥凉爽，风沙多，水土之性刚强。人们依山而居，不穿布衣而穿毛皮，食用肥美多脂之品，皮肤缜密，故外邪不易侵入，病多内生，适宜于药物治疗。北方地势高，像是冬天，天气严寒，具天地闭藏特点。当地居民多依山而居，游牧为生，多食乳品。因为内脏受寒故容易生脘腹涨满一类疾病，治疗可用灸烤。南方地区，气候炎热，像夏天一样阳气充足，万物繁茂，其地势低洼，潮湿，多雾气和露水。人们喜欢吃酸味和发酵食物，故其居民皮肤细腻，肤色发红，容易发生筋脉挛急、肢体麻痹等症，治疗应当用小针针之，以疏通经络。中央地区地势平坦气候湿润，有类似长夏之气，万物繁茂，物产丰富，食材多样，居民生活安逸，故有病多四肢痿弱，厥逆寒热。治疗应用导引按摩之法，以活动肢体。

时过境迁，现代的生活环境、生活方式虽已发生了巨大变化，但是，东西南北中各方的特点仍然存在，差异仍然明显，各地居民的养生措施也要适应当地的地域条件。

后世对这一问题也都有论述。孙思邈说：“凡用药皆随土地所宜，江南岭表，其地暑湿，其人肌肤薄脆，腠理开疏，用药轻省；关中河北，土地刚燥，其人皮肤坚硬，腠理闭塞，用药重复。”同时还警告：“凡遇山水坞中出泉者，不可久居，常食作瘿病。”这是指地方性甲状腺肿而言。

因地制宜养生要注意以下问题：

（一）顺其利，克其弊

各地的环境都有利有弊，应当进行分析，有利者存之，不利者克之。如西北、西南、东北为地方病流行地区，地方性甲状腺肿和克汀病、大骨节病、克山病广泛流行。近年来采取以食盐加碘和以改水为中心的综合性防治措施，已经大见成效。

南方则江河湖泊遍布，容易发生以水污染为媒介的传染病。清代梅伯言在其《白下锁言》中写道："沿河居民，日倾粪土污水，荡涤无从，郁积日增，病症日作"。1988年上海市民食用被污染的毛蚶造成甲肝大流行，3个月内29万人患病，举世震惊。所以南方地区必须加强垃圾和大小便的管理，防治水源污染。

（二）存其宜，弃其害

在一个地方长期居住，就会形成适应当地环境的生活习惯和方式，但是这些习惯也是有利有弊的，必须加以分析，宜者存之，害者弃之。

东北、朝鲜地区冬季严寒，冷的时间也长，蔬菜不容易保存，于是就有泡菜、腌咸菜、泡酸菜的习惯，但是，这种保存蔬菜的方法是不利于健康的。一是放的盐多，二是产生大量的亚硝酸盐等致癌物质。

同样是居住在严寒地区，爱斯基摩人几乎没有高血压病，因为他们不吃盐；日本北海道地区却因为冬季严寒，没有鲜鱼吃，居民就吃咸鱼，其每日平均摄盐量达到26克之多，当地的高血压患病率高达40%。

西北地区风沙大，昼夜温差大，属内陆型气候，天气干燥，农村以住窑洞为多。窑洞冬暖夏凉，洞内湿润，不惧风沙，都是其优点，但是，门窗狭小，不易开启，而且只有向阳面才有，故难以通风，有的在窑洞内烧水、做饭，搞得空气污浊、烟多。可以考虑把细长的窑洞改得宽、短一些，门窗开得大一些，窗户要能开启。

西北地区水缺乏，很多山区、丘陵、高原地方居民以窖水为主要饮用水。在院子的低洼处挖一窖池，又没有硬化，下雨时雨水携带树叶、枯草、动物排泄物、尘土等流入窖池，因为没有遮挡，刮风时各种脏东西都会被吹到水中，所以窖水污秽不堪，病原微生物滋生，腐殖质含量很高，是极不适宜饮用的。在有条件的地方要开发新的水源，无法解决的也要整治窖池，以提高其清洁度。

（三）与时俱进

虽然地域没变，但生活条件变了，生活方式也应当发生相应的变化。西北游牧民族，因为天气严寒，故"民不衣而褐荐，其民华食而脂肥"，居住方式以蒙古包为主，以便迁移，但目前已有很多搬进了定居点，住上了砖瓦房甚至楼房，或转而成为"城里人"，用上了暖气，再也不惧怕严寒，如果再保留吃肉、喝奶的高热量饮食习惯就不对了。

（四）非其地人，不学其习

四川人爱吃麻辣，笔者很不理解。有一次到四川开会，会务人员嘱咐饭店厨师，炒菜时少放辣椒，但是到了第三天，有的代表就向服务员要辣椒吃，一是因为当地潮湿，心理上就想吃辣，二是当地都是川菜多，没有麻辣的川菜实在是没有味道。

辣椒原产国是墨西哥。15世纪末，哥伦布发现美洲之后把辣椒带回欧洲，并由此传播到世界其他地方，于明代才传入中国。

麻辣因为其强烈的刺激性，为现代人所喜好。于是，川菜大行其道，到处是川菜馆、火锅店。八大菜系本以鲁菜为首，现在在鲁菜的根据地济南，鲁菜也干不过川菜，火锅店也是鳞次栉比，就连南方也是如此。非其地，学其习，现在湿热体质的人很多，与此不无关系。

中国饮食习惯曾有过“南北大颠倒”。和现在的南甜北咸不同，宋代是“南咸北甜”。《梦溪笔谈》卷二四中记录到：“大底南人嗜咸，北人嗜甘。鱼蟹加糖蜜，盖便于北俗也。”实在不知这个习惯是什么时候，因为什么原因颠倒过来的。

三、因人制宜

（一）不同性别的特点与养生

男女有别。万全说：“阴阳异质，男女殊料”。男女在形态结构、生理机能、新陈代谢等方面都有明显的不同。

1.男性

（1）生理特点：①男性为阳刚之质，多魁梧高大，肌肉发达，新陈代谢水平相对较高，脏腑功能相对较强，比女性更能胜任体力劳动。②以肾为先天，以精气为本。《广嗣纪要》说：“男子以精为主”。

（2）心理特点：男子性格较女子外向，心胸较为开阔，坦诚大度；感情较为粗犷，性格豪放，好交友；处事干脆利落，主动积极，自尊心和好胜心较强，敢说敢为，较少搞“小动作”。但刚强有余而柔弱不足，自制能力较弱，容易冲动。

（3）疾病特点：男多用气，且其气易散，故气常不足；男子之病，多由伤精耗气，易于精亏。

（4）保健要点：①节欲保精：性生活是人之生理需要，是繁衍子孙之必须，保持健康也不可缺少。葛洪说：“人复不可都绝阴阳，阴阳不交，则坐壅阏之病，故幽闭怨旷，多病而不寿。”但现在的问题是，禁欲者少，纵欲者多；闭精者少，损精者多。“以欲竭其精，以耗散其真”，是男性亚健康和疾病的重要原因。孙思邈说：“凡精少则病，精尽则死，不可不思，不可不慎”。性生活要节制，不要早恋、早婚、乱性。②调神养精：精可养神，神可御精，积精则全神，宁神则保精，二者关系密切。宁神保精就要注重道德修养，做到清心寡欲，心地澄明，精气方能内守。《格致余论》说：“圣贤只是教人收心养心，其旨深矣……心动则相火亦动，动则精自走……”。③养护阳气：张景岳说：“人之大宝，只此一息真阳”，阴阳相比，阳气更为重要，对于以阳为主的男性尤其要注意养护阳气。④药食调养：食物水谷精微不断化生，是对肾所藏先天之精的补充，保证其源源不竭。除了一般的饮食养生原则外，要注意借助饮食养精、补精。鸭肉、羊肉、海参、鳖、虾、牛骨髓等皆有益精填髓之功效。药物方面，熟地、鹿角胶、紫河车有补益肾精作用；补气壮阳药物在男性中也很重要，如人参、黄芪、白术、山药、鹿茸、男性三宝（巴戟天、淫羊藿、菟丝子）、仙茅和补气益阳的中成药如金匮肾气丸、右归丸、鹿龟补肾丸等。服用这些药物一定要对证，特别不能为了纵欲而人为地提高性功能，那只能是饮鸩止渴。

2.女性

（1）生理特点：①女性为阴柔之质，多玲珑小巧，皮肤细白，新陈代谢水平相对较低，脏腑功能相对较弱，与男性相比胜任体力劳动的能力相对较弱，但做事更耐心细致。

②以肝为先天，以阴血为本，阴血的充足与条达是维持月经、孕育、产胎和哺乳的基本条件。

（2）心理特点：女多内向，细腻，多愁善感，心胸较为狭窄，情绪变化多，但比较执着。孙思邈说：“女子嗜欲多于丈夫，感情信于男子，加之慈爱恋憎，嫉妒忧恚，染着坚牢，情不自抑。”

（3）疾病特点：女多用血，故血常不足；女子之气易郁；女子之病，多由伤血。多见肝血不足，肝气郁结体质。

（4）保健要点：

①月经期：女性在经前期因气血郁而未达，常常伴有心烦意乱、郁闷、忧伤等情志变化；月经期因经血下泄，导致阴血偏亏，肝气偏盛，容易发生情绪波动，烦闷易怒、乳房胀痛、小腹坠胀等。如不注意调适，容易影响气血运行而导致月经不调。

应注意保持情绪稳定、乐观，避免惊恐、恼怒、忧思等不良刺激。血遇温则畅，遇寒则凝，遇热则妄行，故经期要注意调适寒温，尤其避免感受寒邪，否则容易气血阻滞，诱发痛经、闭经的发生。在饮食方面，如经期肝气偏旺，影响脾运，宜强健脾胃，进食宜中正平和，易于消化，寒温适中。尽量不用生冷酸涩之物，避免凝滞血脉；也不要用辛热香辣之品，避免蕴热迫血妄行。阴血不足者可适当用大枣、桂圆、莲子、栗子、核桃、葡萄干等以补益之。经期不要参加重体力劳动和剧烈运动，但也不要静而不动，以防气血凝滞。月经期不能行房事，否则容易损伤气血、感受邪气和造成感染。要注意经期卫生，内衣内裤和卫生用品要及时更换洗涤。

②妊娠期：妊娠期月经闭止，阴血聚以养胎。妊娠期调护是保障母子健康，实现优生优育的重要环节。《女科证治约旨》说：“凡妇人自在妊娠，即宜注重胎教，讲究卫生，内无七情之伤，外无六淫之感，保重强健，何疾病之有？惟妊娠期内，不讲胎教卫生，七情六淫，任意伤犯，于是疾病丛生。”《万氏妇人科》说：“妇人受胎之后，所当戒者，曰房事，曰饮食，曰七情，曰起居，曰禁忌，曰医药。须预先调养，不可少犯，以致伤胎难产，且子多疾，悔之无及。”

气调则胎安，气逆则胎病。凡七情之伤，既伤母，又伤胎，必须避免。《妇人秘科》说：“受胎之后，喜怒哀乐，莫敢不慎，盖过喜则伤心而气散，怒则伤肝而气上，思则伤脾而气郁，忧则伤肺而气结，恐则伤肾而气下，母气既伤，子气应之，未有不伤者，其母伤则胎易堕，其子伤则脏气不和，病斯多矣。”和男性不同，女以肝为先天，肝最忌怒，怒则气逆，而肝是喜条达的，气逆为养肝之大忌。尤其是妊娠之初，气逆导致经脉内闭，食饮即吐，为妊娠呕吐之主要原因。《竹林女科证治》说：“恼怒则否塞不顺，肝气上冲则呕吐、衄血、脾肺受伤。肝气下注则血崩带下，滑胎小产。”心态宁静为安胎第一要点。《竹林女科证治》说：“不校是非，则气不伤矣。不争得失，则神不劳矣。心无嫉妒，则血自充矣。情无淫荡，则精自足矣。安闲宁静，即为胎教。”这里强调，心静不仅对孕妇是重要的，对胎儿同样重要。母子一体，母静则子安，这是胎教的基础。

饮食方面：有妊娠反应者应少量多餐，饮食清淡，易于消化且富有营养。可用理气安胃和消导作用的食物如山楂、柑橘、萝卜、橄榄、生姜等，呕吐者要注意水的补充，可食用具有生津作用的食物如西瓜、番茄、莲藕、乳类等。孕妇饮食营养要丰富，以满足胎儿生长发育之需，但多食肥甘厚味，则可能导致胎儿肥大难产。《竹林女科证治》说："胎之肥瘦，气通于母，恣食厚味，多致胎肥难产，故孕妇调摄饮食，宜淡薄不宜肥浓，宜清虚不宜重浊，宜和平不宜寒热。"该书列举了孕妇适宜食用的食品有：山药、莲子、芡实、松子、熟藕、鲫鱼、鳗鱼、银鱼、海参、笋、腐皮等。

妊娠期间尽量不用化学药品，防止药物对胎儿的毒副作用，妊娠早期尤其要防止药物导致的胎儿畸形。中药方面，凡竣下、逐水、祛痰、催胎、破气、通窍和大热、大寒、有毒之品均应禁用或慎用。

运动方面：妊娠期间适度活动可以使气血调和，经脉畅通，有利于胎儿生长；过度安逸，则气血凝滞，常导致胎位不正和难产；但过劳则气衰，易导致堕胎、小产。《万氏妇人科》说："妇人受胎之后，常宜行动往来，使血气流通，百脉和畅，自无难产。若好逸恶劳、好静恶动，贪卧养娇，则气停血滞，临产多难。……勿登高、勿临深、勿越险、勿负重，少有触犯，其胎必堕。"

起居方面：孕妇应讲究卫生，勤换衣裤。衣裤应宽大柔软，忌过紧影响气血运行。孕期要防止各种疾病的发生，以防疾病和药物对胎儿的不利影响。尤其在初孕阶段，特别要预防病毒感染。禁欲为保胎第一要务，防止房事伤损肾精肾气，引起胎动不安甚至堕胎或小产。《胎产心法》说："纵情交接，以扰子宫，有触动胎元一月而堕者……皆由纵欲之故。"

③产褥期：产后一个多月为产褥期，俗称"月子"。由于分娩时耗气伤血，子宫尚未回归，且要哺乳，故产后多体虚多郁。《孕产集》说："产后调摄最宜谨慎，盖产后气血虚少，脉络空乏，肢节懈怠，腠理开张，皮毛不实，营卫不固，血道易塞，气道易滞，故致疾之易。"产后气血亏虚，必须保证休息，顺产也要卧床24小时，但不能真正"坐月子"，也要适量运动，以畅通气血。产后虚弱，且腠理疏松，易受外邪侵扰，应注意保暖，不可当风而卧。室内必须清洁，温暖适宜，空气清新，但不要过分强调保暖，导致大汗甚至中暑。《景岳全书·妇人规》说："产妇产室，当使温凉得宜，若产在春夏，宜避阳邪，风是也。产在秋冬，宜避阴邪，寒是也。"

产后要加强营养以促进产妇身体恢复，也利于乳汁的分泌。产后一周之内，阴虚火旺为多，应以清补为主，进食清淡、富有营养和易于消化食品，如鸡汤、鱼汤、小米粥、牛奶、红糖水、豆浆、肉汤等，但不要过于油腻。两周后，多偏于虚寒，可予温补，以补益气血。产妇宜少量多餐，不可过饥过饱。

由于产后血虚，神失所养，血瘀则气血不畅，故情志易郁。产后要保持心情舒畅，切忌恼怒、惊恐。《女科密旨》说："产后月内，宜戒怒气，勿受惊恐，勿劳神力，谨慎饮食"。产褥期血室正开，恶露排出，故要经常洗浴保持清洁。百日之内不可行房事。《千金要方·妇人方》说："……凡产后满百日，乃可合会。不尔，……百病滋长，慎之。"

④哺乳期：一般为产后一年，也有后延者。这是产妇逐渐康复的阶段，适当保养对

乳汁分泌也十分重要。《类证治裁》说："乳汁为气血所化，而源出于胃，实水谷之精华也。"所以乳母应增加营养，强健脾胃，多喝汤粥，以保证乳汁分泌。虾、猪蹄、母鸡、花生、黄花菜、豆类、鲫鱼、鲤鱼、酒酿、豆腐都有生乳之功。《妇人大全良方》说："凡妇人乳汁或行或不行者，皆由气血虚弱，经络不调所致。"宜多喝鱼汤、猪蹄汤和鸡汤，必要时加当归、黄芪等补气养血之品。饮食忌生冷、过咸和辛辣之物。乳母要保持心情舒畅，有充足的睡眠，生活要逐步规律。不可滥用药物，因药物会通过乳汁进入婴儿体内，而且某些药物会影响乳汁分泌。

（二）不同年龄的特点与养生

人体年龄段有不同的划分。目前通常用的是：婴儿（出生～1岁）、幼儿（1～4岁）、儿童（5～11岁）、少年（12～18岁）、青年（19～35岁）、中年（36～59岁）、老年（60岁～）。

1994年以前，国际上对年龄段的划分一般认同的是：14岁以前为少儿，15岁至64岁为青壮年和逐渐进入的劳动年龄段（中国是到60岁），64岁以上为老年人。

世界卫生组织提出新的划分方式是：44岁以下为青年人，45岁至59岁为中年人，60岁至74岁为年轻老年人，75岁至89岁为老年人，90岁以上为长寿老人。

《灵枢·营卫生会》中说，"老壮不同气"，说明人的体质随年龄而逐渐变化。

1.儿童期

婴幼儿期（0～3岁）主要是抚养，在此不赘述。儿童期指4～11岁这一年龄段。

（1）生理和心理特点：《素问病机气宜保命集》说小儿："和气如春，日渐滋长"，《灵枢·天年篇》说："人生十岁，五脏始定，血气已通，其气在下，故好走。"都是说小儿处于生长发育的初期阶段。这一阶段的主要特点是：①气血未充、脏腑娇嫩、阴阳较弱，易于发生寒热虚实等难以预期和错综复杂的变化。《温病条辨·解儿难》说小儿："脏腑薄，藩篱疏，易于传变；肌肤嫩，神气怯，易于感触"。《医原》说："小儿……花之苞，果之萼，稚阳未充，稚阴未长者也。"②心理发育尚不健全，可塑性大，易于接受各方面的影响，但也容易受到惊吓致病。

（2）养生要点：宋代陈文中的《小儿病原方论》中载有养子十法，即"要背暖；要肚暖；要足暖；要头凉；要心胸凉；勿令忽见非常之物；脾胃要温；儿啼未定，勿便饮乳，勿轻服轻粉、朱砂；宜少洗浴。"

①早期教育：思想素质教育要从小抓起。《颜氏家训·勉学》说："人生小幼，精神专利，长成以后，见虑散逸，故须早教，勿失机也。"《明·古今医统》说："凡婴儿六十日后……便当诱其正性"。"子不教父之过"。首先，家长和老师要做好表率，"榜样的力量是无穷的"，"上梁不正下梁歪"，要用英雄、正直、乐观的形象和行为感染孩子。要摆事实、讲道理，严禁简单粗暴甚至打骂孩子。要启发和耐心听取孩子的意见，哪怕是幼稚和错误的，也要循循善诱，冷静和蔼，切忌强制、胁迫、讥讽、体罚。要以鼓励为主，多发现和表扬孩子正面的表现。不要让孩子看凶杀、恐怖、性爱不宜的电影电视和图片。有条件者要去幼儿园，不能去者也要多领孩子和其他人接触，学会和其他孩子分享

食物、一同玩耍，引导孩子合群、共享、同乐，不自私、不孤独、不软弱、不自卑、不娇气、不骄傲。要引导孩子学习中国传统文化，如三字经、弟子规、古诗词等，用讲故事、辨道理的方法使孩子明事理，懂规矩。

知识教育：2～3岁是儿童语言和记数能力发展的关键期；4～5岁是学习书面语言的关键期；5～6岁是数字概念发展的关键期，要根据这些特点进行相应的知识教育。要引导孩子养成快乐学习的习惯，不能成为沉重的负担。课外的学习必须尊重孩子的爱好，也要根据孩子的特长来选择。像文艺类的学习，没有这方面特长者就不要逼着孩子去考级、争名次，即便是"学不出来"，提高孩子的综合素质也好。

②精心护养：儿童精神怯弱，容易受到惊吓，且好奇，不知避险，一定要精心护养。要向孩子讲解接触家用电器、火炉、炉具、药物以及过马路等的危险性和规避方法。《育婴家秘》说："凡小儿嬉戏，不可妄指它物作虫、作蛇；小儿啼哭，不可令装扮欺诈以止其啼，使神志混乱。"

精心护养不等于溺爱和听之任之。儿童期养成的习惯将影响孩子的一生，家长千万要慎之又慎。

饮食：孩子在长身体的年龄，饮食要富含蛋白质，要注意品种多样和合理搭配。必须吃好早餐。要养成科学的饮食习惯，第一要远离垃圾食品，尽量不吃洋快餐，不喝碳酸饮料；第二不要偏食；第三要减少零食；第四要控制体重，千万不要吃成小胖墩。《幼幼集成·初生护持》强调要："忍三分饥，吃七分饱"。肾气对身体发育很重要，因此要适当给予补肾食品，如核桃仁、黑芝麻、桑葚、黑豆，适量的动物肝、肾、脑髓等，但不要吃过多的滋腻厚味和辛辣温热之品。小儿脾胃脆弱，故饮食要细碎软烂、清淡、多汁，不宜多食油炸、烧烤之品。

运动：《千金要方·初生出腹论》说："凡天和暖无风之日，令母将儿于日中嬉戏，数见风日，则血盈气刚，肌肉牢密，堪耐风寒，不致疾病。"10岁以内儿童，要保证每天2～3小时的户外活动，学龄儿童更要注意做好课间活动，上好体育课。活动以体操、游泳、游戏、短跑、球类、跳绳为宜，运动量不宜过大。

起居：要让小儿安，三分饥和寒。要顺应天时、气候及时增减衣服，注意背、腹、足要暖，头宜凉。衣物要轻软，不要厚热。要养成良好的起居习惯，保证充足的睡眠。居室内要明亮、温暖、通风，但不能过热。要养成孩子定时吃饭、定时睡眠、定时大便的习惯和良好的卫生习惯，培养孩子的独立生活能力。

2.青少年期

指12～35岁年龄段，其前期也叫青春期。青春期是由少年到成年的过渡时期。

（1）心理和生理特点：《灵枢·天年篇》说人："二十岁，血气始盛，肌肉方长，故好趋"。这一时期气血渐盛，机体发育成熟，性机能成熟，表现为肾气渐旺，生机蓬勃，灵机善动、富于幻想、易于冲动的特点。

（2）养生要点：

①心理素质修养：青少年的心理素质尚不成熟，他们积极进取，又好高骛远；热情

奔放，又容易冲动；具有一定的分析判断能力，又缺乏经验，看问题容易偏激；有一定的独立性，但又有相当的依赖性。他们的世界观和价值观正在形成之中。必须对他们进行思想道德、世界观的正面教育，使他们树立爱国、孝悌、助人的良好素质；必须教育他们正确对待功利、爱情、他人，树立团队、集体意识；必须教育他们正确对待奋斗与成功、失败与挫折，使他们勇于接受挑战，又能百折不挠；必须教育他们正确对待自己，使他们既能有自己的独立思考，又能虚心听取他人的意见和建议；必须教育他们遵守法律法规，树立法制意识，防止违法乱纪、持强好斗。要养成独立自觉、谦虚谨慎、文明礼貌、尊老爱幼、言行适度的良好习惯和素质。《素问·上古天真论》说："丈夫……二八肾气盛，天癸至，精气溢泻"，"女子……二七而天癸至，任脉通，太冲脉盛，月事以时下。"要对青少年进行正确的性教育，建立正确的恋爱观，不要早恋、早婚、早育，不要沾染恶习，也不要为此影响了自己的学业、事业和身心健康。

②养生要点：青少年开始由家庭、学校走向独立，养成正确的健康观极为重要。要知道，人的一切努力都是为了健康和幸福的活着，没有健康的身体就没有一切。既要努力奋斗，又要合理地安排自己的时间，既要专心致志地学习和工作，又要有适当的体育锻炼和娱乐活动。要养成良好的卫生习惯，学习一定的养生保健知识和疾病的防治知识，杜绝吸烟、酗酒、吸毒、乱性等一切恶习缠身。建立良好的饮食习惯和运动习惯，学会控制自己的情绪，保持一种平和心态。

3. 中年期

指36～59岁这个年龄段。中年是由青年向老年过渡的阶段，是生命历程的高峰期，但也是由盛转衰的转折期。

（1）生理与心理特点：《灵枢·天年》说："人生……三十岁，五脏大定，肌肉坚固，血脉盛满，故好步；四十岁，五藏六府十二经脉，皆大盛以平定，腠理始疏，荣华颓落，发颇斑白，平盛不摇，故好坐。"由"好步"到"好坐"，说明了这一盛衰变化的特点。

中年期也是偏颇体质和疾病的孕育期。人体的阴阳、脏腑逐渐衰退是第一个因素，极大的社会和家庭负担与身体机能的衰退的矛盾是第二个因素，手中有权有钱，各种不良诱惑接踵而来是第三个因素。

更年期是人体由中年转入老年的过渡时期。一般将更年期另列为一个特殊的年龄段，是指性腺功能开始减退至完全丧失的转变时期。《素问·上古天真论》说："七七任脉虚，太冲脉衰少，天癸竭，地道不通，故形坏而无子也"。由盛到衰的变化容易产生体内代谢和功能的失衡，其结果便是更年期综合征的出现。

（2）养生要点：①养生保健意识：人在低谷，往哪个方向走都是上坡；人在山顶，往哪个方向走都是下坡。但是人常常难以确定在什么时候是自己身体状态的转折点。中年正值精力旺盛、事业发达之际，让他"罢手"是很难的，勉力为之为他身体状态恶化，甚至疾病发生埋下了"地雷"。中年人必须正视现实，不要抱侥幸心理，正确处理事业和养生保健之间的关系。要能"看开"、"服老"，保持健康心态。要定期去做体检，发现问题下决心及时解决。②劳逸结合：工作是做不完的，钱是挣不完的，身体却不是可以无穷开发的资源。一定要抽出时间去学习、实践养生保健，抽出时间去体育锻炼和休息，抽出时间让自己充分放松。③饮食要定时、有节、多样、清淡、温热、熟软。坚决克服吸烟、酗酒、夜餐、吸毒等陋习。④节制房事：中年人容易发生"肾亏"，也是由盛转衰的主要表现。如果强行房事，甚至乱性，必定使身体过分消耗，损伤肾气。

4.老年期

人到60岁就步入了老年期。

（1）生理和心理特点：老年人的身体特点是：体虚、多病、神衰。《灵枢·天年篇》说："六十岁，心气始衰，苦忧悲，血气懈惰，故好卧。七十岁，脾气虚，皮肤枯。八十岁，肺气衰，魄离，故言善误。九十岁，肾气焦，四脏经脉空虚。百岁，五脏皆虚，神气皆去，形骸独居而终矣。"《寿世青编》说："殊不知老年之人，血气已衰，精神减耗，至于视听不至聪明，手足举动不随其志，身体劳倦。"

老年期的体质变化是：精气渐衰，脏腑功能减退，以肾气不足为主；肺脾气虚，心肝血虚；神气不足，代谢缓慢；气血郁滞；宿疾交加。最重要的是肾精亏虚和气血郁滞。

（2）养生要点：①养生保健意识：因为体衰多病，相对中、青年人来说，老年的养生保健意识相对较强。但是，也有老年人"不信邪"、"不服老"，或有侥幸心理，自以为还有老本可吃，我行我素。还有一些老年人，过分依赖治疗，认为养生保健治不了病。或期望用保健品代替科学的生活方式，或"病急乱投医"，什么偏方、验方乱吃，吃保健品没有选择，不管适合不适合自己的身体情况，结果花了钱，解决不了问题，还耽误了时间。所以老年人一定要提高养生保健意识，系统地学习养生知识。要检查自己的疾病和体质状况，做到心中有数。不急于求成，不急功近利，从"管住嘴、迈动腿、养好神"开始，持之以恒，必有成效。②精神养生：和中年人不同，老年人要有不服老的精神，克服消沉、悲观、自责情绪，培养乐观、豁达、向上、年轻的心态，要有战胜疾病、健康长寿的愿望和信心。各种娱乐活动，可以调节情绪，陶冶情操，净化心灵，对愉悦身心、促进健康颇有益处。音乐、书画、跳舞、垂钓、阅读等，都是有益于健康的，但要避免久坐、久视、久动。③药食养生：《寿亲养老新书·饮食调节》指出："高年之人，真气耗竭，五脏衰弱，全仗饮食以资气血。"反之，"若生冷无节，饥饱失宜，调停无度，动成疾患"。宋代理学大师朱熹是一孝子，他在给母亲的信中说："慈母年高，当以心平气和为上。少食勤餐，果蔬时伴。阿胶丹参之物，时以佐之。延庚续寿，儿之祈焉。"老年人饮食应当清淡而不油腻，多样而不单一，熟软而不生冷，少量多餐，细嚼慢咽。营养要丰富全面，多吃抗衰老食物如山药、莲子、藕粉、菱角、核桃、黑豆、黑芝麻等。要了解自己的体质，从而进行有针对性的调补。④运动养生：老年人的运动要注意以下几点：适时适量、持之以恒、寓乐于动、身心共养、量力而行、保证安全。不要参加竞技性运动，长跑、冬泳对大多数老年人并不适宜。散步、慢跑、太极拳、气功、五禽戏、健身操、棋类、台球等都是老年人可供选择的运动种类。⑤疾病调养：老年人要定期体检，以及时发现身体的变化。遇有疾病要及时治疗，不可拖延以至加重。服药要注意：不乱吃药、不频繁换药、不超量服药、不要不规则服药。用药量一般要比常规量低，有肝肾功能减退者尤应注意。服用中药要注意以下原则：多补少泻，药性平和，药量宜小，注重脾肾，兼顾五脏，辨体（质）论补，调整阴阳，药食并举，因势利导。要多用非药物疗法，如音乐疗法、饮食疗法、运动疗法、气功、经络调治等。

四、因时制宜

《易·系辞》说："变通莫大乎四时"。自然界最大的变化就是季节的更替，随着季节的更替世间万物包括人体的阴阳和脏腑经络也发生相应的变化，故必须"顺时养生"。顺时养生是天人合一原则的具体体现。《素问·四气调神大论》说："夫四时阴阳者，万物之根本也。所以圣人春夏养阳，秋冬养阴，以从其根，故与万物沉浮于生长之门。逆其根，则伐其本，坏其真矣。故四时养生者，万物之始终也，死生之本也。逆之则灾害生，从之则苛疾不起，是谓得道。"

从一年四季，到各个时令，乃至一日四时，自然界都在有规律地变化。四季和时令养生，我们将在生态四季养生中介绍，这里只介绍一日四时养生。

自然界阴阳之气在一日内发生与一年四季相似的变化。《灵枢·顺气一日分为四时》说："以一日分为四时，朝则为春，日中为夏，日入为秋，夜半为冬。"《素问·生气通天论》论述了一日四时阴阳的变化："故阳气者，一日而主外，平旦人气生，日中而阳气隆，日西而阳气已虚，气门乃闭。是故暮而收拒，无扰筋骨，无见雾露，反此三时，形乃困薄。"阳气在日间是主外的，清晨，阳气开始上升，中午阳气最为强盛，日落西山的时候阳气收敛变弱，人的腠理开始关闭。所以，日暮的时候以收为主，这时不要活动筋骨，不要接触雾露之气。如果逆这三时而行，就会得病，使身体憔悴衰弱。

一日四时养生，主要是起居问题。从生态的角度来说，"日出而作日入而息"是最顺应阴阳之昼夜变化的起居模式，现代人热衷的"夜生活"则是最不科学的。古代人没有电灯、电视、影剧院、商店、健身房和丰富多彩的文化生活吸引你的兴致，也没有加夜班和开夜车干扰你的作息，日暮之后，劳累了一天的人们，只有休息睡觉。现在的人把夜晚的"秋冬"当成了仲夏来过，生物钟完全被打乱，其性质是"逆其根"，结果只能是"伐其本，坏其真"，对健康十分不利。

古人可能没有"晨练"，"闻鸡起舞"大抵也是后来的事。现代人原来是晨练的，但近来有人主张"暮练"，即黄昏时分活动，据说早晨是"魔鬼时间"，锻炼容易出问题；而且早起空气污染较重；夜间植物吸收氧气，放出二氧化碳，所以清晨空气中氧气相对较少，二氧化碳相对较多。实际上，晨7时和晚7时的空气污染是最严重的，都不适合锻炼，至于"魔鬼时间"，主要是针对心脑血管疾病的患者来说的，大部分人并没有这方面的顾忌。《内经》讲的很清楚，"暮而收拒，无扰筋骨"，黄昏锻炼肯定是不对的，晚上去健身房也是不科学的。结合《内经》的论述和现时的实际情况，锻炼以上午九、十时为好。

四季各有脏器当令，而一日十二个时辰，也各相应的经络当令。亥时（晚21～23时）三焦经当令；子时（子夜23～凌晨1时）胆经当令；丑时（凌晨1时～3时）肝经当令；寅时（凌晨3时～5时）肺经当令；卯时（早晨5～7时）大肠经当令；辰时（上午7～9时），胃经当令；巳时（上午9～11时）脾经当令；午时（上午11时～午后13时）心经当令；未时（午后13～15时）小肠经当令；申时（午后15～17时）膀胱经当令；酉时（午后17～19时）肾经当令；戌时（晚19～21时）心包经当令。在这十二时辰的时候，要注意保护当令的脏腑而不要伤害之。

《素问·六节藏象论》说："凡十一脏，取决于胆也。"胆之性为阳气初生，所以称为"少阳"。"少阳"蕴含蓬勃向上之意，所以十一脏的功能都有赖于胆腑的少阳之气。胆经是子时当令，这时应当及时休息，以保护初生的阳气和胆腑。接着丑时肝当令，"卧则血归于肝"，肝为血脏，肝血不足则容易肝风内动，所以更应当睡眠。这就是中医主张睡"子时觉"的道理，晚上11时之前必须睡觉。

《灵枢·顺气一日分为四时》中说："夫百病者，多以旦慧、昼安、夕加、夜甚……朝则人气始生，病气衰，故旦慧；日中人气长，长则胜邪，故安；夕则人气始衰，邪气始生，故加；夜半人气入脏，邪气独居于身，故甚也。"人的阳气也是人对病邪的抵抗力，在早晨生，日中长，黄昏衰，夜半藏。所以，一日之内人体抵抗病邪的力量随之变化，出现疾病早晨好转，中午安定，黄昏加重，夜半最甚的变化。这些规律在疾病防治和调养方面应多加注意。

饮食者，人之命脉也，而营卫赖之。故曰：水去则营竭，谷去则卫亡。

——李时珍

夫为医者，当须先洞察病源，知其所犯，以食治之，食疗不愈，然后命药。

——孙思邈

第七章　生态药食养生

第一节　饮食的重要性

饮食是机体补充营养的主要方式。“营”在汉语里是谋求、筹划的意思，“养”是养生、养身的意思，二者合二为一应当是“谋求养生”之意，可见营养对于养生的重要意义。营养学对营养的定义是：“机体通过食物，经过体内消化、吸收和代谢，利用食物中对身体有益的物质作为构建机体组织器官、满足生理功能和体力活动需要的过程”。

一、民以食为天

《汉书·郦食其传》中说：“民以食为天”。李时珍说：“饮食者，人之命脉也”。孙思邈在《千金要方》中强调：“安身之本，必资于食”，“不知食宜者，不足以养生也”，因为“食能排邪而安脏腑，悦情爽志，以资气血”。《寿亲养老新书·饮食调治》中说：“食者，生民之天，活人之本也。故饮食进则谷气充，谷气充则气血盛，气血盛则筋骨强。”

概括起来，饮食有三方面的作用：满足人体物质代谢的需要、供应人体机能活动必要的能量需求、调节机体的功能。

除此以外，饮食还有一个满足食欲的功能。食欲是人对饮食的渴望和美好感觉，是进食的先决条件。决定食欲好坏的内部条件是身体的健康状况，特别是胃肠功能，饮食的色、香、味提供了食欲的外部条件。

（一）饮食的“塑人”作用

西方有句俗语：“人是食物的成品。”

任何生物体都必须有新陈代谢，包括物质代谢和能量代谢。新陈代谢是人和生物维持生命活动的基本条件，是生命的基本特征。人和生物表现出来的生长、发育、生育、遗传和变异等特征都是以新陈代谢为基础的。新陈代谢一旦停止，生命也将终结。物质和能量的更新和交换发生在生物和环境之间，也发生于生物体内部。

组织和细胞代谢是物质代谢的主要场所。机体细胞的生命是有限的，当细胞死亡之后，其所含有的物质或被用以营造新的细胞，或进入分解代谢，因此机体需要摄取营养物质作为新的细胞组织的“建筑材料”。

人的骨髓每秒产生250万个红细胞；胃肠壁每4天更新一次；免疫系统每周更新一次，当遭到攻击时，每分钟产生20万个新的免疫细胞；皮肤每月更新。

一个人到60岁，和环境中进行的物质交换约相当于60000千克水，10000千克糖类，600千克蛋白质，1000千克脂类，总质量为71600千克。按照平均体重60千克计算，人到60岁，体内的物质已经换了1193次，每年近20次！当然，摄入的食物只有一部分吸收，而且有的营养成分成了供能原料，并不成为细胞、组织的构成成分，所以，上述的数字应当没有这么多，但它确实说明了饮食的“塑人”作用多么重要。

“换来换去”，也许越换越好，也许越换越坏，一切取决于你的意识，取决于你吃的食物。

吃什么食物，人是主动的，但对体内组织细胞来说又是被动的。

你永远是你自己，也永远不是你自己。身体的每一个分子都是由你摄入的食物和水分构成的，这就是饮食的“塑人”作用。

（二）资气者食

“人是铁，饭是钢，一顿不吃饿得慌”，说明了饮食与生命活动的密切关系。在现代营养学看来，饮食提供了机体生命活动必需的能量，在祖国医学看来，即“资气者食”。

人体最重要的物质基础是精、气、神，被称为“三宝”。《寿亲养老新书》说：“主身者神，养气者精，益精者气，资气者食。”精是食物精微化生的物质，是人体生命活动的物质基础，气是人体一切生理活动的动力，是由水谷之精气与吸入的自然界大气合并而成，即《灵枢·刺节真邪论》所说：“真气者，所受于天，与谷气并而充身也”。神则是指人体的精神活动，为生命之主宰。气和精相互为用：生命物质之活动有赖于气的推动，气的生成有赖于生命物质的滋养，即所谓“养气者精，益精者气”。气的来源之一是水谷之精气，故曰“资气者食”。精气充盈，则神自旺盛。

“气者，生之充也”，说明了气对于生命活动的重要性。《灵枢·五味》中说：“故谷不入，半日则气衰，一日则气少矣”。《灵枢·平人绝谷》说：“平人不食饮七日而死者，水谷精气津液皆尽故也”。所以说“人以水谷为本，故人绝水谷则死”《素问·平人气象论篇》）。

（三）药食的性质与功能

营养学中讲微量元素、维生素、酵素、生物活性物质等都是与机体功能调节有关的物质。所以营养学讲的是人们看不到的“营养素”分子，强调的是“有没有”，“缺不缺”，而祖国医学讲的是具体可见的食物，不仅强调“有没有”，还强调食物本身的性质对于健康的影响。

微量元素、维生素和生物活性物质对于机体生理活动的调节作用可参见现代营养学。这里主要介绍中医学和养生学的有关论述。

中医药学认为食物的性质包括四气、五味、归经、功能四个方面。

（1）四气：食物寒热温凉的性质，称为四气，加上不热不凉的“平”即为五气。《寿世保元·饮食》中说：“所谓热物者，如膏粱、辛辣浓味之物是也，谷肉多有之。寒物者，水果瓜桃生冷之物是也，菜果多有之。”

四气讲的是食物本身的性质，而不是指其温度。在日常生活中，我们的确可以感受到不同“气”的食物对身体的影响，如吃某些食物容易“上火”，而吃另外一些食物则容易胃肠不适，溏泻等。慢性胃病患者以胃寒者为多，当其吃一些寒凉的食物时就容易病情发作或加重，这包括食物本身温度低和其性质寒凉两种情况。现代营养学中没有食物四气的概念，只是讲胃病患者不宜吃刺激性食物。

杨力教授指出，苦味食物、水生食物、越冬食物、背阴食物、绿色食物、地下食物多偏寒；反之，辛味食物、陆生食物、越夏食物、向阳食物、红色食物和高空食物多偏热。这里是一个大致的概括，具体的食物需要查找其属性。如苦味食物偏寒者多，但并非所有的苦味食物都是寒性的。

（2）五味：五味指酸、苦、甘、辛、咸这五种味道。

《素问·六节藏象论》中说：“天食人以五气，地食人以五味。”五气产自于天，属阳；五味产自于地，属阴。

食物的五味从胃肠消化吸收后，各自归于五脏，因为五味和五脏有密切的关系，即亲和力，如《素问·至真要大论》说：“五味入胃，各归所喜。故酸先入肝，苦先入心，甘先入脾，咸先入肾。”

五味各有其性。《素问·脏气法时论》说：“辛散，酸收，甘缓，苦坚，咸耎。……此五者，有辛酸甘苦咸，各有所利，或散或收，或缓或急，或坚或耎，四时五脏，病随五味所宜也。”辛味性发散，酸味性收敛，甘味性缓和，苦味性干燥和坚固，咸味性软化。这五种性味，各自对某一脏器有利，或发散，或收敛；或缓和，或促进；或坚固，或软化；根据四时性质和五脏的功能，恰当地选择食物的五味属性，对于养生和疾病的治疗是有益的。

五味必须调和，才能滋养内脏，补益五脏之气而不失之偏颇。《素问·生气通天论》说：“谨和五味，骨正筋柔，气血以流，腠理以密，如是则骨气以精。谨道如法，长有天命。”

反之，如果五味偏嗜太过，将引起相应脏器的偏盛偏衰，五脏之间的功能活动失调，久之也会导致疾病。《素问·生气通天论》说：“阴之所生，本在五味；阴之五宫，伤在五味。是故味过于酸，肝气以津、脾气乃绝。味过于咸，大骨气劳，短肌，心气抑。味过于甘，心气喘满，色黑，肾气不衡。味过于苦，脾气不濡，胃气乃厚。味过于辛，筋脉沮弛，精神乃央。是故谨和五味，骨正筋柔，气血以流，腠理以密，如是则骨气以精，谨道如法，长有天命。”人体阴精的产生是来自于五味的，藏阴之五脏，也会因五味太过而受到伤害。所以五味必须调和平衡，则能骨骼正直，筋脉柔和，气血通畅，腠理致密，这样就会身体强壮，长有天命。

《黄帝内经》成书的时代没有现代的诊断和检测方法，不能完全用现代的疾病学去理解，但食物之味对健康的影响确实是存在的。如酸味太过与脾胃病、咸味太过与心脏病、甜味太过与糖尿病（包括肾病）、苦味太过于消化不良等。

常见的三百多种食物中，甘味食物最多，咸味与酸味次之，辛味更次之，苦味较少。

3.归经：后世医家又发展为按脏腑、经络理论来分析药物性能，认为某药对于某一经或某几经有特殊作用，称为药物归经，食物同样也有归经的性质。

现将常见食物的性味、归经和功能列表如表7-1，食物归经有的查不到，只好空缺。

表7-1　常用食物的性味与功能

种类	食物	性	味	归经	功能
主食类	小米	凉	甘咸	脾胃肾	和中健脾除热止泻
	小麦	凉	甘	心	养心除烦益肾补虚
	粳米	平	甘	脾胃	健脾和胃益气除烦
	糯米	温	甘	脾胃肺	补中益气暖胃固表
	薏米	凉	甘淡	脾胃肺	健脾除痹利水渗湿
	玉米	平	甘	脾胃	调中开胃利水通淋
	高粱米	温	甘涩	脾胃	温补脾胃涩肠止泻
	大麦	凉	甘咸	脾胃	益气和胃疏肝除烦
	黍米	平	甘	胃大肠肺脾	益气补肺和胃补中
	荞麦	凉	甘	脾胃大肠	除烦利湿下气消积
	黄豆	平	甘	脾大肠	益气养血宽中利水
	黑豆	温	甘	肾脾心	滋阴补肾补血利湿
	赤小豆	平	甘酸	心小肠	健脾利水解毒排脓
	蚕豆	平	甘微辛	心胃	健脾利湿止血止带
	绿豆	寒	甘	心胃	解暑利尿解毒消肿
	豌豆	微寒	甘	脾胃	补中益气解毒利水
	黑芝麻	平	甘	肾肝肺	滋养肝肾润燥滑肠
	白扁豆	平	甘淡	脾胃	健脾和胃除湿消暑
	番薯	平	甘	脾肾	健脾补气和胃通乳
蔬菜类	豇豆	平	甘	脾胃	健脾益肾
	刀豆	温	甘	胃肾	降气止呃温肾助阳
	黑木耳	平	甘	胃大肠	活血润燥滋肾益胃
	辣椒	大热	苦辛	心脾	祛寒开胃消食化积
	藕	寒	甘	心脾胃	散瘀祛热健脾开胃
	生姜	温	辛	肺脾胃	发表散寒健胃消食
	白菜	平寒	甘	胃肠肝肾膀胱	通利二便去热除烦
	土豆	平	甘	胃大肠	益气健脾和胃解毒
	南瓜	温平	甘	脾胃	除湿祛虫退热止痢
	萝卜	平	甘辛	肺胃	健胃消食理气化痰
	胡萝卜	平	甘	脾肺	清热解毒补中安脏
	冬瓜	凉	甘淡	肺大小肠膀胱	清热解毒利尿化痰
	芹菜	凉	甘辛	肺胃肝	平肝清热凉血除烦
	菠菜	冷滑	甘	脾胃	下气调中止渴润燥
	葱	温	辛	肺胃	发表解肌利肺通阳
	茄子	凉	甘	胃肠	止痛祛瘀利尿消肿
	黄瓜	寒	甘	胃小肠	清热解渴利尿

续表

种类	食物	性	味	归经	功能
	西红柿	微寒	甘酸	脾胃肾	生津止渴健胃消食
	卷心菜	平	甘	肝胃肠	止痛生肌
	莴笋	寒	苦	肠胃	清热利水通乳
	韭菜	温	甘辛	肝胃肾	补肾助阳调味开胃
	蒜	热	辛	脾胃肺	杀虫除湿温中消食
	薄荷	凉	辛	肝肺	宣散风热清理头目透疹
	苦瓜	寒	苦	心肝脾肺	清肝热解毒燥湿开胃
	莲子	平	干涩	脾肾心	补脾止泻益肾涩精养血安神
	香椿	平	苦	肝胃肾	健胃理气泄火解毒
	银耳	平	甘淡	肺胃	补肾润肺生津止渴
	笋	寒	甘	胃大肠	清热除烦消痰下气利尿消肿
	洋葱	温	辛	肺	发散风寒化痰利尿化瘀毒
	香菇	平	甘	胃	益胃气托痘疹止血
	茼蒿	平	甘	肝肺	健脾和胃养心润肺止咳利尿
	生菜	凉	甘	肝胆胃	清肝利胆安神养胃
	茴香苗	温	辛	肝肾脾胃	散寒止痛理气和中
	山药	平	甘	肺脾肾	健脾补肺固肾益精
水果干果类	木瓜	温	酸	肝脾胃	保肝抗菌抗肿瘤
	乌梅	平	酸涩	肝脾肺大肠	敛肺涩肠止咳抑菌
	山楂	微温	甘酸	脾胃肝	消食健胃行气散瘀
	樱桃	温	甘涩	脾肝	祛风除湿益颜透疹
	杨梅	平	甘酸	肺胃	和胃止呕止渴除烦
	杏子	微温	甘酸	肺大肠	止咳平喘生津止渴
	桃	微温	甘酸	肝大肠	活血化瘀润肠镇咳
	菠萝	平	甘酸	胃肾	增进食欲消除疲劳通便
	椰子	温	甘	肺胃	清热解渴补虚除虫
	无花果	平	甘	脾胃	清热润肠开胃除虫
	罗汉果	凉	甘	脾肺	清肺润肠消暑润喉
	荔枝	温	甘涩	肝脾	补脾益肾益智养神
	香蕉	寒	甘	脾胃	生津止渴通脉除烦
	石榴	温	酸	脾肾大肠	涩肠止泻止血
	葡萄	平	甘酸涩	肝脾	健胃生津利尿除湿
	苹果	平	甘酸	脾肺	补心益气润肺开胃
	梨	寒	甘	心肺肝肾	润肺消痰降火清心
	龙眼肉	温	甘	心脾	补益心脾养血安神
	橘	温	酸苦	肺胃	健脾理气祛痰止渴
	柚子	寒	甘酸	肺脾	芳香健胃消痰散郁
	柿子	微寒	甘涩	肺胃大肠	清热润燥化痰止咳
	猕猴桃	寒	甘酸	肾胃膀胱	止渴健胃利湿通淋
	桑葚	寒	甘酸	心肝肾	补血滋阴生津润燥
	芒果	凉	甘酸	脾胃	利尿解渴益胃止呕

续表

种类	食物	性	味	归经	功能
	李子	平	甘酸	肝胃	清肝除热生津止咳
	枇杷	凉	甘酸	脾肺肝	润肺止咳和胃降逆
	草莓	凉	甘	脾胃	润肺生津健脾和胃利尿消肿解热
	枸杞	平	甘	肝肾	滋补肝肾益精明目
	甘蔗	平	甘涩	肺胃	止渴生津宽胸和中
	西瓜	寒凉	甘	心胃膀胱	消烦止渴清热解暑
	甜瓜	寒	甘	胃肺大肠	解暑止渴清热解毒
	哈密瓜	寒	甘	心胃	消暑除烦清热利尿
	菱角	凉	甘	脾胃	清热除烦益气健脾
	荸荠	微寒	甘	肺胃	清热生津消积化痰
	枣	平	甘	脾胃	补益脾胃滋养阴血
	栗子	温	甘	脾胃肾	益气补肾健脾养胃
	松子	温	甘	肝肺大肠	润肺止咳补虚润肠
	杏仁	微温	苦	肺大肠	降气化痰止咳平喘
	槟榔	温	辛苦	胃大肠	杀虫行气利水消积
	白果	平	甘苦涩	肺	敛肺定喘止带缩小便
	花生	平	甘	脾肺	润肺止咳和胃利尿下乳
	核桃	温	甘	肾	补肾补血润肺健脑
	葵花籽	平	甘	大肠	驱虫
肉禽蛋类	猪肉	平	甘咸	脾胃肾	滋阴润燥和胃生津
	牛肉	平	甘	脾胃	补脾胃益气血强筋骨
	羊肉	温	甘	脾胃肾	温补气血益肾抗衰
	狗肉	温	甘咸	脾胃肾	补中益气温肾助阳
	兔肉	凉	甘	肝大肠	滋阴润燥补中益气清热凉血
	乌鸡	平	甘	肝肾脾	滋阴清热补益肝肾健脾止泻
	鹌鹑	平	甘	脾胃	补益五脏利水消肿
	鸡肉	温	甘	脾胃	温中益气补精添髓
	鸭肉	微寒	甘咸	脾胃肺肾	滋阴补肾和胃消肿
	鹅肉	平	甘	肺脾	补益五脏止咳解热
	鸡蛋	平	甘	肺脾胃	补肺养血安神除烦
	鸭蛋	凉	甘	肺胃	滋阴清肺润燥
	鹌鹑蛋	平	甘	心肝肺胃肾	补益气血强筋壮骨
水产类	带鱼	温平	甘咸	脾胃	补血养肝和中开胃
	泥鳅	平	甘	肝	补中益气补肾壮阳
	桂鱼	平	甘	脾胃	健脾胃补虚劳益气力
	鳝鱼	温	甘	肝脾肾	补益气血通脉强骨止血
	鲤鱼	平	甘	脾肾	利水消肿通乳下气安胎退黄
	鲫鱼	平	甘	脾胃大肠	益胃和中补虚利水
	牡蛎肉	平	甘咸	肝心肾	滋阴养血镇惊解毒
	龟	平	甘咸	肺肝	滋阴降火补血活血
	虾	温	甘	肝肾	补肾壮阳通乳脱毒
	田螺	寒	甘	膀胱	清热利水滋阴养肝
	海参	平	咸	肝肾	补肾益精养血润燥
	燕窝	平	甘淡	肺胃肾	养阴补肺补虚劳
	龙虾	温	甘咸	肝肾	温肾壮阳健胃化痰
	海蜇	平	咸	肺大肠	清热化痰消积润肠
	海带	寒	咸	肝胃肾	清热解毒化痰软坚
	蟹	寒	甘	肝	滋补强壮续筋接骨
	鳖	平	甘	肝肾	补痨伤壮阳气滋阴

续表

种类	食物	性	味	归经	功能
调味品及其他	八角茴香	温	辛	肝肾脾胃	抗菌，促胃肠蠕动，缓解腹痛
	小茴香	温	辛	肝肾膀胱胃	温肾暖肝行气止痛和胃
	白豆蔻	温	辛	肺脾胃	化湿消痞行气温中
	芥末	温	辛	肺胃	解毒消肿开胃温中利气
	桂皮	温	辛	心肝脾肾	温中止痛活血通脉
	麻油	凉	甘	大肠	润肠通便解毒生肌
	酱油	寒	咸	脾胃肾	除热解毒
	醋	温	酸苦	肝胃	活血化瘀止血解毒止痛
	味精	温	甘	胃肝	增鲜开胃醒脑镇惊
	花椒	热	辛	脾胃肾	温中止痛杀虫
	胡椒	热	辛	胃大肠	温中止痛开胃消食
	食盐	寒	咸	胃肾大肠小肠	清火凉血通利痰积药引
	蜂蜜	平	甘	肺脾大肠	补中润燥止痛解毒
	酒	热	甘苦辛	心肝肺胃	温通经脉散寒止痛药引

二、病以食为源

俗话说“病从口入”，一般指的是肠道传染病，但是，随着慢性病的蔓延，人们才痛切地认识到，饮食不当造成或加重疾病才是更大的威胁。

黄宫绣在《本草求真·食物》中说：“食之入口，等于药之治病，同为一理。合则于人脏腑有益，而可却病卫生；不合则于人脏腑有损，而即增病促死。”

阿德勒·戴维斯说：“你的营养状况将决定你的容貌、行为和感觉。你摄食的食物不同，所产生的结果也将迥异……你可能身体虚弱，也可能精力充沛。”

慢性病的病因涉及生活方式的各个方面，综合来看，饮食无疑是最需要关注的：①饮食对健康的影响最直接；②饮食不当造成的疾病涉及的病种最多样，不像与情志有关的神经-精神疾病那样相对局限；③相关疾病都是最为常见的慢病，涉及人群的数量最大；④相关疾病成为最主要的死亡原因。

美国参议院于1975年成立的“营养问题特别委员会”的报告写道：“现代慢性病其实就是代谢异常的疾病，是起因于营养的代谢失衡。对于此种失衡，不能用应付细菌的方法治疗，因为它是身体本身质变引起的疾病。从前的医学完全忽视了膳食与疾病的关联，此种对根本问题的忽视，可说是‘只有一只眼睛’的医学。”

报告称：“现在的营养问题或者说营养不平衡，营养过剩，营养质量已经成为关系到人民健康的首要问题。今天的危险已经不是脚气病或者坏血病，我们面临的现实情况要比这些微妙、可怕的多，千百万美国人塞进肚子里的东西很可能使他们患肥胖病、高血压、心脏病、糖尿病、癌症，一句话，会慢慢地致命。”

国务院颁布的《中国营养改善行动计划》中提到：我国每天15000余人死于营养问题所导致的慢性病，占死亡人数的70%。

中国预防医学会会长、中国老年保健医学研究会会长、工程院院士、卫生部“健康中国2020战略研究组”首席专家王陇德指出：“以上健康问题的形成，膳食因素起了至关重要的作用。膳食结构的变迁直接导致了慢性病的发病率逐年增高。这将严重影响我国居民的健康素质、健康寿命，加重疾病负担，并影响经济社会的发展和全面建设小康社会目标的实现。因此，中国人迫切需要来一场膳食革命。”

饮食之重要，还在于其影响之深远。“克里威20法则”告诉我们，20年前的生活方式决定20年后的健康状况。每20年，我们可以用营养膳食造就一代人，也可以用垃圾食品毁掉一代人。

三、治以食为始

早在西周时期，我国就有相当于现代营养师职务的“食医”存在。《周礼·天官·冢宰》记载，当时在主管医疗卫生的官员下设了四种不同职责的医官：食医、疾医（内科医生）、疡医（外科医生）和兽医。“食医掌和王之六食、六饮、六膳、百羞、百酱、八珍之齐”。这是世界上最早的营养师制度。

陈直在《寿亲养老书·序》中把食疗的作用说得很明确：“凡老人首患，宜先以食治，食治未愈，然后命药，此养老人之大发也。是以善治病者，不如善慎疾；善用药者，不如善治食。”

在我们的食物中存在着对付慢性病的有效物质。癌症专家帕特里克·奎廉博士在他的《用营养打败癌症》一书中写道：“机体是有对付癌症的装备……但是这个过程很重要地依靠营养……恰当的营养可以防治50%～90%的癌症。”著名的临床癌症学家马科斯·格尔森博士声称，单独使用他的营养疗法，可以使30%的癌症患者治愈。

饮食治疗之优越性还在于其安全、有效、简便和日常化。克顽疾于无苦无痛，甚至寓治疗于美食，你需要做的只不过是改变生活和饮食习惯。

2001年7月在维也纳召开了第17届国际营养学大会，来自世界各国的3000余名营养学家出席了这次会议。与会代表达成了一致的学术观点：“食物是最好的药物。”

第二节　中医养生学论饮食

1972年，尼克松访华。当得知美国贵宾对中国烹调文化赞赏不已时，毛泽东说：“我相信，一个中国菜，一个中医，这是对世界的两大贡献。”孙中山先生在《建国方略》中曾慨叹：“我中国近代文明进化，事事皆落人之后，唯饮食一道之进步，至今尚为文明各国所不及。”

中华饮食文化源远流长。李时珍写道：“轩辕氏出，教以烹饪，制为方剂，而后民始得遂养生之道。”在《山海经》中记载药品116种，其中植物52种，动物61种，矿物3种，其中不少有食疗性质，如“何罗之鱼……食之已痈”、“有鸟焉……名曰青耕，可以御疫”等。《内经》早就设计了一张合理的食谱，《素问·脏气法时论》说：“五谷为养，五果为助，五畜为益，五菜为充，气味合而服之，以补精益气”。

中国最早的诗歌总集《诗经》所记载的食单，就可开一个不小的筵宴。《楚辞》记录了楚地的饮食风俗，“朝饮木兰之坠露兮，夕餐秋菊之落英”，反映出当时以花入馔的饮食情况。历朝历代，都有饮食方面的专着或涉及饮食内容的书籍，如《蜀都赋》、《神农食经》、《隋书》、《旧唐书》、《新唐书》、《食经》、《食法》、《淮南王食经》、《崔氏食经》、《四时御食经》、《马碗食经》等。

中国人深知“吃”的重要。郦食其说“民以食为天”，孔子曰“饮食男女，人之大欲存焉”。中国人讲究吃，形成了中华民族特有的神乎其技的烹饪技法；中国人对饮食的研究已经超出了技术的范畴，渗入了精神的内容，提倡“雅食”，形成了独特的“食道”、“食学”、“食文化”；中国地域辽阔，物产丰富，食材是世界上最广泛和多样的。

中国饮食文化直接影响到日本、朝鲜、韩国、泰国、新加坡等周边国家，成为东方饮食文化圈的轴心，同时还间接影响到欧美等世界各国，像中国的素食文化、茶文化、酱醋、面食、药膳、陶瓷餐具和大豆等，都惠及全世界数十亿人。

中国饮食文化是一种广视野、深层次、多角度、高品位的悠久区域文化；是中华各族人民在100多万年的生产和生活实践中，在食源开发、餐具研制、食品调理、营养保健和饮食审美等方面创造、积累并惠及世界的物质财富及精神财富。

中国饮食文化最大的特点是一种体现天人合一、中正平和、以人为本、居安思危等哲学思想的养生文化，寓养于食，寓医于食，预防为先，防治结合，这也是对世界医学、保健养生学的伟大贡献。

传统食学早就形成了一套理论，而且这些理论始终没有脱离“天人合一”的基本原则，富有哲学内涵，这些内涵是：天人合一，身土不二的生态观；调理阴阳，阴阳平衡的健康观；药食同源，寓医于食的食疗观；审因施食，辨证用膳的平衡膳食观等。

一、天人合一，气和以生

“天人合一”理论产生于人类长期和自然界共生共存，依附于自然生态的大背景，同样古人类那种“有什么吃什么”而不是“想吃什么有什么”的生存环境，是祖国传统食学植根于天人合一理论的沃土。

祖国医学关于天人合一理论最简洁的论述就是“人以天地之气生，四时之法成”，“天地合气，命之曰人”。反映在饮食方面就是，“天食人以五气，地食人以五味……气和以生，津液相成，神乃自生。”《尚书大传》说：“食者万物之始，人之所本者也。”

祖国传统食学沿用《易》学天、地、人三才理论对饮食做开放式的宏观研究，认为饮食不单是一个体内的动态物质运动过程，还与周围环境息息相关，是一个因时、因地、因人、因社会而异的开放系统，因此主张辨证用膳，以借助于天地之力促进人体的健康。

二、安身之本，害则成疾

世界上一切事物皆具有两面性，食物的两面性表现得特别明显。祖国医学和养生学对此有最早和最明确的论述。

饮食关乎人的生死存亡。《素问·平人气象论》说："人以水谷为本，故人绝水谷则死"。

水谷赖脾胃消化，故脾胃为后天之本。李中梓在《医宗必读》中说："经云：安谷则昌，绝谷则亡。犹兵家之饷道也，饷道一绝，万众立散，胃气一败，百药难施。一有此身，必资谷气，谷入于胃，洒陈于六腑而气至，和调于五脏而血生，而人资之以为生者也。故曰：后天之本在脾。上古圣人见脾胃为后天之本，故着脉曰：有胃气则生，无胃气则死。"

饮食是科学养生的最基本条件。孙思邈："安身之本，必资于食，救疾之速，惟在于药。不知食宜者，不足以全生……"。

食物的重要性在于补充荣卫和形精。荣是指血液循环，卫是指气之周流，荣属阴，卫属阳，荣卫贯流全身，是人生存的必要条件。李时珍说："饮食者，人之命脉也，而荣卫赖之。故曰：水去则营竭，谷去则卫亡。"

饮食不当的第一个表现是没有控制。《素问·生气通天论》说："因而饱食，筋脉横解，肠澼为痔，因而大饮，则气逆。"清代尤乘在《寿世青编·养脾说》："饮食所以养生，而贪嚼无厌亦能害生。"

饮食过量，特别是多吃肥美多脂食物，则易形成膏粱之疾，即现代所谓的动脉硬化、心脑血管疾病。《素问·通评虚实论篇》说："消瘅、仆击、偏枯、痿厥、气满发逆，肥贵人，则膏粱之疾也。"《素问·奇病论篇》说："有病口甘者……此肥美之所发也，此人必数食甘美而多肥也。"

饮食不当的另一个表现是所食之味与体质或疾病不相宜。张仲景说："所食之味，有与病相宜，有与身有害，若得宜则宜体，害则成疾。"

三、药食同源，密不可分

（一）药食同源理论的产生与发展

原始人类在"饥不择食"的环境中，常不可避免地误食一些有毒甚至剧毒的动植物，以致中毒甚至死亡；也可能因偶然吃了某些植物，使原有的病痛得以减轻甚至解除；外伤后，可能涂抹苔藓、树皮、泥土、草茎、唾液等，久之就发现了外用药。所以，从历史上看，古人认识食物和药物是同步的。进入氏族社会以后，由于种植业、饲养业的发展，发现了更多动植物性药物。《通鉴外记》记载："古者民茹草饮水，采树木之实，食蠃蛾之肉，多疾病毒伤之害。神农以为人民众多，禽兽难以久养，乃求可食之物。相土地燥湿肥挠高下，因天之时，分地之利，教民播种五谷。作陶，冶斤斧，为耒耜、钮耨，以垦草莽，然后五谷兴，以助果蓏实而食之。又尝百草酸咸之味，察水泉之甘苦，令民知所避就。当此之时，一日而遇七十毒，神而化之，使民宜之，天下号曰神农。"神农尝百草，始有医药。《神农百草经》是我国流传最久的中药学，其中刊载了365种药物的药性特征，并将其分为上、中、下三品。

我国甲骨文中就有“药”和“膳”二字，将药字与膳字连起来形成药膳这个词，则最早见于《后汉书·列女传》：“母亲调药膳思情笃密”。东汉末年张仲景在《伤寒杂病论》中，记载了部分药膳，如用“百合鸡子黄汤”、“百合地黄汤”治疗心神失养。晋代葛洪在《肘后备急方》中记载了用海藻酒治疗瘿病，用猪胰治疗消渴病的方法。唐代出现了我国第一部食疗专著——《食疗本草》。唐代孙思邈发展了药膳疗法，在《备急千金要方》中专设食治篇，提出“食之不愈，然后命药”的著名观点。他认为“若能用食平疴，适性遣疾者，可谓良工，长年饵老之奇法，极养生之术也。”“人生四十须服补药，五十岁以上四时勿缺补药，如此乃延年，得养生之术耳。”孙思邈的弟子孟诜集前人之大成编成了《食疗本草》，这是我国第一部集食物、中药为一体的食疗学专著。该书收载食用本草241种，并配有处方。宋代《太平圣惠方》载有28种疾病的药膳疗法，仅药粥方就有132种。《圣济总录》中共记载药膳方剂285个。陈直所著《养老奉亲书》专门论述老年人的养生保健问题，重点论述了饮食的重要作用。元代忽思慧所著的《饮膳正要》分三卷，卷二介绍“诸般汤煎”和“食疗诸病”，卷三介绍食疗本草。李时珍的《本草纲目》、汪颖的《食物本草》、宁源的《食鉴本草》、章杏云的《调疾饮食辨》、章牧的《随园食单》、费伯雄的《食养疗法》、王孟英的《随息居饮食谱》及费伯雄的《费氏食养三种》等著作的出现，使食疗养生学得到了全面的发展。

（二）常用食疗药物的特性

无论是药膳、药酒、药茶，都离不开药物。为简要说明各种常用药膳用药的特性，特汇总表7–2。表7–2中从丁香到藿香为卫生部公布的中药分类中的第一类，即“既是食品又是药品”的，从女贞子之后均为第二类，即“可用于保健食品”的，中间的冬虫夏草和灵芝在规定中没有，但也常用于药膳。表7–2仅供参考，具体应用时应查阅有关文献。

表7–2　药膳常用中药特性

药名	味	性	归经	药理功能	入药常用量	注意事项
丁香	辛	温	脾胃肺肾	温中降逆，补肾助阳	1.5～6克	热病及阴虚内热者忌服
八角茴香	辛	温	肝肾脾胃	温阳散寒，理气止痛	3～6克	阴虚内热忌用
小茴香	辛	温	肝肾膀胱胃	温肾暖肝，行气止痛，和胃	3～6克	过敏忌用，阴虚火旺慎用
小蓟	甘微苦	凉	肝脾	凉血止血，清热消肿	4.5～9克	脾胃虚寒无瘀滞者忌服
山药	甘	平	脾肺肾	补脾养胃，生津益肺，补肾涩精	10～30克	有实邪者忌服

续表

药名	味	性	归经	药理功能	入药常用量	注意事项
山楂	酸甘	微温	脾胃肝	消食健胃，行气散瘀	10～15克	脾胃虚寒不宜
马齿苋	酸	寒	肝大肠	清热解毒，凉血止血	9～15克	脾胃虚寒、滑肠泄泻者忌服
乌梢蛇	甘	平	肺脾肝	祛风湿，通经络，止痉挛	5～10克	血虚生风者慎服
火麻仁	甘	平	脾胃大肠	润泽滑肠，通便	10～15克	大量可能中毒
代代花	甘微苦	平	肝胃	理气宽胸，开胃止呕	3分～1钱	孕妇、经期忌服
玉竹	甘	平	肺胃	滋阴润肺，养胃生津	10～15克	胃有痰湿气滞者忌服
甘草	甘	平	胃脾心肺	益气补中，润肺止咳，泻火解毒	3～10克	湿盛胀满、浮肿者不宜
白芷	辛	温	胃大肠肺	散风除湿，通窍止痛，消肿排脓	3～10克	生食有毒，实邪者忌用
白果	甘苦涩	平	肺	敛肺定喘，止带涩小便	5～10克	生食有毒，实邪者忌服
白扁豆	甘淡	平	脾胃	健脾化湿，消暑	10～30克	生食有毒
白扁豆花	甘淡	平	脾胃	消暑化湿	10～15克	多食壅气
决明子	甘苦咸	微寒	肝大肠	清热明目，润肠通便	10～15克	气虚便溏者不宜
百合	甘	微苦	心肺	养阴润肺，清心安神	10～30克	风寒痰嗽、中寒便滑者忌服
肉豆蔻	辛微苦	温	脾胃大肠	行气消食，温中涩肠	3～9克	湿热泻痢忌用
肉桂	辛甘	大热	肾脾心肝	补火助阳，活血通经，散寒止痛	3～15克	阴虚、热证、出血者忌服，孕妇慎服
余甘子	甘酸涩	凉	脾胃	清热凉血，消食健脾，生津止咳	3～9克	脾胃虚寒不宜
佛手	辛苦	温	肝脾肺	疏肝理气，和胃化痰	3～10克	无气滞、阴虚、肝火旺者不宜

续表

药名	味	性	归经	药理功能	入药常用量	注意事项
杏仁	苦	微温	脾大肠	降气化痰，止咳平喘，润肠通便	4.5～9克	过量中毒
沙棘	酸涩	温	肺肝胃	活血宽胸，健脾止泻，生津化痰	10～30克	胃酸过多及小儿不宜
牡蛎	咸	微寒	肝肾	平肝潜阳，重镇安神，软坚散结	9～30克	阳虚寒盛、肾虚无火者不宜
芡实	甘涩	平	脾肾	益肾固精，补脾止泻，祛湿止带	10～15克	阴虚气弱便干不宜
阿胶	甘	平	肺肝肾	补血滋阴，润燥止血	3～9克	感冒咳嗽腹泻经期不宜
鸡内金	甘	平	脾胃小肠膀胱	健胃消食，涩精止遗	3～9克	脾弱无积者慎服
麦芽	甘	平	脾胃	行气消食，健脾开胃，退乳消胀	9～15克	哺乳期不宜
昆布	咸	寒	肝胃肾	软坚散结，消痰，利水	6～12克	脾胃虚寒、蕴湿者忌服
罗汉果	甘	凉	肺大肠	润肠通便，清热润肺	9～15克	孕妇慎服
郁李仁	辛苦甘	平	脾大肠小肠	润燥滑肠，下气利水	6～9克	孕妇慎服
金银花	甘	寒	肺心胃	清热解毒，凉散风热	6～15克	脾胃虚寒、疮疡脓清者忌服
青果	甘酸	平	肺胃	清热利咽，生津解毒	4.5～9克	气虚血亏无寒湿实邪者忌服
鱼腥草	辛	微寒	肺	清热解毒，消痈排脓，利尿通淋	15～20克	虚寒证忌服
生姜	辛	微温	肺脾胃	发汗解表，温中止呕，润肺解毒	3～9克	阴虚内热内火偏盛者忌服
枳椇子	甘	平	脾胃大肠	止渴除烦，解酒毒	10～15克	脾胃虚寒者慎服
枸杞子	甘	平	肝肾	滋补肝肾，益精明目	6～12克	脾虚、外邪实热忌服

续表

药名	味	性	归经	药理功能	入药常用量	注意事项
栀子	苦	寒	心肺三焦	泻火除烦，清热利尿，凉血解毒	6~9克	脾虚便溏忌服
砂仁	辛	温	脾胃肾	化湿开胃，温脾止泻，理气安胎	3~6克	阴虚有热忌服
胖大海	甘	寒	肺大肠	清热润肺，利咽解毒，润肠通便	2~3枚	有服后过敏、尿血报道
茯苓	甘淡	平	心肺脾肾	利水渗湿，健脾宁心	9~15克	虚寒滑精、气虚内陷者忌服
香橼	辛苦酸	温	肝脾肺	疏肝理气，宽中化痰	10~15克	阴虚血燥不宜
香薷	辛	微温	肺脾胃	发汗解表，利水消肿，化湿和中	3~10克	表虚多汗、阳暑证忌服
桃仁	苦甘	平	心肝大肠	活血祛瘀，润肠通便	5~10克	孕妇忌服气血虚不宜
桑叶	甘苦	寒	肺肝	疏散风热，清肺润燥，清肝明目	5~9克	寒证不宜
橘红	辛苦	温	肺脾	散寒燥湿，理气消痰	3~9克	气虚阴虚有燥痰忌服
桔梗	苦辛	平	肺	宣肺利咽，祛痰排脓	3~9克	阴虚、疹不发者不宜
益智仁	辛	温	脾肾	温脾补肾，固精缩尿	3~10克	阴虚及因热遗精、崩漏忌服
荷叶	苦	平	肝脾胃	清热解暑，升发清阳，凉血止血	3~9克	体瘦、气血虚者慎服
莱菔子	辛甘	平	肺脾胃	消食除胀，降气化痰	4.5~9克	无痰滞、食积慎用
莲子	甘涩	平	脾肾心	补脾止泻，益肾固精，养血安神	6~15克	大便燥结不宜

续表

药名	味	性	归经	药理功能	入药常用量	注意事项
高良姜	辛	热	脾胃	温胃散寒，消食止痛	3～6克	阴虚有热忌服
淡竹叶	甘淡	寒	心胃小肠	清热除烦，利尿	6～9克	孕妇忌服
淡豆豉	苦辛	凉	肺胃	解表除烦，宣发郁热	6～12克	胃虚易呕慎服
菊花	甘苦	微寒	肺肝	散风清热，平肝明目	5～9克	阳虚、头痛有恶寒者忌服
菊苣	咸	微苦	肝胃	清肝利胆，健胃消食，利尿消肿	9～18克	无湿热者慎服
黄芥子	辛	温	肺	温肺豁痰，利气散结，通络止痛	3～9克	阴虚及胃热忌用
黄精	甘	平	脾肺肾	补气养阴，健脾润肺，益肾	9～15克	中寒泄泻痰湿气滞者忌服
紫苏	辛	温	肺脾	解表散寒，行气和胃	5～9克	气虚汗多慎服
紫苏子	辛	温	肺	降气消痰，平喘，润肠	3～9克	肺阴不足、干咳不宜
葛根	甘辛	凉	脾胃	解肌退热，生津透疹，升阳止泻	9～15克	胃寒中虚者慎服
黑芝麻	甘	平	肝肾大肠	补肝肾，益精血，润肠燥	9～15克	大便溏泄不宜
黑胡椒	辛	热	脾胃大肠	温中散寒，理气止痛，消食祛痰	1～3克	孕妇慎用，实热忌服
槐米	苦	微寒	肝大肠	凉血止血，清肝泻火	5～9克	脾胃虚寒、孕妇忌服
槐花	苦	微寒	肝大肠	凉血止血，清肝泻火	5～9克	脾胃虚寒者慎服

续表

药名	味	性	归经	药理功能	入药常用量	注意事项
蒲公英	苦甘	寒	肝胃	清热解毒，消肿散结，利尿通淋	9～15克	阳虚外寒、脾胃虚弱者忌服
蜂蜜	甘	平	肺脾大肠	补中润燥，解毒止痛	15～30克	痰湿、中满、肠滑者忌服
榧子	甘	平	肺胃大肠	杀虫消积，润燥通便	9～15克	大便溏薄不宜
酸枣仁	甘酸	平	肝胆心	补肝宁心，敛汗生津	9～15克	实热、郁火、滑泄慎服
鲜白茅根	甘	寒	肺胃膀胱	凉血止血，清热利尿	30～60克	脾胃虚寒，尿多不渴者忌服
鲜芦根	甘	寒	肺胃	清热生津，止呕利尿	15～30克	脾胃虚寒者慎服
蝮蛇	甘	温	脾肝	祛风通络，止痛解毒	烧存性研粉0.5～1.5克，或泡酒	有毒，勿超量
橘皮	苦辛	温	肺脾	理气健脾，燥湿化痰	3～9克	气虚及阴虚燥咳者不宜
薄荷	辛	凉	肺肝	散风热，清头目，透疹	3～6克	气虚、血燥、肝阳亢盛忌服
薏苡仁	甘淡	凉	脾胃肺	健脾渗湿，除痹止泻，清热排脓	9～30克	脾虚无湿、便燥、孕妇慎服
薤白	辛苦	温	肺胃大肠	通阳散结，行气导滞	5～9克	阴虚内热、气虚体弱者慎服
藿香	辛	微温	脾胃肺	芳香化浊，开胃止呕，发表解暑	3～9克	阴虚、胃弱、胃热等慎或忌服
冬虫夏草*	甘微辛	温	肺肾	保肺益肾，止血化痰，	5～10克	有表邪者慎服
灵芝*	平	甘苦	肺心肝脾	补中增智，益心气，治虚劳	10～15克	实证慎服
女贞子	甘	苦	肝肾	滋补肝肾，清热明目，乌发	6～12克	脾胃虚寒者不宜

续表

药名	味	性	归经	药理功能	入药常用量	注意事项
山茱萸	涩酸	微温	肝肾	补益肝肾，涩精止汗	6～12克	命门火旺、肝阳上亢、湿热忌服
五味子	酸甘	温	肺心肾	益气生津，补肾宁心，收敛	6～10克	高热哮喘忌用
牛蒡子	辛苦	寒	肺胃	疏散风热，利咽散结，解毒透疹	6～12克	气虚便溏忌用
车前子	甘	微寒	肾肝膀胱	清热利尿，渗湿通淋，明目祛痰	9～15克	内无湿热、内伤肾虚慎用
吴茱萸	辛苦	热	肝脾胃肾	散寒止痛，降逆止咳，助阳止泻	1.5～6克	阴虚有热忌用，不宜过量
沙苑子	甘	温	肝肾	温补肝肾，固精缩尿，明目	9～15克	阴虚、小便不利慎用
补骨脂	辛苦	温	肾脾	温肾助阳，纳气止泻	6～10克	阴虚火旺及大便秘结忌服
金樱子	酸甘涩	平	肾膀胱大肠	固精缩尿，涩肠止泻	6～12克	有实火、邪热者忌服
太子参	甘微苦	平	心脾肺	补益脾肺，益气生津	10～30克	表实邪盛不宜
白术	苦甘	温	脾胃	健脾益气，利水止汗，安胎	6～12克	胃脘腹胀、阴虚津亏忌服
白芍	苦酸	微寒	肝脾	养血调经，平肝止痛，敛阴止汗	6～15克	阳衰虚寒者不宜单用
当归	甘辛	温	心肝脾	补血活血，调经止痛，润肠通便	6～12克	湿阻中满，大便溏泻者忌用
西洋参	苦微甘	凉	心肺胃	补气益阴，清热生津	3～6克	中阳衰微，胃有寒湿者忌服
何首乌	苦甘涩	温	肝心肾	解毒消痈，润肠通便，补益精血	6～12克	大便溏泻、湿痰较重者不宜
麦门冬	甘微苦	微寒	心胃肺	养阴生津，润肺止咳，清心除烦	10～15克	风寒感冒、痰浊脾虚者忌服
香附	辛微苦	平	肝脾三焦	理气解郁，止痛调经	6～9克	气虚无滞、阴虚内热者忌服

续表

药名	味	性	归经	药理功能	入药常用量	注意事项
党参	甘	平	脾肺	补中益气，健脾益肺	9~30克	有实邪者忌服
刺五加	辛	微苦	脾肾心	益气健脾，补肾安神	9~27克	无湿热、肾虚滑精者忌服
黄芪	甘	温	肺脾	补气固表，利尿消肿，托疮生肌	9~30克	感冒发热、胸腹满闷者不宜
红花	辛	温	心肝	活血通经，散瘀止痛	3~10克	孕妇、月经多者慎服
玫瑰花	甘微苦	微温	肝脾	行气解郁，和血止痛	1.5~6克	阴虚有火者忌服
苦丁茶	苦甘	寒	肝肺胃	疏散风热，清利头目，除烦止渴	适量	有断产作用，妇女慎用
银杏叶	甘苦涩	平	心肺胃	敛肺平喘，活血化瘀，通络止痛	9~15克	体虚及孕妇忌服
番泻叶	甘苦	寒	大肠	通便利水，泻热行滞	2~6克	体虚及孕妇忌服
罗布麻	甘苦	凉	肝	平肝安神，清热利水	6~12克	血压低、心率慢、传导阻滞忌服
绞股蓝	苦	寒	脾肾	消炎解毒，止咳祛痰	10~15克	少数服用者有不适需注意
益母草	苦辛	微寒	肝心包	活血调经，利尿消肿	鲜品12~40克	孕妇、阴虚血少忌服
淫羊藿	辛甘	温	肝肾	补肾阳，强筋骨，祛风湿	3~9克	阴虚火旺者忌服
杜仲	甘	温	肝肾	补肝肾，强筋骨，安胎	6~15克	阴虚火旺者慎服
牡丹皮	苦辛	微寒	心肝肾	清热凉血，活血化瘀	6~12克	血虚有寒、孕妇精多者慎服
厚朴	苦辛	温	胃肺大肠	燥湿消痰，下气除满	3~9克	孕妇慎服，气虚血亏者忌服
鹿茸	甘咸	温	肾肝	壮肾阳，益精血，强筋骨，调冲任	1~2克	阴虚火旺、肝阳上亢者不宜

续表

药名	味	性	归经	药理功能	入药常用量	注意事项
石决明	咸	寒	肝	平肝潜阳，清肝明目	15～30克	脾胃虚寒者慎服
龟甲	咸甘	微寒	肝肾心	滋阴潜阳，益肾健骨，	10～30克	脾肾虚寒忌服，孕妇慎服
珍珠	甘咸	寒	心肝	安神定惊，明目消翳，解毒生肌	0.1～0.3克	孕妇慎服
蛤蚧	咸	平	肺肾	补肺益肾，纳气定喘，防蛀	3～6克	风寒及痰饮咳喘者不宜
鳖甲	咸	微寒	肝肾	滋阴潜阳，软坚散结，退热除蒸	9～24克	脾胃虚寒、孕妇忌服
竹茹	甘	微寒	肺胃	清热化痰，除烦止呕	6～12克	脾胃虚寒，寒痰咳嗽者忌服
芦荟	苦	寒	肝胃大肠	清肝热，通便	2～5克	脾胃虚弱、孕妇、便溏忌服
三七	甘微苦	温	肝肾	散瘀止痛，消肿定痛	3～9克	孕妇慎服
韭菜子	辛甘	温	肝肾	温补肝肾，壮阳固精	3～9克	阴虚火旺忌用
人参	甘	微苦	脾肺心	大补元气，复脉固脱，补脾益肺生津定神	3～10克	实、热证忌服
川贝母	苦甘	微寒	肺心	清热润肺，化痰止咳	3～9克	不宜与乌头类同用
川芎	辛	温	肝胆心包	活血行气，祛风止痛	3～10克	阴虚、多汗、月经多者慎用
丹参	苦	微寒	心肝	祛瘀止痛，活血通经，清心除烦	9～15克	非血瘀者慎用
天麻	甘	平	膀胱脾肾肝胆心	熄风止痉，平抑肝阳，祛风通络	3～9克	过敏忌服，不宜过量
柏子仁	甘	平	心肾大肠	养心安神，止汗涩肠	3～9克	便溏多痰慎用，肝火旺盛不宜
生大黄	苦	寒	脾胃大肠肝心包	泻热通肠，逐瘀通经，凉血解毒	3～30克	孕妇、产后、无实、热证慎用
生地黄	甘苦	寒	心肝肾	清热生津，凉血止血	12～30克	脾虚湿滞者不宜

四、平衡和谐，万物育焉

中和之美是中国传统文化最高的审美理想。“中也者，天下之大本也；和也者，天下之达道也。至中和，天地位焉，万物育焉。”《左传》中晏婴（齐国贤相）与齐景公谈论过什么是“和”，指出“和”不是“同”，和是要建立在不同意见的协调的基础上的。因此中国哲人认为天地万物都在“中和”的状态下找到自己的位置以繁衍发育。这种审美理想建筑在个体与社会、人与自然的和谐统一之上。

（一）世界上第一个膳食模式

有专家说，没有不好的食物，只有不好的吃法；还有的说，没有垃圾食品，只有垃圾吃法。吃法包括膳食的结构和食物的加工方法，二者都十分重要。

膳食结构是指膳食中各类食物的数量及其在膳食中所占的比重，由于影响膳食结构的这些因素是在逐渐变化的，所以膳食结构也不是一成不变的，但是由于经济发展、食材、地域、环境条件等不同，世界各地逐步形成了不同的饮食模式。

饮食模式有不同的划分方法。基本上按照经济发展程度的不同划分为发达国家模式、发展中国家模式和日本模式。发达国家模式也称富裕型模式，主要在欧美国家，故也称欧美饮食模式。这种模式以动物性食物为主，具有高热量、高脂肪、高蛋白质的“三高”特点，而且用精制糖过多，容易导致肥胖、高血压、糖尿病、心脑血管疾病等慢性病发生。发展中国家模式也称温饱模式，主要以植物性食物为主，一些经济不发达国家年人均消费谷类与薯类达200千克，动物性食物很少，奶类也不多，故容易造成营养不良。日本虽然经济发达，但保留了以粮食为主的东方膳食传统特点，人均年摄取粮食110千克，动物性食品135千克左右。这种模式比较科学，故被称为营养模式。

另一种分类是东方、西方和地中海三种饮食模式。这里的西方模式相当于欧美饮食模式。

20世纪90年代，世界卫生组织推荐了地中海饮食模式，其基本特点就是杂食，将谷类、肉类、海鲜类、蛋类和蔬菜、水果有机结合，加上大量绿叶蔬菜和新鲜水果，少量肉食，食品多样，营养丰富全面。①动物蛋白以鱼类最多，其次为牛肉、鸡肉。植物蛋白以豆类为主，其豆类的摄入高于东方饮食结构近两倍；②水果、薯类加上蔬菜总量远高于东方膳食模式；③饮酒量高于东、西方，但以红葡萄酒为主，红葡萄酒富含葡萄籽多酚，具有抗氧化、抗衰老作用；④脂类以使用被称为“液体黄金”和“地中海甘露”的橄榄油为主，其不饱和脂肪酸含量达75%以上，并富含维生素E和多酚类天然抗氧化剂，有降低人体低密度脂蛋白、升高高密度脂蛋白的功能和抗衰老作用。以希腊为代表的地中海沿岸国家其心脑血管疾病和癌症的发病率、死亡率最低，平均寿命高，据信与这种膳食模式的优越性有关。

东方饮食模式。对此的定义并不统一。有的认为东方饮食模式是以印度、巴基斯坦和非洲一些国家为代表，以植物性食物为主，动物性食物不足，优质蛋白、钙、铁、维生素A等摄入不足，这实际上相当于上述的发展中国家模式，在地域上也不局限于“东方”，故称之为“东方模式”欠妥。

顾名思义，东方饮食模式应当以亚洲国家为主，以谁为代表呢？一种观点是以日韩特别是日本模式为代表，认为日韩的饮食以“清淡、洁净、健康”见长。特别是日本从1986年持续成为世界第一长寿国，实现了“三上升”，即国民身高增长、智商提高、寿命延长，认为这与日本饮食模式的优越性有关。

无论哪个国家和地区，饮食结构都是在不断变化的，从“饱腹消费阶段”、“口福消费阶段”到“保健消费阶段”几乎是世界各国走的同一条道路。拿日本来说，冲绳是一个令世人羡慕的长寿岛，在冲绳岛北部的一个小村庄，海边屹立着一块石碑，上面刻有冲绳岛居民引以为自豪的一段话：“你在70岁的时候只是个孩子，在80岁的时候也仅仅是个青年，在90岁的时候如果祖先邀你进入天堂，请让他们再耐心地等待一段时间，只有等到100岁的时候，你才会考虑是否接受他们的邀请。”但是，随着经济条件的改善，生活方式特别是饮食结构发生了显着改变，冲绳岛上洋快餐店林立，结果目前冲绳的平均寿命排名已经降到了世界第26位。

作为一种饮食模式，应当具有历史悠久、影响广泛、世代传承等特点。具有这些特点的，非中国饮食模式莫属。

《素问·脏气法时论》中提出了“五谷为养，五果为助，五畜为益，五菜为充”的饮食模式，这大概是世界上最早的饮食模式。而且，世界上各种饮食模式多是自然形成的，唯独这一模式是从理论的高度、从促进健康的角度提出的，是理论指导实践的典范。

“五谷”指的是稻、麦、黍、稷、菽五种粮食作物。黍指玉米，也包括黄米；稷指粟（高粱）；菽指豆类。

“五果”为枣甘、李酸、栗咸、杏苦、桃辛，也就是我们现在所说的大枣、李子、栗子、杏、桃，泛指各种水果。

“五畜”为牛甘、犬酸、猪咸、羊苦、鸡辛，也就是我们现在所说的牛、狗、猪、羊、鸡，泛指各种肉类。

在这个模式中，“五谷为养”，即谷类应当是主体，是营养人体的；“五果”之“助”和“五菜”之“充”，分别有辅助和补充的意思；“五畜”之“益”，大概是补益的意思。在以植物性食物为主的古代，肉类并不是寻常老百姓经常吃到的，所以就成了不可多得的“补益”食品。

这个模式体现了以谷类为主体的观念。祖国传统医学和食学特别强调谷类的重要性。陈直、邹铉在《寿亲养老新书·饮食调治》中说：“食者，生民之天，活人之本也。故饮食进则谷气充，谷气充则气血盛，气血盛则筋骨强。”

谷类以碳水化合物和维生素为主要成分，并含有丰富的植物纤维。前者是人体热量的主要来源，而且是“最清洁和廉价”的能源。碳水化合物分解代谢的产物只有二氧化碳和水，前者由肺部呼出，后者从肾脏排出，在体内不积存，没有含硫、氮的化合物产生，故不积存“垃圾”。

这个模式体现了“杂食”的观念，谷类为主，肉类、菜果类辅助，各司其职，以达到营养平衡。朱丹溪在《茹淡论》中说：“彼粳米甘而淡者，土之德也，物之属阴而最补者也，惟可与菜同进。”唐代孙思邈著《备急千金药方》一书的《食治》篇指出，“食谷者，则有智而劳神；食草者，则愚痴而多力；食肉者，则勇猛而多嗔。”说明了谷类、菜类和肉类对人体的不同作用。

这个模式体现了五味平衡的观念。在谷类中五味的区别不明显，多属“甘”；五气也差别不大，其中豆类、稻米、玉米性平，小麦性凉，高粱性温。而在五果和五菜则差异明显，分别代表五味，“气味合而服之”，才有利于健康。

坎贝尔博士总结了中国和美国膳食中各种营养素的差异（表7–3）。

表7–3　中、美膳食摄入比较

营养素	中国	美国
热量（千卡/天）	2641	1989
总脂肪（%热量）	14.5	34 ~ 38
膳食纤维（克/天）	33	12
总蛋白质（克/天）	64	91
动物来源蛋白质（%热量）	0.8	10 ~ 11
总铁（毫克/天）	34	18

注：摘自坎贝尔博士的《中国健康调查报告》。

从表7–3中可以看出，中餐的总脂肪量、动物来源的蛋白质明显低于美国，而膳食纤维和总铁则远远高于美国。

（二）主副食比例平衡

西方饮食中主副食常是不“分家”的，汉堡包、比萨饼、意大利面条等主食和副食都是混在一起的。中国传统饮食则有“主副食”之分，而且特别重视“主食”，素有“世间万物米称珍”、“食五谷治百病”等祖训。《素问·平人气象大论》中说：“人以水谷为本，故人绝水谷则死。”认识到五谷杂粮的重要作用，这和现代营养学的膳食宝塔以谷类为基础是一致的。五果、五畜和五菜则为副食，起“助”、“益”和“充”的作用。在菜、果、肉三类副食中，菜是第一位的，所以朱丹溪强调主食“惟可与菜同进”。《本草纲目·菜部》解释菜之“充”的作用：“所以辅佐谷气，疏通壅滞也。”这和现代营养学主张多吃蔬菜以补充膳食纤维，疏通肠道的观点是一致的。

《素问·五常政大论》说：“谷肉果菜，食养尽之，无使过之，伤其正也。”无论是谷类、肉类还是菜果类，都是达到营养的目的即可，哪一种也不能过量，这体现了主副食平衡的观念。因其美味，肉是最容易过量的。孔子说：“肉虽多，不使胜食气。”就是说，虽然肉多可以随便吃，但也只能起佐饭的作用。

《周礼·天官冢宰下》曰：“牛宜稌，羊宜菽，豕宜稷，犬宜粱，雁宜麦，鱼宜菰”（在吃牛、羊、猪、狗、禽、鱼肉时适合分别吃稻子、谷子、高粱、美酒、麦子和瓜果），这恐怕是世界上最早的关于食物搭配的论述。

（三）主食中粗细平衡

在五谷中，一般认为上等的梗米、面粉为“细粮”，豆、高粱、玉米、薯类为“粗粮”或“杂粮”。粗细结合，是指五谷相杂。

孔子说：“饭疏食饮水（粗茶淡饭），曲肱而枕之，乐亦在其中矣。”郑板桥曾写了一副对联：“青菜萝卜糙米饭，瓦壶天水菊花茶”，都是强调多吃粗粮的好处。

（四）副食中肉菜平衡

人类臼齿：切齿：犬齿=5：2：1，以此推算，人类正常食物结构中植物性食物与动物性食物的比值应为7：1。

中医养生学是讲究素食的，特别注意进食蔬菜。《遵生八笺·延年却病笺·饮食当知所忌论》说：“蔬食菜羹，欢然一饱，可以延年。”《格致余论·茹淡论》认为：“谷蔬菜果，自然冲和之味，有食人补阴之功”。对于肉类的功能，清代医家章穆认为：“大抵肉能补肉，故丰肌体，泽皮肤，又能润肠胃，生津液”，“内滋外腴，子孙繁衍”。但是，“消瘅仆击，偏枯痿厥，气满发逆”等的病机，就在于“数食甘美而多肥”（《素问·通评虚实论》），“膏粱之变，足生大丁”（《素问·生气通天论》）。这和现代医学认为动物性脂肪过食会形成高脂血症、动脉硬化、冠心病等的观点是一致的。

（五）五味平衡

人的食物还要遵循五味平衡的原则。五味，指辛、甘、酸、苦、咸。五味与五脏的生理功能有密切的关系，对人体的作用各不相同。《素问·至真要大论》说：“五味入胃，各归所喜。故酸先入肝，苦先入心，甘先入脾，辛先入肺，咸先入肾。”说明五味对内脏有特定的亲和性，这种亲和性决定于其共同的特性。苦味和心同属“火”，故苦先入心；甘味和脾同属“土”，故甘先入脾，他味亦然。

五味调和能滋养五脏，补益五脏之气，强壮身体。《素问·生气通天论》说：“谨和五味，骨正筋柔，气血以流，腠理以密，如是则骨气以精。谨道如法，长有天命。”《保生要录》说：“五味稍薄，令人神爽……若偏多，则随其脏腑，必有所损。”即五味偏嗜太过，久之就会引起相应脏气的偏盛偏衰，导致五脏之间的功能活动失衡，即所谓“五味所伤”。《素问·五脏生成篇》说：“多食咸，则脉凝泣而变色；多食苦，则皮槁而毛拔；多食辛，则筋急而爪枯；多食酸，则肉胝皱而唇揭；多食甘，则骨痛而发落。此五味之所伤也。”

五味之所伤，原因在于味之五行归属及其性。五味各有其性：“辛散，酸收，甘缓，苦坚，咸耎”（《素问·脏气法时论》），饮食偏味则造成功能的失调。忽思慧指出：“酸涩以收，多食则膀胱不利，为癃闭。苦燥以坚，多食则三焦闭塞，为呕吐。辛味熏蒸，多食则上走于肺，荣卫不时而心洞。咸味涌泄，多食则外注于脉，胃竭，咽燥而病渴。甘味弱劣，多食则胃柔弱而虫过，故中满而心闷。”《素问·生气通天论》说：“……味过于酸，肝气以津、脾气乃绝。味过于咸，大骨气劳，短肌，心气抑。味过于甘，心气喘满，色黑，肾气不衡。味过于苦，脾气不濡，胃气乃厚。味过于辛，筋脉沮弛，精神乃央。是故谨和五味，骨正筋柔，气血以流，腠理以密，如是则骨气以精。谨道如法，长有天命。”如表7–4所示。

表7-4 五味五行与过食的结果

味	性	属	相克	多食结果
酸	收	木	克土	膀胱不利，癃闭；脾气乃绝；肉胝皱而唇揭
甘	缓	土	克水	骨痛而发落；胃弱，中满而心闷；心气喘满，肾气不衡
苦	坚	火	克金	皮槁而毛拔；三焦闭塞；脾气不儒，胃厚
咸	软	水	克火	外注于脉，胃竭；大骨气劳，心气抑；脉凝泣而变色
辛	散	金	克木	筋急而爪枯；荣卫不时而心洞；筋脉沮弛，精神乃央

酸味属木，先入肝，多食则肝气偏盛。木克土，伤害脾脏，引起皮肤多皱枯槁，口唇干裂；酸性收，多食容易导致小便不利。

甘味属土，先入脾，多食则土克水，殃及肾脏，“肾气不衡”，造成骨痛；肾阴不足，则毛发脱落；甘气弱，难以上行进入上焦，而停滞于胃内，故“胃弱”；中焦郁滞则“中满而心闷”，“心气喘满”。

咸味属水，先入肾，多食则水克金，导致心火不足，“心气抑”，且水性重浊，会引起血脉凝涩不畅，使得原本红润的气色变得黝黑；肾阳不足，则“大骨气劳”；脾阳不足，则肌肉失养，“短肌”；咸之性“涌泄”，多食则口渴咽燥。

苦味属火，多食则火克金，伤害肺脏，导致肺阴不足，表现为皮肤枯槁不润泽，阴血不足则毛发脱落。苦之气涩而坚，多食导致三焦闭塞，食物运化不畅，不能下行，则导致呕吐。

辛味属金，先入肺，多食则金克木，伤害肝脏，肝阴不足则筋挛急，爪甲干枯而不坚韧。“气味辛甘发散为阳”，即辛味具有发散作用。辛味上行，留于心下，造成心烦意乱，即“心洞”。

（六）寒热平衡

“寒热”首先指的是食物本身的属性。《盛世保元·饮食》说：“所谓热物者，如高粱、辛辣厚味之物是也，谷肉多有之；寒物者，冰水、瓜桃生冷之物是也，菜果多有之”。张介宾指出：“饮食致病，凡伤于热者，多为火热，而停滞者少”。《景岳全书·杂证谟·饮食门》认为：“伤于寒者，多为停滞，而全非火症”。

另一方面指饮食入腹时的生熟或温度要适宜。《灵枢·师传》说：“食饮者，热无灼灼，寒无沧沧。寒温中适，故气将持，乃不致邪僻也。”《寿亲养老新书·饮食用暖》认为：“饮食太冷热，皆伤阴阳之和。”即饮食过冷过热，都会影响到机体的阴阳平衡。孙思邈明确指出了食物冷热的标准：“热无灼唇，冷无冰齿”。

为了达到上述的各种平衡，传统食学主张“杂食”，认为：杂食者，美食也，广食者，营养也。提倡食物来源多样化，具有广杂性、主从性和匹配性。

五、三因制宜，调摄有方

和“现代营养学”相比，中国传统食学更加注重饮食要因人、时和地不同而应有所差异，此即饮食的“三因制宜”。

（一）因人制宜

清代医家程国彭说：“补之为义，大矣哉！然有当补不补误人者；有不当补而补误人者；亦有当补而不分气血，不辨寒热，不识开合，不知缓急，不分五脏，不明根本，不深求调摄之方以误人者，是不可不讲也。”

饮食要根据年龄、性别、体质和病情不同而不同，特别对于孕妇、产妇、小儿和老年人的饮食，要求都是非常具体的。在第六章第六节中已有介绍，在此不赘述。

（二）因时制宜

顺应四时是中医养生学的原则之一，在饮食方面体现得特别突出和具体，这也是和一般营养学的重要区别。根据“春生、夏长、秋收、冬藏”和“春温、夏热、秋燥、冬寒”的自然界变化规律，及一年四季各有脏器“当令”的人体变化规律，根据“春夏养阳，秋冬养阴”和“春养肝，夏养心，秋养肺，冬养肾，长夏养脾”的养生原则，对食物的性、味进行选择。

在第十一章中，我们将对此做详细介绍。

（三）因病制宜

张景岳说：“便者相宜之谓，有居处之便，有动静之便，有性情之便，有气味之便，临病人而失其宜，施治未有不相失者。”即无论是生活起居、运动劳逸、性情变化，还是食物之性味，必须因病而不同，否则就是“失其宜”，治疗效果就会“相失”。

张仲景在《金匮要略·禽兽鱼虫禁忌并治》中论述说：“凡饮食滋味以养于生，食之有妨，反能为害，自非服药炼液，焉能不饮食乎？切见时人，不闲调摄，疾疢竞起；若不因食而生，苟全其生，须知切忌者矣。所食之味，有与病相宜，有与身为害，若得宜则益体，害则成疾，以此致危，例皆难疗。”患者的饮食必须要考虑对身体是相宜还是有害，否则害则成疾，而且难以治疗。

1.五味

不同脏器患病时食物的宜忌在《黄帝内经》中多有论述，但从字面上来看似乎有矛盾的地方，对此有很多讨论，仁者见仁智者见智，意见并不完全统一。

我们先看《灵枢·五味》中的论述：“黄色宜甘，青色宜酸，黑色宜咸，赤色宜苦，白色宜辛。凡此五色，各有所宜。五宜所言五色者，脾病者，宜食粇米饭，牛肉枣葵；心病者，宜食麦羊肉杏薤；肾病者，宜食大豆黄卷猪肉栗藿；肝病者，宜食麻犬肉李韭；肺病者，宜食黄黍鸡肉桃葱。”粇米、牛肉、枣、葵俱味甘，即脾病宜甘。同样，心病宜苦，肾病宜咸，肝病宜酸，肺病宜辛。这些都是五脏所“喜”，对五脏各有补益作用，所以这里的脏器之病应为虚症。

脏器有病衰弱，更怕受“所不胜”脏器的欺负。如辛味宜肺，肺属金，金克木，故“肝病禁辛，心病禁咸，脾病禁酸，肾病禁甘，肺病禁苦。”

紧接下来的一段就有所费解了。“肝色青，宜食甘……心色赤，宜食酸……脾黄色，宜食咸……肺白色，宜食苦……肾色黑，宜食辛……”那么，肺病是禁苦还是宜苦呢？

这段话有两种解释。一种将“肝色青”解释为“当肝病者面色发青时，说明精血亏虚，筋脉挛急，故食甘味以缓急”；另一种解释，“肝色”是指五色和五脏的“五行归属”，即肝青、心赤、脾黄、肺白、肾黑。本来肝木克脾土，甘味入脾，有“以所克”资助之意。如《太素·卷二·调食》所说：“肝者，木也。甘者，土也。宜食肝者，木克于土，以所克资肝也。”这里也应有防止肝病犯脾之意。

在第一种解释中，“肝色青”的含义就成了“肝病者色青时”，太复杂了。用第二种解释可能好一些。这里的“肝色青”是否可以理解为“肝实而青”，即这里的肝病为实证，这就和《素问·脏气法时论》所云——“肝苦急，急食甘以缓之”符合。

同样，肺气虚时是禁苦的，因苦味涌泻。但是如果是实证，即“肺色白”，肺脏热盛，肺气上逆，即“肺苦气上逆，急食苦以泻之”（《素问·脏气法时论》）。

在《素问·脏气法时论》开始时写道：“黄帝问曰：合人形以法四时五行而治，何如而从？何如而逆？”即按照自然界四时五行的变化规律，结合人体的情况，应该如何治疗才是顺应了自然规律？如何是违反了自然规律？岐伯对曰：“五行者，金木水火土也，更贵更贱，以知死生，以决成败，而定五脏之气，间甚之时，死生之期也。”岐伯回答的是，五行与四时有一定的对应关系，五行相互制约的盛衰变化，可以推测疾病的轻重、治疗之成败、五脏之气的变化、病情之轻重和死生的时间。

岐伯接着说：“肝主春，足厥阴少阳主治，其曰甲乙，肝苦急，急食甘以缓之。”这一段并没有讲病，所以不是指病理情况，而是与时令养生有关。肝在春季当令，肝火旺，故失其柔和之性，多见筋脉拘急、急躁易怒等，故宜多食甘味。反之，酸味适肝之性，有收敛作用，更使其易“急”，故春季宜“省酸增甘”。其他四季的论述亦然。

下面一段讲的才是脏器疾病。“病在肝，……肝欲散，急食辛以散之，用辛补之，酸泻之。”“病在心，……心欲耎，急食咸以耎之，用咸补之，甘泻之。”“病在脾，……脾欲缓，急食甘以缓之，用苦泻之，甘补之。”“病在肺，……肺欲收，急食酸以收之，用酸补之，辛泻之。”“病在肾，……肾欲坚，急食苦以坚之，用苦补之，咸泻之。”

上面谈过“肝病禁辛”，与“急食辛以散之”又似乎矛盾。对于这些论述，首先要明确苦、欲、补和泻的含义。清代冯兆张在《冯氏锦囊秘录》中说：“违其性故苦，遂其性故欲。欲者，是本脏之神所好也，即补也。苦者是本脏之神所恶也，即泻也。”并进一步解释道：“如肝苦急，急则有摧折之意焉，故苦而恶之，急食甘以缓之，缓之时使遂其性也。且扶苏条达，木之象也，升发开展，魂之用也，故其性欲散，急食辛以散之，散之解其束缚也，是散即补也。”

“肝病禁辛”指的是肝虚之症，这里讲的是肝气郁结之症。因为肝气郁结，所以肝急于“散”，故用辛散之味，以行其气。行气则随肝脏条达疏泄之本性，即为“补”。

同样，“心病禁咸”，咸为水之味，可抑制心火，故心火不足时禁咸。而心火偏亢时，“心欲软”或“心欲耎”则以咸味使其柔软。张景岳解释说：“心火太过则为燥越，故急食咸以耎之，盖咸从水化，能相济也。”

气血五体：《素问·宣明五气》中说：“五味所禁：辛走气，气病无多食辛；咸走血，血病无多食咸；苦走骨，骨病无多食苦；甘走肉，肉病无多食甘；酸走筋，筋病无多食酸。是谓五禁，无令多食。”辛入气但耗气，故气病不能多吃辛味；咸入血，但咸味可能使血流艰涩，故血病不能多吃咸味；苦走骨，但苦属火，火克水，对肾不利，而骨生于肾，故骨病不能多吃苦味；甘走肉，但甘味可使肌肉壅满，故肉病不可多吃甘味；酸走筋，但酸味可能使筋脉拘急，故筋病不宜多吃酸味。

2.四气

《素问·六元正纪大论》说：“……用寒远寒，用凉远凉，用温远温，用热远热，食宜同法”。“寒者热之，热者寒之”是中医治病的基本原则，也同样适用于食物。

一般来说，患病期间应忌食以下食品：①生冷食品：为脾胃虚寒腹泻者所忌。②黏滑食品：糯米、大麦、小麦等所制的米面食品等，为脾虚纳呆、或外感初起患者所忌。③油腻：荤油、肥肉、油煎炸食品、乳制品（奶、酥、酪）等，为脾虚或痰湿患者所忌。④腥膻：海鱼、无鳞鱼（平鱼、鲅鱼、带鱼、比目鱼等）、虾、蟹、海味（干贝、淡菜、鱼干等）、羊肉、狗肉、鹿肉等。为风热证、痰热证、斑疹疮疡患者所忌。⑤辛辣：葱、姜、蒜、辣椒、花椒、韭菜、烟、酒等，凡外伤、手术、过敏及服用中药时多禁忌辛辣。⑥发物：指能引起旧病复发、新病加重的食物，除上述腥、膻、辛辣等食物外，还有一些特殊的食物如荞麦、豆芽、苜蓿、鹅肉、鸡头肉、猪头肉、驴头肉等，为哮喘、风证、皮肤病患者所忌。

（四）因地制宜

《内经》说：“地食人以五味”，俗话说，“一方水土养一方人”，“靠山吃山，靠水吃水”，都说明某一地的人是在当地的天、地之气的孕育下发育和成长起来的，反过来说，当地的人已经适应了该地的各种生活条件，包括饮食条件，不宜随意变动，更不要受不良饮食方式的影响。

六、食饮有节，身利寿益

《管子》中说：“饮食节……则身利而寿命益”，“饮食不节……则形累而寿命损。”饮食是要有意识控制的，如此则有利于健康，有利于长寿，否则身寿俱损。

（一）饥饱得中，食饮以时

祖国医学、养生学中有大量的论述强调饮食要节制，不能过饥过饱，过量饮食会对胃肠和全身造成伤害。

1.节食

孔子早就说：“君子食无求饱，居无求安，敏于事而慎于言。”在《黄帝内经》的开篇之卷《上古天真论》中，就明确指出了上古之人之所以“皆度百岁”的原因之一，便是“食饮有节”。《素问·五常政大论》明确指出：“谷肉果菜，食养尽之，无使过之，伤其正也。”无论是什么食物，都是达到“食养”的目的即可，不能过量，否则就会“伤其正”。《素问·痹论》说：“饮食自倍，肠胃乃伤。”

后世的养生学家在这方面的论述更多。曹廷栋在《老老恒言·饮食》中告诫：“凡食总以少为有益，脾易磨运，乃化精液，否则极易之物，多食反致受伤，故曰少食以安脾也。”孙思邈在《千金要方》中警告说：“凡常饮食，每令节俭，若贪味多餐，临盘大饱，食讫，觉腹中胀气，或致暴疾……”。《博物志》中说：“所食逾少，心开逾益；所食逾多，心逾塞，年逾损焉。”老人尤其注意要防止暴饮暴食。孙思邈说：“饮食当令节俭，若贪味伤多，老人肠胃皮薄，多则不消”。

2.食饮以时

食饮以时是符合人体生理活动规律的，也是防止暴饮暴食的有效措施。

《灵枢·平人绝谷》说：“胃满则肠虚，肠满则胃虚，更虚更满，故气得上下，五脏安定，血脉和利，精神乃居。”胃肠的活动是一虚一满，有规律的更替，这样才能“五脏安定，血脉和利”。《遵生八笺·饮馔服饰笺·序古诸论》说：“食饮以时，饥饱得中，水谷变化，冲气融和，精血以生，荣卫以行，脏腑调平，神智安宁”。

孔子说“不时不食”。《千金要方》说要“饮食以时”。《吕氏春秋·季春纪·尽数》认为：“食能以时，身必无灾”。指出只有定时进食，才能使胃肠保持“更虚更满”的正常功能活动，使胃肠道上下畅通，保证消化功能的正常。

怎样做到“饮食以时”？一日几次进餐为好呢？《灵枢·五味》说：“谷不入，半日则气衰，一日则气少矣。”这大概是一日三餐的理论依据。一日三餐使饮食有了规律，也使我们能有较为完整的时间去工作、学习和休息，但是从养生的角度来考虑，一日三餐是否就是最科学的呢？起码对老人、小孩和患有糖尿病、胃肠道疾病的患者来说就并非如此。孙思邈在《千金要方》中就说：“食欲数而少，不欲顿而多”。

《养病庸言·六务》说：“早餐必在寅卯之间，中餐必在午前，晚餐必在戌前，此精其时也”。这三个时间分别相当于7点、12点和晚6点前后。但对于老年人则不必拘泥于一日三餐，《亲寿养老新书·饮食调治》说：“尊年之人，不可顿饱，但频频与食，使脾胃易化，谷气长存”。

一日三餐不能平均分配，在数量和饮食品种上都要有所区别。《老老恒言·饮食》说：“日中而阳气降，日西则阳气虚，故早饭可饱，午后即宜少食，至晚更必空虚”。国人早就有“早吃好，午吃饱，晚吃少”的习惯，这和现代营养学的观点是一致的。

中医养生学在“暮无饱食”这一点上非常重视。孙思邈在《千金要方·养性·道林养性》中明确指出：“须知一日之忌，暮无饱食”。

“饱食即卧，乃生百病，不消成积聚；饱食仰卧成气痞，作头风。”宵夜也是非常不好的。孙思邈说：“人不得夜食”，“夜勿过醉饱”。《寿世保元》认为食后便卧可以导致多种疾病：“食后便卧令人患肺气、头风、中痞之疾，盖营卫不通，气血凝滞故而。”

3.饥渴为准

饥、渴感觉是人体进食和饮水的必要信号，饥而食，渴而饮，而不能强饮、强食，否则会损伤脾胃。陶弘景在《养性延命录》中说：“不渴强饮则胃胀，不饥强食则脾劳”。

但也不可走极端。孙思邈在《千金要方·养性序》中指出：“不欲极饥而食，食不可过饱；不欲极渴而饮，饮不可过多。饱食过多，则结积聚，渴饮过多，则成痰澼。”

一日三餐也好，四餐也好，关键在于每餐的进食量，二者必须配合好。每餐的进食量必须控制在下一餐前有饥饿的感觉，否则这一餐就过量了。饥饿是机体发出的需要进食的信号，没有这个信号，说明这时不需要进食，如果勉强进食，过量的食物成分就会蓄积在体内。很多要求减肥的人，特别是女孩子，就想找一种减肥的灵丹妙药。实际上，控制饮食就是灵丹妙药。她们常感到委屈："我吃得够少的了，还能光喝凉水吗？"其实一句话就可以把她问倒："你在吃饭前肚子饿不饿？"这时她才醒悟："不饿不能吃饭啊？"她们主食虽然不多，但零食频繁，又"不饥而食"，不胖才怪。

（二）"每餐不用重肉"

肉类味美，谷类味淡，所以一旦有了条件，少吃谷类、多吃肉类就容易形成习惯，但这会破坏饮食平衡，严重危及健康。《素问·五常政大论》中早就提出"谷肉果菜，食养尽之，无使过之"的警告，《吕氏春秋·孟春纪》更是把形容"肥肉厚酒"为"烂肠之食"。孙思邈说："每食不用重肉，喜生百病；常须少食肉，多食饭"。

（三）饮食宜忌

1.饮食所宜

一宜新鲜。《金匮要略·禽兽鱼虫禁忌并治》谓："秽饭、馁肉、臭鱼，食之皆伤人"。二宜细软。孔子在《论语·乡党》中说"食不厌精，脍不厌细"。三宜细嚼慢咽。《养病庸言·六务》说："不论粥饭、点心、肴品，皆嚼得极细咽下"。四是宜专致愉悦。孙思邈在《千金要方·道林养性》中说："人之当食，须去烦恼"。《千金翼方·养性·养性禁忌》中说："饥不得大语"。

2.饮食所忌

一是忌有害的食物。《金匮要略·禽兽鱼虫禁忌并治》中说："肉中有米点者，不可食之"，"六畜自死，皆疫死，则有毒，不可食之"。二是限制饮酒。明代著名医学家万全指出：酒"虽可以陶情，通血脉，然耗气乱神，烂肠胃，腐胁，莫有甚于此者"。

3.关于"忌口"

中医讲究忌口，其实西医也讲。高血压、浮肿、心力衰竭患者要尽量少吃盐，糖尿病患者忌吃糖，肥胖、高脂血症、动脉硬化病人尽量少吃油腻都是。

忌口包括两个内容。一个是偏颇体质的人，特别是患者要注意少吃某种性味的食物，这在本书的有关章节有所记述。

另一个是"配伍禁忌"，首先是药物之间的配伍禁忌，如"十八反"、"十九畏"，是属于医生要掌握的。第二是药物与食物之间的配伍禁忌，在历代医药书中多有记载，如猪肉反桔梗、黄连、乌梅、百合、苍术、甘草；猪血忌地黄、何首乌、蜜；羊肉反半夏、菖蒲；狗肉反商陆，忌杏仁；鲫鱼反厚朴，忌麦冬、山药；蒜忌地黄、何首乌、白术；醋忌茯苓；天门冬忌鲤鱼；萝卜忌何首乌；土茯苓忌茶等。第三是食物之间的配伍禁忌。如香菇忌螃蟹、西红柿；红枣忌虾、萝卜；蜂蜜忌大米、洋葱；芹菜忌黄瓜、西瓜；萝卜忌葡萄；香蕉忌酸奶、土豆；薄荷忌鳖肉；猪肉忌荞麦、豆酱、鲤鱼、黄豆；羊肉忌醋；狗肉忌蒜；鲫鱼忌苋菜、猪肝；猪血忌黄豆；猪肝忌荞麦、豆酱、鱼肉、鳝鱼、雀肉；龟肉忌苋菜、酒、水果；鸭蛋忌桑葚子、李子；鸡肉忌芥末、李子；兔肉忌猪肉、鸭肉、苋菜、鸡蛋等。

这些在网上都可以查到，但不少人持有异议，特别是食物之间的禁忌，认为缺乏科学依据。比如，说猪肉忌豆酱，北京人的炸酱面都是猪肉和豆酱做的，已是地方名吃，猪肉皮炖黄豆也是常吃的食品。所以健康人对食物之间的配伍禁忌，不必过于拘泥。

七、食养、食疗与药膳

食养、食疗是相互联系但又有区别的概念。食养即饮食调养，如根据四时变化和自身的体质状况食用不同的食物，以强健身体，纠正偏颇体质。食疗是合理利用食物的特性，用于辅助治疗疾病。药膳是取药物之性，食物之味，相辅相成，配伍烹饪而制作出的膳食。其形是食品，其性为药品，起到食借药力，食助药威的协同作用，既是美味佳肴，同时也可以达到药物治疗与食物营养的双重作用。它是中国传统饮食和传统医学的重要组成部分。

中医药学中食品和药品的区别不像西医那样明确。药物的毒性一方面是其四气五味的偏性，越偏则毒性越大；另一方面是本身具有的毒性，如砒霜。如果其性“中”，如一般的五谷菜果，则属于食物的范围；如果偏温或偏凉，应用时要考虑其偏性是否与食用目的符合，斟酌为益；如果偏热或偏寒，则属于药物，不可久服。同样，“补泻”也是药物的特性。中医的治病原则是：“虚则补之，实则泻之”；“寒则热之，热则寒之”，其关键是药、证符合。应用不当，人参即为毒药；应用得当，大黄即为补品。

《黄帝内经》阐述了用药和食养的原则。《素问·五常政大论》说：“大毒治病，十去其六；常毒治病，十去其七；小毒治病，十去其八；无毒治病，十去其九。谷肉果菜，食养尽之，无使过之，伤其正也。”如果用毒性大的药物，病去十之六即要停药；一般毒性的药物，病去十之七停药；毒性小的药物，可以用到病去十之八；没有毒性的药物，可以用到病去十之九。余下的病证，通过谷肉菜果的食养去解决，用药不要过量，以免损伤人体之正气。

食疗是最好的偏方，食疗确实对防病治病有很好的功效，但不等于食疗能包治百病、也不能因此代替药物治疗。如果病情急重，或者应用食疗后无效，则应请医生治疗。

在药食同源的理论基础上，发展为药膳、药酒、药茶等具体的食养和食疗方法。

药膳以辨证论治为基础，以烹调艺术为手段，以防病治病、保健强身为目的。

药膳是以药物和食物为原料，经过烹调加工而制成的一种具有食疗作用的膳食。它是中国传统医学知识和烹调经验相结合的产物。它“寓医于食”，既将药物作为食物，又将食物赋以药用，既具有营养价值，又可防病治病，延年益寿。

药膳有变“良药苦口”为“良药可口”的神奇之功。《养老奉亲书》说：“缘老人之性，皆厌于药，而喜于食。”其实“食、色，性也”，没有人愿意去吃苦药，而乐于吃食物。药膳的第二大优势是应用面广，几乎所有的疾病都可以从药膳得到益处，特别是对虚证患者效果显着，具有良好的保健和延寿作用。第三大优势是安全，除非用之不当，几乎没有毒副作用。传统药膳的制作和应用，不但是一门科学，也是一门艺术。

除了常用的药膳、药酒、药茶外，还可以做成汤剂、饮品、面食、羹类、膏方、糊类、糖果类和冲服散剂。

药膳按功能分为以下几类：

（1）保健类：用于健康的维护或增强某一方面的机能，如根据不同季节的养生药膳，和增智、增力、减肥、明目、美容、乌发等药膳。

（2）预防类：如预防感冒、腹泻、中暑、秋燥等的药膳。

（3）体质调治类：如人体大病、手术后，体质衰弱，可用扶正固本类药膳，以促进康复，例如参芪类配方；若气血两虚者，可施以猪肚红枣羹，或玫瑰花烤羊心等以促康复；平常表现有阳虚者，可选用当归炖羊肉、良姜炖鸡肉等；如阴虚表现者可采取滋阴之品（如沙参玉竹粥之类）。

（4）治疗类：针对某种疾病而辨证施膳，以达到病理变化的改善或康复的可能，如浮肿患者用的茯苓鲤鱼羹，肺经虚寒咳嗽用的川贝杏仁豆腐，胃肠热证而便秘者用的黄芩膏等。

食用药膳最需要注意的问题是对症。张锡纯在《医学衷中参西录》一书中说："病人服之，不但疗病，并可充饥；不但充饥，更可适口，用之对症，病自渐愈，即不对症，亦无他患"。这种说法并不准确。凡食皆药，药食是相对的，食不对症，同样有害。黄宫绣在《本草求真·食物》中说："食之入口，等于药之治病，同为一理。合则于人脏腑有益，而可却病卫生；不合则于人脏腑有损，而即增病促死。"

对患者来说，药膳要对其病证；对偏颇体质的人来说，药膳要对其体质；对一个平和体质的人来说，不要盲目进补。

八、酒与药酒

中国是酒的王国。无论是酿酒、饮酒历史之久远，酒类的品种之丰、产量之巨、饮酒人数之多都堪称世界第一。

中国把饮酒发展为一种文化。在中国，饮酒已不仅是生理性消费，而且是一种文化消费，用来表达礼仪，体现友谊，营造情趣，愉悦心情。酒能使人解脱时事的束缚，"游乎四海之外"，焕发艺术创作的灵感。诗人李白"斗酒诗百篇"；杜甫"醉里从为客，诗成觉有神"；苏轼"俯仰各有志，得酒诗自成"；"元四家"中的黄公望"酒不醉，不能画"；"书圣"王羲之醉时挥毫而作《兰亭序》，"遒媚劲健，绝代所无"，而至酒醒时"更书数十本，终不能及之"。

（一）酒之历史

酒有趣，酒史也有趣。一种说法是人跟猿猴学会了酿酒。花、果、谷类自然发酵成酒并不困难，但人之酿酒是否受到了猿猴的启发，因时代久远难以考证。清代文人李调元在他的著述中有"琼州多猿……尝于石岩深处得猿酒，盖猿酒以稻米与百花所造"的记载。明代文人李日华在他的著述中，也有过类似的记载："黄山多猿猱，春夏采花果于石洼中，酝酿成酒，香气溢发，闻数百步"。

在《世本八种》（增订本）中陈其荣说："仪狄始作酒醪，变五味，少康（一作杜康）作秫酒。"仪狄、少康皆夏朝人，即制酒始于夏代。"酪糟"由糯米经过发酵加工而成，也称"拨"。现今江浙、西北一带仍广为制作和食用，其上清液近似于酒。"秫"是高粱的别称。由此看来，仪狄是可能是黄酒的创始人，杜康可能是高粱酒创始人。另一种说法是谷类酿酒应始于殷，因为殷代农业生产发展，有多余的粮食用于酿酒。

早在商周春秋，酒已成了帝王和贵族们普遍喜爱的饮料。《书经·无逸》曾说，殷纣王"酗于酒德"。

李时珍在《本草纲目》中说："烧酒非古法也，自元时始创其法，用浓酒和糟入甑，蒸令气上，用器承取滴露。"元代医家忽思慧的《饮膳正要》中记载有阿剌吉酒，谓此酒"味甘辣，大热，有大毒。主消冷坚积，去寒气。用好酒蒸熬，取露成阿剌吉。"阿剌吉酒即蒸馏酒。据考证，中世纪阿拉伯人用蒸馏的方法制酒，才开始有烈性白酒，中国制烧酒可能学自外国。

配制酒的历史当始于春秋战国之前。在殷商时期的甲骨文中，就有表示用香草入酒的文字。战国时代屈原的《楚辞》中就出现了多种香花植物的配制酒。

葡萄酒也是古人喜爱的一种养生酒。三国时的魏文帝曹丕曾经盛赞它"甘于曲蘖，善醉而易醒。道之固以流涎咽唾，况亲食之邪！"唐太宗李世民不仅十分喜爱饮用，而且还亲自督造。大臣魏征擅长酿制葡萄酒，他曾亲自写诗称赞他酿制的葡萄酒"千日醉不醒，十年味不败。"《新修本草》已将葡萄酒列为补酒，认为它有"暖腰肾、驻颜色、耐寒"的功效。元人忽思慧在《饮膳正要》中称它有"益气调中，耐饥强志"的作用。李时珍说葡萄酒有"驻颜色、耐寒"的作用。高濂在《遵生八笺》中也将它列为"养生酒"。

（二）酒之定位

酒是一种精灵，变化多端，善恶兼有。它能使人超脱豁达，才华横溢，胆识过人；也能使人醉生梦死，肆行无忌，原形毕露。

古人将酒的作用归纳为三类：治病、养老、成礼，后又加上御寒、成欢、忘忧和壮胆。

究竟应该如何为酒的作用定位呢?

繁体的医是酉上面加一个"殹"字，"殹"之解释一为"传声"，所传之声为何？其解释是医生检查患者的叩击声，或患者的呻吟声。至今中医的主要检查方法是"望闻问切"，并没有西医之"叩诊"，所以前者的解释牵强。"殹"之另一种解释是患者的非常病态，即"恶姿"。无论在解释上有何歧义，但酒和医关系之密切是毋庸置疑的。《说文》曰："医，治病工也。殹，恶姿也。医之性得酒而使。"

《素问·汤液醪醴论》说："帝曰：上古圣人做汤液醪醴，为而不用何也？岐伯曰：自古圣人之作汤液醪醴者，以为备耳，夫上古作汤液，故为而弗服也。中古之世，道德稍衰，邪气时至，服之完全。帝曰：今之世不必已何也？岐伯曰：当今之世，必齐毒药攻其中，镵石针灸治其外也。"古代医生制作醪醴，制而不用，是因为那时人都很健康，醪醴是备一时之需。中古之世，道德稍衰，外邪不断侵犯，服醪醴以治疗疾病。如果还不奏效，还有用具有一定毒性的药物攻其中，用针灸、砭石治其外，方能奏效。

《素问·上古天真论》说："今时之人不然也，以酒为浆，以妄为常……故半百而衰也。"

长沙马王堆汉墓竹简《十问》中说："酒者，五谷之精气也，其入中散流，其入理也彻而周……故以为百药由。"

从这两段话我们可以清楚地看出，古人造酒是治病用。中医用酒，大致分为三类：用作药引、用以制作药酒、用作炮制辅料。

酒是药食同源的东西，而偏向于药物，不应作为日常饮料，更不能"以酒为浆"，"无酒不成席"。在酗酒造成的恶果更加严重的当今之世，还原酒的定位是非常必要的。

（三）酒之善恶

《汉书·食货志》中说："酒，诸药之长也。"肯定了酒在治疗中的重要地位。

《诗经·豳风》中早就载有"为此春酒，以介眉寿"，"称彼兕觥，万事无疆"的诗句，认为酒有养生延寿的作用。

张华在其《博物志》中说："昔有三人冒雾晨行，一人饮酒，一人饱食，一人空腹。空腹者死，饱食者病，饮酒者健。此酒势辟恶，胜于他物之故也。"

《本草拾遗》说酒能"通血脉，厚肠胃，润皮肤，散湿气"。《医林纂要》认为酒"和血，行气，助肾兴阳"。说明酒有抗病治疗作用。

酒之为害同样严重。万全认为酗酒能："耗气乱神，烂肠胃，腐胁，莫有甚于此者"。《潜斋医话》中说："肥甘过度，每发痈疽，酒肉充肠，必滋秽浊，熏蒸为火，凝聚成痰，神昏气乱，变生疾病。"《诸病源候论》认为："酒精有毒，有复大热，饮之过多，故毒热气渗溢经络，浸溢脏腑，而生诸病也。"

酒之有利有害，关键在于饮酒的量。李时珍在《本草纲目》中说："酒，天之美禄也。少饮则活血行气，壮神御寒，消愁遣兴。痛饮则伤神耗血，损胃亡精，生痰动火。"孙思邈认为："饮酒不欲使多，多则速吐之为佳，勿令至，即终生百病不除。久饮酒者，腐烂肠胃，渍髓蒸筋，伤神损寿。"

酗酒的危害尚不止于危害健康。酒能败性、失控，忘乎所以，率意胡为，造成更为严重和广泛的后果。《本草纲目》中说："若夫沉湎无度，醉以无常者，轻者致疾败行，甚则丧邦亡家，而陨躯命。其害不胜言矣！"忽思慧认为酒"少饮为佳，多饮伤神，易人本性，其毒甚也，醉饮过度，丧生之源。"

（四）酒之禁忌

酒是药而不是水，故饮用时必有禁忌。古代医家对此有诸多论述，现辑录如下：

（1）忌闷饮：世称"喜烟闷酒"，实则闷酒是不可喝的。心情郁闷，"郁而化火"，发怒时肝风内动，酒为大热之物，此时饮之，无异于火上浇油。饮酒与吃饭一样，应当心情舒畅，要"欢饮"不要"闷饮"。

（2）忌冷饮：元人贾铭说："凡饮酒宜温，不宜热"。清人徐文弼提倡温饮，认为"热饮伤肺"，"冷饮伤脾"。

（3）忌狂饮：“感情深，一口闷”，不知是何人所编，实则大谬。这不是饮酒，是“牛饮”。《吕氏春秋》说：“凡养生，……饮必小咽，端直无戾。”清人朱彝尊在《食宪鸿秘》中也说：“饮酒不宜气粗及速，粗速伤肺。肺为五脏华盖，允不可伤。且粗速无品。”

（4）忌混饮：《清升录》说：“酒不可杂饮。饮之，虽善饮者亦醉”。

（5）忌强饮：酒可饮，但不可劝。劝酒不是酒文化，而是一种恶习。清人阮葵生在所撰《茶余客话》中引陈畿亭的话说：“君子饮酒，率真量情。文人儒雅，概有斯致。夫惟府井仆役，以通为恭敬，以谵为慷慨，以大醉为欢乐。”作者有蔑视劳动人民的意思，但劝酒确是缺乏文化素养的表现。

凡酒精过敏者，患有肝、肾、胃肠疾病，高血压、严重心脑血管疾病患者都禁用或慎饮酒，妇女月经期、妊娠期、哺乳期、儿童、青少年都不宜饮酒。

（6）忌夜饮：《本草纲目》引汪颖之语：“人知戒早饮，而不知夜饮更甚。既醉既饱，睡而就枕，热拥伤心伤目。夜气收敛，酒以发之，乱其清明，劳其脾胃，停湿生疮，动火助欲，因而致病者多矣。”

（7）忌空饮：据记载，古人是先吃饭后喝酒的，至今很多地方特别是农村仍有喝酒前要“垫一垫”的习俗，不知什么时候变成了先喝酒后吃饭。空腹饮酒害处有三：①酒精直接损伤脾胃；②酒精吸收快，易于醉酒；③喝酒时吃菜多，往往酒后不饿或没有食欲，导致喝酒不吃饭。

（8）忌酒后饮茶：李时珍说：“酒后饮茶，伤肾脏，腰脚重坠，膀胱冷痛，兼患痰饮水肿，消渴挛痛之疾。”

（五）药酒

药酒又称为酒剂。一般是把中药原料按一定比例加入白酒、葡萄酒、米酒、黄酒中浸泡，经一定时间后取出渣滓而制成的。

（1）药酒简史：药酒属于配制酒。在殷商时期的甲骨文中就有用香草入药的文字，战国时代屈原的《楚辞》中也载有多种香花植物的配制酒。《神农百草经》中论述：“药性有宜丸者，宜散者，宜水煮者，宜酒渍者。”《史记·扁鹊仓公列传》中收录了西汉名医淳于意的25个医案，其中就有2个药酒医案。汉代名医张仲景在《金匮要略》一书中，记有多个用酒浸渍法和煎煮法的实例。南朝著名医药学家陶弘景在《本草集经注》中提出了冷浸法制药酒的规范方法：“凡渍药酒，皆须细切，生绢袋盛之，乃入酒密封，随寒暑日数，视其浓烈，便可滤出，不必待至酒尽也。滓可暴燥微捣，更渍饮之，亦可散服。”

隋唐至宋代，药酒酿造与使用盛行。《备急千金要方》、《太平圣惠方》、《圣济总录》、《外台秘要》中都收录了大量的药酒的配方和制作方法。

元明清时代，药酒的制作达到了更高的水平。单是《本草纲目》所记载的药酒就有69种之多，大多为后世所常用。《饮膳正要》、《遵生八笺》、《随息居饮食谱》、《普济方》、《奇效良方》、《扶寿精方》、《万病回春》、《寿世保元》、《良朋汇集经验神方》、《医方考》、《惠直堂经验方》等都记载有大量的药酒方。现今各种酊剂和药酒更是名目繁多，而且新品牌的药酒每年都在增加。

（2）药酒的功效：药酒包括酒和药的双重功效。酒为水谷之气，味辛、苦，性热，入心肝肾三藏，具有畅通血脉、祛风散寒、通络止痛、健脾养胃、消冷积、促消化和引药上行、助运药力的功效。《本草纲目》记载酒能“行药势、杀百邪、恶毒气”，“通血脉、厚肠胃、润皮肤、散湿气，消忧发怒，宣言畅意”，“养脾气，扶肝，除风下气”。

药酒的主要作用与加入的中药材的作用有关，药性不同，药酒的作用也不同。一般分为补益性药酒和治疗性药酒，前者以补益人体的阴阳气血为主要目的，治疗性药酒则种类繁多，但大多集中于祛风散寒、止咳平喘、清热解毒、养血活血、舒筋活络等方面。

药酒还有预防瘟疫的功效，如屠苏酒、雄黄酒、椒柏酒等。《千金方》评说防疫药酒的功效：“一人饮，一家无疫；一家饮，一里无疫。”

（3）服用药酒的注意事项：药酒是由药和酒组成的。凡慎用酒者，饮用药酒也需谨慎。治疗性药酒中的中药药性，必须符合治疗需要。滋补性药酒必须符合人体体质的调治需要，如药性相反，则无益而有害。服用药酒须像服药一样注意剂量，并随病情、体质情况、季节等做调整。因此，制作和饮用药酒必须征询专家的意见。

九、茶道

茶为常绿灌木或小乔木植物，属山茶科。茶树喜欢湿润的气候，在我国长江流域以南地区有广泛栽培。无论是产量之大，饮用人群之多，还是惠及国家和地区之广，茶都堪称世界第一饮料。绿茶与西红柿、菠菜、坚果、椰菜花、燕麦、鲑鱼、大蒜、蓝莓和红酒并列为世界“十大健康食品”。

王安石在《论茶疏》中说：“茶之为用，等于米盐，不可一日无。”上至帝王将相、王公贵族、大家闺秀，下至士农工商、贩夫学子、小家碧玉，或细品，或痛饮，茶品有贵贱，茶具分优劣，但均“不可一日无茶”。百姓七宗事——“柴米油盐酱醋茶”，茶已经成为国人日常生活不可分割的一部分。

种茶、饮茶源于中国，历史悠久，世代传承。国人将沏茶、赏茶、闻茶、饮茶、品茶、技术、意境、喜好等与中华的文化内涵和礼仪相结合，形成了一种具有鲜明中国特征的文化现象，即茶道。通过饮茶增进友谊，颐神修德，学习礼法，是很有益的一种和美仪式。喝茶能静心、静神，有助于陶冶情操、去除杂念，这符合倡导“清静、恬澹”的东方哲学思想，也符合佛道儒的“内省修行”思想。茶道精神是茶文化的核心和灵魂。中华茶文化远播海外，并对韩国、日本、印度、英国、俄罗斯等世界各国的茶文化产生了深远影响。

茶闻之香气四溢，心神俱爽；饮之“其甘如荠”，回味无穷，真是妙不可言。唐卢仝说喝茶：“一碗喉吻润，两碗破孤闷，三碗搜枯肠，惟有文章五千卷。四碗发轻汗，生平不平事，尽向毛孔散。五碗筋骨清，六碗通灵仙。七碗吃不得也，惟觉两腋习习清风生。”

茶之重要，不仅在于“饮”，也在于“养”和“疗”。世界卫生组织认为，茶为中老年人的最佳饮料。

（一）茶之起源

茶起源于中国，中国有几千年的的饮茶传统和相关记录。根据大量实物证据和文史资料显示，世界上一百多个国家的饮茶习惯都是从中国传播过去的。世界著名科技史家李约瑟博士，将中国茶叶作为中国四大发明（火药、造纸、指南针和印刷术）之外对人类的第五个重大贡献。

关于茶树原产地，有好几种说法。不少人认为在云南，有一学者在认真研究考证以后断言，云南的西双版纳是茶树的原产地。在浙江余姚田螺山遗址出土了6000年前的古茶树，故也有浙江源之说。陆羽在《茶经》中说："其巴山峡川，有两人合抱者"，此即川东说。其实茶树是自然界野生的，可能遍及各地，关键在于何时开始饮茶和种植茶树。

人工栽培茶树的最早文字记载始于西汉的蒙山茶。

《茶经》卷下《六茶之饮》载："茶之为饮，发乎神农氏，闻于鲁周公，齐有晏婴，汉有扬雄、司马相如，吴有韦曜，晋有刘琨、张载、远祖纳、谢安、左思之徒，皆饮焉。"相传"神农尝百草，日遇七十二毒，得茶而解之。"

黄帝姓姬名荼。《九经》中无"茶"有"荼"，犹如无"灯"而有"烛"。《诗经》记载："谁谓荼苦，其甘如荠。"东坡诗云："周诗记苦荼，茗饮出这世。""茶"字从"荼"中简化出来的萌芽，始发于汉代，茶圣陆羽著《茶经》，将"荼"字中的一横去掉。黄现璠认为，"荼"之读音，至梁始变。

饮茶史也是众说纷纭。起码在周朝，茶已经作为贡品。晋朝常璩的《华阳国志·巴志》载："周武王伐纣，实得巴蜀之师，茶蜜皆纳贡之。"清代顾炎武在《日知录》中说："自秦人取蜀以后，始有茗饮之事。"《三国志·吴志·韦曜传》中有"赐茶茗以当酒"的记载。晋张华尝说"饮真茶，令人少眠"（《博物志》）。宋裴汉《茶述》谓："茶起于东晋，盛于今朝（宋朝）。"《洛阳伽蓝记》认为饮茶始自南朝梁武帝天监年间。

成书于三国的《广雅》中有如下记载："荆巴间采茶作饼，成以米膏出之。若饮先炙令赤，捣末置瓷器中，以汤浇覆之，用葱姜芼之。其饮醒酒，令人不眠。"可见茶最早是作为食料的，形同煮菜饮汤，用来解渴或佐餐，还不是单纯的饮品。自《茶经》问世，茶中添加物才逐渐减少而成为真正的饮品。

黄现璠《古书解读初探》谓："北朝后魏京师士子，见齐王萧饮茶，引为怪异……则一为少见多怪，一非家常用品……此时饮茶，恐限于某地，行于某阶级，实非普及民众，故只能谓为饮茶之开始时期。而饮茶风气之兴，始于唐代。唐代民众喝茶成癖。"此说较为可信，即唐代之前虽已饮茶，但并不普遍，至唐方兴。这也可以解释为何历经上千年没有茶道专着，也没有"茶圣"，而直到唐代陆羽方著《茶经》。

中国茶早在西汉时便传到国外，汉武帝时曾派使者出使印度支那半岛，所带的物品中除黄金、锦帛外，还有茶叶。南北朝时齐武帝永明年间，中国茶叶随出口的丝绸、瓷器传到了土耳其。宋代时已有阿拉伯商人定居在福建泉州运销茶叶。明代郑和下西洋，茶叶也随着销售到东南亚和南部非洲各国。南宋时，日本荣西禅师两次来到中国，写有《吃茶养生记》，被日本人民尊为茶祖之一。

（二）茶之功益

历史上，茶可以用作药物。唐代即有“茶药”一词。宋代林洪撰的《山家清供》中，有“茶，即药也”的论断。唐代陈藏器强调，“茶为万病之药”。

《茶经》说：“茶之为用……若体热、口渴或为凝滞、头痛、目晕、手足痛而关切不舒之时，能啜四五杯，则其味可以抗衡醍醐甘露。”《本草纲目》中说：“茶苦而寒，阴中之阴，……最能降火。火为百病，火降则上清矣。”“头目不清，热上也。以苦泄其热，则上清矣。且茶体轻浮，采摘之时，芽蘖初萌，正得春升之气，味苦而气则薄，乃阴中之阳，可升可降，利头目，盖本诸此。”《本草纲目》说：“久食令人瘦，去人脂，使人不睡，饮之宜热，冷则聚痰”。

汉代名医张仲景在《伤寒杂病论》中有“茶治便脓血甚效”之论断。梁代名医陶弘景说：“久喝茶可以轻身健骨”。

茶为山茶科山茶属植物，其叶味苦、甘，性微寒。具有强心利尿，抗菌消炎，收敛止泻等功效。

茶为中国之“国饮”，在国外被誉为“健康之饮”、“灵魂之饮”。茶具有提神清心、清热解暑、消食化痰、去腻减肥、清心除烦、解毒醒酒、生津止渴、降火明目、止痢除湿等功效。

茶叶中含有300多种化学成分，蛋白质、脂肪、氨基酸、碳水化合物、维生素、芳香油等，脂多糖、咖啡碱、茶多酚为茶叶中重要的功能物质。

现代科学证实，喝茶有如下好处：

（1）抗癌作用：茶多酚可以阻断亚硝酸铵等多种致癌物质在体内的合成，并具有直接杀伤癌细胞和提高机体免疫能力的功效。据日本静冈县的调查，茶区特别是绿茶产地，癌症的发病率和死亡率明显比其他地区要低。茶叶中所含的维生素C和维生素E，也具有一定的抗癌辅助效用。

（2）抗辐射作用：茶多酚及其氧化产物具有吸收放射性物质锶90和钴60的能力。临床试验证实，用茶叶提取物治疗对轻度放射病的有效率可达90%以上。茶叶提取物对血细胞减少症治疗有效率达81.7%，对因放射辐射而引起的白血球减少症治疗效果更好。

（3）抑制病毒细菌：茶多酚有较强的收敛作用，对病原菌、病毒有明显的抑制和杀灭作用，有明显消炎止泻效果。应用茶叶制剂治疗急性和慢性痢疾、阿米巴痢疾、流感，有效率达90%左右。

（4）抑制心血管疾病：茶有明显的减肥降脂作用，“久食令人瘦”。茶多酚中的儿茶素ECG和EGC及其氧化产物茶黄素等，有抑制动脉粥样硬化斑块形成的作用，并降低纤维蛋白原，从而使血液黏度下降。

法国医生研究证实，饮用普洱茶可降低甘油三酯和胆固醇，饮用陀茶1个月后，40%以上人的体重有不同程度的减轻。研究显示，不喝茶者、偶喝茶者和常喝茶者的冠心病发病率分别为为3.1%、2.3%和1.4%。由日本东北大学栗山慎一博士主持进行的一项研究发现，在跟踪7年的40530名被调查者中，每天饮用大量绿茶的人比只喝少量茶的人死于心脏病和中风的概率要小，但没有发现对癌症有预防效果。每天喝5杯绿茶的女性患心血管病和缺血性中风的概率，要比只喝1杯甚至不喝的女性分别降低了31%和62%，在男性中这个几率分别为22%和42%。

美国波士顿大学的杰士弗·韦塔博士在50名男女心脏病受试者中所做的研究显示，饮用红茶有恢复血管弹性的作用。

（5）抗衰老：据日本奥田拓勇试验结果，证实茶多酚的抗衰老效果要比维生素E强18倍。

（6）提神：增强思维和记忆能力，消除疲劳，促进新陈代谢。

（7）防治龋齿：每100克干茶中含氟量为10～15毫克，且80%为水溶性成分。若每人每天饮10克茶叶泡成的茶水，可吸收水溶性氟1～1.5毫克，可以满足人体对氟的需要。在小学生中进行“饮后茶疗漱口”试验，龋齿率可降低80%。

（8）抑制酸性化倾向：茶叶含咖啡碱、茶碱等生物碱类，是一种优良的碱性饮料，因此具有抗疲劳和防治亚健康作用。

（9）明目：据调查，在白内障患者中有饮茶习惯的占28.6%；无饮茶习惯的则占71.4%。茶叶中的维生素C等抗氧化物质能降低眼睛晶体混浊度。

（10）防暑降温，生津止渴：饮热茶9分钟后，皮肤温度下降1～2℃。

（11）利尿：茶叶中的咖啡碱可刺激肾脏，提高肾脏的滤出率，减少有害物质在肾脏中滞留时间。

（三）茶之分类

（1）绿茶：绿茶是未经发酵的茶。鲜叶经摊晾后直接放到二三百度的热锅里炒制而成，以保持其绿色的特点。绿茶具有香浓、味醇、形美等特点。中国绿茶花色品种之多居世界之首，每年出口数万吨，占世界茶叶市场绿茶贸易量的70%左右。中国绿茶十大名茶是西湖龙井、太湖碧螺春、黄山毛峰、六安瓜片、信阳毛尖、太平猴魁、庐山云雾、四川蒙顶、顾渚紫笋茶。

（2）红茶：红茶是一种全发酵茶（发酵程度大于80%），其汤色红，故名。中国著名的红茶有安徽祁红、云南滇红、湖北宜红、四川川红。

（3）黑茶：黑茶是一种堆积发酵时间较长的茶，其叶色呈暗褐色，故名。黑茶是藏、蒙、维吾尔等兄弟民族不可缺少的日常必需品。云南普洱茶和湖南的安化黑茶是中国传统的经典黑茶。黑茶具有降脂、减肥和降血压的功效。

（4）青茶：青茶是一类介于红绿茶之间的半发酵茶。青茶既有绿茶的鲜爽，又有红茶的浓醇。乌龙茶为青茶之代表，在六大类茶中工艺最复杂费时，泡法也很讲究，所以喝乌龙茶也被人称为喝功夫茶。主要花色有铁观音、大红袍、武夷岩茶、闽北水仙等。乌龙茶香气浓烈持久，饮后留香，并有提神、消食、止痢、解暑、醒酒、减肥等功效。

（5）黄茶：黄茶是在制茶过程中，经过闷堆渥黄，因而形成黄叶、黄汤。黄茶分为

“黄芽茶”、“黄小茶”和“黄大茶”三类。其主要花色有：君山银针、蒙顶黄芽、霍山黄芽、皖西黄大茶、广东大叶青等。

（6）白茶：白茶是通过萎凋、干燥制成的茶。它加工时不炒不揉，只将细嫩、叶背满茸毛的茶叶晒干或用文火烘干，使白色茸毛完整地保留下来，其外形、香气和滋味均佳。白茶主要产于福建的福鼎、政和、松溪和建阳等县，有“银针”、“白牡丹”、“贡眉”、“寿眉”几种。

以毛茶或精制茶再加工而成的茶为再加工茶，包括花茶、紧压茶、液体茶、速溶茶及药用茶等，以花茶为代表。

花茶，又名香片。花茶主要以绿茶、红茶或者乌龙茶作为茶坯，利用茶善于吸收异味的特点，配以能够吐香的鲜花作为原料，采用窨制工艺制作而成。明朝《茶谱》中载：“木樨、茉莉、玫瑰、蔷薇、兰蕙、橘花、栀子、木香、梅花皆可作茶。诸花开始摘其半合半放蕊之香气全者。量其茶叶多少，摘花为茶。花多则太香，而脱茶韵，花少则不香，而不尽美。”花茶香味浓郁，茶汤色深，深得偏好重口味的北方人喜爱。根据其所用的香花品种不同，分为茉莉花茶、玉兰花茶、桂花花茶、珠兰花茶等，其中以茉莉花茶产量最大。

（四）饮茶注意事项

（1）不喝陈茶：酒越陈越香，茶越新越好。陈茶中酸类、酯类、醇类物质以及氨基酸、维生素发生氧化或缩合，使口味变差，营养作用降低。除黑茶如普洱茶外，其他茶叶特别是绿茶都要求新鲜。一般小包装茶6个月内品质正常，1年以上容易变质。

但是新茶中含有较多的咖啡因、活性生物碱以及多种芳香物质，这些物质会使人的中枢神经系统兴奋，不适合神经衰弱、心脑血管病的患者饮用，一般主张放置半个月后饮用。

一杯茶喝一天，也成为陈茶。茶叶冲泡一次，浸出的量是可溶物的50%～55%，二次冲泡一般为30%，三次冲泡为10%左右，第四次就仅有1%～3%了。冲泡过多和放置过久的茶，营养成分变少，香味变淡，而其中难溶的有害物质如铅等，反而逐渐浸出，故不利于健康。

（2）不喝浓茶：浓茶会降低胃液酸度，妨碍消化，过度的兴奋作用会造成心悸、头痛等“醉茶”现象。

（3）不喝晚茶：睡前饮茶会影响睡眠，尤其是失眠和身体较弱的人。

（4）不喝空腹茶和饭后茶：空腹饮茶，特别是大量饮浓茶，茶中的成分吸收迅速，容易发生“醉茶”现象。茶叶中含有鞣酸，饭后立即饮茶，鞣酸和铁质结合，就影响铁的吸收。鞣酸和食物中的蛋白质结合，容易形成不易消化的鞣酸蛋白，导致便秘的发生。

（5）不和咖啡、酒同饮：咖啡中含有咖啡碱，酒有兴奋神经系统作用，故茶和咖啡、酒同饮，容易引起心跳加快，血管扩张，血流加速。以茶解酒是不妥当的。

（6）不宜喝茶的人：饮茶虽好，但也不是所有的人都适合饮茶。心脑血管病患者、失眠者、较重的高血压、快速性心律失常、甲亢、结核病、消化性溃疡、习惯性便秘、缺铁性贫血患者和发热患者都要慎用或不宜饮茶。

（7）不宜同服的药物：西药如补铁剂、酶制剂、单胺氧化酶抑制剂氟苯乙肼、含有碳酸氢钠的药品、双嘧达莫等，中药如知母、贝母、酸枣仁、元胡、大蓟、小蓟、牛膝、人参、党参等，不宜用茶水送服或同时饮茶。

（8）四时选茶：春季选花茶。花茶甘凉而兼芳香辛散之气，具有理气开郁、辟秽和中、利阳升发、解郁除烦等功效。夏季选绿茶。绿茶性寒，可以去火清热、生津消暑。秋季选青茶。青茶性质介于红茶与绿茶之间，不寒不热，有润肤、润喉、生津、祛燥作用。冬季选红茶。红茶甘温，能生热暖腹，抗拒严寒。

（五）药茶

由于茶有如此多的有益作用，故现在已不限于泡水饮用，扩大为诸如果茶、茶汤羹、茶粥饭、茶点、茶糖、小吃等多种形式，其中以药茶为最常用。

唐代医学家王焘在其《外台秘要》中即有“代茶新饮方”，现在药茶已经广泛普及。

药茶是用茶或药物饮用防治疾病的茶方。或将中草药粉末或块，在煎茶或冲茶时稍加煎煮或冲泡后饮用，即“代茶饮”，或在茶中加入适宜的中药材一起饮用。

以下列举几种常用的药茶及其作用：

菊花茶：清热明目；银花茶：清热利咽；杏仁茶：润肺止咳；

山楂茶：消食降脂；陈皮茶：消食开胃；玫瑰茶：舒肝理气；

话梅茶：生津止渴；麦芽茶：芳香开胃；糊米茶：消食开胃；

枸杞茶：滋肝明目；荷叶茶：醒脑提神；蜂蜜茶：润肠养阴；

竹叶茶：清心利尿；玄参茶：利咽清喉；三七茶：化瘀降脂；

蒜糖茶：抗癌止泻；人参茶：益气防衰；茯苓茶：抗衰安神；

玉米茶：降脂抗癌；决明茶：降脂；桂花茶：除口臭；

夏枯草茶：降压止痛；虫草茶：益肾补肺，改善免疫。

几种常用保健养生药茶：

（1）枸杞叶茶：春季采摘枸杞嫩叶和茎，洗净后用沸水稍烫，捞出后滤干，切细晒干，用小火炒成黄褐色，密封备用。每取6克，沸水冲泡，代茶饮。具有补虚益精、清热止渴、祛风明目、抗衰壮体作用。

（2）延年益寿茶：何首乌50克，大枣30克，研末备用，用时加适量冰糖，开水冲泡，代茶饮。具有补脾胃、抗衰老作用。

（3）养生茶：灵芝10克，刺五加8克，淫羊藿6克，放入茶杯内，冲沸水，加盖闷泡10分钟，代茶饮，日一剂。具补阳抗衰功效。

（4）龙眼枣仁茶：龙眼15克，酸枣仁6克。龙眼去壳、核，酸枣仁微炒黄后捣碎，放保温杯中，沸水冲泡，盖闷15分钟后代茶饮，日一剂。功效：养血安神。

（5）白木耳人参茶：白木耳10克在温水中泡开，人参20克洗净，加适量清水共煮，使木耳烂熟，加少许冰糖，代茶饮。功效：补益气血，改善心神不宁。

（6）读书茶：刺五加干品9克切碎，茯苓、核桃仁各9克，茉莉花茶3克，水煎，每剂煎服3次。代茶饮，日一剂。功效：健脑益智。

（7）脑清茶：炒决明子250克，甘菊30克，夏枯草30克，橘饼30克，首乌30克，麦冬60克，枸杞子60克，桂圆肉60克，黑桑葚120克。共捣碎为末，每次15克沸水冲服，代茶饮。功效：清肝明目，荣脑益智。

（8）冬虫夏草茶：冬虫夏草5克，放锅内煎煮半小时，将适量红茶放入共煮5分钟，放入适量蜂蜜调匀，代茶饮。功效：健体强身。

（9）黄芪茶：黄芪15～25克，加水煮沸5分钟，加入红茶0.5～1克。日一剂，代茶饮，温服。功效：固表止汗，补气消肿。

（10）增力提神茶：党参10克，枸杞子12克，麦芽15克，山楂20克，红糖30克，乌龙茶5克，水煎，代茶饮。功效：补益气血，增力提神。

（11）首乌松针茶：何首乌18克，松针或松花30克，用清水煎沸20分钟，去渣，以其沸汁冲泡乌龙茶5克。功效：补精益血，适用于肝肾阴虚。

（12）壮阳增力茶：淫羊藿6克，枸杞子12克，红茶3克，水煎代茶饮。功效：滋补肝肾，壮阳增力。

（13）益胃茶：炒枳实10克，炒党参12克，煨木香7克，蒲公英15克，红茶10克。共研粗末，每次20克以纱布包之，沸水冲服，日一或二剂。功效：健脾益胃，行气消胀，适宜于脾虚气滞之体倦，食后胃脘胀满。

（14）金银花绿豆茶：绿豆8克，金银花8克，薄荷5克，放锅内加适量清水煮沸成汁。功效：消暑祛湿，生津止渴。

（15）黑木耳芝麻茶：黑木耳4克以清水泡软，黑芝麻8克炒香，共加入锅内煎煮，沸后加蜂蜜适量饮用。功效：润肺祛痰，适宜秋季饮用。

（16）山楂荷叶茶：山楂15克，荷叶12克，洗净煎煮后去渣，以其汁冲泡适量绿茶。功效：降脂降压，减肥。

（17）疏肝理气茶：柴胡5克，白术6克，云茯苓8克，当归9克，白芍20克，薄荷5克共洗净捣碎，放茶壶中加沸水浸泡10分钟，加生姜5克饮用。功效：疏肝理气，养血润燥。

（18）益气保元茶：党参10克洗净后煎汁，黄芪10克，炙甘草5克，生姜3克，肉桂2克研末，放杯内，加沸水冲泡20分钟，去药渣，加党参汁后饮用。功效：补气养血，驱寒温中。

十、粥道

粥是我国的一种传统饮食，从帝王将相、达官显贵、凡夫俗子到黎民百姓，莫不食粥。贫困灾害年代，贤官善人设厂施粥，贫民赖以存济。和平盛世，粥已不再只是糊口之物，而是调剂口味的美食，滋补养生之佳品，被誉为“天下第一补”。

粥是我国饮食文化的精粹之一，粥膳养生的历史源远流长。古人将粥写作鬻，也称为糜、膻、酏等。传说被誉为“中华养生始祖”的彭祖曾向尧进献鸡羹，因此彭祖又被誉为“中华烹饪始祖”。周书有“黄帝始烹谷为粥”之说。《史记·扁鹊仓公列传》载有西汉名医淳于意（即仓公）用“火齐粥”给齐王治病的案例。汉代医圣张仲景在《伤寒论》中说：“服（桂枝汤）已须臾，啜热稀粥一升余，以助药力”。《千金要方》有应用“牛乳粥”、“山药粉粥”等治疗老年病之记载。宋代有《粥品》一书问世，官方编纂的《太平圣惠方》，共载药粥方129种。明代高濂的《遵生八笺·饮馔服食笺》中收粥品38种，李时珍的《本草纲目》中共收粥品50多种。清代曹庭栋的《老老恒言》中则收载了100多种，其中14首是他自创，黄云鹄编写的《粥谱》共记载了200多个粥方。

粥之利于养生，首先粥本身“与肠胃相得”，对人的健康有益，特别是老年人。李时珍说：“每日起食粥一大碗，空腹虚，谷气便作，所补不细，又极柔腻，与肠胃相得，最为饮食之妙也。”《医学入门》说：“盖晨起食粥，推陈出新，利膈养胃，生津液，令人一日清爽，所补不小。”诗人陆游还有一首《食粥》诗：“世人个个学长年，不悟长年在目前。我得宛丘平易法，只将食粥致神仙。”

老人更适合吃粥。《寿亲养老新书》云：“老人之食，大抵宜温热，熟软，忌粘硬生冷”。

粥之利于养生，也在于煮粥之米。《本草经疏》说粳米是“五谷之长，人相须以为命者也”。大米味甘性平，能补脾、养胃、除烦、止渴，尤其是烦热、口渴的热性者病患者更宜食用。小米粥被李时珍称之为“肾之谷”，小米味咸，性微寒，无毒，养肾气，去脾胃中热，益气，“其陈者，煮粥食之，益丹田，补虚损，开肠胃”，对脾胃寒虚、中气不足和失眠诸病症有治疗作用。玉米味甘，性平，无毒，调中开胃，煮粥食之，健脾，固精。玉米碴粥内含有大量的膳食纤维，对便秘、积食者有利。

粥之利于养生，还在于可以用适当的中药和具有药用作用的食物与适量的米同煮为粥，做成“药粥”。以药治证，以粥扶正，药借粥之巧，粥助药之威，是一种食养食疗的好方法。清代医家章穆在《饮食调疾辩》中说：“粥能滋养，虚实百病固已。若因病所宜，用果菜鱼肉及药物之可入食料者同煮食之，是饮食即药饵也，其功更奇更速。”《本草纲目》记载：“粳米合芡实作粥食，益精强志，聪耳明目，通血脉，和五脏，常年食之，令人不噎”。其他如红豆粥利小便、消水肿、治脚气；绿豆粥解热毒、止烦渴；槐米粥益气、黑发、抗老；龙眼粥补血抗老；大蒜粥消食化积、除虫；决明子粥益肾明目；玉米粥治反胃、利大肠；萝卜粥宽中下气；芹菜粥去伏热、利大小肠；韭菜粥温补脾胃；茯苓粥清上实下，对上焦有热、脾虚患者最宜；酸枣仁粥治烦热、益胆气；松子仁粥润心肺、调大肠；薏仁米粥利尿、去湿、清肺热、补脾胃、治脚气；羊肉粥温补脾胃；鸡肝、羊肝粥补肝虚明目；鸡汁粥治劳损；鸭子、鲤鱼汁粥消水肿等。

江苏如皋是著名的“长寿之乡”，其145万人中，百岁老人已达172位，90岁以上的老人更超过4000人。而联合国规定的长寿地区标准也仅仅是每百万人口中有百岁老人75位，如皋市大大超过了这个标准。有专家研究指出，这与如皋地区“二粥一饭”的独特饮食习惯有关。据调查，如皋市百岁老人中有74%每天早晚吃粥。

一日三餐均可食粥，但以晨起空腹和晚间食用最佳。年老体弱，消化功能不强的人，早晨喝粥尤为适宜，此时脾虚胃空，不宜食冷硬之物，食用“与胃肠相得”之粥，“谷气便作”。粥中水分多，水为“阴中之阴”，能补充一夜缺失之营养和水分。张来在《粥记》中说："每将旦一粥……盖粥能畅胃气，生津液也。"喝粥时不宜同食过分油腻、粘滞的食物，以免影响消化吸收。

晚间食粥也很好。苏东坡有书帖说："夜饥甚，吴子野劝食白粥，云能推陈致新，利膈益胃。粥既快美，粥后一觉，妙不可言也。"

粥熬煮时间较长，其粥液黏稠，为"粥油"或"米油"，此米之精液，食之最能补精。《本草纲目拾遗》说："粥油能实毛窍，益阴之功胜熟地。"

吃粥应注意如下事项：①不论熬哪种粥，都不宜放碱，碱对营养物质破坏极大。②熬粥最好用砂锅，不宜用铁锅和铝锅，特别是熬制一些有治疗作用的药粥时更是这样。③吃粥特别是药粥，必须要明了自己的体质，根据体质选择合适的粥和药粥。尤其是药粥，其药性应与所患之病相对，不得相反。

第三节　现代营养学

现代营养学汇集了现代生物化学、有机化学、流行病学、生理学的最新研究成果，是现代人达成合理膳食和营养的指导学科。

一、营养学发展简史

国外关于营养方面的最早记载是在公元前400多年前，这远远晚于中国。公元前300多年，被誉为"西方医学之父"的希波克拉底首先认识到膳食营养对于健康的重要性，提出了"要让食物成为你的药物，不要让药物成为你的食物"的著名论断，而与中医学和养生学的理论相一致。

18世纪中叶，文艺复兴和工业革命使物理学、化学、微生物学、生理学、西医学得到飞速发展，为现代营养学奠定了基础。要认识食物的本质，需要认识食物的成分。1670年，英国医生Sydenham，Th.发现饮用含有铁屑的葡萄酒可以改善贫血；1740年英国医生Lind，J.发现吃柑橘可以治愈水手的坏血病。直到1816年Magendie F第一个发现了蛋白质的营养必需性，营养学进入了一个重点研究营养素的领域。1827年英国医生Prout W提出蛋白质、碳水化合物和脂肪都是食物中的营养需求成分，此后矿物质、维生素的重要作用被相继发现。英国生物化学家Hopkins和Willcode因发现维生素是机体不可缺少的物质而成为1929年诺贝尔生理学和医学奖获奖者之一。

1934年美国营养学会成立，从此营养学被正式承认为一门科学。

20世纪中后期，营养学的研究日益深入。从营养素的消化、吸收、代谢、生理功能、需要量等课题进展到用分子生物学手段从微观水平阐明营养素生理功能的机制，进一步探索各种营养缺乏病的发病机制和防治手段。在宏观上，出现了专门研究群体营养的公共营养学，注重营养与慢性病关系的研究。

现代营养学可以非常精确地分析各种食物的成分；评价它们对人体的作用；研究人体内食物的消化吸收过程及其影响因素；检测不同食物中各种营养素的含量；了解各种营养

素在体内的生理功能和代谢过程；准确了解人体对各种营养素的需要量并据此提出合理膳食的指导性意见，这些是祖国传统食学所难以企及的。

尽管对营养素的研究并非是对食物的整体评价，但还是能为后者提供理论依据。

经过长时间的发展，营养学已经发展成为一个系统的、包括各个研究领域的独立学科。目前，正在宏观和微观两个方面继续发展。

在宏观方面，进行大规模的营养膳食状况的调研，探讨膳食成分和营养素摄入量和慢性病的关系，以及科学膳食对防治慢性病的意义，研究公共营养的改进，以及不同年龄、性别和不同工作人员的营养特点，寻找新的营养素和功能成分，探讨膳食对促进健康和长寿方面的作用。

在微观方面，对营养素的生理作用的研究深入到分子水平，对营养素和功能因子的分子机理的研究成为热点。

二、营养学有关问题

（一）必需营养素

营养是指人体摄取、消化、吸收和利用食物中营养物质以满足机体生理需要的生物学过程。营养素是指食物中可给人体提供能量、机体构成成分和组织修复以及生理调节功能的化学成分。

在体内不能合成，必须依赖食物供给的营养素被称为“必需营养素”。

到目前为止，已经发现的人体必需营养素有42种，分为5大类，即蛋白质、脂肪、碳水化合物、维生素、矿物质，加上水即是6大类。界定必需营养素的标准有：①该物质是生长、健康和存活必需的；②该物质在食物中缺乏或比例不当可造成特异性缺乏病，乃至死亡；③这种特异性缺乏病只有该物质或其前体物质可以预防；④生长状况和缺乏症与摄入量密切相关；⑤体内不能合成。

Rudman及其同事提出了“条件必须营养素”的概念，是指那些正常食物中不需要，但对那些体内不能合成或合成量不够的人群是必须供给的营养素。其标准是：①该营养素的血浆水平低于正常值；②补充不足时出现与该营养素相关的功能异常；③补充该营养素可以纠正这些功能异常。

1943年美国学者首次提出推荐营养素供给量（RDA）的概念，许多国家据此提出本国的《膳食指南》。

（二）必需氨基酸与蛋白质的氨基酸模式

蛋白质是由20余种氨基酸组成的，其中有8种是人体不能合成或合成较慢的，必须由食物提供，这些氨基酸被称为必需氨基酸。

人体蛋白质的氨基酸组成与各种食物的氨基酸组成是不一样的，食物蛋白质中各种必需氨基酸的构成比例即为氨基酸模式。凡所含蛋白质的氨基酸模式与人体蛋白质的模式接近的食物，其必需氨基酸的利用率就高，如动物蛋白质中的蛋、奶、肉、鱼和植物中大豆蛋白质的氨基酸模式与人体相近，故被称为优质蛋白质，其中鸡蛋蛋白质最为接近。反之，如食物蛋白的氨基酸模式与人体差异较大，如植物蛋白质，则其含有的非必需氨基酸和虽是“必需氨基酸”但其含有的比例过高，超出了人体合成蛋白质的需要，即成为“多余”的氨基酸，只能被氧化作为能源使用，不仅浪费，而且因其含有的硫、磷、氮等元素成为酸化体液的因素。所以，纯粹素食在蛋白质营养方面是不够的。

（三）脂肪酸的分类与必需脂肪酸

脂肪是由三酰甘油和脂肪酸构成的。按其含碳原子的饱和与否，脂肪酸分为饱和脂肪酸（SFA）和不饱和脂肪酸（USFA）。饱和脂肪酸不含双键，各个碳原子的价数是饱和的。不饱和脂肪酸中某个或某些碳原子的价数不满，故在相邻的碳原子之间形成双键。如果只含有一个不饱和键，则为单不饱和脂肪酸（MUFA），有两个或多个不饱和键的为多不饱和脂肪酸（PUFA），通常每间隔三个碳原子有一个双键。根据不饱和化学键的位置不同，又可以分为n-9（以油酸为代表）、n-6（以亚油酸为代表）和n-3（以亚麻酸为代表）系脂肪酸。

除了从食物中补充外，人体可以合成多种脂肪酸，部分脂肪酸不能自身合成，称为必需脂肪酸，如亚油酸和亚麻酸。

不同的烹调油中的脂肪酸构成不同，必需脂肪酸的含量不同，其营养特点也不同，因此应当经常更换烹调油的种类，食用多种植物油或适宜的调和油。

三、现代营养学与祖国饮食学的交汇点与不同点

分析现代营养学和祖国传统饮食学可以发现，它们在大部分观点上是相通的，现代营养学也为祖国饮食学的观点提供了科学实验依据。但是二者在很多方面又存在不同，现代营养学是一门实验科学，祖国饮食学是一门经验科学；现代营养学是研究营养素的科学，祖国饮食学是研究食物的科学。表7-5显示二者相同或相似的观点。

表7-5 祖国饮食学与现代营养学的相似点

	祖国饮食学	现代营养学
营养的重要性	食者，生民之天，活人之本 得谷者昌，失谷者亡	营养素缺乏危及健康 谷类为膳食宝塔之基础
	不知食宜者，不足以全生 百病横夭，多由饮食 贪嚼无厌亦能害生	营养缺乏病与营养过剩
饮食	五谷为养，五果为助，五畜为益，五菜为充	营养素平衡
注意	菜能“辅佐谷气，疏通壅滞也”	食物纤维的作用
	主副食、肉菜、五味、寒热平衡	饮食平衡是为了营养素平衡

事项	因人、因地、因时制宜	有因人制宜，但因地、因时强调少
	饥饱得中，食饮以时	节食减肥
	秽饭、馁肉、臭鱼，食之伤人	饮食卫生
	酒为百药之长，饮必适量	限酒
	茶之为用，不可一日无	世界第一饮料

在现代营养学中，强调谷类的重要性并不突出；没有食物归经、四气、五味的内容；没有药食同源理论，和与之有关的药膳、药酒、药茶、药粥等；很少讲究“忌口”等。

四、现代营养学与食物评价

人体是复杂的，食物也是复杂的；人体在变化，食物也在变化；食物中的各种营养成分之间存在着互相作用和关联，人体的健康受多种因素的影响……凡此种种，要准确认识和把握饮食与人体健康的关系是非常难的。因此，营养学家只能化繁为简，从研究营养素入手。

但是这种“科学简化”很容易造成误解，形成机械化和片面性的思维。也许人们在可以想见的未来难以彻底搞清食物是什么。

营养素是必须研究的，搞不清食物中到底有什么，饮食学就没有理论和实验基础，我们也只能凭经验去吃饭；不知道患者体内营养素的构成和变化，就无从制定营养方案；不知道哪些物质的摄入量上限，我们就难以发现和惩处制造毒食品和毒胶囊的不法商人。

象牙塔内的实验毕竟要结合实践，没有可以不应用而只研究的科学，为此，现代营养学还有很长的路要走。

《中国营养科学全书》中写道：“总之，目前评价整体食物营养学价值的方法并不多，多数的实验研究仍集中在食物的特征营养素上。”

有鉴于此，国际营养学界近年来对膳食指南的认识发生了方向性的转变，从过去以营养素为基础转向以食物为基础，并在很多方面取得进展，如食物的血糖生成指数、食物的质量指数等。

（一）营养质量指数

20世纪80年代，美国营养机构在能量营养素密度理论的基础上，结合人体的实际需要，提出了食物的营养质量指数（Index of Nutritional Quality，INQ）这一概念。

食物的营养质量指数=营养素密度 ÷ 能量密度

营养素密度=一定量食物中某种营养素含量 ÷ 相应营养素的推荐摄入量标准

能量密度=一定量食物提供的能量 ÷ 能量推荐摄入量标准

INQ=1，表示该食物提供营养素的能力与提供能量的能力相当，为“营养质量合格食物”。

INQ＞1，表示该食物提供营养素的能力大于提供能量的能力，也属于“营养质量合格食物”，并适合超重和肥胖者选择。

INQ＜1，表示该食物提供营养素的能力小于提供能量的能力，容易产生能量过剩和营养素不足，属于“营养质量不合格食物”。

各种不同的营养素是分别计算的，故会出现多个INQ，如瘦猪肉在能量、钙、维生素PP方面的INQ分别是1.0、0.1和3.3，所以，营养质量指数仍然不是对食物的综合评价，对普通百姓来说，实际应用还是有困难的。

（二）血糖生成指数

也被称为“升糖指数”，是衡量食物引起餐后血糖反应的一个生理学指标。1981年加拿大多伦多大学的大卫·靳克斯博士首先提出这一概念。

GI=被测食物餐后2小时血糖曲线下面积÷等量葡萄糖（或白面包）服后2小时血糖曲线下面积

该指数评价的是一种食物中碳水化合物转变为葡萄糖的速率，而不是对血糖的实际影响，因为对血糖的影响既取决于该食物中碳水化合物的组成性质，也取决于食用该食物的量。为此又提出了一个血糖生成负荷（the Glycemic load，GL）的概念，GL等于该食物中碳水化合物的含量（克）×升糖指数。

升糖指数高的食物，如果摄入太多，或食用时间不当（如餐后吃水果）则会导致血糖升高，造成“糖毒”危害，而且其后的血糖下降较快，形成饥饿感，导致进食越多，对糖尿病患者、超重和肥胖者是不利的。因此，该指数的研究具有实际意义，在1998年联合国粮农组织和世界卫生组织专家会议上被建议作为食物评价的指标。

五、营养学应有的大局观

美国纽约大学营养学家赖斯泰认为：“……单独研究各种营养成分的做法的问题在于：它把营养成分从食物的营养大环境中分离开来，而事实上，单一的营养不能独立于食物，单一的食物不能独立于一个人的饮食习惯，而单一的饮食习惯也不能独立于一个人的生活方式。”

（一）营养素不能独立于食物——人不是营养素的堆积品

营养素研究的最显著成果是营养素缺乏症的防治，其中食盐加碘是最伟大的成就之一。尽管近来有反对的意见出现，但食盐加碘的成果是显而易见的。举例来说，浙江省东阳市1986年开始食盐加碘，为探讨食盐加碘20年的成果，对19所乡镇中心学校的8～10岁学生进行了甲状腺的随机抽样调查。发现甲状腺肿大率为7.78%，患病率为0.97%，与1985年相比，肿大率下降了70.2%，患病率下降了90%。中等智商以上者占67.09%，优秀以上者占44.06%，分别比1990年增加27.27%和35.90%。浙江是沿海地区，还不是地方性甲状腺肿高发的西北地区，而且查的是显性的指标，如果加上隐形的缺碘，其效益更是非常巨大的。

碘和地方性甲状腺肿之间是一对一的关系，但同是地方病的克山病，情况就复杂得多。关于克山病的病因，曾有地球物理化学、病毒、有机物污染等数十种学说，其中硒缺乏是主要的观点，但也有镁缺乏之说。由于病因不明，只好采取以改水为中心的综合治理，随着病区生活条件的改善，大规模的改水，和用亚硒酸钠进行预防，目前全国已经基本上没有急性、亚急性、慢性急发病例出现，新发慢性、潜在型也非常少。到底哪项措施起作用，仍然说不清。这叫复杂的问题综合治理。

慢性非传染性疾病与饮食的关系同样复杂，甚至更加复杂。骨质疏松看起来似乎与缺钙有关，但研究已经证明，既往缺钙者补充钙剂有效，不缺者无效。这说明肯定还有另外的原因，激素变化、蛋白质、体液酸性化倾向都是可能的致病因素。

吃什么？这是人类面临的一个最基本的问题。在远古时代，人类自主地决定吃哪些食物。现在我们对各种营养素研究得如此深入，甚至到了分子和基因水平，各种“专家建议”充斥现代人的生活，各种专著、论述铺天盖地，我们反而不知道究竟该吃些什么了。

我们已经掌握了无土栽培技术，泡在水中的植物靠配好的营养液生长成蔬菜，这可能使作物的工业化生产成为可能，也最大限度地利用了空间，从而使人类在贪得无厌地破坏良田时没有了后顾之忧。但是，这种方式生产的食物有利于健康吗？这个问题恐怕没有人可以肯定。同样，人类像无土栽培那样靠吃营养素药片生活行吗？恐怕不行。

过分强调营养素作用的一个后果是标示“含有更高营养成分”的加工食品大行其道，而这些食品对很多人可能是无助的，甚至是有害的。

在波兰，民众在“纤维“、“饱和脂肪”、“多酚”之类的营养学名词中折腾了许久后，得出了一个“不一定百分之百正确但是却更简单、更自然”的答案——选择天然食物而非加工食品、不要吃太多以及多吃蔬菜瓜果。

在中国，20世纪70年代，维生素B_{12}不知怎么地冒了出来，似乎成了包治百病的灵丹妙药，以至于“洛阳纸贵”，B_{12}身价大涨，很多农民不惜把家里的牛和猪卖掉去买维生素B_{12}。笔者就曾遇见一位老乡去卖猪，并说是为了买维生素B_{12}治妻子的病，而他妻子的病和维生素B_{12}毫不相干，费了好大的劲才把他劝回去。

把目光只关注营养素或毒素可能使我们忽略了事物的主要方面。2012年4月15日，央视报道河北个别企业用生石灰处理皮革废料进行脱色漂白和清洗，随后熬制成工业明胶，卖给一些企业制成药用胶囊。一石激起千层浪，因为先有了老酸奶、果冻事件，“毒胶囊”更是火上浇油。人们首先把目光投向可能致癌的铬，因为加工皮革的鞣制剂含有较多的铬。一时间，药店内胶囊包装的药物销量大减，杭州一老太把胶囊壳去掉，直接吞下药粉导致消化道灼伤。

问题的症结在哪里？是铬吗？据人民网报道，卫生部全国合理用药监测系统专家孙忠实做客人民网强国论坛时说，一天吃六个胶囊，一天三次、一次两个，没有吃掉多少铬。这一下炸了锅，很多网友大骂专家。专家说了句实话，但没有人听。

问题的主要症结并不是铬。真正的症结是：为什么以工业用明胶代替食用明胶，这显然是一种丧心病狂的欺诈行为。除了铬，你知道里面还有什么甚至更毒的东西吗？我们光用铬，能算倒那些不法商家吗？

人吃进身体里的是食物而不是营养素。食物对人体的影响与单一营养对身体的影响有很大不同。

1.研究不完的营养素

从第一个被确定的营养素蛋白质开始，现在已经有包括水在内的六大类，那么，还有别的营养素吗?

美国营养学会秘书长柯里尔博士为《吃的营养科学观》做的序中说:“毫无疑问,还有许多维生素和其他营养素成分未被人类发现,但每年都会有一些新的营养成分被发现,它们对于人类的生命和健康都是非常重要的。在今后的10年,还会有多少营养成分被分解出来呢?今后100年呢?人造食品和维生素无法为我们提供即使仅仅是维持生命所必需的足够的营养,它们对于我们的帮助是很有限的,却可能使我们对安全产生一种错觉……”。

有些有益的食物成分,没有“户口”,不知往哪搁。比如说“膳食纤维”。说它是营养素,它又不消化、不吸收;说它不是营养素,缺了它又不行。

营养学上有个概念叫“功能因子”,常见的有低聚糖、香菇多糖、黄酮类化合物、叶绿素、西红柿红素、谷维素、茶多酚等。它们可以预防肿瘤、心血管疾病、糖尿病等慢性病,延缓衰老,提高免疫力,在膳食中的地位非常重要。对功能因子涵盖的范围,专家仍有不同的意见。

2.相互矛盾的“专家建议”

大多数营养学研究只集中对某一种营养成分单独进行研究,他们会从各自的研究角度来发表营养建议,这就容易造成指导上的混乱。

就是现有的四五十种必需营养素就够让人头痛了。除非你自己是营养学家或医生,或者你有一个专家或专家团队专门为你制定食谱,否则,没有一个普通老百姓能通过食物的营养素含量去计算每天吃多少肉、几个西红柿或苹果、吃多少馒头和米饭。这种营养素算对了,那种又不对了。

鸡蛋能吃多少?老百姓至今无所适从。研究胆固醇的专家说不能多吃,因为每个蛋黄内含有200毫克胆固醇,达到了胆固醇日推荐量的2/3,多吃鸡蛋容易得高胆固醇血症。但1999年的一项对12万人多年的追踪研究显示,对健康人来说,每天最多吃一个鸡蛋的人,比那些每周最多吃一个鸡蛋的人相比,患上心脏病或中风的危险并不大,只是对糖尿病患者来说,每天吃一个鸡蛋与患心脏病之间有微弱的联系。研究卵磷脂的专家说鸡蛋不能少吃,因为卵磷脂对神经系统是重要的。乔治华盛顿大学心脏学家约翰·拉罗沙博士指出,饱和脂肪都在动物性油脂里,鸡蛋的脂肪极少,一个鸡蛋只有5克,况且鸡蛋的营养极高,一个蛋里就有维生素A、维生素B_6、维生素B_{12}、维生素E、维生素K、叶酸、铁等,可以防止脂肪沉淀在肝脏,黄体素还可以保护眼睛。

比萨、冰激凌、巧克力、牛肉、深海鱼油……从不同的角度来看就会有不同的观点,专家们争论不已,老百姓更是无所适从。

3.营养过剩与营养缺乏并存

“营养不良与营养过剩同在,贫困病与富贵病并存”,这就是现代人营养状况的概括。最近,国际营养学界已经把“营养缺乏”和“营养过剩”统称为“营养不良”。

美国营养学会秘书长柯里尔博士说:“现在的人都患有不同程度的营养缺乏疾病,这导致了他们身体和精神健康的恶化。人类永远不可能只缺乏某种单一的营养。缺乏一种营养,就意味着其他营养的不足……”。

4.食物本身对人体健康的影响

食物本身对健康的影响容易被忽视。中医的四气五味学说虽然尚未被现代科学的研究证实，但是，不同体质、不同疾病的人，甚至不同的生理阶段如妊娠，都对食物有不同的喜好和宜忌。你让一个有胃病的人吃韭菜，只能加重病情。食物过敏更是复杂，大多数情况只知道对哪种食物过敏，连医生也说不清楚究竟哪种物质是致敏原。

5.实验研究的准确性

西医学和营养学都是以实验为基础的，一般看来，实验都是准确的，尤其是重复实验指向同一个结论，似乎就毋庸置疑。但是，实验结论就一定准吗？难说。

实验是要经过严格设计的，但再严格的实验也只能说明实验本身，存在一定的“抽样误差”，动物实验的结果并不一定适合人体，适合一部分人的也未必适合所有人。

帕特里克·霍尔福德认为：①没有什么可以替代天然食品，它富含上百种促进健康的物质，而其中很多种的功能尚待发现；②不要在你的饮食之外只增补单一的营养物质，要同时进行良好、全面的多种维生素和矿物质补充；③饮食要丰富多样，从大量不同品种的食物中进行选择。

（二）单一的食物不能独立于饮食习惯——“垃圾吃法”坏于“垃圾食品”

营养学家班德说：“世界上的食物没有好坏之分，只有饮食习惯的好坏”。垃圾食品之所以“垃圾”，首先不在于其本身，而在于你吃的太多。

我们已经分析过，什么是我们随时随地可以听到的“毒”。除了人工合成的化学物质外，“多则毒”，什么食物吃多了都可能是“毒”。反之，偶一食之，未必那么可怕。恐怕没有哪一个人他一生的饮食是完全正确和科学的，只要你没有坏习惯就行。

和“垃圾吃法”并列的是“垃圾加工方式”。我们拿土豆为例。土豆是一种健康食品，在法国，土豆被称作“地下苹果”，在西方应用之广，被称为“第二面包”。从营养学的角度来说，马铃薯含有丰富的B族维生素及大量的优质纤维素，还含有微量元素、氨基酸、蛋白质、优质淀粉等营养素。从中医学的角度来说，土豆“性平味甘无毒，能健脾和胃，益气调中，缓急止痛，通利大便。对脾胃虚弱、消化不良、肠胃不和、脘腹作痛、大便不畅的患者效果显著”。土豆还是一种“减肥食品”，其脂肪含量小于1%，是所有充饥食品中脂肪含量最低的，其含有的淀粉吸收慢，升糖指数较低，且含有丰富的纤维素，故减肥效果明显。

但是，如果把土豆油炸，则脂肪含量迅速升到了40%，成了“增肥食品”。而且经高温后，维生素被大量破坏，蛋白质变性，并产生苯并芘等致癌物质。可见吃蒸煮土豆和炸薯片对健康的影响有天壤之别。

其他的不良饮食习惯还很多，如常吃“夜宵”、饮食不规律、饭后便卧、偏食等。

这里不能不提到一个普遍存在的饮食次序，现在人们的饮食次序完全颠倒，先喝酒，再吃饭，最后吃水果。其实水果应当饭前吃，先吃饭再喝酒。颠倒的饮食次序危害普遍而严重，我们将在后面分析。

（三）单一的饮食习惯不能独立于生活方式——谈“吃动两平衡”

忽略一个人的生活方式，单独讨论饮食习惯对健康的影响，同样是不科学的。一直以来，“地中海饮食模式”被认为是科学的，这个结论主要来自于对20世纪50年代生活在希腊克里特岛的居民的调查。当地的居民吃大量的橄榄油，吃肉较少，这都是对的，但“模式”中还忽略了当地居民的生活方式：他们从事大量的体力劳动，定期不吃饭，食用大量的野生蔬菜等。

在计划经济年代，成年人的粮食定量是与劳动性质和强度挂钩的，分为“特殊重体力劳动者”、“重体力劳动者”、“轻体力劳动者”、“机关工作人员和脑力劳动者”、“大中学生”和“一般居民”六级。现在的人似乎把这个忘了。人的热量需要是与劳动量特别是体力劳动量相一致的。全民健康生活方式行动国家行动办公室提出健康生活方式行动从“健康一二一活动”开始，即“日行一万步，吃动两平衡，健康一辈子”，将“吃动两平衡”列为国家行动的指导方针。2007年“中国居民膳食宝塔”中首次加入了“6000步活动量”，这些都是完全正确的。

六、关于“酸性体质”与碱性食品的讨论

（一）热议但尚“不入流”的理论

关于“酸性体质”的概念、形成及与亚健康、疾病的关系，食物的酸碱性，食品与保健品对“酸性体质”及健康的影响，成为近几年来热议的话题，见诸于报纸、杂志、电视、网络和各种健康讲座中。在英国最佳营养学会（ION）推荐的“最佳营养学实用指南”—《营养圣经》的最后几个章节中谈到了平衡酸度/碱度，并列出了按酸、碱、中性的食物分类表，但没有做进一步论述。在权威性的教科书和文献中没有“酸性体质”的概念和相关理论，中医学对食物的研究够广泛了，但只有酸味食物，也没有碱性食品的论述。因此，这是一个热议但不入流的理论。

葛可佑主编的《中国营养科学全书》介绍说：“如果过多食用酸性食品，导致体内不能中和而使血液呈酸性时，会导致血液色泽加深，血黏度和血压升高，可发生酸毒症‘Acidosis’。”书中建议：“为了保持体内的酸碱平衡，一般建议饮食中的酸、碱性食品的比例以1∶3为宜，过酸饮食会对机体产生不良影响，过碱饮食则容易造成一些营养物质的缺乏。”这大概是目前较少的对酸碱性食品的权威性论述。

在讨论这些问题之前，我们应当明确：①食物是由已知和未知的各种化学物质组成的，凡是化学物质，都有一个酸碱性的问题，也存在摄取到体内对体液酸碱度影响的问题；②体液的酸碱度对正常的代谢和生理功能具有巨大的影响；③体内有一套复杂而完善的酸碱平衡系统，以保持体液的正常酸碱度，但是调节的压力主要来自于酸性，因为分解代谢的大多数产物如二氧化碳、酮体、乳酸等都是酸性的，临床上也是酸中毒远远超过碱中毒。

（1）“酸性体质”：体质已经成为一个专有名词，中医体质学给“体质”做了一个明确的定义：“体质是指在人体生命过程中，在先天禀赋和后天获得的基础上所形成的形态结构、生理机能和心理状态方面的综合的、相对稳定的固有特质。”即便是老百姓理解

的体质，也有先天的因素在内。“酸性体质”除个别少见的疾病患者外，与先天禀赋无关；“酸性体质”指的是人体生理状态的一个特定的方面，不具备“综合性”；“酸性体质”是由于不良的生活方式造成的，并不是“固有”的。因此“酸性体质”的提法不妥。

（2）“酸性体质”的诊断：有人把体液pH小于7～7.35称为“弱酸性体质”，pH在6.9～7为强酸性体质，这就不对了。如果体液的pH小于7.35，那就属于酸中毒的范围了，何况人体的酸碱平衡系统能使一部分酸中毒早期患者的体液pH调整到正常或接近正常的范围，称为“代偿性酸中毒”。pH小于7连代偿性酸中毒都算不上，应该是失代偿性酸中毒。

（3）“酸性体质是百病之源”：有人说，70%的疾病与人体酸性化有关，并举癌症为例。癌细胞由于生长快，需要能量多，常依靠大量的无氧酵解，从而产酸较多，这是结果而不是病因。至于把“酸性体质”危害扩大为“百病”甚至“万病”，那就更加牵强了，缺乏支持此说的实验依据。

（4）“凡人皆酸？”：有人说，“70%～80%的人属于酸性体质”，那几乎是“凡人皆酸”。如果加上把pH小于7.35作为酸性体质的标准，那就是“人人酸中毒”，这种说法的确骇人听闻，难以令人接受。

（二）食物对体液酸碱度有没有影响

（1）没有“酸性体质”但可能有“酸性化倾向”：人是容易偏酸的，分解代谢的产物以酸性物质居多，酸碱平衡的压力更多地来自酸性方面。

受运动、饮食、代谢、起居等多方面的影响，人体液的酸碱度应当是处于动态平衡的状态，不会“纹丝不动”，但体液pH的动态变化应当局限于固定的范围内，否则便是病态。7.35～7.45的范围看起来很窄，那是相对于所有物质的酸碱度而言，就像正常血压相对于所有压力而言显得狭窄一样。如果较长时间或反复向7.35端移动，对于代谢应当有不利的影响，有可能是造成亚健康的原因之一。

对于钙缺乏和骨质疏松关系的研究为此提出了佐证。虽然体内钙含量过低的人补钙是有好处的，骨质疏松症并不一定都与钙缺乏有关。非洲的班图部落闭经后的妇女每天只摄入400毫克的钙，远远低于建议摄入的量，但没有骨质疏松症。爱斯基摩人摄入的钙很多，但骨质疏松症的患病率特别高。《美国临床营养学杂志》上刊登的一份研究显示：一组人每天食用中等量蛋白质（80克），另一组240克，同时加上1400毫克的钙，结果，前一组每天钙的流失量是37毫克，后一组是137毫克。结论是“高钙质饮食并不能阻止由高蛋白质饮食造成的骨质流失”。这是因为蛋白质是酸性的，身体必须用钙和钠加以中和。

现代人由于饮食结构的不合理、不良嗜好、起居无常、缺少运动等原因，酸性物质摄入或产生过多，就构成了“酸性化”的压力，所以强调“酸性化倾向”对于警示现代人应当是有益的。

（2）“成酸性食物”比“酸性食物”的提法更准确：食物之酸、碱之分，不是指食物本身的酸碱度，而是食物进入体内消化、代谢后对体液酸碱度的影响，最典型的例子是醋，醋无疑是酸性的，因为含有醋酸，但进入体内代谢后呈现的是碱性的影响。有的专家提出不叫“酸性食物”而叫“成酸性食物”，可能更准确些。

（3）成碱性食物是否有益？体液的酸碱度受多种因素的影响，食物是一个重要方面。《实用内科学》论述代谢性酸中毒的原因中有一个是“摄入酸性物质过多”。实际上体液的酸碱度是体内酸碱平衡机制制衡外源性摄入和体内产生的物质的酸碱性的结果，多吃成碱性食物起码可以减少对酸碱平衡的压力。

（三）哪些是成碱性食品

现在有很多的资料中都详细列举了酸性、碱性和中性食品的种类。实际上，民众没有必要记住每种食物的酸碱分类，也不可能在做饭时先去挑哪些是碱性食品，我们只需要记住个大概就可以。

含有较多的钙、钠、钾、镁等离子较多的食品多为成碱性食品，含有氯、硫、磷等非金属元素较多的食品多为成酸性食品。一般来说，几乎所有的新鲜水果、蔬菜和豆类属于成碱性食品；肉类、鱼类、蛋类和黄油等动物性食品多属于成酸性食品；脱脂牛奶和全脂牛奶成弱碱性；谷类多属成酸性，坚果中胡桃和榛子成酸性，而其他坚果如栗子、杏仁成碱性。

成碱性较强的食品有：茶叶、白菜、柿子、黄瓜、胡萝卜、菠菜、卷心菜、生菜、芋头、海带、柑橘、无花果、西瓜、葡萄、葡萄干、板栗、咖啡、葡萄酒等，这些食品或饮料有一个特点，就是有一定的涩味，如柿子、海带、菠菜、葡萄酒等。

食物的酸碱分类，缺乏系统细致的实验分析，各家报道的也有所不同，仅作参考。

第四节　膳食的生态观

如果我们承认自人类诞生到现在，人类的基因谱没有发生显著的变化，如果我们承认《黄帝内经》中关于“上古之人……度百岁而去”的记述和远古人类没有现代病的考证结论，如果我们认识到现今人类的饮食发生了不利于健康的巨大改变，我们就会得出结论：我们应当从古人类的饮食结构和方式中寻求改进的答案。

一、古人类的饮食与演变

加拿大维多利亚大学生物学教授德里克·艾利斯认为，在从猿到人的进化过程中，我们的祖先居住在水边并很好地利用了这个环境中丰富的营养。他们食用鱼类、贝类、甲壳类动物，从而摄入了神经系统进化必需的大量营养物质，这是形成人类复杂的大脑、灵巧的双手、直立行走和运用语言能力的重要原因。

工具是人类制造出来用以改进生产过程和效果的器具，也是人类从动物中脱胎而出的主要标志之一。在古人类，工具制作和使用的主要目的是满足最基本的生存条件——吃穿。

人类饮食的改变，用火、农业和养殖业的出现起了巨大的推动作用。恩格斯指出：“摩擦生火第一次使人支配了一种自然力，从而最终把人同动物界分开。”《礼含文嘉》记载：“燧人氏钻木取火，炮生为熟，令人无腹疾，有异于禽兽。”可见火的发现和炮制食物是人类的巨大进步，具有深远的意义。

有火才有灶。创造灶者，一说是炎帝。《淮南子》记载："炎帝于火而死为灶"。其注言："炎帝神农，以火德王天下，死祀于灶神。"一说是黄帝。《续事始》记载："灶，黄帝所置。"《事物原会》称："黄帝作灶，死为灶神。"西安半坡遗址发掘出的灶，为双连地灶。至战国时，灶的制作已非常完美。《曾连子》记："一灶五突（突：烟囱），分烟者众，烹饪十倍。"

随着陶器的出现和使用，食物的炮制不仅限于"火匕燔肉"和"石上燔谷"，烹调方法日益多样化，食物的味道也更加可口。商代的大臣伊尹改革了烹饪器具，并发明了羹和汤液等食品，开创了煮食和去渣喝汤的饮食方法。

神农氏是我国原始农业的发明者，他教人们开垦土地，播种五谷，带动了原始社会后期，由渔猎畜牧到农业经济的转变和发展。《周易·系辞下第八》："包牺氏没，神农氏作，所木为耜，揉木为耒，耒耨之利，以教天下，盖取诸益。"清代马骕《绎史》卷四引《周书》："神农之时，天雨粟。神农遂耕而种之，作陶冶斧斤，为耒耜锄耨，以垦草莽。然后五谷兴助，百果藏实。"

《白虎通义》记载："古之人民皆食禽兽肉。至于神农，人民众多，禽兽不足，于是神农因天之时，分地之利，制耒耜，教民耕作，神而化之，使民易之，故谓神农也。"

对原始畜牧业的开始的时间意见不一，有的远到旧石器时代晚期，但多认为是大约在距今10000年至6000年。由于狩猎工具的改建和经验的积累，有更多的猎物一时吃不完，一些小的、活的动物就被圈养，以备不时之需，这就是原始畜牧业的开始。《系辞下》记载伏羲："作结绳而为网罟，以佃以渔，盖取诸离。"传说伏羲氏"教民养六畜，以充牺牲"，首创中国畜牧业。考证畜牧业的开始，是根据墓葬中有没有集中的兽骨。河南裴李岗文化遗址中有多达1000余头牛和猪的遗骸堆积；浙江河姆渡与罗家角二地文化遗址中有猪骨和猪塑像，以及水牛和鹿的头骨堆积，均可证明至迟7000余年前不少重要的动物已分别在中国南方和北方驯化。

酒变酸即成醋，古时叫苦酒，为《周礼》五味之一。酒和醋除作为饮料和调味外，也广泛用于医药中。酱也是一种发酵制品，在《周礼》中也有记载。当时已能制造多种酱，故称为"百酱"。由于酱和豆酱、豆豉、酱油等制品的使用，也发现了它的治疗作用，如用豆豉作健胃解毒剂等。公元前2世纪刘安所著的《淮南子》已有制造豆腐的记载。酱、酒、糖、豆腐等食品的制造，说明当时已从简单直接食用动植物食品，发展到能够制造出多种经过化学变化的食品，人类饮食的品种更加丰富，这是营养学上一个很大的飞跃。

二、古人的饮食合理吗

在讨论这个问题时，我们必须强调，人类已经无法回到"茹毛饮血"甚至"刀耕火种"的时代，也没有必要那样做。但我们必须从中分析出古人饮食的合理性，以为借鉴，找出在现今条件下如何改善我们的饮食，以更接近于生态饮食。

德国约翰内斯·科依在他的《抗癌饮食》一书中写道："原始人以昆虫、蛆虫和小动物补充素食。之后原始人不断发展他们的认知能力，通过捕获的动物满足他们的主食需求。历史发展中，99%的情况是，人们以原始的方式进食，饮食组成包括：高质量、富含蛋白质、脂肪、纤维的食品。鹿肉和鱼以及坚果、绿色植物富含天然的Ω-3脂肪酸（n-3脂肪酸）。”

证明古人类饮食合理性的还有对与世隔绝的现代人的调查。

韦斯顿·A·普莱斯博士曾环游世界，调查了很多仍未被所谓的现代文明所改变的人，如瑞士阿尔卑斯山中一个与世隔绝的部落，意大利北部、英国马恩岛、西南太平洋上的新赫布里底群岛、澳大利亚、新西兰、中非、南美洲丛林、加拿大和阿拉斯加北部以及南太平洋岛屿上的居民。他们很多人的食物是有限的，或主要是肉鱼而没有蔬菜和谷物，或主要是谷物蔬菜而没有肉鱼。然而，他们共同的特点是没有精制食物。有关他们患癌症、溃疡、高血压、肺结核、心脏病、肾病、肌肉萎缩症、多发性硬化症和大脑性麻痹症的统计都是零，甚至他们从来没有听说过这些疾病。

罗伯特·麦卡里森博士是英国的一名内科医生，他研究过居住在喜马拉雅山高地的罕萨人的健康状况。他们食物很有限，但同样没有上述的疾病，也没有精神错乱，没有犯罪，没有瘾君子，没有少年犯和监狱。一个信使将一则消息送到35英里外的邻村，一天来回，不见丝毫疲倦。

一位科学家对一位活了232岁的巴西妇女的调查，她吃的是坚果、蚂蚁、野菜、仙人掌，调查结论是：人类如果吃史前的饮食，人人都会活到100岁。

苏东坡39岁被贬到密州（现山东诸城县）为太守，恰逢蝗灾、旱灾相连，农田颗粒无收，苏东坡也三餐无着，时常吃野菜充饥，但却更加健康。他在《超然台记》中说：“人固疑余之不乐也。处之期年，面貌加丰，发之白者，日以反黑。”

古人类的饮食是历史的延续，是伴随长时期生物进化而逐步形成的，大自然的力量起支配作用，很少或几乎没有人的干预或主观因素，这是古人类饮食与现代人饮食最大的区别。

帕克里特·赫尔福德用图显示了古人、现代人与理想膳食结构的差异（图7-1）。从中我们可以看出，现代人饮食结构的特点是：脂肪大增，还加上精制糖，而穴居人的饮食结构和理想状态非常相近。

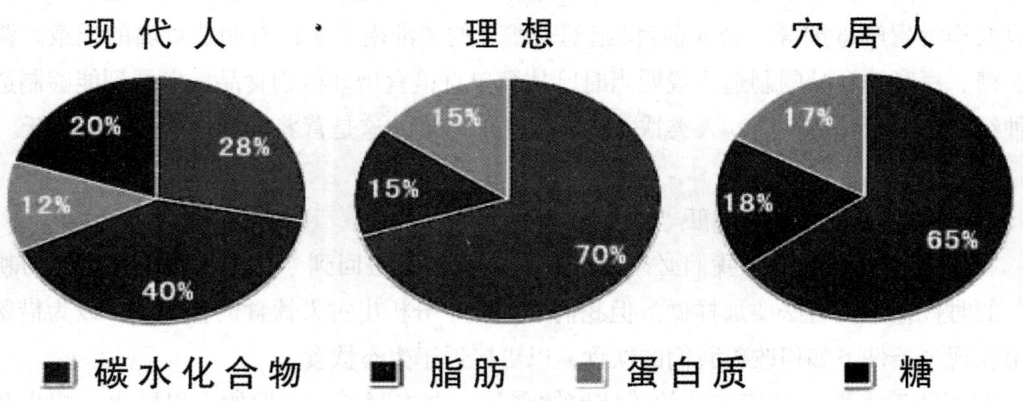

图7-1 古人、现代人与理想膳食结构

我们可以小结一下古人类饮食的特点：

（1）所有饮食都取自于自然界，那时的自然界基本上没有人为的污染，食物都是生态的。

（2）是自然界在支配人的食物，人类对食物的选择在长时期内是被动的、随机的，是"有什么就吃什么"，而不是"想吃什么吃什么"，这就造成了古人类以"杂食"为主。

（3）在采摘、捕捞、狩猎三种获取食物的主要方式中，采摘易于捕捞，捕捞易于狩猎，因此，古人类的饮食结构中以植物性食物为主，肉类只占一小部分，使得碳水化合物、蛋白质和脂肪的比例较为合理，维生素、矿物质和纤维素难得缺乏。

（4）食物随有随吃，绝大部分是新鲜的，很少有储存方面的问题。

（5）食物以生吃为主，绝少加工，包括对食料的加工和食物的进一步加工，经常吃不加选择的"完全食物"。那时没有白米精面，没有人造的食品，甚至没有调味品。

（6）没有按"顿"进食的概念，少量多餐是最常有的进食方式。

（7）由于食物的缺乏，挨饿的情况是经常发生的。

（8）繁重的体力劳动和食物的匮乏，难以出现胖子和高脂血症。

这些不正是我们科学饮食需要解决的主要问题吗？

三、我们做错了什么

由卫生部原副部长殷大奎主编的"首席健康专家忠告"丛书的书名就是《不活九十多就是你的错》。人的自然寿命应当是120岁，打出30岁的"富余"，你连九十岁都活不到吗？如果活不到九十岁，那就是你的生活方式的某一或某一些方面出了偏差。

在生活方式的诸多方面中，饮食是最直接、最重要的方面，因为膳餐具有"塑人"的作用。糟糕的食物和不良的饮食习惯使人发生了"质变"，把一个好人塑造成了一个患者，这是慢性病蔓延的主要原因。

唐代大医学家孙思邈说："资食以存生，而不知食之有成败。百姓日用而不知，水火至近而难识，余概其如此，聊因笔墨之暇，撰《五味损益食治》篇，以启童稚，庶勤而行之，有如影响耳。"

美国参议院《营养与健康特别委员会》主席麦戈文提交国会的报告说："今天的危险已经不是脚气病或者坏血病，我们面临的现实情况要比这些微妙、可怕的多，千百万美国人塞进肚子里的东西很可能使他们患肥胖病、高血压、心脏病、糖尿病、癌症，一句话，会慢慢地致命。"

因此，我们应当深刻检讨在饮食方面都出了哪些差错。

（一）食品原料"低味高毒"——我们还有能吃的东西吗

这是很多人的疑问和呐喊。食品原料的问题归咎于两个方面：食品原料的生产条件和生产过程。

食品原料在生产过程中受到多方面的污染，使得我们的食品，"该有的没有，不该有的一大堆"，吃饭几乎成了"吃毒"。

（1）"现代"生产方式使农作物"低味高毒"：大家都感到，现在"吃什么都没味”，瓜不甜了，菜没味了，肉不香了。现在的老人都还记得第一次吃西红柿的那种感觉，咬一口味道怪怪的，但越吃越想吃。现在的西红柿味道不怪了形状怪，有的只是酸，中空，没有“沙”了，甚至成了方形、尖头形。是人“吃黄牙了吗”？不是，您尝一下那些价格昂贵的“生态”产品，还是原来的那种味道。你在超市里买到的果菜，看起来一朵花，吃起来像木头渣。营养学家指出，科技发达带来了食品的多样化，也宣告了“低营养食品时代”来临。

这种猜测得到了实验的证实。西班牙巴伦西亚理工大学的农业多样化保护和改良中心经过研究得出结论，现在西红柿的味道指数是2.77，而过去是3.24，损失了近15%，糖的含量从5.29%降到4.95%，相反，硬度从6.86上升到12.10。

美国德克萨斯州大学生化学院唐纳德·戴维斯教授的科研小组对农业部从1950年到1999年记录的43种蔬果的营养数据进行了研究，发现这些蔬果的蛋白质、钙、磷、维生素B_2、维生素C的含量平均减少5%～40%不等。其中蛋白质平均含量减少6%，核黄素减少38%。美国久司道夫研究所对1975年到1997年的12种新鲜蔬菜研究表明，它们平均钙含量减少27%，铁37%，维生素A21%，维生素C30%。

空气、水和土壤是农作物生长的必要条件，但现在的空气、水和土壤却遭到了前所未有的污染，我们在第一章中已经介绍了有关的情况。空气中的污染物通过降雨，水中的污染物通过灌溉都进入了土壤，并在其中“富集”。和水、空气不一样，土壤的污染是很难清除的，而且，土壤是农作物的“培养基”，土壤的污染直接导致农作物的污染。近期报道，我国有1/4的土壤遭到了污染。一般人都以为农产品“皮脏肉不脏”，污染都在表面，只要洗干净就行。殊不知由土壤造成的农作物污染，是无论如何也洗不干净的。

化肥的研制生产和使用，让我们误以为似乎农作物生长只需要氮磷钾三元素。农家肥用起来麻烦，又脏又臭，肥效又慢，所以现在使用已大为减少。农家肥又称“绿肥”，多为有机肥料，来源于人和牧畜的粪尿、厨余垃圾、植物茎叶等沤制而成。有机肥料的特点是所含营养物质比较全面，它不仅含有氮、磷、钾，而且还含有钙、镁、硫、铁以及一些微量元素。这些营养元素多呈有机物状态，难于被作物直接吸收利用，有机肥须经过土壤中的化学物理作用和微生物的发酵，分解，使养分逐渐释放，因而肥效长而稳定。施用有机肥料有利于促进土壤团粒结构的形成，使土壤疏松，增加保水、保温、透气、保肥的能力。

从生物圈的角度来看，施用农家肥是更接近于生态自然的施肥方式。

过分使用化肥，使土壤成分失衡，除氮磷钾之外的各种矿物质、维生素、生物素等严重缺乏。据报道，我国有7.29亿亩农田缺锌，6.7亿亩缺钼，3.03亿亩缺锰。

还有一种营养物质缺乏，但尚未引起广泛的关注，这就是甲壳素。农作物中甲壳素有两个来源，一个是昆虫死亡后在土壤内腐烂分解，一个是农家肥的使用。现在大棚栽培隔绝了昆虫与农作物的接触机会，大量使用农药也使昆虫大量减少；不使用农家肥断绝了甲壳素的另一个来源，使得被誉为“第六生命要素”的甲壳素在农产品中缺乏。

南京医科大学副教授莫宝庆说，“没形没味”的果蔬大部分属于非正常生长成熟，而是使用了膨大剂、增红剂和催熟剂等化学激素。大棚蔬菜由于阳光照射低于大田，蔬菜光合作用不足，导致叶绿素不足，同时由于通风不好，有害物质滞留而超标。

还有一个被忽视的问题是粮食的晾晒。由于大量的土地被占和农业的家庭化，集体的集体场院没有了，粮食收下来常常到公路上晾晒。公路沥青含有蒽、菲、芘等有害物质，尤其是3，4–苯并芘是毒性极强的致癌物质。在高温日晒下，沥青蒸汽就容易污染粮食，再加上来往车辆的尾气，这时的粮食，真的是“五毒俱全”了。

（2）“现代化”养殖业使生物“非正常生长”：饲养业的“猫腻”更多。现在的畜产品都是“生物速成”的结果。一则饲料广告说：“四月肥，四月肥，四月不肥给你赔”。一只鸡要长成平均需要2年，现在不仅是“四月”，最快的鸡出生后45天就被宰杀，由于承受不了体重，宰杀前许多鸡就已经骨折了。2012年11月，速成鸡事件被曝光，成为最新的一个公共食品卫生事件。辩者称，肉食鸡45天出栏很正常，在美国甚至有33天出栏的记录。速成鸡之速成，是由于现代化饲喂方式，不是激素和抗生素喂养的结果。但事实是，为了在45天内保证肉鸡不死，用抗生素已经很常见。上海市食监部门报告，2012年共抽检450件禽肉样品，19件抗生素超标。近日一代调查报告显示，近60%儿童血液中检出抗生素。有的专家撰文写道，速成鸡和散养鸡的鸡肉和鸡蛋的营养价值是相同的。我们不知道这个结论是如何出来的，都化验了什么项目。但是，用老百姓的嘴来投票，大概很少有人会赞成这一结论，因为二者的味道是十分不同的。

（3）“吃毒长大”的农产品：在种植业中，杀虫剂、除草剂、植物生长素、催熟剂等化学物质被广泛应用，说农产品在“吃毒”中长大，一点也不为过。

在这样一个“动物速成”的年代，养殖专业户最熟悉的可能就是各种激素的功能。黄鳝变粗后就喂避孕药，能有效保持体型；用激素喂大的螃蟹，壳大肉少；为了减少肉类中的肥油，饲养业大量使用瘦肉精；为了提高牛乳中蛋白质含量，在牛乳中添加三聚氰胺。

由于畜禽生长过快，抵抗力下降，常患有各种疾病。澳大利亚的墨尔本大学的一项研究表明，市场上的鸡70%有眼病，30%常咳嗽，15%有气喘和慢性气管炎。为了防止畜禽生病，大量的抗生素被滥用。据报道，每年生产的诺酮类，其中有一半被蟹场、蛇场、乌龟场、黄鳝场等养殖业用掉，再加上其他种类的抗菌素，不知总数有多少吨。抗生素的滥用促成了“超级细菌”的产生。

（二）食料加工——“低养高毒”进一步演绎

诺曼·乔利夫博士曾经指出，在几代人之前，甚至是乞丐吃的食物都比我们现在吃的含有更多的维生素，他们所吸收的B族维生素比现在最富有的人所吸收的都要多得多。

我们来看现代人是如何使食物中营养更缺和毒素更多的。

我们通常把食料加工称为“精制”，加工出来的米、面分别叫做精米、精面，看起来精细了，但从营养学的角度来说是“粗制”了，因为大量的营养成分被加工所去除。

从三年经济困难时的加麸饼干（粮食不够，麸子来凑）—全麦粉—黑面—八一粉—特二粉—富强粉，主食中的主食——面粉经历这些变更只不过用了不到五十年。去粗取精的结果，去掉的反而是麦子中的精华，面粉成了淀粉。麸子含有麦子中绝大部分维生素和微量元素。伦敦生物实验室的史蒂芬·戴维斯的研究显示：精白面粉损失铬98%、锌78%和锰86%。

另一份研究发现，面粉在精制过程中损失的矿物质有：铬98%、钴89%、锰86%、镁85%、钠78%、锌78%、钾77%、铁76%、磷71%、铜68%、钙60%、钼48%、硒16%。

（三）烹调的两面性——低养高毒的食品出炉

《周易·鼎》中说："以木巽火亨饪也"。饪即制熟，烹饪合二为一，即运用加热方法制作熟食。加热包括水加热、油加热、汽加热，水加热包括焯、煮；油加热包括滑、炸、炒、焐；汽加热一般是蒸。

火的发现和利用，对于人类和社会的发展有着巨大意义。人类认识并掌握了火，就增强了同寒冷气候做斗争的能力。火可以烧烤食物，可以用来围猎和防御野兽，可以照明、烘干潮湿的物品以及化冰块为饮水等。

在用火之前，古人过着"鸟兽之肉，饮其血，茹其毛"的生活。如《韩非子》所说："民食果蓏蚌蛤，腥臊恶臭而伤害腹胃，民多疾病。"自火诞生后，才使"炮生为熟，令人无腹疾，有异于禽兽"。

用火使人类脱离了一般动物界，是人类进化史上的一大标志性进步。从营养的角度来说，烹饪使食物变得易于消化，更加美味。加热杀灭了食材中的病原微生物，使食物更加卫生。烹饪学的发展，形成了饮食文化，推动了人类文明建设。

一般人通常认为，烹饪使食物更加富含营养，实则谬也。

（1）烹饪使食物营养成分进一步丧失：淘米次数过多或用力搓，可使维生素B_1损失30%～60%，维生素B_2损失23%～25%，蛋白质损失16%，脂肪损失43%。小白菜切段，维生素C损失31%，而切丝炒的损失率是51%。

随着烹饪的温度升高和时间的延长，营养素的丧失更加严重。急火炒的菜维生素C只损失17%，若炒后再焖，损失就会增加到59%。

烹调中，蛋白被歪曲并损失达10%～70%，谷氨酸、赖氨酸、蛋氨酸、脂肪被氧化，产生自由基、丙烯酰胺、丙醛等毒素。煮菜中损失50%～70%的维生素C，油炸中损失50%的维生素E。20℃时胶体被破坏，60℃时所有的酶破坏。

高温加工和过度加工占了主流。中华烹调主要有溜、焖、烧、氽、蒸、炸、酥、烩、扒、炖、爆、炒、砂锅、拔丝等14种方法，如果加上"烤"，共计15种，其中烧、炸、爆、烤都是高温加工，焖、酥、扒是较长时间加工。

如果烹饪是为了食物熟化和杀灭食料中的病原微生物，低温加工如蒸、煮已经达到目的，其他的加工方式都是为了获得美味。这些加工存在以下问题：①高温使蛋白质、脂肪变性，产生有毒物质；②使维生素、酶类等营养成分破坏；③食用油常是加工的媒介，导致脂肪摄入过多。

植物性食物大都不适宜高温和较长时间烹调，体现不出厨师的手艺，而且也不易"出味"，所以，肉食就在烹调中唱了主角。最早的名菜"周代八珍"又叫"珍用八物"，是专为周天子准备的宴饮美食。它由2饭6菜组成，具体名称是："淳熬"（肉酱油浇大米饭）、“淳母”（肉酱油浇黍米饭）、“炮豚”（煨烤炸炖乳猪）、“炮牂”（煨烤炸炖母羊羔）、“捣珍”（合烧牛、羊、鹿的里脊肉）、“渍”（酒糟牛羊肉）、“熬”（类似五香牛肉干）、“肝”（烧烤肉油包狗肝）。六个菜全是肉食，两个饭也与肉食有关。

《随园食单》被称为“中国古代的饮食圣经”，为乾隆才子、诗坛盟主袁枚所做，是其四十年美食实践的产物。书中详细记述了我国14~18世纪流行的326种南北菜肴饭点，也介绍了当时的美酒名茶，其中菜式绝大部分都是动物性食物。

这就违背了药王孙思邈“每食不用重肉”的训诫，导致饮食失衡。

2.从烹饪到烹调：成也萧何，败也萧何。如果说中国传统食学还有什么瑕疵的话，那就是“烹调”。

从文字记载来看，烹饪在前，烹调在后。冯梦龙在《东周列国志》第三十七回中载：“御庖将野味烹调以进，襄王颁赐群臣，欢饮而散。”这大概是烹调较早的记述。

烹饪是对食物加热使熟。烹饪与烹调之别就是调味，即通过各种食材的加工方式和加入调味品使食物更加美味。

从营养学角度来看，烹饪具有两面性，它使人类越来越远离了生食；从烹饪到烹调，人类饮食更是发生了方向性的转变，口欲在烹调中得到了满足，但也埋下了慢性病的隐患。

“一盐提百味”，油是炒菜的主要媒介之一，可以说，没有油和盐就没有烹调。

远古人类是不会生产油和盐的。

在人类早期的游牧时代，先民们捕获猎物，茹毛饮血，依靠动物体内的盐分来满足身体的需求。当人类从游牧过渡到农耕之后，改以五谷菜蔬为主食，因植物中盐分含量较少，他们开始寻觅盐的踪迹，从而采集食用。相传在神农氏时代，有夙沙氏煮海为盐，大概在商周开始，此技术得以推广。

上古时代，人类吃的是动物油。据古书记载，当时春天用牛油，夏天用狗油，秋天用猪油，冬天用羊油。汉代以后，开始出现植物油，但只是用来制绢布；直到宋代，才开始有食用植物油的记录。

因此，从生态的观点来看，大量使用油和盐是不利于养生的。关于盐和其他调料，将在下文做分析。

（四）食盐——营养素？调味品？毒素？

食盐是现代人天天、顿顿离不开的食料，关于它居然还有一个有趣的传说：人学会了用火，慢慢吃起了熟食，但还是没有滋味，人身上照样长毛。天皇、地皇和人皇就去找玉皇大帝，求他给人间弄点咸味。玉皇大帝对人皇说：“你到王母娘娘的牡丹园里去，那儿有种神土，叫酿土。这种土见水就往大里长，土里头苦辣酸甜咸都有。要是弄到人间，土壮庄稼长，人吃了它身上的毛准能退光。”

人皇到了牡丹园，跟王母娘娘要了一大块酿土。他们用树枝子编了一个大筏子，又找来一个大磨子，带酿土一起搬上了木筏。人皇在船上不停地磨那块酿土。有一天，遇到风浪，把木筏打翻了，酿土和磨子落到了海里。那盘磨到了海底，还是一个劲儿地磨，磨出来的酿土全化在水里，海水成了咸的。岸边的百姓都吃海水，时间一长，身上的毛就没了。

食盐，尤其是精制食盐的成分很单纯，即是由钠离子和氯离子组成的氯化钠。钠和氯都是现代营养学明确的“必需营养素”，这是对的，因为它们的缺乏将导致缺乏症甚至死亡，补充了这两种元素，缺乏症就会缓解，而且体内是无法合成和产生这两种元素的。

但是，作为一种食料，食盐是否必需那是另一个方面的问题，钠和氯必需不等于食盐必需。一种食物是否必需，应具备以下条件：①含有必需营养素；②食用其他食物难以满足身体对必需营养素的需要。食盐具备第一个条件，但第二个条件是否具备，要看你的饮食结构如何。

（1）人类曾经长时期没有食盐：食盐主要来自于海盐、井盐和岩盐。海盐历史最早，其制取起自夙沙氏晒盐，距今已有4000年以上的历史；人类自公元前327年开始开采岩盐；自贡开采井盐起自北宋，比西方要早800多年。但是，即便是从4000年计算，开采和食用盐的历史只是人类历史长河中的一瞬。4000年以前，人类长时间没有盐吃，依然活得很好，还没有慢性病。

有学者认为，人类最初是生活在海边的，无论是鱼虾还是藻类、贝类，海产品都是含盐量极高的，海边生活的人根本不会有缺盐之虞。动物性食物的含盐量也是较高的，所以杂食情况下一般也不会缺盐。动物都没有盐吃，鸟儿照样展翅高飞，虎豹照样威震山林，鸵鸟照样闪电飞驰，猿猴照样灵活敏捷。

拿生态这把尺子一量，食盐的本性就显露出来，在平衡膳食的条件下，它并不是必需的营养素，只是种调味品。

这么说肯定有人反对。在《党的女儿》这个电影当中，拿咸菜交党费，因为红军游击队没有盐吃就没劲打仗，为了掩护来取咸菜的游击队员，地下党员李玉梅壮烈牺牲。这个故事不清楚地说明盐的重要吗？

这离不开对当时饮食结构的分析。红军吃什么？“红米饭，南瓜汤”，完全是植物性食物，难得有腥味。上古人类吃什么？从人类的牙齿结构和胃肠结构可以分析出，人类应当是兼有动植物食物的杂食动物。动物性食物含钠量比植物性食物高得多。100克稻米的钠含量为3.8毫克，南瓜为0.8毫克，吃多少能满足人体对钠的需要呢？何况南方湿热，出汗多，随汗排出的钠多，红军行军、打仗、训练，运动量大，对钠的需求量就比一般群众要高。这些因素造成了红军战士缺盐。

印第安人是不吃盐的，他们以打猎为生，力气大得很，因为他们的饮食结构和红军是不一样的。

营养学家玛丽·罗斯博士在《营养学的基本原理》一书中强调：“我们自普通食盐所取得的氯化钠远超过人类对氯化钠的需要。况且，这些元素均普遍存在于食物中，故很少有缺乏或不足的可能，除非是那些长久采用特殊限制的饮食。”

另外，我们必须注意到，食物加工过程使食物的含盐量大为增加。如西红柿的含钠量为5.0毫克/100克，西红柿酱为37.1毫克/100克，西红柿罐头更剧增到246.9毫克/100克；现在种植和食用较多的苹果红富士含钠量为0.7毫克/100克，而苹果罐头为6.2毫克/100克，苹果酱高达11.0毫克/100克；小麦标准粉的含钠量为1.5毫克/100克，干面条高达60.9毫克/100克；黄豆含钠量为2.2毫克/100克，做成了豆腐，虽然含有大量水分，含钠量仍增加到7.2毫克/100克，内酯豆腐还有6.4毫克/100克，等做成了豆腐皮，则成了9.4毫克/100克，臭豆腐高达2012.3毫克/100克，豆腐乳更是达到了2460.0毫克/100克。

2005年，我国发布的《中国居民营养膳食与营养状况变迁》系列报告显示，我国居民盐的摄入量有所减少。资料显示，我国居民每日的食盐摄入量由1992年的14克减少到2002年的12克，城市居民为11克，仍然大大超过人体需要。

2.人每天需要多少盐：食盐的成分是氯化钠。氯的原子量是35.5，钠是23，1克食盐中含有的钠和氯都是17毫摩尔。体内有复杂的系统来适应食盐的不同摄入量。各地居民摄入食盐的量有很大区别，从每天几个到两百多个毫摩尔，这给确定最低安全摄入量和参考摄入量带来了困难。现代营养学的标准教科书——《现代营养学》中说："健康的美国人能在摄入钠和氯≤10毫摩尔/天时维持体内稳态。"《中国营养百科全书》表中记载，18岁以上健康人钠、氯最低需要量分别为500毫克和750毫克。据此我们可以估计出健康人的氯化钠最低需要量在0.5～1克或多一点。因为难以确定大幅度降低食盐摄入量对健康的影响，所以一般制定的参考摄入量都高于最低需要量，通常为6克/天以下。

3.盐摄入过多的危害：高盐可以增加某些癌症的发病率、诱发高血压、导致钙的流失，在导致胃癌的诸多危险饮食因素中，高盐占第一位。研究表明，盐的摄入与高血压呈正比，日均摄盐量每增加1克，平均血压上升2毫米汞柱。

食盐中含有氯和钠两种离子，多了"都不是好东西"。氯离子可以增加血管紧张素转换酶的活性，使血管紧张素Ⅰ转换为血管紧张素Ⅱ的过程加快，比血管紧张素Ⅰ活性高十多倍的血管紧张素Ⅱ增加，从而导致血压升高。

钠离子升高血压的机理是多方面的：①引起水钠潴留，血容量增加，同时细胞内钠离子水平的增加可导致细胞水肿，血管平滑肌细胞肿胀，血管腔狭窄，外周血管阻力增大；②高盐摄入能使血管对儿茶酚胺类缩血管因子敏感性增强，同时交感神经末梢释放去甲肾上腺素增加，另外还能增加血管壁上的血管紧张素受体密度，导致血管过度收缩，外周血管阻力增加；③细胞内钠增加，钠—钙交换机制受抑制，使细胞钙排出减少，导致血管平滑肌细胞内钙离子浓度升高，引起血管平滑肌收缩，外周血管阻力增加，血压上升。

因此，食盐摄入过多有百害而无一利。上述的种种危害实际上都是盐中毒的结果。世界高血压联盟将2009年5月17日高血压日的主题定为"盐与高血压"（Salt and High Blood Pressure）。

明白了这个道理，您还会在炒菜的时候大把大把地放盐吗？

当然，并非所有人都对高盐摄入敏感，血压敏感性是指相对高盐摄入所呈现的血压升高反应，与此相关联的高血压称为盐敏感性高血压。

（五）美味的背后——食用油、精制糖和食品添加剂

（1）食用油：吃油过多可以导致高脂血症，而高脂血症是心脑血管病的第一危险因素。

1978年，我国食用油总消费量大约只有两百多万吨，人均消费量2.2千克，1993年的食用油消费量达到了800多万吨，1996年首次突破1000万吨，人均消费量也超过了8千克。在过去的三十年，全国食用油消费总量增加了10倍，人均消费量增加了8倍。预计到2020年植物油的消费量将达到2900万吨。

与此相对照的是，《中国居民营养与健康状况调查》显示，我国成人超重率和肥胖率近20年间急速上升，增长率分别高达39%和97%，这20年也正是我国居民食用油摄入量快速增长的时期。专家估计，如果不采取有效措施，未来十年我国肥胖人口可能达到两亿。

食用油超量除了导致高脂血症、肥胖，进而促进动脉硬化和心脑血管病的发生，还和乳腺癌、结肠癌、前列腺癌等有直接或间接的关系。

（2）精制糖：与盐和油一样，远古人类是没有糖吃的。西周的《诗经·大雅》中有"周原膴膴，堇荼如饴"的诗句，说明西周时已有饴糖，饴糖俗称麦芽糖。印度和中国是甘蔗制糖发源地。最早记载甘蔗种植的是东周时代。公元前4世纪的战国时期，屈原的《楚辞·招魂》中有这样的诗句："胹鳖炮羔，有柘浆些"。这里的"柘"即是蔗，"柘浆"是从甘蔗中取得的汁。

还好，国人吃糖量的增长速度比用油量的增长速度慢很多。2009/2010年制糖期，我国食糖产量1073.83万吨，比2005/2006年制糖期增加21.8%；食糖消费量1379万吨，比2005/2006年制糖期增加28.9%；人均年消费食糖量（包括各种加工食品用糖）约8.4千克，是世界人均食糖消费最少的国家之一，远远低于全世界人均年消费食糖23.65千克的水平。2012年消费量估值区间为1300万～1540万吨。

美国国立卫生研究院发表的研究报告称，"美国人现在深受白色毒药的困扰，使美国人的健康受到重大损害"。所谓"白色毒药"指的就是糖和盐。世界卫生组织的一份有关人类死因的调查分析报告中指出，长期高糖饮食者的平均寿命比正常饮食者约短10～20年，嗜糖之害甚于吸烟，由此提出了"戒糖"的口号。

嗜糖的危害主要是糖尿病、肥胖的发生和加重，这已是人所共知的事实。实际上，过量吃糖还和癌症有关。

哈佛大学公共卫生学院的研究人员在对1866名墨西哥妇女的调查中发现，碳水化合物摄入特别多的妇女患乳腺癌的风险比饮食较平衡的妇女高出2.2倍，其中蔗糖、果糖与乳腺癌的发病率关系最大。

在糖和富含糖的食物摄入量增加到每日60克时，直肠癌、结肠癌和腺癌性息肉的危险性增加1.5～2倍。

（3）食品添加剂：现在，食品添加剂几乎无处不在。自20世纪50年代以来，已有成千上万种人造的化学制品被应用于加工食品，其中最主要的是食品添加剂，以致有人说食品添加剂是现代食品工业的"灵魂"。据山东《生活日报》报道，一位市民逛超市随手买了6件小食品，发现竟有34种添加剂。

什么是食品添加剂？《中华人民共和国食品安全法》第九十九条中对食品添加剂的定

义为：“食品添加剂，指为改善食品品质和色、香和味以及为防腐、保鲜和加工工艺的需要而加入食品中的人工合成或者天然物质。”

中国商品分类中的食品添加剂种类共有35类，包括增味剂、消泡剂、膨松剂、着色剂、防腐剂等，含添加剂的食品达万种以上。其中，《食品添加剂使用标准》和卫生部公告允许使用的食品添加剂分为23类，共2400多种，制定了国家或行业质量标准的有364种。主要有酸度调节剂、抗结剂、消泡剂、抗氧化剂、漂白剂、膨松剂、胶基糖果中基础剂物质、着色剂、护色剂、乳化剂、酶制剂、增味剂、面粉处理剂、被膜剂、水分保持剂、营养强化剂、防腐剂、稳定剂和凝固剂、甜味剂、增稠剂、食品用香料、食品工业用加工助剂、其他等23类。

现在常用的食品添加剂包括两类：天然添加剂与人工合成添加剂。

专家们说食品添加剂是安全的，没有食品添加剂情况可能更糟，老百姓却心存疑虑。食品添加剂的功过究竟如何？

安部司被尊称为日本食品添加剂之神。他将没有人爱吃的剔骨碎肉和大豆蛋白、鸡肉，以及二三十种食品添加剂混在一起，制出了一种美味的肉丸子。这已经不是添加了调味剂的肉丸子，而是肉丸子形状的食品添加剂组合。肉丸子一经上市，马上畅销，为此生产这种肉丸子的公司挣了大钱，并盖起了大楼。但是，当有一天他发现自己的女儿兴高采烈地吃这种肉丸子时，心里却泛起了负罪感，一把抓过肉丸子丢进了垃圾桶。因为他最清楚，这种食品是不适合人吃的。这位“神”都认为不能吃的粉末，你还敢吃吗？

我们先分析一下为什么要用食品添加剂。归纳起来食品添加剂的作用无非是两个：保鲜和增加食物的色香味。前一个作用我们完全可以直接食用新鲜食品来做到，而食品添加剂实际上是为快餐食品如饼干、罐头、方便面等垃圾食品设计的。第二个作用却是微不足道的，在食物的营养作用中根本就没有这一条。单纯追求美味正是我们所犯的错误之一。

说食品添加剂经过实验证明是安全的，这并不科学。一种是安全的，几种加起来呢？少量是无毒的，经不住你天天、顿顿都吃，这个累积效应谁来算呢？

现在认为安全的食品添加剂，没准哪一天就会上“黑榜”，三聚氰胺、瘦肉精不都曾作为科研成果问世吗？

有了食品添加剂，就有超量使用、伪劣食品添加剂、滥用食品添加剂等附带问题，由于法律法规的不健全，“钻空子”的事件在所难免。

说人工合成的食品添加剂安全，笔者更不敢苟同。本人坚定地认为，凡是人造的东西，吃进肚子里就是毒素。因为机体没有见过这些东西，视之为异物，肝脏就要解毒，肾脏就要排毒。

我们随便举几种食品添加剂看一下。

护色剂——亚硝酸钠：过量食入可麻痹血管运动中枢、呼吸中枢及周围血管，更可疑的是有一定致癌性。

甜味剂——甜蜜素：对肝脏及神经系统有影响，对代谢排毒能力较弱的老人、孕妇、小孩的危害则更为明显。

酸味剂——柠檬酸：过量摄取，儿童可能表现出神经系统不稳定、易兴奋；大人则为肌肉痉挛等。基于柠檬酸对钙的代谢可产生的影响，经常食用罐头、饮料、果酱、酸味糖果的人们，要注意补钙。胃酸过多、龋齿和糖尿病患者不宜经常食用柠檬酸。

不要用所谓的科学实验为光鲜陆离和美味的垃圾食品打掩护，也不要为因此获得暴利的食品生产商辩护。我们不需要食品添加剂，我们需要的是天然食物，越新鲜、越生态的越好。

（六）垃圾食品泛滥

美国出版的《大脑的营养》一书说："人类大脑对工业文明的产物——"洋快餐"是陌生的，大脑渴望在人类进化过程中已经习惯的营养，即与4万年前相同的天然食物。而我们却用40年前尚不存在的食物——"洋快餐"、氢化油来搪塞他。难以想象，在许多人的大脑中展现出来的是一幅如何饥馑的场面！"

垃圾食品是指营养成分少、添加剂多（或者含有有害成分）、且没有特殊保健功效的食品。长期食用垃圾食品有可能损害身体健康，因此应该尽量少食用或者不食用。

世界卫生组织公布的垃圾食品有：油炸类、腌制类、加工类肉食品（肉干、肉松、香肠等）、饼干类食品（不含低温烘烤和全麦饼干）、汽水、可乐类食品、方便类食品（主要指方便面和膨化食品）、罐头类食品（包括鱼肉类和水果类）、话梅蜜饯类食品（果脯）、冷冻甜品类食品（冰淇淋、棒冰和各种雪糕）和烧烤类食品。

这十类垃圾食品中有六类是洋快餐（包括饼干类、加工肉食品、碳酸饮料、方便食品、罐头和冷冻甜品），其余四类与食物的加工方式有关。

食物腌制主要是为了保存，以备食物缺乏时食用，以咸鱼、泡菜和酸菜为代表。烧烤大概是最原始的烹饪方式，因为烧烤不需要各种设备。但现在这两类食品泛滥，并非是为了其原始的目的。明明在超市可以很方便地买到鲜品，但只是为了"好吃"而将其腌制，如泡菜、腌鸡（鸭）蛋、腌咸菜（雪里蕻、大头菜）等，同样，烧烤也不是为了方便，而是为了美味。

麻辣食品虽然榜上无名，但也算不上好食品。常见的麻辣食品包括麻辣烫、麻辣火锅、水煮鱼、香辣蟹和小朋友喜欢吃的麻辣素食食品。辣椒所含的辣椒碱等刺激性物质会通过刺激人的舌尖，进而刺激大脑中枢神经，导致心跳加快和较长时间的兴奋感；辣椒、花椒、胡椒、大蒜、生姜等食物对肠胃的刺激很大；另外，市面上很多麻辣食品生产厂家是三无企业，绝大部分添加剂超标，或添加柠檬黄、日落黄、霉克星等违禁添加剂，并存在食品卫生问题。最近曝光的香辣金针菇就是一例。

麻辣食品本来是四川等我国西南地区喜食的食品，与当地的阴湿环境有关，但是，如今以麻辣闻名的川菜在全国大行其道，快餐食品如方便面、花生、豆子、薯片等几乎都有麻辣味的，这和现代人追求刺激的心理有很大关系，而与地域无关。

（七）劣质原料和非法添加物

除了法规允许的食品添加剂，就是非法的食品添加物。你吃的美味火腿中可能含有敌敌畏，爽滑的面条中可能有石蜡，雪白的馒头中可能有硫黄，金黄的油条中可能有白矾，色泽鲜亮的咸鸭蛋里可能有苏丹红，白酒中可能有甲醇，豆制品里可能有吊白块，肉丸子里可能有硼砂，蓬松的面包里可能有溴酸钾……“真是防不胜防”啊。

关于氢化油：第二次世界大战前，美国营养学家曾认为动物性油脂比植物性油脂更有营养，政府也曾号召民众吃红肉。但后来发现这一观点是错误的。对“二战”牺牲士兵的尸体解剖发现，二十岁左右的年轻人居然有严重的动脉硬化，于是又主张吃植物油。但是植物油不耐长时间高温烹调，易于氧化故不易保存，因此一种被称为“植物奶油”、“植物黄油”、“植脂末”的人造油——氢化油便应运而生。食用油的氢化处理是由德国化学家威廉·诺曼发明的，并于1902年取得专利。植物油加氢可将顺式不饱和脂肪酸转变成室温下更稳定的固态反式脂肪酸。氢化油的的熔点较高（硬度加大），易于保存、加工和着色。氢化油广泛用于油炸食物如炸鸡、薯条、薯片、盐酥鸡，或加入烘培的西点、饼干、糕点中，或被制成抹面包用的人造奶油、蛋黄奶、冰激凌、色拉酱、泡咖啡时加的奶精等各种不同的形态出现在日常生活当中。1999年美国FDA的一份调查报告显示，95%的曲奇、100%的饼干及80%的冷冻早餐食品含有氢化油。

国外研究证实，每天摄入10～15克氢化油（相当于100克奶油蛋糕），就会对健康产生危害。其含有的大量反式脂肪酸，能提高人体胆固醇含量，特别是低密度脂蛋白胆固醇含量，降低高密度脂蛋白含量。2001年荷兰瓦格宁根大学主导的一项交叉试验中，科学家们随机抽取了29例男女实验对象。他们被分为两组。一组吃高反式脂肪酸类食物，另一组吃高饱和脂肪类食品（其中的反式脂肪酸已经被饱和脂肪酸替代）。四周后，实验对象交换各自的食谱。结果发现，吃反式脂肪酸食物的人血管扩张能力比对照组低29%，高密度脂蛋白的含量低21%。2006年4月刊《新英格兰医学杂志》发表了一项研究，研究显示，反式脂肪酸比任何其他营养成分更容易引发冠心病。只要它占摄入总能量的1%～3%，引发冠心病的风险就大大增加。在一项针对近140000人的分组分析之后，摄入含有反式脂肪酸的能量每增加2%，冠心病的发作率就会呈23%的爆发式增长。世界卫生组织建议反式脂肪酸每日每人摄入量不要超过总能量的1%（约2克）。2006年1月开始，美国联邦食品药品管理局宣布反式脂肪没有健康益处，并要求食品生产厂家必须在标签上注明反式脂肪酸的成分。美国社会如今早已广泛接受了反式脂肪酸有百害而无一利的结论，有人把这种霉菌也难以在其中生长的东西称之为塑料。

哈佛大学公共健康学院营养学系的主任华特·威列说：“20世纪80年代我还是医生时，我正是这么教导大家（摄入反式脂肪）。不幸地，当时我们不知道这样做无异于将他们送入坟墓。”他说，细胞靠天然的脂肪酸才得以正常运作。

其他的还有让人一想就吐的地沟油、含有致癌物的茶油、毒餐盒、转基因大米、毒胶囊……。

（八）饮食结构大变更

《与上帝对话》的作者唐纳德·威士奇说：“你不曾好好地照料过自己的身体，如果不是怀疑出了什么毛病，压根儿不会花一点儿心思。你事实上并没有做点什么来预防疾病和保养身体……你不断地塞进各种毒素、有害物质，以及一大堆杂七杂八的东西，还美其名曰为‘食物’。而你的身体，这种最为神奇的机器，依然为你工作……”。

中国饮食一直在丰富和发展中，但没有严重违反传统饮食文化的原则，近几十年来这种变化却非常明显。其原因：①经济条件的改善，使人们在饮食选择上具有了更大的余地，健康教育未能普及，就造成人们的贪欲膨胀，在食品选择上唯精、唯味，随心所欲；或不知道饮食选择的原则，“跟着感觉走”，自己认为什么食物“有营养”就吃。②紧张的生活节奏，使早餐变得不那么受重视，午餐也以快餐为主，晚餐倒因全家人的团聚而愈加“丰富”。③受到西方饮食的影响，“洋快餐”迅速蔓延。④越来越多的人经常到饭店就餐，难以控制自己的饮食。

1992年第三次全国营养调查显示，人均日摄入谷类439克，蔬菜312克，水果50克；畜及禽肉58克，其中猪肉37.4克，占64%；奶、蛋及水产品分别为14克、16克及28克，油29克，糖及淀粉5克，盐13.6克。与1982年的调查结果比较，谷类和薯类分别减少了59克和76克，畜禽类增加了16克，奶、蛋和水产品分别增加了5克、6克和16克，植物油增加了10克。

1961~2000年，世界各国人均肉食摄入量增加了2倍，而我国增加了10倍；1992年，肉食为我们提供的能量比例为15.2%，10年以后的2002年是19.2%。

城市居民人均水果消费量由1992年的80多克下降到2002年的不足70克；蔬菜人均消费量由319.3克下降到251.9克。

2005年7月下旬，我国发布的《中国居民营养膳食与营养状况变迁》报告显示，我国居民营养膳食状况明显改变，肉食在膳食比例中越来越大，而蔬菜水果所占比例相对减少，盐的摄入量有所减少。

肉类增多，脂肪增多，用糖增多，谷类、蔬菜、果类减少，这三增三减成为我国居民膳食结构变化的总趋势，并和慢性病患病率同步增长相一致，充分显示膳食结构变化和慢性病增加的关系。

生物的进化是一个漫长的过程。5000年的人类发展史相对于物种演变已经显得太短，而近几十年人类环境和膳食的变化更超过了几千年，人的身体根本无法适应。

第五节　生态膳食养生

时代呼唤生态膳食养生，呼唤回归自然，回归自然规律，回归生态饮食。

20世纪初爱迪生说过：“未来的医生不再给患者药物，而是引导患者关注人类结构、饮食的保养以及疾病的起因与预防。”

我们无意也没有必要再去茹毛饮血，我们无意也难以回归原始人类的饮食方式，我们要做的是根据饮食的生态观，找出违反生态观的各种错误，以使我们的饮食在现有的条件下尽量符合生态观的要求。在膳食结构、饮食习惯、饮食方式几个方面，膳食结构的改变是最重要，也是最容易做到的。

笔者在本书的前身——《生态养生学》（内部资料）编写时，为了使读者好学、好记、好用，曾用“三大纪律，八项注意”这种耳熟能详的方式做了归纳，现略做修改如下。

一、坚持祖国传统饮食文化及现代营养学的正确原则

（一）食宜养生原则

中国传统饮食文化认为饮食为健身之本。饮食养生，是指合理地摄取饮食中的营养，以增进健康，预防疾病，达到延年益寿的目的。孙思邈说过：“安身之本，必资于食”，“不知食宜者，不足以养生也”。

葛可佑在《中国营养科学全书》中写道：“从字面上讲‘营’的含义是谋求，‘养’的含义是养生，营养就是谋求养生。具体说就是摄取食物，经过体内的消化、吸收和代谢，利用食物中对身体有益的物质作为构建组织器官的材料、满足生理功能和体力活动的需要的过程。”

人活着不是为了吃饭，吃饭也不是为了满足口欲，吃饭是为了活着，科学地吃饭是为了更好地活着。

这里需要分析一下“适口为珍”论。明清才子李渔说：“生平爱食之物即可养生，不必再查本草。”清代名医叶天士说：“药不在贵，对症则灵，食不在补，适口为珍。”

李渔是明末清初的文学家、戏曲家，并非养生学家和医药学家，他的话可以不足为凭。叶天士则是清代名医，闻名遐迩，他的这句话肯定会有影响，不得不辨。“药不在贵，对症则灵”是对的，“食不在补，适口为珍”就未必。如果你是阴虚体质或体内有热，自然爱吃清凉的食物，如果你是阳虚体质，自然爱吃温热的食物，这都是对的，但如果以适口为“益”，则大谬。在很大程度上，慢性病的蔓延，“坏就坏在贪吃上”。

宋朝蒲虔贯早就在其《保生要录·论饮食门》中明确指出：“所好之物不可偏嗜，偏嗜则伤而生疾；所恶之味不可全弃，全弃则脏气不均。”明朝内府大御医龚廷贤在其所著的《寿世保元》中说：“恣口腹之欲，极滋味之美，穷饮食之乐，虽肌体充腴，容色悦泽，而酷烈之气内蚀脏腑，精神虚矣！”

要改变一个人的嗜好是很难的，但也不是做不到的。口味受到习惯、情绪和心理的影响，也可以理性控制。美国著名营养学家阿德勒·戴维斯说：“如果让你吃某种你不喜欢吃的食物，你是不会有任何快感的。但是，当你意识到你所摄食物有益于健康时，你就会感觉它非常美味，而当食物中含有多种身体发挥正常功能所需的营养时，你的感觉会更好。”

（二）平衡至上原则

祖国传统食学中的主副食平衡，主食中粗细平衡，副食中肉菜平衡，五味平衡，寒热平衡等应当成为膳食养生的指导原则。“过犹不及”。因为“过”就违反了平衡原则。再好的食物，吃多了也是不好的，被称为“垃圾食品”的那些食品，偶一食之，也并没有多大害处。

什么是平衡？平衡的参照物就是人体的结构和代谢的需要，能最大限度地满足人体需要，就是平衡。平衡是一个总的原则，为达到自身的结构、代谢和功能的平衡有时需要“以偏纠偏”，以其体质和所患疾病而不同，这就是《最佳营养学》体现的观点。

不要过分看重“最有营养的食物”，适合你的就是最好的。

（三）生态饮食原则

我们已经小结出古人类饮食的8个特点和我们在食物选择、饮食结构、食物加工、饮食习惯等各方面存在的“非生态”的问题，“中国人需要一场膳食革命”，“革”的就是非生态、非科学的“命”。

根据生态原则，我们可以引申出诸如“吃生”、“吃粗”、“吃少”、“吃野”、“吃杂”、“吃素”等多个需要注意和改进的问题。

二、膳食“三大纪律”

在养生方法中，最重要的是膳食养生，最复杂的也是。

为此，我们将膳食原则和行为归纳为“三大纪律，八项注意”以为遵循。

纪律就是约束力，不得违反，也不能“变通”。

（一）健康吃

家庭主妇询问家人最多的一句话是：“你们想吃什么？”请客吃饭时主人第一句问的也是：“你们想吃什么？”都是为了满足口欲。

以满足口欲为首要目的，就违反了饮食之第一原则。于若木同志说过：大吃大喝是用自己的牙齿给自己掘坟墓。

有些食物是你需要的却并不是你爱吃的。

“良药苦口”，但你不得不吃。我们吃那些不爱吃但是需要的食物，是不是也要发扬点克制自己的精神呢？

科学膳食，从控制自己的欲望开始。

（二）计划吃

计划是为了落实原则和达到的目的而制定的方案。没有计划，原则和目的就是空话。

人生第一位重要的是健康，保持健康最重要的是饮食，因此，饮食计划应当成为每个人人生最重要的计划之一。

计划必须具有针对性。最佳营养学特别强调营养的个体性：“最佳营养学就是为你提供最好的营养物质，使你的身体尽可能地保持健康，并尽可能好地进行工作。这并不是一套固定的规则。”

因此，首先要了解自己的健康情况，包括体质和所患疾病，自己以往在饮食方面存在的错误和不足，以作为制订膳食计划的基础。

1. 对基本健康的人可以参照一下中国居民膳食指南。根据目前普遍的饮食偏差，必须注意四限（限肉、限油、限盐、限糖）和四增（提高谷类、菜果比例、增加鱼和豆类）。

（1）四限：肉类、油脂、糖类消耗大幅度增加，食盐用量居高不下，是现今饮食结构错误的突出特点，也是慢性病蔓延的重要因素。

人类臼齿：切齿：犬齿=5：2：1，以此推算，人类正常食物结构中植物性食物与动物性食物的比值应为7：1。

肉类和油脂类摄入量的增加导致超重、肥胖、高脂血症，进而导致心脑血管病的发生。限肉、限油体现了“素食”的概念，即产能的营养成分比例谷类应当占到大部分，这基本上符合古人类（穴居人）的饮食结构。

《牛津素食研究》近日在文章中称，素食者得癌症的死亡率会比肉食者低39%。另一项研究显示，素食者平均患慢性疾病的时间会比肉食者晚10年，而他们看病的次数比一般人少一半。

人的大肠和食草的马和牛的大肠类似，都比较长，而不像食肉动物的那么短。肉被腐败菌分解之后，进入较长的大肠，会在那里逗留时间较长，容易产生一些有害甚至致癌物质。

在肉类中，从优质蛋白、不饱和脂肪酸补充和减少胆固醇摄入方面考虑，应当是鱼虾好于禽畜肉，即“四条腿（畜类）的不如两条腿（禽类）的，两条腿的不如没有腿（鱼虾类）的”。畜肉中的脂肪含量高，且以饱和脂肪酸为主；禽类的脂肪含量较低，且多为不饱和脂肪酸。

食用油的选择要考虑脂肪酸的配比，不要只食用一种油，要采取“混搭”的方法。

《老老恒言》说：“凡食物不能废咸，但少加使淡，淡则物之真味真性俱得……血与咸相得则凝，凝则血燥。”

在计算每日食用盐的摄入量时除了炒菜时所加的食盐量，也要包括诸如酱油、酱菜、调味酱、罐头食品中的食盐量。

红肉要少吃，包括猪、牛、羊肉等。研究显示，每天食用热狗和猪、牛、羊肉及其肉制品的人，患结肠癌的概率高于一般人。《美国医学协会》杂志调研显示，10年间每周吃3次、每次50克加工肉制品的女性，患结肠癌的概率增加了50%，而长时间每天吃100克红色肉类的女性患直肠癌的危险增加了40%。除了结肠癌以外，还可能患上其他癌症，原因是肉类在高温烹调下和用硝酸钾等加工过程中，产生了致癌物质丙烯酰胺和苯并芘。

（2）四增：

谷类：吃油、吃肉过多的第二个后果就是导致谷类摄入的减少。

在计划经济时代，每人的“粮食定量”一般不超过每月30斤，即相当于每天谷类500克，可是几乎没有人能吃饱，因为那时候的饭“没有油水”。那时每人每月油的定量最多是半斤，也就是每天8克多。现在呢？就是膳食宝塔中建议的食用油每日摄入量上限就有25克，是计划经济时代的3倍多！一般人的实际摄入量可能还远高于这个数。膳食宝塔建议的谷类摄入量至少是250克，可是，有多少人能吃到这个量呢？

谷类是膳食宝塔的塔底，也就是膳食的基础，请问：您的这个基础牢固吗？如果再加上作为塔顶的烹调油、肉类超量，那不更是“头重脚轻”了吗？

祖国传统食学强调谷类的头等重要性，所谓“得谷者昌，失谷者亡”。所以，我们的建议是：吃够你的谷类，不要吃得油腻。

蔬菜水果：笔者问过多人，您现在吃菜多了还是少了？大部分都回答是多了，这与居民营养膳食调查的结果是相反的。我们现在吃的“菜”是多了，但那是餐桌上炒好的菜，含大量的肉、油和山珍海味，但真正的蔬菜是少多了。以往每到秋末冬初，几百斤白菜、土豆、萝卜存在家里，煮上一大锅白菜土豆，一人吃一大碗的日子已经一去不复返了。

俗话说“三天不吃青，两眼冒金星”，说明了吃蔬菜的重要性。罗伯特·麦克卡利逊爵士说：新鲜的蔬菜水果“比任何调配的膳食含有更重要的成分，因为它们包含各种已知的和未知的维生素。”

近年来的研究发现，在植物中含有大量的“半必需营养物质”。这些物质并不属于营养素的范畴，但其影响机体健康的程度并不亚于维生素和矿物质。目前已经有一百多种植物化学物质被确认，普通食物中的植物化学物质有：葱类植物化合物、花色素、生物类黄酮、辣椒素、类胡萝卜素、叶绿素、姜黄素、葡萄糖苷、吲哚、蘑菇多糖、木脂素、植物雌激素、植物甾醇、皂草苷等。

还有一种值得注意的物质是酶。在生的食物中含有大量的酶。曾获诺贝尔化学奖的芬兰生物化学家阿图里·维尔塔嫩教授通过实验证明，口腔在咀嚼生的食物时也会分泌酶。一些研究成果表明，胃酸并不能改变这些酶的活性。德国的卡斯珀·乔普在大量实验后证明，人体有保护酶通过肠道的功能，从而使半数以上的酶能完整地到达结肠。在那里，酶通过与自由基结合而改善肠菌群。

豆类：《养老奉亲书》中说：“可一日无肉，不可一日无豆”，“五保宜为养，失豆则不良”。

在古希腊神话中，农业女神得墨忒耳给了出远门的女儿普西芬尼一粒大豆，说能“消除邪恶，防止百病”。善良的普西芬尼却把这粒大豆留给人间传种繁衍，成为传世的一大农作物。

豆类是植物中主要的蛋白来源。有研究发现，经常吃植物蛋白的人，胆固醇平均降低12%。大豆蛋白较之其他植物蛋白的优点在于其氨基酸配比优良，属于优质蛋白，且易于消化吸收。

大豆中富含磷脂，磷脂可以增加脑中乙酰胆碱的释放，从而提高记忆和接受能力。

大豆异黄酮被称为“植物雌激素”，被称为驻颜、护颜的健康使者，并有改善女性更年期症状的作用。和动物雌激素不同，大豆异黄酮不会增加女性肿瘤的发生，反而有抗癌作用。居住在夏威夷的日本人，胃癌患病率比不吃豆腐的美国人少三分之一。

大豆中的低聚糖难以消化吸收，但也正因为此，这些低聚糖可以直接进入结肠，促进双歧杆菌等有益菌的生长，而且在双歧杆菌等的作用下分解为酸类，使肠内pH下降，抑制肠道内有害菌的生长。

大豆皂甙能增加机体SOD含量，清除自由基；还可减少血小板数量，从而有抗血栓作用；此外还有降脂、免疫调节、抗动脉硬化等功效；豆制品还是富含钾的食物。

对8000名日本人长达20年的追踪观察，每周只吃1次或二三周吃一次豆腐的人，前列腺癌的患病率高出3倍。大豆中至少有5种物质有防癌功能：蛋白酶抑制素、肌醇六磷酸酶、植物固醇、皂苷、异黄酮。

鱼类：鱼肉纤维细短，肉质柔软细嫩，味道鲜美。鱼中的蛋白质含量约为15%～25%，其氨基酸构成优于畜禽类；脂肪含量低，含有丰富的不饱和脂肪酸，能改善脂类代谢，促进大脑发育和预防智力衰退；鱼油中含有丰富的维生素A和维生素D，以及丰富的钙、磷、镁、铁、碘等矿物质。

哈佛大学对4万名年龄在40～75岁的男性的饮食结构的12年跟踪观察发现，如果每月吃1～3次鱼，每次约90～150克，发生中风的危险降低43%。美国的另一项研究指出，妇女每周吃2～4次鱼，每次约120克，中风的危险性也会降低48%。

2. 对于亚健康人群，必须要检测自己的体质，根据自己的偏颇体质的性质和轻重程度，制订相应的膳食计划。

3. 疾病人群则必须根据所患疾病和对饮食的要求制订自己的饮食计划。

体质偏颇的人和慢性病患者最好请健康管理师或营养师来帮你做膳食计划。

计划贵在坚持，不能找借口“打折扣”。但是，却需要根据自身和环境条件的变化对膳食计划经常做一些微调，不能“一条道走到黑”。

（三）生态吃

生态吃体现在饮食的各个方面，这里只介绍食物的选择和加工两个方面。

1. 食物的选择：我们可以把食物分为三类：第一类是自然食物，没有经过任何加工，而且食物原料的生产方式是“生态”的，或者叫“绿色”食物；第二类是加工食物，就是经过“煎炒烹炸”做出来的食物；第三类我们姑且叫做“人造食物”，就是在食物中加入了人为制造的、自然界不存在的东西，如食品添加剂等。我们首先要选择第一类，其次是第二类，最好少吃第三类食物。

按食材的产生方式来说，也可以分为三类：第一类是自然生长的，如野菜、野猪，基本上是生态的；第二类是大田生产、人工饲养的如“大路菜”、家畜等；第三类是非自然条件下生产的，如大棚、无土栽培、转基因改造的蔬菜、水果和家畜。最好的是第一类，最好少吃第三类。

人们已经习惯于吃大棚蔬菜和水果，因为大棚可以为我们提供在当时的季节难以吃到的“反季节蔬菜”，尤其在春、冬季，可以极大地丰富我们的餐桌，但是，反季节蔬菜是不利于健康的。

《素问·至真要大论》中说：“本乎天者，天之气也，本乎地者，地之气也，天地合气，六节分而万物化生矣。故曰：谨候气宜，无失病机。此之谓也。帝曰：其主病何如？岐伯曰：司岁备物，则无遗主矣。帝曰：先岁物何也？岐伯曰：天地之专精也。……帝曰：非司岁物何谓也？岐伯曰：散也，故质同而异等也，气味有厚薄，性用有燥静，治保有多少，力化有浅深，此之谓也。”

在这里《内经》首先论述了“天地合气”化生万物的道理。“司岁备物”是《内经》

的一个重要论点，即要根据季节变化来准备药物。而“非司岁物”因为药气散而不专，虽也是那种药物，但性能却不一样，体现在气味的厚薄、治疗效果的优劣、药力的深浅都较差。

大棚蔬菜和水果是在人工造成的环境中生长的，故有其形而无其味，有其色而无其气。大棚栽培比大田应用更多的化肥、农药、植物生长素、除草剂等人工合成的化学物质，故“少养而多毒”。

春季蔬菜多具升发之性，如韭菜、香菜、香椿、小葱等，韭菜更是被称为“还阳草”，食之对人体阳气升发十分有利。

夏季阳气横空，阴气下降，地之阴气愈盛，土地中生长的蔬菜瓜果性多寒凉，如西瓜、甜瓜等瓜类，西红柿、黄瓜、苦瓜等蔬菜，俱为寒凉之品，对防暑有利。夏季菜果甘甜，尤其是豆类蔬菜，有补脾之功效。

秋季以燥邪为主。此时大量水产菜果、干果、陆地水果上市，多有滋阴润燥之功，且其性平和，利于平补、引补。“引补藕为先”，藕无论生吃熟吃，都对人体有益。

秋末冬初生产的大白菜、土豆、萝卜、苹果等成为冬季当家菜果，为牛、羊、狗肉等进补之佐餐食物，其性多平，防止温补过分。“冬吃萝卜”，防止内热过盛，且萝卜有消导之功，有利于消化。

2. 食物的加工：亨利·G·比勒博士说：“膳食及发生疾病的广泛关系间，仍待更多的研究以了解人类对营养的需要，目前我们仍不能全盘了解那些需要。但我确实知道，营养的最佳来源即是食物，越新鲜、越是天然的愈好——而不是药店架子上那些没有生命的产品！”

对食材的加工应当越简单越好，我们丢弃的东西可能比保留下来的东西对人体更有营养。

对食物的加工温度越低越好，能生吃的最好生吃。蔬菜中含有的维生素，特别是酶类，都会因加热而破坏。相比烧烤、油炸、爆炒等高温烹调方法，氽、煮、涮、蒸等方法对营养成分的破坏和毒素的产生较少。

三、饮食“八项注意”

“八项注意”是在饮食的具体方面需要着重注意的几个问题，可以变通，但最好不要违反。

（一）吃少（兼谈“断食”）

古埃及人在金字塔上刻有一句话：“人吃进肚子里的食物，1/4养活自己，3/4养活他的医生。”19世纪俄国文学巨匠托尔斯泰有一句名言：“任何饮食过度的现象都是不应该的，有害的，尤其是狂食暴饮更是一种罪愆。”

我们的祖先只在饥饿的时候进食。实验证明，少食多餐更有利于健康，这有助于保持血糖的稳定。远古人类经常吃不饱，但没有肥胖、高血压、糖尿病等“现代文明病”。

《黄帝内经》将“食饮有节”作为长寿的重要措施。唐代著名的中医药学家和养生学家孙思邈说：“凡常饮食，每令节俭，若贪味多餐，临盘大饱，食讫，觉腹中胀气，或致暴疾……”。清代王士雄（孟英）在《随息居饮食谱》中说：“颐生无玄妙，节其饮食而已。”

卡路里显示法最早是美国康奈尔大学的克利夫·M·麦凯于1935年提出的。他发现，把实验鼠摄取的热量削减到接近饥饿的水平，寿命延长大约50%。美国加利福尼亚大学洛杉矶分校医学院得罗伊·沃尔福德博士在25年期间对数千只老鼠进行了实验。每次实验把一半的老鼠作为对照组，可以吃掉想吃的所有食物；另一半摄入的热量要少40%，但摄入所需要的其他全部营养。他说：“这些老鼠给予人类的或许是一种更健康、更长寿的答案。它们比那些吃得饱的伙伴更多活令人吃惊的1/3的寿命。”他宣布：这种方法“在动物界的所有地方都奏效。采用卡路里限制法的单细胞的生物、蠕虫、小鼠、啮齿类、大鼠、鱼类都要活得长得多。比如说，相当于人类的150～160岁。”1991年，包括沃尔福德在内的8个人在生物圈2号内生活了6个月，每天食物只含有1800卡热量，而一般美国人每天要消耗2500～3500卡热量。他们的体重男子平均减少26磅①，女子平均减少15磅，但他们血压大幅度下降，胆固醇浓度下降了35%，同时白细胞计数也大幅下降，表明免疫能力增强了。他说：“当人类采用卡路里限制法时，显示出与啮齿类采用卡路里限制法一样的发生了生理、生化、激素与血液的变化。这些证据加在一起证明，几乎肯定的是，它也将对人类有效。”

现代人净干傻事，在饮食方面的傻事就是一方面大吃大喝，另一方面却千方百计地去减肥，甚至不惜把胃、肠子切掉一大块。你把嘴管住，不就没事了吗？

如果您能长期坚持“吃少”的原则，就没有必要采取或经常采取断食的办法。如果您难以做到这一点，或已有偏颇体质或疾病，适合做断食处理，断食可以间断、临时性施行之。断食更接近于一种治疗方法，而不是一种常规的养生方法。

“断食”也称“禁食”，在中国多称辟谷。辟谷又称“却谷”、“断谷”、“绝谷”、“休粮”、“绝粒”等，多与“食气”同时，即吸收自然之“灵气”，是道家试图修炼成仙的方法。《庄子·逍遥游》中说，“不食五谷，吸风饮露”，这大概是关于辟谷较早的论述。道家认为，人吃五谷杂粮，在肠中产生秽气和三尸虫，不利于修炼，因此必须辟谷。

辟谷在中国历史悠久。除庄子之提倡外，《大戴礼记·易本命》说：“食肉者勇敢而悍，食谷者智慧而巧，食气者神明而寿，不食者不死而神。”是为辟谷术最早的理论根据。1973年长沙马王堆汉墓出土的帛书中有《去谷食气篇》，则是现存汉前辟谷服气术最早的著作。史载春秋时鲁国人单豹避世居深山，喝溪水，“不衣丝麻，不食五谷，行年七十，犹有童子之颜色”。此后的历史资料记载的成功辟谷者更多，有长达数十年者。在辟谷的同时，常服用少量生药或干果类，如黄精、玉竹、芝麻、天冬、大枣、黑豆、灵芝、松子、白术、桑葚、胡桃、蜂蜜、麦冬等，有的方剂中还有朱砂、雄黄、云母等矿物

① 1磅=0.45千克。

药或其再制品，但并非代替谷类。

主张辟谷者认为，辟谷可以“缺食夺气”，即辟谷有利于“食气”，使人体内外气相通，产生“天人合一”的效果。或认为辟谷可以关闭人体的阳性系统，开放阴性系统，使人体的潜力得到充分的调节和发挥。《云笈七签》有云：辟谷“一年易气，二年易血，三年易脉，四年易夫，五年易髓，六年易筋，七年易骨，八年易发，九年易形。形易则变化，变化则道成，道成则位为仙”。

笔者不敢评议辟谷是否科学，但它不应该是常规养生方法，不适宜群体推广。①辟谷是修炼方法，其目的是“成仙”，而不是养生；②辟谷禁的是“谷”，这就选错了方向，和《黄帝内经》“得谷者昌”的论断背道而驰；③从现代科学来看，肠道内的“秽气”主要产生于动物性食物而不是谷类；④普通百姓禁了食却不会“食气”，难免出现副作用。

国外也有禁食的历史。希波克拉底曾用禁食治疗患者，古希腊哲学家毕达哥拉斯也建议禁食。据说耶稣一次著名的禁食达40天。罕沙位于巴基斯坦西北部的一个绿色山谷，那里的人过着田园牧歌、与世无争的生活，是著名的长寿之乡。罕沙人有禁食的传统，在春冬之间，新的收获季节到来之前的时候，停止或减少饮食。这被认为是他们长寿和没有慢性病的原因之一。

20世纪初，美国赫伯特·希尔顿开了一所健康学校，指导患多种病症的人如何禁食，许多人“奇迹般地恢复了健康”。他在《禁食延长你的生命》一书中写道：“我亲眼目睹了一部分不同寻常的、使人重新焕发青春的实例，发生在那些年龄超过60岁的人身上。”

《斯尔松的禁食原则》中介绍的喝水禁食法：①一次禁食不超过2～3天；②开始前3天，只吃生的蔬菜和水果，为禁食做准备；③禁食前不要喝咖啡和茶；④禁食时呆在家中，尽量放松；⑤每天喝2～3升蒸馏水；⑥禁食结束后，逐渐恢复进食，先喝一杯苹果或胡萝卜汁，或吃一个苹果，但要彻底咀嚼，后每2小时喝一杯稀释的果汁，晚上吃一、二片水果或生菜；⑦禁食结束后喝不含糖的鲜酸奶以补充有益菌；⑧禁食前后做一些轻微的运动，可以促进血液循环。

日本阿部博幸在《食物是最好的医药》一书中推荐了周六断食法：周五晚饭尽量在晚8时前吃完，量也比平时为少；周六只喝2升左右的水或茶、饮料等；周日第一餐吃一碗燕麦粥等易于消化的食物，咀嚼要慢，午饭和晚饭吃清淡食物，量也比平时少。

断食应因人而宜。平时难以控制饮食者，有痰湿体质者，患有高血压、肥胖、代谢综合征者可以考虑试用，但体质虚弱、消瘦、血压偏低、有低血糖史者不宜断食。

断食应循序渐进，不宜“恶治”。

断食时应有人陪伴，以免不测。一旦有低血糖反应，应立即停止并及时进食。

（二）吃杂

几千年来，中华民族一直把“杂食者，美食也，广食者，营养也”作为养生保健的座右铭。《本草纲目》云：“谨和饮食五味，脏腑以通，血气以流，骨正筋柔，腠理以密，寿命可以长久……”。

人既不是食肉动物，也不是食草动物，而是杂食动物。远古人类的饮食“随遇而安”，客观上决定了其饮食的杂食性质。

偏食可能造成营养的不均衡，导致一些营养素过剩，而另一些营养素又缺乏，所以一定要注意纠正。

争取每天吃进去的食料要超过40种，要做到这一点并不难。经常改变膳食花样，也是防止偏食的重要举措。

（三）吃粗

吃粗体现在以下三个方面：主食要适当吃一些粗粮；粮食要尽量少加工；不要光吃“精菜”，要多选择一些富含纤维素的“大路菜”。

一般所谓粗粮，是指精米、白面之外的其他食粮。粗粮之优，一方面其营养可以与米、面互补，另一方面粗粮一般较少加工，甚至以原粮的形式食用，如做饭用的豆类、苞米碴等，营养素（包括纤维素）保存较多。

吃粗的更高境界是吃“全”。美国自然药物与疗法第一权威——乔尼·鲍登博士，在畅销书《地球上最有效的78种自然药物和疗法》中介绍：“只有纯自然的完全食物才是人类最好的食物，因为它保留了自然界原有的生命结构和生物活性，这种活性与我们人体有极强的亲和力，是在用生命补充生命。

第一次世界大战期间，由于缺乏食物，丹麦政府禁止将谷物磨成粉，这反倒使丹麦人的营养得到很大的改善，当时正值战争时期，但死亡率反而下降了34%，患癌症、糖尿病、高血压和心肾疾病的人数明显减少。

汉代王充在《论衡》中写道：“欲得长生，肠中常清；欲得不死，肠中无滓。”欲要“肠清”，纤维素必不可少。纤维素对于保持体内微生态平衡至关重要；纤维素可以通便、解毒、减肥；多吃纤维素可以有效地预防肠癌、便秘、糖尿病、胆结石和减少脂肪的吸收。因此，尽管纤维素属于碳水化合物中的一类非淀粉多糖，而且很难消化吸收，但其作用却是独特而重要的。

谷类是人体摄入纤维素的主要来源，约占一半，蔬菜占第二位，约1/3。不同蔬菜的纤维素含量不同，含量较多的多为“大路菜”，如菠菜、芹菜、葱、韭菜、萝卜、茄子、藕等，而西红柿、黄瓜含纤维素较少。隆冬时节，还是以吃大路菜为宜，少吃“细菜”、反季节菜。

菜也有个吃粗的问题。在“择菜”时，我们常常把有营养的东西当作废物扔掉了，如白菜帮、萝卜皮、芹菜叶和根、菠菜根、茄子皮、莴笋叶等，这些部分常常比我们留下来的部分更有营养。萝卜所含的钙98%在其皮中，萝卜皮中含有相当多的异硫氰酸酯类物质，正是萝卜防癌作用的关键成分。胡萝卜所含的胡萝卜素大部分也在其皮中。茄子含丰富的维生素P，这种物质能增强人体细胞间的粘着力，增强毛细血管的弹性，减低毛细血管的脆性及渗透性，防止微血管破裂出血。茄子中的维生素P大部分在茄子皮中，而且茄子中抗氧化成分花青素、果胶和类黄酮，在皮中也很多。葡萄籽多酚是目前已知最强的抗氧化物质，葡萄中含有的葡多酚主要在葡萄的籽和皮内。同样，红薯、西红柿、苹果、梨等的皮也都营养丰富。对芹菜的茎和叶进行的13项营养成分测试显示，芹菜叶有10项指标超过了茎。其中胡萝卜素含量是茎的88倍、维生素C13倍、维生素$B_1$17倍、蛋白质11倍、钙2倍，另外还发现，芹菜叶具有抗癌作用。

（四）吃生（兼谈“生机食疗”、素食和排毒）

我们已经论述了食物尽量少加工的必要性。中国保健专家委员会副主任委员西木博士认为生餐具有七大作用：①排毒、美容、通便；②燃脂、减肥、降压；③减除代谢障碍，可预防并治疗糖尿病、心脑血管病和癌症；④增强免疫力；⑤增大身材，增快速度，提高运动表现；⑥提高思维清晰度；⑦培育野性，提高竞争力。

蔬菜类食品的加工越简单越好，最好生吃，以保持其原有的生态成分。过多的切、剁、洗、煮、炸、炒，都会破坏菜中的营养成分。

有人观察，马吃生草活50年，吃干草只能活20多年。

生机饮食，也称之为“生机食疗”，是指“生食”与“有机”结合的一种饮食方式。“生食”是指食料不经加热处理，“有机”是指食物是绿色、有机、无污染的。生机饮食有广义和狭义之分，狭义的生机饮食是素食，没有动物性食物，甚至没有奶类和蜂蜜。

1. 素食：素食缘于宗教信仰。佛教主张不“杀生”，“扫地不伤蝼蚁命”。大乘佛教的《楞严经》中还有“永断五辛”的说法，五辛是指葱、蒜、洋葱、韭菜及兴渠（有谓大蒜、蒜苗、葱、韭菜和兴渠）。兴渠是新疆的一种辛味植物。道教也是主张“斋食”的。《道经》云：“斋食者，洁净身心，涤除邪秽。”基督教教会中的基督复临安息日会亦主张吃素。

随着对环境污染的担忧和动物保护主义的兴起，出于道德、动物保护和环保的原因，促进了素食的发展。动物保护主义者认为动物和人一样都是“地球公民”，大量食用动物性食物、用皮革做衣服、用动物做实验、用动物器官和组织制作人类服装和用品、娱乐和虐待动物等，使地球成了一个巨大的屠宰场和动物的地狱，这是非道德的表现。饲养动物消耗大量的能源，牲畜能产生甲烷和氧化亚氮，就全球变暖影响而言，甲烷的有害性比二氧化碳强23倍，氧化亚氮比二氧化碳强300倍。因此从环保的角度来说，也应当减少动物的饲养和宰杀。

更多的人崇尚素食是为了健康。认为素食可以延寿、减肥、降低血胆固醇、减少癌症、寄生虫感染和肾脏负担。

但是，持续性的完全素食是不科学的。从生态养生的角度来说，人是以植物性食物为主的杂食动物，并不是食草动物。现代科学也证明，完全的素食可能导致蛋白质、特别是必需氨基酸的供给不足，脂肪、铁、锌、钙等矿物质和微量元素、脂溶性维生素缺乏，因而并不利于健康。

2. 生食疗法：生食在国外已有100多年的历史。最早，犹太籍格尔森博士发明了一种治疗癌症的生食疗法，以苹果汁、橙汁、橘汁和芹菜汁治疗一些癌症患者，收到意想不到的效果。目前，美国有约10万名癌症患者采用生食疗法，显示生食对失眠、精神不振、记忆力衰退、高血压、癌症都有很好的治疗和辅助治疗效果。一位来自东欧的美国人安妮·威格摩尔博士，50岁时患了癌症，在医药无效的情况下，她想起经常用野生植物和草药治病的外婆，于是她戒掉了一切熟食，创造出一套以麦芽汁当药，以新鲜芽苗菜和蔬菜水果为食物的饮食方式，3年之后，她恢复了健康，并在1982年的世界医学大会上介绍自己的生命奇迹。

在学会用火加工食物之前，人类的祖先都是生食的。有人认为，人体会把热的、熟的食物当作一种不认识的异物，引起机体免疫系统的反应，从而对健康不利，生食就不存在这个问题。

生机饮食对人体有如下作用：①清除肠道内毒素；②瘦身养颜：新鲜的蔬菜汁能有效地抑制黑色素的形成，从而对皮肤有增白作用；③缓解疲劳，减轻压力：红色食物有改善焦虑、令人兴奋的作用，紫色食物有舒缓镇静的作用；④蔬果多为成碱性食品，有助于预防酸性化倾向；⑤改善免疫力；⑥抗癌：许多蔬菜如白萝卜中有干扰素诱发剂，可以刺激人体细胞产生干扰素。

生机饮食的操作：

（1）选材：选择绿色食品作为食材。绿色食品是指“在无污染的生态环境中种植及全过程标准化生产或加工的农产品，严格控制其有毒有害物质含量，使之符合国家健康安全食品标准，并经专门机构认定，许可使用绿色食品标志的食品”。实在找不到，就选择正规的、信任度较高的生态农场生产的产品，或大型超市中标示有绿色食品的产品。不要选择反季节蔬果。

（2）清洗：即便精心挑选，也难以保证食材上有农药残留。农药通常有“油性”，单用清水难以洗掉。在清水中滴几滴果蔬清洗剂，洗涤一下，在流水下冲洗至少3遍。生吃的蔬果最好在水中浸泡半小时。

（3）制作：最好做成色拉、凉拌菜或果菜汁，至多用开水简单焯一下。食用时加入醋、蒜、姜末、香油，姜末可以缓和蔬果的寒凉性，姜、蒜还有杀菌作用。要注意少盐、少糖、少油。

适合做果蔬汁的果蔬：西红柿、芹菜平衡血压、排毒、抗疲劳；芹菜根抗痛风、风湿、结石；黄瓜有利尿、调节血压、镇静、减肥、美容作用；胡萝卜汁含有丰富的胡萝卜素；大白菜有除烦、通便、解酒、消食、利水和下气作用；苦瓜含有丰富的叶绿素，并有解暑作用；紫甘蓝含有丰富的花青素；洋白菜具有修复胃黏膜促进造血机能恢复作用；白萝卜清热解毒、健胃消食；芦荟有清热解毒、通便活血、抗癌、除斑、养颜作用；牛蒡有疏风散热、利咽散肿、解毒透疹作用。

以上供选择的果蔬最好混合食用，选择时要参考自己的体质。

生食虽好，但并非所有食物都适合生吃，以下食物不适宜生吃：

（1）含有毒素的食物：鲜黄花菜含有秋水仙碱，进入人体形成氧化二秋水仙碱，极毒，食用3～20毫克就可致死。扁豆、菜豆、刀豆等含有皂素和红细胞凝集素，对胃肠道刺激强烈，因此至少用沸水煮10分钟才能凉拌。同样，豆浆应煮沸后再饮用。

（2）可能导致寄生虫病的食物：生荸荠表面可能附着有姜片虫的尾蚴，一旦食入胃肠道，就会附着在肠粘膜上发育为姜片虫，成为姜片虫病。河鱼上也可能有肝吸虫的尾蚴，若生吃，就会进入人体发育成虫，即肝吸虫病。生螃蟹、龙虾可能带有肺吸虫的囊蚴虫，生吃螃蟹和龙虾后，肺吸虫进入人体，会造成肺吸虫病。

（3）容易受到微生物污染的食物：白糖，尤其是存放日久的白糖，直接生吃容易导致腹痛、腹泻。因此，白糖食用前应该进行加热处理（一般加热到70℃左右保持3分钟就可以了）。蜜蜂也容易受到细菌污染，而且蜂蜜中可能含有一些有毒的花粉，人吃了生蜜就容易发生中毒。生鸡蛋可能含有沙门氏菌，生吃会导致呕吐、腹痛和腹泻，且蛋清所含的抗生物蛋白在肠道内与生物素结合，会阻碍人体对生物素的吸收。

（4）生吃时其营养成分不易吸收的食物：西红柿中的西红柿红素、胡萝卜中的β-胡萝卜素，在加热后容易吸收，β-胡萝卜素是脂溶性营养物质，加油烹炒后更易被人体吸收。

（5）生吃不易消化的食物：含淀粉较多的蔬菜，如土豆、山药、红薯、芋头等，生吃时其所含的淀粉等营养物质不容易被人体消化，还会让人产生腹胀等不适感。

（6）菠菜、空心菜、竹笋、茭白等含草酸较多，草酸在肠道内与钙结合成难吸收的草酸钙，干扰人体对钙的吸收，因此最好水焯去除大部分草酸后再凉拌。

蔬菜水果上容易有农药残留，可以采用日晒、浸泡（清水或盐水）、冲洗、开水淖等方法以去除之。

并非所有的人都适合生机饮食。

有严重缺铁性贫血的患者并不适合长期使用生机饮食，因为一般的蔬菜水果中含铁量较低，不利于贫血的纠正。

肾脏病患者也不适合生机饮食，因为很多蔬菜、水果中含有大量的钾离子，容易加重高钾血症。

体质虚弱的老人、孕妇和正在发育的儿童、青少年需要完整的营养素，也都不适宜采用严格限制奶、肉类食物的生机饮食。

3.“宿便”与排毒：“宿便”并不是一个医学上的概念，教科书里没有这个概念。从字面上理解，应该是指积存在体内较久的粪便。

有没有宿便？什么是宿便？众说纷纭。我们看一种说法：“人们即使每天都排泄，也总会有一些食物残渣滞留在肠道的皱褶内，它们在细菌的作用下干结、腐败、发酵，日积月累，这些食物残渣最终形成厚达5～7毫米，重达5～6千克的黑色、恶臭、有毒的物质，并像锈一样牢牢地粘连在肠壁上，其坚硬程度与轮胎相似，它们慢慢侵蚀着我们的身体，人们习惯称之为宿便。”这是宿便论者的普遍说法。按照这种说法，宿便并非一定是便秘造成的，因为“每天都排泄”；宿便的量大的惊人，不用细算，5～6千克重像轮胎一样的宿便应该能造成肠梗阻。

如果没有便秘，每天正常排出大便，就不应该有滞留的粪便，除非患有肠憩室。有肠憩室的人毕竟是极少数，而且再大的憩室也容不下重达数千克的内容物。

宿便论者常拍照有宿便的人在生机食疗后排出的乌七八糟、形色不同的“宿便”，我们实在不知道那是些什么。

在肯定宿便存在之前，我们还是讨论一下便秘的危害。即便是宿便论者，也认为宿便的最大原因就是便秘。

“活人让尿憋死”，活人也会让大便憋死，用力排便导致心脑血管意外是便秘最严重的后果。此外，便秘还可能造成性生活障碍、植物神经功能紊乱、排尿不畅造成泌尿系感染等。美国旧金山大学医学院的研究发现，习惯性便秘女性的乳房分泌物中有较多的异常细胞。在肠道局部，干结大便压迫肠壁形成损伤甚至穿孔，并可能造成肛周疾病如痔疮、肛窦炎、肛周脓肿、肛裂等。长期便秘是结肠癌的危险因素之一，据有关资料，严重便秘者约10%患结肠癌。

便秘的一个不可见但非常严重的危害是慢性中毒。大便中含有氨、吲哚、硫醇、硫化氢等有毒有害物质，肠道细菌产生的毒素，加上饮食污染带来的毒素，其种类难以胜数。粪便在体内存留的时间越长，这些毒素吸收的越多。这些毒素加重肝、肾的解毒、排毒负担，对机体各器官、系统有广泛的损伤，如神经系统，有报道说便秘是老年性痴呆的危险因素之一。

因此，便秘不是小事，必须注意防治。防治便秘将在第十章中介绍。

（五）宁家勿宴（兼谈“饭局”）

1.从奢望到“饭局恐惧症”：到饭店吃饭，老百姓叫“下馆子”，以前那是一种奢望，一年难得下一次馆子去“打打牙祭”。如今不同了，从奢望到平常，从平常到频繁，从频繁到负担，不少人不堪其苦，甚至害上“饭局恐惧症”。

据调查，目前我国居民在外就餐的比例接近15%，城市居民的比例高达26%，明显高于农村。农村里“下馆子”的机会少，“串门吃”的情况多，尤其是过春节，从腊月二十三到二月二，几乎每天喝酒，喝了东家喝西家。

婚丧嫁娶，贺生祝寿，迎来送往，庆功致谢，这些亲友之间的聚会比以前多了，要的是那样隆重，图的是那份省心，讲的是那种气氛，虽然比以前多得多了，但也不至于成为负担。“饭局恐惧症”的病因就是酒局。

亲友聚会和饭局的最大区别是目的。前者的目的是渲染亲情，后者的目的是社交。

商品社会，人际关系被称为人脉。“人脉是命脉”，因为“人脉通天下”。有人说，“饭局不是万能的，没有饭局是万万不能的”。以前说的是“革命不是请客吃饭”，现在说的是“发展经济就要请客吃饭”。某政府接待办门口的大标语赫然写着——“招待就是生产力”。

网上流行一个顺口溜：“一周一饭局是正常人，一天一饭局是大红人，一天三饭局是交际花，一天N饭局是端盘子的。”

韩国《亚洲经济》报道，一家网站对1521人进行的调查显示，维系人脉各种方式的比例如下：喝酒（59.6%）、参加聚会（56.1%）、打电话（41.7%）、聚餐（35.8%）、发短信（26.4%）、纪念日送礼物（16.2%）、社交媒体（12.8%）。

2007年《中国居民沟通指数》调查显示，“饭局外交”成为最普及的方式。在调查者中，没有参加社交的占37.33%，选择饭局这种社交方式的占首位，为46%，选择体育活动的只占13%，其他如卡拉OK（12.12%）、集体旅游（11.14%）、茶话会（7.42%）、公益活动（5.86%）、说不清（5.29%）、舞会（3.75%）、其他（1.68%）。除了饭局之外，其他活动都是"淡如水"，通常目的性不强，这和饭局不同。

中国青年报社会调查中心日前的一项调查显示，2030名受访者中，98.1%的人平时都有应酬，其中37.1%的人平时应酬"很多"。应酬最多的人首先是"单位领导"，其次是"公务员"，第三是"销售人员"。单位领导、职业经理人的活动范围是，职场（办公室）—饭局—家庭（可能还有其他）三点一线，在职场（办公室）和饭局的时间远远超过在家的时间，有时一个月也难得在家吃顿饭。

国人讲究吃，以饭待客历史悠久。《礼记·礼运》中说："夫礼之初，始诸饮食"，即礼仪制度和风俗习惯始于饮食活动。

饭局之兴盛基于以下原因：①"吃"是人类最大的"公约数"，比之娱乐、旅游、运动之"众口难调"，吃饭之认同性最大；②一日三餐，吃有重复性而没有时间限制；③饭局有最好的互动性，饭桌上气氛轻松，心无旁骛，聊天内容无所不包，容易找到共同话题，觥筹交错之间，传达了情谊，沟通了思想；④无酒不成席，酒精是促进彼此情感交融和思想传达的最佳加速器，可以使人忘掉各种猜疑和限制，变得亲和和无所顾忌，因此"容易上钩"。无怪乎香港大食客蔡澜先生在"吃的讲义"里说，吃的文化，是交朋友最好的武器。

2. 请饭即设局："饭局"一词起源于宋代，至今有1000多年历史。"局"是下棋术语，即"情势、处境"、"攻伐战守"之意，后引申出"聚会、圈套"的意思。"饭"与"局"的组合，隐含"请饭即设局"之意。

古称"酒无好酒宴无好宴"，"鸿门宴"、关云长"单刀赴会"、"渑池会"、"青梅煮酒论英雄"、"杯酒释兵权"、"火烧庆功楼"等都是著名的暗含阴谋的饭局。

饭局的一大特点是"团团坐"，即会食制。会食制产生于唐代，在此之前，国人都是实行分餐制的。考古学家王仁湘在《往古的滋味》一书里说，中国人的分餐制，历史可以上溯到史前年代。在演古代的电视剧、电影中，请客吃饭都是一人一桌，互不相扰。会食制的产生可能是联络感情的需要。

3. 中国饭局——最繁文缛节的饭局：中国式饭局往往使外国人"望而生畏"，从赴约、座次、点菜、敬酒、说话到离开，数不清的规矩。相比之下，外国人的饭局则简单许多。

日本饭局是"吃不饱的饭局"。如果在早上设饭局，不过是一杯牛奶、一份热狗而已。中午可能稍微丰富一点儿，有大米饭、鱼、肉、咸菜和西红柿等。晚餐相对来说是最丰富的，有饭有菜有汤，而且只有晚上请客吃饭才会有酒。

美国饭局是最单调的饭局。美国人赴宴，未必西服革履，一件T恤衫、一条破牛仔裤就可以。请客吃饭，也无非是咖啡、牛奶、可口可乐、面包、热狗、三明治、汉堡包、煎牛排之类。

新加坡饭局是最谨慎的饭局。一般对客人有所了解后，才可能设饭局来款待，而且政府官员不得参加社交性饭局，否则就会被有关单位严加处理。

德国饭局是喝啤酒的饭局。德国人平均每人每年饮啤酒145升，吃的则比较简单。饭通常也不过是香肠和蛋糕等，但火腿和猪肉消耗量惊人。

俄国饭局是酒和舞的饭局。吃什么菜并不讲究，但一定要有伏特加，酒酣面热之际便大跳舞蹈。

外国对来客甚至亲友的招待常是一次性，而中国却是日日款待，天天喝酒。

4. 饭局——社会公害：外交学院院长吴建民撰写《奢华之风已成公害》一文，痛心地指出：“今日中国，奢华之风已经成一大公害。”“到国内一些地方，经常看到当地的官员端着酒杯从饭店这个厅到那个厅去敬酒，为了表示尊重，每次都要一饮而尽。肝受得了吗？经常听到媒体报道某某干部因饮酒而猝死，甚至不到30岁，非常可惜、非常可悲。”

中华民族以“温良恭俭让”为座右铭，“自力更生，艰苦奋斗”喊了几十年，怎么兜里有了几个钱就“烧包”了呢？比尔·盖茨以三道菜款待胡锦涛，默克尔在宴会上把掉在桌子上的面包渣拾起来放到嘴里，他（她）们难道比中国人穷吗？澳门特首办今年的“荣誉及招待物品”预算2.3万澳元（约15万人民币）、招待费25万澳元（约163万人民币），而我们安徽省某乡政府三年期间吃垮了食堂，至今欠款27万多元，欠另一家饭店11万多元。

2011年中国餐饮业收入达20543亿元。九三学社中央向全国政协十一届五次会议提交提案《关于遏制公款吃喝的建议》，提案中揭露全国公款吃喝的开销已达3000亿元。私家企业宴请政府工作人员的数字恐怕要远远超过这个数字吧？

浪费事小，失节事大。饭局的盛行，反映了人际来往日趋庸俗化、物质化，潜规则横行，严重毒化了社会风气，扭曲了人性，有损于人才的健康成长和正常的工作程序。酒一“遮脸”，尊贵的官员和高尚的老板都成了俗人，什么话都敢说，什么事都敢做。传统的饮食文化被庸俗的“饭局学”取代，还美其名曰饭局政治学、饭局经济学、饭局心理学、饭局应酬学……

为了国家，为了民族，也为了下一代，饭局应当休矣。

5. 饭局——健康陷阱：“喝坏了党风喝坏了胃”是饭局祸害的真实写照。饭局不仅是公害，也是对饭局参与者健康的摧残。总结起来，饭局使饮食严重失控，表现有六多：

（1）酒多：“无酒不成席”。据统计，全国目前白酒消费人群3.5亿，年消耗烈性白酒超过460万吨，接近于一个西湖的容量。酗酒可能导致急性酒精中毒甚至猝死。酒是“穿肠毒药”，长期大量饮酒会导致食道炎、胃炎、溃疡病、酒精肝等消化系统损害，这些损害特别是酒精肝有导致癌症的极高风险。酒精损害神经系统，造成周围神经病变和脑萎缩，是脑痴呆的重要原因。酒精还会延缓脂肪酸的氧化，诱发高血压和心律失常，导致高脂血症、动脉硬化及相关疾病。

（2）油多：据调查，每一次饭局，每人要吃进20～25克的食用油，即一顿吃完了一天的量。油脂摄入过多，会导致脂肪肝、超重、肥胖、动脉硬化和胰腺炎等疾病。

（3）烟多：烟草的危害已为大家熟知，“烟酒不分家”，有酒必有烟，而烟和酒危害的叠加，会数倍增加癌症的危险。

（4）盐多：饭局以吃菜为主。盐摄入量增加的危害已如上述。

（5）祸多：酗酒之后人体处于失控状态，极易导致犯罪、纠纷、交通事故、乱性等危害。

尽量远离饭局。把和家人共餐作为一种必须的义务，把自己动手做饭作为一种美好的享受，把掌控自己的健康作为第一位的需要。

（六）宁色勿白

美国国立卫生研究院发表的一份研究报告将盐和糖称为白色毒药。过多食用食盐和精制糖的危害一如前述。

还有一种需要注意的白色食料即味精。味精中主要含有谷氨酸钠，似乎不应当对人体有伤害。后来发现部分西方人在进食富含味精的食物2小时内，出现头痛、面红、多汗、面部压迫感或肿胀、口周麻木、胃部烧灼感及胸痛等症状，多出现在食用中餐后，因此称之为“中国餐馆综合征”，高度怀疑与进食大量味精有关。

美国科学家在兔子实验中发现，进食大量味精，导致雌兔畸胎、死胎发生率增加，雄兔睾丸萎缩。皮下注射大剂量味精的小鼠，体重减少，睾丸、卵巢坏死，肾上腺、甲状腺重量减少，生长激素等内分泌激素水平下降。另一实验显示，大量食入味精导致脑细胞坏死，破坏视网膜，导致视力下降。

当然，把癌症、亚健康、糖尿病等慢性病完全归咎于这些“白色食品”并不客观，但减少其摄入量，特别是精制糖和盐是必要的。

相比之下，五颜六色的食物却营养丰富。如：

黑色食品：如黑米、黑芝麻、黑木耳、发菜、香菇等。其中黑米有“黑珍珠”之称，含有17种氨基酸，14种微量元素及多种维生素。黑木耳是各种食物中含铁量最高的，每100克黑木耳中含铁98毫克，比猪肝高出10倍，比菠菜高出约30倍。因此，黑木耳被营养学家誉为“素中之荤”、“素中之王”。而且黑木耳具有活血作用，特别适合老年人食用。

紫色食品：茄子、紫菜、紫甘蓝、紫葡萄等。常食紫色食品对高血压、紫癜和有出血倾向的患者有好处。

红色食品：红辣椒、红薯、红枣、红苹果、红萝卜、山楂、杨梅、草莓、西红柿等。这些食品通常含有丰富的胡萝卜素，能增强人体免疫活力。

黄色食品：西红柿、胡萝卜、南瓜、黄花、黄玉米、黄豆等。黄色的胡萝卜除了胡萝卜素外，还含有抑癌作用的黄碱素。

绿色食品：绿色蔬菜。颜色较绿的芹菜比颜色较浅的芹菜胡萝卜素高6倍，维生素D高4倍。

蓝色食品：又称为海洋食品。高蛋白、低脂肪的水产品具有强脑健身，延年益寿，防治疾病，保健美容的功效。

（七）宁中勿洋

饮食不能“求洋”，少去西餐馆，尤其少吃洋快餐。

西方的膳食模式以动物食品为主，属于高热能、高脂肪、高蛋白的营养过剩型。这类膳食模式的主要特点为：动物性食品及食糖量过大，谷类含量相对较少，这种膳食模式容易引起肥胖症、高血压、冠心病、糖尿病等慢性非传染性疾病。

洋快餐中很多是“垃圾食品”，具体说有四大危害：

（1）炸烤食品：炸烤时温度最高，食物中的营养素被大量破坏，而且容易产生有害物质。油炸使蛋白质变性，并产生苯并芘等致癌物质，据称吃一个炸鸡腿相当于吸食60支香烟的毒性。

（2）汉堡中含有大量奶油，脂肪含量很多，汉堡包中油炸鸡肉所含的脂肪是去皮烘烤鸡肉脂肪的6倍。

（3）含盐量超标。

（4）碳酸饮料含有磷酸和碳酸，会带走体内的钙。

（八）老年膳食

《养老奉亲书》中说：“高年之人，真气耗竭，五脏衰弱，全仰饮食为资气血。”老年人的体质与年轻人不同，其饮食也应特加注意。

1. 老年人新陈代谢水平下降，身体内细胞数量和水分含量减少，胃肠道蠕动减弱，消化液分泌减少，对食物的消化吸收能力降低，容易发生便秘、消化不良和腹泻。

因此，老年人的膳食应当注意温、软、香、细。“十要十不要”很有实际意义，现节录如下：

十要：饭菜要香，质量要好，数量要少，菜肴要淡，饭菜要烂，饮食要温，食物要杂，蔬菜要多，水果要吃，吃饭要慢。

十不要：不贪肉，不贪精，不贪硬不贪黏，不贪快，不贪饱，不贪酒，不贪甜，不贪凉，不贪热。

2. 营养不良和能量过剩并存是现今人类营养的普遍问题，在老年人中表现得特别明显。老年人普遍缺乏维生素和微量元素，应注意补充；老年人肝功能减弱，蛋白合成能力下降，但同时肾功能减退，不宜摄入过量蛋白，所以应注意优质蛋白的补充；老年人中糖代谢异常、高血压、高脂血症等慢病患病率最高，必须更加严格地限制油、肉的摄入。因此，老年人的膳食应当“保谷类，限油盐，增蔬果，多豆鱼”。

3. 老年人平和体质极少，大部分是偏颇体质，且容易兼夹，因此，必须根据其体质情况对饮食做必要的调整。

老年人的偏颇体质以虚性体质为多，应适量进补。正如《景岳全书》所说：“存亡之几，几在根本，元气既亏，不补将何以复？”

食物进补分为平补、温补、清补和峻补四类。

平补的食物指那些不论正常人或患者都可食用，帮助维持健康和生命所必需的食物，如谷类、豆类、水果和蔬菜类等。这类食物性能平和，长期食用，一般不会有不良影响，各种虚性体质均可食用。

温补的食物指食性温和的食物，如牛肉、羊肉、乳类、红枣、荔枝等。阳虚者常吃这类食物可改善怕冷的感觉，阴虚者则不宜多吃。

清补的食物指食性凉的食物，如生梨、生藕、芹菜、百合、甲鱼等。阴虚者常吃这类食物可以清火，改善怕热的感觉，其中有些食物在夏天还可以消暑。阳虚者不宜多吃。

峻补是指用补益作用较强、显效较快的食物进行补益，如羊肉、狗肉、鹿肉、动物肾脏、甲鱼、龟肉等。峻补适用于体虚而需要尽快进补的人群，但应根据体质、季节、病情等适当掌握，并注意用量，以防补益过分。

老年人生理功能减退，罹患疾病的危险性增加，在饮食中要注意添加有抗氧化作用、改善脂质构成的成分，并可以选择适合的保健食品，用以改善体质，增强功能，预防早衰。

第六节　科学用油

如何合理使用食用油，是个相对复杂、不容易理解、争论也较多的问题，在科普讲座和文章中也较少介绍，因此，特专列一节加以讨论。

一、让我们认识一下油脂

（一）脂类——人体三大产能营养素之一

脂类是脂肪、类脂及其衍生物的总称，分子中多含有与酸类或羧基形成的酯键，一般分为脂肪与类脂两大类。

脂类是人体必需营养素之一，与蛋白质、碳水化合物并列为产能的三大营养素。其主要生理功能如下：

1. 储存和供给能量：一般合理膳食的总能量中有20%～30%由脂肪提供，1克脂肪在体内氧化可以产生9千卡的能量。体内脂肪经常处于分解（供能）和合成（储能）之动态平衡中。

2. 构成生物膜：脂类是构成细胞膜和各种细胞器膜的主要成分。这些生物膜中一般含有蛋白质20%，磷脂50%～70%，胆固醇20%～30%。生物膜的结构，对于膜内外的信息交换、物质交换、能量交换等功能具有重要作用。

3. 供给必需脂肪酸：必需脂肪酸是体内不能合成，必须从膳食中摄取的脂肪酸。必需脂肪酸包括亚油酸和α－亚麻酸。亚油酸是合成前列腺素的前体，前列腺素具有多种生理功能；亚麻酸可以衍生出二十碳五烯酸（EPA）和二十二碳六稀酸（DHA），前者具有调节血脂作用，后者是视网膜光受体中最丰富的多不饱和脂肪酸，长期缺乏亚麻酸对调节注意力和认知过程有不良影响，故也被称为“脑黄金”。

花生四烯酸是合成前列腺素的主要成分，前列腺素E_2是花生四烯酸在脑内的主要代谢产物，其功能涉及睡眠、热调节和疼痛反应等。花生四烯酸和二十二碳六稀酸是大脑中最丰富的两种长链多不饱和脂肪酸。花生四烯酸由亚油酸衍生而来，但在合成不足时，也必须由食物供给，故也曾被认为是必需脂肪酸。

4. 脂溶性维生素的载体：维生素A、维生素D、维生素E及维生素K是四种重要的维生素，它们都含有环结构和长的、脂肪族烃链，都高度疏水，因此常与食物中的脂肪一起吸收。

（二）脂肪酸分类

脂肪酸按其碳链中是否有双键（碳原子不饱和）分为饱和脂肪酸（碳链中没有双键）和不饱和脂肪酸，后者按双键的数量又分为单不饱和脂肪酸（只有一个双键）和多不饱和脂肪酸（含有两个或多个双键）。脂肪酸按人体是否能合成又分为必需脂肪酸和非必需脂肪酸（包括饱和脂肪酸、单不饱和脂肪酸和除必需脂肪酸之外的其他多不饱和脂肪酸）。

多不饱和脂肪酸中的双键都是相隔3个碳原子，这样对过氧化作用具有较大的防护能力。

不饱和脂肪酸的分类：按第一个双键出现的前一个碳原子的位置命名，有△编号系统和n（或ω）编号系统，前者是从羧基碳原子数起，后者是从非羧基端的第一个碳原子数起。n系统较为常用。

不饱和脂肪酸按n或ω系统分为四类：即棕榈油酸（n–7）、油酸（n–9）、亚油酸（n–6）、α–亚麻酸（n–3）。这些脂肪酸可以演变为不同的脂肪酸，故被称为“母体脂肪酸”。棕榈油酸和油酸是单不饱和脂肪酸，亚油酸和α–亚麻酸是多不饱和脂肪酸，γ–亚麻酸和α–亚麻酸不同，属于n–6系列。每一类都是由一系列脂肪酸组成。该系列的各个脂肪酸均能在生物体内从母体脂肪酸合成，但是生物体不能把某一类脂肪酸转变为另一类脂肪酸，例如，油酸类（n–9）的脂肪酸不能转变为亚油酸或n–6类任何一种脂肪酸。

（三）脂肪分类与磷脂

脂肪又称为中性脂肪，是由一分子甘油与三分子脂肪酸以酯键相连形成的甘油三酯，或称三酰甘油。甘油三酯中的三个脂肪酸一般均不相同，因此可组成不同的甘油三酯。

植物脂肪所含碳链总体较短，不饱和脂肪酸比例高，因此常温下为液态，一般称为“油”；动物脂肪所含碳链总体较长，饱和脂肪酸比例高，因此常温下为固态，一般称为“脂”。动物脂肪中鱼油例外，因其含有丰富的长链高度不饱和脂肪酸，常温下也呈液态。

类脂包括磷脂、胆固醇、胆固醇酯和糖脂，其溶解性类似脂肪。

磷脂不仅是生物膜的重要组成成分，而且对脂肪的吸收、转运和和储存起重要作用。磷脂分为磷酸甘油酯和鞘磷脂，分别以甘油和神经鞘氨醇为基础。下式为一甘油磷脂的结构式，它有不同性质的两端：

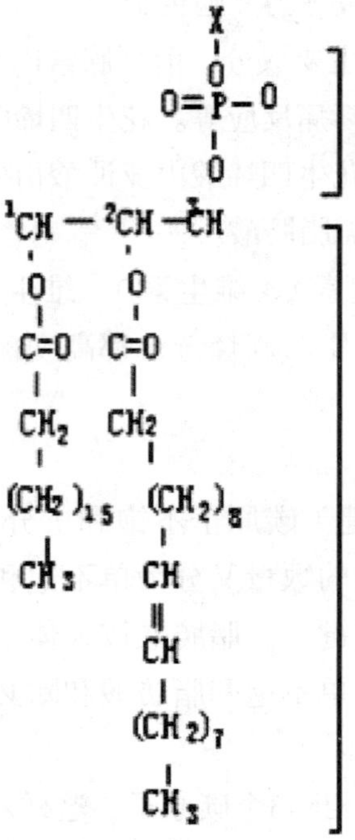

磷酸端为极性头，亲水；脂肪酸端为非极性头，亲脂。这和肥皂的情况是相似的。肥皂是脂肪酸金属盐的总称。通式为RCOOM，式中RCOO为脂肪酸根（亲脂端），M为金属离子（亲水端）。肥皂之所以能去污，就是因为它这种特殊的双极分子结构，因此能在水与油污的界面上使油脂乳化，让油脂溶于肥皂水中，从而起到去污作用。

体内含量较多的有：磷脂酰胆碱（卵磷脂，又称胆碱，卵磷脂控制肝脂代谢，防止脂肪肝的形成）、磷脂酰乙醇胺（脑磷脂，又称乙醇胺，参与血液凝结）、磷脂酰丝氨酸、磷脂酰甘油、二磷脂酰甘油（心磷酯）及磷脂酰肌醇等。人体各组织和体液的磷脂中，75%以上为卵磷脂和脑磷脂。

图7–2为细胞膜结构的模式。图中显示，细胞膜是一双层磷脂结构，其中磷脂的亲水端分别面向细胞外和细胞内，而其亲脂端则在膜内相对。磷脂间镶嵌有蛋白质分子和糖蛋白。

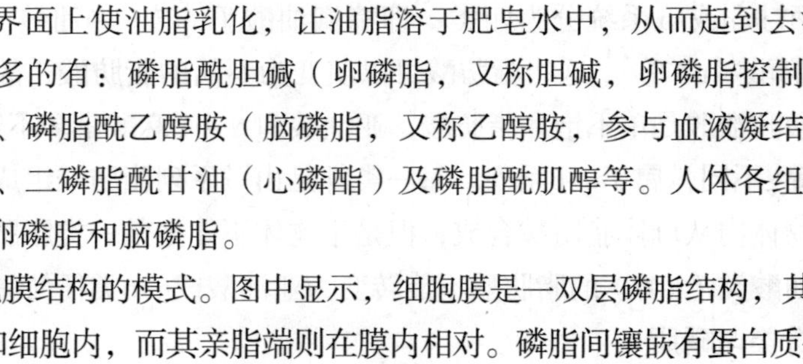

图7–2　细胞膜结构的模式

人体所有细胞中都含有磷脂，它是维持生命活动的基础物质。磷脂对活化细胞，维持新陈代谢，基础代谢及荷尔蒙的均衡分泌，增强人体的免疫力和再生力，都发挥重大的作用。

人的肝脏能合成一些磷脂，但大部分是从饮食中摄取的，特别是三四十岁以后，由于体内合成减少，更需要膳食的补充。磷脂含量丰富的食物有蛋黄、瘦肉、脑、肝、肾等动物脏器，蛋黄含量最多，达9.4%，植物性食物中以大豆含量最多，达1.5%～3%。

二、慢性病——油之过？

在慢性非传染性疾病肆虐的今天，人们往往把诸如糖尿病、肥胖、高脂血症和心脑血管疾病归因于油脂摄入过多，甚至“畏油如虎”。

人们容易忘记那些“惜油若金”的苦日子。不要说新中国成立前，就是计划经济时期，每月3两油票，半斤肉票，见点“油腥”也是不容易的事。

问题并没有这么简单，油脂并非应当一减了之。

（一）我们吃了多少油

我国八大油脂油料产量由1990年的3452.8万吨增加到2009年的6015.1万吨，增长74.2%，年均增长3.9%，远远赶不上消费的增长。

于是不得不增加进口。我国油脂油料净进口折油总量已由2000年的461.4万吨上升到2010年的2088.9万吨，平均年增长35.3%。与此同时，我国食用植物油的自给率已经从21世纪初的60%下降到目前的37%左右。2010年我国油料进口量占到全世界油料进口量的50.7%，到该年年底，全球油料的库存量不足我国食用植物油半年的消费量。

大量依赖进口，食用油安全已经成为我国食品安全的重要问题之一。

一方面，国家花大量外汇增加油料进口，另一方面，过多的吃油促进了慢性病的蔓延，我们干的这事何等荒唐！

问题的症结在于，在很多人看来，植物油比动物油安全得多。果真如此吗？

（二）用植物油取代动物油

植物油中含有的饱和脂肪酸和胆固醇比动物油少，这是它相对优于动物油的地方。20世纪60年代后，由于发现植物油中的亚油酸可以降低血液中的胆固醇，医生广泛应用亚油酸丸治疗高脂血症，受此影响，人们开始更多地食用富含亚油酸的植物油，减少动物油脂的摄入。但是直到70年代，才发现亚油酸在降低低密度脂蛋白胆固醇的同时，降低了号称“血管清道夫”的高密度脂蛋白胆固醇，增加了动脉粥样硬化患者的病死率。21世纪以来，人们发现n-6脂肪酸的两面性：机体缺乏时会引起皮炎、毛发干燥或结肠过敏性炎症或它生成的花生四烯酸过少时影响婴幼儿体格的生长发育，但当它摄入过多时，在体内衍生出过多的花生四烯酸，进而产生可能诱发哮喘的PGF-2α前列腺素和产生较多的促使血小板聚集力增高、血液黏稠度增强及血管收缩的血栓素。

因为脂肪产热量是碳水化合物和蛋白质的2倍还多，因此过多摄入植物油使食物总热量增多，增加糖尿病、肥胖的发生率；同时，过多的脂肪酸参与甘油三酯合成，使血中甘油三酯升高；第三个后果是造成n-6脂肪酸和n-3脂肪酸的比例失调，达到20：1以上。而

n-6与n-3的适宜比例，中国营养学会建议（4～6）：1，FAO/WHO建议（5～7）：1。

（三）用碳水化合物代替饱和脂肪

研究表明，超重、肥胖和2型糖尿病与高饱和脂肪酸摄入有关，因此建议摄入碳水化合物（CHO）（占总热量的60%～70%）膳食来降低LDL水平和改善糖耐受性，这也类似于包括中国在内的许多发展中国家的膳食结构。研究显示，这种膳食能升高血浆甘油三酯水平并降低HDL水平，提高胰岛素水平，说明对胰岛素的抗性增加，因此并不是最理想的膳食。

（四）爱斯基摩人的启示——以多不饱和脂肪酸部分取代饱和脂肪酸

生活在严寒的北极圈内的爱斯基摩人以海鱼、海豹、海象、北极熊或者驯鹿、麝牛为食，没有蔬菜，也没有水果，吃的全部是肉和动物油，其膳食成分中脂肪占到70%，蛋白质占到30%，但是他们中患心脑血管疾病和高血压的人很少。Dyerberg等发现爱斯基摩人血清中胆固醇、甘油三酯含量较低，高密度脂蛋白和PUFA（多不饱和脂肪酸）含量较高，认为与他们摄入大量的二十碳五烯酸等n-3系列脂肪酸有关，这得益于爱斯基摩人大量摄食海洋动物。

在一项对高脂血症患者的研究中，PUFA丰富的饮食可使糖耐量提高，尤其对那些高甘油三酯血症的患者更明显。对2型糖尿病最明显的作用是胆固醇和低密度脂蛋白（LDL）水平下降，但对糖代谢没有改善作用，而且PUFA有促进LDL氧化的作用。另一个问题是亚油酸增加了前列腺素、白三烯等合成，影响免疫，导致过敏和炎症。

分析爱斯基摩人高脂肪膳食却很少心脑血管疾病这一矛盾现象时，我们不能忽视当地自然条件的作用。由于天气严寒和缺乏御寒、交通工具，爱斯基摩人必须付出高强度劳动和产生大量热能，因此高能食物被迅速氧化成能量，而较少机会积存在体内。

（五）单不饱和脂肪酸—地中海膳食的启示

地中海的一些国家，冠心病发病率和血胆固醇水平远低于欧美国家，但其摄入的脂肪量很高，供热比达到40%。究其原因，主要是该地区居民以橄榄油为主要食用油脂，该油含有丰富的单不饱和脂肪酸。食用油中主要的单不饱和脂肪酸主要是油酸（C18：1）。

研究报道，单不饱和脂肪酸降低血胆固醇、甘油三酯和低密度脂蛋白胆固醇的作用与多不饱和脂肪酸相近，但大量摄入亚油酸在降低LDL-C的同时，HDL-C也降低，而大量摄入油酸则无此情况。

Penny对比了五种膳食对血脂的影响（表7-6），其中美国普通膳食是对照组，美国计划Ⅱ指的是“美国国家胆固醇教育计划第二阶段”膳食（脂肪总量25%，饱和脂肪酸7%，单不饱和脂肪酸12%）。

表7-6　五种膳食对血脂的影响

↓21%	TC	TG	LDL	HDL	CVD危险
美国普通膳食	（对照）				
美国计划Ⅱ	↓10%	↑11%	↓14%	↓4%	↓12%
橄榄油膳食	↓10%	↓13%	↓14%	无变化	↓25%
花生油膳食	↓10%	↓13%	↓14%	无变化	↓16%
花生油+花生	↓10%	↓13%	↓14%	无变化	↓21%

该实验显示，以限制胆固醇摄入、均衡饮食为主要内容的美国国家胆固醇教育第二阶段膳食用起来效果并不理想，导致甘油三酯升高，高密度脂蛋白下降，而不如其他三种高单不饱和脂肪酸膳食（MUFA分别为21%、17%和18%），说明该方案有缺陷，MUFA含量仍然偏低。

三、科学用油，以油“制”油

油脂摄入太多，是肥胖、高脂血症和相关慢病的危险因素，而食用油摄入不合理，导致脂肪酸平衡失调，是致病的深层次因素。

（一）抗动脉硬化三要素

导致心脑血管疾病的主要原因是动脉粥样硬化。动脉粥样硬化的主要危险因素是高脂血症。胆固醇在进入血管内皮下后，必须先被氧化，才启动巨噬细胞浸润、血小板和平滑肌聚集等炎症过程，因此，过氧化是启动和加剧动脉硬化的重要因素。已经发生动脉硬化，就要寄希望于血管的疏通。

因此，降脂、抗氧化和疏通血管是抗动脉硬化的三个要素。

（二）脂类的抗动脉硬化作用

（1）降脂作用：单不饱和脂肪酸和多不饱和脂肪酸都有降脂作用，另外，n-3脂肪酸还有抗血栓作用。英国脑营养学家Crawford特别强调了DHA与脑发育的关系，他认为DHA是脑神经发育不可缺少的成分，其不足将造成脑神经发育障碍，特别是胎儿和婴幼儿，因而DHA被誉为“脑黄金”。单不饱和脂肪酸并有降压作用和抗血栓作用，可以降低冠心病的危险。

（2）抗氧化：磷脂、单不饱和脂肪酸、多不饱和脂肪酸，特别是n-3系列脂肪酸都具有抗氧化作用。

（3）疏通血管：1975年，美国的Miller博士发现一部分心脑血管疾病很严重的患者，其血脂并不高，进一步的研究发现，他们的血液中一种抗动脉硬化因子含量较低。即高密度脂蛋白（HDL）。他认为HDL缺少是动脉硬化重要的甚至是关键的因素。他的重大发现当时并没有引起重视，在杂志上只是刊登了他的一篇“豆腐块”论文。1985年，美国的布朗和古斯坦因博士阐明了这种因子的作用机理并因此获得当年的诺贝尔医学奖。大量的流行病学调查和临床观察都充分证实HDL的抗动脉硬化作用，因而被誉为“血管清道夫”。

HDL由载脂蛋白、磷脂、胆固醇和脂肪构成。HDL颗粒小，可以自由进出动脉管壁，摄取血管壁内膜下沉积下来的低密度脂蛋白、胆固醇和甘油三酯，转运到肝脏进行分解排泄，这个过程也被称为“逆转运”。

图2-3形象地显示了LDL和HDL的不同作用，LDL像是乱倒垃圾的货车，它携带胆固醇在血管内游走，如果血管壁有损伤它就把胆固醇倒在那里；HDL则是垃圾清扫车。

HDL中载脂蛋白的基本功能是载运脂类，真正起作用的是磷脂。在HDL的模式图中，磷脂密布于HDL表面，利用其乳化作用“捕捉”胆固醇和三酰基甘油，将胆固醇酯化，和三酰基甘油一并转运到HDL内部。因此，磷脂像是清道夫手中的“扫把”。

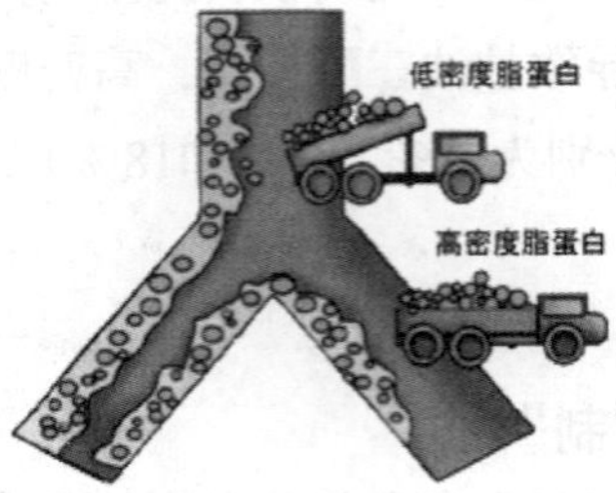

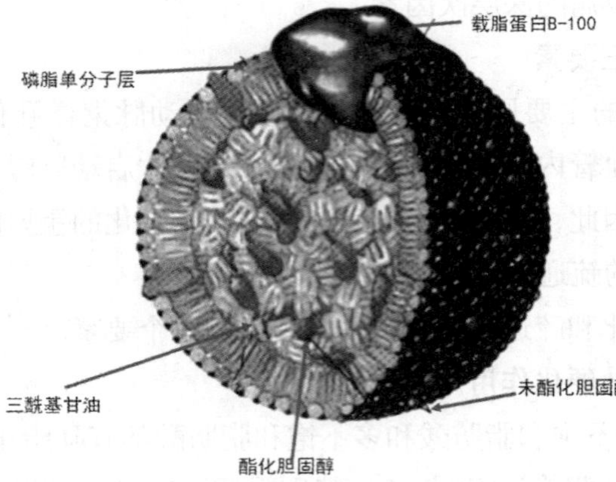

图7-3 LDL和HDL的模式

除了消除动脉壁的脂类外，卵磷脂是神经系统第二信使——乙酰胆碱的胆碱来源。卵磷脂被小肠吸收后，能水解出胆碱，与乙酰基结合转化为乙酰胆碱。它是一种神经传导物质，其含量越高，传递信号的速度越快，记忆力就越强。乙酰胆碱的缺乏是导致老年性痴呆的主要原因。全身皆有磷脂，以脑组织含量最多，人脑30%是磷脂。所以卵磷脂对智力开发和增强记忆力有独特功效，是知识界必备的“脑的食品”。

磷脂的一大特点是可以通过血脑屏障。

（三）关于脂类营养的建议

关于脂类营养的建议尚有不同意见，不同的自然条件、不同的年龄和身体状况，应有不同的意见，而且尚有诸多问题尚未解决，关于应用某些脂肪酸如单和多不饱和脂肪酸来调节血脂，尚缺乏大样本的人体实验来佐证。截至目前对成人脂类摄入量的一般建议是：

（1）控制脂肪总摄入量，占总能耗20%～30%；

（2）控制饱和脂肪酸摄入量，占能耗＜10%，老人6%～8%；

（3）控制胆固醇摄入量，＜300毫克/天；

（4）控制SFA、PUFA、MUFA比例，约1∶1∶1，各占能耗5%～6%；

（5）控制n-3、n-6比例，约1∶（4～6）。

据推测，100年前人类膳食中n-6PUFA略高于n-3PUFA，以后随现代化农业，特别是植物油工业和现代饲养业的发展，人类的膳食结构发生了很大变化，膳食脂肪酸，尤其是

n-6PUFA增加，使n-6：n-3PUFA比值显著上升，因此应当适当提高n-3脂肪酸的摄入以恢复其正常比例。

（四）国内常用食用油的营养缺陷

在不同的地区食用油的消费比例是不一样的，而且这种比例逐年在变化。目前，油菜籽、大豆、花生、棉籽、葵花籽、芝麻、油茶籽、亚麻籽占据八大油料地位。

食用油的发展方向是更有利于脂类和脂肪酸平衡，从而更有利于健康，因此各种新的油种不断出现或被大力宣传。那么，我们日常的食用油的营养成分合理吗？表7-7列出各种食用油的成分，因为资料有不同来源，故仅供参考，但我们还是可以看出各种油的大致特点。

表7-7　各种食用油脂的大致成分（脂肪酸总量的%）

油脂	饱和脂肪酸	油酸	亚油酸 (MUFA)	亚麻酸 (n-6)	其他脂肪酸 (n-3)
豆油	16	22	52	7	3
菜籽油	13	20	16	9	42
棕榈油	10	83	7		
花生油	19	41	38	0.4	1
棉籽油	24	25	44	0.4	3
葵花籽油	14	19	63	5	
芝麻油	15	38	46	0.3	1
橄榄油	10	83	7		
油茶籽油	11	82	8.6	1.2	
玉米油	15	27	56	0.6	1
亚麻籽油	12	15	17	55	
牡丹籽油	7	22	27	42	
猪油	43	44	9		
羊油	57	33	2	3	3

从表7-7可以看出：①不同油脂的成分有很大区别，长期吃一种油脂不利于健康；②动物油脂饱和脂肪酸含量极高，必须减少食用量；③除橄榄油、牡丹籽油、棕榈油外，大部分食用油的饱和脂肪酸都偏高，如果加上肉类，饱和脂肪酸摄入量会更高；④橄榄油被认为是“最佳食用油”，油茶籽油被誉为“东方橄榄油”，其饱和脂肪酸含量较低，富含单不饱和脂肪酸为其最大特点，但其n-3脂肪酸含量低；⑤含n-3脂肪酸最多的食用油是亚麻籽油和牡丹籽油。相对其他食用油来说，牡丹籽油的脂肪酸构成，特别是必需脂肪酸的含量都更为适宜，国家林业部连续三年发文促进油用牡丹的开发利用。

（五）几点建议

（1）不要长期食用一种油，可以轮换着吃；

（2）食用适宜的调和油；

（3）如果有高脂血症、肥胖及其相关疾病者，应适当多用含不饱和脂肪酸的食用油；

（4）注意补充n–3脂肪酸；

（5）特别要注意补充磷脂，特别是老年人和患有动脉硬化、心脑血管疾病和老年性痴呆患者。

第七节　生态饮水养生

胡锦涛在中央人口资源环境工作座谈会上指出：环境保护工作要着眼于让人民喝上干净的水，真正健康的水。

希波克拉底说："阳光、空气、水和运动是生命和健康的源泉。"

李时珍在《本草纲目》中指出："人赖水以养生，可不慎所择乎。"

一、水是生命之源

水是人体中含量最多的成分，约为人体重的60%～80%，生命活动是以水为中心进行的。

俗话说，"人可三日无粮，不可一日缺水"。无食有水、无水有食和食水俱无三种情况下人能活多久的观察数据是不一样的，因为这受到周围环境、年龄、性别、身体基础状况、精神状态等多方面的影响。食水俱无情况下人生存的最长纪录是18天，但一般来说，人没有水只能活一周。

我们总是对膳食研究和讨论得最多，实际上之为饮食，饮是放在食之前的。营养学强调五大营养素，特别是蛋白质的重要性，实际上，水的重要性和需要的急迫性仅次于氧气。一个人不吃饭，全身的碳水化合物和脂肪耗尽，蛋白质也消耗一半，体重只剩下60%时，如果能喝上水，也能勉强维持生命，但体内的水失掉15%时，生命就危在旦夕。

水不仅是人体的基本组成成分，是保持细胞外形、构成各种体液的必要物质，还由于水具有溶解能力强，介电常数大，黏度小、比热高等理化性质，使它在人体内起着特殊的重要作用。

（1）溶解消化功能：食物必须依靠消化器官分泌的消化液才能进行消化和吸收，消化液中水的含量占90%以上。

（2）参与代谢：人体的物质交换和化学反应都是在水中进行的。水是体内生化反应的媒体介质，同时水也直接参与体内的各种化学反应。

（3）载体运输功能：水的溶解性好，流动性强，又存在于身体的各个部位，所以可以作为体内各种物质的载体。体内营养素的运输和吸收，气体的运输和交换，代谢产物的运输和排泄，都有赖于水。

（4）调节功能：调节体温，出汗是人体散热的主要方式；调节机体的渗透压和酸碱平衡；调节体液黏度；调节肌肉张力等。

（5）润滑滋润功能：对体内摩擦部位润滑，减少损伤；使身体细胞经常处于湿润状态，保持丰满柔软；保持各种腺体的正常分泌。

（6）释排毒功能：肾脏在排泄水的同时将体内的代谢产物、毒素、药物等排出，防止体内的毒素堆积。

人的衰老也和水密切相关。胎儿体内的含水量近90%，青壮年时人体中的水约占70%，老年时约占60%，所以人体水分的逐渐丧失过程也是衰老的过程。

二、地球在“喊渴”

有人说地球不应当叫“地球”，应当叫“水球”或“水的行星”，因为地球上有大量的水。

尽管如此，但地球上大部分地区仍然缺水。这是因为：

（1）水多，但淡水少：地球总表面积为5.1亿平方千米，其中海洋面积占70.8%，即3.61亿平方千米。加上陆地上各种形式的水，地球上水的总储量为13.86亿立方千米，但其中可以饮用的淡水量为0.35亿立方千米，只占2.53%。

（2）淡水少，能利用的更少：68.69%的淡水以冰川的形式存在，30.06%埋藏于地下，多深藏而难以开采。便于开发利用的淡水资源，包括河水、湖水、浅层地下水等仅占地球淡水总量的0.34%。

（3）能利用的淡水少，且分布不均匀：地球上可利用的淡水量只占到世界总水量的0.007%，但也能人均7342立方米/人·年，是联合国规定的缺水标准（<3000立方米/人/年）的2倍多，但由于这些淡水分布极不均匀，使很多国家和地区缺水。按水资源总量排序，中国占第四位，但由于人口众多，人均水资源占有量只有2304立方米，不到世界平均值的1/3，居世界第82位。

（4）中国的人均水资源少，分布也不均匀：如山东为人口大省，1999年统计的水资源总量为157亿立方米，而地广人稀的青海却有672亿立方米。

（5）缺水的地方，都是人口稠密的地方：这些地区经济发达、工业集中，水污染严重，无异于火上浇油，能喝的水更少。

不久前，媒体爆料某市喝了十几年的污染水，水质不达标，很多居民喝桶装水。该市回应道，事实果真如此，但该市没有清洁水源，又无力整治，只有“将就”。

据2005年国家环保局发布的中国环境质量公告，我国七大水系中，只有珠江和长江水质较好，辽河、淮河、黄河、松花江水质较差，海河严重污染。地表水断面检测结果显示，Ⅳ～Ⅴ类的断面占32%，劣Ⅴ类的断面达到27%，也就是说，有59%的河段已不适宜饮用。全国25%的地下水遭到污染，平原地区54%的地下水不符合生活用水质标准。97.5%的城市地下水受到污染，其中一半严重污染。

三、水也是百病之源

“人是水做的，人是水养的，人也是水害的。”

世界卫生组织的资料表明，80%的疾病和1/3的死亡率都与饮用水有关。

1. 水可能是传染源：世界卫生组织的调查显示：全世界每年有1500多万5岁以下的儿童，死于饮用被污染的水引发的疾病；全世界因水污染引发的霍乱、痢疾、疟疾等传染病人数超过了500万……

2. 水可能是污染源：《本草纲目·诸水有毒》中说："水有沸溢，不可饮。古井不可入，有毒杀人。阴地流泉有毒，二八月行人饮之，成瘴疟，损脚力。"

世界卫生组织的调查显示：全世界85%的儿童死亡是由饮用污染水造成的，全世界12亿人因饮用被污染的水而患上多种疾病。"水援助"和"泪水基金"这两家国际性慈善机构发表的最新调查报告指出，目前，全球每天有多达6000名少年儿童因饮用水卫生状况恶劣而死亡。

3. 水可能是地方病的源头：《吕氏春秋·尽数》中说："轻水所，多秃人与瘿人。""诸山水黑土中，出泉流者，不可久居，常食令人做瘿病，动气增患。"

一方水土养一方人。不同地方的水含有的矿物质不一样，因此对人体的健康有不同的影响。地方病的最大原因可能就是水，已经证明的氟骨症和饮用水的高氟有关，地方性甲状腺肿与缺碘有关，大骨节病和克山病可能和缺硒有关。

哪里有"好水"呢?

四、长寿之乡的水就是好水

长寿之乡无一不是"世外桃源"。山清水秀，空气新鲜；当地居民"日出而做，日落而息"，与世无争；吃的是新鲜蔬菜水果，喝的是甘冽的清泉……长寿之乡的人占据了"天、地、人合一，人浑一于自然"的佳境。

那里是保存完好的原始生态环境，那里有最适合人类的优质生态水。

世界卫生组织的专家经过多方面的考察，最后发现长寿村居民健康长寿的秘密之一是当地的水，并根据长寿村水质的特点总结出优质饮用水的几个特点：①不含有害人体健康的物理性、化学性和生物性的污染物；②含有适量的有益人体健康并呈离子状态的矿物质和微量元素，适合人体吸收；③pH呈弱碱性；④水分子团小（5～7个水分子），溶解和穿透力强；⑤含有适量的氧。

我们身边有这么优质的水吗?

五、我们身边的水

我们大部分人没有长寿之乡"得天独厚"的优越条件，饮用水也只能"随遇而安"，至多是对水进行初步的加工。这些水怎样呢?

（1）自然水：自然水包括河水、湖水、井水、泉水、窖水、冰川水等。除了泉水为地下水外都是地表水，而除了人迹罕至的冰川地带外，地表水不可避免地要受到日益严重的环境污染和微生物污染的影响。

（2）自来水：目前城市和相当一部分农村饮用自来水。不同地区的自来水由于水源不同，水质也大不一样；常规的处理方法，难以去除污染物；自来水经过水网运输和水箱储存后，往往会受到二次污染；用氯消毒会形成卤烃化合物，如氯仿、溴仿、二氯甲烷、三氯甲烷等，有潜在的致癌性。所以我们大部分城市的自来水都不能直接饮用。

（3）开水：水被煮沸，水中的微生物被杀灭，而且可以减少因为氯气消毒而产生的卤代烃和氯仿等有害物质。一般待水沸腾2～3分钟后其杀菌和降毒的作用才好。但是煮沸时间过长，或放置时间过长，开水中的亚硝酸盐会增加，亚硝酸盐能和血液中的血红蛋白结合，降低携氧能力，同时，还可能转化为亚硝酸胺，有致癌作用。水煮后，其中含有的钙质被沉淀，也就减少了钙的吸收。

（4）家用净水器：净水器是为了满足对直饮水的需要而设计的。按净水机理可以分为吸附型（通常用活性炭或精制硅藻土以吸附有机物和重金属等有害物质）和膜过滤型（主要有微滤、超滤和纳滤）。吸附型净水器的过滤材料在吸附了大量的有机物后，很容易成为微生物滋生的温床。日本的一项研究显示，使用活性炭的净水器在运行的第二天就能检测出微生物，当运行到第28天时，每毫升水中细菌数达到12万个。如果不及时清洗和更换滤芯，亚硝酸盐含量可能达到自来水的7倍以上。膜过滤型净水器存在膜污染、淤塞和难以清洗等问题。

（5）纯净水：纯净水是采用现代技术（蒸馏、离子交换等）对自来水进行深处理，除去水中的杂质、细菌、矿物质和有机物后获得的水。纯净水对人体细胞的亲和力强，故参与代谢、运输等能力强；纯净水煮后无垢；冲茶后茶水透亮，茶味纯正。但是纯净水中只有水，连矿物质也被一并除掉，因此长期饮用可能导致矿物质的缺乏，而且多为桶装，一旦打开，夏季48小时，冬季1周内必须用完，否则就开始滋生细菌，逐步变质。

（6）矿泉水：矿泉水是“从地下深处自然涌出的或经人工揭露的、未受污染的地下矿水；含有一定的矿物盐、微量元素或二氧化碳气体，通常情况下，其化学成分、流量、水温等动态变化在天然波动范围内相对稳定，且经审查“其水质符合国标饮用矿泉水标准”。依照产地的不同，其含有的矿物质的种类和含量也不同，因此要依据人体的具体需要而有所选择，如氟矿泉水对于区域性氟摄入不足的地区是有益的，但对高氟地区却是有害的。微量元素的补充也有一个量的问题，并非越多越好，所以，饮用矿泉水一般每天每人0.5升，不宜过多。

这些水或多或少都不符合优质饮用水的所有特性，看来，我们只能造一个“生态水”。

六、电解水

空气污染了，我们可以到“氧吧”，我们喝不到长寿之乡“得天独厚”的优质水，可不可以制造出类似的“优质生态水”呢？

20世纪80年代，日本兴起了“电解水热”，电解水是日本厚生省唯一承认的机能水。90年代，国内电解水机开始上市。其造出的水称之为电解水，或离子水。

著名营养学家于若木在《要高度重视离子水的研究》一文中指出：“离子水是功能性

饮用水的一种。功能性饮用水的共同特点是小分子团、弱碱性、富含矿物质、无污染。与其他功能性饮用水的不同在于，离子水矿物质的离子化状态，水体的负电位状态和水中氢与氧的比例不同。从饮用水的角度讲，离子水不仅是一般的饮用水，而且是保健水，同时还是治疗水。”

电解水是自来水通过一定的水处理机进行过滤、吸附、交换、电离、灭菌等处理后获得的碱性和酸性电解水。阳极附近的水呈酸性，阴极附近的水呈碱性，并可根据需要调节其酸碱度。碱性电解水可以直接饮用，酸性电解水一般外用。

碱性电解水具有以下特性：

（1）不含有害物质，如细菌、有机物、病毒、重金属等；

（2）矿物质含量比例适当并呈离子状态，易于吸收；

（3）水内含氧量高；

（4）水分子集团小，电解过程中水分子发生震动，部分氢键打开，变为小的集团（碱性离子水和酸性离子水分别为6个和7个水分子的集团），活性高；

（5）碱性电解水呈负电位，–150毫伏～–500毫伏，故具有还原性；

（6）饮用碱性水有助于维持体液的弱碱性和酸性代谢产物的清除。

用碱性电解水冲茶可减少苦涩味道，使茶汤鲜艳并提高香纯度；用以煮米饭，时间短，无异味，保存时间长；煮汤时味道鲜美。

酸性离子水也属于小集团水，用以洗脸可以使皮肤紧绷，易于上妆，有美容效果；用于洗发有固定发根、防脱发、保持头发清爽作用；沐浴时会使皮肤光滑有弹性，有效去除污垢；用以漱口，有抑菌消炎作用；用于洗涤衣物、蔬菜水果、餐具，其去污力强，且有杀菌作用，能延长蔬果的保鲜时间。

1993年，日本国民生活中心委托京都大学进行了调查，并于1999年进行了世界上首次针对饮用水的双盲对照实验，结果显示，有慢性腹泻、胃酸过多和便秘的患者都得到了改善。

京都大学的高桥玲博士的研究小组发现，饮用碱性电解水后，小鼠骨骼中钙质含量增加。东北大学的研究发现，饮用碱性电解水的老鼠体内胆固醇和脂肪的比例较低。日本琦玉大学的研究显示，喝了碱性电解水的老鼠的寿命比喝自来水的一组寿命延长了100天左右。

有报道碱性电解水对糖尿病、痛风、肝病、胃肠道疾病、高血压、过敏性疾病、肾脏疾病和消除疲劳有一定益处。

饮用碱性离子水从碱性较小（$pH<9$）和小量开始，逐步适应。如果一开始就喝强碱性的水会感到不适，甚至呕吐。饮用量视年龄和体质而定，一般不超过2.5升。

碱性电解水加热后其溶解的氧容易丧失，活性也略有下降。电解水机需及时清理或更换电解槽和过滤装置。电解水保存时间一般不超过24小时，否则其酸碱度会有明显变化。

心者，五脏六腑之大主也，精神之所舍也，其脏坚固，邪弗能容也。容之则心伤，心伤则神去，神去则死矣。

——《灵枢·邪客》

善养生者，当以德行为主，而以调养为佐，二者并行不悖，体自健而寿命自可延长。

——石成金

第八章　生态情志养生

“情志”是一个复合的概念，“情”和“志”分别代表不同的意思。如果把“情志”解释为七种情绪，就只解释了“情”而没有解释“志”。这种解释的结果，凡是与情志有关的养生措施成了控制情绪过激的手段，这就颠倒了主次，不得要领。因此，“情志”这个概念，不能不分析。

“情”之一字，只可意会不可言传，谁都明白什么意思，但谁也解释不清楚。“情”一般是指人的情绪、喜好、欲望，还有怀恋、爱慕的心理，但多指喜、怒、忧、思、悲、惊、恐七种情绪。《礼记·礼运》说：“何谓人情？喜怒哀惧爱恶欲七者，弗学而能。”“情”和“性”有关，《吕氏春秋·上德》说：“情，性也。”

“志”之一字，同样难以准确解释。《说文》曰：“志，意也。”《春秋·说题辞》说：“思虑为志。”《国语·晋语》认为“志”是德之所在：“志，德义之府也。”《孟子》认为“志”是“气”的主宰：“夫志，气之帅也。”《鬼谷子·阴府》认为“志”是欲望的追求：“志者，欲之使也。”

合而并之，情志是指人的精神和心理活动。情绪是一种状态，是心理活动的外在表现。心理活动，或人的心理状态，才是影响人体健康的重要因素。

高濂说：“善养生者，养内；不善养生者，养外。外贪快乐，恣情好尚，务外则虚内矣。所谓养内者，使五脏安和，三焦守位，饮食得宜，世务不涉，是可长寿。”故情志养生是长寿的重要条件。

讲情志必须讲神。《史记·太史公自序》说：“凡人所生者神也，所托者形也。”“精气神”为人之“三宝”。

第一节　神之含义及重要性

一、神之含义

何谓神？从字面来解，“神”字是由“申”演化而来，“申”本为闪电之象形字。闪电相伴雷鸣，雷霆万钧，震耳欲聋，光照万物，毫发毕现；山河难遁其形，挡者无不披靡；瞬息而至，转瞬即走，息而复来，莫知始终。因此，雷鸣闪电为人所畏惧。古人类解释不了很多自然现象，就认为是有一种莫名的存在或力量主宰这一切，即为神。雷鸣闪电就是这种存在的表现。

神之意义，一是造物者。《说文解字》认为：“神，天神引出万物者也。”《说苑·修文》说："神者，天地之本，而为万物之始。"《易·说卦》曰："神也者，妙万物而为言者也。"

神的第二个含义，是指调控宇宙万物发展变化的一种力量，是宇宙的主宰。《素问·阴阳应象大论》说："天地之动静，神明为之纲纪，故能以生长收藏，终而复始。"《荀子·礼论》说："列星随旋，明暗递炤，四时代御，阴阳大化，风雨博施，万物各得其和而生，各得其养而成，不见其事，而见其功，夫是之谓神。"

神的第三个含义，是自然界阳之精气的代表。《大戴礼记·曾子天圆》说："阳之精气曰神。"

神是奥秘而变化多端的。《周易·系辞上》说："阴阳不测谓之神。"《孟子》说："圣而不可知之谓神。"

神是抽象的，又是具体的。把支配自然界和人类的力量赋予一个存在，采用拟人化的方式，就产生了具体的神。人们常把创造一种普遍道义和宗教的"人"奉为神，如创建佛教的"西方佛祖"，基督教的上帝，伊斯兰教的安拉，印度教的梵天等。人有等级和分工，神也有。道教信奉的最高尊神是"三清"，其次为玉皇等四御，再次则为众天神，分司不同职责。老百姓最熟悉的有风、雨、雷、电、水、火诸神，以及财神、灶神、城隍、土地等。人也可以变成神，通过修炼可以"立地飞升"成为神仙；佛教更是倡导"凡人皆佛"，只要心中有佛，诵经善行，死后便可以被接引到"西方极乐世界"。

人也有"神"，这个神也是统治者。神是人体生命活动的主宰及其外在总体表现的统称。"神"体现了生命活动的总规律，并由此引发一切生命现象。狭义的神是指意识、思维、情感等精神活动。

中医学中的神与古代哲学中的神是有区别的。人体的神是有物质基础的。先天的生命之神来自父母的精气。《灵枢·本神》说："两精相搏谓之神。"《灵枢·天年》："何者为神？岐伯曰：血气已和，荣卫已通，五藏已成，神气舍心，魂魄毕具，乃成为人。"

后天之神来自于精气、血、津液等，《素问·六节藏象论》说："五味入口，藏于肠胃，味有所藏，以养五气。气和而生，津液相成，神乃自生。"

在上古哲学中，已经有"精气"和"精神"的概念，《庄子·列御寇》在描述"至人"的生活状态时即使用了"精神"这一术语，并指出"精神"指的是人的"心志"。传统哲学与医学的"精神"与"精气"概念被道教所吸收，并且重组而成"精气神"。道教内丹学称精、气、神为人的"三宝"。

与自然界之神相似，人之神藏于内而不外露，多变而难知。《素问·八正神明论》说："……神乎神，耳不闻，目明心开而志先，慧然独悟，口弗能言，俱视独见，适若昏，昭然独明，若风吹云，故曰神。"但是，我们可以通过其主宰的生命活动来感知，即"明"。神藏于内，而明昭于外，意识和精神即神表现出来的"明"。

二、神之重要

"天有三宝日、月、星；地有三宝水、火、风；人有三宝神、气、精。"中医认为精、气、神是人体生命活动的根本。《类证治裁·内景纵要》说："一身之宝，惟精气神。神生于气，气生于精，精化气，气化神，故精者神之本，气者神之主，形者神之宅也。"《太平经》曰："三气共一，为神根也。一为精，一为神，一为气，此三者共一位也。本天地人之气，神者受之于天，精者受之于地，气者受之于中和，相与共为一道。"

在"三宝"中，精是物质及其代谢，气是能量及其代谢，神则是精和气的统御者。《心印妙经注》说："灵明知觉之谓神，充周运动之谓气，滋液润泽之谓精。以其分量而言，则神主宰割，气主作用，精主化生，各专其能。"

嵇康在《养生论》中说："精神之于形骸，犹国之有君也。神躁于中，而形丧于外，犹君昏于上，国乱于下也。"精神为君，君昏则国乱，神昏则形丧。

（一）神统精气

《类经·摄生类》说："虽神由精气而生，然所以统驭精气而为运用之主者，则又在吾心之神。"神对于精、气、血、津液等物质的代谢起调控、统领作用。

（二）神控气机

《素问·玉机真脏论》指出："……神转不回，回则不转，乃失其机。"张景岳对此解释曰："神即生化之理，不息之机也。五气循环，不愆其序，是为神转不回。若却而回复，则逆其常侯而不能运转，乃失生气之机也。"故气机也被称为神机。

（三）神调脏腑

《素问·灵兰秘典论》说："心者，君主之官也，神明出焉。……凡此十二官者，不得相失也。故主明则下安，以此养生则寿，殁世不殆，以为天下则大昌。主不明则十二官危，使道闭塞而不通，形乃大伤，以此养生则殃，以为天下者，其宗大危，戒之戒之！"十二脏腑各有其功能，但要相互协调，不能各行其是，这是神明的作用。所以，神如清明则脏腑安定，注意神志养生则能长寿，而且一辈子不得大病，否则脏腑危矣，形体大伤，按此养生则会遭受祸殃。

（四）神与神智

《左传·庄公三十二年》说："神，聪明正直而壹者也。"说的是神就是智能。《灵枢·本神》中说："……所以任物者谓之心，心有所忆谓之意，意之所存谓之志，因志而存变谓之思，因思而远慕谓之虑，因虑而处物谓之智。""心主神明。"心有认识事物和记忆的能力，意念之存留叫做志，志之存变谓之思，经过思考而能预见谓之虑，思而后动谓之智。举凡人认识事物、记忆存留、思维活动、预见能力、才智技巧等功能都属于神明的范畴。

三、神安则健

俗话说"帅不离位"，"国不可一日无君"。神为精气、脏腑之帅，也不可妄动。《荀子·解蔽篇》说："人生而有知，知而有志。志也者，臧也。"

《理虚元鉴》中说："夫心主血而藏神者也，肾主志而藏精者也。"肾藏元精，心藏元神，元精不可泄，元神也不可移。

因此，神须藏、须守，不得散乱和妄动。《上古天真论》说：“夫上古圣人之教下也，皆谓之虚邪贼风，避之有时，恬淡虚无，真气从之，精神内守，病安从来。”这里特别强调了精神“内守”对于健康的重要性。要规避外邪，杜绝贪欲，真气就能有规律运转，精神就能笃定，疾病就没有发生的可能。

如果受到外界强烈的刺激，可能使神有所伤害。《灵枢·本神》论述了这些伤害：“是故怵惕思虑者则伤神，神伤则恐惧，流淫而不止。因悲哀动中者，竭绝而失生。喜乐者，神惮散而不藏。愁忧者，气闭塞而不行。盛怒者，迷惑而不治。恐惧者，神荡惮而不收。”在这里，反复出现了“动中”、“失主”、“惮散”、“不藏”、“不收”等词，表示神之所伤表现为散乱、动荡和离位。所谓的失神、慌神、神魂颠倒、神不守舍、心神不定、意乱情迷、神情恍惚、神经错乱都是神伤的表现，都需要镇定安神、凝神定志，而神态自若、聚精会神、神色怡然都是健康的表现。

因为“心主神”，神伤源自于心动，心动神移，则伤及五脏六腑。《灵枢·口问》说：“心者，五脏六腑之主也，……故悲哀愁忧则心动，心动则五脏六腑皆摇。”

第二节　养生重在神，养神重在静

养生重在养神，养神重在内守，内守重在心静，心静重在寡欲。

一、养生重在养神

陶弘景说：“神者生之本，形者生之具也。”中医主张“形神统一论”，强调“形与神俱，不可分离”。形对神为舍，神对形为主。无形则神无所居，无神则形无以存。

人体之存在和生长发育，必须作为一个整体，必须保持内外平衡。对内，人体各个部分，各脏腑之间以及和官窍之间，结构上不可分割，功能上相互协调；对外，人是自然界的一部分，环境的任何变化，都会影响到人体。人与动物之不同，还有一个社会环境，生活和工作条件、人际关系、思想意识的冲突与交汇、社会的安定与战乱等无不在变化之中。人必须顺应环境的变化而变化。这一切都依赖于神的作用。

反之，如果没有这些作用，则会危及生命。《素问·五常政大论》：“根于中者，命曰神机，神去则机息。”《中外卫生要旨》说：“养生只当以养心为先，心不病则神不病，神不病则人自宁。”

《上古天真论》为《黄帝内经》之开篇，该篇对比了上古之人与当时的“今人”在生活方式上的不同，分析其与健康与寿命的关系，并总结了上古之人养生的经验：“余闻上古有真人者，提挈天地，把握阴阳，呼吸精气，独立守神，肌肉若一，故能寿敝天地，无有终时，此其道生。中古之时，有至人者，淳德全道，和于阴阳，调于四时，去世离俗，积精全神，游行天地之间，视听八达之外，此盖益其寿命而强者也，亦归于真人。其次有圣人者，处天地之和，从八风之理，适嗜欲于世俗之间，无恚嗔之心，行不欲离于世，被服章，举不欲观于俗，外不劳形于事，内无思想之患，以恬愉为务，以自得为功，形体不敝，精神不散，亦可以百数。其次有贤人者，法则天地，象似日月。辨列星辰，逆从阴阳，分别四时，将从上古合同于道，亦可使益寿而有极时。”在这里，特别强调了养神对寿命的重要性。真人——独立守神，寿敝天地；至人——淳德全道，积精全神，形体不衰；圣人——以恬愉为务，形体不敝，精神不散，可以百数；贤人——与上古之人同道，益寿至极。

儒释道医都认为养生重在养心。佛家主张“明心”，儒家主张“正心”，道家主张“炼心”，医家主张“养心”，因为心主神明，万法唯心，炼精炼气，均须自养心始。高濂说：“夫人只知养形，不知养神；只知爱身，不知爱神。殊不知形者，载神之车也，神去人即死，车败马即奔也。”

俗话说“劳心费神”，心疲则伤神。《医述·养生》说：“人身之精气如油，神如火，火太旺则油易干，神太用则精气易竭。”老年人更要注意节劳。宋代大儒朱熹说：“中年之后，气血精神能有几何？不是记故事时节，熹以目昏，不敢著力读书，闲中静坐，收敛身心，颇觉得力。”

节劳不是不劳，关键掌握一个度。司马迁说：“精神不用则废，用之则振，振则生，生则足。”但“多用则疲，疲则不足”。曹廷栋在《老老恒言》中说：“心不可无所用，非必如槁木死灰，方为养生之道，静时故戒动，动而不妄动，亦静也。”现代科学也证明，老年人适当用脑，学习新知识、新事物，有益于预防脑痴呆等疾病的发生。

《太平经》中说：“夫人本生浑浊之气，气生精，精生神，神生明，本于阴阳之气，气转为精，精转为神，神转为明。欲寿者当受气而合神，精不去其形，念此三合以为一，久而彬彬自见，身中形渐轻，精益明，光益精，心中大安，欣然若喜，太平气应矣。”

保形全神：“保形”重在保养精气血。《素问·阴阳应象大论》说：“形不足者，温之以气，精不足者，补之以味。”李东垣在《脾胃论》中说：“积气以成精，积精以全神”。要遵循自然规律，饮食有节，劳逸适度，规避外邪，体育锻炼，以达到“形体不敝，精神不散”。

形为生命之基，神以形为物质基础。荀子说：“天职既立，天功既成，形具而神生。”所以，要形神共养。

二、养神重在养静

（一）静则神藏

养心养神有各种方法，如心广、心正、心安、心静、心定等，其要点在于养静。

神宜守不宜离，宜凝不宜散。知道了这个道理，我们才会理解“静以养生”的重要性。如《医钞类篇》所说：“养心则神凝，神凝则气聚，气聚则神全，若日逐攘扰烦，神不守舍，则宜衰老。”

《素问·痹论》说：“阴气者，静则神藏，躁则消亡……”。为要神凝，就不要去激惹、干扰它，这就是养神重在养静的道理。

心静是神发挥作用的必要条件。《大学》中说："知止而后能定，定而后能静，静而后能安。安而后能虑，虑而后能得。"

水静则清，神静则明。《庄子·天道》说："水静犹明，而况精神"。人只有在心情平静的条件下，才能全面、客观、公正地思考和做出判断。

心静才有可能检讨自己的过失和不足，去除精神上的污浊。老子曰："养生之道，在神静心清。静神心清者，洗内心之污垢也。"

心静才能悟出大道理。庄子认为，"静则无为，……无为则俞俞，俞俞者忧患不能处，年寿长矣"。因为心静，才悟出"无为"是普遍规律，清静无为就能心情舒畅，没有忧患，得以长生。诸葛亮在《诫子书》中写道："夫君子之行，静以修身，俭以养德。非淡泊无以明志，非宁静无以致远。"不清心寡欲、淡泊名利就不能使自己的志向明确坚定，不心定清静就难以实现远大理想。

刘安在《淮南子·原道训》中说："人生而静，天之性也；夫精神气者，静而日充者以壮，躁而日耗者以老。"肢体需要动，心绪需要静，动以练形，静以养神，二者并不矛盾。实际上，适宜的运动也能达到静心的目的。静可澄心，心定则气和顺，气和顺则血道畅，精气内充。静使散乱的心念归于凝定，使浮躁不安的情绪趋于平和，达到气血平和，阴阳平衡。

心不静则是百病之源。刘河间说："心乱则百病生，心静则万病悉去。"

真正的心静要建立在修德、养性的基础上，无欲无求，财帛难动其心，名利不移其志。平时的静养也是有效的方法，而且可以通过静养促进自己的道德修养，起到"澄心"的作用。

（二）坐禅静养

借鉴道教的静功和佛家的坐禅，静默坐忘，收摄心神是最常用的静心、养心的方法。《养生四要》说："人之学养生，曰打坐，曰调息，正是主静功夫。"关于气功和坐禅详见第九章。

（三）音乐养生与五行音乐

音乐养生在我国历史悠久。战国时代的公孙尼在《乐记》中说："凡音之起，由人心生也，物使之然也"。明代张景岳在《类经附翼》解释说："乐者音之所由生也，其本在人心之感于物"。《史记·乐书》说："音乐者，动荡血脉，流通精神，而正和心也。"

音乐来自于大自然。古人类听到的是最优美、最自然、最宏大的自然音乐。惊雷阵阵，流水潺潺，松涛阵阵，瀑布轰鸣，虎啸山林，蝉鸣碧树，夜静蛙噪，日来猿啼，是一首大自然和生命的交响曲。它荡涤着我们的心灵，陶冶着我们的情操。天长日久地闻听自然音乐之美，就能使他们的心境自然而然地处在良好的状态之中。

音乐感受于人心，对人的神志产生不同的影响。一曲活泼欢快的乐曲能使人振奋精神，激发情趣；一首优美雅静的乐谱让人畅志舒怀，安定情绪；一曲悲哀低回的哀乐，催人泪下，悲切不已。

音乐又是心灵的写照，情怀的抒发。《礼记·乐记》说："诗言其志也，歌咏其声也，舞动其容也，三者本于心，然后乐器从之，是故情深而文明气盛，而化神和神，积中而英华发外。”

音乐养生具有以下作用：①抒发情怀，调节情志：《寿世全书》说：“声音感人之道，其效力速于训话与身教，……况丝竹能陶冶性情，讴歌能发抒抑郁，故无论男女，当职业余之时，或安弦操漫，或铁板铜琶，或引吭高歌，或曼声徐度，于身心二者，交有裨益。”冼星海论音乐：“音乐，是人生最大的快乐；音乐，是生活中的一股清泉；是陶冶性情的熔炉。”②调和血脉，怡养五脏：《乐记》说：“音乐者，流通血脉，动荡精神，以和正心也。”

欣赏和演奏音乐要因时、因地、因人制宜。进餐时宜听舒缓轻松的音乐，睡前宜听缓慢轻松的音乐，工前或会前预热，要听激越明快的音乐。老人、患者、体弱者宜听慢节奏音乐，年轻人可听快节奏音乐等。

《灵枢·邪客篇》里说：“天有五音，人有五脏；天有六律，人有六腑。”《素问·阴阳应象大论》记载：肝，在音为角；心，在音为徵；脾，在音为宫；肺，在音为商；肾，在音为羽。这就是五音应五脏的学说。五声音阶（宫、商、角、徵、羽）音乐的适当应用，可以调节五脏的活动，对人的不同体质和不同脏器的疾病起到调节和治疗作用，这就是五行音乐疗法。

宫调式音乐，悠扬沉静，敦厚庄重，犹如“土”之宽厚，入脾，用治脾胃疾病；商调式音乐，高亢悲壮，雄伟有力，犹如“金”之铿锵，入肺，用治肺部疾病；角调式音乐，亲切爽朗，生机盎然，犹如“木”之勃发，入肝，用治肝脏疾病；徵调式音乐，热烈欢快，轻松活泼，犹如“火”之热情，入心，用治心脏疾病；羽调音乐，清纯柔润，苍凉凄切，犹如水之婉转，入肾，用治肾脏疾病。每个调式，都有阴阳之韵，分别发挥滋阴和补阳的作用。《晋书·律历上》指出：“是以闻其宫声，使人温良而宽大；闻其商声，使方廉而好义；闻其角声，使人恻隐而仁爱；闻其徵声，使人乐养而好施；闻其羽声，使人恭俭而好礼”。

五音何以对五脏疾病有效？笔者认为是其对“五志”的影响。神是五志的总称，在肝为魂，在心为神，在肺为魄，在脾为意，在肾为志。五志即五神，分别在五脏内行使神的调节代谢、调节脏腑功能的作用。脾属土，在音为宫，在志为思，同气相求，同气相应，宫声可以影响思，通过思进而影响脾的功能。五音有阴阳调式之分，五志之调节有升降、促抑之别，故每种调式分别起不同的作用。

从现代科学角度考虑，音乐疗法可能有以下机理：①振动协调：脏腑活动、生物电活动、神经活动都有一定的节奏，人患病时体内节奏处于异常状态，选择适当的乐曲，可促使人体各种振频活动协调。②按摩刺激：声波所具有的特殊能量，使细胞发生和谐的同步共振，对细胞起到一种微妙的按摩作用，从而增进细胞的新陈代谢。③宣泄能量：现代社会生活节奏紧张，人的身心长期处于应激状态，便会导致身心疾病的发生。欣赏音乐、歌唱，可以宣泄心理的压力和生理的能量，消除紧张，缓和应激。④沟通桥梁：疾病往往使人产生孤独感和不安全感，音乐可以起到交流的作用。⑤欣赏音乐可使人进入一种特殊的入静和“气功状态”，使人的心境净化，产生阳气，打通经络。

现将《中医养生学》（中国中医药出版社，2009）中关于五行音乐的特点与适用证表摘录如下表8-1。

表8-1 五行音乐的特点与适用证

理论依据	曲目	调式	意境	功效	适用证
脾属土，在音为宫，在志为思	黄庭骄阳	阳韵	骄阳似火 湿气尽消	温中健脾 升阳益气	食少腹胀，神疲忧郁。腹泻、脏器下垂等
	玉液还丹	阴韵	清泉润泽 清凉甘甜	清火和胃 清积导赤	胃脘胀痛，内火郁积
肺属金，在音为商，在志为忧	晚霞钟鼓	阳韵	晚霞满天 钟鼓振荡	补益肺气 宽胸固表	喘咳无力，自汗怕风
	秋风清露	阴韵	秋月清朗 清露寒爽	滋阴清热 润肺生津	干咳少痰，身心烦热
肝属木，在音为角，在志为怒	玄天暖风	阳韵	春风和暖 阳光明媚 万物葱荣	补益肝气 散寒解郁	眩晕耳鸣，夜寐多梦，肢体麻木
	碧叶烟云	阴韵	春风清寒 绿叶青翠	清肝泻火 平肝潜阳	头晕胀痛，烦躁易怒，面红目赤，失眠多梦
心属火，在音为徵，在志为喜	荷花映日	阳韵	夏日炎炎 荷花清香四溢	补益心阳 养心安神	心悸不安，胸闷气短，失眠多梦
	雨后彩虹	阴韵	雨后爽洁 彩虹明丽	清心降火 安神定志	心胸烦热，面红口渴
肾属水，在音为羽，在志为恐	伏阳朗照	阳韵	冬日正午 阳光温暖 寒中见暖	温补肾阳 固精益气	腰膝酸软，畏寒肢冷。滑精阳痿，宫寒带下
	冰雪寒天	阴韵	冰雪清寒 天地纯净	清心降火 滋肾定志	心烦意乱，眩晕耳鸣，梦遗闭经

（四）娱乐养生

运用娱乐的形式怡养身心，寓养生于快乐，寓宁心于专注，寓运动于歌舞，寓健身于轻松，是一类喜闻乐见的养生方法。

娱乐养生形式多样，内容丰富，或琴棋书画，或旅游观光，或花鸟鱼虫，或歌舞说唱，可以选择自己喜好、适合的项目。

娱乐的目的是养生，而不是争强好胜，也不能乐此不疲，否则便成了害生。麻将本是个很好的娱乐项目，但现今太多太滥，而且动辄赢钱，成了违法的聚赌；有的通宵达旦，废寝忘食；有的诡计骗人，伤害感情。有通宵打麻将而猝死者，有争输赢而打架伤人者，有沉溺其中而难以自拔者，不务正业而失职者，皆不可效仿。

（1）书法绘画：《老老恒言·消遣》中说："笔墨挥洒，最是乐事"，"法书名画，古人手迹所有，即古人精神所寄，窗明几净，展玩一过，……审其佳妙，到心领神会处，尽有默默自得之趣味在"。这里讲的是两件事，一是自己动手，习书作画；一是书画欣赏。

102岁的书法家孙墨佛在书写中求静。他说："写字可以养心、养性、养气、养神、养生。写出字来精神集中，万念俱寂，刮风下雨都听不见。"

"坐正则气和，笔直则力足。"习书作画要有正确的姿势，这样才能集全身之力。陆游有诗曰，"一笑玩笔砚，病体为之轻"。唐代大书法家欧阳询认为："莹神静虚，端己正容，秉笔思生，临池志逸"。书法绘画均需气和、心静、神凝，意在笔先，以意御气，意到笔随，力注笔端，神气自调。

无论是自己动手还是欣赏他人作品，都能增加情趣，陶冶情操，静思凝神，心气内敛，所以，可以身心共娱，神形统一。何乔璠在《心术篇》中说："书者，抒也，散也。抒胸中气，散心中郁也。故书法家每得无疾而终。"周星莲在《临池管见》中说："作书能养气，亦能助气。"

书法绘画是为了养生娱乐，不是为了成名成家。有点名气当然好，出不了名也是正常的。不可为此劳心费力，操之过急，耗气伤身，那就违背了本义。

（2）打牌下棋：我国棋类种类繁多，雅俗共弈，老少咸宜，牌的玩法就更多。棋牌类活动，外静内动，凝神静气，全神贯注，杂念俱无；同时可以锻炼思维，有助于延缓脑力的退化。棋牌会友，切磋技艺，可以增进友谊，交流感情。时间不宜过长，久坐容易造成下肢血流不畅，产生静脉曲张、浮肿、痔疮等，故一般不超过两小时。心气要平和，不可看重输赢，紧张激动，更不可争论埋怨。《老老恒言》说："棋可遣闲，易动心火"，这是下棋的两面性，所以一定要坦然面对，潇洒从容，陶然忘我。

（3）旅游观光：人皆喜欢旅游，这是回归自然的本性。避开都市的喧嚣，抛开竞争的压力，丢却无尽的烦恼，走出钢筋混凝土的牢笼，融入无边无际的大自然。鸟语花香，风光秀美，巍峨壮丽，大海无边，长天无极，心胸顿时开朗，心情立即放松。

旅游是趣味的运动，观光是放松的学习，既锻炼了身体，又增长了知识。旅游又是增进家庭、朋友、同仁感情的极佳方式。

到风景秀丽的养生基地去，融养生知识、技能的学习与旅游观光为一体，是最好的旅游方式。

旅游要量力而行，能否坐飞机，能否长途跋涉，能否登山游泳，都要事先考虑好。要找正统的旅行社，最好结伴而行。行前要做好充分的准备，关注目的地的天气预报，带好必要的证件、衣物、物品和药物。"饱了带干粮，热了带衣裳"，这是老人们传下的至理名言。旅游中安全第一，不涉险，不逞强，不乱走。要和团队保持联系，以免失散。

三、养静重在寡欲

生命在于运动，生命也在于静。老子曰："致虚极，守静笃，万物并作，吾以观其复。夫物芸芸，各复归其根。归根曰静，静曰复命。"致虚者，天之道也。守静者，地之道也。天之道若不致虚，则万物之气质不实；地之道若不守静，则万物便无生机。世间万物以动而生，由静而归根。虚静之妙，无物不禀，无物不受，无物不有。生生不已，其终无不归其本。春生夏长，秋收冬藏，落叶归根，是自然界必然的循环过程。万物之根，就在静中有动、欲动未动的静态之中。

对于人来说，必须抱元归一，返本归静，凝神于虚，养气于静，致其虚极，守其静笃，与自然为一体。

故此，恬淡虚无便成为人情志的至高境界，也是养生追求的目标之一。恬者，表示安逸、清净。《说文系传》解释说："恬，安也。"《广雅》解释说："恬，静也。"淡者，表示淡泊、无妄。《礼记·表记》说："君子淡以成。"《庄子·山水》认为："君子之交淡若水，小人之交甘若醴。"清代程履新说："恬者，内无所蓄，淡者，外无所逐，虚无者，虚极静笃，臻于自然。"

"虚"的意思是让自己的心灵和精神不受各种欲念的干扰，从而获得最大的自由。无中生有，物质世界来自于那个"无"。"虚无"就是佛家讲的心无挂碍。

恬淡才能从容，虚无方可纳物。

庄子继承和发展了老子"道法自然"的观点，并将道家学说与医学理论相结合，也提倡返璞归真，清净无为，修身养性。如："静则无为。……无为则俞俞，俞俞者忧患不能处，年寿长矣。夫虚静恬淡寂寞无为者，万物之本也"。"平易恬淡，则忧患不能人，邪气不能袭，故其德全而神不亏"。《庄子·天道》说："夫虚静恬淡，寂寞无为者，天地之平而道德之至也。"寂寞无为，是治理天下之原则，也是道德之极致。

《庄子·天地》中指出了人之五种欲望导致的"失性"："一曰五色乱目，使目不明；二曰五声乱耳，使耳不聪；三曰五臭熏鼻，困扰中颡；四曰五味浊口，使口厉爽；五曰趣舍滑心，使性飞扬。此五者皆生之害也。"

淡泊虚无不等于胸无大志，无所事事。诸葛亮一生轰轰烈烈，未出茅庐，便关心天下大事，预言"天下三分"。出世后烧新野、战长坂、下东吴、焚赤壁、占益州、平孟获，乃至六出祁山，无不彪炳青史。但其个人却是淡泊名利，"非淡泊无以明志，非宁静无以致远"是他对后代的训诫，也是他一生的写照。

如何做到虚静恬淡？庄子曰："万物无足以挠心者，故静也。"心志坚定，万物不能动其心，没有欲念，心自然平静。

两晋时期的著名道士葛洪真人，崇尚和宣传"抱朴"之道教思想并自号抱朴子。他撰著有《抱朴子内外篇》。在《内篇》中引用司马谈在《论六家要旨》中对道教思想的总结性言论，强调道教思想对人生价值和行为的指导性。他说："道家之教，指约而易操，事少而功多”，其根本在于“全大宗之朴，守真正之源”。“抱朴”体现了务道者的修行宗趣与理想境界，引导人们弃除浮华，弃除物累，回归自我，保持质朴无华的本真，以获得一种朴素的生活、真诚的人生，最终达到返朴归真的合道理想。《汉书·艺文志》中说：“道家者流……，知秉要执本，清虚以自守，卑弱以自持……”。

孙思邈说：“养老之要，耳无妄听，口无妄言，身无妄动，心无妄念。”不利于养神静心的因素有外有内，“听”、“言”、“动”为外，“念”为内。相比之下，内因更为重要。

《道德经》说：“五色令人目盲，五音令人耳聋，五味令人口爽，驰骋田猎令人心发狂。”声、色、味这些纷扰的因素作用于人的感觉器官，都会刺激人的精神，从而不利于养心，故尔庄子提出“无视无听，抱神以静”的养神方法，就是减少外部各种不利因素对心神的影响。

这些都是“治标”的办法，关键在于寡欲。《孟子·尽心下》认为：“养心莫过于寡欲。”《道德经》中说：“祸莫大于不知足，咎莫大于欲得。”而这一点是很难做到的。嵇康《答难养生论》说：“养生有五难：名利不灭，此一难也；喜怒不除，此二难也；声色不去，此三难也；滋味不绝，此四难也；神虑转发，此五难也。”在这五难中，有四个和贪欲有关，其中最难的，也是列第一位的就是如何抵御名利的诱惑。

生存是人生最基本的欲望。当生存受到威胁的时候，其他欲望都会退居其次。古人类和接近古人类生活方式的现代个别偏远山区的情况正是这样。难以预料的自然灾害、突如其来的传染病、野生动物的侵扰、食物和饮水的短缺，是人类生存的大敌。面对生存的威胁，人类唯一的办法就是“团结御敌”。

人和动物的根本区别之一就是社会性。氏族社会是人类第一个正式的社会组织形式，它是以母系血缘关系为纽带而自然形成的。大约自1万年前开始，人类进入了母系氏族社会。氏族家庭是以女子为中心建立起来的。《吕氏春秋·恃君览》说：“昔太古尝无君矣，其民聚生群处，知母不知父，无亲戚、兄弟、夫妻、男女之别，无上下长幼之道，无进退揖让之礼”。一个氏族有十几个人，由共同的祖先繁衍下来。他们居住在一起，使用公有的工具，共同劳动，共同分配食物，没有贫富贵贱的差别。

由于农业和手工业的发展，男性的重要性越来越突出，约5500年至4000年前，母系氏族社会为父系氏族社会所取代。在父系氏族社会中，随着社会生产力的发展，劳动成果有所剩余，一些人能够占有他人的劳动成果，并利用已占有的劳动财富役使他人，于是，贫富现象出现，私有财产开始萌芽。血缘相近的小的氏族可以融合为大的氏族，并进一步形成部落。在部落中，有劳动成果占有权的争夺，有统治权的争夺，扩而大之，部落之间开始出现为争夺资源、地盘和劳动财富的战争。

《国语·晋语》载：“昔少典娶于有蟜氏，生黄帝、炎帝。黄帝以姬水成，炎帝以姜水成。成而异德，故黄帝为姬，炎帝为姜。二帝用师以相济也，异德之故也。”后来，两个部落争夺领地，展开阪泉之战，黄帝打败了炎帝，两个部落渐渐融合成华夏族。类似的战争还有“黄帝伐涿鹿而擒蚩尤”、尧伐驩兜、舜伐三苗、禹伐共工等。

贫富悬殊的变化是阶级产生的基础。到父系氏族社会的后期，氏族社会开始走向瓦解，长达五千年的阶级社会开始出现。无论是奴隶社会、封建社会还是资本主义社会，都以不平等和统治、被统治为特点，于是，名利这个最诱人的东西开始出现。

乾隆皇帝下江南，在金山寺看到山脚下白帆竞渡，遂问一老和尚："你可知每天来往多少船？"老和尚说："我只看到两只船，一只为名，一只为利。"可见世人终日忙碌奔波，无非名利二字。

名利无错，它应该是自然形成的，问题在于人们对它的态度。如果追逐名利，甚至不择手段，那就不对了。

欲望是天生的。"食色性也"这句话都以为是孔子说的，其实不然，这句话是告子在与孟子的辩论中说的。此语出自《孟子》："告子曰：'食色性也。仁，内也，非外也。义，外也，非内也。'"但是孔子的确在《礼记》中说过类似的话："饮食男女，人之大欲存焉。"

欲可遇而不可求。随遇而安，即是"无为而治"。如果一味追求，便成了"贪欲"。欲求必思，求得必喜，难求必愁，失望必悲，无计可施必忧，可得而未得必怒，事出意外必惊，喜怒忧思悲惊恐七情，莫不围绕一个"欲"字。思欲则心动，"心动则五脏六腑皆摇"，贪欲之为害可见一斑。

唐朝吴兢在《贞观政要·刑法》中说："乐不可极，极乐成衰；欲不可纵，纵则成灾。"

佛教讲究随缘。随缘者认为，生活中有幸福，也有困苦；有春天，也有严冬；有顺利，也有挫折；有成功，也有失败。缘分到，不求自来；缘分不到，徒劳无益。随缘即是把个体生命与时空融为一体，无拘无束，豁达洒脱。随缘不是玩世不恭，随缘是精神的解放。

不去求贪容易，找上门而拒绝则是最难的。湖南省祁东县县长雷高飞2008年在人大代表会上承诺"四不"："不偷懒，不贪钱，不贪色，不整人"，并且总结这四年的工作"廉洁从政，干净干事"。我们不禁为这位清官和他的承诺叫好。但是，随后他和记者的谈话颇令人心凉："我以后是否会成为贪官，不走到那一步，我也无法下结论。"贪官并不都是一开始就想贪的，好处摆在那里，甚至想各种办法促使你接受，能拒之门外的确是很难的。但只要口子一开，如同大坝上的鼠洞，溃坝是早晚的事。陆俊曾经是中国足坛上著名的"金哨"，最后锒铛入狱。他在狱中说，他实在抵抗不了那种诱惑。

抵抗诱惑，必须有平时的道德修养和党性锻炼，从而筑起抗拒诱惑的心理长城。

四、谈国人的浮躁

（一）躁则神亡

神宜静而不宜动，所以燥是很不好的，《黄帝内经》里就警告我们"躁则神亡"。吴筠在《形神可固论》中说："人与天地各分一气。天地长存，人多夭逝，何也？谓根气也。气者，神也；人者，神之本也，神之主也。主人安静，神则居之；躁动，神则去之。神去，则身死者矣。"躁则神动，神动则脏腑功能紊乱，神去则有生命危险。

（二）国人浮躁面面观

很不幸，“国人浮躁”屡屡出现于媒体和网络，说浮躁是国人的“时尚”、“属性”，中国是一个“浮躁的国家”，“中国人现在成了世界上最急躁、最没有耐性的地球人”。应该说，这种现象被夸大了，有丑化的动机，有带有色眼镜的曲解，有媒介的渲染，也有幸灾乐祸的成分。

但是，相当一部分国人的确较之以前浮躁了。《小康》杂志的调查显示，95.6%的职场人感到有压力，其中51.8%认为压力很大，时常焦虑。感到没有办法让自己放松下来的达到46.3%，87.8%的认为这种压力已经影响到自己的日常生活，其中影响非常大的占到了27.9%。45.9%的人有疲劳感。

在企业家中心理问题更为严重。一份调查显示企业家中烦躁易怒占70.5%；疲惫不堪占62.7%；心情沮丧占37.6%；疑虑重重占33.1%；挫折感占28.6%；悲观失望占16.5%。

浮躁表现于各个方面。在工作中，这山望着那山高，频繁跳槽，一事无成；刚愎自用，飞扬跋扈，老子天下第一，听不得不同意见，动辄拍桌子砸板凳；得志猖狂，不知天高地厚；眼高手低，志大才疏，大事做不来，小事不愿做；缺乏毅力，遇到点困难就想偃旗息鼓；虚假浮夸，欺上瞒下，做表面文章；失落感强，情绪低沉；牢骚满腹、自私自利、斤斤计较；在人际关系上，红眼病严重，妒忌猜疑；钩心斗角，报复心强，擅长“窝里斗”，动不动就拳脚相见；心理压抑，感觉“什么都没意思”；钻牛角尖，自己和自己较劲；性格孤僻，防范心理强，没有几个朋友；逆反心强，让往东非要向西；情绪化严重，喜怒无常；在社会上，不遵守法规秩序，上车拥挤，拒不让座；爱“摆谱”，死要面子，在家啃窝头，出门吃海参；名人逸事，谣言满天飞，诋毁中伤，暗箭伤人；行为粗俗，穿着暴露，不以为耻，反认为是“时尚”、“解放”；到处寻找刺激，弥补大脑的空虚；玩世不恭、缺乏自律，部分官二代、富二代，自持老子有权有钱，横行无忌；炫耀财富，生怕被人瞧不起；拉帮结伙，聚众闹事，狠毒好斗；盲目追星，丑态百出，还自以为“赶潮流”；见利忘义，奴性十足，逞强好斗，还美其名曰“讲义气”；性情冲动，炮仗一点就着，做事不计后果；不守信用和职业道德，耍无赖，尔虞我诈；人和人之间缺乏信任，不能济危救困，该出手时不出手，生怕“碰瓷”；正事不干，专一“恶搞”，对人尖酸刻薄，痛下杀手……

（三）浮躁不是国人的属性

浮躁不是中国人的专利。心力交瘁、心理障碍、心身疾病是当今社会的普遍现象。国际劳工组织发表的全球劳动者调查报告指出，全世界共有三四亿人患抑郁症。世界卫生组织预测，到2010年，世界排行前15位的疾病中，精神疾病要占到5种，而抑郁症是这5种之首，它是使人类死亡和致残的第二号疾病，对于女性，则是“头号杀手”。

浮躁更不是国人的属性。中华民族以“温良恭俭让”享誉天下，“仁义礼智信”传承千年。《论语》说，“欲速则不达，见小利则大事不成。”《礼记·卫灵公》中说：“己所不欲，勿施于人。”老祖宗教育我们，做人要“安分守己”；做事要“三思而后行”；待人要“礼貌谦让”；遇事“小不忍，则乱大谋”。“二十四孝”成为历朝历代人们学习的楷模，从小孩子就要学习“孔融让梨”。中华民族是一个讲文明、懂礼貌、谦和、礼让的民族。

就连节日也忘不了休闲。冬至是中华民族的重要节日，甚至“冬至大于年”。关于冬至《后汉书》中有这样的记载：“冬至前后，君子安身静体，百官绝事，不听政，择吉辰而后省事。”所以冬至是一个“安身静体”的节日。

“慢讲究”才是国人的习惯。请客人吃饭说“请慢用”，送客人出门说“请慢走”，如客人开车说“开慢点”。就连喜爱的运动都不一样，外国人喜好拳击、赛车、橄榄球，中国人喜欢太极拳、气功、乒乓球。外国人喜欢探险、攀登、高山滑雪、蹦极，中国人喜欢散步，俗称“溜达”。《环球时报》记者日前采访了一名曾多次到过中国的日本老人，他在中国改革开放前就曾来过中国。他说，“当年在中国学会的中文基本上都不会说了。但是，有一个词记得非常清楚，同时也非常喜欢，就是‘溜达’。”

19世纪末，美国人雅瑟·史密斯写过一本书——《中国人的性格》，其中专有一个章写中国人“漠视时间”。他写道：“对中国人来说，盎格鲁-撒克逊人经常性的急躁不仅是不可理解的，而且完全是非理智的。很显然，中国人不喜欢我们具有的这一品性。无论如何，要让一个中国人感到行动迅速敏捷的重要性，那是很困难的。”

（四）国人现今因何浮躁

是什么使国人变得浮躁了呢？有人解释说是“要求高了”。笔者不同意这种观点。在枪林弹雨、血肉横飞的战争年代，不知道什么时候就会牺牲，那时候人浮躁吗？在吃野菜、啃树皮、喝酱油汤过日子的三年困难时期，人浮躁吗？

有人认为浮躁的原因是“快”。的确，中国已经进入了快生活时代，快节奏在日常生活中处处可见。出差是飞机高铁，上网是“极速体验”，上班是“末路狂奔”，吃饭是争分夺秒，快节奏、高效率成为现代人的人生关键词，每个人都像开足了马力的机器，向着所谓的“事业”一路狂奔。

中国的改革开放发端于深圳。当时深圳提出了一个影响深远的口号——“时间就是金钱，效率就是生命”。当时的中国第一高楼——国贸大厦创下了三天一层的奇迹，被称为“深圳速度”。大干快上成就了中国的飞速发展，也改变了国人的生活模式。闻名世界的日本三快——“吃饭快、走路快，大小便快”也感染了国人。

但是，快就应该躁吗？曾研究过中国人的“时间观”的英国东亚文化学者马丁·雅格斯在接受《环球时报》采访时质疑说：“一切问题真的都是速度的错吗？”中国人民大学国际关系学院副院长金灿荣接受《环球时报》记者采访时表示，中国的问题是就像一个小伙子，长得很快，同时也很毛躁，但跟生长快没有必然联系。

并非所有国家都因快速发展而急躁。发达国家都经历过快速发展的阶段。美国在1870～1925年因社会矛盾多而频发暴力事件，如今经济减速了，暴力事件反而更多。日本在高速发展时有过社会问题，但20世纪90年代以后经济停滞，社会问题也反而增加。欧洲一些发达国家并没有出现过类似的问题，它们做到了“快而不乱”。

围棋是个慢运动，一盘棋可以下几小时。《天龙八部》中一个被称为“珍珑”的棋局竟下了好多年。围棋比赛中有快棋，也有“读秒”。一个高明的棋手如韩国“石佛”李昌镐就能在读秒声中心如止水，冷静应对，往往一招制胜。马谡失街亭，蜀军满盘皆危，面对司马懿十五万大军，诸葛亮只有两千五百老弱残兵困守西城，恐怕再也没有比这更急迫的事了。一生谨慎小心的诸葛亮没有仓皇退却，而是做出来一个令所有人瞠目结舌的决定——“空城计”，一把瑶琴吓退了十万雄兵。

所以躁不是快的必然结果。快是导致躁的外部条件，快则急，慌则乱，但外因只是变化的条件，内因才是变化的依据。

有人说国人的浮躁是因为压力。世界知名办公方案提供商雷格斯近期发布的调查报告显示，中国是目前世界上压力最大的国家。在全球80个国家和地区中，认为压力高于去年的，中国占75%，位列第一，大大超出全球平均值48%。

在当今世界上，人的选择是多方面的，压力太大你尽可选择别的出路。很多人并不仇视压力，因为压力之后可能是更高的薪酬、回报和升官的前景。

在此次报告发布之前不久，另一份调查报告显示，中国有84%的人认为自己被大材小用。所以，大部分人并不反对压力，反倒是不安于现状，认为自己肩上压的担子重一些更好。实际上，这种认为自己被低估的心境是浮躁的一种表现，也是促使自己更加浮躁的因素。

有人说浮躁是“思想解放”，这只说对了一半。问题出在思想上，但不能说是解放。解放是解除束缚，思想解放是摆脱精神的桎梏，解放一词正面的因素居多，大抵是个褒义词。我们讲解放思想，是摆脱千百年来束缚国人思想的闭关自守、妄自尊大的封建意识，学习和引进发达国家的先进科学技术和外资，可不是要引进西方的乱伦、淫乱、疯狂、吸毒、空虚等精神垃圾和荒唐的放任自流。

放任加上浮躁就成了一只怪兽，那就是冲动。不知有多少人因为冲动而犯错、犯罪，一失足成千古恨，掉进了黑暗的陷阱。

旅居日本的中国学者庚欣说，中国就像正在快速成长的青少年，出现一些问题不完全是快速成长的错，而是营养失去了平衡。

那么，浮躁的内因是什么，庚欣所谓的“营养失衡”又是什么呢？

浮躁的原因是空虚，空虚的原因是缺乏信仰。如果没有了信仰，没有正确的价值观、世界观、人生观、道德观，剩下的就只有名利。

做事最好能名利双收，理财最好能一夜暴富，结婚最好能有现房现车，十年寒窗是为了“学而优则仕”。于是千百万人去挤“高考”、“考研”、“国公”，就连刚刚蹒跚学步的孩童都让父母心急如焚，“不要输在起跑线上”。

（五）回归单纯就不会浮躁

高濂说：“静者寿，躁者夭。静而不能养，减寿；躁而能养者，延年。然静易御，躁能持。尽顺养之宜者，则静亦可养，躁亦可养。”静可养，躁可养，靠什么养呢？

有句话说得好：“浮躁其实是来源于心灵的复杂，回归单纯，一切都可以洗去。”

比较一下，我们就会发现，人生的两端是非常相似的。单就性情来说，“人之初，性本善”，孩子是非常纯真善良的，人到老年，往往宽厚慈善，并且教育子女也这样做，直到生命的终点，“人之将死，其言也善”。

在人生的中间阶段呢？需要一条统一的主线，作为定海神针，这条主线就是信仰。

信，相信，信奉；仰，仰慕，敬仰。信仰就是对某种主张、主义、宗教、某人或某物极其相信和尊敬，拿来作为自己行动的指南或榜样。

信仰是一种意识规范，是对人生价值的一种假定。人本身没有意义，人生的意义在于对自身价值的假定。信仰的统一，就是社会意识规范的统一。

信仰是幸福的积极构成因素。信仰的实现是最重要、最终极的奋斗目标，为信仰的实现而奋斗和牺牲就是幸福。信仰能促使人们笑对苦难和挫折，拥有坚韧不拔的意志。

信仰是团结的基础。周恩来在《抗战军队的政治工作》中说：“要以耐心说服诱导的精神，争取官兵和人民的信仰，团结他们在革命主义与政纲的领导下而坚决奋斗。”信仰能促使人们共同应对不幸和灾难，促成整个社会的相互作用和支持，抛弃个人恩怨和私利，为信仰的实现而共同奋斗。

如果没有了信仰，价值观扭曲，世界观迷失，还有什么呢？只剩下赤裸裸的利益。如果行为没有了情理、法纪、准则的约束，还有什么呢？只剩下率性胡为。现今国人的浮躁，正是在物质财富日益丰富，分配相对尚不均衡的大背景下，信仰的动摇和缺失导致的失衡状态。

俗话说“欲壑难填”，欲望没有止境，满足了一个就会又出现一个。失去信仰的个人欲望得不到满足，就产生了不平、焦虑、恼怒和失望。有一个故事说得很有意思：神仙来到人间，想成全每个人一个心愿。一个有权势的人想让人们歌颂他的功德，一个50岁的明星想永保20岁的容颜，一个男人想要一件隐身衣，一个爱过几十个男人的女人想找爱情，一个男孩想要穿越“时光隧道”……神仙都无法满足他们的心愿。郁闷的神仙看到一个女人不来求他，反而要跳楼，一问才知，原来是她的女儿得了大病，需要十万块钱。神仙劝她不要寻短见，我帮你。女人说，晚了，女儿已经死了，我活着没有意思。神仙感叹：求我的帮不了，不求的我也帮不了。于是，神仙和那个女人都从楼上跳下去了。

信仰不是一朝一夕可以形成的，这需要不断的学习、锻炼和修养。

第三节 道德修养与情志养生

关于情志养生的论述很多，涉及的范围也较广，一般是合而论之，令读者难得要领。在这里作者试图将情志养生分为三个层次，即：道德修养（修德）、性情涵养（养性）和情绪控制（御情）。

道德修养是情志养生的最高层次。

对“道”和“德“的论述最早见于先秦思想家老子所著的《道德经》：“道生之，德畜之，物形之，器成之。是以万物莫不尊道而贵德。道之尊，德之贵，夫莫之命而常自然。”当时道与德是两个并列的概念，并无道德一词。“道德”二字连用始于荀子《劝学》篇：“故学至乎礼而止矣，夫是之谓道德之极”。

“道”是指自然运行规律，也包括人生之规律。“德”是指人世的德性、品行。钱穆先生注解说：“本者，仁也。道者，即人道，其本在心。”可见，“道”是人关于世界的看法，应属于世界观的范畴。

道德则是一种社会意识形态，是人们生活及行为的准则与规范。道德往往代表着社会的正面价值取向，是判断行为正当与否的准则。

《韩非子·五蠹》说：“上古竞于道德，中世逐於智谋，当今争於气力。”《后汉书·种岱传》载：“臣闻仁义兴则道德昌，道德昌则政化明，政化明而万姓宁。”道德昌是治国安民的重要举措和保障。

我们在第一章里曾论述了治国与治民同道同法，提倡道德修养与养生也是“并行不悖”的。对此，儒释道的意见是一致的。儒家认为“大德必得其寿”，佛家主张“积善行德”，“常存阴德”；道家认为“仁者德之光”，医家强调“德全不危”。

《灵枢·本脏篇》说：“志意者，所以御精神，收魂魄，适寒温，和喜怒者也。”明确了道德修养对情志养生的指导作用。

一、仁者寿

孔子提出了“修道以仁”，“德润身”，“大德必寿”等重要观点。孔子在《论语雍也》中说：“知者乐水，仁者乐山，知者动，仁者静，知者乐，仁者寿。”

清代著名养生学家石成金说：“善养生者，当以德行为主，而以调养为佐，二者并行不悖，体自健而寿命自可延长。深山穷谷中人多长寿者，嗜欲少而心常安静所致也。”石成金把道德修养放在养生的主要地位，并指出来道德修养与“调养”的一致性。

有德者爱人，爱人者寡欲，寡欲者心安，心安者身健，身健者长寿。

（一）有义自乐

董仲舒提出了“养心靠义”的观点。他说：“夫人有义者，虽贫能自乐也；而大无义者，虽富莫能自存”。贫而有义，虽穷自乐；富而无义，虽贵难存。

有德者寡欲。有德者“嗜欲不能劳其目，淫邪不能惑其心”，“志意修则骄富贵，道义重则轻王公”。德者爱人，把仁义视为生命，“爱生而不苟生”，“富贵不能淫，贫贱不能移，威武不能屈”，甚至不惜“舍生取义”，“杀身以成仁”。有德者把个人利益放在第二位，遇事先为他人着想，故有“老吾老，以及人之老；幼吾幼，以及人之幼”之古训。

有德者强志。有德者无私，无私者无畏。德是种精神，这种精神就是李白笔下的“松柏本孤直，难为桃李颜”，就是苏轼诗中的“门前万事不挂眼，头虽长低气不屈”。

有德者致和。著名医家陈实功论德：“凡乡井同道之士，不可生轻侮傲慢之心，切要谦和谨慎，年尊者恭敬之，有学者师事之，骄傲者逊让之，不及者荐拔之，如此自无谤怨，信和为贵也。”

有德者不为名利所动，具有坚强的意志，尊上和下，无私无畏，自然易于满足和快乐。张景岳说："惟乐可以养生，欲乐者莫如为善"。诚如斯言。

（二）有德心安

清朝金樱在《格言连璧·学问类》中说："心不欲杂，杂则神荡而不收；心不欲劳，劳则神疲而不入。"我们已经分析过，养心莫过心静。有德者无欲、无憾、无私、无愧，心安神静，则五脏安。凝神敛思重要，但不是说做就能做到的，要有不为人欲所动的"定力"。一般人难以抗拒的诱惑，在有德者看来是粪土，是罪恶，心如坚石，志如精钢，毫无所动。《医学入门》说："主于理，则人欲消亡而心清神悦，不求静而自静也。"《遵生八笺·清修妙论笺上卷》说："专精养神，不为物念，谓之在清；反神服气，安而不动，谓之静。制念以定志，静身以安神，保气以存精。"

（三）心安者体健

《保生要录·养神气门》说："心不扰者神不疲，神不疲则气不乱，气不乱则身泰延寿矣。"北宋理学家邵雍说："心安神自安，心安室自宽。心与神俱安，何事能相干！谁谓一身小？其安若泰山。谁谓一室小，宽如天地间。"

二、正心德为本

道德修养，或曰情志养生，其最高境界是什么呢？忠孝节悌、仁义礼智信，似乎都重要，什么是最主要的呢？

"德"是情志养生的根本，道德是人生的根本态度和看待人生各种问题的根本出发点。

元代曾世荣在《修德诗》中说："正心德为本，修身善为先。德显济世心，跳于方书间。百姓感其恩，忘死救圣贤。正心修身论，从此万古传。施善则神安，神安寿必延。行恶心生恐，恐损寿延年。"石天基也说："善养生者，当以德行为主，而以调养为佐，二者并行不悖，体自健而寿命自可延长。深山穷谷中人多长寿者，嗜欲少而心常安静所致也。今人虽处乐境而不能享乐者，其病在于巴高想上，以有限之精神，逐无涯之嗜欲，有东想西，得陇望蜀，眉头不展，心常戚戚。殊不知世界原系缺陷，安能事事如意乎？"

"德"就是情志养生之"道"，是我们力图达到，但并非每个人都可以达到的最高境界。祖训说"积善成德"，《国语·晋语》说："善，德之建也。"有德必行善，但行善者未必都是德者。

修德之次为养性，善为养性之首。孙思邈说："夫养性者，欲所习以为性，性自为善，不习无不利也。"

有德则健，而养性则能达到预防疾病的目的。孙思邈说："性既自善，内外百病皆悉不生，祸乱灾害亦无由作，此养性之大经也。善养性者，则治未病之病，是其义也。"即不能达到德者的境界，退而求其次，就是养性；养性还达不到，起码也要"御神"，就是控制自己的情绪，防止过激情绪对自己的伤害，即"七情致病"。

第四节　修德

一、何谓“德”

“德”字是个会意字，其演变过程见图8-1。在甲骨文中，“德”字的左边是“彳”，在古文中是表示道路、行动的符号，右边是一只眼睛，眼睛之上是一条垂直线，表示目光直射。所以这个字的意思是行端视正。在金文中“目”下面加了个“心”，表示心正即是德。

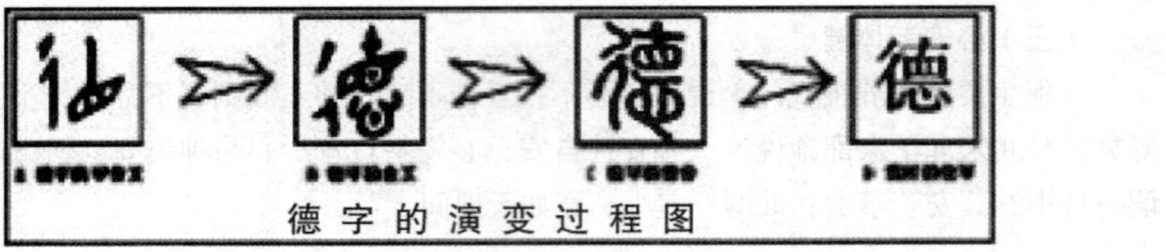

图8-1　德字的演变过程

《周易·系辞》说：“地势坤，君子以厚德载物。”“德”是涵盖了诚信、仁义等一切美好品行的道德基础。“德”的价值原则，被孔子发展为“道之以德，齐之以礼，有耻且格”的王道原则；被孟子发展为“民为贵，社稷次之，君为轻”的民本原则；被《礼记·大学》发展为“大学之道在明明德，在亲民，在止于至善”的道德纲领。古往今来，“德”成为中国伦理的核心概念和中华民族文化的核心理念。

韩愈在《原道》中说：“凡吾所谓道德云者，合仁与义言之也，天下之公言也。”《孟子》中说：“以德行仁者王。”在韩愈看来，道德是仁和义的合称。在孟子看来，德是本性，仁是有德者的行为表现。

那么，什么是“仁”呢？

“仁”一字，是两个人在一起，亲密无间。《春初·元命苞》说：“仁者，情志好生爱人，故立字二人为仁。”《礼记·经解》解释说：“上下相亲谓之仁。”《韩非子·解老》解释说：“仁者，谓其中心欣然爱人也。”《论语·颜渊》：“樊迟问仁。子曰：‘爱人’。”

仁者爱人，此爱并不因人而宜。《庄子·在宥》中说：“亲而不可不广者，仁也。”因此，这种爱是超出个人印象、恩怨、履历、地位、权势和地域的，即“博爱”。韩愈解释说：“博爱之谓仁”。“博爱”二字出自《无量寿经》上的“尊圣敬善，仁慈博爱”。

墨子主张“兼爱”。他说：“视人之国，若视其国；视人之家，若视其家；视人之身，若视其身。是故诸侯相爱，则不野战，家主相爱则不相篡，人与人相爱，则不相贼，若臣相爱则惠忠，父子相爱则慈孝，兄弟相爱则和调，天下之人皆相爱，强不执弱，众不劫寡，富不侮贫，贵不敖贱。”

二、天下归仁

春秋时期，诸侯纷起，连年征战，尔虞我诈，礼崩乐坏，世风日下。孔子就出生在这个时代。冯友兰说：“孔子对于中国文化之贡献，即在一开始试将原有的制度，加以理论化，予以理论的根据。”这个理论的核心便是“仁”。

孔子以前，仁与忠、义、信、敏、孝、爱等并列，被看作人的重要德性之一，并未受到特别的重视，是孔子把仁从其他德性中超拔出来，并赋予其新的内涵。仁成了儒家学派道德规范的最高原则和孔子思想体系的理论核心。

仁的第一个含义是“爱人”。他说：“夫仁者，己欲立而立人，己欲达而达人。”“己所不欲，勿施于人。”“温良者，仁之本也。”

仁是一个核心概念。孔子把包括孝、弟（悌）、忠、恕、礼、知、勇、恭、宽、信、敏、惠等的道德规范集于一体，形成了以“仁”为核心的伦理思想结构，其主要者为“恭、宽、信、敏、惠”。孔子曰：“能行五者于天下，为仁矣”。

仁是道义，是卫道者不惜为之献身的坚定信念。《论语·卫灵公》说：“志士仁人，无求生以害仁，有杀身以成仁。”孟子发挥了孔子的思想，把仁同义联系起来，“义，人之正路也”，把仁义看作道德行为的最高准则。《孟子·滕文公下》中说：“富贵不能淫，贫贱不能移，威武不能屈，此之谓大丈夫。”

仁是治理天下总的准则，也是为人处世的普遍德性。颜渊问仁。子曰：“克己复礼为仁。一日克己复礼，天下归仁焉。为仁由己，而由人乎哉？”这是一句非常重要的话。遍查网上的解释，都是“为仁”是自己的事，哪能依靠别人呢？这样解释，其意义就小多了，而且与前面“天下归仁”的意思不衔接。笔者理解这段话，首先解释什么是“仁”。仁就是严格要求自己，恢复礼仪。一旦大家都这样做，则天下万民就有了共同信仰和行为准则，即“天下归仁”。仁治天下足矣，何用人治？唯仁者，安天下。博爱是公理，是准则，是人共存的保障，是共同的信念，不只是解决“何以为生”，而是解决“为何而生”的人生观世界观问题。

仁是一种强大的道义力量。子曰：“知者不惑，仁者不忧，勇者不惧。”曾子曰：“士不可以不弘毅，任重而道远。仁以为己任，不亦重乎？死而后已，不亦远乎？”

仁德是安身立命之本。《世说新语·贤媛》说：“百行以德为首”。

《大戴礼记·武王践阼》说：“行德则兴，倍（悖）德则崩”。《吕氏春秋·下贤》中写道：“以德为行，以道为宗。”即以高尚品德为行为准则，以真理和正义为根本宗旨。《左传·襄公二十四年》中说：“太上有立德，其次有立功，其次有立言。”即首先树立德行，其次建功立业，然后著书立说。德国的马丁·路德（Martin Luther，1483~1546）曾经说过：“一个国家的繁荣，不取决于它的国库之殷实，不取决于它的城堡之坚固，也不取决于它的公共设施之华丽；而取决于它的公民的文明素养，即在于人们所受的教育、人们的远见卓识和道德的高下，这才是真正的利害所在，真正的力量所在。”

仁是被广泛认可的原则。佛法说：“心能转境，即同如来”。佛门训诫：我不下地狱，谁下地狱？马克思说："我们每个人都是平等的，你只有用爱来交换爱，用信任来交换信任。""道德的基础是人类精神的自律。"孙思邈认为："慎以畏为本，故士无畏则简仁义，农无畏则堕稼穑，工无畏则慢规矩，商无畏则货不殖，子无畏则忘孝，父无畏则废慈，臣无畏则勋不立，君无畏则乱不治。"《易·乾》中说："君子进业修德。"

所以，以仁安义，以仁正义，惟仁者安天下。仁者胜，为万古不变之理。

仁是要通过修养力求达到的境界。子曰："志于道，据于德，依于仁，游于艺。"他以身作则，"吾日三省其身"。

德被万民，天下归仁，国何以不治，民何以不和。

三、知者乐，仁者寿

宋代王文禄在《医先》中说："养德养生无二术"。除了上面分析的道理之外，有德者乐而忘忧是另一个重要原因。

叶公问孔子于子路，子路不对。子曰："女奚不曰：其为人也，发愤忘食，乐以忘忧，不知老之将至云尔。"叶公曾向子路了解孔子，子路未答。孔子知道此事之后对子路说："你怎么不说：孔子这个人，发愤学习而忘了吃饭，心情快乐就忘了忧愁，都不知道将成为老人了"。

孔子说："不仁者不可以久处约，不可以长处乐。仁者安仁，知者利仁。"

大学者朱熹对这句话解释说："乐，音洛。知，去声。约，穷困也。利，犹贪也，盖深知笃好而必欲得之也。不仁之人，失其本心，久约必滥，久乐必淫。惟仁者则安其仁而无适不然，知者则利于仁而不易所守，盖虽深浅之不同，然皆非外物所能夺矣。"无仁之人，不能老是贫困，否则便会做坏事，取不义之财，也不能老是安乐，否则便会淫乱。只有仁者安于其道，并不因贫贱而移志，知其道者利于仁德修养而不为物欲所动。学"道"、知"道"、卫"道"，贫不及滥，贵不及淫，都是信仰的力量。所以孔子说："知者乐水，仁者乐山，知者动，仁者静。知者乐，仁者寿。"

朱熹认为，盛大之福来自于"和天理"，"和天理"是因为自修其德，幸福则不求而自得："……在于自修其德，而又常自省察，使其所行，无不和于天理，则盛大之福，自我致之，有不外求而得矣。"葛洪同样认为，养生之要在于"道德日全"："德行不克，纵服玉液金丹未能延寿，道德日全，不祇善而有福，不求寿而自延，此养生之大旨也。"

乐是人感到幸福时的一种情绪。那么，人人追求的幸福是什么呢？幸福是欲望得到满足时的一种心理感受。

道德修养的层次不同，其欲望和追求的东西不同，对幸福的理解就不同。

古代西方哲学家德谟克利塔斯认为，幸福与否，乃灵魂之事，幸福不在于众多的家畜与黄金，而在于神明的灵魂上。苏格拉底认为，人生的本性是渴求幸福，其方法是求知、修德、行善，这才能成为一位幸福之人。善就是知，知就是德，德就是福。

在仁德者看来，幸福就是"爱"，包括"爱人"和"被爱"。这是一种不可穷尽的感召力，他可以化解人间的所有纷争和烦恼，可以对抗世上的所有灾难和威胁。正如"爱的奉献”的歌词所说，爱“是心的呼唤”，是“生命的源泉”，在人间大爱面前“死神也望而却步”，“世界将变成美好的人间”。

以爱待部下，部下由奴仆变志同道合的“手足”；以爱待顾客，顾客由“上帝”变成亲密无间的“家人”；以爱待同仁，同仁由竞争对手变为坦诚的朋友；以爱待家人，你就变成孝子、爱人和慈父。你的周围充满的和谐和友爱，你不幸福吗？

“仁君”是幸福的，因为他受到“万民拥戴”，所以仁君多寿。但大部分皇帝做不到，因此，尽管天下都是“王土”，所有人都是他主宰的“臣民”，他也是不幸福的，他不爱臣民，也没有人爱他。相反，要饭的武训受尽了人间之苦，但他是幸福的，因为让穷苦百姓的孩子能上学就是他最大的愿望。

爱的最高境界是佛门训诫：我不下地狱，谁下地狱？为了爱，为了别人，连下地狱都认其为乐，这不是金刚不坏之身是什么？

在外资公司上班的白领幸福吗？不幸福，他们说外资企业是“监狱”。腰缠万贯的企业经理人幸福吗？不幸福，因为他面对的只有压力、计谋、争斗，连家庭的爱都失去了，不少精英因绝望而自杀。

物欲、权欲、淫欲都是爱心的污染物，是幸福感的抵消物，污染一分，幸福感就消减一分，全被污染，就只剩下绝望了。

第五节　养性

中医养生学中养性的论述很多，《吕氏春秋·季春纪·尽数》中说：“利于性则取之，害于性则舍之”。那么，什么是“性”呢？

首先，这里所讲的“性”，不是男女之性，而是和“性情”相近的概念。《孟子》中载：“告子曰：‘食色性也。’”食和色，是人的欲望。

性：性格、禀性。情：思想情感。两个字合起来理解就是人的性格、习性与思想情感。它包括了以下内容：①人的禀性和气质；②思想感情；③性格脾气。

通常讲性格，常分为内向与外向、活泼与木讷、勇敢与懦弱、火爆与温和等，并与其体质有关，是体质辨识的重要内容。性格多由先天决定，“山难改，性难移”，就是指的性格。虽然难改，但通过养性也是会有一定改变的。

《易·乾》说：“利贞者，性情也。”利贞的意思是和谐贞正。《易·文言》说：“利者，义之和也；贞者，事之干也。”孙思邈说“性既自善”，和上述的含义是相似的。所以这里说的性情更偏重于人具有核心意义的个性心理特征，是一种与社会关系最密切的人格特征，包含有社会道德含义。

嵇康说：“知形恃神以立，神须形以存，悟出理之易失，知一过之害生。故修性以保神，安心以全身，爱憎不栖于情，忧喜不留于意，泊然无感而体气和平，又呼吸吐纳，服食养身，使形神相亲，表里俱济也。”这段话表明，“性”和“理”有关，也与“情”有关，性情之优劣，取决于道德修养，并对情绪反应有控制作用。

性和健康、疾病有直接关系。孙思邈说：“若夫人之所以多病，当由不能养性。平康之日，谓言常然，纵情恣欲，心所欲得，则便为之，不拘禁忌，欺罔幽明，无所不作，自言适性，不知过后一一皆为病本。及两手摸空，白汗流出，口唱皇天，无所逮及。”

性包括哪些方面呢？《逸周书》说：“父子之间观其孝慈，兄弟之间观其友和，君臣之间观其忠愚，乡党之间观其信诚。”孝、和、忠、信都属于性的范围，其中列首位的是“孝”。

一、人之初，性本善

“善”字结构为上下两“羊”，中间一“王”，下面一“口”。上“羊”代表统治者，下“羊”代表老百姓，上下皆善，则国安矣。“王”字为一竖贯三横。三横指天、地、人；一竖指同一的、根本的规律。

“口”即宣讲，倡导。善字代表天、地、人共同遵守，无论是君王还是百姓都要效法并大力宣扬的根本准则。

《三字经》之作者不明确，但讲的都是孔孟之道。开篇一句话即是“人之初，性本善，性相近，习相远”。孔子讲了“性相近”，“性本善”则是孟子的论点。

《孟子·告子上》曰：“恻隐之心，人皆有之；羞恶之心，人皆有之；恭敬之心，人皆有之；是非之心，人皆有之。恻隐之心，仁也；羞恶之心，义也；恭敬之心，礼也；是非之心，智也。仁义礼智非由外铄我也，我固有之也，弗思耳矣。故曰：‘求则得之，舍则失之。’”《孟子·公孙丑上》曰：“人皆有不忍人之心。所以谓人皆有不忍人之心者，今人乍见孺子将入于井，皆有怵惕恻隐之心。非所以内交于孺子之父母也，非所以要誉于乡党朋友也，非恶其声而然也。”《孟子·尽心上》曰：“人之所不学而能者，其良能也；所不虑而知者，其良知也。孩提之童无不知爱其亲者，及其长也，无不知敬其兄也。”

孟子看来，“善”中包括仁、义、礼、智，是人性的总概括。孟子坚定地认为人“性本善”，但也点出人之善性也不是一成不变的，“求则得之，舍则失之”。

孔子说“性相近”，孟子说“性本善”，而“人之初”却是《三字经》的作者加的。这个“初”如何理解呢？很多人理解这个“初”是指婴童，即孟子所谓“孩提之童”。国外还做了很多实验证明，婴童的确是乐于助人的。但这种理解失之肤浅，讲的是表面现象。

“初”有开端、初始之意，也有本来之意，如“初意”、“初衷”。孟子认为善心为“我固有”，所以应当译为本来就有的意思。婴童为何性善，是因为“其本性”未因后天之“舍”而失去，被充分地显露出来。

其实，古人类，从人类进化的角度来说，也是“人之初”。在奴隶社会之前，是原始共产主义社会，那时没有私有财产，没有阶级，也没有差别。生产资料共有，大家共同劳动和抵御外敌，所得共同分配，人的本性也没有受到“污染”。大家都是平等的，和谐相处，没有钩心斗角，没有尔虞我诈，没有压迫和剥削，没有过多的贪欲，正是《黄帝内经》中所谓“志闲而少欲，心安而不惧，形劳而不倦，气从以顺，各从其欲，皆得所愿”的境界。

孟子曰：“人性之善也，犹水之就下也。人无有不善，水无有不下。今夫水，搏而跃之，可使过颡；激而行之，可使在山。是岂水之性哉？其势则然也。人之可使为不善，其性亦犹是也。……”。人性之善，犹如“水往低处流”是自然之理。但现在的水，可以搏击而跳跃，可以比人还高，甚至激流飞跃，冲上山丘，这是水的本性吗？不是，这是水势造成的。同样，可以使人变善为不善，但其本性犹存。

这个使人为“不善”的“势”是什么呢？那就是“欲”。当生产价值有所剩余，私有制产生，继而更有阶级的产生，便产生了人和人之间权利的有无，私有财产的多寡，声名的高低等差异。差异产生不平，不平激发争夺。“苟不教，性乃迁”，如果再没有修养和教育，只能是物欲横流，善行颓废。

《诗》曰：“天生烝民，有物有则。民之秉彝，好是懿德。”孔子曰：“有物必则；民之秉彝也，好是懿德。”要倡导修德养性，制定行为准则，宣扬好人好事，以促进社会风气的进步。

二、百善孝为先

“孝”一字由两部分组成。上为“老”，下为“子”，隐喻老子生儿子，儿子孝老子的意思。

类似的意思最早见于《易经》：“先祖者，类之本也，无先祖，恶出？”无父母即无子，先祖为人之本。

孝字最初见于殷卜辞，代表为祈求平安而进行的尊祖敬宗的祭祀活动。到西周，孝字大量出现。《诗经》中有大量感念父母养育之恩的诗篇，如父兮生我，母兮掬我，抚我畜我，长我育我等。

西周时“孝”已是一种普遍的道德伦理，不孝可以入刑。《周礼·大司徒》中规定：以乡八刑纠万民，一曰不孝之刑。当时孝的含义有：①尊祖敬宗，祭祀祖先，以尽孝道。②传宗接代。我之生命来自父辈，崇拜祖先就是把祖先的生命延续下去，即后来被误解的“不孝有三，无后为大”。

（一）孝道有三，尊亲为大

“不孝有三，无后为大”出自孟子之言：“不孝有三，无后为大，舜不告而娶，为无后也，君子以为犹告也。”“无后”说的是“不告而娶”，即舜在结婚时没有征求父母的意见，也没有尽到向父母告知的责任，是没有摆正自己后人的位置，而不是没有后代。但舜娶的是尧之女，并没有“娶错”，而且舜并不在家中，“告”就有困难，所以君子认为他并没有什么大的过错。《孟子·离娄上》中说：“事孰为大，事亲为大”。《孟子·万章上》中说：“孝之至，莫大于尊亲”。显然，孟子认为孝之首位是“事亲”、“尊亲”，而不是“无嗣”。

汉代人赵岐说："于礼有不孝者三者，谓阿意曲从，陷亲不义，一不孝也；家贫亲老，不为禄仕，二不孝也；不娶无子，绝先祖祀，三不孝也。三者之中，无后为大。"我们不能确定赵岐是否曲解了孟子的意思，他这里说的"无后"，的确就是"无嗣"。"不孝有三，无后为大"用的是孟子的原话，表达的却是赵岐的意见。这个"嫁接品"一直流传至今。

那么，孟子的三不孝是什么呢？有没有"无嗣"呢？

孟子是孝文化的代表者，对于孝有很多论述。如"事孰为大，事亲为大"（《孟子·离娄上》）；"孝子之至，莫大乎尊亲"（《孟子·万章上》）；"父子有亲君臣有义夫妇有别长幼有序朋友有信"（《孟子·滕文公上》）。父子、君臣、夫妇、长幼、朋友此谓"五伦"。孟子认为"五伦"中父子、君臣最重要；"仁之实，事亲是也；父之实，从兄是也。"（《孟子·离娄上》）"人人亲其亲，长其长，而天下平。"（《孟子·离娄上》）"入则孝，出则悌，守先王之道"（《孟子·滕文公下》）。"尧舜之道孝悌而已矣"（《孟子·告子下》）。

事亲、尊亲为孝之首位；"出则悌"即"从兄"，孝悌合二为一，可见悌之重要；在"五伦"中"君臣有义"列为第二位。从这些观点我们可以分析出，孟子的三孝可能是"尊亲"、"从长"和"忠君"，即为"不孝有三"。

孔子对于孝的论述和孟子基本上是一致的。《孝经》对孝道做了集中论述。有谓是孔子所言，清代纪昀在《四库全书总目》中指出，该书是孔子"七十子之徒之遗言"。《孝经》在唐代被尊为经书，南宋以后被列为《十三经》之一。

在《孝经》中强调，孝为诸德之本，"仁之内核"和"教之所由生者"。"夫孝，天之经也，地之义也，人之行也。""人之行，莫大于孝。"

孝应当贯穿于人的所有行为中，"始于事亲，中于事君，终于立身"。孔子认为，"仁者，人也，亲亲为大"（《礼记·中庸》）。《孝经》曰："用天之道，分地之利，谨身节用，以养父母，此庶人之孝也。""身体发肤，受之父母，不敢毁伤。"对父母"居则致其敬，养则致其乐，病则致其忧，丧则致其哀，祭则致其严"。

（二）孝是普遍的道德标准

在儒家经典《孝经》中要求上自天子，下至庶民，都要尽孝，分为"五等之孝"。五孝体现了孝道与皇权政治的集合，即"孝即事君"，也体现了以德治国的理念。"故自天子至于庶人，孝无终始，而患不及者，未之有也"。天子之"孝"要求"爱敬尽于事亲，而德教加于百姓，刑于四海"；诸侯之"孝"要求"在上不骄，高而不危，制节谨度，满而不溢"；卿大夫之"孝"则是"非先王之法服，不敢服；非先王之法言，不敢言；非先王之德行，不敢行"；士这个阶层的"孝"是"资于事父以事母而爱同，资于事父以事君而敬同"；所有臣民都要："用天之道，分地之利，谨身节用，以养父母"。

孔子把"孝"与"悌"结合起来。《论语》中多次孝悌连用，如："弟子入则孝，出则弟。"在《论语·学而》中说："孝悌也者，其为仁之本与。"悌之本意是敬兄长，"出则弟"则把"悌"之意扩大为"尊长"，不仅是"敬兄"，而是使用到社会关系中去，成为处理社会关系的准则。

孔孟之道被概括和扩大为“三纲五常”：“君为臣纲，父为子纲，夫为妻纲”和“仁、义、礼、智、信”，用以规范君臣、父子、兄弟、夫妇、朋友等人伦关系行为。但封建统治者片面地诠释“纲常”，用作思想统治的工具，则实非孔孟之本意。“纲”有规范、纲纪的意思，但为“纲”者必须做出表率，达到《孝经》中对天子、诸侯、大臣等的要求，才能要求臣子等学习他。另外“纲”并没有强制的意思，不能不听你的就是“大逆不道”，必杀之而后快。仁君则从之，庸君则劝之，昏君则背之。对昏君忠那是愚忠，如闻太师之保商纣王，逆天行事，实为不智。

《论语·为政》载：子游问孝，子曰：“今之孝者，是谓能养。至于犬马，皆能有养；不敬，何以别乎？”此段话的一个解释为：“如果不尊敬父母，那么赡养父母与饲养狗马有什么不同呢？”另一种解释是：“在犬马等动物中，尚能养其父母；如果只能赡养而不尊敬父母，其与犬马何异？”所以，孝之核心，应该是敬老，应当顺从父母之意愿，故一般将“孝”和“顺”合称“孝顺”，对不孝者称为“忤逆不孝”。

动物也有孝道，著名的是“乌鸦反哺”的故事。《圣师录》记载：古代有个叫邓艾的人，上山打猎时用箭射中了一只母猿。这时，小猿过来为母猿拔箭，吮吸伤口的血，取来树叶塞住疮口，悲哀不已。邓感叹地说：“山中野兽尚且如此哀怜母亲，做人可以连猿猴都不如吗？从今以后，我再也不打猎！”

遇到大是大非问题，就不能一味地顺从。《孝经》谏诤章第十五曾子曰：“若夫慈爱恭敬，安亲扬名，则闻命矣。敢问子从父之令，可谓孝乎？”子曰：“……父有争子，则身不陷于不义。故当不义，则子不可以不争于父，臣不可以不争于君，故当不义则争之。从父之令，又焉得为孝乎！”汉代赵歧把“阿意曲从，陷亲不义”列为“一不孝”。

对绝大多数老百姓来说，并没有是非之争；对现代的年轻人来说，对父母“养而不顺”是个突出的问题。他们认为，只要父母有吃有喝有钱花，他们就算尽了孝。对父母的精神需要，他们不管不问，连“常回家看看”都做不到，甚至对父母横加干涉，动辄训斥。有一部电视剧叫做“董大爷的那些遗嘱”。这个题目就显得古怪，遗嘱哪有好几份的？事情的原由是这样的：董大爷的老伴已故，守着一所大房子，他空虚而孤独。有一天，他把一份遗嘱给了大儿子，承诺他死后房子归老大，条件是老大陪他说说话。老大说，对不起，我还有事，揣起遗嘱走了。董大爷又用同样的方法哀求老二和老三，结果都是一样。他的一位老友为他的做法不解，一所房子许了三家，不会打架吗？老董拿出了一本日记递给了老友，说这些年我和儿女的故事都写在里面，真正的遗嘱在最后一页，我把房子给在美国的小女儿。

孝是一个人最基本的道德素质，也是衡量一个人品性的基本标准。

孝文化是中华民族文化有别于其他国家和民族文化的重要内容。几千年来，孝文化世代传承，孝子贤孙，人皆敬之，忤逆不孝，天理难容。晚清曾国藩曾说：阅尽天下书，无非一个孝字。《孝经》认为“五刑之属三千，而罪莫大于不孝”。汉朝之后很多王朝，提倡“以孝治天下”，举孝廉为官员的选拔标准之一。

元代编录的《二十四孝》，收入了二十四个孝子感天动地的故事。

2012年8月13日，由全国妇联老龄工作协调办、全国老龄办、全国心系系列活动组委会共同发布新版“24孝”行动标准。

三、诚者天之道

诚是一个形声字：从言，从成。“成”意为“百分之百”、“完全”。“言”与“成”合起来表示“言而有信”，“不打折扣的言语”。

诚和信的意思相似。《说文》曰：“诚，信也。”班固在《白虎通义·性情·论五性六情》中说：“信者，诚也，专一不移也。”最先将“诚”与“信”连在一起使用的是《逸周书》：“成年不尝，信诚匡助，以辅殖财”。古人多称“信诚”，今人多称“诚信”。“诚”更多地指“内诚于心”，“信”则侧重于“外信于人”。

《吕氏春秋·贵信》对诚信做了精辟论述：“君臣不信，则百姓诽谤，社稷不宁；处官不信，则少不畏长，贵贱相轻；赏罚不信，则民易犯法，不可使令；交友不信，则离散郁怨，不能相亲；百工不信，则器械苦伪，丹漆染色不贞。夫可与为始，可与为终，可与尊通，可与卑穷者，其唯信乎！信而又信，重袭于身，乃通于天。以此治人，则膏雨甘露降矣，寒暑四时当矣。”

《大学》曰：“意诚而后心正。心正而后身修。身修而后家齐。家齐而后国治。国治而后天下平。”齐家治国平天下，无诚不可。

（一）诚者，天之道也

《礼记·中庸》说：“诚者天之道也，诚之者人之道也。”“诚者，物之终始，不诚无物。”

程朱学派也认为“诚”是天理之本然。朱熹说：“诚者，真实无妄之谓，天理之本然也。”（《四书集注·中庸注》）明清之际的王夫之，提出“诚与道，异名而同实”。他认为“诚”即“实有，他在《尚书引义·说命上》中说：“夫诚者，实有者也，前有所始，后有所终也。实有者，天下之公有也，有目所共见，有耳所共闻也。”

天地自然为客观存在，有其固有的变化规律，即“道”。在天之道中是没有虚假、欺诈的，这就是事物的本来面目。

虚假、欺诈只存在于有思维的动物。动物也会欺诈、做套，诱使猎物上钩，或保护自己，但那都是在天之道范围内，符合生物进化规律的、简单而本能的动作。

作为自然界一部分和生物进化产物的人，其本性也是“诚”的。《礼记·中庸》中说：“诚者自成也。”孟子说：“是故诚者天之道也，思诚者人之道也”（《离娄》上）。永嘉学派的叶适说：“是故天诚覆而地诚载，惟人亦然，如是而生，如是而死。君臣父子，仁义教化，有所谓诚然也。”（《叶適集·进卷·中庸》）关于这一点，我们将在下一段中讨论。

（二）诚者，圣人之本

北宋周敦颐在《通书》中说：“诚者，圣人之本，大哉乾元，万物资始，诚之源也。”“诚”原于乾元，为一切道德的基础，故为“圣人之本”。一般人必须“惩忿窒欲，迁善改过”，才能达到诚的境界。

（1）信为治国之本：《荀子·强国》中说：“在古者禹汤本义务信而天下大治，桀纣弃义背信而天下大乱。故为人上者，必将慎礼义、务忠信然后可，此君人者之大本也。”

司马光在《资治通鉴·卷二》中说：“夫信者，人之大宝也。国保于民，民保于信。非信无以使民，非民无以守国。是故古之王者不欺四海，霸者不欺四邻。善为国者，不欺其民；善为家者，不欺其亲。”故“取信于民”是为政之至要。

（2）信为立人之本：孔子曰：“人而无信，不知其可也。”“民无信不立。”《河南程氏遗书》卷二十五云：“学者不可以不诚，不诚无以为善，不诚无以为君子。修学不以诚，则学杂；为事不以诚，则事败；自谋不以诚，则是欺其心而自弃其忠；与人不以诚，则是丧其德而增人之怨。”人无信，学则杂而无功，为事则虚而事败，计划则自欺欺人，交友则丧德增怨，如此，在社会上难以立足，一事无成。如孔子所说，无信者如“大车无輗，小车无軏，其何以行之哉？”輗是大车辕端横木，用于“缚轭以驾牛”，軏为小车辕端上曲部分，用于“钩衡以驾马”，都是车上的重要部件。人无信，就像车上少了輗和軏，寸步难行。

（三）诚为心灵良药

《荀子·不苟》云：“君子养心莫善于诚，致诚则无它事矣，唯仁之为守，唯义之为行。”

凡不诚者，内欺于己，外欺于人。欺己者，违反人之诚信本性，扪心自问，心愧不已；处心积虑，劳心费力，耗气伤心。欺人者则人识之、愤之、怨之、远之。诚如左丘明在《左传·昭公八年》中所说：“君子之言，信而有规，故怨远于其身；小人之言，僭而无征，故怨咎及之。”

北宋著名文学家欧阳修在《朋党论》中分析说：“小人与小人，以同利为朋……小人所好者利禄也，所贪者货财也。当其同利之时，暂相党引以为朋者，伪也。及其见利而争先，或利尽而交疏，则反相贼害……君子则不然。所守者道义，所形者忠义……以之修身，则同道而相益……终始如一。”

孟子曰：“反身而诚，乐莫大焉”（《尽心》上）。内心无愧，坦然宁静，精神快乐，是安慰心灵的良药。人不讲诚信，人人有危机感，终日惴惴不安，何以心乐？

有一个“卖火柴的小男孩”的故事：一位有钱的绅士，深夜回家时遇到一位衣衫褴褛的小男孩儿，求他买一包火柴，绅士拒绝。“先生，我今天还没饭吃呢”，“我没有零钱呀”，“你先拿上火柴，我去给你换零钱”。男孩儿拿着绅士给的一个英镑跑了，很久没有回来。第二天，一个比卖火柴的男孩儿矮一些、衣服更破的男孩儿找到绅士的办公室，说“先生，对不起了，我的哥哥让我给您送零钱。”“你的哥哥呢？”“我的哥哥在换完零钱回来找你的路上被马车撞成重伤了，在家躺着呢。”绅士为兄弟俩的真诚所感动，解决了他们的生活困难。

四、知足者常乐

知足一词出自《道德经》。其第四十六章载："天下有道，却走马以粪。天下无道，戎马生于郊。咎莫大于欲得。故知足之足，常足矣。"《道德经》第四十四章："故知足不辱，知止不殆，可以长久"。

知足是道德修养的表现，也是一种人生态度。有博爱之德，则清心寡欲，无所谓知足。德之修养不够，也要养知足之性。知足者常乐，而"祸莫大于不知足"。不知满足，进而追求，定招灾祸。知其足，不追求，安于所得，无为无德，反而常常满足。知足才能避免灾祸，才能全生保身。

人追求幸福是应当的，要求上进也是必要的，但一定要量力而行，并适可而止。"君子爱财，取之有道"，如果没有能力遵道而取财，又不知足，只能鼠窃狗偷，巧取豪夺，违法乱纪，招致众怒，引发祸端。

孙思邈在《千金翼方》中说："人生一世，甚于过隙，役役随物，相视俱尽，不亦哀乎！就中养卫得理，必免于夭横之酷。若知进而不知退，知得而不知丧，嗜欲煎其内，权位牵其外，其于过分内热之损，胡可胜言！"

"知得而不知丧"，有所得就有所失。满足了欲望，失去的却是更多和更宝贵的东西。孙思邈在这里谈到"丧"有两个：一是"权位牵其外"导致"夭横之酷"；一是"嗜欲煎其内"，导致"过分内热之损"。

（一）是什么吞噬了精英们的健康

身心重负是精英们面临的共同问题，也是影响他们健康的主要原因。拿企业家们来说，他们背负着工作中的三座大山，困惑于生活中的三大牵绊。三座大山是：①商场如战场—竞争的压力；②公关的无奈—应酬的压力；③内部关系复杂—管理的压力。三大牵绊是：①父母年迈，却无暇照顾，"子欲养而亲不待"的担忧与惶恐；②夫妻聚少离多，缺乏沟通，导致猜疑不断，甚至"后院起火"；③子女缺乏家庭教育和亲情沟通，"成长的烦恼"。

人人想当皇帝，但皇帝并不幸福，所以他们并不长寿；人人想当精英，但精英并不幸福，所以他们也不长寿。据统计，精英们的平均寿命比一般人要短10～15岁。活着累，死得快，何苦来哉！

精英们用下面的一首歌词来形容他们的处境：

应酬最多的是我，休息最少的是我；
喝酒最多的是我，吃饭最少的是我；
吃的最好的是我，缺乏营养的是我；
跑路最多的是我，运动最少的是我；
赔笑最多的是我，快乐最少的是我；
住店最多的是我，回家最少的是我；
朋友最多的是我，心灵孤独的是我；
看似潇洒的是我，麻烦最多的是我；

……

是我是我还是我！

精英只是个健康状况恶化比较突出的群体，其他的中年人呢？现今的社会就是个竞争的社会，很少人能安于现状，何况中年人上有老，下有小，夫妻俩要赡养好几位老人，孩子虽少，但“少而精”，要为孩子的一辈子着想，牵扯的精力更多。

我们现在的企业家就处在这样的困境。他们腰缠万贯，拥有几辈子吃不完的财富；他们颐指气使，拥有指挥千军万马的权力；他们声名显赫，拥有令人仰慕的耀眼光环；他们叱咤风云，拥有无限美好的光辉未来……但他们之大多数并不幸福，甚至选择了自我了断这一绝路。

该有的都有了，内外交困，苦不堪言，为什么不罢手呢？我们听得最多的回答是“情结”。

（二）情结

1.什么是情结

情结指的是观念、情感、意象的无意识组合，是一种藏在一个人神秘的心理状态中，强烈而无意识的冲动。

荣格说：“个人无意识的内容，主要是由具体情绪色彩的情结构成，他们构成了心理生活的个体的、自私的方面。”

情结是无意识的，由固有的观念、情感和意象组成。美国诗人庞德给意象下定义：“意像是一刹那间思想和感情的复合体。”意象不是一般的形象，而是主、客观融为一体的形象，比如对某事、某人迅速产生的印象。

观念和情感与个人的经历、修养、性情、通过读书或其他途径得到的信息等有关，因此，不同的人会有不同的情结。

情结是道德、操守、修养、性情之下支配行为和思维的动力，是一种习惯性的、不自觉的冲动，因此可以理解为一种势能。

情结不同于心结。心结是心里解不开的疙瘩，是心里放不下的事情，是内心所受的一种压抑，即心病。心结对自身健康、学习、人际关系和所在集体都是一种负能量。

2.有哪些情结

被冠以“情结”的词很多，像人际关系方面的恋母情结、旧情人（初恋）情结、老伴情结、人情情结、逞能情结、同性恋情结等；个人习惯方面的逛街情结、美食情结等；个人爱好方面的名校情结、领导情结、奥运情结、西方情结、西部情结、货币情结等。

一个人的初恋是珍贵和难忘的，即便是初恋情人抛弃了你或对你有所冒犯，因为那是你第一次把真挚的感情送给异性，寄托了你对下半辈子的期望。

很多人爱“逞能”，唯恐别人说他无能。小品“有事您说话”中郭冬临把这种情结的人刻画得活灵活现。

3.普遍的情结

有一些情结是普遍存在的。

（1）自然情结：人是大自然的产物，对自然界有一种天然的亲和力。那是一片没有污染的沃土，蓝天白云会让你神清气爽；那是各种生物和睦相处的乐园，你会充分感受到大地母亲的爱怜；那是一个荡涤心灵的世外桃源，能使你忘记一切不安、苦闷和痛苦。

歌曲“青藏高原”唱得何其好啊。“是谁带来远古的呼唤，是谁留下千年的祈盼”。大自然似乎在呼唤着远走的游子，“回来吧，不要再继续迷失你的本性”。

（2）向善情结：孟子曰：“恻隐之心，人皆有之；羞恶之心，人皆有之；恭敬之心，人皆有之；是非之心，人皆有之。恻隐之心，仁也；羞恶之心，义也；恭敬之心，礼也；是非之心，智也。仁义礼智，非由外铄我也，我固有之也，弗思耳矣。”仁义礼智都不是外界加于的，而是人固有的，只不过平时没有想过而自觉表现出来，因此，这种向善的冲动也是一种情结。

（3）故土情结：不管故土是多么贫瘠、偏远、落后，不管你离故土是多么遥远，不管你在异乡是多么富有和风光，那份思乡情结始终是那么浓烈，那么真诚，那么深入骨髓。“抬头望明月，低头思故乡”那是游子的凄苦，“露从今夜白，月是故乡明”那是异乡人的思恋。

故土是人的根，那是你赖以成长的基础；故土是母爱和乡情的承载，那种爱是多么真挚和无私。乡土的一山一水，一虫一鸟，一草一木，一星一月，一寒一暑，一时一俗，一丝一缕，一饮一啜，都溶为童年生活的血肉。

故土情结是持久的，“不管是八百年还是一万年，都是我的歌”。

故土情结是愈久弥坚的。老年人的思乡情结特别强烈，以至于撕心裂肺，“回家”甚至成为他临终前的最后一个愿望，即便是死掉，骨灰也要葬到故乡。

和故土情结相近的是怀旧情结。你年轻时呆过的地方，不分顺利还是坎坷，不分美好还是丑陋，都在你心中留下深深的烙印。很多支边过的人怀念边疆，下乡过的人思念农村，不管是黄土高坡还是北大荒，都让你向往。

4.解脱个人的不良情结——放下与舍得

情结并不都是好的，不良的情结如不尽早解脱，就会变成心结，导致荒唐或严重的后果。

英国女子佩里13岁那年发现其父有女性情结，3年后其父开始穿女装，吃雌激素。佩里20岁时发现其未婚夫帕伦特也有女性情结，于是其父、夫同时变性，三人成了“闺蜜”。后来佩里找到“真爱”，一位叫Tracie的女子10月做变性手术，准备和佩里结婚。伦理都乱了，不是荒唐是什么？

企业家的情结是很重的，也难以定性。企业家未必都图个人的名利，还有对企业、员工、同仁、家庭乃至国家、民众的责任感，对工作的热衷，成就感和荣誉感，对工作中朋友的感情等，复杂地交织在一起，姑且叫做“企业家情结”。

分析起来，这个情结仍然是“不知足”。所以解开这个情结的办法是放下和舍得。

佛门训诫——有舍有得，不舍不得，大舍大得，小舍小得。欲求有得，先学施舍。舍得是一种人生智慧和态度，也是一种启迪心智的“生活禅”。

该罢手时一定罢手，在影响到自身健康、家庭关系等更重要的问题时更要当断即断。

5.解脱交叉情结的办法——换位思考

当不同情节的人面对同一个问题时，会有不同的态度。情结的交叉往往形成矛盾，有时这些矛盾难以解决，从而演绎出错综复杂、喜怒哀乐、五味杂陈的人间悲喜剧。

电视剧《渴望》几乎人人都看过，那首主题歌大部分人会唱，但是不是每个人都能悟出该剧彰示的道理。在这部电视剧中没有一个坏蛋，大家都是善良和本分的，但是在这种氛围中生活的主人翁却都在熬煎、彷徨、痛苦中生活，所以在主题歌中呐喊“这样执着，究竟为什么？”要问问南来北往的客，“是对还是错”？看了半天，没有对错，只有执着。剧中人都有些片面性，看问题的角度各有不同，而且都不听劝，我行我素，最后搞成了悲剧。

这昭示了一个重要的问题，只有善良愿望还是不够的，还要有平正的态度和性情。剧中人出身、身份、地位、机遇、文化程度各不相同，因此看问题的角度、态度不同，即情结不同，得出的结论就大不一样。在我们的日常生活和工作中，类似《渴望》的情况比比皆是，如何正确看待和处理就是一个重要的问题。

如果人人都能换位思考，能认真听听别人的意见，不是企图改变别人，而是力求发现自己情结的偏差，力图改变自己，这种悲剧还会出现吗？我们仔细观察就会发现，虽然人各有缺点，但奸险、狡诈、自私、玩手腕、弄权术的人毕竟是极少数，大家有分歧多是由于每个人的经历、经验、看问题的角度不同，多数情况下没有原则分歧。这时就要求大同存小异，多交流，少执着，才能减少不和谐因素。

（三）须知欲海无涯

贪欲是一条坡度越来越陡的下行坡道，越往下越难收足。知足是贪欲的止步剂。

名利是最大、最普遍的欲望。但要明白，名利是求之不可得，却之不可免的东西。“人过留名雁过留声。”名利又如浮云，为身外之物。

有一个故事，说一个爱幻想的年轻人听说名利是一个年轻的美女，发誓要找到她。他问哲理书，书回答他，这里没有名利；他问宗教，宗教说生无名利，死后才能得到；他问世人，世人说名利来了又走了，不知所终。年轻人老了才找到了名利，那是居于一个山洞中又老又丑的妇人。她说自己从来没有离开过这里。他让名利为世人留言，表示他见到了她。她只说了一句话：“我年轻而且漂亮”。

（四）除了健康和真爱，都是身外之物

《道德经》四十四章中说：“名与身孰亲？身与货孰多？德与亡孰病？甚爱必大废，多藏必厚之。知足不辱，知止不殆，可以长久。”这里提到“名与身”、“身与货”、“德与亡”的关系，实际上是名利和身体健康的关系。只有知足，才能“不辱”、“不殆”。健康是第一位的资本，生命是要关注的头等问题，不可因小失大。

难道我们只有到生命的终点才能明了这个道理吗？

复旦大学青年教师于娟身患乳腺癌，她在病床上回忆了自己的一生。她在“生命日记”中有一段催人泪下的感慨：“在生死临界点的时候，你会发现，任何的加班（长期熬夜等于慢性自杀），给自己太多的压力，买房买车的需求，这些都是浮云，如果有时间，好好陪陪你的孩子，把买车的钱给父母亲买双鞋子，不要拼命去换什么大房子，和相爱的人在一起，蜗居也温暖。”人之将死，其言也善。这段感天动地的话不能给我们以启发吗？

石天基在其《莫愁诗》说：“人生在世一蜉蝣，转眼乌头换白头。百岁光阴能有几？一场扯淡没来由。当年楚汉今何在？昔日萧曹尽已休。遇饮酒时须饮酒，青山偏会笑人愁。”人生如白驹过隙，转眼就是百年。大多数人直到老年，也是接近生命的终点，才明白“是非成败转头空”，古今多少事都是“笑谈”。与其感叹，莫如及早“看破红尘”。

（五）比上不足，比下有余

李渔说：“穷人行乐之法，无他秘巧，也只是退一步法——我以为贫，更有贫于我者；我以为贱，更有贱于我者……以次居心，则苦海尽成乐地。”

有一个故事，说的是一位农民，家中一贫如洗，只有一间破草房。他每天笑呵呵地围着草房溜达。有人问他，你穷到这样，还高兴什么？他说，我是穷，但我还有遮风避雨的草房，比那些露宿街头的人好多了。后来他劳动致富，盖起了大瓦房，他仍然每天笑呵呵地围着院子溜达。有人问他，他说，你看我这房子比以前好多了，能不高兴吗？

郑板桥就是从“比下有余”中觉悟的“糊涂人”。他才华横溢，但仕途潦倒，贫困不堪，常感不平。一次，他在潍县任上去莱州去峰山一游，至晚，到一草庵处借宿。屋内有一大砚，老主人请他题词。郑板桥题“难得糊涂”四字，落款题“康熙秀才，雍正举人，乾隆进士”。郑请老翁题跋，老翁题“得美石难，得顽石尤难，由美石转入顽石更难。美于中，顽于外，藏野人之庐，不入富贵门也”。落款“院试第一，乡试第二，殿试第三”。看老翁之题词，郑板桥顿悟，增题道“聪明难，糊涂难，由聪明而转入糊涂更难。放一著，退一步，当下心安，非图后来福报也。”自此，郑板桥大彻大悟，他总结自己的际遇和感悟说：“满者损之机，亏者盈之渐，损于己则盈于彼，各得心情之半，而得心安即平，且安福即在是矣。”

这便是：“事能知足心常泰，人到无求品自高”（纪晓岚语）。

五、人之生必以平正

《管子》说：“凡人之生也，必以平正；所以失之，必以喜怒忧患。是故止怒莫若诗，去忧莫若乐，节乐莫若礼，守礼莫若敬，守敬莫若静，内静外敬，能反其性，性将大定。”

平正是一种性情，也是一种处事方法。平正者看问题公允、全面、持中，不偏激、不片面、不绝对，因此处事决断能客观准确，为人能听取不同意见，能接受各种性情和看法的人，因此没有“喜怒忧患”，此为智者。

董仲舒说：“仁人之所以多寿者，外无贪而内清静，心平和而不失公正，取天地之美以养其身，是其且多且治。”

要做到平正，首先要“无贪”，然后是“心地平和”，看问题“不失公正”，还要学会换位思考。要更多地考虑谈话对象的初衷，是否有道理，或有合理的成分，而不是固执己见，强加于人。这一点对于领导者尤其重要。《荀子·正论》中说：“故上者下之本也……上公正则下易直矣。”

第六节　御情

情志是中医对情绪的称谓，是在对外界不同的信息进行认知、评价时产生的复杂的心理和生理学变化，包括外在表情、行为和内在心理体验、生理变化。情志不同于意识、思维等精神活动，但二者关系密切，遇到同一种信息，不同意识、道德、性情的人反应是不一样的。

吴昆在《医方考》中说：“情志过极，非药可愈，顺以情胜，《内经》一言，百代宗之，是无形之药也。”情志反应过分，就会导致对健康的损害，甚至产生疾病。这种情志性疾病，药物是难以治愈的，必须通过情志的调节来改善。

修德、养性是防治情志性疾病的根本方法，为治本之法。御情即控制情绪，或以情抑情，为指标之法。但在外界情绪刺激较为严重，或年老体弱，或原本就有情志性疾病，“急则治其标”，也是非常重要的。

一、七情与五志

对情志反应的概括，是有不同意见的。在《礼·礼运》中说：“喜、怒、哀、惧、爱、恶、欲，七者勿学而能。”宋代陈言在《三因极一病证方论》中概括：“七情者，喜怒忧思悲恐惊是。”从本质上来说，“情”是什么呢？情就是“气”，情绪变化就是气的变化。《素问·阴阳应象大论》说：“人有五脏化五气，以生喜怒悲忧恐。”

神统御人体的生理和情志活动，“心藏神”，故心为五脏之首。《灵枢·邪客》说：“心者五脏六腑之大主，精神之所舍也。”

神、魂、魄、意、志是为“五志”。“五志”是什么？它有什么作用？举“魂”为例，“魂者，神之别灵也。”（《太素·卷六》）五志是人体“神”的五种表现，分藏于五脏。五脏的结构、功能、喜恶各不相同，故神化为五种“志”，分别行使对五脏功能的调控作用。即神包括五志，五志总合为神。

《素问·宣明五气论》说：“心藏神，肺藏魄、肝藏魂，脾藏意，肾藏志。”心所藏之神为两种，一种是“本神”，一种是藏于心的五志之一“心神”。

五志所藏是与脏之特性有关的，如肝藏血，血为魂之舍，故肝藏魂。《灵枢·本神》说：“肝藏血……血舍魂。……脾藏营，营舍意。……心藏脉，脉舍神。……肺藏气，气舍魄。……肾藏精，精舍志。”五脏的精气血各不相同，即“血、脉、营、气、精神，此五脏之所藏也……”（《灵枢·本神》），只不过没有各赋予一个概念，而以“肾精”、

“肾气”、“肾血”代之。五志藏五脏，体现了神、精、气、血的协调关系。

二、怎样理解“七情内伤”

《素问·阴阳应象大论》说：“怒伤肝”，“喜伤心”，“思伤脾”，“忧伤肺”，“恐伤肾”。这是“情伤神”最早和最系统的提法。

如果我们简单地把“怒伤肝”理解为“怒”这种情绪反应导致了肝的损伤，在现代西医学里可以理解为“心理应激”，似乎顺理成章。但这样一来就产生了几个问题：无所不在的“神”在这个过程中没有作用，我们通过修德、养性来调神就对七情内伤没有防治意义；五脏所藏的“志”也没有意义，仅仅成了一个可有可无的概念；不同的情绪刺激对特定的脏器的损伤也缺乏解释。

有人把这简单地解释为“怒为肝之志，喜为心之志，悲（忧）为肺之志，思为脾之志，恐（惊）为肾之志。七情过激过久，可以损伤相应的内脏。”这就错了，因为喜怒忧思恐不是脏器所藏的“志”，而是情绪反应。

所以，问题没有这么简单。

陈言在《三因极一病证方论·三因论》中论述得精辟：“七情，人之常性，动之则先自脏腑郁发，外形于肢体，为内所因。”这里说得很明白，七情是“为内所因”，即“脏腑郁发”，才“外形于肢体”，即由内到外，而不是由外向内。

七情不是病因，真正的病因是外界的不良信息。这些信息包括：导致“喜”的信息是愿望实现，或紧张情绪解除；导致怒的信息是不平或不当；导致思的信息是问题必须解决而又难以解决；导致悲的信息是失去亲人或极为重要的物件，或失败的机遇；导致恐的信息是面临危险而难以解决；导致惊的信息是突然发生的意外事件或消息。

这些信息必然引起心神的反应。张介宾在《类经》中说：“心为脏腑之主，而总统魂魄，兼赅意志。故忧动于心则肺应，思动于心则脾应，怒动于心则肝应，恐动于心则肾应，此所以五志唯心所使也。”也就是说，这些情感刺激首先作用于心，但不同类型的刺激对于神的五种化身即五志是有选择性的，即容易导致相应“志”的反应。

如果这些刺激足够强，或长期存在，则导致志的震动和损伤。《灵枢·本神》说：“心怵惕思虑则伤神，……脾愁忧而不解则伤意，……肝悲哀动中则伤魂，……肺喜乐无极则伤魄，……肾盛怒不止则伤志，……是故五脏，主藏精者也，不可伤，伤则失守而阴虚，阴虚则无气，无气则死矣。”

“不解”、“无极”、“不止”等代表这些刺激在心没有得到有效地化解，导致五志撼动。五志撼动则相应的脏器无所主，因而脏器功能失调，从而受到伤害。同时，外形于色，出现相应的表情、动作。

《素问·六节藏象论》说：“心者，生之本，神之变也。”神变不变在于心。心对心理刺激能起到阻抑作用，心神不动，则五志安定。《灵枢·本脏篇》说：“志意者，所以御精神，收魂魄，适寒温，和喜怒者也。”修德养性之作用即在于此。如志意不坚，则也可能对情绪刺激起放大作用，出现过激反应。

以上论述列图说明如图8–2。

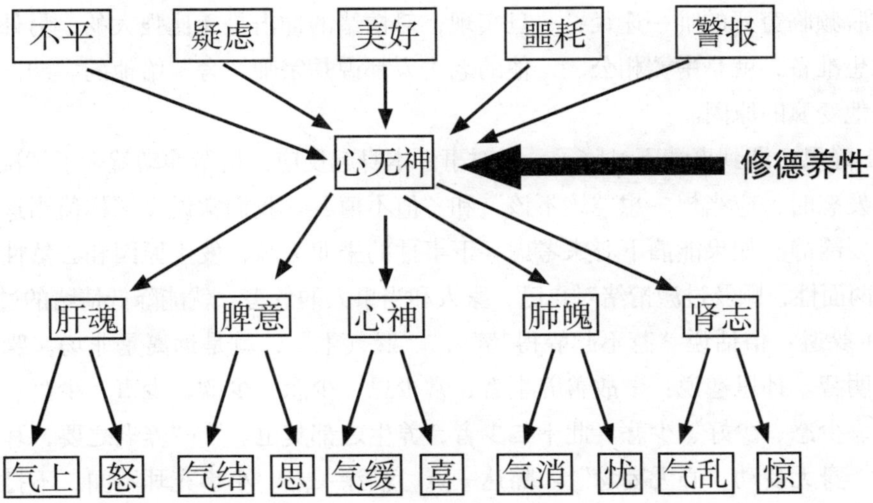

图8–2

《素问·举痛论》说："百病生于怒也，怒则气上，喜则气缓，悲则气消，恐则气下……惊则气乱，……思则气结。"气的运行不正常，就导致脏器功能紊乱，从而产生损伤。

三、御情

过激的情绪反应是要控制的。当机体突然受到强烈有害刺激（如创伤、手术、失血、感染、中毒、缺氧、饥饿等）时，以糖皮质激素大量分泌为特征的神经—体液反应被称为应激反应。现代科学已经证实，应激反应具有明显的两面性，适度的应激反应对机体应对突然刺激是有利的，但是过分的应激反应对身体是有害的。

真正有效和根本的御情是心神的稳定。通过修德养性，心神自安，遇事就能安之若素，处之坦然。孙思邈说："性既自喜，内外百病皆悉不生，祸乱灾害亦无由作，此养性之大经也。"

唐代著名禅师石头希迁被称为"石头和尚"，九十一岁时无疾而终，谥号"无际大师"。他曾经为世人开列十味良药："好肚肠一条，慈悲心一片，温柔米半两，道理三分，信行要紧，中直一块，孝顺十分，老实一个，阴骘全用，方便不拘多少。"服用方法为："此药宽心锅内炒，不要焦，不要躁，去火性三分，于平等盆内研碎，三思为末，六波罗密为丸，如菩提子大，每日进三服，不拘时候，用和气汤送下……切忌言清行浊，利己损人，暗中箭，肚中毒，笑里刀，两头蛇，平地起风波……"。

"人有旦夕祸福"，七情难忘但可"止"。正如李渔所说："忧可忘乎？不可忘乎？曰：可忘者非忧，忧实不可忘也。然则忧之未忘，其何能乐？曰：忧不可忘而可止，止即所以忘之也。"发生事件后控制情绪反应是临时的但有效的方法。

（1）有备：凡事皆有因，结果都是两个，有正就有反。想到事件发生的可能性，并做好两手准备，一旦发生就不会感到突然。范进中举后疯癫，除了中举是他多少年的梦想，是摆脱频临穷死的唯一途径，一旦实现，对情绪的冲击是无比强大的，另外也是因没有任何思想准备，就是中“相公”，他的老丈人都说是宗师“舍”给他的。冲击既大又突然，才是他变疯的原因。

（2）静思：遇到事情不过脑子，只对事件本身起反应，情绪冲动就少了“洗消剂”。比如，要发怒时，应当想一想“该不该”和“值不值”。我们常说，“你值当这样吗？”就是劝人要冷静。如果能静下心来考虑一下事件的来龙去脉，发生原因和必然性，分析事件后果的两面性，顾及过激情绪对自己、家人和当事人的危害，就能降低情绪的过激。

（3）躲避：俗话说“惹不起躲得起”，“躲气生”，就是远离是非场。躲事不是气馁，而是明智。孙思邈说：“故善养生者，常少思、少念、少欲、少事、少语、少笑、少乐、少喜、少怒、少好、少悲。此十二少者，养生之都契也。”“养老之要，耳无妄听，口无妄言，身无妄动，心无妄念”。豁达一点，糊涂一点，小事充耳不闻，不打听，不介入，不介意，不随意插言，即便听到，也是“左耳进，右耳出”。

（4）移情：转移注意力。《理瀹骈文》说：“七情之病者，看书解闷，听曲消愁，有胜于服药者矣。”孙思邈说：“人性非合道者，焉能无闷，闷则何以遣之，何方蓄书百卷，闷来阅之，殊胜闷坐。”李渔说：“止忧莫如诗，去忧莫如乐。”此外，旅游、气功、演奏乐器、书法、散步、养鱼、种花、养鸟、钓鱼等都是平静心情、转移注意力的有效方法。

（5）宣泄：情绪宣泄出来，不要闷在心里，有时宣泄之后，情绪就会趋于平稳。如心中有气、有苦，又不能自止，莫如在一个无人的地方大叫几声，或大哭一场。最新的研究显示，宣泄负面情绪的人比自我抑制的人长寿，如讲求绅士风度、喜欢自我约束的英国人比外向的意大利人和西班牙人寿命短两年。时常压抑焦虑和不满情绪，容易导致心脏病、高血压、肾损伤等系列疾病。

斯德哥尔摩大学压力研究所的研究人员通过对2755名男性的问卷调查发现，和直面不公待遇的人相比，经常选择默默忍受的人心脏病发病率高一倍以上。

（6）放缓：这包括传达信息的人和接受信息的人。传达信息的人如果情绪不那么慌张、气愤，语速慢一些，话多说一些，而不是带着情绪直来直去，对接受信息的人刺激就会小一些。在辩论学中有一个办法就是放缓语速。两个人吵架，如果一个人说：“你别急行不行？”现场气氛马上就会冷却下来。

（6）交流：一定要有几个挚友，遇事和他们说说心里话，一方面宣泄情绪，一方面得到对方的疏导，是排解不良情绪的好方法。

（7）快乐：《素问·举痛论》说：“喜则气和志达，营卫通利”。马克思说：“一种美好的心情，比十付良药更能解除生理上的疲惫和痛楚。”在七情中，喜是相对有利的，而且七情中怒、忧、思、悲、惊、恐六情，都可交叉或混合发生，唯有喜较少和其他情绪共存。所以，平时保持一种乐观、开朗的情绪，遇到事情就不会反应强烈。

（8）克情：就是用一种情绪来克制另一种情绪。《素问·阴阳应象大论》说：“怒伤肝，悲胜怒；……喜伤心，恐胜喜；……思伤脾，怒伤思；……忧伤肺，喜胜忧；……恐伤肾，思胜恐……”。胜者，抑制也。这种方法不能乱用，用得不好，不仅无效，有可能反而使问题复杂化，故“唯贤者能之”。朱丹溪说：“怒伤，以忧胜之，以恐解之；喜伤，以恐胜之，以怒解之；忧伤，以喜胜之，以怒解之；恐伤，以思胜之，以忧解之；惊伤，以忧胜之，以恐解之，此法唯贤者能之。”张子和说：“以悲制怒，以怆恻苦楚之言感之；以善制悲，以谑浪戏狎之言戏之；以恐制喜，以恐惧死亡之言怖之；以怒制思，以侮辱欺罔之言触之；以思制恐，以虑彼忘此之言夺之。”

以情克情是以五行相生相克的原理为依据的。

以情克情的典型例子就是范进中举。当范进疯了以后，大家束手无策。一位报录的人说：“范老爷平日可有最怕的人？他只因欢喜狠了，痰涌上来，迷了心窍。如今只消他怕的这个人来打他一个嘴巴，说：‘这报录的话都是哄你，你并不曾中。’他吃这一吓，把痰吐了出来，就明白了。”于是，范进平时最怕的胡屠户就成了不二人选。胡壮了壮胆子，一个嘴巴打过去，就把范进打醒了。这是“以恐制喜”的范例。

四、制怒

《东医宝鉴·内景篇》说：“七情伤人，惟怒为甚，盖怒则木克脾土，脾伤则四脏俱伤矣。”《老老恒言·戒怒》说：“人借气以充身，故平日在乎善养。所忌最是怒。怒气一发，则气逆而不顺，窒而不舒，伤我气，即足以伤我身。”

生气是对自己的惩罚，因为它解决不了任何问题，只有伤身一个结果。

清代有位阎敬铭，官至户部尚书，东阁大学士，曾做“不气歌”：“他人气我我不气，我本无心他来气；倘若生病中他计，气下病时无人替。”

我们应当向诸葛亮和司马懿学习。诸葛亮一生善用“气”，靠让对手生气而达到“不战而屈人之兵”的目的，屡用屡爽，堪称“气功大师”。他一气孙权，联吴抗曹；三气周瑜，占取荆州；笑骂王朗，气死人不偿命；七擒孟获，你气我不气。只是最后遇到高人司马懿，他用羞辱之法，想激怒司马出战，但司马压下怒火，就是闭门不出，可怜诸葛亮命丧五丈原。

陈继儒在《警世通言》中有一首劝人诗，摘录如下供参考：

一生都是命安排，求什么？今日不知明日事，愁什么？
不礼爹娘礼鬼神，敬什么？弟兄姊妹皆同气，争什么？
儿孙自有儿孙福，忧什么？奴仆也是爹娘生，凌什么？
当官若不行方便，做什么？公门里面好修行，凶什么？
刀笔杀人终自杀，刁什么？举头三尺有神明，欺什么？
文章自古无凭据，夸什么？荣华富贵眼前花，傲什么？
他家富贵前生定，妒什么？前世不修今受苦，怨什么？
岂可人无得运时，急什么？人世难逢开口笑，苦什么？

补破遮寒暖即休，摆什么？才过三寸成何物，馋什么？
死后一文带不去，怪什么？前人土地后人收，占什么？
得便宜处失便宜，贪什么？聪明反被聪明误，巧什么？
虚言折尽平生福，慌什么？是非到底自分明，辩什么？
暗里催君骨髓枯，淫什么？嫖赌之人无下梢，耍什么？
治家勤俭胜求人，奢什么？人争闲气一场空，恼什么？
恶人自有恶人磨，憎什么？怨怨相报几时休，结什么？
人生何处不相逢，狠什么？世事真如一盘棋，算什么？
谁人保得常无事，诮什么？穴在人心不在山，谋什么？
欺人是祸饶人福，强什么？一旦无常万事休，忙什么？

最近，北京电视台举办了一个教孩子唱歌的节目——《音乐大师课》。笔者偶然发现并马上被其所吸引。这个节目没有选秀的噱头，也没有造星的目的，却是场面热烈。孩子在唱，听众在流泪、在同唱、在手舞足蹈，在打拍子。我也不知不觉地流泪。我为其效果所震撼—音乐居然有这么大的力量！这种力量是我们在即便是歌唱大师的演唱会上也感受不到的，更是声嘶力竭、悲痛欲绝式演唱中感受不到的。

音乐不是为了选秀，也不仅是为了表达，更重要的是感动人、教育人。

著名音乐指挥家孟大鹏的现场评论一语中的："只有孩子们的歌声会波动所有成年人心灵最深处的心弦，会召唤出各个年代中的最纯朴、最简单、最真诚的情感。"

孩子的内心是纯真的、自然的，所发出的歌声才真的是好声音，真的是天籁之声。这种声音的效果是你无论用多么高超的演唱技巧、多么娇柔做作的表演所无法达到的。

我们成年人那根最简单、最纯真的心弦为什么被深藏呢？它是被世俗、名利所包围，所蒙蔽。我们为什么不能把它挖掘和显露出来并成为指导我们行为的准则呢？

孩子们这些唱给爷爷的歌声已经在向我们挑战。

让我们共同努力，"让世界充满爱"，世界必将变得更美好。

第九章 生态运动养生

天之为物，故恒于动；人之有生，亦恒于动。

——朱丹溪《格致余论》

人身，阴阳也；阴阳，动静也。动静合一，气血和畅，百病不生，乃得尽其天年。

——张瑶《增演易筋洗髓·内功图说》

第九章　生态运动养生

运动是自然界的基本特征。朱丹溪说："天之为物，故恒于动；人之有生，亦恒于动。"大至宇宙星辰，小至草木虫蚁，无不在"动"；快如霹雳闪电，瞬发即至，慢如滴水穿石，百年始见变化，莫不为"动"。

生命之"生"，体现在其本身的生长发育、衰老死亡，依赖于和外界的物质、能量交换，这些交换的停止，便是生命的终结。《素问·六微旨大论》说："出入废则神机化灭，升降息则气立孤危。故非出入，则无以生长壮老已；非升降，则无以生长化收藏。"

法国18世纪著名的启蒙思想家伏尔泰有一句家喻户晓的名言："生命在于运动。"歌德也说："生命在于矛盾，在于运动，一旦矛盾消除，运动停止，生命也就结束了。"

一位美国运动生理学家说："缺少运动才是真正的慢性自杀，它给人们造成的危害，不亚于酒精与尼古丁。"一个人如果三天不活动，力量就会下降5%；如果长期不活动，各个组织、器官很快就会发生退行性变化和功能衰退。

但是，不能把这句话简单地理解为体育运动。生命活动不仅指机械运动，还包括物理运动、化学运动、社会运动和思维运动；不仅包括宏观的躯体运动，还包括微观的细胞运动、分子运动等诸多运动形式。

同样不能把运动视为生命的唯一。张景岳说："天之大宝，只此一丸红日；人之大宝，只此一息真阳。"讲的是阳气的重要性和主动性，不能理解为可以有阳无阴。同样，生命恒动，也不能理解为有动无静。"动"是自然界和人体的根本属性，"静"也是。没有静就没有动，就像没有阴就没有阳一样。《张子正蒙注》说："动而不离乎静之存，静而皆备其动之理，敦诚不息，则化不可测。"动和静相互依存，不可分离。阴阳要平衡，动静也要平衡。

西方的运动强调的是肢体运动，具有明显的可见性。现今对运动的定义是"一种涉及体力和技巧的由一套规则或习惯所约束的活动，通常具有竞争性"，这显然具有片面性。中医养生学所谓的运动，强调的是动静结合，动中寓静，静中有动。气功中的静功，并没有可见性，同样也是运动。这是中西方运动的主要区别。

运动不是目的，不能为动而动。运动的目的是养生，就要符合养生的规律，不能盲目运动，如《新语》所说："因天时而行罚，顺阴阳而运动"。

《思问录》谓："太极动而生阳，动之动也；静而生阴，动之静也"，"方动即静，方静旋动，静即含动，动不舍静"，"静者静动，非不动也"。这就是说"动"不离"静"，"静"不离"动"，"动静"相对立，而又相互依存。因此，只承认运动或者只承认静止的观点都是不对的。所以王夫之说："流俗滞于物以为实，遂于动而不返，异端虚则丧实，静则废动，皆违性而失其神也”（《张子正蒙注》）。朱熹亦明确指出：“静，养动之根，动者所以行其静”。动与静互为其根．无静不能动，无动不能静，阴静之中已有阳动之根，阳动之中自有阴静之理，说明动静是一个不可分割的整体。

第一节　运动的意义与分类

我们从一个“奇怪”的现象说起。

一、生态运动养生——《黄帝内经》为何不强调运动

《黄帝内经》为中医学和中医养生学之集大成者，至今仍然是中医学和养生学的经典。在《内经》中对饮食、起居、四季、情志、经络等养生都详细论述，唯独对运动论述极少。《素问·六微旨大论》中反复强调了升降、出入等运动对于生命的重要性，但讲的并不是养生运动。涉及运动的有：散步（《素问·四气调神大论》：“春三月，……广步于庭”）、按跷（《灵枢·九针论》：“形数惊恐，筋脉不通，病生于不仁，治之以按摩醪药”）、吐纳（《素问·上古天真论》：“呼吸精气，独立守神，肌肉若一”）、存想（《素问·刺法论》：“肾有久病者，可以寅时面向南，净神不乱思，闭气不息七遍，以引颈咽气”）。而真正讲运动者不过是“广步”，而且是在季节养生中讲的。另一处是介绍古人的生活情况。《素问·汤液醪醴论》说：“人居禽兽之间，动作以避寒，阴居以避暑，内无眷慕之累，外无伸官之形，此恬淡之世，邪不能深入也。”原来古人肢体运动的主要原因是不得已而为之——避寒。

非但如此，《内经》中反而一再强调“过劳”、“过用”的危害。《素问·宣明五气》说：“五劳所伤：久视伤血，久卧伤气，久坐伤肉，久立伤骨，久行伤筋，是谓五劳所伤。”《素问·经脉别论》说：“故饮食饱甚，汗出于胃；惊而夺精，汗出于心；持重远行，汗出于肾；疾走恐惧，汗出于肝；摇体劳苦，汗出于脾。故春秋冬夏，四时阴阳，生病起于过用，此为常也。”

关于运动重要性的论述较早见于《吕氏春秋》。在其《达郁》篇中指出：“凡人三百六十节、九窍、五脏、六腑、肌肤，欲其比也；血脉，欲其通也；筋骨，欲其固也；心志，欲其和也；精气，欲其行也。若此，则病无所居，而恶无所由生矣。病之留恶之生也，精气郁也。”疾病的发生是由于精气郁滞造成的，而运动是使体内精气流通的有效措施。《吕氏春秋·尽数》中说：“流水不腐户枢不蠹，动也，形气亦然，形不动则精不流，精不流则气郁。”

这是为什么呢？难道是《黄帝内经》的作者疏忽了吗？不然。这与历史条件有关。我们不能用现代人的眼光去看待古人。现代人重视运动，多半是为了防病，防治因代谢异常导致的一系列疾病。其实，温饱问题解决，部分人肚满肠肥，慢性病蔓延，也只不过几十年的事。历史上除了少数持续不久的历代“盛世”和统治者、士大夫阶层，老百姓都是

一生辛苦劳作。古人为了狩猎、寻找食物、躲避灾祸，需要不停地奔跑和行走，用最原始的工具，从事效率极其低下、强度极大的劳动，他们用得着、或有兴致去消耗多余的能量吗？

古人很多是累死的，今人很多是闲死的。

古代人养生讲究气功、吐纳，而不是肢体运动。“中华养生始祖”彭祖就是气功鼻祖。彭祖说：“和神导气之道，当得密室，闭户，安床、暖席、枕高二寸半，正身偃卧，瞑目闭气于胸膈中，以鸿毛着鼻上而不动，经三百息，耳无所闻，心无所思，如此则寒暑不能侵，蜂虿不能毒，寿三百六十岁。”

讲肢体运动较早的大概是《吕氏春秋》。该书记载：“陶唐氏之始，阴多滞伏而湛积，水道壅塞，不行其原，民气郁阏而滞著，筋骨瑟缩不达，故作舞以宣导之。”陶唐氏姓伊祁，名放勋，传说他曾先后受封于陶地和唐地，故号陶唐氏。尧是他的谥号。其时代在原始社会末期。那时的“作舞”，是为了宣导筋骨，因为气候阴湿，容易“筋骨瑟缩”，与今时运动的目的也不相同。

根据2004年发表在美国《运动医学与科学》杂志上的研究，美国宾夕法尼亚州阿米什人是基督教的一支，反对使用机械，完全用人力和畜力耕作，正好是传统农业社会的代表，可以用来比较“古早人”和“现代人”运动量的差异。其男性活动量相当于日行一万八千步，女性为一万四千步，相当于每天走路2小时所消耗的能量，大约是“现代人”全日活动量的6倍。虽然阿米什人吃的是高热量和高脂肪饮食，但他们走路多，运动量大，肥胖率只有4%，而一般美国人达到1/3。

这就是运动的生态性。古人没有慢性病，是他们生活方式的生态化，其中一个重要方面是他们不得不从事繁重的体力劳动，而这些体力劳动是生物为了生存所必需的，从生物进化角度来看是很自然的，少劳动或不劳动反而是不正常的。劳动使阿米什人成为现代生活方式丛林中难得的一棵小草，但那些大树都虚弱枯黄，这棵小草却碧绿茁壮。

人是如此，动物同样如此。大象野外可以活到200岁，但在动物园中吃得饱、住得暖，却活不到80岁；野兔平均活20岁，家兔只能活4～5年；野猪的寿命也比家猪高1倍。这其中原因是多方面的，运动减少是主要的因素。

我们无须像古人那样去刀耕火种，也无须像阿米什人那样摒弃现代化机械和交通工具，但我们不可以克服惰性吗？不可以做足够的活动吗？

二、运动的意义与保健机理

（一）增强体质

毛泽东同志准确概括了运动的主要意义：“发展体育运动，增强人民体质”。宋代蒲处贯《保生要录·调肢体门》记载华佗对其学生吴普说：“人欲得劳动，但不当使极耳。动摇则谷气得消，血脉流通，养生者，形要小劳，无至大疲，故水流则清，滞则浊。养生之人，欲血脉常行，如水之流。坐不欲至倦，行不欲至劳。顿行不已，然后稍缓，是小劳之术也。”中医养生学认为，运动可以使经络气血畅通，增强脏腑功能，强筋健骨。现代科学认为，运动可以增强肌肉力量和关节周围组织，提高脏器功能，特别是心肺功能，可以改善新陈代谢，改善睡眠，增进食欲，并提高神经兴奋性和协调性。

根据哈佛大学研究者发表在《新英格兰医学期刊》上的研究，针对72488名护士，追踪8年，结果发现每天走30分钟以上者，心脏病发作或死亡的机会可以减少1/3。

有位病理学家通过对数千名尸体解剖的研究，发现脑力劳动者动脉硬化的发生率是14.5%，而体力劳动者仅为1.3%，两者相差11倍。

（二）延年益寿

欧阳修举例说明运动之延年益寿作用："大禹走天下，劳其形而寿百岁。颜子萧然卧于陋巷，不动于心，年不及三十。"中医学认为，衰老是由于脏腑虚损、气血衰微、经络阻滞、阴阳失调所致。我们对中老年人的大量体质检测也显示，老年人以虚性体质和血瘀为最多。运动可以增进脏腑功能，畅通气血，调和阴阳，故有抗衰老作用。

（三）安神益智

运动使人远离喧嚣的环境，摆脱繁重的工作，忘却沉重的压力，专注于身体锻炼，达到心静的效果。尤其是静功，使人一个很重要的系统——植物神经系统趋于稳定，迷走神经兴奋，交感神经抑制，心率减慢，血压降低，达到一种新的动态平衡。这对于排除杂念，消除浮躁情绪具有重要作用。

运动使血流加快，促进血脉畅通，气随血行，对于气郁体质的改善有明显效果。

协调的运动可以调整大脑的功能，协调大脑的兴奋与抑制过程，提高脑细胞的协同性与均衡性，利于没有被开发的脑细胞的利用，从而有益智效果。

清朝黄凯钧在《一览延龄》中提出："动中思静，静中思动，皆人之情也。更如静中亦动观书，动中亦静垂钓，无论动静，总归于自然，心情开旷，则谓之养生……最静之人，食后亦直散步，以舒调气血。好动之人，亦宜静坐片刻，以凝形神。"

（四）祛病养颜

运动使人气血畅达，脾运健旺，增强体质，从而达到预防疾病的效果。《三国志·华佗》说："病不得生，譬犹户枢不朽是也。"

《红炉点雪·却病秘诀》认为运动对疾病有康复效果，因为运动能使"血气循规而不乱，精神内涵而不摇，衰者起，萎者愈，疲癃转康健之躯，枯槁回温润之色"。

运动预防疾病的意义在今天显得特别重要，因为现代人类太"懒"，体力活动太少了。纳凉不用扇扇子了，因为有空调；扫地不用扫帚了，因为有除尘器；洗衣服不用搓板了，因为有洗衣机；洗碗不用丝瓜瓤了，因为有洗碗机；擀面条不用案板了，因为有压面机（连和面都不用手）；切菜不用刀了，因为有切菜机……早晚有一天，饭也不用吃了，因为有喂饭机。

慢性非传染性疾病的蔓延，主要原因就是两个：吃得多，动得少。

明代医学家李梴在《医学入门》中说："终日端坐，最是生死，人徒知久行、久立伤人，而不知久卧、久坐之尤伤人也。"这大概是认识到少动比过劳更为有害的转折点。

世界卫生组织的报告指出，每年有200万人是死于"久坐"。报告预测，到2020年，全球有70%的疾病将是由于坐得太久造成的。《柳叶刀》一项覆盖全球122个国家89%的人口调查显示，全球1/3的人运动量不足。该杂志指出，久坐不动的生活习惯导致的死亡人数几乎与吸烟致死的人数相同，而且运动不足还易引发心血管疾病、Ⅱ型糖尿病、结肠癌和乳腺癌。2008年全球5700万死亡人口中6%~10%的人是由运动量不足和久坐不动导致的。

研究显示，一个人三天不活动，力量就会下降5%；长期不活动，各个组织、器官很快就会发生退行性变化和功能衰退。

多吃少动的直接后果就是肥胖。我国的肥胖和超重者的速度递增，1982年仅占7%，1992年上升到15%。卫生部中日友好医院内分泌科杨文英和杨兆军教授等发表的2007~2008年中国糖尿病和代谢紊乱研究最新数据表明，在我国人群中，超重和肥胖发生率较2002年增加1倍。

世界卫生组织的前任总干事布伦特兰博士在2000年的世界卫生大会上谈到："对于与不健康消费相联系的主要危险因素，我们已经有了直接的、安全的和可靠的治疗方法。它是免费的。它对富人和穷人、男人和女人、年轻人和老年人同样有效，它便是体力活动。至少每天活动30分钟。"

每年的4月7日是"世界卫生日"。世界卫生组织把2002"世界卫生日"的主题定为"体育锻炼"，提出的口号就是"运动有益健康"。

三、活动与运动——那些"没道理"的锻炼

身体活动指肌肉收缩并消耗能量的任何活动，运动是指有计划、有组织、重复性的身体活动。所以运动是身体活动中的一种，从锻炼肌肉和消耗能量的角度来说，做家务、体力劳动、走路、站立、爬山、骑车、逛街、陪孩子玩等和运动的效果没有区别，只是一般活动缺乏针对性、规律性而已。

现代人聪明，但也净干傻事。你经常会看到，有些人早晨去长跑，气喘吁吁地回来，冲个澡，吃完早点开车去上班。你为什么不能走着、骑车、或乘公交去上班呢？这样不还减少点车辆拥堵，减少点尾气排放，减少点汽油开支吗？也许有人说，这样是为了节省时间，但跑步不也用时间吗？也许这样做显得你有身份、有地位，那就另当别论了。洪昭光教授建议，乘车上班，最好提前两站下车，走那两站路。

办公的五楼有一所瑜伽馆，很多女孩子为了减肥来练瑜伽。早晨上班点好多人挤电梯，这些女孩子也挤。既然是为了减肥，你不能爬楼吗？据说美国总统的健康顾问外出，五楼以下都是爬上爬下，他不放过任何一个活动的机会。也许有人练瑜伽是为了赶时髦，那也另当别论了。

练跑步机更没有道理。花几千块钱买个洋玩意，天天在上面跑，跑几天烦了，就丢在那里。从猿到人，直立行走是一个划时代的进步，长着腿就是为了走路的，无论是在跑步机上还是在马路上都是一样。

全民健康121工程中的第一个1就是"日行一万步"。一万步大约相当于8000米，按

每小时4千米的速度，走一万步需要2小时。大概很少有人能每天走2小时。实际上这个“一万步”指的是相当于步行一万步的运动强度。这个强度可以消耗300千卡多余的热量。一天一万步的运动量，相当于打网球连续45分钟，骑脚踏车95分钟，游泳跑步30分钟，做家务120分钟。

运动强度可用代谢当量（MET，译称梅脱）表示，1梅脱相当于每千克体重，从事1分钟活动，消耗3.5毫升氧的强度。此值越大，表示单位时间耗氧量大，运动强度高。一般以大于等于6梅脱为较高强度；3～5.9梅脱为中等强度；不足3梅脱为低强度。

运动强度也可用千步当量表示，即以4千米/小时速度步行10分钟的活动量为1个千步当量。各种活动和运动都可以进行千步当量MET换算（表9-1），表中的某一运动项目的千步当量数是进行该运动项目一小时相当的千步当量。该值越大，表示运动强度越高，达到一定千步当量数需要进行该运动项目所需的时间越短。

表9-1　活动和运动的千步量MET换算

活动项目	MET	千步当量数	千步当量时间	活动项目	MET	千步当量数	千步当量时间
家务活动							
整理床，站立	2.0	3.9	20	擦窗户	2.8	5.4	11
洗碗，熨衣服	2.3	3.9	15	手洗衣服	3.3	6.9	9
做饭，收拾	2.5	4.5	13	扫、拖地，吸尘	3.5	7.5	8
步行							
3千米/小时慢速	2.5	4.5	13	5千米/小时中速	3.5	7.5	8
5.5～6千米/小时快速	4.0	9.0	7	7千米/小时很快	4.5	10.5	6
5.5千米/小时上山	6.0	15.0	4	4千米/小时下山	3.0	6.0	10
上楼	8.0	21.0	3	下楼	3.0	6.0	10
上下楼	4.5	10.5	6				
跑步							
一般慢跑	7.0	18.0	3	8千米/小时原地	8.0	21	3
9.6千米/小时	10.0	27	2	跑步上楼	15.0	42.0	1
走跑，慢跑小于10分钟	6.0	15.0	4				
球类运动							
保龄球	3.0		10	乒乓球	4.0	9.0	7
高尔夫球	4.5	10.5	10	台球	2.5	4.5	13
篮球，一般	6.0	15.0	4	篮球，比赛	7.0	18.0	3
排球，一般	3.0	6.0	10	排球，比赛	4.0	9.0	7

网球，一般	5.0	12.0	5	网球，单打	8.0	21.0	3
网球，双打	6.0	15.0	4				
羽毛球，一般	4.5	10.5	6	羽毛球，比赛	7.0	18.0	3
足球，一般	7.0	18.0	3	足球，比赛	10.0	27.0	2
舞蹈							
慢速	3.0	6.0	10	中速	4.5	10.5	6
快速	5.5	13.5	4				
跳绳							
慢速	8.0	21	3	中速	10.0	27	2
快速	12.0	33	2				
游泳							
踩水，中等用力	4.0	9.0	7	自由泳，仰泳，爬泳	8.0	21	3
蛙泳，一般速度	10.0	27.0	2	爬泳（快），蝶泳	11.0	30.0	2
自行车							
12～16公里/小时	4.0	9.0	7	16～19千米/小时	6.0	15.0	4
其他							
太极拳	3.5	7.5	8	瑜伽	4.0	9.0	7
单杠	5.0	12.0	5	俯卧撑	4.5	10.5	6
健身操（轻，中）	4.5	18.0	6	轮滑旱冰	7.0	18.0	3

四、运动分类

（一）按生理功能分类

（1）耐力（有氧）运动：运动中需要氧参与能量供给才能完成的运动，如步行、慢跑、骑车等。

（2）无氧运动：运动中不需要氧参与能量供给就可以完成的运动，如短跑、举重。

（3）抗阻力（肌肉力量）运动：对抗阻力的重复运动，如哑铃操、登山等。

（4）灵活性和柔韧性（关节、动作）锻炼：通过躯体或肢体的伸展、屈曲和旋转活动，锻炼关节的灵活和柔韧性。

（二）按运动目的分类

（1）竞技运动：这是培养运动员和以竞争为目的的运动，练武功类似。竞技体育讲究“三从一大”，即从难、从严、从实战出发，大运动量，“冬练三九，夏练三伏”。就是在严酷的条件下，以接近极限的运动量，提高运动员的竞技水平。这不是养生运动。

竞技体育的问题在于：一是专注于某一竞技水平的提高，无助于身体的全面锻炼；二是超强运动量和激烈的对抗，往往造成运动员的伤病，甚至猝死，因而对健康有损。近年来，屡有运动员在足球、长跑、拳击、排球等运动中因伤病而死亡的报道。

一项对参加1998年洛杉矶马拉松比赛2300名运动员的调查研究发现，赛后有14%的运动员病倒。这项研究还发现，与每周训练强度低于32千米的运动员相比，训练强度超过100千米/周运动员的患病概率增加1倍。1977年，一位1976年蒙特利尔奥运会的百米冠军在跑步器上只走了16分钟就筋疲力尽了，测试的得分是“差”，但两天后，他又在田径比赛中跑出了好成绩。这是因为体育训练的专门化原则限制了这位短跑明星心血管系统耐力的发展，所以他的速度、爆发力强了，但体质却差了。

（2）健美与减肥运动：健美运动追求的是人的形体美。对称的造型、均衡的比例、流畅的线条，坚强的骨骼，匀称的四肢，丰满的躯体，弹性的肌肉，健康的肤色，是形体美必要条件。另外健美还要求具有充沛的精神、愉快的情绪和青春的活力。健美运动已逐渐演变为一项竞技运动，2000年国际健美联合会成为国际奥委会正式成员。

健美与健身不同，对其要求不仅要有超强的身体，还要通过锻炼具有超发达的肌肉，以展现形体美。

目前相当多的中青年人进行体育锻炼的主要目的是减肥。减肥不仅可以预防疾病，而且可以保持一个好的身材。“把脂肪变成肌肉”，是减肥运动的口号。减肥必须必须结合节食，如果不管好自己的嘴，只靠运动来减肥，不仅是能源的浪费，也难以达到减肥的效果。

（3）健身运动：运动以健身、增强体质为目的，这才是普及最广、最值得提倡的运动。

（4）康复锻炼：这是神经肌肉系统疾病后进行康复的一项有效的运动锻炼项目。

五、“小灶留灯”与“过劳死”

小灶留灯字面的含义是，定量的灯油，如果捻子粗，火灶大，燃烧的时间就短，反之，把火灶变小，油灯亮的时间就会长。

小灶留灯一词见于陆游的《独学》诗：“秋风弃扇知安命，小灶留灯悟养生。”并由此引出他的“养生莫如啬”的观点。相似的话见于《老子》：“人生大期，百年为限，节护之者，可至千岁。如膏之用，小灶与大耳。”

生物学家鲁布涅尔通过种族比较提出能量消耗的观点。他认为，体重的每千克，大体消耗等量的能量，能量耗尽，动物就会死去。

德国学者汉斯·E·米勒发现，鹪鹩的寿命2～4年，它一生中消耗的能量与寿命是50～100年的鹦鹉、乌龟或鳄鱼相当。德国生理学家马克思·鲁布纳发现，如果折合成相同体重的话，所有哺乳动物在一生中消耗相同的能量。能量消耗得越快，寿命越短。这一观点和“小灶留灯”字面上的意义相似。按照这种理解，似乎运动越少越好，因为运动是大量消耗能量的。

其实这是做了曲解。在《养性延命录》中上述那段话之后是这样说的：“众人大言而我小语，众人多烦而我少记，众人悸暴而我不怒，不以人事累意，不修君臣之义，淡然无为，神气自满，以为不死之药，天下莫我知也。”

陆游在他的《东斋杂书》一诗中说：“吾闻诸先贤，养生莫如啬（节制）”。民初医家俞凤宾在《卫生丛话》中对陆游的“小炷留灯悟养生”之句解释说：“人生精力有限，而欲望无穷。尝见不自量力者以有限逐无穷，以致殉欲者有之，殉利者有之。”“吾人平居治事，无论在少年或老年时代，总以量力行事为最合卫生。知识虽高、精力虽强，若滥用而无节制，非持久之道。世有自恃其才而涸其真元者，则小炷留灯之说，不当深味之乎？”

所以，这两处引言的含义都是希望人们要淡然无为，心态平和，不做“以有限逐无穷”，“滥用而无节制”的傻事，不穷奢极欲，不追求享乐和权势、地位，以至于伤身短寿，殉欲殉利。

不同的动物有不同的习性，不能类比。有人把乌龟拿来家养，因为吃得好，乌龟也得了动脉硬化，结果比自然界的乌龟寿命短。在饲养条件下，动物反而比在野外更容易生病，因而寿命更短。

人之死亡原因众多，但归纳起来无非两个：外部伤害和疾病。不是疾病死亡，也不是伤害死亡，而是能量耗尽死亡，那只能是自然死，能做到自然死亡，就是达到自然寿命，和平时消耗的能量无关。

“小柱留灯”说的一个证据是“过劳死”。“过劳死”是指工作过度劳累导致的死亡。过劳死一词源自日语“过劳死”。20世纪七八十年代日本经济繁荣时期，日本每年约有1万人因过劳而猝死，因而引起重视。其实中国历史上“累死”的人也有，例如诸葛亮。

过劳死是因为能量消耗殆尽而死的吗？不是。我们首先看一下其高发人群，过劳死多发于社会精英，即“经理人”和白领阶层，并不是体力劳动者，而体力劳动是比脑力劳动耗费更多能量的。

过劳死的高危人群是：“工作狂”；有遗传早亡血统又自以为身体健康的人；超时工作者；夜班多，生活不规律者；长时间睡眠不足者；自我期望高，容易紧张者；几乎没有休闲活动与嗜好的人。显然，这些人的运动太少，生活方式不科学，从而导致心脑血管疾病的发生，劳累（包括脑力和体力）只是发病和猝死的诱因。

无疑，诸葛亮也是个“精英”。受先帝刘备之托，他承受了巨大的思想压力；为了治理蜀国和北伐中原，他夜以继日，废寝忘食，殚精竭虑，忧国忧民，事无巨细皆要过问，从而“积劳成疾”。诸葛亮病重时吃得很少，吐血而亡。吐血包括呕血和咯血，分别来自消化道和肺部，常见者为肝硬化、肺结核或肿瘤。结合平时的消瘦和食少，可以肯定他是因病死亡。

有资料指出，促成“过劳死”的5种疾病依次为：冠状动脉疾病、主动脉瘤、心瓣膜病、心肌病和脑出血，都是心脑血管疾病。除此以外，消化系统疾病、肾功能衰竭、感染性疾病也会导致“过劳死”，但为数较少。

孙思邈说：“养性之道，常欲少劳，但莫大疲及强所不能堪耳。”

欧阳修说："劳其形者长年，安其体者短命。"他们都主张要"劳"，但要劳逸结合，不可过劳，因为过劳就会对身体造成伤害或加重原有的疾病，而与能量消耗无关。

第二节　传统运动养生

一、传统运动养生的特点

（一）历史悠久，内涵丰富

自彭祖首创吐纳术，迄今已有四千多年的历史。

尽管《黄帝内经》并不强调体育锻炼，但认为"形劳"也是长寿的措施之一。《素问·上古通天论》说："是以志闲而少欲，心安而不惧，形劳而不倦，气从以顺，各从其欲，皆得所愿。……所以能年皆度百岁而动作不衰者，以其德全不危也。"在《内经》中记载了砭石、按跷、导引等养生方法。

和西方的简单肢体运动不同，祖国传统运动养生具有丰富的文化内涵。阴与阳，动与静，是古代先贤观察世界的核心哲学思想，也是运动养生的指导思想。千百年来，融合历代医家、儒家、佛家、道家和武术家的思想和运动实践，形成了独特的运动养生学和意、息、体协调统一、集导引、气功、武术、医理为一体的，形式多样的运动方法。道家重长生，佛家重净心，儒家重静心，医家重防病，武术重搏击，但都是为了强身修性。

佛家强调精神解脱，净化心灵，以达到"四大皆空"、脱离生死轮回的涅槃境界。在方法上注重戒、定、慧三学。戒是戒律；定是禅定，包括"止"和"观"两个方面，"止"是把注意力停止于一点，万念归一，"观"是以佛家哲学分析人生和因果规律，达到心灵的净化和解脱。通过以上方法，达到"慧"观，获得"六通"（天眼通、天耳通、他心通、宿命通、神境通和漏尽通）。佛家也主张活动筋骨、畅通血脉。"易筋经"传说为印度达摩祖师所创并秘传于少林。少林寺创立了"七十二绝学"，包括三十六外功和三十六内功，成为武术界的泰山北斗。

道家讲究抱一守中，性命双修、返璞归真，强调养气，主张"道法自然"、"清静无为"。常用的方法有导引、吐纳、胎息等。庄子在其《刻意篇》中说："吹嘘呼吸，吐故纳新，熊经鸟申，为寿而已矣。"

儒家讲究坐忘，以静坐养气为目的。郭沫若在《静坐的功夫》中写道："静坐这门功夫，在宋、明诸儒中是很注重的。"并指出《庄子》上有颜回"坐忘"之说，是为静坐的始端。程灏认为，"只闭目静坐，可以养心"。朱熹提倡"半日静坐，半日读书"。

医家养生以防治疾病、保健强身为目的。五禽戏、太极拳、六字诀等，至今仍为广为流传和推广的健身运动。

武家以武术为主要修炼方法，既为健身防病，也为格斗搏击。武术讲究"内练一口气，外练筋骨皮"，"内练精、气、神、力、功"，外练"手、眼、身、法、步"。

（二）动静结合，抱元归一

西方运动医学主要强调动，而祖国传统养生学主张动静结合。这是符合祖国传统哲学思想的，张介宾在《类经附翼·医易》中说："天下之万理，出于一动一静。"

生命在于动，生命也在于静。动中有静，静中有动，无静即无动，无动即无静。就形体和心神来说，形体要动，心神要静。由于神为生命的主宰，所以心静比形动更重要。《养性延命录》说："静以养神，动以练形，能动能静，可以养生。"清初大儒王夫说："动静之涵，以为万变之示。动静相涵，静以养动之才，则动不失静之体。凡动之中，必有静也。动静不可偏废。"

抱元守一法，是道家传统修炼之法。其修法是在入静的前提下，融先后天之气，抱道法自然之宗旨，神与气合，浑然归一，返归本始。王重阳真人曰，"澄心定意，抱元守一，存神固气，真功也"。

（三）疏通经络，畅通气血

西方运动学强调锻炼肌肉，传统运动强调畅通气血，疏通经络。传统运动以"养精、练气、调神"为基本要点，以"动形"为基本形式，用阴阳理论指导运动的虚实、动静，用开阖、升降指导运动的屈伸俯仰，用整体观念指导形神、气血、经络的协调统一。

经络是健康的决定因素之一。《素问·调经论》说："夫十二经脉者，人之所以生，病之所以成，人之所以治，病之所以起，学志所始，工之所止也。"在《黄帝内经》中就有"筋脉不通"以按跷治之的记载。除了肢体运动可以疏通经络外，养生功法中有"经络按摩功"，用于养生保健。

《素问·六微旨大论》说："出入废，则神机化灭；升降息，则气立孤危。"这就是气机的作用。气血畅达是生命活动的基本保证，所以张子和说"惟以血气流通为贵"。颜元说："常动，则筋骨疏，气脉舒"。《老老恒言》说："导引之法甚多，如八段锦……之类，不过宣畅气血，展舒筋骸，有益无损。"

（四）形式多样，简便易行

行动坐卧皆运动，举手投足皆养生。形式多样、丰富多彩的传统运动老少咸宜，无论是健康人、亚健康人、患者都可以找到适合自己的锻炼方法。传统运动都是有氧运动，对中老年人和患者都十分安全。

传统运动方法，既不需要健身房，也不需要田径场，徒手即可练习，即使有道具也非常简单。花木之间，廊前室内，只要是安静的所在，都可以是练功之所。一把扇子、一把剑，三尺红绸，都为传统运动增添了光彩和趣味性。

二、气功

气功是通过三调，即调心（控制意识，松弛身心）、调息（调整呼吸）、调身（姿势和动作），使身心融为一体，以达到脏腑和谐、气血畅达，从而强身保健的一种传统养生方法。这种方法充分体现了天人合一、动静合一、形神合一的特点。

彭祖首创导引术。在晋代之前道家称为导引、吐纳，儒家称为"坐忘"、"正心"，佛家称为"止观"、"参禅"。气功一词最早见于晋代许逊的《宗教净明录气功阐微》一书。

气功通过三调来调整生命三宝——精气神的和谐统一。调心以保证意念专一，凝神定志；调息以使气道畅通，呼吸柔和以养气，还可以通过吐纳以吸收天地之气以补充人体之气；调神以使气血畅达。通过气功锻炼，达到“练精化气”、“练气化神”的效果。静是气功的要点。《养生四要》说：“人之学养生，曰打坐，曰调息，正是主静功夫。”

气功包括静功和动功。静功可以在坐、卧、站各种姿势练习，但形体不动为其特点。动功要做各种动作，如大雁功、鹤翔桩等。

（一）静坐

行、立、坐、卧是人生活中的四种姿态，在佛学中称“四威仪”。禅定在各种姿势皆可做，但以坐姿为多。静坐可以使纷乱的心绪归于凝定，心定则气和，气和则血顺。

静坐要选择安静场所，避免有令人惊恐的噪声干扰，但可以有特制的诱导入静的音乐；不要有风直接吹到；不要有强光直射，周围光线要柔和，或在暗环境中静坐。

静坐时间不限，但不宜在饭后，晚上睡前和晨起各做一次为宜，晨坐为主，晚坐为辅，或只在早晨坐一次。每次的时间长短不必强求，可以循序渐进，逐步延长。坐前要宽解衣物。双腿单盘、双盘、不盘均可。不盘者可以两腿下垂，两脚着地，与腿成直角。右手背放在左掌上，双手贴近小腹脐前，若平坐，手掌放在两大腿上。头颈伸直，面朝前，眼微闭，嘴闭合，舌抵上颚。身形放松，排除杂念，收心凝神，意念贯注于丹田。要采用腹式呼吸，呼吸均匀绵长，极轻极细。经过训练，可以达到物我两忘、无私无我的状态。

道家练习静功双手讲究“太极诀”，即男子左手抱右手，女子右手抱左手，因为道家认为男子左手为阳，女子右手为阳。外面手的拇指放在里面手的虎口里，两手拇指交叉，形成一个太极图的形状。道家认为阳外阴内相抱可以使人阴阳相通。

静坐不求速效，要持之以恒。静坐时有杂念出现是正常的，不必理会，一心一意做功，杂念自去。静坐中出现身体颤动、震动、发热、幻觉等，不可强求，也不可遏抑。

站位练习静功可以自然站立，双膝微屈，两手交叉平放在丹田上，或自然垂于体侧。

卧位练习静功，一般取侧卧。卧侧的手放于头的下面，手掌平伸，虎口骑在耳根上，另一手置于胯上，或放于丹田。卧侧的腿半屈，另侧腿自然伸直。

（二）调息调心法

一呼一吸为一息。调息就是用主观意志引导和控制的自动呼吸，要做到深、长、柔、缓。《摩诃止观》说：“系心在肚脐，息从脐出，还入至脐，出入以脐为限。……脐是上门，兼能入道，故多用之。”

为了入静，道家创造了许多修炼方法，如听息、坐忘、守一、数息等。听息法最利入静，在古代道家书上也称“调息”。听息即是默默地倾听自己的呼吸之声，呼吸无声，实际上是内听，即随着一呼一吸，似听非听，争取能听到呼吸声。听息是为了集中注意力于练功，不要有杂念干扰。

调息能达到“胎息”是高级境界。忽思慧说：“养生之诀云，调息要调真息。真息者，胎息也。儿在胎中无呼无吸，气自转运。养生者，呼吸绵绵，如儿在胎之时，故曰胎息。”

佛家的调息在静坐的前、中、后不同。坐前调息先使呼吸粗细适宜，先到达喉咙和胸部，然后渐渐抵达腹部；坐中可以采用数息法，即从一数到十，反复练习。也可设想新鲜空气吸入后，设想污浊空气从脚跟吸上到丹田，然后到达头部，开口呼出。坐后调息是先把体内之气从口排出，等体内温热之气降低到平常状态后，就可以正常呼吸了。佛家还有风箱调息、圣光调息、昏眩调息、清凉调息、经络调息等多种方法。如圣光调息，强调尽量呼出体内浊气，用力呼气，吸气则自发地慢慢进行。每次呼气之后，做刹那悬息，后慢慢吸气，50次后，最后一次尽量将体内之气呼出，算一个回合。可做2～5个回合。

佛家的调心是指调节人的心理活动，达到入定状态，强调“内省法”。佛家认为世间本无美丑、善恶、好坏，只是人的心理感受不同，才会出现差别。要把意念调伏到不沉不浮的状态，把气控制在肚脐之中。浮则心意飘忽不定，心猿意马，身体摇摆；沉则头部下垂，心意昏沉，空白混沌。

佛经曰：“对五欲八风，不被见闻觉知所缚，不被诸境所感，自然具足神通妙用，是解脱人；对一切境心无静乱，不摄不散，透一切声色，无有滞碍，名为道人。不被一切善恶、垢净、有为、无为、福德智慧之所拘，名为佛慧。”这里大概指的是调心达到的不同境界。

（三）坐禅

何为坐禅？《坛经》上说：“此法门中，一切无碍。对于一切境界上，念不起为坐，见本性不乱为禅。”《大殊禅师语录》中说：“妄念不生为禅，坐见本心为定。本心者，是汝无生心；定者，对镜无心，八风不能动。”《六祖坛经》说：“道由心焐，岂在坐也？……无所从来，亦无所去，无生无灭，是如来清净禅，诸法空寂，是如来清净坐。”打坐是一种形式，悟道才是根本。道是由心悟的，没有心悟，坐也枉然。达到无生无灭、无来无去的境界，就是清净禅。

坐禅或禅定，就是彻底去除一切杂念、妄想，故也称开悟。坐禅的要领，不在于坐，而在于禅。坐是形式，禅才是根本。用心专一，坐可开悟，心浮气躁，难得真果。

坐禅分为三个阶段：①平衡身心发展。减少妄念和杂念，安神定志，建立乐观、自信、宁静的心态。②从小我到大我：进入冥想状态，将“小我”融入宇宙之中。向外看，无限广大，向内看，无限深远。达到自己的身心世界的解脱，不满、喜恶、愤恨等都自然消失，去爱世间的一切人和物，即“大我”。③从大我到无我：进入禅境后，有无、善恶、好坏、虚实、生死等对立观念全部打消，使你产生了一个既不是小我，也不是大我的新的生命，是不受任何烦恼束缚的彻底自由身。未悟的人看你是正常人，而你看来人皆为佛，普度众生，佛念自生。

三、其他传统运动形式

（一）太极拳

太极拳以“太极”为名，取自周易学。《易・系辞》中说：“易有太极，是生两仪”。动而生阳，静而生阴，相互为根，变化万千。太极图浑圆一体，阴阳合抱，此消彼长。太极拳含易学之真谛，动作以圆为主，连绵不断，动静相随，以意御气，运于周身，以气动形，如环无端，生生不息。

太极拳的创始者无从查考，可能像《黄帝内经》一样经历了长期的丰富和充实演变而成。其分支流派现有陈氏、杨氏、武氏、孙氏等，国家体委推广的太极拳为杨氏太极拳改编而成。

太极拳练法可参见有关介绍。其练习要点是：①立身中正，沉肩坠肘，含胸拔背；②舒神定心，意念专一；③根于脚，发于腿，主于腰，形于手；④气沉丹田，呼吸自然；⑤轻柔和缓，连贯圆活；⑥以意导动，形神结合；⑦上下相随，以腰为轴；⑧速度均匀，连绵自如。

由美国国家老年研究所资助的FICSIT研究（体弱与损伤：干预技术协同研究）发现，练习太极拳可以降低老年人的体弱程度和减少摔倒的可能性，提高握力，降低血压和提高自信和活动力。我国台湾学者认为太极拳可以增强心肺功能，延缓年龄老化导致的呼吸功能的衰退。在另一项研究中，20名年龄在58~70岁的男女，每周进行3~6次太极训练，每次24分钟，结果使其有氧健康程度平均提高19%，脊柱柔韧性提高10分，远端肌肉力量提高18%。

（二）八段锦

八段锦历史悠久，在南宋时期即有《八段锦》专著，后在民间广泛流传。八段锦以八个动作组成，故名八段；其动作舒缓平稳，强身益寿效果明显，老少皆宜，深受民众喜爱，故称“锦”。

八段锦比太极拳简单易学，若用力练则比太极拳运动量大；不用力则比太极拳运动量小。八段锦能加强臂力和下肢肌力，发展胸部肌肉，并有助于防治脊柱后突和驼背等不良姿势，适宜于中老年人及慢性病患者练习。

八段锦功法与特点从其歌诀中可以看出：双手托天理三焦，左右开弓似射雕；调理脾胃需单举，五劳七伤往后瞧；摇头摆尾去心火，背后七颠百病消；攒拳怒目增气力，两手攀足固肾腰。

另有一种坐式的八段锦为明代冷谦所创。其歌诀是：叩齿三十六，两手抱昆仑。左右鸣天鼓，二十四度闻。微摆撼天柱，赤龙搅水津。闭气搓手热，背摩后精门。左右辘轳转，两脚放舒伸。叉手双虚托，低头攀足频。河车搬运讫，发火遍烧身。

练习八段锦要呼吸均匀，平稳，腹式呼吸；精神放松，意守丹田；全身放松，用力轻缓。

（三）易筋经

顾名思义，易筋经是活动肌肉筋骨，使经络、气血通畅，养生延年的一种健身方法。

相传易筋经是达摩祖师秘传与少林寺弟子的，故称“达摩易筋经”。

易筋经以民众生产活动，特别是粮食生产为喻，动作以舒展为主。易筋经分为十二式，即：①捣杵舂粮；②扁担挑粮；③杨风净粮；④换肩扛粮；⑤推袋垛粮；⑥牵牛拉粮；⑦背牵运粮；⑧盘箩斜卸粮；⑨围茓囤粮；⑩扑地护粮；⑪屈体捡粮；⑫弓身收粮。

易筋经锻炼同样需要意念、呼吸、形动三调，做到“动随意行，意随气行”。要意守丹田，舌抵上腭，精神清静；腹式呼吸，均匀缓慢；要以意念调节肌肉、筋骨的紧张度（俗称“暗使劲”），其动作柔、舒、缓，不要僵硬、刻板，但要“伸筋拔骨”，有意识地抻、拉、收、伸，锻炼肌肉弹性和收缩力。在此基础上，疏通经络，调和五脏，以达到健身目的。

（四）银龄经络全功

银龄经络全功是北京颐圣中医科学研究院以祖国医学基础理论为依据，融儒、释、道、武术中的生态养生精华于一体，创立的独具特色的养生运动功法。

这套功法具有平衡阴阳、调和气血、疏通经络、培植真气、扶正祛邪、强筋健骨的作用。

练习银龄经络全功，需遵循松静自然、动静结合、练养相兼、意气相随、准确柔和、循序渐进等要领。练习功法不能急于求成，要坚持不懈，不断提高功法水平，才能达到预期效果。

1.练习银龄经络全功注意事项

（1）练功前注意事项：

①练功前10~20分钟，应停止较剧烈的体力和脑力活动，使全身肌肉放松，心平气和，以利于调整呼吸和意守入静。

②应心情愉悦，情绪稳定，呼吸保持稳慢状态，若遇不快之事难以摆脱，应暂不练功。

③尽量选择安静场所，周围无巨大响声或刺激性强的异常气味。光线适宜，空气新鲜，风景宜人。若遇雷、雨、风暴等，可暂时不练或重选合适的地点。

④练功前应排解大小便。除去饰物、眼镜、手表等物。无论坐式或卧式，都要解开腰带，内衣要宽松，使呼吸和血液循环通畅。卧式最好脱去外衣躺在床上。

⑤如感身体不适或疲乏，可先行自我按摩，解除不适和疲劳后再行练功。

⑥禁房事过度。饮食清淡，戒食烟酒。妇女月经期应停练或少练。

（2）练功中注意事项：

①确定练功方位、练功姿势、练功功种。初练者不可乱用未经实践证明有效的功法和练功口诀。忌朝学夕改。

②深呼吸数次、体松心宽，排除杂念。

③体姿不舒时应随时加以调整。对局部冷、热、触、痒等感觉可不理会，任其自然缓解。

④练功中出现唾液增多，可将唾液分三次咽下，切莫外吐。

⑤练功中如突然遇到重大刺激，不要惊慌，可先调整呼吸，以意领气归丹田。

⑥练功要顺其自然，循序渐进，按照正确方法练功自可入静。练功时间随着功力加深，可逐渐延长。

（3）练功后注意事项：

①练功完毕，将气引归丹田。练功出汗可用干毛巾揩干，切忌当风吹或立即洗浴。

②练静功毕，气引丹田后应做数节头面部按摩，使身体由静逐渐转为动，切勿收功太急或立即活动。练动功毕，气归丹田后静养片刻，深呼吸几次，舒展后再行其他活动。

2.银龄经络全功功法介绍银龄经络全功包括三功一法，即：①银龄经络按摩功；②银龄生态养生功；③银龄经络导引功；④银龄调息养心法。

3.银龄经络全功的时间安排

可根据个人的不同情况，灵活选择和安排练功时间。一般建议：早晨练习经络按摩功头功、上肢功10分钟+生态养生功20分钟，共计30分钟；中午练习调息养心法15分钟；晚餐前或晚餐1小时后，散步40分钟；晚上临睡前练习经络按摩功下肢功15分钟，可增加调息养心法15分钟。

4.银龄调息养心法

银龄调息养心法是通过呼吸锻炼和意念控制来增强和蓄积体内元气，从而达到修养心身，强健祛病的目的。

本法是融汇千年道家、佛家修身养心功法，如“抱朴子胎息诀”、“李真子胎息诀”、“达摩禅师胎息诀”、“张果老胎息诀”等，主要通过意守入静与调息，达到“静神减息”，以后天之气，接引先天之气，养神益气，祛病延年。

锻炼时间：每天不少于30分钟。

调身。端正地坐在凳、椅上，只用臀部的坐骨平稳的坐着，而不使大腿后肌贴着凳面。膝部曲度，以大腿和小腿成直角为准。下肢分开，约与肩同宽，两脚平放地上，脚心含空，脚尖指向正前方。上身挺拔，头部虚凌。肩稍前倾，上肢两肘撑开，两手平按在两膝上，凝神静气，掘绝思虑，舌抵上腭。全身放松，自然舒适，眼睛轻闭。

调心。调整心理状态，使之入静。面带微笑，身心愉快。

调息。调息就是调整呼吸，调息则心定，心定则息调，用意识调整呼吸，使心息相依。

先自然呼吸，以口缓缓吐气，吐出浊气。用鼻均匀呼气，意念随吸入的元气慢慢到达下腹部（丹田），逐渐做到呼吸均、细、柔、长。做到毫无出入喘息之声，以鸿毛置于鼻孔处纹丝不动为准。

收功时，不可骤然起立活动，以两手掌根为轴，随两臂内旋使两手十指内扣，两臂圆撑，成十指遥遥相对的横掌按腿式，上身随之略向前俯。同时，两手相搓，以手梳头，再以手摩面，揉耳，摩摇双腿，两眼微睁，叩齿16次，吞津三次，送至丹田。收功完毕，缓缓起身。入静与清醒均有一缓慢过程。

其他功法详见有关资料和光盘介绍。

（五）“溜达”

溜达是国人的习俗，也是一种良好的运动方式。在文化生活单调的过去，溜达是国人“消化食”、活动筋骨的最常用方式。溜达形式上是散步，但与散步又有不同。溜达具有民俗气息，神定气闲，轻松自然；没有严格的时间、长度规定，随心所欲，但一般有习惯的路线；或个人独行，或三五成群，随走随聊，充满生活气息。

现在上班腿脚得不到活动和舒展，眼睛累得要命，下了班抱着电视不放，累了一天的眼睛反倒更累，闲了一天的腿脚继续闲着。结果眼睛越来越坏，腿脚越来越细，肚子越来越大。

世界卫生组织认为，散步是一种最好的运动方式。美国疾病管制局建议每天至少要做30分钟中等强度的运动，快走是首选，因为它是最自然的运动，最容易实行。俗话说："竹从叶上枯，人从脚上老，天天千步走，药铺不用找。"孙思邈说："四时气候和畅之日，量其时令寒温，出门行三里二里，及三百二百步为佳。"

散步的运动量偏低，即"无至大疲"，是"小劳之术"。宋代蒲处贯在《保生要录·调肢体门》中说："养生者，形要小劳，无至大疲，故水流则清，滞则浊。养生之人，欲血脉常行，如水之流。坐不欲至倦，行不欲至劳。顿行不已，然后稍缓，是小劳之术也。"

和散步相比，慢跑可能会造成关节、韧带的损伤。美国医学博士史塔曼在其著作《走路！不要跑步》中指出步行是比跑步更安全的运动减肥方法。美国对一组中老年妇女研究中发现，6个月的跑步锻炼，导致了40%的人脊椎、膝盖和踝关节受损。一般人走路时脚底所受的冲击大约是体重的1～2倍，跑步则提高到3倍左右。同时，慢跑运动强度大于散步，造成血压升高、心脑血管意外的可能性大于步行。

第三节　运动相关问题

运动是把双刃剑，搞得好能强身健体，搞不好反而造成损伤，甚至危及安全。因此，对运动的要求一是安全，二是有效。要选择适合自己的运动方式，注意运动期间的安全问题，掌握适宜的运动量和运动强度。尤其是老年人要兼顾耐力、力量、灵活性、平衡性或协调性，同时也要考虑到自己的兴趣和爱好、可行性和安全性。

一、因人制宜之——运动处方

运动处方在20世纪50年代开始出现。1969年，世界卫生组织采用运动处方这一名词，并在国际上得到认可。

运动处方的意义在于使体育锻炼更加科学化，既能达到健身与防治疾病的目的，又减少因不适当的运动引起的身体伤害。

运动处方就是用处方的形式，根据不同年龄、性别、心肺或运动器官的功能、运动经历和健康状况等特点，对运动内容和运动量的规定。

运动类型、运动强度、运动时间、运动频率是运动处方的四大要素，也包括运动项目、运动进度、症状的自我检测等项内容。

运动处方的依据是运动时期望达到的心率，即"目标心率"或"靶心率"。最大心率是该年龄组运动时达到的心率上限，不得超过。一般以最大心率的60%～80%为目标心率。表9-2为中老年人的最大心率和目标心率。

表9-2　中老年人的最大心率（次/分）

年龄（岁）	40 ~ 49	50 ~ 59	60 ~ 69
最大心率	178	167	164
80%最大心率	142	134	131
70%最大心率	125	117	115
60%最大心率	107	100	98
50%最大心率	89	94	82

最大心率只针对一般健康人而言，没有另一个决定因素即体质与疾病因素。同一年龄组的人，健康和经常锻炼的人可能达到最大心率也没有问题，体弱者可能达到最大心率的一半就不舒服，有心肺疾病的人可能就不适合做常规运动。因此要根据自己的健康情况设定目标心率，一般开始运动时目标心率要设得低一些，比如将最大心率的60%甚至50%设定为目标心率，然后根据反应情况作调整，即便是要提高目标心率，也要循序渐进，不可急躁冒进。最近有资料推荐老年人的目标心率可以降到最大心率的50%或以下。

心率测定可以在运动中或运动后即刻进行，如果没有心律失常，则数10秒的脉搏数，再乘6即为运动时心率（次/分）。严重心律失常者不宜运动。如果运动后出现心律失常或原有的早搏增多，都要减少运动量或停止运动。除了心率，还要注意自己的反应，如疲劳感、肌肉酸痛感、食欲、睡眠、有无运动损伤等，如果出现并不能迅速缓解，就应当降低目标心率。

如果正在服用有降低心率作用的药物如倍他乐克、氨酰心安、心得安等，设定目标心率就容易过量，可以根据运动强度分级（见本章第一节）、机体反应来掌握。或根据运动后心率提高的百分率（比不运动时的平均心率），从小到大逐步提高运动量。

运动强度在6~7级时疲劳感非常轻，8~9级很轻，10~11级“有点感觉”，12~13级（相当于最大心率60%）感觉稍累，14~15级感觉累，16~17级感觉很累，18级以上感觉非常累。

二、因人制宜之二——运功项目

运动方式分为无氧运动和有氧运动两种，也称为静态型运动和动态型运动。

无氧运动的特点：①运动时以爆发力为主，如百米赛跑、跳高、跳远、投掷；②静态型运动如举重、掰腕子、拔河、俯卧撑；③运动时能量的供给形式以无氧酵解为主。

在做这类活动时，人常处于屏气状态，增加了胸腔的负压，对心脏不利；瞬时剧烈的运动是对心肺功能的严峻考验，也会导致血压升高，故比有氧运动容易发生心脑血管意外；无氧运动的能量供应来自于无氧酵解，会产生较多的酸性代谢产物，如乳酸、酮体等，对酸碱平衡不利；疲劳感明显且常难以短时间恢复。因此，健身运动提倡做有氧运动。

有氧代谢运动的特点是强度低，有节奏，不中断，持续时间长，运动的技巧性和对肌肉的爆发力要求不高，运动时需要的能量以有氧氧化为主，一般不出现屏气动作。常见的有氧运动有步行、慢跑、游泳、骑自行车、跳健身舞、台球运动等。

胡大一教授总结有氧运动有七大益处：①控制高血压。有研究表明，有氧代谢运动可使收缩压和舒张压分别下降11和6毫米汞柱或以上，而对血压正常者的血压影响较小。②增加血液总量。③增强肺功能。有氧代谢运动使锻炼者呼吸加深加快，从而提高了肺活量。④改善心脏功能。有氧代谢运动使心脏变得强壮，同时也改善了心脏本身的血液供应。另外医学研究证明，有氧代谢运动能提高血液胆固醇中的高密度脂蛋白，从而抑制冠心病和动脉硬化的发生。⑤增加骨密度，防止骨质疏松。⑥减少体内多余的脂肪。如果每天增加两次快走散步（每分钟120米），每次20分钟，那么两个星期就可以减掉半千克，一年可以减12千克纯脂肪。⑦改善心理状态。有氧代谢运动缓解疲劳、抑郁、无兴趣等状态，使人情绪饱满，精神放松。

在有氧运动的前提下，可以根据环境条件、个人的身体状况、兴趣爱好、选择适合自己的运动项目。

1.站立与站桩

站立能强壮大腿骨、骨盆和脊柱，同时，站立可以锻炼老年人的协调性和稳定性。

下盘稳定是练习武术的基础。站桩是基本功，同时也是一种很好的养生运动。

扶阳养生桩做法：①全身放松，自然站立，两脚比肩略宽；面带微笑，目光平视；凝神入气穴。两腿微屈，五趾扒地；两臂抬起，手指相对，在中丹田与下丹田之间呈水平抱球状，沉肩坠肘。②呼气时要尽量呼净，吸气时舒展全身毛孔，气导入丹田。可以合并做逆腹式呼吸，即吸气时腹部回缩，呼气时腹部膨起。一般清晨练习，面向东。每次站桩15分钟。

收功动作：①搓双手：深吸一口气，气沉下丹田，搓双手；②干浴面：用两掌由下向上做干浴面动作数次；③拍头部：由前向后拍打头部，有痛处多拍；④干梳头：用双手由前向后梳理头部皮肤，指尖要接触头皮；⑤搓耳朵：双手分别搓捏两耳郭和内外部，有痛处多捏，然后向后拽耳垂；⑥擦大椎：用手擦搓大椎穴数次，至发热为止。以上收功动作可选作，或只做拍头部，让头部的气下沉丹田，内视下丹田即可。

此功法有以下作用：①协调阴阳，加强下盘力量，变上实下虚为上虚下实；②逆腹式呼吸可起到对腹部脏腑按摩的作用，对胃肠功能有改善作用，并有减肥细腰作用。

注意事项：饭前、后1小时内不宜练功；衣着合体，不要太单薄，以防受风感冒；练功前排尽大小便；运动量自5分钟开始，可逐渐增加，以练功完毕不疲劳为限。

三线就位站桩功练法：身体结构上肢连通为一条线，下肢连通为一条线，脊椎连通为一条线，三条线组合为本功法基本功架。

功法要领：两脚前后成纵步，左右间隔一条线，前后约一脚半至两脚的距离，以双脚能随时较为自如地提起为宜；前脚尖指向正前方，踝、膝、胯这三弯约为120°；前脚跟微抬起，后脚全脚掌落地，脚尖外撇约60°，重心前四后六或前三后七；身体自然正直，不偏不斜；双手提起，抱于身前，手心相对，指尖斜指向前方。手高于肩，低于眉；双手之间距离与肩大致相同。两肘低于手，前臂肘弯约在120°，后臂肘弯约在100°。

初次站5分钟，后逐渐延长，如双臂、两肩酸胀，两腿颤抖，出汗，就会造成功架不稳，可缩短时间。如能保持功架20分钟，呼吸自然，双臂轻灵自如，手掌发热，肌肉能较好地放松，即可认为达标。

2.散步与快走

不同健康状况的人步速应有所差别。身体较好的人每分钟120～140步，相当于每小时走5～6千米；身体一般的人采用每分钟90～120步，相当于每小时走4～5千米；身体较差的人每分钟70～90步，相当于每小时走3～4千米。

快步行走也称“耐力步行”、“速度行走”或“竞争性行走”，是一项兼有健身、提高耐力与减肥目的的运动。一项对102名绝经前妇女每周3次，每次均走4800米的行走实验，监测6个月的研究证实，速度1600米/20分钟组的耐力提高4%；速度1600米/15分钟组的耐力提高9%；速度1600米/12分钟组的耐力提高了16%。速度最快的一组人（12分钟走1600米）收到了最佳的健康效果，相当于用9分钟跑1600米的同样效果。

快走要求每次步行20分钟以上，因为快步行走虽然是有氧代谢运动，一开始却是以糖分为主要能源，大约20分钟后才会燃烧脂肪。

快步行走的要求：①每周保证3～5次；②每次20分钟以上；③每次必须以快速的步伐走完5～8千米。体弱的老年人不适宜进行此项运动。

必须保持正确的步行姿势。抬头挺胸；肩部保持放松状态；缩紧腹部，不要翘屁股；双臂紧靠身体，手肘轻松地弯曲90°，靠近身体来回摆动。每步必须按先脚跟、再脚掌、后脚尖的顺序着地；走路要跨大步、速度敏捷。

3.其他运动方式

不同的活动或运动的强度不同。不同的报道中某一运动消耗的热量不一，与运动速度、姿势有关。不同姿势和速度的游泳其强度可以相差3倍以上，骑车、跳绳等也是如此。

一般活动的强度由小到大是：卧床、静坐、办公室工作、烹饪、实验室工作、清洁工作、逛街、上下楼梯。

一般运动的强度由小到大是：骑车、打高尔夫球、慢走、骑马、体能锻炼或健身操、仰卧起坐、跳绳、打拳、快走、慢跑、快跑、游泳。

（1）跑步。跑步被称为有氧代谢运动之王。它是周身的全面运动，而且可以在较短的时间内取得最大的效果。运动量的大小可因人调整。跑步有益于心肺功能和血液循环，可以增强骨骼密度。跑步的缺点是下肢关节受力较大，如果跑步的姿势不正确或运动量过大，受伤的机会大于步行和游泳。

（2）游泳：是一项全身协调动作的运动，对增强心肺功能，锻炼身体的灵活性、协调性和肌力、耐力都有益处；游泳还有利于患者恢复健康，妇女生育后恢复体形；水的冷刺激有助于皮肤血管的收缩，故对低血压体质的人有益；因为游泳要克服水的阻力，所以其运动量并不小。不同体力的人可以采取不同的泳姿和速度，故其选择面很大。水的浮力减轻了关节和韧带的负担，所以游泳很少有运动损伤。游泳的缺点是受到季节和场地的限制，另外要循序渐进，不可冒然到深水区或野外水域游泳，以策安全。

不会游泳的人可以尝试水中漫步，运动量比陆地散步要大，而又没有损伤之虞，因而近年来在欧美国家广受欢迎。

（3）自行车：对改善心肺功能和下肢肌力十分有益，如不是竞赛，其运动强度不大。缺点是上肢运动少，对场地有一定要求，在公路上骑车要注意安全。

（4）球类运动：如打篮球、排球、网球、乒乓球等，均属于全身性运动，可以增强灵活性和加强心肺功能。运动量偏大，故不适合老年人和虚弱的人参与，另外有对场地和器材的要求。

（5）跳绳：跳绳是一项健美运动，对改善心肺功能、体态和上下肢的协调性有益，对场地没有特殊要求，有一平地即可。不同的速度运动量相差较大，不适合体弱的老年人锻炼，另外容易造成下肢关节的损伤。

（6）高尔夫球：运动量与慢走相似。它的锻炼效果来自长途行走和击球动作。高尔夫运动属于全身运动，对保持身体线条优美极为有利，且集肢体运动、脑力锻炼与娱乐为一身，是一项很好的运动方式。唯其运动条件不易，被称为“贵族运动”。台球运动与高尔夫运动相似。

（7）健身操：如果套路和动作编排得当，一套45分钟的健身操，可以给人以全面的运动效果，其运动强度大于太极拳和太极剑，且具有一定娱乐性，但没有后者形神共练的效果。扭秧歌、腰鼓、跳舞等相似。

三、因时制宜

天人合一，运动也应因时而不同。动养阳，静养阴，春夏养阳，秋冬养阴，故春夏以室外、动态运动为宜，秋冬以室内、静态运动为宜。

春季宜“夜卧早起，广步于庭，被发缓形，以使志生”。春季要早起，多到户外活动，运动以具舒缓性、伸展性、动性和娱乐性者为宜，如散步、八段锦、易筋经、球类运动、健身操、舞蹈等。不要穿紧身运动装。

夏季应当“夜卧早起，无厌于日，使志无怒，使华英成秀，使气得泄，若所爱在外”。夏季不应惧怕阳光，适度的运动和出汗有助于阳气的升发和外泄。夏季运动量可以稍大一些，以室外为主，但要注意不致“大汗伤阳”，以防日射病发生，及时补充水分。

秋季应“早卧早起，与鸡俱兴；使志安宁，以缓秋刑；收敛神气，使秋气平；无外其志，使肺气清”。秋季的养生要贯彻“养收”的原则，运动量和户外活动都要适度减少。秋季人容易伤感，所谓“秋风秋雨愁杀人”，此为《黄帝内经》将秋季谓之“刑”的重要原因。运动也要配合情志养生，“收敛神气”、“使志安宁”、“无外其志”为其重点。静坐、气功、太极拳、传统运动方式、棋牌类、台球等较为适合。

冬季宜“无扰乎阳，早卧晚起，必待阳光，使志若伏若匿，若有私意，若已有得，去寒就温，无泄皮肤，使气亟夺……”。冬季养生要贯彻“藏”的原则，使阳气外泄的运动都应减少或避免。和夏季不同，冬季要避免出汗，因为随着腠理的开放，阳气容易外泄。不宜做容易导致情绪变化的运动，也要“去寒就温”，以室内、小运动量、静态活动为宜。

四、因地制宜

东西南北、高低上下、湿热干寒，各地温度、湿度、天气变化、周围环境、设备条件各不相同，运动也应在因人、因时制宜的基础上，做到因地制宜，选择本地、自己适宜的运动方式。

五、运动注意事项

（一）了解自己的身体状况

开始体育锻炼前或中断时间较长又重新开始运动前，必须进行一次体检以了解自己的身体状况。体检包括西医体检和中医体质检测。西医体检重点在了解自己的心肺功能，至少要做心电图，以确保安全。患有疾病或手术后患者，必要时向医生咨询，以知道自己何时可以开始运动训练，运动强度和适宜的运动项目，以及注意事项。

中医体质检测也有重要的指导意义。如气郁、痰湿体质者，运动量要相对较大，而阳虚、气虚者运动量宜小。阴虚体质者要多做静态运动，如气功、静坐、太极拳等。特禀质者户外运动要注意远离过敏原等。

（二）选择运动项目，制订运动计划

根据自己的体质和健康情况、季节和环境、器材条件，选择适合的运动项目。

一般来说，理想的有氧代谢运动应符合以下几个标准：①全面大肌肉群的活动，能把锻炼者的心率提高到目标范围，并保持20分钟以上；②简单易行，易于掌握；③受条件限制较少，能在绝大多数场合和气候条件下进行；④动静结合，身心共养；⑤兼具趣味性和互动性；⑥运动强度可以自我调控。

运动项目不应当局限于一种，可以以一种为主，其他项目为辅，并根据季节、天气变化合理组合。

根据要达到的目标，如目标心率、减肥目标、情绪控制等制订运动计划。有氧运动的强度太高，就会变成无氧运动，太低又达不到既定目标，故要从低强度开始，循序渐进，找到自己适合的运动强度和运动时间。

（三）做好准备

场地选择：①干净。环境要优雅，空气清新，远离垃圾、厕所、污染的池塘、河沟，以花园、河畔、旷野、林间、海边为佳。②宁静。避开噪声源，如喧闹的市场、马路、工地等。③安全。场地要平整，没有沟坎、堆积物、较低的树枝、电线电缆、来往车辆、各种地下井等障碍物或其他不安全因素。

其他准备：①准备运动需用的器材和设备。②衣服、袜子和鞋要舒适、柔软、吸汗，合身合脚、相对宽松为好。③必要的防护如夏天的防晒霜、遮阳帽，冬天要注意保暖，必要时戴口罩。④运动量较大或天气炎热时带好饮用水。⑤计划变更。如有身体不适，不要勉强去运动。糖尿病患者特别是打胰岛素的患者运动前要做血糖检测，血糖偏低时要停止运动一次。

（四）准备活动

准备活动的目的：①活动各个关节与肌群，增加弹性以适应将要进行的运动。②逐渐提高心率，让心血管系统做好运动的准备，安全地进行有氧代谢锻炼。③活动关节以防运动时损伤。

准备活动的形式和时间视运动项目而异。静态活动如练气功前要稳定和放松心态，做动态运动前要活动全身各个关节，尤其是下肢关节。进行强度较大的运动前的准备活动通常需要5～10分钟，包括慢跑2～4分钟和做一套全身的柔韧性练习。柔韧性的练习方式是坐在地上或躺在垫子上进行静力伸张活动，也就是保持某一部分肌肉韧带在被牵拉的状况下静止30秒至1分钟。

（五）运动

制订了运动计划之后就要按部就班地进行。要注意以下几个问题：①循序渐进。防止急于求成，特别是做强度较大的运动时更要注意。②保质保量。“质”就是锻炼中的心率要达到“有效心率范围”，并保持在这个区域中。要认真完成锻炼、做功的要求，并不断提高质量。③坚持不懈。虽然不需要每天都锻炼，但要坚持每周4～5次，至少3次的日常训练。不可突击加量锻炼。④注意安全。群体性活动如打篮球等要注意必要的规避，防止碰撞受伤；在公路上运动要注意交通安全；一旦身体不适，或有低血糖反应必须立即停止锻炼，服药或到医院就诊。

（六）补充练习

如果部分肌群，主要是四肢和腰腹部肌群在耐力活动中没有得到充分锻炼，可以做徒手的俯卧撑，引体向上，仰卧起坐，俯卧挺身等练习，最后再做几分钟的放松性柔韧练习，整个锻炼就可以结束了。

（七）放松整理

比较剧烈的耐力练习后不能突然停止或坐下、躺下，因为肌肉突然停止运动会妨碍血液回流，造成大脑缺血。应逐步放慢速度，继续跑、走或是骑车3～5分钟，同时做些上肢活动，让心率慢慢降下来。

运动后要立即擦干汗水，天冷时要迅速增加衣物，防止感冒。换下运动服，换上干净、松软的衣服，做必要的洗漱，并及时补充水分。

（八）持之以恒

锻炼一定要持之以恒。停止运动2周，原来的健身效果就开始下降，停止运动5周以后，效果丢失有一半。

第四节　运动康复

我们反复强调，患有慢性病的人，并非只需要治疗，不改变不科学的生活方式，不进行科学养生，就不能达到治疗目的。对于大部分慢性病如高血压、糖尿病等，运动养生又是一项重要的康复手段。

一、糖尿病

隋朝巢元方在《诸病源侯论》中说：消渴病人应该“先行一百二十步，多者千步，然后食”。王焘说：“消渴病人不欲饱食而卧，终日久坐。”都强调了运动对糖尿病患者的重要性。适当的体育运动能改善中枢神经对糖代谢的调节；使胰岛素分泌增加；提高胰岛素的敏感度；运动时肌肉收缩，血流量增加，毛细血管开放增多，可使血液中的糖较快进入肌肉和其他组织，使其对糖的摄取量和利用增加；使脂肪储存减少，肌糖原储存增加。因此经常进性行体育运动能增加肌肉的重量，减少脂肪的重量，使疾病较快康复。

以下患者不宜进行运动锻炼或酌情减少耐力性训练：①血糖低，反复低血糖发作或血糖呈升高趋势者；②有严重心律失常或有心律失常活动后加重者；③发生急性并发症，如感染、发热、酮症酸中毒患者；④伴有心功能不全者；⑤严重眼底病变；⑥重度高血压或血压呈上升趋势者；⑦有糖尿病足等并发症者。

注意事项：①不要在饭前或饭后1小时内运动，避开药物（如胰岛素）作用高峰时段，每次运动时间约20~40分钟。②过度疲劳会使血糖升高，病情恶化。如果并发高血压、心脏病、视网膜病变及肝、肾功能不好时，锻炼时间不宜过长。③注射胰岛素或口服磺脲类药物的患者锻炼时，应预防低血糖，必要时在运动前适当加餐。避免单独一个人运动。随身携带葡萄糖粉或糖块以备急需。④运动中要特别注意腿脚保护，鞋袜要透气，软硬合适，以免运动中擦伤而感染。

糖尿病患者宜采用传统健身法。通过运动健身可以舒筋通络，调和气血，充实脏腑，恢复阴阳平衡。利用气功的意念调整法加上气功师循经点穴法治疗糖尿病有较好的疗效。

介绍一种“胰岛操”。胰岛操可提高胰腺机能及内脏整体机能，对糖尿病康复有一定效果。

（1）腹式呼吸法：坐于凳子边沿，全身放松，收心定意。

横摩脏腑：自然呼吸，以腰为轴，俯身慢慢左右旋转36周。

直坐腹式呼吸：呼气时缩腹，同时上半身慢慢向前弯曲，从头、肩、胸、腹由上到下放松，鼻发生“呼”声；吸气时鼓腹，慢慢抬起上半身。做20分钟。

俯身腹式呼吸：俯身抱拳顶于印堂穴（位于两眉连线之中点），呼气时缩腹，吸气时鼓腹。做30分钟。

（2）反腹式呼吸法：端坐式或侧卧式。全身放松，收心定意。做反腹式呼吸，吸气时从关元穴（位于肚脐孔下三指宽处）吸到膻中穴（位于两乳头连线之中点），腹部收缩；呼气时从膻中穴呼到关元穴，腹部鼓起。

（3）强化胰岛法：坐于床上两腿放平伸直，双手重叠放在小腹，呼气时缩腹，同时上半身向前弯曲；吸气鼓腹，上半身伸直。

站立两脚平行，双手贴于小腹下部。呼气缩腹，同时上半身慢慢向前弯曲，直到不能再倾为准；吸气鼓腹，上半身伸直。

此节操坐站各做30次。

二、高脂血症

高脂血症是心脑血管疾病、糖尿病等疾病的重要危险因素。进行运动干预除遵守一般运动干预的基本原则外，建议遵循以下规则：

（1）如果没有其他疾病，其运动量应比一般人大一些，特别是合并肥胖症者。当然要遵循量力而行和循序渐进的原则。

（2）适当延长运动时间。有氧运动一开始以糖分为主要消耗能源，大约20分钟后，才会正式燃烧脂肪。所以不要采取每天多次短时间的运动，要相对集中。

（3）吃动两平衡，合理膳食与适量运动相结合，其目的是消耗多余的能量。比如以成年人平均每天摄取约2100千卡的热量计算，人体基本新陈代谢与在工作中消耗的热量共约1800千卡，剩下的300千卡就会堆积在体内。消耗1千卡约需走30步，要消耗完300千卡，则每天至少走1万步左右或相当的其他形式活动。

（4）运动安排在餐前为好，因为这时血糖偏低，运动后易于消耗糖原和脂肪。

运动方式可以选择慢跑、体操、打太极拳、气功、游泳、爬山、骑车等中等强度的运动。

三、痛风

痛风多发生在营养过剩的肥胖者身上，因此应节制饮食，适当运动，减轻体重，在一定程度上减少痛风的发作。可参照高脂血症患者的运动方案，但要注意循序渐进。运动量以中等为宜，过低不利于减肥，过于剧烈的运动，使组织的耗氧量增加，无氧酵解导致乳酸增多，从而抑制尿酸的排泄，特别是持续时间过长，可能引起一过性尿酸升高，诱发痛风的发作。

痛风可从事的运动项目，如功法锻炼、太极拳、散步、慢跑、游泳、骑车等简单的运动。

尿酸过高或痛风发作时不要运动。

运动持续时间较长时，每活动15分钟，即应停下来休息5~10分钟，并可喝些水，补充体内水分。

四、脑中风后遗症

脑血管意外、外伤等的运动康复本身就是治疗手段。对于残疾患者，特别是脑血管意外后遗症患者，必须用运动的手段，克服和补偿功能障碍，提高患者的自理能力，使其能回归家庭、回归社会。

脑血管意外的重要后遗症就是瘫痪，如果再不活动，3个月后肌肉就会萎缩，关节更加僵硬。特别是卧床不起后，活动量越来越小，导致出现“卧床综合征”，表现为整体功能减退、骨质疏松、褥疮等症状。

康复治疗不应当在出院后或结束临床急性期治疗后才进行，应尽早开始。患者经临床抢救脱离了危险，生命体征平稳，病情趋于稳定，神志清楚，即可开始进行早期的临床康复治疗。

鼓励患者在仰卧位下作缓慢的深呼吸气、咳痰等活动，以保持呼吸道通畅。

（一）维持床上正确体位与翻身

中风后遗症多会出现上肢屈肌痉挛和下肢伸肌痉挛模式，即上屈下垂状态，故要采取对抗痉挛的体位，即患侧上肢的肩、肘、腕、手指诸关节均处于伸展位，下肢髋、膝处于屈曲位，踝关节于中立位。可用软枕帮助置放，无论仰、侧卧位均如此。

瘫痪患者要定时翻身，防止久卧时对背、腰、骶部的挤压造成血运障碍。开始由别人协助，到逐渐自己去做。开始先做髋部向两侧摆动，带动躯干向左右转动，注意转动躯干时，健手应握住患手随躯干同时翻转。从仰卧位开始向健侧翻身，好腿伸到坏腿下面去，好腿钩动坏腿，好手拉动坏手，就翻过来了。向患侧翻身也是好手带坏手，好腿蹬床即可。

（二）按摩和被动活动

进行从远端至近端的按摩，尤其要注意对患侧手、肩及下肢的按摩，这有利于改善血液循环，消除肿胀，缓解疼痛，预防压疮和静脉炎。按摩宜从近端至远端，以促进患侧肢体功能的恢复。在按摩后可进行各关节的被动活动，上肢主要注意掌指关节和肩关节，下肢应注意踝关节。在做髋关节和肘关节活动时，应注意活动幅度不宜过大，并注意手法柔和，以免发生骨化性肌炎。患者在体力允许的情况下，自我按摩效果更好。

在自主功能恢复之前，要由他人帮助患者进行被动活动，防止关节、肌腱、韧带挛缩造成的关节活动范围受限。被动活动时不要用强力，并要询问患者是否疼痛和能否承受。

（三）床上锻炼

脑卒中患者早期患侧肢体无力及痉挛初期可以进行床上锻炼，加强健侧肢体的活动，利用神经反射和皮肤感觉来诱发和调动患侧肌肉的收缩反应，促进患肢功能活动的出现。山西中医学院第三中医院设计的床上体操有实用意义。

（1）健手梳发：头转向患侧，用健侧手从健侧额部开始，手指紧压头皮缓慢向后颈部梳理，重复20次。

（2）捏挤患手：用健侧手将患侧手臂置于胸前，用健手拇指、食指沿患侧各手指两边由远端捏挤，并在手指近端根部紧压20秒。每个手指重复5次。

（3）健手击拍：接（2），用健侧手掌从患侧肩部沿上肢外侧拍打至手部，往返进行20次。

（4）组指上举：两手交叉于胸前，患手拇指压在健手拇指上，然后健手带动患手用力前举或上举，直至两肘关节完全伸直，保持10秒后复原，重复20次。

（5）环绕洗脸：健手抓住患手使其伸展，在健手带动下在脸部作顺向和逆向模仿洗脸的动作，重复10次。

（6）半桥运动：两上肢伸展置于体侧，两下肢取屈髋、屈膝位，由人协助将患侧下肢固定或将患腿翘于健膝上，后尽量抬臀离开床面。保持10秒，重复做5～10次。不要有屏气动作。

（7）抗阻夹腿：两下肢屈髋、屈膝，让健腿内旋向患腿靠拢，他人可在健膝内侧施加一定的阻力。重复20次。

（8）翘腿摆动：患腿被动屈髋支撑，由他人固定其足部，健腿翘在患膝上起固定作用，在健腿的带动下向左、右摆动髋部。重复20次。

（9）直腿抬高：健侧下肢伸直位抬高30°，保持10秒，也可将健腿托住患腿作直腿抬高，重复5次。

（10）手足相触：用健侧手去触及健侧足背，重复进行10次。

（11）健足敲膝：用健侧足跟敲击患侧膝，沿患肢小腿前外侧膝下至足外由上向下来回敲打10次。

患者卧位时采用垫子等方法使患侧踝部尽量处于背屈位置，以防止足下垂。患侧手心放置手绢、纸包等将手指撑起，防止手指挛缩。

脑梗死发病后2周左右、脑出血的患者发病后4周左右，可逐渐训练从卧位转为坐位。可以在床头系一条绳，锻炼患手，以为坐起做准备。练习坐位时，先往健侧方向翻身，用肘关节支撑床，成偏卧位，然后再用手支撑起身体，往臀部收，慢慢就坐起来了。家属可以协助，但注意不要强拉患者上肢，以防肩关节脱位，可以从背部托起。

（四）感觉训练

可以采取刮擦、触摸上肢伸侧皮肤，轻叩、拍打伸肌腱或肌腹，用冰块速擦刷或局部放置3~5秒，挤压、牵拉肌肉等方式。

（五）减少关节僵硬

部分患者在2～3个月内可能出现典型的上肢屈肌痉挛、下肢伸肌痉挛模式，若不及时处理，将严重影响功能活动，加重残疾的形成。

（1）体位：仰卧位可降低上肢屈肌张力，俯卧位能降低下肢伸肌张力，膝手爬行位、坐位、双上肢向后支撑位，都是较好的抗肌痉挛模式体位。

（2）物理方法：下肢远部关节僵硬时，可以用浴盆、浴桶放入温热水，浸泡膝、踝关节，其他关节可以用热水袋或热毛巾热敷的方法，使关节变软。

热敷后关节柔软了，先将关节向两侧轻拉，后向左右、上下、前后松动的主动或被动活动。在关节松解前不要强力扭动，以防损伤。

（3）被动活动：对于患侧上肢屈肌张力较高者，可将健手压在患手上方，使患手处于伸展状态，或健手与患手手指交叉，拉动患侧上肢伸展。以健手带动患手完成一些伸展性的活动，如推球、推圆木等。有些患者当患肢过度用力后可产生肌痉挛，应予防止。

（4）其他方法：除湿热敷、温水浴方法外，可以采用红外线、振动疗法等理疗手段或药物治疗。当发现患肢有肌痉挛倾向时，可以使用肘关节、腕、指关节伸展位矫正支具，为防止足下垂，也可以使用踝关节矫正支具。

（六）平衡训练

静态平衡训练：让患者手扶身体两侧的支撑物，直腰，挺胸，随着其能力的增强，双手逐渐向身体靠拢，并练习只用一只手支撑，最后能自行坐稳。

动态平衡训练：让身体的躯干向左右，前、后晃动，看身体的躯干能不能回到原来的位置。进一步让患者在跪位时做上述活动，以增强其平衡能力。

难度较高的平衡能力训练：如患腿单独站立、走平衡木，或做一些体育活动，如传接球、跳绳等，以训练其平衡性、反应性和灵活性。

（七）站立行走

在坐位时，让患者把健腿前移，一人向前拉患者的双手，当其臀部抬起时，另一人的手就可以伸到臀部下面上抬，同时让其髋、膝关节用劲伸直，健腿用力，借助前拉的力量站起。

站起后，可以在两个桌子之间或双杠的保护下做站立平衡训练，以增强自行站稳的能力。

刚开始练习走路时，可由另人蹲在患者身前，两手分别置于其患侧足底和膝部，指导和帮助抬腿时能控制屈髋、屈膝的角度，伸腿着地时控制腿下落的速度。落地时要尽量做到足跟先着地。

不能自行行走前要在两个桌子之间或双杠保护下练习走路，侧重于步行的稳定性、节律性及实用性训练，纠正不正确动作及姿势，极力打破下肢的伸肌痉挛，重点是伸髋下的屈膝、足背屈。可以让患者靠在墙上，患足踩在一个人工造成的“斜坡”上，保持足背屈状态，患腿用力做行走动作。或背靠墙练习屈膝动作。患者能独立行走后，可在平地上等距离设置障碍，让患者下肢交替跨越，在电动平板上训练步行的速度感和节律感，训练患者在行进中的转体、停顿，最后使患者恢复步行的能力。

五、高血压病与冠心病

充分合理的有氧代谢运动对于轻度高血压病患者的降压效果良好，甚至优于某些降压药物。

坚持体育疗法，可使高血压病患者情绪安定，心情舒畅，消除紧张、焦虑和激动，加强大脑皮质及血管运动中枢的调节功能，调整自主神经功能，降低交感神经的兴奋性，使小动脉得以舒张，改善血管的反应性。

通过肌肉运动，可使血管平滑肌纤维增大增粗，冠状动脉的侧支血管增多，血流量增加，管腔增大，管壁弹性增强，这些改变均有利于血压下降和改善心肌供血。

运动中发生的意外，80%是由于心脏缺血，其中1/3有高血压。因此，高血压、冠心病患者运动必须注意安全。

开始运动前，高血压病患者应做常规心电图、心脏B超，必要者还要做运动试验。有左心室肥厚、心肌缺血、血压较高或波动较大者，运动量要小。有不稳定性心绞痛、严重心律失常、心肌梗死或做心脏介入治疗半年内或超过半年但仍然有心绞痛发生、心力衰竭者不宜运动，或只做静态活动如静功。

运动项目，以体力负担不大，不过分低头弯腰，动作缓慢有节奏，竞争不激烈的项目为首选。不要有屏气动作。

使用利尿剂降压会降低患者的运动能力，一般开博通、依那普利等药物对运动能力无明显影响。

降压功：练习原则是“松、静、降”三字。做法：宽衣松带，解完大小便，喝杯温水。全身放松，头正身直，含胸拔臂，沉肩坠肘，弓腰收臀，松腰弛膀，全身无不自然。神智安静，心情愉快。

左脚旁开一步，两脚与肩同宽。两膝微屈，与脚尖齐。两手放于两胯之侧，距胯各5寸，呈金钟状。意守脚心涌泉穴。由腿部先颤动一下，自下而上全身微微颤动，全身放松，自觉血液自头部向下走。约2分钟后改为静站3～5分钟。每次练习4～6次。

心脏按摩功：两脚平行站立，与肩同宽，头正身直，左手放于心脏位置，右手放左手上，顺、逆时针各按摩12圈。做功时意念在心脏上，使气随手转，血随气通，起到活血化瘀、通经活络的作用。

如果在运动中出现以下几种情况即应停止运动，原地休息，服用速效救心丸、硝酸甘油等急救药物。若不能缓解应及时报警。①运动中出现胸、腹疼，胸闷，心悸；②运动中心率增快到120次/分以上或在运动前心率比平时增加20次以上。③运动中突然出现眩晕、头痛者。④出现肢体麻木、无力者。

六、骨质疏松症

骨质疏松症患者最严重的并发症是骨折，同时某些患者有骨关节疼痛症状，这使很多骨质疏松症患者不敢参加运动。孰知“不用则废”，肌肉萎缩会加重骨质疏松并增加骨折的发生率。在发生体位性损伤时，肌肉受力先于骨骼，如果有强劲的肌肉，可以减少骨折的发生率。骨头像是钢筋，肌肉像是混凝土，在钢筋不结实的情况下，强大的肌肉有保持身体稳定和增加支撑力的作用。

老年性骨质疏松症与成骨细胞减少和功能减退有直接关系。肌肉收缩会产生一种机械应力。这个应力对骨质中的成骨细胞有刺激作用，可以增强成骨细胞活性。

另外，运动以后可以使睾酮和雌激素的水平增加，运动还可以刺激肌肉的神经细胞，使肌肉加速生长，增粗、发达。

骨质疏松症患者的运动以肌肉收缩的运动最好，站立、游泳、散步，都可供选择。

除了对肌肉和骨骼产生有益作用之外，还可以通过户外运动吸收阳光，太阳光中的紫外线刺激皮肤产生维生素D，可以帮助钙的吸收。

七、退行性骨关节病

因为关节疼痛，特别是下肢关节疼痛，限制了患者的运动能力，也使患者不敢运动。

有规律的运动能通过加强肌肉、肌腱和韧带的支持作用而有助于保护关节，预防骨关节病的发生。正确的运动还有助于减肥和控制体重，从而减少负重关节的负担。

要注意减少挤压、碰撞关节和关节旋转的活动或运动。在病变较重的情况下，可以做非负重性活动，如坐、卧位的关节屈伸运动。要注重平衡能力训练以提高核心肌力（骨盆、躯干部的肌肉），强化人体的核心稳定性。进一步做慢走、太极拳（做旋转活动时幅度宜小、宜慢）、广播体操、坐位五禽戏等。

言语既慎，仍节饮食。……饮食以调，时慎穿着。……脱着既时，须调寝处。……衣食寝处皆适，能顺时气者，始尽养生之道。

——孙思邈

山野之人，恒较城市之人为长寿。盖山野之人，作息有时，起居有常，无名利之系其心，无机械之乱其神，浑然天真，如葛天（上古部落）之民，故可以延年也。

——李庆远

第十章　生态起居养生

生活起居，繁杂而细小，从衣食住行、站立坐卧、苦乐劳逸、大小二便到睡眠洗漱，都属于起居范围。工作无小事，生活也无小事，作息起居关乎健康。

《素问·上古天真论》中早就指出："上古之人，其知道者，法于阴阳，和于术数，食饮有节，起居有常，不妄作劳，故能形与神俱，而尽终其天年，度百岁乃去。"清代名医张隐庵解释说："起居有常，养其神也，不妄作劳，养其精也。失神气去，形独居，人乃死。"

葛洪系统总结了起居养生要注意的事项。他说："是以养生之方：唾不及远，行不疾步，耳不极听，目不久视，坐不至久，卧不及疲；先寒而衣，先热而解；不欲极饥而食，食不过饱；不欲极渴而饮，饮不过多。……不欲甚劳甚逸，不欲起晚，不欲汗流，不欲多睡，不欲奔车走马，不欲极目远望，不欲多啖生冷，不欲饮酒当风，不欲数数沐浴，不欲广志远愿，不欲规造异巧；冬不欲极温，夏不欲穷凉；不露卧星下，不眠中见肩。大寒、大热、大风、大雾皆不欲冒之，五味入口，不欲偏多。"

生态是养生的核心，也是起居养生的核心和标准。李庆远说："山野之人，恒较城市之人为长寿。盖山野之人，作息有时，起居有常，无名利之系其心，无机械之乱其神，浑然天真，如葛天（上古部落）之民，故可以延年也。若城市之人，饮食无节，起居无时，机械生于内，名利扰于外，而犬马声色之事乱其神，富贵荣辱之念系其身，心无片刻宁，神无片刻安，胶扰不休，故足以促寿也。"关于起居的生态性，将在各节中介绍。

起居是容易被忽视的方面，也是容易随心所欲的方面。"没有规矩不成方圆"，起居也要有规则。陈直在《养老奉亲书》中强调："凡行住坐卧，皆须巧立制度"。

生态起居养生，就是根据四时和昼夜变化规律，以及个人年龄、性别、体质、生活习惯的不同，对日常生活包括居住环境、作息睡眠、站立坐行、苦乐劳逸、洗漱房事等各个方面，进行科学的安排及采取一系列保健措施，以达到生活愉快、身心健康、益寿延年的目的。

第一节　起居有常

起居有常是指起卧作息和日常生活要有规律性，该规律性须合乎自然界和人体的运行常度。

起居有常较早的论述见于《管子》。他在其《形势篇》中说：“起居时，饮食节，寒暑适，则身利而寿命益；起居不时，饮食不节，寒暑不适，则形累而寿命损”。

在《吕氏春秋》中更进一步提出起居要顺应“四时之化，万物之变”。在《吕氏春秋·尽数》中说：“天生阴阳寒暑燥湿，四时之化，万物之变，莫不为利，莫不为害。圣人察阴阳之宜，辨万物之利以便生，故精神安乎形，而年寿得长焉……故凡养生，莫若知本，知本则疾无由至矣。”自然界的变化规律就是起居有常的根本，顺者昌，逆者败。

一、起居的生态性——日出而作，日落而息

（一）生物时钟

爱因斯坦说：“在这个世界上有两种时钟，一种是机械时钟，另一种则是我们机体的生物钟。第一种时钟是一成不变的，是预定好并可以预测的；第二种则依赖于人体的心理和情绪而变化不定。两种时钟都是准确的，但它们中的机理却不相同。”

所有生物都有“生物钟”，所谓生物钟，是指能在生命体内控制时间、空间发生发展的质和量的机制。它首先表现为一个从白天到夜晚的24小时循环节律，与地球自转一次吻合。人体的生理指标，如体温、血压、脉搏、体力、情绪、智力和各种体内的信号，如脑电波、心电波、经络电位、电磁场的变化等，都会随着昼夜变化作规律性的变化。

所有生物都遵循一年四季的变化规律，即“春生、夏长、秋收、冬藏”，与地球公转相吻合。

昼夜的变化是四时变化的缩影，平旦之时阳气始升，相当于春；日中阳气最盛，相当于夏；黄昏之时阳收阴显，相当于秋；深夜之时阳气内敛，相当于冬。

昼夜交替的觉醒和睡眠是人必不可少的正常生理过程。在觉醒时机体能迅速适应环境的变化，从事各种活动和劳动。睡眠的本质是神经系统高级部位的普遍抑制作用，其功能是促进精力和体力的恢复。如果睡眠障碍，将导致大脑皮层活动的失常，发生精力不足、工作能力和记忆力下降，甚至产生幻觉。

人体的觉醒状态主要靠脑干网状结构的上行激活系统维持。睡眠是一个主动过程，受脑干末端的睡眠中枢控制，并与褪黑素等内分泌激素有关。由松果体分泌的褪黑素，是调节昼夜节律的内分泌激素。褪黑素的合成受到光的影响，其分泌量呈现明显的昼夜波动，夜间的分泌量是白天的50~100倍。

古人将一昼夜按太阳的升落为基线分为十二个时辰，即夜半、鸡鸣、平旦、日出、食时、隅中、日中、日昳、哺时、日入、黄昏、入定。更常用的是以十二地支为代号，即子（23 ~ 1时）、丑（1 ~ 3时）、寅（3 ~ 5时）、卯（5 ~ 7时）、辰（7 ~ 9时）、巳（9 ~ 11时）、午（11 ~ 13时）、未（13 ~ 15时）、申（15 ~ 17时）、酉（17 ~ 19时）、戌（19 ~ 21时）和亥（21 ~ 23时）。

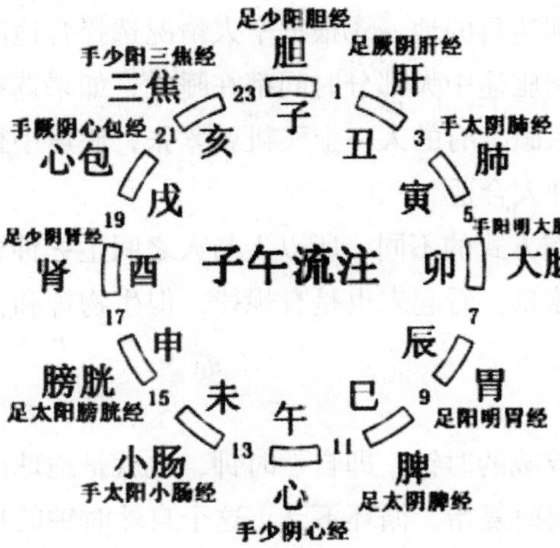

图10–1　子午流注

祖国医学的“子午流注”理论认为，人体之气血周流出入皆有定时。《针灸大成》说：“刚柔相配，阴阳结合，气血循环，时穴开阖”。各时辰都有相应的经脉循行，从子时到亥时依序为胆经、肝经、肺经、大肠经、胃经、脾经、心经、小肠经、膀胱经、肾经、心包经和三焦经。该理论从脏腑学说、经络学说角度进一步阐述了生物钟理论，说明了脏腑、经络随时辰的变化而强弱、开阖的变化规律，在针灸学和养生学上具有实际意义。如图10–1所示。

生物钟有四点功能：提示时间（自动提示某一时间该干什么）、提示事件（联想）、维持状态（持续能力做完一件事）和禁止（停止某一活动）功能。

从这四个功能来看，生物钟本身是可调可控的，尤其是维持状态和禁止两个功能，也同时受到人主观意志的控制和影响。据说在人体内存在一个“时控基因”，其作用就是调控生物钟的。

生物钟实际上是生物体内阴阳、脏腑、经络按时间推移的相对稳定的规律性变化。可变性和相对稳定性是生物钟的两大特点。没有相对稳定性，人的所有生理活动就失去规律；没有可变性，人就难以适应自然界的变化，也难以适应社会生活的变化。

这种可变性的典型例子就是“倒时差”。倒时差发生在东西向飞行时间较长、距离较远的时候，在相同或相邻的时差区南北向飞行，一般不会发生倒时差现象。如果人东西向飞行，穿越2个以上的时差区，就会感觉白天困倦，夜晚难眠，疲惫不堪的情况，即所谓“时差综合征”。这实际上是一种对时空的“穿越”，即自然时钟的地区差异使自然时钟与生物钟不同步。但是，通过逐步适应，几天后往往就会将生物钟调过来。

倒时差的方法有：①出发前5天就有意识地进行预调。②如果飞行时间长，可以充分利用飞行时间倒时差。比如，假如从中国去美国，乘的是12时的航班，途中飞行12小时，到达美国是北京时间午夜12时，但却是美国时间中午。在飞行过程中要尽量休息，养足精神，到达美国时恰是当地的白天，乏困可以轻一些。为了这一点，在飞机上要尽量减少干扰，如选择远离厕所、机门的位置，坐位要能伸开腿，关闭舷窗，安全带调整到舒适的松紧状态等。③提前1～2天到达目的地。④根据个人情况选择合适的航班。有的人坐惯了飞机，一上飞机就呼呼大睡，旅途中大部分时间都在睡觉，如果选择傍晚的航班，到美国适逢傍晚，当夜就可能难以入睡。有的人一上飞机就紧张，旅途中得不到休息，疲惫不堪，选择傍晚的航班就比前一种人合适。

由于人和人生活、工作方式的不同，所以人与人之间生物钟可能有所差异。如有的人就习惯于夜间工作，白天休息，看起来也是有规律，但生物钟和自然时钟颠倒，是一种逆势的作息，并不利于健康。

（二）自然时钟

世界上最大，也是最权威的时钟，即自然时钟，也就是地球围绕太阳公转和自转产生的昼夜变化和四季变化，周而复始，循环不已。这个自然时钟的指针就是太阳。在地球自转时，在地球的某一个地点都会出现日出日落的规律；在地球围绕太阳转动时，太阳的照射角度一年四季里在南北半球间规律变动，从而产生了四季的变化。

自然时钟的基本特点是“变”和“不变”，周易的观点完全与此一致。所谓“变”，是指这个时钟的指针随时都在转动，没有停息之时，包括昼夜和四季的变化；所谓“不变”，是指这个时钟的变化规律本身是难以改变的，是控制所有生物的生物钟的基本规则。

正常情况下，所有的生物的生物钟都和这个自然时钟同步。

（三）影响起居“四要素”

自然时钟和生物钟是影响起居的两大要素，还有两个是什么呢？

第三个要素是人的自我调节机制，即兴奋和抑制的自然转化。兴奋到一定程度就产生抑制，抑制到一定程度就产生兴奋。兴奋和抑制是人体功能状态的两种基本表现形式，两者互为前提，对立统一，相互转化，人体功能都是兴奋和抑制两种基本过程相互作用的结果。对神经系统兴奋性的影响，反倒是体力活动大于脑力活动。比如，人干一天体力活，就困得不行，但晚间做脑力活动，或上网玩游戏，可能越搞越兴奋。因此，很多镇静安眠药都是使肌肉松弛的。

引起兴奋的刺激在其他生物基本上来自自然界，但人却多了一个社会性因素，如工作、娱乐、会议等，所以情况要复杂得多。

兴奋和抑制互换是一种固定的程序，它和其他规律性无关，但受到人主观意志的影响，从而可以成为调控生物钟的钥匙。人的兴奋性是可以改变的，如对反复出现的刺激的兴奋性就会降低。

第四个要素是人的主观因素。人可以从主观和客观两方面调控兴奋和抑制的转换过程，如通过集中精力专注于某一件事而提高或延长兴奋性，同样可以降低兴奋性，如在练静功时所作的那样。也可以借助于外力，如喝咖啡、浓茶以提高神经系统的兴奋性，通过某些药食降低其兴奋性。

在这四个要素中，规律性唯一不变的是自然时钟。人的主观因素可以通过兴奋和抑制的调整来调控生物钟，从而使这两个时钟要么合拍，要么不合拍，起居养生的关键也就在这里。

（四）自然时钟与生态作息

《灵枢·营卫生会》中说："日中而阳陇，日西而阳衰，日入阳尽而阴受气矣。夜半而大会，万民皆卧，命曰合阴，平旦阴尽而阳受气，如是无已，与天地同纪。"

《灵枢·口问》中说："卫气昼日行于阳，夜半则行于阴，阴者主夜，夜者卧……阳气尽，阴气盛，则目瞑；阴气尽而阳气盛，则寤矣。"

自然时钟体现了阴阳的变化，太阳这个指针主导了这种变化。日出则阳升，日落则阴起。各种生物都遵循同一规律，猫头鹰式的动物也遵循阴阳交替的规律，只不过正好相反而已。

作为自然时钟指针的太阳给我们的刺激主要是两个：光线和温度。黎明的时候，阳光开始变强，温度开始上升。这两大刺激可能通过脑干网状结构的上行激活系统导致大脑皮层的兴奋性提高，同时也可能有松果体素、肾上腺素等内分泌激素变化的参与，导致在一夜睡眠之后，抑制转化为兴奋。在这两大机理的共同作用下，人就会觉醒。反之，到夜晚阳光减弱乃至消失，气温下降，通过相反的作用，比如网状系统的抑制和松果体素分泌增加，导致入睡。

我们的祖先没有闹钟，他的睡眠和觉醒完全受与自然时钟同步的生物钟控制。那时没有夜总会，没有夜市，没有网上游戏或聊天，没有电视和晚间音乐会，也没有必须夜间做的事情或要召开的会议，加上繁重体力劳动带来的疲乏，所以很自然地"日落而息"。清晨又会在阳光的照射下醒来，开始"日出而作"。这是一种简单、朴素，但又是科学、生态、健康的起居方式。

孙思邈说："善摄生者卧起有四时之早晚，兴居有至和之常制"。并解释"早"和"晚"的界定："虽云早起，莫在鸡鸣前；虽云晚起，莫在日出后"。

俗话说"早睡早起身体好"，强调的是不要熬夜，也不要睡懒觉，不能直面地理解为一年四季都要早睡早起。季节的不同，作息时间也应该不同。《黄帝内经》对一年四季的作息有明确的界定：春三月"夜卧早起，广步于庭"，夏三月"夜卧早起，无厌于日"，秋三月"早卧早起，与鸡俱兴"，冬三月"早卧晚起，必待阳光"。

学习这些论述的时候，我们会产生疑问：为什么春季和夏季都是"夜卧早起"，而秋季和冬季又不同呢？春季的早起是为了"养阳"，而到了该"养阴"的秋季为什么还要早起呢？

《黄帝内经》大约成书于西汉，它是用古代哲学思想为指导，对先人医疗、养生实践的总结，因此，其观点必然受到二者的共同影响，后者应是更主要的，这也从一个侧面体现了内经养生理论的生态性。

这里的早和晚既有相对性，又有连续性。四季是人为的划分，但时间却是连续的。从相对性来说，春季的"早起"是相对冬季的"晚起"而言的，和秋季的"早起"未必是一个时间。从连续性来说，自然时钟是逐步前进的，生物钟也应如此。从冬季的"早卧晚起”到春季的“晚卧早起”正好相反，但我们却不能在立春的前一天和后一天一下子把坐卧时间变化一两小时，应当是逐步变过来。

秋季要“早起”是较难解释的，因为这和养阴的原则有悖。我们就从这个问题讨论起。

西周建都在丰、镐二京，在现在的西安西南方20千米，秦朝的都城在咸阳，所以我们拿西安的资料来分析。我们发现，当地春、秋季的日落时间相差无几，但日出时间有别。春季日出的平均时间在6时53分，秋季是6时28分，秋季早了近半小时。当地3月的平均气温是7.9℃，9月的平均气温是13.8℃，秋季高了将近5℃。不要小看了这个5℃，对于缺少御寒设备的古人来说，这5℃的差别就相当明显。受到温度和光照的影响，秋季比春季起得就会更早一些，既然春季是“早起”，那么秋季就不能说成是“晚起”。

四季的起居并不是个简单的问题，对“早”和“晚”两个字不能简单从字面去理解。

（五）逆势而为的现代人作息

葛洪说：“寝息失时，伤也”。现代人出现了众多的睡眠问题，出现了疲劳综合征，并由此严重影响了健康。

爱因斯坦认为这是“依赖于人体的心理和情绪而变化不定”。的确，在四大要素中，人的主观意志起到了决定性作用。

作息紊乱有两种情况。第一种是睡眠颠倒，夜间工作，白天睡觉，即强行制造另一种生活规律。很明显，这是一种逆势而为的做法，即生物钟和自然时钟的运行相反，但好在其起居还有一定的规律性。第二种是作息错乱，即“失时”，完全没有规律，生物钟也处于错乱状态，该睡不睡，该醒昏睡，这只能说是乱势。

早上不醒常是被动的，晚上不睡常是主动的。晚上不睡，兴奋过度，抑制的深度和持续时间加大，就会早上睡不醒。

为什么晚上不睡呢？无外乎以下原因：①忙。晚上要写东西、开会、接待或被接待。②玩。打牌、打麻将、上网游戏或聊天、夜总会唱歌跳舞、逛夜市、约会等。③体力活动少。白天没有或极少体力劳动或活动，只有脑力劳动，肌肉不松弛，抑制度不够。肌肉松弛是睡眠时的主要表现之一，也是促成睡眠的重要条件。④倒时差。

非忙到晚上干活不可吗？有没有时间和如何安排时间是由观念和目的决定的。除非紧急情况和值班，没有必须晚上干的事。

干一天活，晚上放松放松是可以的，但是现在的夜生活不是放松而是放纵，不是休息而是疲劳。从养生的角度来说，就不应该有什么夜生活。

不按自然时钟起居固然不好，起居混乱就更不可取，因为这样就失去了“常”态，人体就更难以适应。其结果就是该睡睡不着，该醒不清醒。

（六）起居有常

《黄帝内经》首先提出“起居有常”是长寿的必要条件。清代名医张隐庵解释说：“起居有常，养其神也，不妄作劳，养其精也。夫神气去，形独居，人乃死。能调养其神气，故能与形俱存，而尽终其天年。”

起居不仅要“有常”，更重要的是要“有矩”，即有规矩，这个规矩就是自然时钟，要使生物钟和自然时钟同步运行。

上古人类的起居是生态的，是由生物进化过程自动形成的，自然时钟是唯一的依据。由于没有人主观意志的干预，没有各种干扰因素的存在，加上白天的劳作造成的疲劳，自然形成了和自然时钟协调一致的生物钟节律。

现代人起居紊乱的主要原因是主观意志因素。其实，科学起居并不难，你顺其自然就可以，这也是“无为而治”。如果工作、应酬比较忙，就需要进行适当的调整。

生态起居就是通过自己主观能动作用，运用兴奋—抑制转化这把钥匙，把生物时钟调到和自然时钟同步运行并坚持下去。

可能有人认为这很难，因为干扰因素太多，那就看你是否把健康放在第一位。时间是挤出来的，也是排出来的，有了目标和毅力，你就有办法。

第二节 居住环境

恩格斯说：“人本身是自然界的产物，是在他们的环境中，并且和这个环境一起发展起来的。”这段话是对生物进化论的概括，也说明了人生活环境生态化的重要性。

养生书和房产开发商常引用孟子的“大哉居乎”强调居住环境的重要性，其实这是断章取义，违背原意。这段话是：“孟子自范之齐，望见齐王之子，喟然叹曰：‘居移气，养移体，大哉居乎！夫非尽人之子与？’”。其后还有一段话：孟子曰：“王子宫室、车马、衣服多与人同，而王子若彼者，其居使之然也；况居天下之广居者乎？”

所以这里的“居”不是住房，而是地位。孟子从范这个地方到齐国去，见到齐王之子，为其气质所动，感慨曰：“地位改变气质，修养改变身体，地位是多么重要啊！齐王子不也就是人之子吗？”“王子的居所、车马、衣服都和别人相同，而王子之所以与众不同，是他的地位造成的。”

但是，居住环境对于人类健康确是非常重要的，根据天人合一理论，人秉承当地的天地之气，体质随之而发生改变。

清朝徐大椿在《医学源流论·五方异治论》中说：“人禀天地之气生，故其气体随地不同。西北之人气深而厚……东南之人气浮而薄。”《素问·五常政大论》说：“崇高则阴气治之，污下则阳气治之，阳胜者先天，阴胜者后天，此地理之常，生化之道也……高者其气寿，下者其气夭，地之大小异也，小者小异，大者大异。”

现代流行病学研究证明，人类的疾病70%～90%与环境有关。

一、居住方式的演变

古人的居住方式是怎样的呢？《庄子·盗柘》记载：“古者禽兽多而人民少，于是民皆巢居以避之，昼拾橡栗，暮栖木上。”《墨子·节用》中有“古人因丘陵掘穴而处”的记载。

济南章丘出土的西河遗址，显示了距今8000多年前古人的居住情况：房子面积大约有50平方米，属于半地穴式，即先从地面挖一个大约45厘米深的坑，然后在地面上建起房子的上半部。房子基本朝南，说明当时已经知道充分利用阳光。

这些方式是源于生物进化的生态居住方式。随着人类进化，科学技术的提高，人类有了改变环境的能力，为了舒适、方便和美观，开始营造自己相对隔离的"小环境"。

《论语》中说："天下之民穴居野处，未有宫室，则与鸟兽共域，于是黄帝乃伐木构材，筑作宫室，上栋下宇，以避风雨。"

可能最初的房屋是用土坯做墙的，至今我国很多农村还有土坯房。土坯房、窑洞的建筑材料除了泥土就是木头，都是自然界固有的东西，因此是适合于居住的。随着建筑材料的不断更新和发展，特别是人造的材料越来越多，更像是钢骨水泥造的笼子。

早在秦汉之前砖瓦已经成了建筑材料。砖瓦与制陶技术有关，据说神农氏为制陶的人文始祖。从文献记载看，我国古代建筑用瓦始于夏代。《古史考》载："夏世，昆吾氏作屋瓦。"《博物志》："桀作瓦。"瓦的使用使我国古代建筑摆脱了"茅茨图阶"的简陋状态。

另一种建筑材料是玻璃。约公元前3700年前，古埃及人已制出玻璃装饰品和简单玻璃器皿，当时只有有色玻璃。约公元前1000年前，中国制造出无色玻璃。直到12世纪，才出现了商品玻璃，并开始成为工业材料。

伴随着水泥和混凝土、电灯、暖气、电梯、空调等现代化设备和技术的不断涌现，人类彻底结束了构木为巢、掘穴而居的居住方式。城市成了独立于大自然之外的城堡，就像传说中的怪兽，人们用能源操纵着城市怪兽和大自然对抗。

居住方式的变化体现了从生态到追求舒适、豪华、美观的演变，我们的居住环境越来越远离生态。

二、现代居住方式存在的问题

（一）不接"地气"

有一次笔者到市场买早点，卖油条的小贩问我，你知不知道现在的人为什么病多？我说不知道。他说，现在的人都住在鸟笼子里，上不接天气，下不接地气，不生病才怪。现在农村也盖楼了，但是老辈人坚持住楼下，而且地面不准铺，就要土地面，因为要接地气。

什么是"地气"？有两种解释。①地中之气。《礼记·月令》中说："〔孟春之月〕天气下降，地气上腾，天地和同，草木萌动。"《素问·阴阳应象大论》中说："……清阳为天，浊阴为地；地气上为云，天气下为雨；雨出地气，云出天气。"《素问·太阴阳明论》说："阳者，天气也，主外；阴者，地气也，主内。"②土地山川所赋予的灵气，即风水。明代蒋一葵《长安客话·北平》说："胡主起自沙漠，立国在燕，及是百年，地气已尽。"

地气是个看不见摸不着的东西，但我们可以从侧面模糊认识它的存在。在玻璃鱼缸中养金鱼是很难的，在院子里挖一个坑，把陶缸（不是瓷缸）埋在里面，养金鱼最好。同样的月季，在楼上养不好，栽在地上才长得好。地域的区别更明显。“橘生江南则为橘，生于江北则为枳”，“一方水土养一方人”。真正的肥城桃只产在肥城的桃园乡一个地方，同样的树苗换个地方，桃子就失去了肥城桃的特色。同样，莱阳梨、章丘大葱、小站稻都是如此。因此，“地气”有进一步研究的必要。

天之气为阳，地之气为阴。天有太阳，地含水分，水为阴中之阴，故地气和水应该有关。

住高楼和住平房的显著区别就是湿度。现今人的呼吸道疾病如哮喘、气管炎，阴虚和浮躁的人如此之多，是否与此有关，值得探讨。

窑洞是掘穴而居的进步形式。窑洞内冬暖夏凉，空气湿润，有其宜居的特点。

（二）反季节的人工环境

春夏养阳，秋冬养阴是养生的基本原则之一。只有春夏充分的养阳，才有利于秋冬的养阴。夏天就要“无厌于日”，不要怕日晒和炎热；冬季就要“无扰乎阳”，不要搞得室内太热，“使气亟夺”。该冷则冷，该热则热，不能反其道而行之。按葛洪的话说就是“冬不欲极温，夏不欲穷凉”。

有了空调和暖气，人们生活在一个人造的小环境中。在这里，四季变得不再分明，而人体仍然随季节而变化，形成了机体和小环境不协调的状态。夏天室内凉风习习，由于腠理已经开放，所以外邪容易乘虚而入；冬天室内好似暖春，逼使腠理开放，阳气随之“亟夺”，人变成了弱不禁风的温室花草，出门就感冒。以前冬季小孩穿着单薄，一个个鼻涕“过河”，也没有像现在的孩子，三天两头感冒。

（三）华丽而充满危险的室内装修

孙思邈告诫说：“至于居处不得绮靡华丽，令人贪婪无厌，乃患害之源。但令雅素洁净，无风雨暑湿为佳。”

药王的本意是告诫人们不要追求奢华，否则令人贪婪而祸害无穷。他大概没有想到，一千多年后的今天，人们把居室会装修成一个华丽而充满危险的“魔洞”，造成对健康的直接威胁。

加拿大环卫组织研究发现，人类68%的疾病是由于室内空气污染造成的。包括办公室、房民现代住宅、大型百货商店、学校教室等的通风空调系统、建筑及装饰材料、办公设备和家用电器等是室内空气质量最重要的“隐性杀手”。

国家卫生、建设和环保部门曾经进行过一次室内装饰材料抽查，结果发现具有毒气污染的材料占68%，这些装饰材料会挥发出300多种挥发性的有机化合物，如甲醛、三氯乙烯、苯、二甲苯等，其中甲醛、苯、三氯乙烯等是已知的致癌物质。这些物质一旦进入家庭，将会引发包括呼吸系统、消化系统、神经系统疾病和视觉障碍、高血压病、癌症等，共计30多种。

建筑物自身也可能成为室内空气的污染源。一种是建筑施工中加入了化学物质，例如北方冬季施工时加入的防冻剂，渗出有毒气体氨。另一种是由建筑物中石材、地砖、瓷砖中的放射性物质形成的氡，这是一种无色无味的天然放射性气体，对人体危害极大。

不及时清理的沙发、地毯、席梦思床、窗帘、空调等成为细菌、真菌、病毒、螨虫等病原微生物的滋生场所，从而形成生物污染源。

调查表明，现代人平均有90%的时间生活和工作在室内，65%的时间在家里。而现代城市中室内空气污染的程度则比室外高出数倍。

我国每年由室内空气污染引起的超额死亡数可达11.1万人，超额门诊数可达22万人次，超额急诊数可达430万人次。严重的室内环境污染在给人们健康造成损失的同时，也造成了巨大的经济损失，仅1995年我国因室内环境污染健康危害所导致的经济损失即高达107亿美元。

据统计，全球近一半的人处于室内空气污染中。室内的空气环境污染已经引起35.7%的呼吸道疾病、22%的慢性肺病和15%的气管炎、支气管炎和肺癌。

更令人担忧的是，儿童比成年人在室内停留的时间更长，对污染更敏感，从而成为室内污染的最大受害人群。一份来自北京儿童医院的调查显示，在该院接诊的白血病患儿中有九成患儿家庭在半年内曾经装修。专家据此推测，室内装修材料中的有害物质可能是小儿白血病的一个重要诱因。世界卫生组织宣布全世界每年有10万人因为室内空气污染而死于哮喘病，其中35%为儿童。1988～1990年，我国组织了27省市，90万0～14岁儿童的全国儿童哮喘流行病学调查，当时患病率平均为0.11%～2.03%。2000~2001年，全国31个省市43个城市进行了第二次儿童哮喘患病率的抽样调查。结果显示，全国城市儿童平均哮喘累计患病率1.97%（0.25%～4.63%），与10年前比较有的城市上升了1～2倍，全国平均上升了60%，这意味着当时我国存在1000多万哮喘病患儿。

（四）闭塞的牢笼

人一回到家里，房门紧闭，于是与外界隔绝，至多在网上和不认识的人交往和聊天。一个楼上，鸡犬之声相闻，却老死不相往来。一个孤独老人，无人问津，死了多少天才发现。这种环境，使人与人之间缺乏亲情，容易养成孤僻、排外、冷漠的心理，即气郁体质。

三、营造接近生态的居住环境

荀子说："故君子居必择乡，游必就士，所以防邪僻而近中正也"。择乡者，是为了防止邪气而近于中正。并非追求奢华，无须为了追求华居而劳心费力，心有不足。孙思邈告诫说："居处勿令心有不足，若有不足，则自抑之，勿令得起。人知止足，天遣其禄；所至之处，勿得多求。多求则心自疲而志苦。"

同时代的道教上清派第十二代宗师司马承祯也认为，安居并不是豪华而宏伟的居处，而以有利于养生为第一要务。他说："何谓安处？曰：非华堂邃宇、重裀广榻之谓也。在乎南向而坐，东首而寝，阴阳适中，明暗相半。屋无高，高则阳盛而明多；屋无卑，卑则阴盛而暗多。故明多则伤魄，暗多则伤魂。人之魂阳而魄阴，伤于明暗，则病疾生焉。"

生活环境的选择和营造，不应以舒适为第一原则，也不应以现代人的眼光，主张一年四季保持适宜的温度、湿度和光照。我们已经反复强调过，生态养生就是生活环境和生活方式的生态化，生态应当是第一标准。

国人选择居处的一个标准是风水。至今在农村选住宅，在城市选择小区位置，企业的划区分布，甚至办公室内的安排，很多还参照风水，或根据风水学进行改进。

风水一词来源于郭璞的《葬经》："气乘风则散，界水则止，古人聚之使不散，行之使有止，故谓之风水。"

风水学是一门系统的学问，我们很难去评价其科学性，起码其中的合理部分应当借鉴，不能武断地一概斥之为封建迷信。

仁者爱山，智者爱水，山水是古人选择养生之地必不可少的条件。《千金翼方·退居·择地》中说："山林深远，固是佳境……背山临水，气候高爽，土地良沃，泉水清美……地势好，亦居者安。"

明代高濂著有《遵生八笺》，他提出了"六安乐"："知恬逸自足者，为得安乐本；审居室安处者，为得安乐窝；保晨昏怡养者，为得安乐法；闲溪山逸游者，为得安乐欢；识三才避忌者，为得安乐戒；严宾朋交接者，为得安乐助。"

在《起居安乐笺》中他还列举了一些人对于居住环境的观点，现节录如下以供参考：

仲长统曰："凡游帝王之门者，欲以立身扬名耳。而名不常存，人生易灭，优游偃仰，可以自娱，欲卜居清阔，以乐其志。论之曰：'使居有良田广宅。背山临流，沟池环匝，竹木周布，场圃筑前，果园树后。'"

韩退之曰："穷居而闲处，升高而望远，坐茂树以终日，濯清泉以自洁。采于山，美可茹；钓于水，鲜可食。"

《地理心书》曰："人家居止种树，惟栽竹四畔青翠郁然，不惟生旺，自无俗气。东种桃柳，西种柘榆，南种梅枣，北种奈杏为吉。"

《养生八笺·起居安乐笺·居室安处》说："吾所居，前帘后屏，太明即下帘以和其内映，太暗即卷帘以通其外耀。内以安心，外以安目，心目皆安，则身安矣。"

总结上述论述的特点是：①环境幽静，山林深处；②背山临水，沟池环匝；③竹木周布，场圃筑前；④阴阳适中，明暗相半；⑤朴实无华，田园风光。按照现代的观点，这些地方空气好，负离子多；水质好，无污染；清幽寂静，没有世俗干扰；瓜果随手而摘，鱼虾临池而捞，新鲜无比。实在是适于养生的所在。

这些论述似乎多出自隐士之口，其居处多在山野之间，类似于现在的乡间别墅。现代人除了富户外，很少有如此福气能住上这样的房子，而且工作、家庭离不开，难得在这些地方长期居住。

我们没有必要去当野人，再去栖树穴居；也没有必要去当苦行僧，再去隐居山林，但我们可以参照这些条件，去营造尽量接近于生态的居住环境。清代曹庭栋就曾"辟园林于城中，池馆相望，有白皮古松数十株，风涛倾耳，如置身岩壑"。

（1）不能住，可租，不能租，可游。在城市边缘，宜居之地租一所房子，只要有闲暇就去暂居。利用节假日旅游于山川、田野、海边，胜过去大城市“挨挤”。一个假期下来，必能神清气爽，精力充沛。

（2）植物对于改善室内空气、愉悦身心必不可少。曹庭栋说：“院中植花木数十本，不求名种异卉，四时不绝便佳”。居室内宜栽的花木有：能吸收或转化有毒气体如二氧化硫、氮氧化物、甲醛等的植物如茶花、仙客来、紫罗兰、凤仙花、牵牛花、水仙、茉莉、一串红、菊花、吊兰、芦荟等；能分泌杀菌素的植物如茉莉、丁香、金银花、牵牛花等。一般植物白天吸收二氧化碳，释放氧气，而仙人掌则相反。栽种仙人掌可以和其他植物起互补作用。

苏东坡说：“宁可食无肉，不可居无竹。无肉令人瘦，无竹令人俗。人瘦尚可肥，士俗不可医。”郑板桥栽竹、画竹治好了自己的肝郁之症。竹子清新高雅，超凡脱俗，观竹、画竹令人心气平静。

但是，并非所有植物都适宜室内种植，这包括：①含有毒性物质的植物：如含羞草含有毒性较强的含羞草碱，郁金香花也含有一种毒碱，均可能使人毛发脱落；夹竹桃分泌一种有毒液体，容易引起昏昏欲睡、智力下降等症状，其花味也容易使人呼吸不畅、头晕；夜来香花会散发出大量刺激嗅觉的微粒，闻之过久会使人头晕目眩、郁闷不适；洋绣球花散发的微粒，会导致皮肤过敏；紫荆花花粉可能诱发哮喘症或使咳嗽症状加重；黄色杜鹃花含有毒素，不可误食；水仙花头内含有拉可丁，误食可引起肠炎、呕吐或腹泻，叶、花汁液能使皮肤红肿；一品红全株有毒，白色乳汁能刺激皮肤红肿，误食茎叶可引起死亡等。②兰花、月季花、百合花等花香浓郁，容易使人呼吸不畅、失眠等。③松柏类花木的芳香气味对人体的肠胃有刺激作用，不仅影响食欲，而且会使孕妇感到心烦意乱，恶心呕吐，头晕目眩。这些花木可以在室外或阳台上种植。

（3）室内不能有阳无阴。水为阴中之阴，故居室不可干燥。种植植物是提高室内湿度的好办法，另外一个办法是养鱼。养鱼可以愉悦身心，安神定志，而且鱼缸就是一个简易的加湿器。曹庭栋在《老老恒言》中提倡：“阶前大缸贮水，养金鱼数尾”。

（4）“养生以不伤为本。”室内不可有不利于健康的因素。居室但求清洁宜居即可，虽不需“穷居”，也没有必要追求豪华，“规造异巧”。装修宜简洁、生态，坚决不要采用有毒性的装饰材料和家具。一般家庭没有必要铺地毯，就是用也只在茶几下等局部，不要铺遍全屋。

（5）不要把室内搞得四季如春。夏季该热则热，冬季该冷则冷，室内外温差不宜过大。空调尽量不用，除非太热太冷成为寒邪、暑邪以致影响健康。夏季多用自然风或扇子降温，但不要在睡眠时吹风扇。

（6）除客厅外，其他如书房、卧室不要太敞。《遵生八笺》说：“书斋宜明静，不可太敞。明静可爽心神，宏敞则伤目力。”

（7）居室应当洁净、雅致。《寿亲养老新书·宴处起居》说：“栖息之室，必常洁雅。夏则虚静，冬则温密。”

第三节　安睡有方

睡眠是人体的生理需要，也是维持生命和健康的必要手段。人生三分之一的时间是在睡眠。睡眠在解除疲劳、调养精神、还精养气、促进生长、美容养颜方面都有不可替代的作用，故人称睡眠是“无须药物的养生良方”。

一、睡眠的重要性

动与静、阴与阳的对立统一和相互转化乃万物之理，从生理学角度来说，兴奋与抑制也是相互依存的，没有兴奋就没有抑制，同样，没有抑制也无所谓兴奋。

战国时名医文挚以睡眠为“养生第一大补”。清代医家李渔曾指出：“养生之诀，当以睡眠居先。睡能还精，睡能养气，睡能健脾益胃，睡能坚骨强筋。”长沙马王堆出土的医书“十问”中记载：“夫卧非徒生民之事也……胥（须）食而生者，胥卧而成也……故一昔不卧，百日不复。”

睡眠不是一个消极的、被动的过程，是脏腑兴奋与抑制交替的“换班”过程，是正常生理功能和过程不可或缺的一部分。

按子午流注理论，睡眠时肝、胆、肺、大肠是“值班”的脏腑。在睡眠中，与生活和工作有关的脏器在休息，而“打基础”的脏器在忙碌。免疫系统在清理内部环境，制造更多的免疫细胞和免疫物质；肝胆在奋力解毒（肝脏血流量在睡眠中增加7倍），肾脏在积极排毒，胆囊在储存胆汁，肠道在努力运化和蠕动。儿童也是在夜间长得快（夜间生长激素是白天的5～7倍）。

有张有弛，文武之道。那些和工作、生活有关的脏腑在睡眠中养精蓄锐，而机体在积蓄能量、调和五脏、补养气血、安神定志。睡眠时人体精气神内守于五脏，五体安舒，气血和调，新陈代谢和内分泌降低，体力和脏腑功能得以恢复。

大脑是最依赖睡眠恢复的脏器。如果睡眠不足，将出现大脑功能障碍，涉及灵活性、创造性思维、预测和语言连贯的大脑功能受损，表现为注意力分散、工作效率和决策判断能力降低、记忆力减退、烦躁、激动或萎靡等神经症状，甚至出现幻觉、情绪失控等症状。

睡眠过程中，皮肤表面分泌和清除过程加强，皮肤再生加快，故睡眠是皮肤美容的重要保证，反之，睡眠不足就会呈现憔悴、毛发枯槁、眼窝深陷、眼圈发黑、皱纹增多等。

长期睡眠不足4小时者，寿命将会比正常睡眠者缩短1/3。持续失眠容易引起血压、血糖、血脂“三高”，容易导致心脑血管疾病的发生。失眠容易造成内分泌失调，严重影响女性心理和生理，特别是更年期的女性。失眠可导致注意力不集中，工作能力下降，事故发生率上升。据统计，失眠患者工作时的事故发生率是对照组的4.5倍；在工作缺勤人群中，有失眠障碍者占41.4%，而无失眠障碍者仅占29%。40%的失眠患者都有一种确诊的精神疾病。

老年人更应当注意保持足够的睡眠。曹慈山说："少寐乃老年大患……必先平居静养。"

《黄帝内经》讲"人卧则血归于肝"。睡眠不足首先影响到肝脏和胆囊。肝开窍于目，因为肝血不足，导致出现视力模糊、老花、迎风流泪等症状，还会导致青光眼、白内障、眼底动脉硬化、视网膜病变等眼疾；肝的储藏和调节血液的功能受损，会造成心脏供血不足，从而引起心脏病、高血压等心脑血管疾病，及吐血、流鼻血、皮下出血、牙龈出血、眼底出血、耳出血等出血症状。子时胆要更替胆汁，胆汁更替不利，过浓而结晶成石；胆气虚则容易惕惕不安、多疑，久之则形成抑郁症、焦虑症等情志方面问题。肝血不足，肝火旺盛，则容易形成肝火灼肺金，容易出现呼吸道疾病。亥、子、丑时（21点~3点）为一天的冬季，应肾，肾主藏精，肝肾同源，睡觉不足易耗伤肝气和肾气，从而容易引起骨质疏松、糖尿病、肾功能衰竭、不孕不育等与肾有关的疾病。

从2002年开始，世界卫生组织把每年的3月21日定为"世界睡眠日"，并确认"睡眠、食物、空气、水"为人生命四要素。要求全人类关注和重视睡眠。

二、高质量的睡眠

睡眠讲究质量，并非睡的时间越长越好。"久卧伤气"，睡懒觉，长时间的浅睡，反倒使阳气不足，导致精神懈怠。

睡眠时间依照年龄而不同。一般说来，年龄越小，睡眠时间越长。

非睡眠时的状态是检验睡眠质量的主要方法。如果白天精力充沛，头脑清醒，工作效率高，说明夜间睡眠质量较高。一般睡眠质量高的人常入睡快（10分钟左右）、睡眠深（不易惊醒，呼吸均匀、不打鼾）、一般不起夜、苏醒快，没有睡懒觉的习惯。

三、安睡有方

（一）规律睡眠

规律睡眠是保证睡眠质量的首要条件。值完夜班，白天睡得再长，也不"解乏"。

规律睡眠要遵循自然时钟的昼夜和四时变化的规律。其中睡"子午觉"相当重要。子时为夜间23~1时，午时是午间11~13时，都是阴阳交替的时间，此时易于产生不平衡，故不宜工作和劳作。子时是阴气最盛之时，容易入睡。午时心经运行，心主神明，神以静为要，故午时睡一会最好。《老老恒言·昼卧》中说："每日时至午，阳气渐消，少息以养阳；时至子，阳气渐长，熟睡所以养阴"。

（二）卧室环境

《寿亲养生老新书·宴处起居》说："栖息之室，必常洁雅。夏则虚静，冬则温密。"

非特殊情况不得露宿。《养老奉亲书》中说："夏月天暑地热，若檐下过道，穿隙破窗，皆不可乘凉，以防贼风中人。"

睡眠环境要注意以下几点：

（1）静。睡眠环境宜安静，不要有噪声。

（2）暗。卧室灯光宜暗，窗帘以冷色调为宜，睡前必须关灯，或仅保留地灯。《云笈七签》说："夜寝燃灯，令人心神不安"，所以"就寝即灭灯，目不外眩，则神守其舍"（《老老恒言》）。孙思邈说："卧讫，勿留灯烛，令魂魄及六神不宁，多愁怨。夜卧当耳勿有孔，吹入即耳聋。"

（3）适。室内温度和湿度要适宜，天热也不要露宿，《摄生消息论》说："不得于星月下露卧，兼使睡着，使人扇风取凉。"但也不要图暖和当炉而睡。孙思邈说："人头边勿安火炉，日久引火气，头重目赤，睛及鼻干。"

（4）洁。居室要典雅清洁，空气清新。睡前可以开窗通气，但不要睡时冷风拂面。孙思邈说："凡人居止之室，必须周密，勿令有细隙，致有风气得入。小觉有风，勿强忍之久坐，必须急急避之。"

（三）卧床选择

床榻（床铺）已有2500多年的历史。北方有火炕，南方有藤（竹）床，小儿有摇篮，老人有躺椅，居家有木床，野外有吊床，现在又有水床，床的种类不可胜数。

床榻是睡眠的工具，选择卧床第一位的是可否利于睡眠和健康，其次才是美观。

（1）软硬适中：刚有席梦思，曾经时兴过一阵，后来发现睡席梦思不解乏，腰痛，于是很多人扔了弹簧垫，换成木板床。那么，睡软床好呢还是硬床好？

床太软了不合适，因为人躺上去会形成四面高，中间低的状态，增加了腰背部肌肉的张力，而且使颈部呈头高的屈曲状，躯干弯曲，因此会导致不解乏、颈腰痛的结果。但硬板床就好吗？首先床太硬了会不舒服，"硌得慌"，故常辗转反侧，以图受压的部位得到休息；另外硬板床不适合人体生理曲线，同样会增加腰背部肌肉张力。

理想的床铺应该是软硬适中为宜，以在木板床上铺垫约10厘米厚的棉垫的软硬度为最佳。棕绷床既柔软又有一定弹性和硬度，可使全身肌肉放松，优于钢丝床或硬板床。

（2）高低适度：床铺的高度一般约40~50厘米，即略高过就寝者膝盖为好，这样稍一屈膝就可以坐到床边，上床不用费力，下床时伸腿可及鞋履。床铺太高太低，卧时都会有一种紧张感，过高对老年人尤为不便。

（3）床宜宽大：《服虔通俗文》中说："八尺曰床，故床必宽大"。床宽大则利于自由翻身，无坠床之虞。对于婴儿和神志不清者还要设床栏，以防坠落。

（四）被褥与睡枕

《老老恒言》说："被取暖气不漏，故必宽大，使两面可折"。被子宽大利于保暖，而且翻身时不至身体外露。被里必须柔软、透气、保湿、无静电，可选用棉布、麻布等，不宜用化纤纺织材料。被子宜轻软、保暖，故宜用棉花、丝绵、羽绒等填充。棉花以新棉为佳，旧棉絮沉重且保暖性差，并易滋生病原微生物，故超过两年宜更换或将棉花重弹为好。

《老老恒言》说："隐卧必得厚褥，老人骨瘦体弱，尤需厚褥，必须多备，渐冷渐加……”。褥子厚度以10厘米左右为宜。

无论被褥，都宜勤洗勤晒。《老老恒言》说：“阳光益人，且能发松诸物，隔两三宿就向阳晒之，毋厌其烦，被然也。”“不特棉絮加松，终宿有余暖，受益确有明验”。勤晒被褥可以使其松软、干爽，保暖性增强，可以借阳光中的紫外线杀灭病原微生物，并有一种宜人的气味。

枕头的高度必须适宜，过高或过低都不好。过高则颈部屈曲，容易压迫颈动脉，使头部供血障碍，并对颈椎不利；过低则头部后仰，头部易于充血，造成头晕或眼睑浮肿。《显道经》说：“枕高肝缩，枕下肺蹇”，认为枕头过高则影响肝脉疏泄，过低则影响肺气宣降。《老老恒言》说：“高下尺寸，令侧卧恰与肩平，即仰卧亦觉安适”。所以枕高比本人的一侧肩宽略窄，侧卧时头部才能平直，颈椎不侧弯。

枕的长度应满足翻身的需要，不致翻身时头部无着。尤其是老年人，“亦需长枕，则反侧不滞于一处”。枕不宜过宽过窄，比肩至头顶长度略宽为宜。枕下部应达颈部，过宽则可能垫至肩下，过窄则颈无所依。

枕头宜软硬适度，稍有弹性为好。过硬则局部受压，感觉不适；过软则有虚空感，造成颈项部肌肉紧张。

枕头的填充物一般有：①植物皮壳：如荞麦皮、稻谷壳、稻糠皮等。其吸水性、塑性、软硬度均不错，但揉动时有响声，并有灰尘为其缺点。②粮食类：如绿豆、黑豆、小米等。塑形性、透气性好，绿豆尚有清热明目功效，但豆类充枕偏硬，揉动时也有响声。③羽绒：弹性及透气性好，暖和，但偏软，不能水洗，过敏性体质者不宜用。④人造物：如中空纤维、普通人造纤维等。中空纤维在改良后，其蓬松度、回弹性和保暖性均有提高，后者透气性差，容易结球结块，影响弹性。⑤乳胶是采用天然橡胶经“发泡”工艺一次成型而制成的填充材料。乳胶整体一块的构造免除了细小纤维对人体的干扰，由于是纯天然物质，故特别适合过敏体质者及气喘患者使用；另乳胶透气性好，不易变形也易于塑型。价格较贵为其缺点。

药枕：药枕是根据中医辨证原则，采用中药材制成枕芯而成的枕头。其填充物多为粉碎的有挥发性的中药材，以花、叶、种子为常用，如草决明、白菊花、晚蚕砂等。有以复方药物组成的药枕，如祛火降压枕、祛风通窍枕、养心安神枕等。中药成分通过头上毛孔或呼吸道进入人体，起到调整阴阳、疏通经络、祛病保健的作用。

药枕可用于慢性病恢复期和急性外感，对头面部疾患和有阴虚阳亢、心神不宁等证者较好，不宜他用。填充物多选辛香、微凉、清轻之品，不宜用大寒大热、浓烈有毒之物，慎用破血、动血之品如麝香等。孕妇和小儿不宜用药枕。枕芯要经常更换，一般以1～3个月为宜。阴雨天应择时晾晒，以防发霉变质。

（五）睡眠卧向

传统养生学对于睡眠的卧向有明确的意见，即“春夏朝东，秋冬朝西”，或恒向东，一致反对头朝北睡。《千金要方·道林养性》说：“凡人卧，春夏向东，秋冬向西”。《老老恒言》持相同的观点，引《保生心鉴》说：“凡卧，春夏皆宜向东，秋冬皆宜向西”。春夏养阳，秋冬养阴，因为东属阳，西属阴，故有此说。

也可四时皆向东卧观点。《老老恒言》引《记玉藻》说：“寝恒东卧，谓顺生气而卧也”。因为东方为震位，主春，能升发万物之气，故有此说。

《千金要方·道林养性》中说：“头勿北卧，及墙北亦勿安床”。《老老恒言》认为：“首勿北卧，谓避阴气”。北属水，为阴中之阴，主冬主寒。人首正中为百会，百会者，百阳之会也。以阳中之阳对阴中之阴，阴阳相悖，对健康不利。

这些都属于理论推理，那么，有实际证据吗？国外的临床调查显示，头向北睡的老年人，其脑血栓的发病率高于其他朝向，而且易于诱发心肌梗死。

睡眠应当南北朝向的观点长期得到认可。持这种观点的人认为，南北朝向时与地球磁力线一致，所以干扰小。另认为人体内的水分子犹如一根根小小的指南针，当水分子的两极朝向与地球南北磁力线方向相同时，水分子就停止摆动趋向稳定，因此人容易入睡，睡眠质量也最高。

笔者实在不赞成这种观点。现今，各种用电设备空前增加，因此大家都担心电磁干扰的危害。严重的电磁辐射对人体是有害的。它通过热效应（人体内水分子受到辐射后相互摩擦生热）、非热效应（使体内稳定的电磁场遭到破坏）和累积效应（重复辐射的累加）而对人体造成损伤，导致免疫力下降、代谢紊乱、内分泌失调、早衰、血压异常、月经紊乱，甚至发生癌症。但是，情况并没有人们担心的那么严重，现有的各种电器设备都是安全的，以至世界卫生组织认为孕妇穿防护服是不必要的。

地球磁场在人类诞生前早就存在，说明它对于人体没有什么影响。如果说它有什么影响的话，哪个睡向更容易影响呢？南北朝向时人和地球磁力线平行，受到的影响最大；东西朝向时与地球磁力线垂直，受到的影响最小。

至于说到水分子，上述的解释同样没有道理。体内的水分子通常以分子团的形式存在，如果水分子的两极和地球一致，水分子就会纵向排列成串珠样，那不就坏了吗？

赞成南北睡向的另一种观点是，人体主动脉和大静脉走向与人体的头脚方向一致，人体处于南北睡向时，主动脉和大静脉也处于南北方向上，加上水分子也在南北方向上排列整齐，因此以水分为主要成分的血液流动最为顺利和畅快，它的惯性有利于通过毛细血管，减少血栓的发生。

这种观点混淆了大血管和毛细血管。大血管是和人头脚方向一致的，但主动脉和大静脉血流极少慢到发生血栓的程度。而最容易发生阻塞的小血管和毛细血管的走向却是哪个方向都有。因此，这也是误导。

国外的一些科学家也主张头朝东睡，认为头朝北往往会导致失眠和不舒服。印度马德拉斯医学院的生理学教授萨拉达·苏布拉马尼亚姆夫人认为，如果头朝北睡，就会引起人体内的生物化学运动发生重大变化，地球磁场的微型脉冲，大大抑制大脑的电活动，因而使人感觉不舒服、烦躁和易怒。如果头朝东睡，就会有一种安宁的感觉。

因此，我们与其相信南北睡向的地球磁场说、水分子排列说和血流方向说，还不如相信老祖宗的阴阳说。

（六）睡眠姿势

睡眠有三种姿势，即“侧龙卧虎仰摊尸”，分别表示侧卧、俯卧和仰卧。

（1）侧卧：如龙附柱，龙体空悬而不受压，任督两脉俱通，阴阳和顺，故侧卧为睡姿第一。

（2）仰卧：孔子早就说过：“食不语。寝不语。寝不尸”。只有死人才会仰卧，说明古人对仰卧的厌恶。背为阳，腹为阴，仰卧时阳脉在下，阴脉在上，如是督脉被压，阴脉畅达，阳气为阴浊所陷，唯阴无阳，岂非僵尸。

（3）俯卧：伏床而卧，状如卧虎。虽阳脉畅达，但阴脉受压，阴阳不和；而且腹为“五脏六腑之宫城”，腹部受压则对脏腑不利。

侧卧的另一个优点是起立方便。俯卧时起立，必须换为侧卧或跪姿。仰卧时起立，颈部容易后仰，导致椎基动脉受压，有颈性眩晕史者容易犯病，血压不稳定、服用降压药物的人也容易出现体位性低血压。所以，人在仰卧位起立时最好先换为侧卧。

左侧卧和右侧卧孰好？《释氏戒律》说：“卧为右侧”。《续博物志》说：“卧不欲左胁”。右侧卧时心脏居于高位，不受压，负荷小。另一种解释是肝居低位，利于血液进入，符合“睡养肝”。这种说法就值得商榷。因为中医的“肝”是在左侧而不是右侧，用现代解剖学解释中医就有张冠李戴之嫌。《老老恒言》认为：“如食后必欲卧，宜右侧以舒脾气”。食后胃部饱满，右侧卧由于重力的关系食物容易从胃部通过，因此利于消化。

古人主张“卧如弓”，不能直卧。侧卧时脊柱是自然前弯呈弓形的，挺直并不舒服。曹慈山说：“左侧卧屈左足，屈左臂，左手上承头，伸右足，以右手置于右股间。右侧卧位反是”。即在下面一侧的上下肢屈曲，减少被上侧肢体压迫，而且感觉舒适。

孙思邈说：“人卧一夜当作五度反复，常逐更转”。是否更换体位，是否一定更换五次，实在没必要要求，但更换时仍以侧卧为好。

（七）睡前调摄

健康人“躺下就着”，实际上用不着什么睡前调摄。失眠者则常需要采取一些方法帮助睡眠。

苏东坡因为失眠自创了“寝寐三昧”——调身（调好睡眠姿势）、调息（呼吸均匀）、调神（平静心态）。《枕上三字诀》认为“塑、锁、梳”为安眠之要法。塑：相当于苏东坡的调身，力制其身，纹丝不动；锁：闭口，勿用口呼吸，如门之锁；梳：呼吸顺畅，如梳子梳发，徐徐到丹田，又徐至涌泉，使水火相济，心肾相交。另还有数数、观想头顶、返观丹田等方法。

曹慈山说：“养生家曰先睡心，后睡目。……寐有操纵二法：操者，如灌想头顶，默数鼻息，返观丹田之类，使心有所着，乃不纷驰，庶可获寐。纵者，任其心游思于杳渺无朕之区，亦可渐入朦胧之境。最忌者，心欲求寐，则寐愈难。盖醒与寐交界关头，断非意想所及，唯忘乎寐，则心之或操或纵，皆通睡乡之路。”

曹慈山点出了睡眠的要点，即“忘乎寐”。孙思邈在《千金要方》中说：“能息心，自瞑目”，和曹慈山的“先睡心，后睡目”的观点是一致的。如果心境“纷驰”，用一些

“灌想头顶，默数鼻息，返观丹田”等的“操法”亦无不可，但做以上这些动作时往往是在“用心”而不是“息心”，是引导人的注意力在睡眠上，于是“心欲求寐，则寐愈难”。失眠患者常存在心理障碍，吃完晚饭坐到沙发上看电视就困得不行，要睡觉了，头一挨枕头就紧张，生怕睡不着，用这些办法不仅不能让他入睡，反倒是更加兴奋。相比之下，反倒是忘掉睡眠，“纵”之更好。

睡眠是阴阳交替之“势”的必然，“无为而治”才能顺势而为，收到最好的入睡效果。你所要做的就是扫除那些不利于入睡的因素，知道不要干什么比要干什么更重要。

（1）睡前不要看令人兴奋的电视、书籍，如惊险、武打、色情、战争类。

（2）不要在睡前思虑、情志过极，神动而燥，气机紊乱，则难以入眠。

（3）不要喝咖啡、茶等兴奋性饮料。

（4）睡前不要饱餐，也不要饥饿。《修龄要旨》说：“夜膳勿饱……饱余勿便卧”。《彭祖摄生养性论》中说：“饱食摄卧则气伤”。《陶真人卫生歌》说：“晚食常宜申酉前，何夜徒劳滞胸膈”。饱食则腹部饱胀，食滞胸脘，“胃不和则卧不安”（《素问·逆调论》）。饥饿难耐，饥肠辘辘，也难以入睡。

（5）睡前不要剧烈运动。运动则阳气升发，神经兴奋，阳不入阴难以平复。睡前做一些缓慢而让人心气平缓的运动，则有利于睡眠，如散步、静功等。《老老恒言》说：“盖行则身劳，劳则思息，动极而反于静，亦有其理”。

（6）不要依赖安眠药。长期服用安眠药物，除其毒副作用外，常形成依赖性，难以自拔，只要不吃药就感觉难以入睡。故此，只在必要时服用少量药物，不可形成常规。

（7）睡前不要说话。孔子说：“食不言，寝不语”。睡前说话容易使人兴奋，不易入睡。

（8）睡前自我按摩。按摩头部，可松弛精神；按摩眼部，可松弛眼肌。按揉内关、神门、足三里、三阴交等穴均利于催眠。按摩时尽量做到心平气和，全身放松，呼吸平稳，心无杂念。

（9）热水泡脚。苏东坡说：“主人劝我洗足眠，倒床不复闻钟鼓”。热水泡脚可以促使血液下行，降浊气；搓揉脚心的涌泉穴可以舒肝明目，健脑安神，利于睡眠。

（10）食物防治。根据自身体质和造成失眠的原因，选用蜂蜜、桂圆、牛奶、大枣、龙眼、驴肉、鸽肉等食物和药膳，如茯苓饼、银耳羹、茯神大枣小米粥、酸枣仁麦麸饮、茯神黑豆汤等。

（11）忌掩面而睡。睡时掩住面部使呼吸都在一个小环境中，吸入污浊之气，甚至会引起呼吸困难，影响身体健康。

（12）忌张口睡。睡时张口呼吸，冷空气和灰尘没经鼻腔过滤，直接被吸入肺部，容易引起口腔及肺部炎症，胃也会着凉。

（13）其他注意事项。孙思邈对睡眠很有讲究，他提出如下注意事项：“凡欲眠，勿歌咏，不祥起。上床坐，先脱左足。夏不用露面卧，令人面皮厚，喜成癣，或作面风。冬夜勿覆其头，得长寿。凡人眠，勿以脚悬踏高处，久成肾水及损房，足冷……又不得昼眠，令人失气……暮卧常习闭口，口开即失气，且邪恶从口入，久而成消渴及失血色。”

第四节 劳逸适度

“劳”一般指创造物质和精神财富的活动，即体力和脑力的劳动。广义的劳是指体力的、脑力的活动状态，包括劳动、各种社会、生活方面的活动、娱乐、体育锻炼等。“逸”是体力和脑力的休息状态。从生理学上讲，劳是一种兴奋状态，逸是一种抑制状态。

劳和逸是一对矛盾，同样也应平衡和谐。劳逸平衡是健康的必要条件，过劳或过逸都会对人体造成伤害。劳和逸是可控的，依照人的需要、观念、爱好、条件而变化。

一、劳为人生之必需——从社会的两极说起

动是所有动物的本来属性，也是生存的必要条件。从单细胞生物到最高级动物的人，莫不如此。

人类社会，经历了原始社会、奴隶社会、封建社会、资本主义社会的依次变更，将来会从社会主义过渡到共产主义社会。原始社会和共产主义社会就构成了社会演变的两极。社会的演变，生产、生活条件的变化，使劳和逸的性质、相互关系发生了变化，但有一点是不变的，那就是“劳为人生之必需”。

（一）原始社会——本能劳动，为生存而劳，过劳则伤

原古人类延续了从动物到人的生物进化过程，也承接了“劳动保生存”的动物界常态。

远古人类的劳动，是一种生存的本能，以狩猎和采集为主要形式。那时候人类还不具备改造自然的能力，甚至没有改造自然的观念。人类在不知不觉间自身的劳动素质得到改造和提高，但这些行动对自然界的影响是微不足道的，劳动仅仅改变了自己，而没有改变周围环境，这是一种生态的劳动。

原始社会以亲族关系为基础，劳动所获平均分配。采集或狩猎的集体劳动，只是在利用自然界的可重复性资源，使人类自身能够生存下来。在生产力三要素中，生产关系简单到不能再简单，生产工具简陋到不能再简陋，人类所凭的只是自己的劳动力。

繁重的劳动负荷造成了人体的伤害。所以在《黄帝内经》中更多地谈论劳伤，而不是“逸伤”，并提出“生病起于过用”的观点。《素问·经脉别论篇》说：“……持重远行，汗出于肾；疾走恐惧，汗出于肝；摇体劳苦，汗出于脾。故春秋冬夏，四时阴阳，生病起于过用，此为常也。”持重远行时，因为损伤骨骼，“肾主骨”，所出之汗来自于肾阴，故伤肾；疾走时伤筋，恐惧伤魂，肝藏魂，主筋膜，故疾走和恐惧时出的汗来自肝阴，故伤肝。体动劳苦，损伤肌肉，脾主之，故劳苦时所出之汗来自脾阴，故伤脾。

（二）共产主义社会——理性劳动，为健康而劳，回归生态

憧憬中的共产主义社会，物质财富无限丰富，人无须为了生存，甚至为了改善生活而劳动，但劳动却是“生活第一需要”。这是为什么呢？

这句话来自马克思的《哥达纲领批判》。马克思指出：“在共产主义社会高级阶段上，在迫使人们奴隶般地服从分工的情形已经消失，从而脑力劳动和体力劳动的对立也随之消失之后；在劳动已经不仅仅是谋生的手段，而且本身成了生活的第一需要之后；在随着个人的全面发展生产力也增长起来，而集体财富的一切源泉都充分涌流之后，——只有在那个时候，才能完全超出资产阶级法权的狭隘眼界，社会才能在自己的旗帜上写上：各尽所能，按需分配！”

共产主义社会劳动成为生活第一需要的原因来自两点：体现个人价值和保障身体健康。

恩格斯说：“旧的生产方式必须彻底变革，特别是旧的分工必须消灭。代之而起的应该是这样的生产组织：在这个组织中，一方面，任何个人都不能把自己在生产劳动这个人类生存的自然条件中所应参加的部分推到别人身上；另一方面，生产劳动给每个人提供全面发展和表现自己全部的即体力的和脑力的能力的机会，这样，生产劳动就不再是奴役人的手段，而成了解放人的手段，因此，生产劳动就从一种负担变成一种快乐。”

列宁指出：“共产主义劳动，从比较狭窄和比较严格的意义上说，是一种为社会进行的无报酬的劳动，这种劳动不是为了履行一定的义务、不是为了享有取得某种产品的权利、不是按照事先规定的法定定额进行的劳动，而是自愿的劳动，是无定额的劳动，是不指望报酬、没有报酬条件的劳动，是根据为公共利益劳动的习惯。根据必须为公共利益劳动的自觉要求（这已成为习惯）来进行的劳动，这种劳动是健康的身体的自然需要。”

劳动是人体的“自然需要”，列宁说得何其好啊。欧阳修说：“劳其形者长年，安其体者短命。”有手就要劳作，有脚就要走路，劳动不仅仅是为了创造财富，也是自身健康的需要，这是一种理性的回归。

共产主义社会要想实现，必须在富裕和与自然和谐相处之间找到共同点。人们会找到可持续发展的方法，找到可永久利用的清洁能源和原料来源，找到保持美好的生态环境和生产力高速发展之间的平衡点，找到现代化生活方式和生态养生之间的平衡点，那是在更高层次上生态环境和生态生活方式的回归。

（三）现今社会——感性劳动，为富裕而劳，劳逸皆病

现今社会人们的劳动还是为了创造财富，为了社会和个人的脱贫、小康、富裕而努力，很少考虑劳动是健康的“自身需要”。把劳动的两个重要意义去掉了一个，甚至把它们对立起来，认为现在的“劳”是为了将来的“不劳”，或脑子“劳”而四肢“逸”，这是现今劳逸混乱导致疾病的主要原因。

毋庸讳言，现今社会仍然有很多人生活在贫困线以下，在为生存而劳动。比古代远为先进的生产工具和生产方法，使人们向自然界无限制地索取，造成生态环境的严重破坏。

在城市中，人们更多地是为了出人头地和更加富裕。先进和自动化的生产条件，使体力劳动大量减少，脑力劳动大量增多，电脑里就有效益，有金钱。还有一种既不是脑力劳动，也不是体力劳动的活动，就是“应酬”。“人脉通天下”，“没有应酬是万万不能的”，它不能直接产生效益，但为效益的产生创造了必备条件。

于是产生了相互联系的两个极端。一个极端是为了赚钱拼命地干活或折腾，导致“过劳死“；另一个极端是体力劳动过少。不仅没有体力劳动，连家务劳动也不做，“四体不勤，五谷不分”，衍生出“逸病”，即“现代文明病”（应该叫“现代不文明病”才对），成为死亡的主要原因。如果在现代不文明病的基础上又“过劳”，那就死得更快。

清代医学家陆九芝说：“自逸病之不讲，而世只知有劳病，不知有逸病，然而逸之为病，正不少也。逸乃逸豫、安逸之所生病，与劳相反。”

过劳死，几乎没有一个是死于繁重的体力劳动，都是在“逸病”基础上，繁重的脑力劳动和沉重的思想负担造成的。

有人预测，如此发展下去，将来的人类将是大脑壳、小胳膊细腿，那是畸形人，是人类的悲哀。

二、劳逸适度

（一）从认识上解决问题

（1）健康是考虑一切问题的首要出发点。有了健康，未必有一切，但没有健康，则没有一切。劳动的目的是为了获得幸福的生活，幸福的起点是健康，因过劳损伤了健康，有了幸福的客观条件，但失去了健康的主体，实为不智之举。

（2）劳动是人体的本能，是自身健康的需要。唐朝司马承祯《天隐子》附《服气精·导引论》说：“夫肢体关节，本资于动用，经脉荣卫，实理于宣通。今即闲居，乃无运役事，须导引以致和畅，户枢不蠹，其义信然”。颜元说：“常动，则筋骨疏，气脉舒。”

（3）过劳过逸都是致病的因素。司马承祯说：“喜、怒、哀、乐、爱、恶、欲七者，情之邪也；风、寒、暑、湿、饥、饱、劳、佚八者，气之邪也，去此邪，仙道近矣。”佚同逸，贪图安逸，耽于享乐之谓也，和风寒暑湿等外邪一样，都能导致疾病。《素问·举痛论》说：“劳则气耗”。气耗则虚，人体抗病能力下降，容易导致外邪的入侵。过度安逸同样致人发病。过逸易使气机运行迟缓，气血运行不畅，肌腠疏松，抵抗力下降，或筋骨脆弱，身体软弱无力，或气血运行不畅，脾胃功能下降，乏力，食欲差。脑力上的安逸表现在饱食终日，无所用心，往往加速了大脑的萎缩与衰老。实践证明，经常用脑，勤于思考，可以延缓大脑的衰老。

《寿世保元》说：“养生之道，不欲食后便卧及终日稳坐，皆能凝结气血，久即损寿。”这是过逸的害处。

宋代蒲处贯《保生要录·调肢体门》中说：“养生者，形要小劳，无至大疲，故水流则清，滞则浊。养生之人，欲血脉常行，如水之流。坐不欲至倦，行不欲至劳。顿行不已，然后稍缓，是小劳之术也。”

（二）注意劳和逸的平衡

过劳和过逸都是致病因素，所以必须要保证其平衡。《三国志·华佗》说：“人欲得劳动，但不当使极耳。动摇则谷气得消，血脉流通，病不得生，譬犹户枢不朽是也。”

（1）量力而行，避免过劳。《素问·举痛论》说：“劳则喘息汗出，外内皆越，故气耗矣。”因此，任何体力劳动都要适度，不可太久，久则超越了人体所能承受的限度，可对形体造成损伤。季节性的田园劳动，某些工种、工序需要繁重的体力劳动，要合理安排时间，注意必要的休息和调整，稍有不适，即应停止劳作，不可勉强。业余时间必须充分休息。

（2）合理安排，减少重复性劳动。《素问·宣明五气篇》中说：“久视伤血，久卧伤气，久坐伤肉，久立伤骨，久行伤筋，是谓五劳所伤。”张介宾对此解释说：“久卧则阳气不伸，故伤气；久坐则血脉滞于四肢，故伤肉。”反复一个姿态劳作，对部分脏腑和筋骨是一种损伤，所以要经常做调整，如久坐案前，要常起立活动；长久站立行走，宜间断坐下休息；长久用眼，要闭目养神或远眺。

（3）“形劳”不足靠运动养生和家务劳动弥补。举凡各种体育锻炼，清洁居室、洗衣、做饭、抚养老人、教育子女等家务劳动都属于活动，可以弥补肢体劳动之不足。

（三）注意脑力劳动和体力劳动的不平衡

《庄子·刻意》说：“形劳而不休则弊，精用而不已则劳，劳则竭”。体力劳动和脑力劳动过分都是“过劳”，都有损于健康。

《修真秘要》中指出：“人欲劳于形，百病不能成”，“才盛者寿夭”。反过来有人统计，自秦汉至1949年间3000余位著名脑力劳动者的平均寿命是65.8岁，比1949年前国人的平均寿命35岁高出一倍还多，并列举古今著名学者、医生、艺术家等脑力劳动者长寿的例子，以资证明脑力劳动也可以长寿。其实，这两种说法都失之于偏颇。新中国成立前“劳心者治人”，脑力劳动者多饮食无忧，不像体力劳动者为生存而苦苦挣扎，再加上懂得养生知识，注意自身保养，自然比一般老百姓长寿。到了现今，脑力过劳则显出了原形，过劳死的都是用脑过度、缺乏运动养生和心理不平衡的企业经理人或白领，真正成了“才盛者寿夭”。

脑力劳动和体力劳动都是劳动，只是劳动的方式不同。“常需小劳”既适用于体力劳动，也适用于脑力劳动；“生病起于过用”，同样如此。

“堤内损失堤外补”。体力劳动者在工余时间宜多做脑力方面的活动，如读书、玩电脑、书法绘画、习作等，脑力劳动者宜多做体力方面的活动，如健身、行走、球类、游泳等。

休息不等于睡觉。睡觉属于静态休息，无论是体力和脑力，全身都处于抑制状态。诸如功法锻炼和文娱活动等属于动态休息。功法锻炼有动有静，适合所有人练习。各种文娱活动，有多用肢体者，有多用脑力者，可以因人选用，而且都有怡养身心的作用。

第五节 衣履所宜

在所有的动物中，人是唯一穿衣戴帽的。《庄子·盗跖》说：“古者民不知衣服，夏多积薪，冬则炀之”。那时人没有衣服，冬季只能依靠燃烧夏天积存下来的柴火御寒。

人类在狩猎和采集过程中受到启发，仿效野兽，将剥取的兽皮、羽毛或采集到的树皮、树叶，连缀披挂为衣。在旧石器时期，人类已经开始使用兽骨制成的骨针，表明那时的人已经懂得缝纫。由将兽皮缝制成衣，到采集野麻纤维加工成麻线，纺织成麻布而制衣。

服饰制度到夏商时期已出现端倪，并逐渐形成等级差别的衣冠服饰制度。

衣冠具有御寒、遮体、防护、美化、显示地位等功能，后来人们将生活习俗、审美情趣、色彩爱好，以及种种文化心态、宗教观念，都沉淀于服饰之中，形成了服饰文化。现今人们穿衣戴帽越来越讲究，那么怎样着装才是利于养生的呢？

一、“任其服”与唯美观

《素问·上古天真论》中描述那些“志闲而少欲”的古人，“气从以顺，各从其欲，皆得所愿”，“故美其食，任其服，乐其俗，高下不相慕，其民故曰朴”。那时候的人没有那么多的顾忌和讲究，吃饭穿衣娱乐，各从其便，朴实无华。

《老老恒言》进一步阐述道：“着衣戴帽，适体而已，非为客也，热即脱，冷即着”。穿衣戴帽，是为了自己舒服，不是做给别人看的。在衣冠的各种作用中，御寒、防护才是首要的，美观是次要的。这是一个很重要的观点。

现今很多人则不同，将美观放在了第一位，尤其是女性。“女为悦己者容”，穿衣打扮是给别人看的，宁可牺牲健康也在所不惜。于是露脐装、吊带装风行，坦胸露背，即使是冬季也穿裙子，“美丽冻人”，实为不智；牛仔裤、紧身衣，厚实严紧，汗液不得蒸发，病菌繁殖，损害健康。

当今社会，适当的穿衣给别人看是需要的。上班穿工装，是为了彰显团队精神；会客穿正装，是表示对客人的尊重；社交场合穿礼服，除了显示尊重主人和客人外，还有彰显气质和适合气氛的要求。除了这些必要的情况外，穿着不必穷讲究，美观和健康冲突时，要以有利健康为主，如《老老恒言·衣》说：“惟长短宽窄，期于合体”。

任其服和唯美观奇怪地结合在一起，就会出现奇装异服。一条好好的裤子，非打上几个补丁，就叫“乞丐装”。这好看吗？即便是“为客”，也要多数人接受才是，如果人人侧目，那就连“为客”也做不到，只能叫“折腾”。

二、因时制宜

《彭祖摄生养性论》说：“先寒而后衣，先热而后解”。春夏秋冬四季气候各不相同，主要的外邪也有区别。承当防护功能的衣冠必须依季节而不同。

春季以风邪为主，为利于阳气的升发，要“被发缓形”，衣服要遮挡不要严捂。初春天气依然严寒，这时腠理已经开始开放，容易外邪侵入，故不要匆忙减衣。孙思邈说：“春冻未泮，衣欲下厚上薄，养阳收阴，继世长生”，这样既利于保暖，又利于阳气升发。

夏季以暑湿邪为主，对灼热的阳光要着衣戴帽加以防护，不要袒胸露背，尤其是外界的气温高于体温时更是如此。《老老恒言·衣》中说："夏虽热极时，必着葛布短半臂，以护其胸背"。《千金要方·道林养性》说："凡大汗勿偏脱衣，喜得偏风半身不遂"，"湿衣与汗衣皆不可久着，令人发疮及风"。

秋季以燥邪为主，天气变凉并变化无常，要随着天气变化增减衣物。秋初天气依然炎热，要防"秋老虎"，不要匆忙加衣，另外过暖不利于腠理的关闭。《老老恒言·燕居》说："棉衣不顿加，少暖又须暂脱"。张湛在《养生要集·中经》中说："冬季棉衣稍宜晚着，仍渐渐加厚，不得顿温，此乃将息之妙矣"。

冬季以寒邪为主，必须注意保暖。曹廷栋说："衣可加即加，勿以薄寒而少耐"。

四季皆有反常天气，衣服也要随时增减，不可墨守成规。孙思邈说："凡冬月忽有大热之时，夏月忽有大凉之时，皆勿受之。人有患天行时气者，皆由犯此也。即须调气息，使寒热平和，即免患也。"

三、因人制宜

穿衣依性别、年龄、职业、气质而异，难求一致。人家穿鲜艳的旗袍好看，穿在你身上就未必，那叫东施效颦。

老年人和小儿抵抗力较弱，均应注意衣物防护。明代龚廷贤在《寿世保元·老人》中说："衣薄棉轻，葛不宜华丽粗重，慎于脱着，避风寒暑湿之侵，小心调摄。"但也不能过分保暖，欲让小儿安，三分饥和寒。穿得过多，导致出汗，腠理开放，外邪更易侵入。孙思邈说："冬时天地气闭，血气伏藏，人不可作劳出汗，发泄阳气，有损于人也。"

老年人要着意保护背部和腹部。背部为阳，督脉居之，受凉则伤阳。腹内藏脏腑，喜暖而怕寒。故《老老恒言》说："腹为五脏之总，故腹本喜暖，老人下元虚弱，更宜加意暖之。"

四、衣服选择

（一）选择衣料

如同化学合成药物有毒副作用，人工合成的食品不利于健康一样，衣料首先要选用天然纤维，特别是内衣，不要选择化纤织物。

化纤面料虽然并不进入人体，但其特性同样对健康不利。化纤衣料具有色泽鲜艳、价廉、耐磨、耐洗、耐用、不易发霉、不易虫蛀等优点，但其透气性差，不吸汗，穿着时有烦闷、湿热的感觉，容易生痱子、皮炎，出汗不畅导致中暑等。化纤品摩擦易产生静电，不仅穿脱时噼啪作响并有不适感，还会刺激皮肤引发皮炎。尤其是涤纶内衣，因其250℃时就会熔化，而且熔化物易侵入人体肌肤造成中毒。据报道，日本东京曾发生一起公交车火灾事件，被火烧伤的人中，有多名身着涤纶服装者，在事故后1～2年陆续死亡。

好的衣料应当具有以下特性：①透气性：穿着时不感憋闷；②吸湿性：利于汗液的排出，穿着时感到舒爽；③柔软性：穿着舒适，不损伤皮肤；④保暖性：利于保暖；⑤抗静电：不起静电；⑥保湿性：保持皮肤湿润，减少皮肤瘙痒；⑦无污染：废弃后可以自然降解，不造成环境污染。

甲壳素纺织品是一种全新的天然海洋生物工程材料和生物功能纺织品。自20世纪90年代以来，开始广泛用于床上用品、内衣、医用敷料和材料。除具有上述优良特性外，还具有：①生物相容性：甲壳素的化学和生物性质与人体组织相近，人体内就有甲壳素类物质，故不存在排异问题；②因含有阳离子，具有阴离子交换能力，故防皱、防缩、滑爽、不起毛；③抑菌性：对常见的各种细菌、真菌具有抑制作用；④抗寄生虫特性：对蜱、螨等寄生虫具有强力杀灭作用；⑤抗紫外线：特别适合夏季户外工作的人穿着；⑥愈伤特性：因其具有吸收渗出液、抑菌、止血、减少粘连和瘢痕、促进细胞生长等功能，故适合作为外伤敷料。

（1）内衣料的选择：内衣裤布料必须是具有吸湿性、透气性、柔软光滑、多孔、不刺激皮肤、又经穿耐洗的白色或浅色的织物。夏季适宜穿麻、丝织品和化纤与天然纤维混纺的轻薄衣料；冬季适直穿吸湿性大的纯棉衣料。衬衣最好是白色的，因为色布衣料有染料残存，可能刺激皮肤。衬衣外宜选用羊毛衫，其柔软性、透气性、保暖性、吸尘性均好。

（2）外衣料的选择：外衣可由天然纤维（如棉、麻、毛、丝）、合成纤维、混纺衣料制做。天然纤维吸湿性、透气性好，但其强度、耐磨性能较差；锦纶、涤纶等合成纤维强度高，耐磨性、耐折皱性较好，但吸湿性差。所以，当前国内外都把合成纤维同天然纤维或人造纤维按照不同的配比混纺生产出质地挺括、外形美观、经穿耐用、符合卫生条件的各种衣料。这些棉型、毛型或丝型的混纺衣料，都适合制作各季节穿用的外衣。

（二）选择衣服

穿衣戴帽，各有所好，尽可“任其服”。穿衣服不一定选择黑、灰、褐色等“老成稳重”的颜色，特别老年人，这些颜色传达给人的是迟缓、笨重、灰暗的感觉。老要鲜亮少要素，要想让自己焕发青春光彩，可以试试玫瑰紫、粉紫、浅蓝、亮黄、这些偏浅偏白的颜色，它们会让老人们看起来既轻盈又不失沉稳。

衣服要合身、宽松，领口、腰口、袜口这“三口”不要太紧。领口紧令人感觉憋闷，尤其有颈性眩晕、颈动脉窦综合征病史的人，勿穿领口紧、硬的衬衣。腰口太紧则感觉不适，影响胃肠蠕动。裤子下口太紧，容易造成腿脚部浮肿。

第六节　通畅二便

食物经脾胃的腐熟运化，其精华在肠道被吸收，残余部分由肛门排出体外。体内多余的水分经膀胱排出，是为二便。

朱丹溪说：“五味入口，即入于胃，留毒不散，积聚既久，致伤冲和，诸病生焉”。二便不通畅，则代谢的终末部分阻抑，会影响到体内代谢的整个过程，使毒素留滞于体内，浊气上扰，气血逆乱，导致疾病的发生。王充说：“欲得长生，肠中常清，欲得不死，肠中无滓”。《灵枢·标本病传》中将“小大不利”列为需要紧急处理的“标”，可见其危害性。

二便的状态与脏腑、气血的功能和运行有关，《素问·五脏别论》说：“魄门亦为五脏使”。二便的情况是中医辨证的重要内容。《景岳全书》中说：“二便为一身之门户，无论内伤外感，皆当察此，以辨其寒热虚实。”调理二便，也应从调理五脏功能始。

一、通调大便

60%的人排便每日一次，也有的每日2次，或2～3日一次，只要感觉无异常，排便无困难，大便性状正常都属正常。据统计，约20%的人有不同程度的便秘。大便秘结、排便时间长或有便意但排出困难都属于便秘。

（一）便秘的危害

便秘可以引起局部或全身的多种危害。

（1）“留毒不散”：食物经过消化吸收后，残留的都是难以吸收或对身体有害的物质，大便停留过久，这些有害物质便会反复吸收；另外，肠道内积存的残留物会在结肠内起发酵等反应，进一步产生有害物质。食物有多少种污染，大便中便有多少种毒素。这些毒素可引起食欲不振、腹部胀满、嗳气、口苦、肛门排气多、面色晦暗、疲乏无力、记忆力下降、思维迟钝等多种表现，重金属、苯酚、甲烷、其他致癌物质等甚至可能危及生命。

（2）肛肠疾患：排便困难，粪便干燥，压迫肠壁，可引起粪便溃疡甚至引起肠梗阻或肠穿孔；排便用力，肛肠压力增加，可能引起肛裂、痔疮、直肠肛周炎症等。

（3）结肠癌：结肠局部炎症和致癌物的作用，可能导致结肠癌发生。资料表明，严重便秘者约10%患结肠癌。

（4）心、脑血管意外：排便困难，用力屏气可引起血压升高，心脏负荷增加，从而诱发心绞痛、心肌梗死、脑出血甚至猝死。

（5）性生活障碍：长时间用力排便使直肠疲劳，肛门收缩过紧及盆腔底部痉挛性收缩，盆腔充血，导致性欲减退、不射精等性生活障碍。

（6）妇科疾病：易使妇女发生痛经、阴道痉挛、尿潴留，尿路感染疾病或症状。

（二）便秘的中医分型

一般来说，便秘分为热性和非热性两类。热可以是实热，也可以是虚热。因热而燥，津液亏虚，大便多干结。非热性则干结不明显，便意频发，但排出困难，大便或接近正常，或状如羊粪，每次排出少许。

（1）实热便秘：常发生于急性感染，内蕴实热等情况，因热致燥，大便干结。其它表现为面赤身热、口唇干燥、小便短赤、舌苔黄燥。

（2）血虚便秘：血虚阴亏，表现为虚热证，五心烦热、苦干咽燥、大便秘结、小便色黄、舌红少苔。

（3）气虚便秘：大便并不干硬，但因气虚故排便无力，便意频频但欲便不得。表现为食欲不振、气短乏力、舌淡苔白，有齿痕，脉虚。

（4）气滞便秘：气虽不虚，但运行不畅，也是欲便不得。表现为胸胁痞满、嗳气、叹气、情绪低落或焦虑，苔白腻，脉弦。

（5）寒性便秘：寒则凝，经脉不通，排便困难。表现为面色青白、四肢冷凉、喜热恶寒、小便清、大便难、舌淡苔白而润，脉沉迟。

（三）便秘防治

便秘有原发和继发性两种，后者是其他基础性疾病的并发症，应检查确认并积极治疗原发疾病。

在热病阶段可能有热盛内结导致的便秘，通过清热解毒治疗便可痊愈。慢性便秘应针对其病因加以防治。

（1）饮食调节：大便是饮食的残渣，饮食成分本身对大便的形成和形状有直接的影响；另外，饮食能作用于脏腑气血的功能和运行，从而对大便有间接的影响。首先要多饮水，膳食应当做到粗细平衡、谷菜平衡，少食辛辣、膏粱之品，增加含纤维素多的蔬菜水果。另外，针对产生便秘的具体病因，通过食疗的补血、补气、散寒、化瘀、润肠等方法，都能取得良好的效果。热性体质的人可选择西瓜、甜瓜、木瓜、梨、柚子、橙子、香蕉、桑椹、猕猴桃等；寒性体质的人可选择樱桃、橘子、大枣等。常食用红薯、土豆、芝麻、香蕉、酸奶、糙米等食物对治疗长期便秘也是大有好处。如无高脂血症和肥胖，可以适当吃一些富含油脂的干果，如松子、芝麻、核桃、花生等。

蜂蜜有润肠通便作用，尤其适合老年体弱者和小儿食用，可在每天晚上临睡前喝一杯淡化的蜂蜜水（在1杯温开水中调入1勺蜂蜜），能收到良好的通便效果。

（2）定时排便：人体的各种生理活动皆有其规律性，而且规律性又是促进正常生理活动正常进行的必要条件。如果有便意但却忍着，规律性遭到破坏，可能形成“习惯性便秘”。

一般可在清晨时排便，卯时（晨5～7时）大肠经循行，利于排便。也可在饭后排便，食物进入胃和十二指肠，因有十二指肠——直肠反射，直肠蠕动增强，利于排便。但饱食后大便，有气泄之虞，《老老恒言》说：“饱后即大便，进汤以和其气”，即进汤汁少许，还可以做提肛动作数次，以补固正气。

（3）按摩排便：①用手指顺时针方向揉按中脘穴（位于腹正中线上剑突与肚脐之中点）50～100次；②以脐为中心顺时针方向以手掌按揉腹部，环绕50～100次；③以两手掌小指侧，由上向下推擦50～100次，也可顺升结肠、横结肠、降结肠方向推揉；④摆动腰部，顺时针方向50～100次；⑤双手插腰，做提肛动作50～100次。

也可试用脊椎推拿，从胸部到腰部，每周1次，持续4～8周。

腹肌锻炼：①坐位，双手后撑，并拢并伸直双腿，抬起约30～50厘米，慢数10下后放下，反复2～3次；②同上，伸直双腿，抬腰，身体伸直，落腰，恢复坐位，反复10次。

（4）维持微生态平衡：人体胃肠道微生物菌群是一个庞大而复杂的生态系统，有约100万亿微生物，是人体细胞的10倍，其中包括400～500种至今可以鉴别和确认的微生物，但仍有可能存在一些至今无法鉴别和确认的微生物。在这个微生态环境中存在益生菌、条件致病菌和致病菌三种菌群，后者一般是“过路”的，并不长期存在。肠道菌群的平衡对如便秘等疾病的发生有重要影响，故维持微生态平衡对于便秘的防治有重要意义。平时少用黄连素、痢特灵、广谱抗生素等对肠道菌群有影响的药物，以保持肠道菌群的稳定。老年人肠道有益菌数量减少，可以服用益生菌或有益于有益菌生长繁殖的益生元如寡糖等改善之。

（5）其他物理方法：温水坐浴可以通畅下腹气血和经络，对寒性便秘适用。尽量少用通便的化学药物，特别是峻泻药，用后肠道蠕动反而更弱，或产生依赖性。可以用开塞露等物理方法，局部润滑以利排便，或必要时灌肠。大便干结，在肛门口难以排出时，可在肛周涂抹香油，用手按压肛门周边以助排便并防止肛裂等局部损伤。

（6）冷饮疗法：定时定量饮服一些冷饮，如冷的牛奶、开水、果汁、蜂蜜水、汽水等，以刺激胃肠蠕动，有利于通便，以早晨起床后饮服为佳。

（7）生机断食排毒：1个疗程为6个月，每月1次或每周1次断食，

以生食为主。请参见上述有关部分。

（8）药物通便：可以选择以下方法：生大黄9克，煎汤服；番泻叶6克（每日量），代茶泡服；或服用具有通便作用的中西药物，如润肠丸、麻仁滋脾丸、果导等。建议只在其他方法无效时应用，因为反复应用不利于肠道自身的排便功能发挥，反而加重便秘。大便干结可用开塞露，注意使用时不要损伤肛周组织。

二、通利小便

小便由膀胱排出，是体内水液代谢的最后步骤。小便还具有排毒的作用，代谢废物、毒素等也有赖于由小便排出体外。小便的形成和排泄与肺、肾、脾和三焦等脏腑有关。《素问·灵兰秘典论》：“膀胱者，州都之官，津液藏焉，气化则能出焉。”张景岳注：“膀胱位居最下，三焦水液所归，是同都会之地，故曰州都之官。”排尿赖于膀胱的气化。

虽然膀胱没有结肠的再吸收功能，无毒素吸收之虞，但排尿不畅会引起患者的极大痛苦，故有“好人让尿憋死”一说。小便滞留于膀胱，易于发生局部炎症，胀大的膀胱压迫盆腔组织，也会引起妇科疾病、性功能减退、盆腔淤血等后患。故《素问·经脉别论》中就有“通调水道”之说。《老老恒言·便器》说：“小便惟取通利”。苏东坡说：“要长生，小便清；要常活，小便洁”。

与便秘不同，排尿障碍有更多的表现，并常合并存在，如小便频数、癃闭、余沥不尽、尿失禁、遗尿等。小便频数合并尿急、尿痛、尿短赤，多为湿热蕴结，为急性感染所致。久病虚弱之小便频数，色请量多，夜间尿多者，多为肾阳虚或肾气不固所致。小便点滴而出为癃，点滴不出为闭，后者也称尿闭。慢性癃闭多因气虚、阳虚所致。余沥不尽多因病久体弱、肾阳不足、肾气不固所致。综合来看，小便不通利常与肾阳、肾气不足有关。

（1）饮食调摄：在《老老恒言》中提出了用饮食调摄来通利小便的四个要点："食少化速，则清浊易分，一也；薄滋味，无粘腻，则渗泄不滞，二也；食久然后饮，胃空虚则水不归脾，气达膀胱，三也；且饮必待渴，乘微燥以清化源，则水以济火，下输倍捷，四也。所谓通调水道，如是而已。如但犹不通调，则为病。然病能如是通调，亦以渐而愈。"总结起来，就是食不过饱、食少油腻、食不速饮、饮必待渴四点。前两点无疑，后两点则值得商榷。空腹饮水则水不归脾，难以理解。必渴才饮，就是要少喝水，少喝水小便就容易通吗？不尽然。适量多饮水，才能做到"小便清"和"小便洁"。

通过食疗的方法，纠正排尿障碍的病因，特别是肾虚，却是有效的方法。如补肾阳的"男性三宝"：巴戟天、淫羊藿、菟丝子，和虫草、人参、党参、山药、苁蓉、附子、鹿茸、海马、板栗、枸杞等药食可择情选用。

（2）及时排尿：排尿不像排便可以定时，但也要注意及时排尿，不可强忍。《千金要方·道林养性》说："忍尿不便，膝冷成痹"。《老老恒言·便器》说："欲溺便溺，不可忍，亦不可努力，愈努力则愈数而少，肾气窒塞，或致癃闭"。忍尿会不会造成痹症且不说，但忍尿不溺致使膀胱胀大，尿道内口受压狭窄，久之则排尿困难，却有可能。

（3）小便姿势：男站女蹲或坐为常见姿势，孙思邈认为男性排尿姿势与是否空腹有关。《千金要方·道林养性》说："凡人饥欲坐小便，若饱则立小便，慎之无病"。《老老恒言》解释说："饱欲其通利，饥欲其收摄也"。人饱时，站立排尿较为通利，空腹时气虚，站立排尿比坐位迅速，耗气，有可能造成晕厥，即"排尿性晕厥"。坐位排尿速度慢，即"收摄"，便不会出现这种情况。

（4）导引按摩：通过导引和按摩以助小便通利，有以下方法：①导引壮肾：睡前或起床后，调匀呼吸，舌抵上颚，眼睛视头顶上方，随吸气，缓慢做收缩肛门动作；呼气时放松。连续做8~24次。②端坐摩腰：睡前或起床后，取端坐位，双手置于背后，自背部至骶部上下推搓30~50次，以发热为佳。③仰卧摩腹：早晚取仰卧位，将掌搓热，置于下腹，先推摩下腹两侧，再推下腹中央，各30次。动作由轻渐重，和缓均匀。④推拿小肠膀胱二穴：《推拿三字经》说："小肠膀胱二穴俱在小指外侧，小便闭膀胱气化不行，向外清之，老幼加减"。

（5）其他方法：《幼幼集成》中介绍一种方法："小便结不通，药不能效。用食盐一两，调温水服之，良久，以指入喉中探吐，一吐即通。盖上窍不通，下窍闭也。"《解溪外治方法》中介绍："小便不通，诸药不效者，……葱白细切炒热，包熨小腹部，冷忌易，仍以手擦掌心，足心。"

第七节　沐浴养生

沐浴为复合词，沐、浴其意各不同。《说文》说："沐，濯发也。"《论衡·讥日》中说："且沐者，去首垢也，洗去足垢，盥去手垢，浴去身垢，皆去一形之垢，其实等也。”古人用字甚有讲究，洗头为沐，洗脚为洗，洗手为盥，洗身为浴。浴者多沐故常通称沐浴。

沐浴是保持个人卫生的必要手段。《千金要方·退居·养性》篇中说：“身数沐浴，务令洁净，则神安道胜也”。

沐浴也是养生方法。沐浴养生可用水，或在水中加入药剂、特定物质，或用其他物质浸泡、包围身体用于防治疾病。采用矿泉浴、日光浴、空气浴、日光浴等自然存在的物质条件进行的沐浴称为自然浴法，加入特定药物者为药浴。

一、洗浴注意事项

孙思邈详细论述了沐浴的注意事项：“凡居家不欲数沐浴。若沐浴，必须密室，不得大热，亦不得大冷，皆生百病。冬浴不必汗出霡霂，沐浴后，不得触风冷。新沐发讫，勿当风，勿湿萦髻，勿湿头卧，使人头风眩闷，发秃面黑，齿痛耳聋，头生白屑。饥忌浴，饱忌沐。沐毕，须进少许食饮乃出。夜沐发，不食即卧，令人心虚，饶汗多梦。……时行病新汗解，勿冷水洗浴，损心包不能复。”

归纳起来有以下数点：

（1）洗澡不宜过多。洗澡特别是热水浴，腠理开放，汗出，气外泄。冬季阳气潜藏，“无扰乎阳”，故更不能“数浴”，也不能“汗出霡霂”。

（2）沐浴避风。洗浴时腠理开放，容易受到风邪、寒邪的侵入，故沐浴“必须密室”，慎防贼风。刚沐浴后也不要当风。

（3）水温适当，不要过高，也不要过低。

（4）出汗后不要洗冷水浴，否则可能损伤心包。

（5）不要头发未干时睡觉。

（6）不要饥饿时洗浴，也不要饱食后洗头。

（7）洗头后不要立即睡眠，须少量进食，否则令人心虚。

孙思邈的上述论述多是正确的，如不要空腹洗浴。饥饿时气虚，洗浴后更甚，可能发生晕厥。当有时行病流行时，汗后不可洗冷水浴，以防染病。至于说到“又夫妻不用同日沐浴，常以晦日浴，朔日沐，吉。”则有迷信之嫌。

二、各种洗浴方式

（一）冷水浴

冷水浴是用用温度较低（如低于25℃）的水擦身、淋浴、泡浴的洗浴方式。

冷水刺激皮肤，促使腠理关闭，继而开放，从而锻炼其开闭能力，从而增强御寒能力。按现代科学来说就是促使皮肤血管收缩，继而扩张，故被称为皮肤血管“体操”。冷刺激除了增强人体免疫能力外，冷刺激和皮肤血管的收缩能升高血压，对于低血压的人来说，冷水浴是一种较好的治疗方法，但高血压病患者不宜冷水浴。

欲做冷水浴必须循序渐进，逐步适应。从洗浴方式上来说，从冷水洗面、泡脚到冷水擦身、淋浴，最后才过渡到冷水浸浴；从时间上来说，宜从夏天开始，不要间断，一直坚持到冬天；从水温来说，从温水逐步下降水温，以使身体有个适应过程。睡前不要洗冷水浴，避免精神兴奋，影响睡眠。

冷水浴时间不宜长。有严重心脏病或其他严重肾、肺疾病、高血压、癫痫病、胃病、开放性肺结核、病毒性肝炎、急性或亚急性传染病、月经期和怀孕妇女、酒后、空腹、饱食、剧烈运动后，都不宜洗冷水浴。

浴前要活动肢体关节，用手擦拭皮肤使身体发暖，用少量冷水拍打胸背部，不感寒冷时再洗浴。

（二）蒸汽浴

蒸汽浴是在特殊结构的房间内在弥漫的蒸汽内沐浴的洗浴方式，国外一般称之为“桑拿浴”。“桑拿”的原意是指“一个没有窗子的小木屋”，即指洗桑拿的木屋。桑拿浴的起源一说来自古罗马，当时的古罗马人出于强身健体之目的，用木炭和火山石取热量健身，这就是现代桑拿的雏形；一说芬兰是桑拿浴的发源地，最早起源于芬兰的乌戈尔族。由于北欧严寒，难得出汗，而且桑拿又有一定的保健治疗作用，故桑拿风靡芬兰和欧洲。在芬兰，平均每2个人就有一间桑拿房，真正是“有人活动的地方就有桑拿房”。

各国的桑拿浴各不相同，总起来分为两种：芬兰浴、罗马浴等气温高而湿度低，气温可达80～110℃，但湿度较低，约为20%～40%，是为干热蒸汽浴。俄罗斯浴、日本浴等气温较低（40～50℃）但相对湿度高，甚至达到100%，是为湿热蒸汽浴。

桑拿浴是在一种特殊严寒的地区产生的，其本身又超出自然条件，有诸多的不适宜人群，因此更类似于一种理疗方式，而不是一种常规的养生手段。其适用人群及注意事项等在此不赘述。

（三）矿泉浴

矿泉是由地下自然流出或钻孔涌出的含有一定矿物质的地下水。通常其温度较高，含有较高浓度的化学成分，并常含有一定的气体。一般用较温的矿泉洗浴，故也称温泉浴，但并非所有的温泉都是矿泉，也有单纯的温泉；也并非所有的矿泉都是温泉。

我国温泉浴养生保健的历史悠久。两千多年前的《山海经》中就有温泉的记载，汉代张衡的《温泉赋》、北魏元苌的《温泉颂》、唐太宗的《温泉铭》都有温泉浴健身疗病的记载。《本草纲目》对我国600多处矿泉做了分类和记载，《食物本草》对此也有记述。

矿泉性质多样，类型复杂。一般按其成分分为铁泉、碘泉、碳酸氢钠泉、硫酸钙泉等；按温度分为冷矿泉、低温矿泉、微温矿泉、温矿泉、热矿泉和高热矿泉6种；按渗透压分为低渗泉、等渗泉和高渗泉；按酸碱度分为强酸性泉、酸性泉、弱酸性泉、中性泉、弱碱性泉、碱性泉和强碱性泉7种；按矿化度（水中所含离子、分子和化合物的总量）分为淡水和矿水（每升水中含矿物量在1克以上）。

《本草纲目》载：“教患疥癣癞杨梅疮者，饱食入池，久浴得汗为止，旬日自愈”。矿泉浴对人体的作用分为特异性和非特异性两种。矿泉水的温度、静压力和浮力起到通畅血脉、按摩、收敛、消肿止痛作用，是为非特异性物理作用；矿泉中含有的化学成分如氯、钾、钙、钠、镁、硫化氢等对人体的作用为特异性作用，如对消化、神经、心血管、造血系统的作用。不同的化学成分各有不同的作用，故作矿泉浴也应根据自身的情况有所选择。

关于矿泉浴的禁忌证、注意事项等在此不赘述。

以水疗为主汇集芳香疗法、音乐疗法的一类新的保健方法被称为SPA。

SPA一词源于拉丁文“Solus Por Aqua”（Health By water）的字首，Solus=健康，Por=经由，Aqua=水，意指用水来达到健康。方法是充分运用水的物理特性、温度及冲击，来达到保养、健身的效果。SPA（法文Solus Por Aqua），意为“健康之水”，英式休闲文化的SPA（Spring Pute Air）意为“在矿泉区里享受纯净的空气”。SPA的美妙气息蔓延了几百年，希腊的文献旧时就有记载，在水中加上矿物及香薰、草药、鲜花，可以预防疾病及延缓衰老。

水疗是SPA最普遍的形式。据考SPA的名字的另一个起源是罗马帝国时期比利时的一个叫“SPA”的小镇，因为那里有一温泉，可以美容甚至治疗疾病而闻名。到了近代，科学家才揭开温泉的秘密，水中的精油成分来源于当地山上成千上万种花卉草木在上游水源的浸积。所以现在人们就模拟建造类似的环境及水质，使其对人体具有健康及健美作用，即为现代的“SPA”。

从狭义上讲SPA指的就是水疗美容与养生。形式各异的SPA，包括冷水浴、热水浴、冷热水交替浴、海水浴、温泉浴、自来水浴，每一种浴都能在一定程度上松弛紧张的肌肉和神经，排除体内毒素，预防和治疗疾病，近年来发现水疗配合各种芳香精油按摩，会加速脂肪燃烧、具有瘦身的效果。

从广义上讲，SPA包括人们熟知的水疗、芳香按摩、沐浴、去死角（质）等。现代SPA主要透过人体的五大感官功能，即听觉（疗效音乐）、味觉（花草茶、健康饮食）、触觉（按摩、接触）、嗅觉（天然芳香精油）、视觉（自然或仿自然景观、人文环境）等达到全方位的放松，将精、气、神三者合一，实现身、心、灵的放松。

（四）泥沙浴

泥浴是用海泥、湖泥等物质涂抹在体表，或在泥浆内浸泡的健身方式。这些淤泥中含有丰富的矿物质和微量放射性元素，对皮肤起到杀菌作用；泥土与皮肤摩擦，加之照射日光，有温热作用和按摩功效；其含有的有机物质可能透过皮肤进入体内发挥作用。

泥浴的物理作用完全可以通过其他方式获得，有机物能否透入皮肤及发挥什么作用均无定论，而且由于水污染的存在，淤泥中有可能含有有害成分，故泥浴实在不能算是一种科学的健身方式。

砂浴是将身体的局部或全身埋入砂中，利用其温热和机械按摩作用，以达到促进血液循环和新陈代谢，加快胃肠蠕动和骨组织生长的目的。砂浴简单易用，但非所有人所适合，举凡较严重的器质性疾病、出血倾向者、女性月经期和孕期和年老体弱者均不宜采用。

（五）日光浴

老百姓叫“晒太阳”，古代叫“晒疗”。“天之大宝，只此一丸红日”，“万物生长靠太阳”，适当的日光浴对于健康十分重要。阳光照射使腠理开放，有助于阳气的升发，故《素问·四气调神大论》中强调夏季要“无厌于日”。《黄庭经》指出：“日月之华救老残”，是说老弱残疾之人尤其需要阳光。嵇康在《养生论》中也有“晞以朝阳”的记载。古人的吐纳之法中有采日月精华之说，《云笈七笺》中就有“采日精法”。

太阳光中含有约1%的中、长波紫外线，40%的可见光和59%的红外线。

紫外线具有杀菌、消炎、止痛、防治小儿佝偻病、脱敏、促进组织再生、改善免疫力等作用。

远红外线具有人体可吸收性和渗透性，能产生温热效应和共振效应等非温热效应，具有渗透能量效应、改善血液循环、促进新陈代谢和活化水分子等功能。清代医家程仲龄把中医治疗归纳为“汗、补、消、清、温、和、下、吐”八法，汗法为其一，可见其重要。美国航空航天局对太空中生命生存条件的研究报告指出，5.6~15微米的远红外线，能渗透人体内部发热，促进微血管扩张，使血液循环顺畅，促进新陈代谢，进而增加身体的抗病和自愈能力，因此被誉为“生命之光”。

日光中的可见光由七种单色光组成，各色光通过视觉和皮肤感受器对人体有不同的作用。红光令人兴奋，绿光令人镇静，粉色光有降压作用，紫色和蓝色光有抑制作用等。

长时间照射过强的日光，其中的紫外线会造成日光性皮炎、光照性眼炎，对神经系统的作用还可能出现头痛、头晕等不良反应。日光浴不宜时间过久，依日光的强弱而不同，一般不超过15分钟。举凡严重高血压、心脏病、出血倾向、甲亢等患者不宜行日光浴。

近年来，一种集远红外、负离子、五彩光、音乐疗法为一体的频谱理疗堡风行国内外。其优点一是复合作用，二是可以居家使用，方便易行，三是可以通风，不像蒸汽浴那样闷热，用后感觉舒服。日光浴的禁忌和注意事项一般适用于该理疗堡，不赘述，可参照有关资料。

（六）药浴

药浴属于外治法的一种，在中国有悠久的历史，据记载，自周朝就有“香汤浴”，“香汤”就是用佩兰煎的药水。佩兰具有芬芳馥郁、解暑祛湿、醒神爽脑的功效。屈原在《云中君》中记述：“浴兰汤兮沐芳华”。《老老恒言》说：“枸杞煎汤具浴，令人不病不老”。至清代，药浴更作为一种防病治病方法受到推崇。

药浴是通过药物、水、温度三者的结合，达到药疗、热敷和水疗的综合效果。药物通过沐浴作用于全身肌表或患处，循行经络血脉，内达脏腑，由表及里，产生效应，可起到疏通经络、活血化瘀、驱风散寒、通行气血、濡养全身、消除疲劳等功效。

方法：将药物粉碎后用纱布包好（或以药物直接煎取），加清水适量，浸泡20分钟，煎煮30分钟，将药液倒入盆内，待温度适宜时即可洗浴。有先熏后洗之“熏洗法”，也有边擦边浴之“擦浴法”，有全身浴即“药水澡”；局部洗浴又有“烫洗”、“熏洗”、“坐浴”、“足浴”等，尤其以烫洗最为常用。

药浴和内服药物一样，必须遵循处方原则，辨病辨证用药，尤其以治疗为目的者更是如此。以保健为目的者，也应根据具体目的选用药物。以白檀、木香等制成的香汤沐浴，具有解毒止痒、振奋精神的功效；以枸杞煎汤沐浴，可使皮肤光滑、防病抗衰老；菖蒲、艾叶、菊花制汤沐浴，有明目、醒脑、清热、解暑之功。

以下介绍几种家庭常用保健药浴方：

护肤美容方：绿豆、百合、冰片各10克，滑石、白芷、白檀香、松香各30克，研末入汤温浴。功效：可使皮肤白润细腻。

健发美容方（慈禧太后用）：零陵香30克，玫瑰花、辛夷各15克，细辛、公丁香、山柰各10克，白芷90克，檀香20克，甘草12克，共研细末，水煎后洗发。功效：可预防脱发、白发。

延年保健浴：以枸杞煎汤洗浴。功效：可使皮肤光泽，止痒。

绿茶浴：将绿茶蒸煮，将茶水倒入浴缸内，补充适量温水，调好水温即可。功效：绿茶有抗氧化作用，故可延缓衰老。

生姜麻辣浴：生姜捣碎，取其汁水倒入热水中，调温后即可。功效：促进血液循环、排汗、消耗热量、燃烧脂肪。

第八节　房事养生

古人称房事、行房、房帏之事，现代人称性生活。《孟子·告子》中说："食、色，性也"，孔子在《礼记·礼运》中说："饮食男女，人之大欲存焉"，性是人之本性之一。有人把性生活与物质生活、精神生活并列为人类的三大生活，可见其重要性。

一、情欲不宜戒

阴阳者，天地之道也。孤阴不生，独阳不长，阴阳交合是自然规律。正如告子和孔子所说，性是人类的天然属性，是人的自然活动。

正常的性生活是生理要求，也是繁衍后代的需要，因此，性欲不可戒，性生活不可无。《三元延寿参赞书》说："男女居室，人之大伦，独阳不生，独阴不成，人道有不可废者。"《素女经》说："天地有开合，阴阳有施化，人法阴阳，随四时。今欲不交接，神气不宣布，阴阳闭膈，何以自补？"

适度和谐的房事有益健康。《素问·阴阳应象大论》说："能知七损八益，则二者可调，不知用此，则早衰之节也。"七损八益为房中术，借此可调和阴阳，有益健康，否则会导致早衰。

禁欲对健康是有害的。葛洪在《抱朴子·内篇》中说："人不可以阴阳不交，坐致疾患。"

在动物界恐怕很少像人那样可以由主观意志来控制自己的情欲。情欲是自然存在的，过度控制就是逆势而为。《备急千金要方·房事补益》中也说："男不可无女，女不可无男，无女则意动，意动则神劳，神劳则损寿……强抑郁闭之，难持易失，使人漏精尿浊，以致鬼交之病，损一而当百也。”没有正常的性生活，情欲依然存在，于是便“意动”，意动导致劳神，劳神的结果就是损折寿命。人之精不通过正常的性生活排泄，就会产生遗精、尿浊。

二、情欲不可纵

放纵情欲，房事不节，超过人体所能承受的限度，失精过度，肾元亏虚，正气损失，致劳倦内伤，百病丛生。《三元延寿参赞书》指出：“书云：欲多则损精。可保者命，可惜者身，可重者精。肝精不固，目眩无光；肺精不交，肌肉消瘦；肾精不固，神气减少；脾精不坚，齿发浮落。若耗散真精不已，疾病随生，死亡将至。”

精为人之本，不可不惜。《素问·金匮真言论》说：“夫精者，身之本也。”《类经》说：“人生系命于精。”所以精气夺则伤及根本。《素问·通评虚实论》说：“邪气盛则实，精气夺则虚。”故房事过度会产生腰膝酸软、健忘乏力、面色晦暗、小便频数、阳痿、遗精、月经不调等虚证。

孙思邈特别告诫年轻人：“人年四十以下，多有放恣”，如果不加控制“倍力行房，不过半年，精髓枯竭，唯向死近，少年极须慎之”。

《类经》说：“善养生者，必宝其精，精盈则气盛，气盛则神全，神全则身健，身健则病少，神气坚强，老当益壮，皆本乎精也。”

控制情欲对所生子女有直接影响。《类经》说：“凡寡欲而得之男女，贵而寿，多欲而得之男女，浊而夭。”

纵欲导致滥交，即不健康、不正当的两性关系。夫妻性生活为阴阳之交，同性恋实为伤风败俗，阴阳混乱，是一种畸形的恋情，从养生的角度来说，此风不可长。性生活以婚姻为前提，婚姻是对对方、社会的庄严承诺。婚外恋、一夜情、嫖娼、婚前性生活，都是背弃诺言，不负责任的。淫乱破坏家庭关系和社会的和谐，使性传播疾病有机可乘，也是对健康的极大威胁。

适当的独宿是节欲的有效方法。彭祖说：“上士别床，中士异被，服药百裹，不如独卧。”独卧可使人心神安定，耳目不染，易于控制情欲，年老体弱、青壮冲动难抑者均可采用此法。但是，独宿须夫妻之间达成一致，不可强为，否则就是对对方权利的剥夺和不尊重，从而影响家庭团结。

精多不强忍，精少不强泄，回归自然状态，方为正确的做法。一般说来，性欲因人的年龄也呈现“生、长、收、闭”的发展规律。《素女经》认为：“人年二十者，四日一泄；年三十者，八日一泄；年四十者，十六日一泄；年五十者，二十一日一泄；年六十者，即当闭精，勿复更泄也。若体力犹壮者，一月一泄。凡人气力自相有强盛过人者，亦不可抑忍；久而不泄，致痈疽。若年过六十，而有数旬不得交接，意中平平者，可闭精勿泄也。”以上是基本规律，但也因人而异。有报道男九十尚能生子女，实为少见。

人之生理机能也遵循春生、夏长、秋收、冬藏的规律，性机能亦复如此。古人提出“春二、夏三、秋一、冬无”，是符合这一规律的。

性欲的变化是动态的，除年龄、四时的影响外，还与饮食、情绪、气候、身体状态有关。因此行房次数并没有一个统一的标准和限制，一般以第二天不感到疲劳为原则。稍事休息即可恢复，精神愉快，身体舒适，则为适宜，如出现腰酸背痛、疲乏无力、工作效率低，则应调整和节制。

三、晚婚与优生

人口是社会的主体，是社会发展繁荣的原动力，是生产力的第一要素，劳动力的减少，直接影响经济的发展；但人口过多，将给教育、就业、社会保障、交通、住房等各方面带来沉重的压力，所以生育必须由国家根据具体情况制定政策，通盘掌握。

在计划生育的基础上，优生优育，对于提高国民的整体素质，对于家庭的和谐和社会的进步，都有重要的意义。

房事是人类种族繁衍的基础。《易·系辞下》中说："天地氤氲，万物化醇。男女构精，万物化生。"优生优育应自控制性生活开始。

过早的性生活无异于竭泽而渔，对身体甚有伤害。《三元延寿参赞书》引《书》云："精未通而御女，以通其精，则五体有不满之处，异日有难状之疾"；"未笄之女天癸始至，已近男色，阴气早泄，未完而伤"。《寿世保元》说："男子破阳太早，则伤其精气；女子破阴太早，则伤其血脉。"

早婚早孕对下一代不利，甚至有灾难性后果。孙思邈说："字育太早，或童孺而擅气"，"生子愚痴，多病短寿"。

要在合理的年龄婚育，不要早婚早恋。《素问·上古天真论》说："女子，四七，筋骨坚，发长极，身体盛壮"，"丈夫，四八，筋骨隆盛，肌肉满壮"。也就是说，女子28岁左右，男子32岁左右，是一生肾气最为旺盛的时期，故是婚育的最佳时期。《女科百问·问古法男三十而娶女二十而嫁》说："男及三十而娶，当是之时，天阳已刚也"；"女子二十而嫁，至斯之际，地阴以顺也。故及其时，得子皆强，所谓乾坤之体定矣；不及其时而嫁娶者，则刚阳柔阴必有所亏也。"

四、房事禁忌

并非任何时间和场合都可以行房，即"欲有所忌"。古人总结有如下方面的禁忌。

（一）天忌

天忌就是在某些时间和自然界环境和天气异常变化的时候禁止房事。天人合一，自然界的变化必然对人体有影响，起码在情志方面是如此，至于其具体原因，有待探讨。

《吕氏春秋·季春记》说："大寒、大热、大燥、大湿、大风、大震、大雾七者动精则生害矣。故养生者，莫若知本，知本则疾无由生矣"。孙思邈在《千金要方·房中补益》中也强调指出："弦望晦朔，大风、大雨、大雾、大寒、大暑、雷电霹雳、天地晦冥，日月薄蚀，虹蜺地动，若御女者，则损人神不吉，损男百倍，令女得病，有子必癫痴顽愚瘖哑聋聩，挛破盲眇，多病短寿，不孝不仁。""弦"是月中分之日；"望"是每月十五月圆之日；“晦”为每月最后一日；“朔”是月初之日，也就是说，月初、月末、月中和半月之中间日不宜房事。当天气突然变化之时，如日蚀、月蚀、雷电、大雨大雾、大寒大暑、地震等时，自然界阴阳错乱，超过了人体的调节能力，导致人体阴阳失衡，气血逆乱，此时行房，对自身和可能受孕生的子女都有严重影响。

（二）地忌

地忌就是要躲避不适宜房事的外界不良环境。《千金要方·房中补益》除了天忌之外又谈及地忌：“又避日月星辰，火光之下，神庙佛寺之中，井灶圊厕之侧，皆所不可。”在古人看来，日月星辰照耀下行房，对天地不敬；神庙佛寺之中行房，对神佛不敬；冢墓尸柩之旁行房，对死者不敬；井灶圊厕，皆非行房之所。如是作为，必心怀鬼胎，惴惴不安，强行房事，必损身体而伤后人。

（三）人忌

行房为阴阳合气，故必须在阴阳和谐、身体健康、状态自然的情况下进行，非此即为房事之人忌。

1.妇女经、孕、产期

（1）经期：《千金要方·房事补益》说：“妇人月事未绝而与交合，令人生病”。经期正值女性子宫内膜脱落破损、出血，防御能力最差之时，此时行房，势必带来严重后果，如月经不调、子宫糜烂、盆腔感染、痛经等。

（2）孕期：怀孕期间房事必须谨慎，孕期的前三个月和最后三个月要避免性生活。孕期房事不慎，抚育胎儿的肾阴有亏，则有堕胎之虞。《傅青主女科》说：“大凡妇人怀妊也，赖肾水荫胎，水源不足，则水易沸腾，加之久战不已，则火为大劫，再至兴酣癫狂，精为大泄，则肾水溢涸，而龙雷相火益炽，水火而病，胎不能固而堕矣。”万全也指出：“孕而多堕者，男子贪欲纵情，女子好欲性偏”。孕儿和纵欲都消耗肾精，故孕期纵欲，精血易于亏虚，从而导致疾病。故《保产要录》告诫说：“则两月内，不露怒，少劳碌，禁淫欲，终身无病”。

（3）产后：孕妇产后，精血耗损，百脉空虚，须长时间调理补益，方能恢复。产褥期恶露未净，子宫没有回缩，如同经期一般，此时行房事，精血再损，病邪更易侵入，故产后百日内禁欲。《千金要方·妇人方》警告，产后“危笃之至”，随便行房，有可能形成产褥风，甚至危及生命：“至于产后，大须将慎，危笃之至，其在与斯。勿以产时无它，乃纵心恣意，及即便行房。若有所犯，必身反强直，犹如角弓反张，名曰褥风……凡产后满百日，乃可交合，不尔至死，虚羸百病滋长，慎之。凡妇人皆患风气脐下虚冷，莫不由此早行房故也。”

（4）哺乳期：母乳来自于产妇之精血，若房劳损伤，则导致乳汁质量不佳，从而影响婴儿生长发育。孙思邈在《千金要方·少小婴孺方上》中说：“毋新房以乳儿，令儿羸瘦，交胫不行”，尤其是“其母遇醉及房劳喘后乳儿最剧，能杀儿也”。因此，哺乳期必须节欲，以保证婴儿的健康。

2.醉饱

古代就已经知道“醉以入房”的危害。《素问·上古天真论》云：“以酒为浆，以妄为常，醉以入房，以欲竭其精，以耗散其真，不知持满，不知御神，务快其心，逆于生乐，起居无节，故半百而衰也”。

酒增色胆。酒为大热之物，醉酒之后的一段时间，神经系统处于兴奋状态，性欲旺盛，酒又乱性，行为乖张，以至于常做出荒唐不经之事。纵酒狂欢，“务快其心”，导致精血大损，甚至损伤心脉，导致猝死。《三元延寿参赞书》说：“大醉入房，气竭肝伤，丈夫则精液衰少，阳痿不起，女子则月事衰微，恶血淹留”，《千金要方·道林养性》认为“大者伤绝脏脉损命”。

《寿世保元·老人》说：“饱食过度，房室劳损，血气流溢，渗入大肠，时便清血，腹痛，病名肠澼”。饱食后血液流向腹部，加上房事的作用，尤甚，于是血气流溢，可能出现便血。

3.七情劳伤

情志变化时，常有气机异常，脏腑功能失调；劳伤时常有气血亏虚，皆不宜强行房事。《千金要方·房中补益》指出：“人有所怒，气血未定，因以交合，令人发痈疽……运行疲乏来入房，为五劳虚损，少子”。《三元延寿参赞书》说“恐惧中入房，阴阳偏虚，发厥自汗盗汗，积而成劳”。《三元延寿参赞书》说：“强力入房则精耗，精耗则肾伤，肾伤则髓气内枯，腰痛不能俛仰”。

4.疾病

外邪致病，是机体正气与外邪相争的过程，此时强行房事，无异于自毁藩篱。内伤致病，本是虚亏者居多，尤其长期生病，“久病必虚”，此时强行房事，无异于雪上加霜。行房则伤精血，正气更难复原。在病痛的折磨下，犹图房事，真的是要性不要命。《千金要方·伤寒劳复》说：“病新差，未满百日、气力未平复，而以房室者，略无不死”。

《千金要方·养性序》指出：“疾病而媾精，精气薄恶，血脉不充，既出胞脏……胞伤孩病而脆，未及坚刚，复纵情欲，重重相生，病病相孕”。即患病时交合，可能造成代代相传的遗传病。

夫四时阴阳者，万物之根本也。所以圣人春夏养阳，秋冬养阴，以从其根，故与万物沉浮于生长之门。逆其根，则伐其本，坏其真矣。故阴阳四时者，万物之终始也，死生之本也，逆之则灾害生，从之则苛疾不起，是谓得道。道者，圣人行之，愚者佩之。

——《素问·四气调神大论篇》

天生阴阳，寒暑燥湿，四时之化，万物之变，莫不为利，莫不为害。圣人察阴阳之宜，辨万物之利以便生。故精神安乎形，而年寿得长矣。

——《吕氏春秋·季春纪·尽数》

第十一章　生态四季养生

第一节　顺时养生

《黄帝内经》第一章为“上古天真论”，该章首先提出问题，即上古之人皆度百岁，今时之人半百而衰，何故？继而回答了这个问题，从而揭开了这篇鸿篇巨著的序幕。上古天真论相当于现在论著中的绪论。

第二章之后进入正题，其开篇即为“四时调神大论”和“生气通天论”，都是介绍顺时养生的内容，冠之以“大论”也说明内容之重要。在其后的《六元正纪大论》、《至真要大论》、《脏气法时论》等多篇论述中也均有涉及四季养生的内容。

天人合一是生态养生学的基础，顺时养生是天人合一理论的具体体现。

一、四时阴阳变化之含义

《素问·阴阳应象大论》中说：“阴阳者，天地之道也。万物之纲纪，变化之父母，生杀之本始，神明之府也，治病必求于本。故积阳为天，积阴为地。阴静阳躁，阳生阴长，阳杀阴藏。”

这段话讲了三个内容：①阴阳的重要性：阴阳变化是自然界的普遍规律，是万物万事发展变化的总纲领，也是发生、发展、灭亡的始动因素，自然界各种变化之神通的所在。②阴阳之性：阳气轻清上浮，积而为天，阴气凝重下降，聚而为地。③阴阳的变化：对“阳生阴长，阳杀阴藏”有不同解释。“阳杀”一般解释为肃杀，但肃杀似乎不是阳气的特点。可否将八个字合起来理解，即：阳气可生，阴气可长，阳气可衰减，阴气可收藏，均表示阴阳的可变。“杀”在这里是表示消减的意思。

天之气为阳，地之气为阴，天地之气的变化，即为自然界阴阳的变化。

（一）四时变化，实为分合

《素问·四气调神大论》说：“春三月，此谓发陈。天地俱生，万物以荣……”；“夏三月，此谓蕃秀，天地气交，万物华实……”；“秋三月，此谓容平，天气以急，地气以明……”；“冬三月，此谓闭藏，水冰地坼，无扰乎阳……”。

以上对自然界四时的变化描述都讲的是天地之气，天地之气是四时变化的主导因素。天之气为阳，地之气为阴。阴静阳躁，故四时天地之气的变化以阳为主导。

一年四季天气的变化呈现春发、夏交、秋急、冬闭的特征。春发者，发陈也，即天之阳气重新下降，感应天之阳气，地气之阴中之阳也开始升发。夏交者，阴阳交合也。有了天地之气，即自然界阴阳之气的交合，植物才能开花结果，诞生出新的生命，即“华实”。秋急者，阳气回缩也（《黄帝内经》中有数处用“急”，表示回缩、关闭的意思，如下文的“皮肤引急”）。阳气回缩，地之阴气渐渐明显，其阴中之阳同样回缩。夏天，由于地气中阴中之阳升发，故地表温度升高，但地下却温度很低，泉水凉彻。冬季相反，地表冰冻，但地下温暖。

一年走一回，阳气之下凡与回归，为的是阴阳交合，如此才有植物一年四季的生、长、收、藏的周期变化。

（二）如何理解四季的阴阳变化

四季阴阳的变化我们在第六章中已经做了分析，这里仅就有关问题再强调一下。

我们首先要明确一点，春生、夏长、秋收、冬藏讲的是植物的变化，这是自然界阴阳二气变化的结果，也是阴阳变化的外部直观表现。但是，直接用之于描写阴阳变化就十分牵强。秋收、冬藏尚意思相近，但春生和夏长就应当分析其含义。

我们需要明确的第二点，四季的阴阳变化，是以阳为主导的，如秋收和冬藏都是讲的阳气。天气的四时变化，其枢纽是太阳。从中国所处的北半球来说，春季太阳开始迫近，夏季骄阳临空，秋季开始远离，冬季最远。

生一字作为动词时有三个含义。一为无中生有，如刘巘在《易义》中说：“自无出有曰生”。二为由小到大，《广韵》中说：“生，生长也。”三为繁荣、生气，如生荣、生化、生盛。

人体的阳气在冬季紧缩、潜藏在体内，即那个阴阳鱼中黑鱼的白色鱼眼。“冬至一阳生”，说的是阳气开始升腾和勃发，因此是第三个含义。

就是植物的生命也是如此。冬天叶子落了，大树的生命并未消失，只是潜藏而已，春风吹拂，生机焕发，于是嫩叶萌发，一个新的周期开始。秋天植物长出了果实，颗粒归仓是为“收”，生命浓缩为一个胚芽，也为“收”。冬季天寒地冻，不适合植物生存，于是小生命就潜藏起来，待到春光明媚，气温上升，雨水滋润，种子开始发芽。

我们在P164中已经分析，无论是用“生发”还是“升发”，都不能单纯从字面去理解。

我们为什么容易误解呢？这和人在自然界所处的位置有关。

《素问·六微旨大论》说：“天枢之上，天气主之；天枢之下，地气主之；气交之分，人气从之，万物由之。”我们所见的自然环境，既不是天，也不是地，而是“气交之分”，即天地之气交合的所在，实际上即是上述的“天枢”位置。枢者，变化之所在也。

人对自然界变化的观察，只限于目光所能见的部分，大概即天枢的周围，并且以此来定位上或下、生或灭，从而产生了叙述上的不一致。其原因，便是“不识庐山真面目，只缘身在此山中”。

升发之升，也不能理解为位置的上升，而是勃发和变得明显的意思。前文讲春夏天之阳气下降，其参照物是地，但从整体来说，是阳气由紧缩变为膨胀，没有上下的关系。

《素问·六元正纪大论》说：“春气西行，夏气北行，秋气东行，冬气南行。故春气始于下，秋气始于上，夏气始于中，冬气始于标。”春位东，故春风自西向东；夏位南，故夏风自南向北；秋位西，故秋风自西向东；冬位北，故冬风自北向南。我们观察到的四季风向大致如此。春气始于下，故“升”；秋气始于上，故“收”。

由此来理解春季“养阳”就不难看出，春季的“养阳”不是要补阳、壮阳，而主要是“助阳升发”。春季养阳不是主张多吃壮阳的食物，反倒是饮食清淡以清解冬季的郁热。

（三）人之变化，悬命于天

《素问·至真要大论》说：“天地之大纪，人神之通应也。”天地变化规律，是天地之间所有生物都互通和相应的。

《素问·宝命全形论》说：“夫人生于地，悬命于天，天地合气，命之曰人。人能应四时者，天地为之父母；知万物者，谓之天子。”人生于地，但是受“天”的规律所控制，因为人是天地合气的产物，本身就是天地所生。所以，如果人能顺应四时变化，则天地如父母一般抚育人类，知道这个道理的，可以称为天子。

人在一年四季都发生和自然界一致的变化，这种变化是自然发生的，非人力所为。在《黄帝内经》中多处描述了这些变化。

人之气随四季在不同位置。《素问·四时刺逆从论》说：“春者，天气始开，地气始泄，冻解冰释，水行经通，故人气在脉。夏者，经满气溢，入孙脉受血，皮肤充实。长夏者，经络皆盛，内溢肌中。秋者，天气始收，腠理闭塞，皮肤引急。冬者盖藏，血气在中，内著骨髓，通于五脏。”这就是“春气在经脉，夏气在孙络，长夏气在肌肉，秋气在皮肤，冬气在骨髓中”的解释。

与此相关，人四季的脉象是有区别的。《素问·玉机真脏论》说：“春脉如弦……夏脉如钩……秋脉如浮……冬脉如营”。为什么这样，拿春季来说：“春脉者肝也，东方木也，万物之所以始生也，故其气来，耎弱轻虚而滑，端直以长，故曰弦，反此者病。”春季肝当令，即肝之功能最强，肝属木，类东方，万物始生，故脉中气来，搏弱、轻虚、端直，类似琴弦，故表现为弦脉。

不同脏器疾病在四季呈现不同的变化。《素问·脏气法时论》说：“病在肝，愈于夏，夏不愈，甚于秋，秋不死，持于冬，起于春，禁当风。”从四季脏器当令角度来说，春季肝当令，肝之功能最强，但也最易受损，故肝病起于春。春季风为主邪，所以要避免风邪的侵犯。夏季心当令，心属火，火克金，就减少了金对肝木的克制，同时火盛就可以减少肝木的消耗，故肝病在夏季容易痊愈。秋季肺当令，肺属金，肺金克肝木，故肝病在秋季加重。冬季肾当令，肾属水，水生木，故冬季肝病比较稳定。同样，“病在心，愈在长夏，长夏不愈，甚于冬，冬不死，持于春，起于夏，禁温食热衣。”五行学说，仍没有确凿的实验依据，但肝病春季多发，心病（包括与心神有关的中风）冬季加重，都是不争的事实，看来不无道理。

就是风邪，在一年四季侵犯的脏器也不一样。《素问·风论》说：“以春甲乙伤于风者为肝风，以夏丙丁伤于风者为心风，以季夏戊己伤于风者为脾风，以秋庚辛中于邪者为肺风，以冬壬癸中于邪者为肾风。”

（四）四时变化，利于保健

四时人体的变化，一方面是自然生成的，另一方面它客观上有利于保护自己。

夏季人体阳气旺盛，那是就整体，特别是外部而言。当然，自然界阳气旺盛也提升了人体的阳气，但实际上更大的变化是阳气升腾，阴气潜藏。这样，体内的阴气就不至于受到外部暑邪的损伤。反之，冬季是阴气明显，阳气潜伏，不容易受到寒邪的损伤。

所以，这也是一种保护性的反应。

但是，“当令”五脏和所处季节的天气特性往往是“所恶”的。《素问·宣明五气论》说：“五脏所恶：心恶热、肺恶寒、肝恶风、脾恶湿、肾恶燥。是谓五恶。”肝、心、脾分别在春、夏和长夏当令，而这三季的外邪分别是风、热和湿，均为当令脏器所恶。肺和肾虽正好颠倒，但秋天也有寒邪，冬天气候也偏干燥，却也相去不远。

如何理解这一矛盾现象呢？首先，当令脏器在该季节为“王”，即功能最强，并不怕其所恶之外邪。以强对强，比以弱对强要有利得多。另外，当令脏器不怕弱而怕强，越强势越容易受损，而且克所胜脏器的能力越强。比如，春季肝当令，如果肝脏过强，其本身容易生病，而且木克土，使脾受损，搞不好落个肝脾俱损的不良后果。

二、顺时养生是生态养生的具体体现

《易·系辞》指出，“变通莫大于四时”。自然界诸季、诸月、逐日，甚至诸时都在变化，因此在养生涉及的各个方面中，以四季养生的变通性最大。

“天法道，道法自然”，变是有规律的。找出规律，就能以不变应万变。

《素问·四气调神大论》说：“夫四时阴阳者，万物之根本也，所以圣人春夏养阳，秋冬养阴，以从其根，故与万物沉浮于生长之门。逆其根，则伐其本，坏其真矣。故四时阴阳者，万物之始终也，死生之本也。逆之则灾害生，从之则苛疾不起，是谓得道。”四时阴阳的变化就是变化规律之根，死生之本，春夏养阳，秋冬养阴就是养生之道。

（一）逆自然就是逆自己

《素问·四气调神大论》阐明了违反自然规律行事的危害性：“从阴阳则生，逆之则死，从之则治，逆之则乱。反顺为逆，是谓内格。”“内格”者，内部之乱也。

这种“内格”的表现是：“……内闭九窍，外壅肌肉，卫气散解，此为自伤，气质削也。”（《素问·生气通天论》）

人体随季节与自然界同步变化，所以，逆自然就是逆自己。逆之则乱，如你偏要反其道而行之，只能造成内乱。

万物沉浮于生长之门，遵循的都是自然规律，概无例外。除人之外的自然界生物，都不具备逆时而行的能力，就是远古之人，也缺乏这种能力，那是一片人和自然界和谐相处的生态环境。生态养生，就是要学会驾驭自己的能力，不做逆天之事。

与其乱为，不如不为，顺乎自然，就是无为而治。《素问·生气通天论》说：“苍天之气，清净则志意治，顺之则阳气固，虽有贼风，弗能害也，此因时之序。”葛洪强调，养生以不伤为本。顺应自然，外邪难侵。

（二）顺势而为，圣人之道

无为而治，只能做到不逆势，不伤本，顺势而为才是圣人之道。

在《黄帝内经》的前几篇中，反复提到圣人，都是顺自然之势而养生。《素问·四气调神大论》说："道者，圣人行之，愚者佩之。""是故圣人不治已病治未病，不治已乱治未乱，此之谓也。"《素问·生气通天论》说："故圣人传精神，服天气，而通神明。"

什么是圣人？在《素问·上古天真论》中列举了真人、至人、圣人、贤人四级非凡之人。其中真人"寿敝天地，无有终时"，至人"游行天地之间，视听八达之外"，都是神仙级别，凡人难以做到。圣人"处天地之和，从八风之理，适嗜欲于世俗之间，无恚嗔之心，行不欲离于世，被服章，举不欲观于俗，外不劳形于事，内无思想之患，以恬愉为务，以自得为功，形体不敝，精神不散"。所以圣人不是神仙，是凡间通圣之人，即通晓养生之道的人。圣人能安居于天地和气之中，顺从八风变化的规律，无嗔无怒，外无劳形之累，内无眷恋之患，所以形体不敝，也可以活到百岁。掌握了自然和养生之道，并能付诸实践，我们都可以成为圣人。

三、四时之食物性味选择

顺应四时体现在各个方面，其中一个重要方面就是食物选择。这里重点介绍食物性味的选择，其他见第七章。

（一）四时对应四气

要根据四时之温热寒凉选择具有相应"四气"的食物，以防止过度的天气变化对人体的伤害。《素问·六元正纪大论》说："……用寒远寒，用凉远凉，用温远温，用热远热，食宜同法。"即在寒冷的季节应避免多用寒性药，在清凉的季节避免多用凉性药，在温暖的季节避免多用温性药，炎热的季节避免多用热性药，饮食的宜忌也是如此。《饮膳正要卷二·四时所宜》说："春气温宜食麦以凉之，夏气热宜食菽以寒之，秋气燥宜食麻以润其燥，冬气寒宜食黍以治其寒。"

以凉对温：春三月，天气变暖，加之冬日之郁热尚存，故饮食宜清凉。

以寒对热：夏三月，暑气当令，食欲不振，故饮食应以甘寒清淡、富有营养、易于消化为原则。

以润对燥：秋三月，金风送爽，肺气当令，饮食应多选择甘润性平者，以生津养肺，润燥护肤。

以热对寒：冬三月，气候严寒，易伤阳气，宜选温补食品，以助人体阳气，尤其要补助肾阳。"今冬进补，明年打虎"，"三九补一冬，来年无病痛"。

但为什么民间流传"冬吃萝卜夏吃姜，不用医生开药方"的说法呢？显然，这不是一般的养生措施，因为它是和上述用寒远寒，用热远热的指导原则相悖的。我们很多人常讲前半句，即"冬吃萝卜夏吃姜"，而把它当成养生俗语，这就错了。和后半句一起理解就会清楚，这里讲的是非常规情况。冬天阳气潜藏，热补正适宜，但是如果补得过量，又"拥炉熏衣"，就容易产生内热。这时可以不必去找医生开药方，吃几块萝卜就能解胃中烦热。萝卜是凉性的，而且具有消导功能。李时珍在《本草纲目》里说萝卜有"下气、消谷和中、去邪热气”的功效，称之为“乃蔬中之最有利益者”。对于冬季内热、进补中出现的消化不良，有很好的康复效果。同样，夏季人体阳气升发，阴气内藏，形成外阳内阴的局面，如果贪吃寒凉，就会造成脾胃虚寒，适当地吃点姜是有好处的。

（二）五时对应五味

清代冯兆张在《冯氏锦囊秘录》中说：“五脏苦欲补泻乃用药之第一义也。”药食同源，四时选择食用之味同样是非常重要的。

春夏秋冬是为四时，加上“长夏”，即为“五时”。五时各有脏器当令，五味的选择和当令的脏器有关。

虽然都主张四时饮食养生要选择食物的性味，但在不同文献中的具体意见却是不完全一致的。

《素问·宣明五气论》说：“五味所入：酸入肝、辛入肺、苦入心、咸入肾、甘入脾，是为五入。”此为五脏所喜。

《素问·阴阳应象大论》说：“东方生风，风生木，木生酸，酸生肝……南方生热，热生火，火生苦，苦生心……中央生湿，湿生土，土生甘，甘生脾……西方生燥，燥生金，金生辛，辛生肺……北方生寒，寒生水，水生咸，咸生肾。”脏器所喜者，实际是对该脏器有促生作用的味。

《素问·脏气法时论》在论述五味和四季当令脏气关系时是这样说的：“肝主春……肝苦急，急食甘以缓之。”“心主夏……心苦缓，急食酸以收之。”“脾主长夏……脾苦湿，急食苦以燥之。”“肺主秋……肺苦气上逆，急食苦以泄之。”“肾主冬……肾苦燥，急食辛以润之，开腠理，致津液，通气也。”

孙思邈说：“春七十二日，省酸增甘，以养脾气。”夏季要“省苦增辛，以养肺气”。

丘处机的意见和孙思邈大致相同。他说：“春三月，天地俱生，万物以荣。……饮食，宜减酸益甘，以养脾气”；“夏三月，天地气交，万物华实，……夏季饮食，宜减苦增辛以养肺”；“秋三月，气躁，主肃杀。当秋之日，饮食宜减辛增酸以养肝气”；“冬三月，天地闭藏，……饮食宜减酸增苦，以养心气……”。丘处机和孙思邈的不同在于冬季，孙思邈主张冬季省咸增苦，丘处机主张减酸增苦。

为分析关于此问题的不同观点，列表如表11–1。

表11–1　关于应时选味的各家意见

	春季		夏季		长夏		秋季		冬季	
	增	减	增	减	增	减	增	减	增	减
《内　经》	甘		酸	咸	苦		苦酸		辛苦	
孙思邈	甘	酸	辛	苦			酸	辛	苦	咸
丘处机	甘	酸	辛	苦			酸	辛	苦	酸

看来，从不同的角度考虑，各家意见略有差别。

肝在春季当令，肝喜条达而不喜拘急，所以要吃甘味以缓解之。明代医学家吴崑说：

“肝为将军之官，志怒而急，急则自伤而苦之矣。宜食甘以缓之，则急者可乎也。”明代高濂《遵生八笺》中也记载：“当春之时，食味宜减酸增甘，以养脾气”。省酸者，因酸之收敛特性，不利于肝气之舒发；增甘者，以甘缓肝之拘急，且实脾以防肝气犯脾。

心在夏季当令，心不喜缓散，宜吃酸味以收敛之。吴崑说：“心以长养为令，志喜而缓，缓则心气散逸，自伤其神矣。”

脾在长夏当令，脾不喜湿邪困扰，此时应多食苦味以燥湿。“吴崑说：“脾以制水为事，喜燥恶湿，湿胜则伤脾土，宜食苦以燥之。”

秋季肺脏当令，肺喜肃降而不喜上逆，此时应多食苦味来泄降上逆之气。吴崑对此解释说：“肺为清虚之脏，行降下之令，若气上逆则肺苦之，急宜食苦，以泄肺气。”

冬季肾脏当令，肾不喜燥。张景岳说：“肾为水脏，藏精者也，阴病者苦燥，故宜食辛以润之，盖其能开腠理致津液者，以辛能通气也。水中有真气，惟辛能达之，气至水亦至，故可以润肾之燥。”

综合上述，春吃甘，夏吃酸，秋吃苦，冬吃辛，在有关论述中是大体一致的，唯一的例外是长夏。长夏吃苦以燥湿，是对当令的脾脏而言，但这样一来咸味就没有位置，违反五时对应五味之意。而脾属土，脾土旺则易“土克水”，即损及肾脏，长夏吃咸，“咸生肾”，有保护肾脏之意，所以有作者主张“长夏吃咸”。

从这两段论述可以看出，“所入”的五味并非当令五脏所喜。蒲虔贯在《保生要录》谈到：“四时无多食所旺并所制之味，皆能伤所旺之脏也。宜食相生之味助其旺气”。根据这一原则，应做到春少食酸，夏少食苦，长夏少食甘，秋少食辛，冬少食咸。

综合上述，我们可以归纳意见如下：春季省酸增甘，夏季省苦增酸，长夏省甘增咸，秋季省辛增苦，冬季省咸增辛。

（三）关于以脏补脏

中医多是主张以脏补脏的。早在商朝的《汤液论》中，就有这方面的记载。著名医学家李时珍在《本草纲目》中曾对以脏补脏理论做了论述，他主张“以胃治胃，以心归心，以血导血，以骨入骨，以髓补髓，以皮治皮”。

孙思邈利用羊骨粥来治疗肾虚怕冷；肝开窍于目，就以羊肝来治疗夜盲雀目；男子命门火衰，肾阳不足，就用鹿肾医治肾虚阳痿。宋代《太平圣惠方》介绍用羊肺羹治疗上焦消渴病；《圣济总录》介绍用羊脊羹治疗下元虚冷。在历代的食疗资料中载有大量用动物内脏进行补益的食料方。现代西医学也曾用动物肝制剂来治疗肝病。

现代的很多营养学家则反对以脏补脏。他们认为，现在用的动物内脏是现代解剖学概念命名的，而和中医的脏腑不同，即“今脏非彼脏”；第二个理由是动物内脏，特别是肝脏中有很多毒素，不宜食用。甚至有的认为以脏补脏是古代医学祝由时期的产物，与巫术有关，不足为凭。

这场争论还会进行下去，各有各的道理。但是，说到四季的以脏补脏则很明确是错误。至今有的人还在宣传，既然春养肝就应该吃动物肝脏，同样要夏吃心，秋吃肺，冬吃肾。他们错在本身就违反中医基本理论，也违反古代很多养生学家的观点。

错误之一：虚则补之，实则泻之，这是中医治疗的基本原则。补的前提是虚，如果不虚则不要补。把治疗原则移花接木到养生中，把补法用之于不论虚与不虚的所有人，显然是不对的。

错误之二：春养肝主要是护肝，去除不利于肝的各种因素，而不是去“促肝”，促的结果，肝的功能更强（姑且这样认为），则更容易受损。

错误之三：以脏补脏之用于治疗，可能借助四时之势，但一年四季皆可，并非局限于某一季节。

张仲景早在《金匮要略·禽兽鱼虫禁忌并治》中就明确指出：“春不食肝，夏不食心，秋不食肺，冬不食肾，四季不食脾。辩曰：春不食肝者，为肝气王，脾气败，若食肝，则又补肝，脾气败尤甚，不可救，又肝王之时，不可以死气入肝，恐伤魂也，若非王时即虚，以肝补之佳，余脏准此。”

明代高濂与张仲景的意见是一致的，他在《遵生八笺·四时调摄笺》中说：“春不食肝，为肝气旺，脾气败；若食肝，则又补肝，脾气尤败甚，不可救。”

道理说得很清楚，春吃肝之类的主张可以休矣。

第二节　春季养生

“一年之计在于春。”春为四时之首，万象更新之始，春季养生将为全年的健康打下基础。

春季对应的五行为木，五脏为肝，六腑为胆，五官为目，五体为筋，五志为怒，五味为酸，五色为青，五气为风，五化为生，五方为东。

一、春季的特点与养生原则

（一）季节特点

春三月，指的是农历一月到三月，即从立春起，到立夏止，包括立春、雨水、惊蛰、春分、清明和谷雨六个节气。按照气象学的标准，过去连续5天的平均气温达到10℃以上并呈逐渐向上的趋势时为春季开始。所以农历的四季划分和气象学的四季并不一致。另有一种节气划分法，即以春分到夏至之间定为春季，包括春分、清明、谷雨、立夏、小满、芒种这六个节气，这种划分法和气象学的划分基本一致。

春季对应之气为风，虽然在南方尤其是春末常常阴雨连绵，但北方却是旱风频吹，应注意防止风邪之害。

由于历法的春季早于气象学上的春季，所以初春依然寒冷。北方偶有“白雪却嫌春色晚，故穿庭树作飞花”的景象，南方由于阴雨，也会感觉湿冷，故民间有“倒春寒”之说。

所以春季的特点是阳气升发，风气当令，乍暖还寒。

（二）人体特点

和自然界的变化趋势一致，春季人体也是阳气开始生发，而阴气收敛。

春季肝当令。此季节肝脏处于强势，即“肝王于春”，但也因此而容易受到伤害。同时，因为肝属木，木盛则克土，所以肝气过强就可能影响脾的运化功能，即形成肝强脾弱之势。

《遵生八笺·四时调摄笺》说：“去冬以来，拥炉熏衣，啗炙炊饮，成积至春，因而发泄，致体热头昏，拥隔涎嗽，四肢倦怠，腰脚无力，尽冬所积之疾也。”这句话的意思是，冬季里人们往往穿着厚厚的棉衣，拥炉烤火，睡暖炕，盖厚被，吃热饭，饮热酒，冬令进补又常吃温热之品，体内往往蓄积了较多的郁热，加上春季较为干燥，风多，燥而生火，造成头晕、倦怠、四肢无力、口角炎、舌炎等“上火”现象，这都是“内热外温”造成的问题。

因此，春季人体的变化趋势是：阳气升发，肝强脾弱，体内郁热。

（三）养生原则

《素问·四气调神大论篇》说：春三月，“夜卧早起，广步于庭，被发缓形，以使志生，生而勿杀，予而勿夺，赏而勿罚，此春气之应，养生之道也。逆之侧伤肝，夏为寒变，奉长者少。”《内经》原文中的“被发”即“披发”之意。马元台注：“被发而无所束，缓形而无所拘。”

春季养生总的原则是助阳升发，清解郁热，护肝养脾。

1. 助阳升发

春季是万物生发的季节，阳气升发，有利于人体精气津血的化生。

“人与大地相应”，春季养生必须顺应春令阳气升发舒畅的特点。

春季应精神舒畅，情志调达，宽怀戒怒，保持乐观情绪，“以使志生”。情志要生发不能扼杀，要助其畅达而不能剥夺，要赏心怡情而不能抑制。

动则养形，活则血流，积极从事体育活动，以充生机。

在起居方面，要宽松不要束缚，使形体得以舒展，气血不致淤滞。

2. 清解郁热

以凉对温是用药选食的基本原则，而且冬季积下的郁热要靠清解来消除，春季饮食宜清淡，多吃蔬菜水果。另外，可以通过助阳气升发的方法，使内热向外宣发。

3. 护肝养脾

《素问·六节脏象论》说：“肝者，罢极之本，魂之居也……此为阳中之少阳，通于春气。”

《神农百草经疏》指出：“扶苏条达，木之象也，生发开展，魄（肝）之用也。”

肝主疏泄，其主要功能是调畅气机，气机条达则气血通畅，经脉便利，津液输布，情志畅达，脾运升健，脏腑自然和顺，精气充盈。肝之第二大功能是主藏血、摄血，主司人体各部分的血液分配。肝藏血失职，就会导致血之调配异常，从而引起内脏缺血、充血或失血等。

五脏中肝为阴阳合一之脏。肝藏血，血属阴，故其体为阴；肝性条达，主升主动，故其功用为阳。

春季属肝木之令，“养肝”为养生要务。春季肝之功能旺盛，即“肝王于春”，但也因此容易受损，故“养肝”者，护肝为上。肝喜条达而恶抑郁，喜柔润而恶刚暴，故要保持精神情志的舒畅，促进肝气的疏泄，有助于肝气的生发与春阳升发相统一。饮食上，多吃柔肝、舒肝、理气的食物。

二、春季饮食养生

（一）春季饮食养生原则

1.省酸增甘

《素问·脏气法时论》说：“春主肝……肝苦急。急食甘以缓之……”。春季饮食应当护益肝脾，省酸增甘，这一点是没有异议的。那么春季要增加辛味吗？《素问·脏气法时论》说：“病在肝……肝欲散，急食辛以散之，用辛补之，酸泻之。”这句话显然说的是肝病时的情况，和前一句不同。所以，春天的宜食之味就是甘，辛只是必要时才用。这样理解就和孙思邈等的观点相一致，也不会出现一季出现两个宜食之味的结果。

2.养肝护脾

春季饮食护肝的要点是助肝气升发，要服用一些柔肝养肝、疏肝理气的中药和食品，故有人称春季要“升补”。适宜的中草药如枸杞、郁金、丹参、薄荷、元胡等，食品如大枣、山药、黄豆芽、香菜、绿豆芽、莴笋、菠菜、香椿、荠菜、芹菜、油菜、蒲公英、柳芽、豆豉、葱、花生等。山药味甘性平，具有健脾养肝、滋肺益气、补肾固精等作用，可用枣、山药与大米、小米、豇豆等煮粥食用。

升补的药食中有一些是“发物”，如香椿、香菜、韭菜、薄荷、虾、蟹、鱼等，春天又是过敏性疾病的好发季节，若有慢性疾病或过敏体质的人，春天需要忌服“发物”，以免旧病复发。

胡思慧说：“酒为水谷之气，味甘辛，大热，有毒，主行药势，杀百邪，去恶气，通血脉，润肌肤，消忧愁……”春季养阳，阳喜发散，兼之肝喜畅达，所以春季适当饮点酒有益健康。《养生要录》引用阮坚之的话说：“淡酒，小杯，久坐细谈，非惟娱客，亦可养生。”淡酒、小杯，都是告诫饮酒要注意控量。饮酒过量反而伤肝生热，应慎之。

在护脾方面除了适当增加甘味食物外，也要少吃黏硬生冷和肥甘厚味等不易消化的食物，不要暴饮暴食，饮食要有规律，少量多餐，以免脾运受损，气机呆滞，而容易生痰、生湿。

3.清解郁热

《云笈七签》中说：“春气温，宜食麦以凉之，禁吃热物。”因此春季饮食宜清淡，吃些清解里热食物，如荞麦、薏苡仁、荠菜、菠菜、蕹菜、芹菜、菊花苗、莴苣、茄子、荸荠、黄瓜、蘑菇。这类食物均性凉味甘，可润肝明目。另一方面要少吃高能量的食物、油炸食品、辛辣食品等。

但是，对于阳虚气虚之人，则应借助春季阳气升发的大势温补阳气，尤其早春仍有冬日余寒，更是如此。性温味甘的食物首选谷类，如糯米、黑米、黍米、燕麦；豆果类如刀豆、南瓜、扁豆、红枣、桂圆、核桃、栗子；肉鱼类如牛肉、猪肚、鲫鱼、花鲤、鲈鱼、草鱼、黄鳝等。人体从这些食物中吸取丰富营养素，可使养肝与健脾相得益彰。蔬菜可选吃韭菜、大蒜、洋葱、魔芋、大头菜、芥菜、香菜、生姜、葱等，这类蔬菜均性温味辛，既可疏散风寒，又有抗菌作用。还可以选用适当的滋补中药来调养，如西洋参、桂圆肉、党参、黄芪等。此外，春天是气候由寒转暖的季节，气温变化较大，细菌、病毒等微生物开始繁殖，容易侵犯人体而致病。所以，应多摄取小白菜、油菜、柿子椒、西红柿和柑橘等富含维生素C并具有抗病毒作用的蔬菜和水果。此外，胡萝卜、苋菜等黄绿色蔬菜富含维生素A，具有保护和增强上呼吸道黏膜和呼吸器官上皮细胞的功能，增强机体的抵抗能力；芝麻、青色卷心菜、菜花等富含维生素E，可改善人体免疫功能，增强人体的抗病能力。

（二）春季常吃的食物介绍

1.蔬菜

（1）荠菜：又名地菜、护生草、鸡心菜，为十字花科植物荠菜的带根全草。李时珍描述荠菜："冬至后生苗，二三月起茎五六寸，开细白花，整整如一。"荠菜是最早报春的时鲜野菜，清明前后荠菜茎叶鲜嫩，是采摘的大好时节。荠菜不仅清香可口，而且有药用价值。古有"到了三月三，荠菜当灵丹"之谚语。

陆游曾赞美荠菜："手烹墙阴荠，美若乳下豚"。郑板桥也称赞荠菜道："三月荠菜饶有味，九熟樱桃最能名"。

【性味】味甘淡，性微寒。入肝、脾、肺经。

【营养成分】每千克荠菜中含有蛋白质42.2克、脂肪3.2克、糖48克、粗纤维11.2克、维生素C含量高于西红柿，胡萝卜素含量和胡萝卜相当，另含有较多的钙、铁、钾、镁、锰等元素。荠菜提取物可用于高血压治疗，优于芦丁，且无毒性。荠菜含有的荠菜酸能缩短凝血时间，故广泛用于止血。但荠菜含有类似麦角样成分，有催产素样作用，其浸膏对动物离体子宫和肠管有明显收缩作用，故孕妇和腹泻患者忌用。

【功效及应用】荠菜能凉血止血、清肝明目、清热利尿，临床上常被用来治疗多种出血性疾病，如血尿、妇女功能性子宫出血、高血压病患者眼底出血、牙龈出血等，其良好的止血作用主要是其所含荠菜酸所致。另外用治女性月经过多、产后恶露不尽、泌尿系统感染和高血压等症。

荠菜全身是宝，其花是止血良药，种子可以明目去风，治疗眼病和黄疸。民间用荠菜和粳米熬粥，古称"百岁羹"，老年人常食可以防病和延年益寿。

近年来荠菜用治胆石症、尿路结石、乳糜尿、胃溃疡、痢疾、肠炎、腹泻、呕吐、结膜炎、夜盲症、青光眼、麻疹、皮肤角化、呼吸系统感染、软骨病、前列腺炎、泌尿系统感染等均有较好的效果。

荠菜全草均可食用，其吃法荤素皆宜。可以拌豆腐、炸春卷，也可在沸水中焯一下切碎，加调料凉拌，乃爽口美味。治疗妇女月经过多，用荠菜60克、马齿苋60克，加水煎汤服用。用于止血时取荠菜60克，配以白菜根、鲜藕节各30克，煎汤内服。高血压、动脉硬化患者，每日用鲜荠菜60克，加水适量，煮沸后打入鸡蛋一个，吃鸡蛋喝汤，能改善头痛头晕症状。

目前市场上有两种荠菜，一种菜叶矮小，有奇香，止血效果好；另一种为人工种植的，菜叶宽大，不太香，药效较差。

【提示】荠菜内含有大量的硝酸盐，炒熟后如存放时间过久，硝酸盐会转化为亚硝酸盐，食后容易中毒，长期食用还有致癌之虞。

（2）莴笋：又名莴苣，以产期分为冬笋和春笋，以春笋为佳。

【性味】性凉，味甘。

【营养成分】含有多种维生素和无机盐，以铁的含量为丰富，用治缺铁性贫血时宜鲜吃。莴苣中还含有一种可以消除强致癌物质亚硝胺的物质，故经常食用莴苣可以减少癌症特别是胃癌的发生率。所含有的尼克酸是人体一些酶的成分，具有激活胰岛素的作用。莴苣含有氟，故小儿多吃莴苣有利于牙齿和骨骼的发育。莴苣乳状浆汁中含有一种莴苣特有的物质臭莴苣素，可以刺激消化，增强食欲，促进胆汁分泌和肠道蠕动。莴苣中含有的叶酸，有利于胎儿脊髓的发育，故怀孕早期的孕妇宜吃。莴苣中含有碱性物质较多，有利于改善人的酸性化倾向。

莴苣叶的营养成分高于莴苣，其中胡萝卜素高100多倍，维生素C高15倍，故吃莴苣时不要把叶子丢掉。

【功效及应用】有清热、凉血、利尿、通乳的功效，既能清热又能补虚，用治胃肠积热、饱胀、食欲不振、体虚无力、大便困难等症。

取莴苣榨汁饮用，每天早晚各一杯，连续两周，可以治疗口臭。

患有神经官能症、高血压、失眠和心律失常者，长期生吃莴苣叶效果较好。

【提示】炒熟的莴苣不可过夜，以防中毒。

莴苣中含有草酸和嘌呤，故对草酸尿的患者和痛风病患者不宜。

（3）香椿芽：香椿是椿树的一种，为楝科落叶乔木香椿之嫩叶。香椿有“树上蔬菜”之称，是早春上市的时令蔬菜之一。每当春暖花开的时候，它便生长出嫩绿的枝芽来，这就是俗称的香椿头。可惜的是，香椿的“青春”太短，过不了几天就会变得叶大枝粗，失去了鲜香的味道。所以，香椿最好是谷雨前就采摘。正如民间俗话所说：“雨前椿芽嫩如丝，雨后椿芽生木质。”农历3月正是香椿应市之时，那嫣红的叶、油亮的梗、浓郁的香味很是惹人喜爱。

【性味】味苦，性平。

【营养成分】香椿富有营养，每100克可食部分中含蛋白质1.7克，脂肪0.4克，膳食纤维1.8克，糖类9.1克，钙96毫克，磷147毫克，铁3.9毫克，维生素A0.7毫克，维生素$B_1$0.07毫克，维生素$B_2$0.12毫克，烟酸0.9毫克，维生素C40毫克。此外，还含有香椿素等挥发性芳香族有机物。

【功效及应用】香椿味苦，性寒，含香椿素等挥发性芳香族有机物，具有清热解毒、涩肠止血、健胃理气、祛风利湿、止血止痛、杀虫固精的功效。适用于肠炎、痢疾、疔、疽、漆疮、疥疮、脱发等。香椿煎汁对金黄色葡萄球菌、痢疾杆菌、伤寒杆菌等都有明显的抑制作用和杀灭作用，故称“食用香椿，不染杂病”。香椿含有较多的维生素E，具有很好的抗衰老功效。

香椿味稍苦，能清解体内郁热，减轻头晕目胀感觉，适用于高血压病患者。其清热利湿、利尿解毒作用，是肠炎、痢疾、泌尿系统感染患者的食疗佳品。

用治疮痈肿毒，可用鲜香椿芽、蒜瓣、盐捣烂外敷。

用香椿制作菜肴，质地脆嫩，香味浓郁，鲜嫩可口。春季当香椿萌发出嫩芽时采摘，其嫩枝长度一般以不超过12厘米为宜，过长基部已经老化。

香椿吃法多样，炒、拌、蒸、炸均可。香椿芽可吃新鲜的，亦可腌制后用。香椿拌豆腐、香椿炒鸡蛋，都是方便而美味的菜肴。将香椿芽和蒜一起捣成稀糊状，加精盐、醋、酱油、麻油和凉开水，做成香椿蒜汁，用来拌面条，更是别有风味。

【提示】香椿不宜过食，多吃令人神昏、血气微、壅气动风。香椿俗称“发物”，故有宿疾者、大病初愈者、皮肤病患者应慎用或忌用。

香椿中含有亚硝酸盐，所以吃前一定要用开水烫过，可以使其中含有的亚硝酸盐由原来的每千克含30毫克以上降低到4.4毫克。

（4）韭菜：又名长生韭，扁菜，因有温补肝肾，助阳固精的作用，故有“起阳草”之称。又其味辛，有发散作用，故特别适合春季食用。杜南写有“夜雨剪春韭，新炊间黄粱”的佳句。春天一到，韭菜以其丰富的营养，特殊的辛香飘进千家万户，鲜美的风味，备受人们青睐。

【性味】性温，味辛，归肝、胃、肾经。

【营养成分】韭菜含有丰富的营养物质，500克韭菜含蛋白质5～10克，糖5～30克，维生素A20毫克，维生素C89毫克，胡萝卜素16毫克，钙263毫克，磷212毫克以及挥发油和丰富的纤维素。韭菜中含有丰富的挥发性精油和含硫化合物，对降低血脂和防治冠心病、贫血、动脉硬化有益。韭菜含有较多的维生素A，故多吃可以护肤、益目，并能预防感冒、寒喘。韭菜含有的粗纤维较多，可以治疗便秘。

【功效及应用】孙思邈认为韭菜：“归心，宜肝。二月三月宜食韭，大益人心。”

韭菜可长年食用，但以春天吃最好。因为春天冷暖不一，需要保养阳气。而韭菜性温，最宜人体阳气。李时珍在《本草纲目》中说：“韭菜叶热根温，功用相同，生者辛而散血，熟则甘而补中，乃肝之菜也。”所谓肝之菜，即“春之菜”。韭菜生吃辛温，能协助阳气的开发，利于肝气舒畅条达；熟吃则甘温补中，益气健脾，因此正符合了护肝健脾的要求。另外韭菜可以“补肝肾、暖腰膝、兴阳道”，可用于肾阳虚亏所致的腰膝冷痛、遗精、阳痿、小便频数等症。

韭菜的叶、根、子、花都可供药用，民间用韭菜治病的方法很多。如恶心、呕吐时，在一杯奶中加入韭菜汁两匙，姜汁少许温服。新鲜的韭菜汁每次100毫升，早晚各一次服用（勿空腹），连续一周，用于治疗男子遗精、阳痿、早泄等性功能障碍。治痢疾，可用韭菜煮鲫鱼汤食用。韭菜炒虾米，对促肾利尿助阳也有帮助。韭菜洗净捣成糊状外敷于跌打损伤处，可止痛、散瘀、消肿。韭菜水煎外洗，可以治疗神经性皮炎、外痔。

【提示】因其有增加胃酸作用，故慢性胃炎、溃疡病、返流性食道炎患者，应少吃韭菜。

（5）葱：又名大葱、和事草、鹿胎。是一种最平凡、最常用的调味蔬菜，有“无葱不炒菜”之说。葱有大葱、小葱之分，都有辛辣芳香之味，秋季产大葱，春季多为小葱。春初时的葱是一年中营养最丰富，也是最嫩、最香、最好吃的时候。这个季节气候无常，感冒发生率高，有些肠胃病如胃病、慢性腹泻以及关节痛会加重，这时除用药外，适当多吃些葱，能缓解病情。由于其抗菌作用，还能预防春季呼吸道感染。

【性味】性温，味辛，归肺、胃经。

【营养成分】每百克大葱含蛋白质2.5克，脂肪0.3克，碳水化合物5.4克，钙54毫克，磷61毫克，铁2.2毫克，胡萝卜素0.46毫克，其中维生素C的含量比苹果高10倍，比柑橘高2倍。另外还含有原果胶、水溶性果胶、硫胺素、核黄素、尼克酸、大蒜素、苹果酸、脂肪油等成分。小葱的营养成分高于大葱的葱白，含有的维生素C和胡萝卜素都比大葱高，但小葱的发汗作用逊于大葱。

【功效及应用】葱能助阳气运行、发汗解表、散寒通阳、解毒化瘀的作用，最适宜春季食用。

葱的不同部分有不同的作用：葱白通阳发汗、解毒消肿；葱汁可散瘀血、止痛、解毒；葱根治便血、消痔疮。葱性辛温，味辛能通阳祛邪，温能御寒暖身，且入肺经，故对风寒感冒初起的咳嗽、咳痰、头痛、鼻塞、流涕有良好的疗效。中医的“葱豉汤”就是用连须的葱白和淡豆豉同煎，2～3小时服用1次，用治感冒发热，退烧效果明显。葱又归胃经，能温胃散寒止呕，行脾胃气机，刺激胃肠蠕动，增进食欲。另还能治疗痈肿疮毒、寒凝腹痛、小便不利等症。

将烤肉和葱同吃，能消除因肉烤得过分而产生的致癌物质。

【提示】葱不宜与蜂蜜同服。阴虚内热及素体阳盛者，或表虚多汗者，均应忌吃或少吃。吃葱后为消除其味，可用浓茶漱口或咀嚼茶叶。

（6）春笋：立春之后，春笋旺发，因其肉质鲜嫩，洁白如玉，清香纯正，营养丰富，常作为山珍佳肴，在民间有“素食第一品”的美誉。

【性味】味甘性寒。

【营养成分】春笋含有充足的水分、丰富的植物蛋白、脂肪、糖类、纤维素和大量的胡萝卜素、B族维生素、维生素C、维生素E以及钙、磷、铁等人体必需的营养成分，含有的氨基酸多达16～18种，具有较高的营养价值和医用价值。在烹调中它既可用作主料，又可用作配料。

【功效及药用】春笋不仅是佳蔬，还是良药。中医认为，春笋具有“利九窍，通血脉，化痰涎，消食胀”等功效。春笋和粳米煮粥，食之可助小儿麻疹早透，还可治便结难通。鲜春笋煮熟切片，以麻油、盐、姜、醋拌食，对热痰咳喘有良好的辅助治疗作用。醉酒者，取鲜春笋适量水煎当茶饮，有醒酒作用。现代研究表明，竹笋具有吸附脂肪、促进食物发酵、消化和排泄的功能，所以有助于减肥。

【提示】春笋用途虽广，但含难溶性草酸钙偏多，泌尿道结石、胆结石患者不宜多食。最好先用开水把笋烫5~10分钟，可以分解大部分草酸。竹笋还含有较多的粗纤维素，患有胃肠疾病、肝硬化的人多吃容易造成胃出血、肝病加重等。吃竹笋而引起过敏性疾病的人并不罕见，应引起注意。吃笋应先少量尝试，如有反应，马上停止，如没有反应，可适当再吃。已有明确竹笋过敏史者，应避免食用竹笋。吃笋时尽量不要和海鱼同吃，避免二者相互作用诱发过敏。

（7）香菜：又称芫荽、胡荽，是张骞出使西域时引入中国的。香菜具有特殊的香味，常被用作菜肴的提味、点缀之品。因其发散作用，在春季尤其适宜食用。因其香味，常用来消除如羊肉之类食品的膻腥之气味。

【性味】性温，味辛，入肺、脾经。

【营养成分】含有蛋白质、脂肪、糖和多种维生素、矿物质。还含有黄酮甙、右旋甘露糖醇、正葵醛、壬醛和挥发油等物质。

【功效】《本草纲目》记载："胡荽辛温香窜，内通心脾，外达四肢，能辟一切不通之气。"香菜能健胃、祛风、解毒，增进食欲，促进循环；香菜具有发散作用，故能发表透疹；又能醒酒、解油腻；香菜能促进血液循环，改善寒性体质者手脚发凉症状。

【提示】食用过多会有发汗、发痒、疲乏等现象，故不宜多吃。

香菜性善走而不守，故在服用补药时不宜食用香菜。皮肤病患者不宜食用。

香菜对胃有刺激作用，故消化性溃疡和慢性胃炎患者慎用。

腐烂发黄的香菜中挥发油已经没有了，故没有了发汗透疹和行气之功效，且可能产生毒素，故不宜食用。

2.水果

（1）草莓：又叫红莓、洋莓、地莓，属多年生草本植物。草莓的外观呈心形，鲜美红嫩，果肉多汁，含有特殊的浓郁水果芳香。

【性味】味甘，性凉。

【营养成分】富含氨基酸、果糖、蔗糖、葡萄糖、柠檬酸、苹果酸、果胶、胡萝卜素、维生素B_1、维生素B_2、维生素C和钙、镁、磷、铁等。每100克草莓中含维生素C50~100毫克，比苹果、葡萄高10倍以上。

【功效及应用】草莓被称为"水果皇后"，不仅是其色泽艳丽，酸甜可口，而且其营养丰富。含有丰富的维生素C，对预防坏血病、动脉硬化、冠心病、脑血管病、高脂血症等都有一定作用。草莓中的果胶和纤维素，可促进肠蠕动，改善便秘，预防痔疮、肠癌的发生。含有的胺类化合物对白血病、再生障碍性贫血有一定疗效。饭后吃一点草莓，可以帮助食物消化。

草莓润肺生津，健脾和胃，利尿消肿，解热祛暑，适宜用于肺热咳嗽、食欲不振、小便短少、暑热烦渴等症。

（2）枇杷：枇杷，中文古名芦橘，又名金丸、芦枝，是蔷薇科中苹果亚科的一个属，为常绿小乔木。隆冬开白花，三、四月结果，为最早上市的水果之一。

【性味】味甘、酸，性平，无毒。

【营养成分】据中国医学科学院所做的分析，枇杷果实可食部分每100克含蛋白质0.4克、脂肪0.1克、碳水化合物7克、粗纤维0.8克、灰分0.5克、钙22毫克、磷32毫克、铁0.3毫克、维生素C3毫克、类胡萝卜素1.33毫克。枇杷含有人体所必需的8种氨基酸，其含的钙、磷及胡萝卜素显著高于其他常见水果。

【功效及应用】《本草纲目》记载“枇杷能润五脏，滋心肺”。枇杷也被称为“果之冠”，具有润肺止咳、止渴和胃、利尿清热、利肺气、止吐逆、退上焦热、润五脏等功效。枇杷中含有苦杏仁甙，能润肺止咳、祛痰，可用治肺痿咳嗽、胸闷多痰；枇杷中所含的有机酸能刺激消化腺分泌，增进食欲；枇杷中含有丰富的维生素，具有保护视力、保持皮肤健康润泽、促进儿童身体发育的功用；枇杷果实及叶有抑制流感病毒作用，常吃可以预防四时感冒。枇杷叶具清肺胃热、降气化痰功能，用于肺热干咳、胃痛、流鼻血、胃热呕秽。枇杷核则用于治疗疝气，消除水肿，利关节。

【提示】多吃伤脾，故脾虚泄泻者忌食。枇杷中含有丰富的维生素C，黄瓜中含有维生素C分解酶，若二者同时食用，枇杷中的维生素C会遭到破坏。其果核中含有苦杏仁甙，有毒，万不要误食。

（3）杨梅：又称龙睛、朱红，因其形似水杨子，味道似梅子，因而取名杨梅。杨梅是中国特产水果之一，有数千年历史。果实色泽鲜艳，汁液多，甜酸适口，营养价值高。宋代诗人平可正的诗赞曰：“五月杨梅已满林，初疑一颗值千金。”在吴越一带，又有“杨梅赛荔枝”之说。杨梅在春夏之交时上市，也为一年中较早的果品。

【性味】味酸、甜，性温，无毒。根及树皮性温，味苦。

【营养成分】据测定，优质杨梅果肉的含糖量为12%～13%，含酸量为0.5%～1.1%，富含纤维素、矿物质、维生素和一定量的蛋白质、脂肪、果胶及8种对人体有益的氨基酸，其果实中钙、磷、铁含量要高出其他水果10多倍。

【功效及应用】杨梅之果实、叶子、果核、树皮皆可入药，果实也可以做成如酒、散、炭、糖或盐的腌制品等多种剂型应用。《开宝本草》载：杨梅“主去痰，止呕哕，消食下酒”。杨梅能和五脏、涤肠胃、祛痰止呕、生津止渴。用于胃阴不足，或饮酒过度致口中干渴，胃气不和或饮食不消，呕逆少食，腹泻或痢疾。用治痢疾可烧成灰服用。祛痰止呕，消食下酒可用其果实的盐腌品。煎汤外洗可治恶疮疥。煎水漱口可缓解牙痛。烧成灰调油，涂抹患处可治烫伤烧伤。杨梅之果核可治脚气，根可止血理气，树皮泡酒可治跌打损伤，红肿疼痛等。杨梅叶含有的杨梅黄酮具有收敛、兴奋和催吐作用，可用于腹泻、黄疸型肝炎、淋巴结核、慢性咽喉炎等病的治疗。

【提示】不可多食，否则能损牙齿和肌筋，发疮生痰。其性温热，有实热者不宜食用。杨梅富含果酸，与牛奶、鸭肉等同食可使蛋白质凝固，影响其消化吸收。

（4）樱桃：又名楔荆桃、车厘子、朱樱、乐桃、表桃、梅桃等。樱桃色泽鲜艳、晶莹美丽，红如玛瑙，黄如凝脂，营养丰富，深受群众喜爱。樱桃成熟期早，有早春第一果的美誉，号称“百果第一枝”。

【性味】味甘涩，性热，无毒。其叶味甘，性平。

【营养成分】一般水果的铁含量较低，樱桃却一枝独秀，每百克樱桃中含铁量多达5.9毫克，居于水果之首。其胡萝卜素含量比葡萄、苹果、橘子多4～5倍。此外，樱桃中还含有维生素B、维生素C及钙、磷等矿物元素。每100克樱桃含蛋白质1.4克，脂肪0.3克，糖8克，碳水化合物14.4克，粗纤维0.4克，灰分0.5克，钙18毫克，磷18毫克，铁5.9毫克，胡萝卜素0.15毫克，硫胺素0.04毫克，核黄素0.08毫克，尼克酸0.4毫克，抗坏血酸900毫克，钾258毫克，钠0.7毫克，镁10.6毫克。

【功效及应用】樱桃有调中补气、祛风湿、养颜、止泄精、止痢功效，适用于脾胃虚寒、便溏腹泻、食欲不振、贫血、乏力者和痛风、关节炎、慢性肝炎患者。初发咽喉炎症，于早晚各嚼服30～60克鲜果可消炎。用米酒1千克泡鲜果0.5千克10天后早晚各服30～60克，用治体虚无力。鲜果泡于酒精中，密封储至冬季，用以涂擦冻疮有良好效果。樱桃核味辛苦性平，有解毒的功能，疮溃不愈者用核150克捣碎水煎，洗患处。其叶主治蛇咬，将其适量捣成汁喝，并外敷。

【提示】热性病及虚热咳嗽、便秘者忌食，肾功能不全、少尿者慎食。食用过多会伤筋骨，败血气。樱桃中含钾量高，肾功能不全者不宜食用。樱桃核仁含氰甙，水解后产生氢氰酸，药用时应小心中毒。

3.其他

（1）鳜鱼：又名桂鱼、鳌鱼、脊花鱼、胖鳜，属于凶猛食肉类鱼类。平时栖息于水的底层，春天天暖后到河边浅水处觅食，是春季多见的鱼类，也是其肉最肥美的时候，有“桃花流水鳜鱼肥”之说。其肉质嫩且厚，味美，刺少，为鱼中上品。李时珍将鳜鱼誉为“水豚”，意其味鲜美如河豚。鳜鱼与黄河鲤鱼、松江四鳃鲈鱼、兴凯湖大白鱼齐名，同被誉为中国“四大淡水名鱼”。

【性味】味甘，性平，无毒。

【营养成分】富含人体所需的8种必需氨基酸，是高蛋白低脂肪的理想食品，无小刺，适合老人和小孩食用。

【功效及应用】健身强体，补诸虚劳损；益胃固脾，有延年益寿之功。

主治肠风泻血、体虚乏力、脾胃虚弱。老幼、妇女、营养不良者尤为适合。另可杀肠道寄生虫。

【提示】哮喘、咯血的患者和寒湿盛者不宜食用。吃鱼前后忌喝茶。

（2）驴肉：民间素有“天上龙肉，地上驴肉”之说，意思是驴肉味道鲜美，为肉中上品。

【性味】甘平偏凉。

【营养成分】驴肉营养丰富，每100克驴肉中含有蛋白质18.6克，还有碳水化合物以及钙、磷、铁等矿物质。驴肉是一种典型的高蛋白低脂肪肉食，蛋白质含量高于猪肉和牛肉，所含氨基酸的比例适合人体需要。驴肉性偏凉，故食后无生热之虞，还可清解体内郁热，适合春季食用。

另外，驴肉含有动物胶、骨胶原等成分，能使皮肤变得细腻。

【功效及应用】《饮膳正要》认为驴肉性平味甘，具有补血养血、益气安神、除烦、滋阴壮阳等功效，对阴虚、劳损、风眩、心烦等有效。驴皮熬制的阿胶更是具有补血、护肤、养颜之功效。春季喝驴肉汤，能滋补气血、调理肠胃。

【提示】驴肉有一些腥味，加工不好则腥味加重或变为酸味，故多酱制。驴肉性凉，故脾胃虚寒、慢性肠炎、腹泻者不宜吃。另外吃驴肉后不要立即饮茶。

（3）带鱼：又称鞭鱼、裙带鱼、海刀鱼、鳞刀鱼。带鱼属于洄游性鱼类，沿我国沿海南北洄游，形成春、秋两汛，为我国产量最大的经济鱼类。

【性味】味甘咸，性微温，归肝、脾经。

【营养成分】带鱼为高脂鱼类。100克带鱼肉中，含蛋白质19克，脂肪7.4克及维生素B_1、维生素B_2、烟酸、钙、磷、铁、碘等成分。其鳞中含20%～25%的油脂，其油脂中含多种不饱和脂肪酸、纤维性物质、6-硫代鸟嘌呤等。

【功效及应用】带鱼有补脾益气、暖胃养肝、泽肤健美、养血止血、祛风等功能。适用于久病体虚、血虚头晕、气短乏力、食少羸瘦、皮肤干燥、营养不良、产后乳汁不足者食用。带鱼鱼鳞硬蛋白中含有的纤维性物质，可以降低胆固醇，也可以抗癌。带鱼的脂肪含量高于一般鱼类，且多为不饱和脂肪酸，这种脂肪酸的碳链较长，具有降低胆固醇作用。带鱼含有丰富的镁元素，对心血管系统有很好的保护作用，有利于预防高血压、心肌梗死等心血管疾病。

【提示】带鱼属动风发物，凡患有疥疮、淋巴结核，湿疹等过敏性皮肤病、支气管哮喘、癌症及红斑性狼疮患者忌食。带鱼忌用牛油、羊油煎炸；不可与甘草、荆芥同食。

（4）鸡肉：

【性味】性温，味甘。

【营养成分】每百克鸡肉中含有蛋白质23.2克，脂肪1.2克，钙3毫克，磷190毫克，铁1.5毫克，以及多种维生素。鸡肉含有较多磷脂，是儿童、老人和脑力劳动者理想的益智食物。其蛋白质含量高，易于消化。

【功效应用】鸡具有滋补作用，为羽类之首。有温中益气、补精添髓、补虚益智、补养五脏、固胎利产、活血强筋功效。

鸡肉对营养不良、畏寒怕冷、年老体弱、脾胃虚弱、产后下痢、乏力疲劳、月经不调、手足冰冷、虚痨、贫血等有很好的食疗作用。山鸡最好，草鸡次之，肉食鸡生长期太短，尽管体大肉嫩，营养不及山鸡和草鸡。

【提示】鸡汤内含有较多嘌呤，痛风症患者不宜喝鸡汤。有人误以为“鸡汤比鸡肉有营养”，只喝汤不吃肉，这是不科学的。即便是炖了很长时间的鸡汤，汤中的营养成分仍然不如鸡肉。

鸡肉偏于温热，多吃会产生内热，故不宜过量食用。

（5）鲥鱼：又名迟鱼、时鱼、三来、三黎鱼、鲥刺。因其每年定时入江，故名。

鲥鱼于每年2月下旬至3月初，由海洋溯河作生殖洄游，在长江下游的支流或湖泊中繁殖。生殖后亲鱼仍游归海中，幼鱼则留之觅食生长，至9～10月才降河入海。

鲥鱼为中国珍稀名贵经济鱼类。鲥鱼曾与黄河鲤鱼、太湖银鱼、松江鲈鱼并称“四大名鱼”，与河豚、刀鱼同称“长江三鲜”。古为进贡之物。

鲥鱼性极娇嫩。由于水质污染、过度捕捞，自上世纪八十年代起，野生鲥鱼已经绝迹，故被列入《中国濒危动物红皮书》。近年已有人工养殖。

【性味】性平，味甘，归脾、胃经

【营养成分】食部每100克含水分65克，蛋白质16.9克，脂肪16.9克，碳水化物0.2克，钙33毫克，磷216毫克，铁2.1毫克，核黄素0.14毫克，尼克酸4毫克。鲥鱼的脂肪含量居鱼类之首，富含不饱和脂肪酸。

【功效及应用】《本草纲目》称鲥鱼“甘平无毒，补虚劳。蒸油，以瓶盛埋土中，取涂烫火伤，甚效。”《随息居饮食谱》谓：“鲥鱼甘温，开胃，润脏，补虚。”

鲥鱼具温中开胃，补益虚劳、强壮滋补、温中益气、暖中补虚、开胃醒脾、清热解毒、疗疮等功效，适宜体质虚弱、营养不良者、心血管疾病患者、小儿及产妇食用。其含有的不饱和脂肪酸具有降低胆固醇的作用，对防止血管硬化、高血压和冠心病等有益。

【提示】①鲥鱼之磷富含脂肪，其味鲜美而富有营养，故加工时不可去鳞。②多食发疥，故体质过敏、患有瘙痒性皮肤病者，以及患有痛症、红斑性狼疮、淋巴结核、支气管哮喘、肾炎、痈疖疔疮等疾病者忌食。

三、春季运动养生

孙思邈说：“四时气候和畅之日，量其时令寒温，出门行三里二里，及三百二百步为佳。”

《素问·四气调神大论篇》说：“春三月，此谓发陈，天地俱生，万物以荣。夜卧早起，广步于庭，被发缓形，以使志生……”春季是升发阳气的季节，因此春季应加强体育锻炼，提升阳气，室外活动更是采纳自然阳气的好时机。

（一）春季运动养生原则

春季运动养生应以“养阳”，即助阳升发为原则。

春季自然界结束潜伏的状态，开始升发，这时应更多地外出活动以接触自然界，以与外界阳气交融，即“广步于庭”。

运动量不宜过大，尤其是冬末春初，如果运动量太大，出汗太多，则有“伤阳”之虞。可以根据天气和自身的耐受能力选择运动量，以循序渐进为好。

阳气宜畅达，忌束缚，所以《内经》主张春季要“被发缓形”。春季运动也要和情志养生结合起来，形体运动与养神练气结合起来，“以使志生”。最好寓乐于动，选择自己喜爱、有趣味性的运动方式。如老子所说：“动静自然，则心中无所牵挂，于是乎当卧则卧，当起则起，当行则行，当止则止，外物不能扰其心。”

所以春季运动养生的原则是：户外活动，循序渐进，寓乐于动。

（二）春季适宜的运动方式

1.春游

欧阳修赞春游曰：“南园春半踏青时，风和闻马嘶。青梅如豆柳如眉，日长蝴蝶飞。”

一年四季皆可旅游，但仍以春季为最佳，故名“春游”，或“踏青”。走出家门，接近大自然，吸收天地之灵气，浏览山河之壮美，适合春季阳气升发之特点。《遵生八笺·起居安乐笺》描述了春游之乐：“时值春阳，柔风和景，芳树鸣禽，邀朋郊外，踏青载滔，湖头泛棹，问柳寻花，听鸟鸣于茂林，看山弄水，……此皆春朝乐事。”

春游要注意以下几个问题，以策安全。

（1）注意天气变化，及时增减衣物。春季天气变化无常，乍暖还寒，寒流、大雾、大风等时有发生。民谚曰：“饱了带干粮，热了带衣裳”，诚为至理。要提前了解出发地和到达地未来几天的天气变化，准备必要的御寒、御风的衣物。

（2）保证旅途安全。根据自己的身体状况选择适合的春游方式和路线。老年人应当选择短途和不过于费力的方式，不要选择攀岩、漂流、长途跋涉等艰难危险的方式，很多适合儿童、青年的游戏方式如过山车、摩天轮等不适合老人，不要出于好奇或照顾孩子而冒险参与。

老年人旅游最好有家人同行，或组团而行，以便相互照顾。

（3）不要过劳。《素问·宣明五气篇》说：“五劳所伤：久视伤血，久卧伤气，久坐伤肉，久立伤骨，久行伤筋，是谓五劳所伤。”春季肝当令，在五体为筋，故外出不要“久行”。

（4）注意饮食卫生。最好自带饮料和食物，饮料如淡盐水、菊花茶、茶水均可，最好以保温杯、保温壶盛装。不要在路边野店购买食物和进餐，不要饮冷水。山泉水看起来干净，但由于雨水的冲刷和周边的污染，并不卫生，不要直接饮用。严禁暴饮暴食。当地的民俗小吃要考虑自己是否适合吃，以及是否卫生后才决定食用。

（5）出发前做好充分准备。衣服要轻暖舒适，适宜外出，鞋要轻便、结实、柔软、可脚。带好必要的药物，包括日常服用的药物和必备的临时用药，如速效救心丸、硝酸甘油、创可贴、伤湿止痛膏、感冒药、治疗腹泻的药物等。其他需要准备的有手机及充电器、洗漱用品、照相机、适量的钱款等。

（6）途中保健。旅游中出汗后要用柔软的毛巾擦拭干净，及时穿上御寒的衣服。对花粉过敏者要远离开花的植物。有晕车、晕船史的人在开车开船前半小时服用乘晕宁等药物，或用伤湿止痛膏外贴脐部，或用具有提神醒脑、止晕止吐的药物如清凉油、风油精等外用。老人在登山、临水时最好有人搀扶，不要单纯依赖拐杖，要防止滑跌、碰伤、溺水。在树林中穿行要注意保护眼睛。

外出归来后，睡前最好用热水烫烫脚，按摩双腿，以加快血液循环，消除疲劳。

2.森林浴

春天到了，到森林里去泡泡“森林浴”吧！

森林中树木散发出来的芳香空气，具有杀菌作用。有研究报道，如果把新鲜的桦树或栎树的叶子切开，注入结核菌或大肠菌，几分钟以后，这些病菌就会全部死亡。森林中有多种树木花草具有药理作用，会不停地散发各自含有药理作用的微粒流，通过口鼻、皮肤进入人体起到祛病抗邪的作用。

森林像一道屏障，为我们隔开污染，空气清新，氧气含量高，并含有丰富的负离子，在这里，“喘口气都比城市里舒服”。

在森林中闭目养神，忘掉周围一切，在幽静的环境中，使大脑极度放松，可调节人的自律神经系统，对治疗神经衰弱、失眠症等极为有效。

森林中阳光疏密适中，人体能适当地受到紫外线照射，是适合做日光浴的好地方，不至于像在阳光下暴晒，容易形成日光性皮炎。

3. 放风筝

清代诗人高鼎在《村居》一诗中说：“草长莺飞二月天，拂堤杨柳醉青烟。儿童放学归来早，忙趁东风放纸鸢。”春季阳光明媚，微风拂面，温度适宜，正是放风筝的好时光。

放风筝不仅是百姓喜爱的文娱活动，而且有益人体身心健康。《续博物志》载：“春季放风筝，引线而上，令小儿张口仰视，可以泄内热。”《燕京岁时记》载：“放风筝，最能清目。”

春季到室外放风筝，可以呼吸到新鲜空气，清醒头脑，促进新陈代谢。在放风筝时，或缓步，或迅跑，缓急相间，张弛有变，活动周身关节，促进血液循环，是一项很好的全身运动。放风筝时昂首眺望，极目远视，能调节眼部肌肉和神经，消除眼的疲劳。

但是，老年人参加放风筝活动要量力而行，不可过劳；有颈椎病的人更不宜参与。

4.全身伸展

坐于地上，左腿从膝盖向里弯，正好碰到右膝内侧，身体慢慢向前伸展，头尽量往下低，直到双手碰到右脚为止。只要感觉舒适，可以尽量伸展。然后换左腿前伸做同一动作。

这一姿势作用于脊椎骨底端，练习伸展了坐骨神经、脊椎骨和后背。此动作符合春季养生伸展和升发的原则，故适宜在春季练习。

5.腹式深呼吸

将双手放在腹部，保持腹部放松，用鼻子深吸一口气，使之充满胸、腹部，使腹部鼓起，用力扩展喉和胸腔；然后用力收紧腹部，将空气排出，重复十余次。注意力要放在腹部呼吸上。呼气时要用两倍于吸气时的时间，让气流从鼻孔慢慢呼出。呼尽后，可以保持屏息状态1 ~ 2秒。

一冬蛰伏，长期居于封闭的室内，而且冬季空气污染严重，时值新春，应当吐故纳新，此项运动可以清洁肺部，且有助于改善肺功能，预防呼吸道传染病的发生。此运动符合春季养生吐故纳新、舒缓升发的原则，适宜于春季锻炼。

6.提肛养生

两腿分立，与肩同宽，两手手指并拢贴于大腿外侧，两眼正视前方，全身放松，以鼻吸气，缓慢匀和，同时用意提起肛门和会阴部，肛门紧闭，小腹稍用力同时向上收缩。稍停，放松，缓慢呼气，同时腹部和肛门慢慢放松。如此做10余次，每日早晚各一次。

人到老年，身体机能下降，肛门松弛，容易患痔疮、脱肛等症，做此动作可以固精益肾，延缓衰老。春季做此练习，符合春季养生"升发"的原则。

有高血压和心脑血管疾病的患者，应尽量减少或不做"屏气"动作，自然呼吸即可。

四、春季情志养生

《素问·四气调神大论篇》说："春三月，此为发陈，天地俱生，万物以荣。……生而勿杀，予而勿夺，赏而勿罚，此春气之应，养生之道也。逆之则伤肝，夏为寒变，奉长者少。

《内经》用较多的话来强调春季养生中情志养生的重要性。春季是推陈出新，生命萌发的季节，天地之间充满生气，万物复苏，一派欣欣向荣的景象。这时人应当保持精神愉快向上，胸怀宽广，多扶生，不杀伐；多付出，勿敛夺；多施与，戒惩罚。如果不这样做，则会损伤肝脏，造成阳气升发不足，夏季就会出现寒性病变。

（一）畅达以养阳

春光灿烂，一枝红梅，万朵迎春，一切充满了勃勃生机。中医养生理论认为，春养肝，肝属木，喜条达，与春季阳气升发相应。肝忌郁忌怒。一定要使情志像万物一样生机盎然，勃发向上。强调要自然、舒畅、随意、和谐，不郁、不怒，不强自为之，不逆势而为。

情志畅达的首要条件是解除私欲，摒弃名利，如此才能保持心态平静。《素问·举痛论》说："怒则气上，喜则气缓，悲则气消，恐则气下……惊则气乱，……思则气结。"故七情之异动都会影响人体之气，重者会导致疾病的发生。防止七情异动的要点是保持心态的"清净"，如《养生四要·慎动》所说："故心常清净则神安，神安则七神皆安，以此养生则寿。"

春季情志养生的原则是"以使志生"，即焕发乐观向上的情绪。要走出去，亲近大自然，不要枯坐室内；要通过交友、读书、书法、劳作等陶冶情操，体验亲情，焕发精神。

在《寿亲养老新书》中载有十乐：读书义理、学法帖字、澄心静坐、益友清谈、小酌半醺、浇花种竹、听琴玩鹤、焚香煎茶、登城观山、寓意弈棋。此十乐对于春季情志养生大有裨益。

（二）戒怒以护肝

七情之过，皆可致病，而以怒为最甚。《素问·举痛论》说："百病生于怒也……"。《老老恒言》说："人借气以充身，故平日在善养，所忌最是怒，怒气一发，则气逆而不顺，窒而不舒，伤我气，即是以伤我身。"

春季肝当令，肝气最旺，“怒伤肝”，护肝的要点就是“制怒”。

《素问·生气通天论》说：“大怒则形气绝，而血菀向上，使人薄厥。”《素问·举痛论》“怒则气逆，甚则呕血及飧泄。”怒为肝之志，怒动于肝，则气逆而上；气升则血升，血随气出，故怒甚可呕血；肝木肆横，乘袭脾土，故可证见飧泄。英国著名生理学家亨特天生脾气急躁，他曾说过：“我的命运早晚断送在一个惹我真正动怒的坏蛋手上。”结果在一次学术会议上，“坏蛋”出现了，他盛怒之下心脏病猝发，当场去世。

如果情志不畅，则肝阳上亢，容易血压升高，心脑血管疾病患者容易发生心脑血管意外；肝气不舒，患有精神障碍如精神分裂症的人易于复发。意大利一家周刊对一个居民区里两年内死亡者的调查表明，爱发怒者的死亡率比精神愉快者高6倍。

林则徐把“制怒”作为座右铭。历史上一位善于气人而达到“不战而屈人之兵”目的的“气功大师”则是诸葛亮。

“煮酒论英雄”时曹操就意识到他的主要对手是刘备。曹操起“百万大兵”下江东，目标主要是刘备。以数千对百万，刘备无疑以卵击石。为求自保，不得不把东吴拉进来，“联吴以抗曹”。诸葛亮到东吴，欲“鼓秦、仪之舌，游说东吴”。见了孙权，孔明暗思：“此人相貌非常，只可激，不可说。等他问时，用言激之便了。”不听鲁肃“切不可实言曹操兵多将广”之警告，并劝孙权“按兵束甲，北面而事之”。孙权问：“刘豫州为何不降？”诸葛亮以“守义不辱”答之，孙权大怒，拂袖而去。继之，诸葛亮又用曲解《铜雀台赋》激怒周瑜，从而坚定了东吴抗曹之意。

周瑜是诸葛亮的劲敌，几次要杀诸葛亮未遂，反倒被诸葛亮“三气”而死。

诸葛亮北出岐山，讨伐曹魏，司徒王朗自告奋勇要阵前“说诸葛来降”。想不到阵前一番言语交锋，诸葛亮谈笑之间骂王朗“反助逆贼，同谋篡位！罪恶深重，天地不容！天下之人，愿食汝肉！”王朗听罢，气满胸膛，大叫一声，撞死于马下。后人有诗赞孔明曰：“兵马出西秦，雄才敌万人。轻摇三寸舌，骂死老奸臣。”

诸葛亮善于气人，但自己却始终心怀坦荡，举重若轻，谈笑用兵，绝不意气用事。孟获六次被擒，始终不服，诸将屡次劝诸葛亮杀之，诸葛亮都放其回营，终于使孟获心服口服。东吴杀了关羽，夺了荆州，甚至杀败了刘备百万大军，使刘备含恨而死，但诸葛亮以大局为重，反而和东吴重新结盟，使蜀国获得了一支有力的同盟军。

诸葛亮“不战而屈人之兵”，屡试屡爽，但最终却遇到了一位“高人”——司马懿。诸葛亮六出祁山，杀得司马懿“畏蜀如虎”，据守渭水，闭门不战，诸葛亮无计可施，先是叫阵，后是骂阵，最后给司马懿送去一套女人衣服，骂司马懿不如妇人，谁知司马懿却能压住怒火，不仅不杀来使，反而宴请之，喝酒中从使臣口中探出诸葛亮“食少事烦”，更坚定了据守的决心，直至“耗”死了诸葛亮。

要学司马懿胸襟之大，不要学周瑜气量之小。

在第八章我们已经介绍了御情的方法，这里针对制怒介绍几个方法：

1. 备：人之暴怒，往往产生于事先毫无准备，事出突然，根本来不及自我控制。所以，在做某件事或找某人谈话、交涉、谈判等之前，就要事先料到会出现什么情况，先把事情考虑得难一些，对方态度坏一些，告诫自己遇到这种情况时要冷静，发怒解决不了任何问题，只能使事情越变越糟。

2. 思：思考两个问题：一个是“该不该”；另一个是“值不值”。绝大多数情况下，发怒的作用只有一个，就是“对自己的惩罚”，因而无端发怒是愚蠢的。摆摆“领导”、“老太爷”架子，只有极少数情况能吓唬住人，而且也是“面服心不服”。群众劝解时常用“你值当生气吗？”或“你值当和他生气吗？”都是有效的制怒方法。

3. 躲：俗话说“躲气生”，话不投机时及早走开，或改换另一话题。有问题等大家心平气和时再解决。

4. 缓：这是辩论学上的一种方法，即当双方剑拔弩张之时，语速会越来越快，声调越来越高。如果有一方放慢语速，或把声调降下来，气氛就会缓和，这即是群众常说的：“你不会慢点说吗？”

5. 移：即转移注意力。当要生气的时候，可以喂喂鱼、浇浇花、逗逗鸟，或下下棋、看看电视、抱抱孩子，都可以有效消解怒气。

6. 悲：张子和说：“以悲制怒，以怆恻苦楚之言感之”。如果对方能说明自己的困难，哪怕是装出一副可怜的样子，而不是直意顶撞，发怒方就会很快消气。

7. 泄：发怒不好，生闷气更不好。怒应当消，而不是压，强压怒气更会影响健康，而且会形成一种持续的恶性刺激。这时可以找一位知心的朋友倒倒心里话，或自己在一个无人的屋子里吼几声，以把怒气发出去。

8. 修：以上的办法都是治标的，要想治本必须靠平素的修养。《东医宝鉴》说：“必正其心，乃资于道。……一切妄念，一切不平，一切人我，悔悟平生所为过恶，便当放下身心，以我之天合所事之天，久之遂凝于神，则自然心君泰宁，性地和平，知世间万事皆是空虚，终日营为皆是妄想，知我身皆是虚幻，祸福皆是无有，生死皆是一梦，慨然领悟，顿然解释，则心地自然清净。”

（三）少思以养脾

“清明时节雨纷纷，路上行人欲断魂。”春季气候多变，时而阴雨绵绵，烟雾蒙蒙，容易使人精神郁闷。刚刚过了个欢乐祥和、合家团圆的春节，过去了一个轻松的寒假，又要面临离家出走的局面，面临繁重的学习任务，面临职场上的无情竞争，要思前想后，考虑如何去处理这些问题。清明时节，容易想起那些逝去的亲朋好友，被思念之心困扰。这些都可能引起“季节性抑郁症”，也称之为“春愁”。春季肝气旺盛，容易造成肝木克脾土，如果加上思虑造成的脾脏损伤，就会进一步影响脾胃的运化功能。

保持乐观向上的情绪极为重要。同是春季，不同情绪的人反应是很不相同的。在毛泽东同志的《咏梅》词中反映的是欣然向上的情绪。“花枝俏”，“山花烂漫”等将美好的春景跃然纸上。即便是悼念亡灵，也是用“她在丛中笑”来表示。

不是不思，而是要慎思；不是思而愁，而要思而断（面对问题要勇敢作出决断）；不是埋头苦思，而要坦然面对，广泛听取别人的意见和劝解；不是思而悔恨过去，而要思而畅想未来。

五、春季起居养生

（一）夜卧早起说养肝

1. 睡眠养肝：睡眠对于人体健康非常重要，曾国藩认为："养生之道，莫大于眠食"。在高质量的睡眠状态下，人体会出现自我建设、自我改造、自我完善、自我修复的"四自"功能。

春季睡眠尤其重要。《黄帝内经》曰："静卧血养肝"。现代医学研究证实，睡眠时进入肝脏的血流量是站立时的7倍，有利于增强肝细胞的功能，提高解毒能力，并加快蛋白质、脂肪、碳水化合物等物质的代谢和酶的合成。

中医的子午流注理论认为，肝在23时至次日凌晨3时最兴奋，各个脏腑的血液都经过肝，肝脏的解毒功能此时达到最高峰，人在此时应顺应自然，保证足够的休息。有助于肝脏充分发挥其功能。

2. 如何理解春季的"夜卧早起"：春夏季主张"夜卧早起"，是因为这时自然界阳气充盈，白昼变长，黑夜变短，要有更多的时间去"广步于庭"，接触自然界，睡的过早，就有碍于阳气升发。

春季和夏季都是"夜卧早起"，但意义是不一样的。一年四季的阴阳变化是逐渐推移的，没有也不可能在一个节气来临时发生突然的变化，同样，虽然我们的睡眠时间在一年四季各不相同，但不能突然切换。如冬季是"早卧晚起"，春季是"夜卧早起"，二者正好相反，如果机械地去照本宣科，就会发生在立春前一天和后一天的睡眠时间完全不一样，这势必会打乱生物钟节律。春季的"夜卧早起"，是相对于冬季的"早卧晚起"而言的，也就是到了春季，晚上要比冬季睡得逐渐晚一点，早晨起床比冬季逐渐早一点，循序渐进地过渡到夏季真正的"夜卧早起"。

实际上，我们身体和自然界同步。到了春季，人们会自然地起得早一点，天一亮就会有起床的冲动，不像冬季那样爱睡懒觉。晚间精力依然充沛，困意出现较晚，睡得就会晚一点。我们所要做的事就是不要人为地去干扰这一变化，合理安排作息时间，不要"逆势而为"。

我们要做的第二点就是要提高睡眠质量。春夏节睡眠时间变短，如果睡眠质量不好，就会导致睡眠不足，这时应增加或延长午睡时间。

"人卧血归于肝"，"人动则血流于诸经"。晨起提倡伸懒腰。一夜睡眠后，人体松软懈怠，气血周流缓慢，醒来感觉懒散乏力，此时四肢伸展，伸腰展腹，周身用力，配合深呼吸，有吐故纳新、行气活血、通畅经络、振奋精神的作用，有利于激发肝脏功能，符合春季养肝的原则。

（二）衣履所宜谈"春捂"

1. 正确理解"春捂秋冻"："春捂秋冻"是民间谚语，流传极广，几乎家喻户晓，人人皆知，是民间对顺应天气变化而增减衣物的经验之谈，是有一定道理的，关键在于我们如何去正确理解。

如果单从字面上去理解，"春捂秋冻"是违反养生原则的，不应提倡。因为春夏养阳，所以应当“被发缓形”，穿衣服要宽松，不要捂得太严，束得太紧，以利于阳气之升发。秋养“收”，衣服穿得就要暖一点、紧一点，以利阳气之内敛。如果春天捂，秋天冻，不是反其道而行之吗？

问题的关键在于历法上的四季分界和气象学的四季分界是不同的。天文学上是以立春、立夏、立秋、立冬四个节气分别作为四季的开始。而气象学上则是以连续5天的日平均气温大于10℃的时间作为春季的开始；以连续5天的日平均气温大于22℃的时间作为夏季的开始；以连续5天的日平均气温小于22℃的时间作为秋季的开始；以连续5天的日平均气温小于10℃的时间作为冬季的开始。

按上述标准，春季直到春分前后才开始，而这时离立春已经过去一个月了。历法上的立春一般在公历的2月4日或5日，二月份北京的平均气温只有–2℃。俗话说“冷在三九”，实际上四九最冷。“春打六九头”，立春和最冷的四九只有不到十天，所以说“立春春不来”，“阴冷莫过倒春寒”。

《理虚元鉴》说：“春防风，又防寒。”《孙真人卫生歌》主张：“春寒莫使棉衣薄。”《摄生消息论》指出：“天气寒暄不一，不可顿去棉衣。”民谚说：故“春不忙减衣”，“二月休把棉衣撇，三月还是梨花雪”，“吃了端午粽，再把寒衣送”。《摄生消息论》指出：在春季由于“老人气弱骨疏体怯，风冷易伤腠理，时备夹衣，遇暖易之，一重渐减一重，不可暴去。”药王孙思邈曾说：“春天不可薄衣，令人伤寒，霍乱，食不消，头痛。”如此多的论述都讲的是春季尚有余寒，衣服“不可暴去”。这是春捂的第一个理由。

春季到来，人的腠理开始开放，所以人会感觉春天特别不耐冷。同样的温度，在冬天感觉暖和，在春天就感觉很冷，即“一向单衫耐得冻，乍脱棉衣冻成病”。这是春捂的第二个理由。

春天以风邪为主，故春天要注意防风。这是春捂的第三个理由。

所以，春捂是提醒人们不要一立春就匆忙换春装，要根据天气变化增减衣物，而不是成心去捂。

那么，如何做到这一点呢？要做到捂而不严，捂而不紧，建议穿风衣之类宽大挡风的衣服。

2. 合理增减衣物：研究表明，对多数老年人或体弱多病更需要“春捂”者来说，15℃可以视为“捂”与不“捂”的临界温度。当气温持续在15℃以上且相对稳定时，日夜温差小于8℃时就可以不“捂”了。

气温回冷需要加衣御寒，即使此后气温回升了，也得再“捂”7天左右；体弱者或高龄老年人得“捂”14天以上身体才能适应。

天气暖和之后，衣服逐次减少，就要穿的宽松，如果继续“春捂”，就不利于阳气升发，或者多汗伤阳。

孙思邈在《千金要方》里主张春时衣着宜“下厚上薄”，《老老恒言》中也说：“春冻半泮，下体宁过于暖，上体无妨略减，所以养阳之生气。”这是解决春季不要匆忙换装和符合“缓形”要求之矛盾的另一个方法。心脏在人体上部，所以下体的血循环比上体要差，故关节病症比上肢多，而且下体受寒会影响到女性的生殖功能，导致月经不调、白带过多、痛经等，所以下体“宁过于暖”。春季“下厚上薄”，也有利于阳气之升发，即“养阳之生气”。

（三）助阳升发防春困

春季气温升高，皮肤血管舒张，供血量增加，而到达大脑的血液相对减少；春季人的新陈代谢开始变得旺盛，活动量增加，睡眠相对冬季要少，故春季人常常懒洋洋的，打不起精神，此谓老百姓说的“春困”。

阳气大体上代表了人体的机能和生理活动，所以，春困可以认为是阳气升发不足的表现。

中医认为，春困的重要原因是热扰心神。天气开始变得暖和甚至热起来，加上冬季蓄积的郁热，也会阻碍阳气的升发，热使人昏，故表现为精神不振，昏昏欲睡。

脾为后天之本，是气血生化之源。李东垣在《脾胃论》中说：“……元气之充足，皆由脾胃之气无所伤，而后能滋养元气。”“夫元气、谷气、荣气、清气、卫气、生发诸阳上升之元气，此六者皆饮食入胃，谷气上行，胃气之异名，其实一也。”脾气不足则阳气升发不畅。李东垣说：“阴精所奉，谓脾胃既和，谷气上升，春夏令行，故其人寿；阳精所降，谓脾胃不和，谷气下行，收藏令行，故其人夭。”

脾胃之气的上升，不但需要元气的充沛，还需要少阳胆气的鼓舞。《脾胃论》说：“胆者，少阳春升之气，春气升则万化安，故胆气春生，则余脏从之。”所以脾胃和胆有病的人特别容易春困。

春困不是靠多睡觉就能解决的。春季要“夜卧早起”，以助于阳气升发，只有阳气充足，人代谢增强，兴奋性才能提高。反之，增加睡眠只能更加阻碍阳气之升发，降低神经系统的兴奋性，结果是越睡越困。一般来说，成年人每天睡眠8小时足够，如果一困倦就去睡觉，多是浅睡眠，反而会出现萎靡不振的状态。

1.“夜卧早起”，以帮助阳气升发。生活起居要有规律，不能熬夜，保持内心的平静和安宁，提高睡眠质量，适当增加午睡。早晨起床后到外界呼吸新鲜空气，能令人神清气爽，精神振奋。

2. 开窗纳风也是接触和吸纳外界阳气的方法。空气是维持生命不可缺少的物质。成人每次呼吸的空气为500毫升左右，1小时呼出1000升气体，在呼出的气体中，二氧化碳占4%，1小时呼出二氧化碳40升左右，空气中本来就有0．4‰的二氧化碳，因门窗紧闭，二氧化碳将会更高，损害健康。经常开窗有利于新鲜空气和绚丽的阳光进入室内，降低空气中二氧化碳浓度，使人感到清新舒畅，不仅有益于健康，还可提高学习和工作效率。

经常开窗，特别是晴天太阳光照入室内，不仅可降低室内湿度，改变细菌、病毒赖以生长繁殖的“安乐窝”，而且太阳光中的紫外线还可直接杀死部分病菌，减少家具、衣服的发霉，防止尘螨的孳生，减少过敏性哮喘的发生。

一般人惯于早晨起床后开窗换气，其实，早晨是空气污染的高峰期，开窗换气以上午

9～10时或下午2～4时为最佳。此时，气温已升高，逆流层现象已消失，沉积在大气低层的有害气体逐渐散去。

3. “被发缓形，以使志生。”春季必须宽身，免冠披发，使形体得以舒缓，使气血不致遏郁，从而有利于“发陈”。

4. “广步于庭。”春季要多做户外活动，接触自然界的阳气，以提高身体的机能和神经系统的兴奋性，加速血液循环，增加大脑的血液供应。春季的运动多做舒展、轻柔、舒缓的项目，以宣发郁滞，通畅气血。长时间伏案工作的人，更应当间断活动几分钟，做一些伸展动作，看看窗外的风景，或和人聊几句，或用冷水擦擦脸，都可以缓解春困。

5. 食物调养。蛋白质中的酪氨酸是脑内产生警觉的化学物质的主要成分，可适当多摄入鱼、鸡、瘦肉、低脂奶制品等富含蛋白质的食物。此外，钾能帮助维持细胞水分，增强机体活力，应适当多摄入水果、豆类及海带、紫菜、干贝、瓜子等富含钾的食物。

6. 养生梳头。百会穴位于头顶部，为人体阳气交汇点。经常梳头按摩百会穴可以疏通气血、散风明目、滋养头发。明代巢元方就明确指出，梳头能通畅血脉、祛风散湿、乌发润发。苏东坡主张睡前梳头：“梳头百余下，散发卧，熟寝至天明”。

作为一般性养生措施，一年四季都可以梳头，但是春季应特别强调。《养生论》主张“春三月，每朝梳头一二百下”。因为春天是阳气升发的季节，春天梳头具有通达阳气、调和气血、助阳升发的功效。

养生梳头不同于一般的梳头，要从前面的发际一直梳到后颈部的发根。每个部位要梳50次以上。梳头以早上阳气开始升发之际为佳。梳子以牛角、玉、木质的为好，塑料梳子容易产生静电，最好不用。梳子的齿不能过疏或过密，过疏则不能理顺头发，过密则易于扯断头发。

也可以用手指梳头。每天早、中、晚练功或运动后，以双手十指自额上发际开始由前到后梳拢头发至颈后发际，边梳理边按摩头皮，动作要缓慢柔和。每次10分钟左右。

做头皮操可以消除大脑疲倦。方法：双手十指自然并拢，用指端自前到后，自中向两侧，对发际有力地滑摩10次；再按前顺序用十指有力地一点一点按压3遍；再用十指按前顺序做短距离往返搔抓3遍，每个搔抓区抓5下；最后用十指按前顺序轻缓按摩5遍。每日晨起、晚睡前各做一次，可以使精力旺盛，思维敏捷。

脾胃虚弱可以配合中药治疗，如补中益气丸、健脾丸、参苓白术散等，或用西洋参3～5克加枸杞子5～10粒泡水喝，每日一次。

临时性的春困可以采用触觉刺激（如冷水洗脸）、味觉刺激（吃有刺激性味觉的食物）、视觉刺激（眼望室外，看一些具有良好视觉感受的事物）、嗅觉刺激（如花露水、清凉油、风油精等）、听觉刺激（如听振奋人心的音乐或歌曲，令人发笑的相声、小品等）和活动肢体等办法。

7. 科学用脑：就是让左侧大脑半球得到适当的休息。左脑半球主要负责语言、数学、抽象思维等，一般脑力劳动者多用之。当头脑不清醒和胀痛时，应放下手头的工作，听音乐、赏花草、做体操，让右脑半球启动和使用，而让左脑半球得以休息。

六、春季时令养生

公元前104年制定了《太初历》，把二十四节气载于历法。二十四节气是把太阳沿黄经自0°起，每运行15°，所用的时间称为一个“节气”。太阳每年运行360°，故共经历24个节气，每月2个。节气在公历中的日期基本固定，上半年在6日、21日左右，下半年在8日、23日前后，一般不会差1~2天。

每个节气含有“三候”，每“候”5天。

春季包括立春、雨水、惊蛰、春分、清明、谷雨六个节气。除了要遵守春季养生的一般规律外，也要根据时令进行适当调整。

（一）立春

俗称打春，为二十四节气中的第一个节气，立春一般在公历的2月4日或5日。从这一天起，黄河流域开始万物复苏，土壤开始从下层解冻；白昼渐长，天气转暖，日照、降水开始增加。我国台湾地区将立春定为“农民节”，农事活动由此开始。按照习俗，人们自立春开始“迎春”，打春牛、喝春酒、吃春饼，不亦乐乎。

自立春起，人体春阳之气渐显，要通过各种养生方法助其升发、畅达。

《明宫史·饮食好尚》记载：“立春之时，无贵贱皆嚼萝卜，名曰‘咬春’。”李时珍认为：萝卜“根叶皆可生，可熟，可酱，可豉，可醋，可腊，可饭，乃蔬中之最有益者。”萝卜有很大的药用价值，可祛痰、通气、止咳、解酒、解毒、补脾胃、御风寒。因此，立春吃萝卜不仅是一种风俗，也是古人养生祛病的经验。

立春有吃春卷（又称春盘）和春饼的习俗。春卷有专用萝卜做的，也有用五种辛辣蔬菜做的五辛卷，五辛指的是葱、蒜、椒、姜、芥，食之不仅可以驱寒，也可以杀菌。

《关中记》说唐人“于立春日做春饼，以春蒿、黄韭、蓼芽包之”。有记载宋代宫廷的荠菜迎春饼是“翠缕红丝，金鸡玉燕，倍极精巧，每盘值万钱”。春饼讲究的是用稀面烙成的极薄的饼，把菜包起来，从头吃到尾，取“有头有尾”的吉利之意。

（二）雨水

雨水一般在公历的2月18日前后。“东风解冻，冰雪皆散而为水，化而为雨，故名雨水。”《月令七十二候集解》云：“天一生水，春属木，木生于水，故立春之后继之雨水”。也就是说，春始属木，生木者必为水，故立春后继之以雨水。

雨水时令要调养脾胃。脾属土，性敦厚，有生化万物的特性。脾为“后天之本”主消化水谷，运送精微，营养脏腑，为气血生化之源。张景岳说：“土气为万物之源，胃气为养生之主。胃强则强，胃弱则弱，有胃则生，无胃则死，是以养生必当以脾胃为先。”

肝与脾关系密切。木克土，就是说肝木过旺会克脾土，即肝木疏泄太过会造成脾胃气虚；但肝木郁结过甚，脾胃也会因之而气滞。春季肝旺而脾弱，脾弱又会使脾胃的运转、消化功能受到影响。

调养脾胃可根据自身情况选择饮食调节。此时气候转暖，早晚较冷，风邪渐增，常见口干舌燥，宜多吃新鲜蔬菜、水果，以补充水分，少吃油腻、温热之品。“正月宜食粥”。粥易于消化，配合中药材而成的药粥，则很有滋补作用，应吃一些滋补脾胃的药粥，如莲子粥、山药粥、红枣粥等。

雨水时节俗称“鱼上冰”。此时天气转暖，但北方冷空气时而入侵，天气冷热无常，要注意随时增减衣物，预防呼吸道传染病。

（三）惊蛰

“雷鸣动，蛰虫皆震起而出，故名惊蛰”。3月6日前后为惊蛰。其实惊动蛰虫者并非雷声，而是地温。此时桃红李白，紫燕翻飞，春耕开始。“惊蛰过，暖和和，蛤蟆老角唱山歌。”蛰虫感觉到春天的气息，就开始到地面上活动了。

同样，人体内的新陈代谢开始变得活跃起来，以肝、胆经脉的经气最为旺盛，人体内的微生物也在经过冬眠后活动增加，故“百草回芽，百病易发”。故惊蛰时令要防止旧病复发，或病情加重。养生要注意宣肺通利，使体内毒素随汗液、二便排出体外。

（四）春分

春分一般在公历3月20日或21日左右。春分是二十四节气中最重要的8个节气之一。届时，太阳位于赤道上方，“南北半球昼夜均，又当春之半，故名为春分。”春分体现了平衡的概念。《春秋繁露·阴阳出入上下篇》云：“春分者，阴阳相半也，故昼夜均而寒暑平。”无论大江南北，都是一派春意融融的景象，正如欧阳修的精彩描述：“南园春半踏青时，风和闻马嘶。青梅如豆柳如眉，日长蝴蝶飞。”

春分时节昼夜、寒暑平分，人体保健方面也要注意维持平衡。春分一要平抑肝阳，二要健脾益气，三要育肾养阴，以维持阴阳平衡。

（五）清明

“时万物洁显而清明，盖时当气清景明，万物皆齐，故名也。”

清明一般在公历4月5日前后。此时全国大部分地区的平均气温都在12℃之上，杨柳泛青，桃花初绽，草木繁盛，枯黄之象渐失，生机盎然。此时人体腠理舒展，脏腑因内外清气而润濡和展。

清明时节机体容易出现阴阳失调，本虚标实的现象。清明时节气温升高，空气变得湿润，容易使人产生疲倦嗜睡的感觉。而乍暖还寒的天气又容易使人受凉感冒，发生呼吸道传染病，应多加预防。由于人体循环加快，血压容易波动，故要锻炼心肺功能，注意观测和平抑血压。

（六）谷雨

谷雨一般在公历4月20日前后，是春季最后一个节气。“清明断雪，谷雨断霜”，“过了谷雨，天气暖定”，“三月中，自雨水后，土膏脉动，今又雨其谷于水也……盖谷以此时播种，自上而下也。”故谷雨有“雨水生百谷”之意。

谷雨之后雨水渐多，空气湿度逐渐加大。洛阳牡丹开花，在江南，称牡丹为“谷雨花”。

谷雨又称“茶节”，谷雨品新茶，相沿成习。民谚曰：“谷雨谷雨，采茶对雨”。谷雨采的茶细如雀舌，细嫩清香，即有名的“雨前茶”。

山东、陕西地区，谷雨这一天要在家中的墙壁上贴厌蝎符，认为可除毒虫。

谷雨为春季最后一个节气，春季肝气开发，到此时容易升发外越，特别是阴虚患者，因虚阳上扰，清窍被役，而出现口干舌燥、鼻干目涩、耳鸣头晕等症。故谷雨养生一要育肾养阴，滋肾水以涵肝木；二要平抑肝阳，育肾柔肝；三要健脾益气，培土生金。尤其要注意对脾土的保养和肾阴的滋养。

由于天气转暖，室外活动增加，而各种鲜花盛开，柳絮、杨絮四处飞扬，对花粉过敏的人要注意避免与过敏源接触，减少室外活动。

七、春季防病

"百草回芽，百病发作。"风邪是春天的主要外邪，而风邪为百病之长。同时，各种有害细菌、病毒容易滋生，空气干燥，呼吸道抵抗力低，室内不通风，以及冷暖变幻无常，容易发生呼吸系统感染和传染病的流行。

每年2～4月是心肌梗死的一个发病高峰期。部分高血压病患者对气候变化敏感，春季血压容易波动，应当增加测血压次数，根据血压变化而及时增减降压药物，以保持血压平稳。

春季是感冒等呼吸道传染病的高发季节，其他如风湿热、麻疹、风疹、百日咳、流行性腮腺炎、水痘等，虽然多发于儿童，也应引起重视。

春天是精神病的高发期，每年3～4月是发病的高峰，故民间素有"菜花黄，痴子忙"的说法，老病也容易复发。

内源性哮喘患者对气象要素的变化适应性差，抵抗力弱，在呼吸道感染后极易引起复发或使病情加重或恶化。春季百花盛开，干燥多风，花粉到处散布，螨虫滋生，因此外源性哮喘也易于加重或复发。

（一）春季常见致病因素

1.风邪

外界致病因素有风、寒、暑、湿、燥、火六种邪气，也称六气或六淫。六气是万物生长变化的自然条件，也是人类赖以生存的自然条件。《素问·天元纪大论》说："寒暑燥湿风火，天之阴阳也，三阴三阳上奉之。"张介宾解释说："寒暑燥湿风火，六气化于天也，故为天之阴阳。"但是，如果气候变化异常，出现该季节不应有之气，如春天出现寒气，秋天出现暑热，冬天出现湿气等，或气候变化过于急骤，皆可成为致病因素，当人体正气不足，抵抗力和适应能力下降时，就会产生病症。

六淫致病有明显的季节性，如春天多风病，夏天多热病和暑病，长夏多湿病，秋天多燥病，冬天多寒病。春季有风邪和燥邪，其中又以风邪为重要。

《黄帝内经·生气通天论》说："风者，百病之长也"，"至其变化，乃为他病也。无常方，然致有风气也"。说明在众多致病的外邪中风邪是最常见、最易中人之邪。其余诸邪常依附风邪而侵入人体。六淫可单独或合邪相兼致病。《三因极一病证方论·卷二》中说："所谓风寒、风温、风湿、寒湿、湿温，五者为并。"在这五种情况中，和风有关的就占了一半，足见风邪的危害性。

（1）风邪的主要特点：

①一年四季均可致病：除风邪外，其余五气季节性都比明显，风邪虽以春季为主，但四季均可存在。春季多东风，夏季多南风，秋季多西风，冬季多北风，故可出现风邪合并其他五邪致病的情况。

②风之性轻扬开泄：风为阳邪，具有向上、向外、升发开泄的特性，容易袭扰人体阳位，并易使人体腠理疏泄而气液外泄，出现汗出、恶风等症状，中医称为“卫气不固”、“营卫不和”。《素问·太阴阳明论》说：“故犯贼风虚邪者，阳先受之”，“伤于风者，上先受之”。《素问·风论》说：“风气藏于皮肤之间，内不得通，外不得泄……腠理开则洒然寒，闭则热而闷。”阳位是指人体上部，故风邪侵扰常见头痛头晕、发热、恶风寒等症。头晕头痛是风邪上扰；恶风寒、汗出是风邪侵袭肌表；伤风感冒时多见流涕、咽痛、鼻塞、头痛等上呼吸道感染症状。

③善行而数变：《素问·风论》指出：“风者，善行而数变”。“善行”是指其致病症状常有病位游移，行无定处。“数变”是指其病变化多端。如荨麻疹即为风邪所致，其部位游移不定，此起彼伏。风邪所致关节病症，多见游走性，故中医称之为“行痹”。

④风性主动：《素问·阴阳应象大论》说：“风胜则动”。动是指风邪有使物体和人摇动的特点。风邪可以导致眩晕、项强、肢体抽搐等症状。《素问·至真要大论》说：“诸风掉眩”和“诸暴强直，皆属于风”。

这里所说的风是指外邪，脑血管意外也被称为“脑中风”，但和外感风邪无关。张介宾在《景岳全书》中说：“风邪中人，本皆表证，考之《内经》所载诸风，皆指外邪而言，故并无神魂昏愦、直视僵仆、口眼歪斜、牙关禁忌、语言蹇涩、失音烦乱、摇头吐沫、痰涎壅盛、瘫痪软弱、筋脉拘挛、抽搐瘛疭、遗尿失禁等说。可见此等症候，原非外感风邪，总由内伤血气也。”

（2）风邪致病的预防：

①预防风邪致病的关键是增强人体的抵抗力。“正气存内，邪不可干”，对于所有的外邪都是如此。《灵枢·岁露论》说：“人血气积，肌肉充，皮肤致……当是之时，虽遇贼风，其入浅不深。至其月廓空，海水东盛，人气血虚，其卫气去，形独居，肌肉减，皮肤纵……当是之时，遇贼风则其入深，其病人也卒暴。”即人体气血盈积，肌肉充实，皮肤致密，纵然遇到“贼风”，也“入浅不深”，危害不大。

②风邪使人的腠理疏松开泄，导致风邪与其他外邪乘虚而入，所以预防风邪致病的要点是使腠理致密，风邪便无从入侵。要做到这一点首先要心态清静。《黄帝内经·生气通天论》说：“故风者，百病之始也，清静则肉腠闭拒，虽有大风苛毒，弗之能害，此因时之序也。”

③规避风邪。风邪最忌的是“贼风”，包括穿堂风、屋檐风、窗隙风等。再有就是人在某些情况下对风邪的抵抗力减弱，如睡眠中、集中精力做某件事情时如练功中，出汗导致腠理开放时等。明白了这几点就知道如何去防范风邪为害。如尽量避开“贼风”，睡觉

时不要冲着开启的门窗，锻炼或劳动出汗时要避开风口，或进行必要的遮挡防护。因为风邪有向上的特性，故保护好身体的上部更为重要，尤其是头面部和胸背部。防风的措施主要是遮挡，和“春捂”的春季穿衣“下厚上薄”并不矛盾。

2.寒邪

寒为冬季之主气，但是春季常常气候多变，冷热交替，加上腠理已经开放，遇到汗出当风，或气温骤降，或淋雨涉水，寒气容易和风邪一起为害。

为了防止“倒春寒”，春季应当适时增减衣物，这在起居养生一节已经介绍，这里不再赘述。

3.疠气

疠气，又称疫气、疫毒、疠气、乖戾之气、异气、杂气等，是一类传染性极强的病邪。由戾气所致的疾病，也称为“疫疠”、“瘟疫”、“温疫”。《诸病源候论·疫疠病候》说：“一岁之内，节气不和，或有暴风疾雨，雾露不散，则民多疾疫，病无长少，率皆相似，有如鬼厉之气，故云疫疠病。”

（1）瘟疫发生的相关因素：

①气候因素：特别是反常气候或灾害性天气，均容易产生疫疠之气。如久旱、洪涝、酷热、湿雾、瘴气等。《三因极一病证方论》中说：“假如冬合寒，时有温暖之气，则春必患温疫。春合温，而时有清凉之气，则夏必患燥疫。夏合热，而有寒气折之，秋必病寒疫。秋合清，而反淫雨，冬必患温疫。”民谚说冬季：“该冷不冷，不成年景”，不仅对作物有损，对健康也有害。

②环境和饮食卫生：空气、水源、食物有疫邪污染，接触者就可能患疫疠病。《三因极一病证方论》说：“疫之所兴，或沟渠不泄，滀其秽恶，熏蒸而成者，或地多死气，郁发而成者。”

③社会因素：如战乱灾荒则多瘟疫。

④预防不力：对患者隔离、疫区消毒和保护易感人群等措施不足。

（2）疠气致病的特点：

①传染性强：《诸病源候论》形容瘟疫：“人感乖戾之气而生病，则病气转相染易，乃至灭门。”

②发病急骤，病情严重：《温疫论·杂气论》形容疫气“为病颇重”，“缓者朝发夕死，急者顷刻而亡”。

③一气一病：《温疫论·杂气论》说：“盖当时适有某气，专入某脏腑某经络，专发为某病，故众人之病相同。”

春季的瘟疫以呼吸道传染病为主，也有部分消化道传染病，常见者有流行性感冒、麻疹、百日咳、流行性脑膜炎、带状疱疹、病毒性肝炎等。

（3）疠气致病的预防：预防疠气致病的关键是增强体质，《素问·刺法论》说：“五疫之至，皆相染易，……不相染者，正气存内，邪不可干。”这就像伐木，木之软硬脆韧不同，硬者难折，脆者易断。《灵枢·五变》中说：“黄帝曰：一时遇风，同时得病，其病各异，愿闻其故。少俞曰：善乎哉问！请论以比匠人。匠人磨斧斤，砺刀削，斫材木，木之阴阳尚有坚脆，坚者不入，脆者皮弛，至其交节，而缺斤斧焉……况于人乎！”改善体质要通过平时的养生、饮食、锻炼来达到。

其次要明了该疠气的特点，通过什么途径侵入人体，从而采取相应的预防措施。对患者一定要隔离，要保护好老人、孕妇、儿童等易感人群。

4.花毒

在生态起居养生中对有毒的花卉做了介绍，这些花草不适宜在室内种植或摆放。

5.螨虫

豪华装修进入家庭为螨虫的滋生提供了条件，潮湿闷热的春夏季是螨虫的繁殖高峰期。

尘螨的尸体、分泌物和排泄物都是过敏原。这些物质在人们打扫地面、铺床时飞入空气中，过敏体质者吸入肺内，会产生特异性的过敏抗体，出现变态反应。目前已知尘螨可以引发哮喘病、支气管炎、过敏性鼻炎、肾炎和过敏性皮炎等。另一种粉螨则可引起肠螨症和肺螨症等。

居室内的尘螨主要在地毯、沙发、被褥、坐垫和枕芯内孳生，粉螨则在储存的食品和粮食中繁殖，甜食螨则喜欢在含糖高的食品内生存。

为了彻底防治家庭螨害，居室最好不要铺地毯，也不要将阳台密封，门窗最好不要安装有色玻璃。装上空调的居室要经常打开窗户，保持室内通风、透光、干燥。居室要经常清洁除尘，被褥、枕心、床垫、坐垫要勤洗勤晒。螨虫常在衣物的皱褶、边角处生存，故洗涤时要特别注意这些部位。

（二）春季易发疾病

1.感冒

春季是感冒的多发季节。在感冒的防治问题上，首先要注意的是将单纯的感冒和其他相关或相似疾病加以鉴别，以免延误诊治。

（1）鉴别诊断：

①单纯的上呼吸道感染：也就是一般人所谓的“感冒”，绝大多数是由病毒感染引起，故抗生素无效。没有并发症的普通感冒，常在数日内自行痊愈。

②流行性感冒：易感人多，流行迅速，症状较重，合并症多，如甲型H1N1流感，必须引起注意。

③病初可以表现为上呼吸道感染症状的疾病：如各种发疹性传染病如麻疹、水痘、风疹、幼儿急疹、流行性腮腺炎、百日咳、化脓性扁桃体炎、流行性脑膜炎、非典等。

④与感冒相关疾病：如肾小球肾炎、风湿热、支气管炎、哮喘、肺炎、心肌炎等，皆可能因为上呼吸道感染而发病或复发。

⑤发热原因不明的疾病，初期容易被误诊为“感冒”，等该病的特异性症状出现或化验检查结果出来时，常常贻误早期治疗的时机。

因此，感冒的鉴别诊断十分重要，不要以为感冒是小病，“扛”几天就好，从而掉以轻心；也不要一直以为是感冒，从而不及时就医。

感冒的原因众多，一年四季都可以发生。春天因气候多变，常有寒潮侵袭，加上人体腠理开放，对寒邪抵御能力有所减弱，因此，很容易伤风感冒。

绝大多数感冒是病毒感染，除非合并细菌感染，一般不需要用抗生素，对老年人来说，抗生素的毒副作用比年轻人更甚，尤其需要注意。感冒的中药治疗首先要分清是风热还是风寒所致。市面上感冒药的宣传大多不分病因，造成患者无论什么性质的感冒都服用同一种感冒药，往往适得其反。

（2）综合预防：

①洗：每天早晨用冷水洗脸，晚上用热水泡脚。洗脸时以手沾清水清洗鼻腔，尽量洗净分泌物。

②漱：早晚用淡盐水嗽口1次，以抑制口腔病原微生物。

③动：多进行户外活动，增强体质。

④按：两手掌心相对，搓热后按摩迎香穴和涌泉穴，次数不限，舒服为度，早晚均可。也可揉搓鼻翼36次（肺主一身之表，与大肠相表里，开窍于鼻），以祛邪外出；搓大椎、风府（督脉为阳脉之海，鼓荡阳气祛邪外出）、风门、风池（散邪外出，风寒风热皆治）各36次。

⑤开：每天至少要开启居室窗户30分钟。

⑥饮：用红糖30克，生姜3克，开水冲泡，睡前饮用，或用绿茶泡饮也可以。

⑦滴：在流感多发时期，用米醋加水对半，装入滴鼻或滴眼用的空瓶里，常滴鼻（切忌滴眼），使鼻腔湿润，并抑制鼻腔内病毒。

⑧保：注意保暖防寒，早晚要加衣。

⑨吃：注意日常饮食营养的均衡，特别是要多吃蔬菜水果。

⑩通：养成良好的生活习惯，饭要八成饱，少吃或不吃零食，保证每天消化系统的畅通。

（3）食疗方：

①风寒感冒：症见发热轻，恶寒重，口不渴，无汗，头痛，肢体酸痛，鼻塞声重，流清涕，咳嗽痰稀，小便清长。宜选用辛温解表、宣肺散寒的食疗方剂。

芫荽萝卜饮：萝卜150克洗净切块，水300毫升，煮熟后将洗净切段的芫荽放入，再烧开即可。适用于感冒无汗，麻疹透发不畅等症。

姜糖紫苏饮：生姜10克洗净，切成细丝；紫苏叶10克洗净沥干，同放入大茶杯中，加入红糖，冲滚开水250毫升，温浸10分钟，搅匀，分1～2次趁热服。适用于风寒感冒、恶心、呕吐、胃痛、腹胀。

五神汤：荆芥、紫苏叶、生姜各10克，水400毫升，煎至250毫升，去渣，加入红糖，煎至糖溶后，倒入茶杯中，下茶叶6克，温浸20分钟，当茶饮。适用于风寒感冒、鼻塞、流涕、畏寒、无汗、头痛、身痛。

②风热感冒：症见发热较重，微恶风，头痛，流浊涕、出汗、口渴、咽喉肿痛、咳嗽

痰稠、小便短黄等症。宜选用辛凉解表、清肃肺热的食疗方剂。

银菊粟米粥：银花、菊花各10克焙干研末。粟米100克洗净，放于砂锅内，放入清水800毫升，小火慢熬至粥成时，将药末调入，稍煮即可。适用于预防中暑、风热感冒、头痛目赤、咽喉肿痛、小儿热疖等。

芥菜银花绿豆汤：绿豆50克，清水600毫升。大火烧至豆瓣开裂时，将洗净切段的芥菜150克、金银花50克、红糖一起放入，转小火煮20分钟。去渣留汁，分2次服。适用于外感风热、目赤肿痛、小便不利。

（4）自我按摩预防：

①干洗脸。双手互相搓热后，像洗脸一样擦脸。自下巴向上，到前额，分向两边后，再沿着颊部回到下巴处，重复进行。

②搓鼻、搓耳朵、擦大椎。用两手指沿着鼻翼两侧来回搓，缓慢来回搓耳朵，两手轮流在大椎处来回搓擦。

③按揉迎香、风池穴。迎香穴的选位：眼睛正视，在眼珠中心点直下，鼻孔两旁约五分，即拇指一半宽的笑纹中。风池穴选位：后颈部，枕骨下，两条大筋外缘陷窝中，和耳垂平齐。

④拿捏合谷穴。合谷在手背，第1、2掌骨间，第2掌骨挠侧的中点处。选穴法：拇指和食指分开，以另一手的拇指关节横纹对准虎口，拇指尖所对应的即是合谷。

⑤按揉足三里穴。该穴位于膝盖的髌骨下外侧凹陷下的三寸（约三横指）处。

2.哮喘

春天哮喘患者在生活中要做到四“适宜”：①穿着要适宜。春天要注意保暖，避免受凉感冒以及冷空气刺激诱发哮喘，尤其注意防护上部。②出入场所要适宜。春季是上呼吸道感染的高发期，为了避免交叉感染，哮喘患者应尽量不去人群聚积的地方，对花粉及植物过敏者不要到花园及植物园。③外出时间要适宜。一天当中，中午前后是空气中花粉飘散浓度较高的时间，此时，应尽量减少外出。在风沙比较大的地区，出行时，要注意天气情况，刮大风时要减少外出，免遭尘土及冷空气的刺激。④居室环境要适宜。哮喘患者室内要保持温暖、湿润、空气清新，室内陈设力求简单、洁净，注意通风透光，被褥要勤洗勤晒，减少尘螨及真菌孳生。

其次，预防性治疗也非常重要，且应在发病季节到来之前提前进行。哮喘患者应到专业医院就诊，与有经验的医师共同拟定一份适合自身情况的预防方案。

3.带状疱疹

带状疱疹俗称“缠腰龙”，是由带状疱疹病毒感染引起的一种沿周围神经分布的群集疱疹和以神经痛为特征的病毒性皮肤病，与中医所谓的“缠腰火丹”、“蛇串疮”或“蜘蛛疮”相似。该病四季可见，尤好发于春秋，成人多见，往往在学习工作紧张劳累、情志不舒之后发病，可发生于任何部位，多见于腰部。

发病前局部皮肤往往先有感觉过敏或神经痛，伴有轻度发热、全身不适、食欲缺乏等前期症状，亦可无前期症状而突然发病。患部先发生潮红斑，继而其上出现多数成群簇集的粟粒至绿豆大的丘疱疹，迅速变为水疱。水疱透明澄清，疱壁紧张发亮，疱周有红晕。数群水疱常沿皮神经排列呈带状，各群水疱间皮肤正常。10余日后水疱吸收干涸、结痂。愈后留有暂时性淡红色斑或色素沉着，不留瘢痕。亦可因疱膜破溃形成糜烂，甚至坏死或继发化脓感染。病程2～3周。

除典型的皮疹外，神经痛是本病的另一大特点。一般在皮疹出现前1～2天即有神经痛，直到皮疹消退。疼痛的程度轻重不等，且与皮疹的严重程度无一定的关系。通常儿童带状疱疹患者疼痛很轻或没有疼痛，而老年患者多疼痛剧烈，甚至难以忍受，而且30%～50%的中老年患者于损害消退后可遗留顽固性神经痛，常持续数月或更久。

在发病初期疱疹尚未出现时，容易误诊为肋间神经痛、腰肌劳损、椎间盘突出症、坐骨神经痛等。疼痛比较表浅，局部感觉过敏，疼痛与体位变动不如上述病症明显为带状疮疹之特点。

皮损常沿某一周围神经单侧分布，一般不超过体表正中线。除常见于腰、腹部外，还可发生于胸部、四肢、颈部、耳、鼻、眼、口腔等。少数严重者可发生带状疱疹性脑膜脑炎以及胃肠道或泌尿道带状疱疹，如发生于眼部更应及时治疗，以免影响视力。

得了“缠腰龙”一般不会危及生命，患者不必过于紧张，应及时到医院就诊。病情较重或有其他合并症时应住院治疗。患病期间应适当休息，起居有常，心情舒畅，避免局部摩擦，饮食宜清淡、多饮水、多食新鲜水果蔬菜，不宜吃辛辣、腥发动风之品，不要饮酒，以利康复。局部以干燥、消炎为主，如疱疹未破时可外涂炉甘石洗剂，或无环鸟苷霜，每日2～3次。若已经破溃，可酌情用3%硼酸液湿敷，或用黏膜溃疡膏、新霉素软膏等外敷，每日2～3次。

4.高血压

高血压在中医属于眩晕、头痛的范畴。其主要病因是：情志失调、饮食偏颇、久病体虚、素体虚弱等，导致肝郁化火，肝阳上亢，上扰清窍；脾失健运，痰湿中阻，上扰清空；体虚劳倦，髓海失养，发为头痛、头晕等症。治疗的主要原则为：平肝潜阳，滋养肝肾；化湿祛痰，健脾和胃；补气养血，健脾益肾。

春季肝当令，而肝与高血压关系密切，因此，春季要注意养肝。春季要顺应阳气升发的特点，“生而勿杀，予而勿夺，赏而勿罚”，“以使志生”，从而防止肝郁化火，增强肝的疏泄功能；但又要注意滋养肝肾，防止升发过度，肝阳上亢，尤其是阴虚者更是如此。

春季寒热往来，气候变化无常，血压容易波动，要注意及时调整降压药物。后期天气转热，血管扩张，有利于血压下降，降压药物也要进行必要的调整，以防止血压过低。总之，春季要经常测量血压，并视血压的变化增减药物。

食疗方：

肝阳上亢型：症见眩晕耳鸣，头痛目胀，每因烦恼发怒而致头晕、头痛加重，少睡多梦，口苦咽干，尿黄便秘。宜选用平肝阳的食疗方剂。

醋浸花生仁：花生仁100克，浸泡于米醋300毫升中，5日后食用。每日清晨嚼食

10～15粒。

荸荠绿豆饮：荸荠20个，洗净去皮，切片。绿豆50克洗净，与荸荠注入加水400毫升水中，大火烧开后，加入红糖，转用小火煮到绿豆酥烂。分1～2次吃荸荠、绿豆，喝汤。适用于高血压头痛面赤，眩晕耳鸣，急躁易怒，口苦目赤，尿黄便秘。

茶菊饮：绿茶、白菊花、槐花各3克，注入开水250毫升，浸泡15分钟，当茶饮。

肝火亢盛型：症见眩晕、头痛、面红耳赤、口苦、舌糜、便秘、尿赤、心烦易怒、怔忡失眠，宜选用滋阴平肝的食疗方剂。

槐花万寿菊：万寿菊15克，菊花、槐花各10克。用滚开水300毫升冲泡，温浸半小时，当茶饮。适用于高血压头晕脑胀。

菊花酒酿：菊花10克，洗净剪碎，与酒酿适量一起放于铝锅中，拌匀，小火烧开，每日服2次。适用于肝热型高血压眩晕。

痰湿壅盛型：症见眩晕、头痛、头重、食少、多寐、便秘、体倦，肢麻酸楚。宜选用平肝、祛痰、燥湿的食疗方剂。

凉拌蕨菜：蕨菜200克，洗净，放开水锅中氽一下，取出切段，放于碗中，加醋、蒜泥拌匀，腌入味，下味精、胡椒粉，淋麻油。分1～2次服。

凉拌银耳：银耳15克，用冷开水洗净，再用滚开水润泡片刻，撕成小片，放于碗中，加白糖拌匀后食用。

肝肾阴虚型：症见眩晕、神疲健忘、腰膝酸软、五心烦热、心悸失眠，夜间尿频。宜选用滋养肝肾的食疗方剂。

核桃桃仁糊：核桃肉750克，桃仁250克（泡去皮尖），红糖1000克，共捣成糊状。每日服2～3次，每次1～2汤匙，温开水送服。适用于高血压头晕目眩，心烦恶心，行路时头重脚轻，甚至昏倒。

银耳赤莲汤：银耳、赤小豆、莲子肉各10克，同放于砂锅中，注入清水400毫升，大火烧开后，加入冰糖，转用小火炖到酥烂。分1～2次吃渣喝汤。适用于高血压、动脉硬化、神经衰弱。

血瘀阻络型：症见逐渐出现口眼歪斜，语言不利，肢体麻木或半身不遂。宜选用祛风、活血、通络的食疗方剂。

蚯蚓炒鸡蛋：蚯蚓5条，放盘中2～3天，让其吐尽污泥，剖开洗净切段。将鸡蛋3个打于碗内，加盐，打散调匀，油煎熟，铲起。锅内再放油，放入姜丝，爆香，再放蚯蚓、味精和精盐，同炒匀后放入鸡蛋炒熟。分1～2次服。

5.紫外线过敏

春季阳光中紫外线含量最高，人对紫外线的敏感性也最高，中波紫外线的照射容易引起春季性皮炎。

如何预防春季性皮炎呢？

（1）有春季性皮炎史的人，可适当外涂防晒剂，以保护皮肤免受各种波段紫外线和可见光的损伤。

（2）防止长时间暴晒。春游时，可用宽边防护帽或伞遮挡。

（3）不要用含光感物质较多的化妆品，如香料等。

（4）多食含维生素A的食物及新鲜蔬菜和水果，以维持皮肤的正常功能。对一些可诱导春季性皮炎的光感性物质，如油菜、菠菜、莴苣、无花果等，应尽量少吃或不吃。

（5）洗脸时尽量不用热水、碱性肥皂、粗糙毛巾。

（6）每天做面部美容操。其方法为：五指并拢，双掌摩擦微热后，轻轻按摩额、颧处肌肤以及鼻、耳部，持续3～5分钟，以促进面部血液循环，使面部皮肤光洁。

6.过敏性鼻炎

过敏性鼻炎是鼻炎的一种，是发生在鼻腔黏膜的变态反应性疾病。每年的3～6月百花盛开，空气中花粉浓度高，也是过敏性鼻炎的高发季节。

过敏性鼻炎的症状与感冒形似，早期常误以为是感冒，而不能得到及时诊治。如果延误治疗或治疗不当，过敏性鼻炎也可能出现并发症如支气管哮喘、鼻窦炎、中耳炎、咽喉炎等。

过敏性鼻炎常在刮风天气加重，在阴雨天减轻；喷嚏、流涕、鼻塞等症状明显，但基本没有如咳嗽、咽痛、发热、周身不适等感冒症状；时好时坏，变化无常，反复发作，这些都是和感冒不同的地方。

在春夏季开花较多时，秋冬季落叶、枯草较多时，过敏性体质的人应减少外出，也尽量不和这些含有致敏物的植物接触。外出时最好戴口罩和眼镜。要经常打扫室内卫生，最好是湿性扫除，注意清洁沙发、枕头被褥折叠、边角等螨虫易于滋生的地方。室内最好不铺地毯。对皮毛过敏者不要饲养宠物，不要和宠物密切接触。在每年容易犯病的季节，提前药物预防，如鼻用皮质类固醇类药物。

临床上常用治疗过敏性鼻炎的药物有抗组织胺药物如扑尔敏、息斯敏等，减轻鼻腔充血的药物如呋麻液等，药物治疗一般不超过一周。激素类药物可以减轻对过敏原的反应，也不宜应用时间过长。

中药可以参考以下方剂：生黄芪60克，防风12克，白术20克，桂枝6克，炒白芍15克，炙甘草3克，药枣15克，生姜3片，乌梅10克，水煎服，每日一剂。

第三节　夏季养生

一、夏季的特点和养生原则

夏三月，指的是农历四月至六月，即从立夏起，至立秋止，包括立夏、小满、芒种、夏至、小暑、大暑六个节气。

夏季对应的五脏为心，六腑为小肠，五化为长，五行为火，五窍为舌，五体为脉，五志为喜，五色为赤，五味为苦，五气为暑。长夏对应的五脏为脾，六腑为胃，五化为化，五行为土，五窍为口，五体为肌肉，五志为思，五色为黄，五味为甘，五气为湿。

（一）气候特点

《素问·四气调神大论》说："夏三月，此谓蕃秀，天地气交，万物华实……"。蕃者，茂盛之谓也；秀者，华美之谓也。夏季阳气下济，地热上蒸，天地之气充分交合，其间清气充实，是自然界万物生长最茂盛、最华美的季节。夏季最末一个月是"长夏"，湿热交蒸，气温高，雨水多，湿度大，容易感受暑湿之邪。

因此，夏季的气候特点是：天地气交，阳气充实，湿热交蒸。

（二）人体特点

夏季人体阳气旺盛，宣发于外，气机宣畅，通泄自如，精神饱满，情绪外向，新陈代谢旺盛，体力充足，抵抗外邪的能力也比较强盛。

因此，夏季人体的特点是：阳气充足，代谢旺盛，情绪外向。

（三）养生原则

《素问·四气调神大论篇》认为夏季应该"夜卧早起，无厌于日。使志无怒，使英华成秀，使气得泄，若所爱在外，此夏气之应，养生之道也。逆之则伤心，秋为痎虐，奉收者少，冬至重病。"也就是说，夏天要晚睡早起，不要畏惧炎热的阳光。要使精神像含苞待放的花一样秀美，切忌发怒，要使体内气机宣畅，通泄自如，情绪向外，呈现出对外界事物的浓厚兴趣。否则，将损伤心气，秋季容易发生疟疾之类的疾病，阳气难以内收，冬天疾病会加重。

阳气的变化如同弹簧，夏天阳气宣发越充分，就像弹簧拉得越开，秋季回收的力度就越大。

夏季心当令，长夏脾当令，都要注意养护。夏季的主要外邪是暑，长夏的主要外邪是湿，都要注意防其伤害。

故夏季养生原则是：一是养长，二是养心，三是防湿。

1.养长：夏季阳气外发，阴伏于内，气血运行活跃于机体表面，毛孔开泄，而利于汗液排出，从而散热以调节体温。如果夏季贪凉，使腠理不能充分开放，阳气就不能宣发。正如汪琦石在《理虚元鉴》中指出的："夏防暑热，又防因暑取凉……"。

阳是一种向外发散的状态，夏季养阳就是要培养人体一种蓬勃向外的状态。人们应该适当晚睡而早起，积极参加户外活动，以适应自然界阳气旺盛的环境，使阳气得以宣发，也有助于通过出汗把因暑热而产生的烦躁郁闷宣泄出去。

2.养心：夏主心。《医学源流论》曰："心为一身之主，脏腑百骸皆听命于心，故为君主。心藏神，故为神明之府。"心主神志、主血脉、开窍于舌，与小肠相表里。《灵枢·邪客》认为："心者，五脏六腑之大主也，精神之所舍也。"心主全身血脉的功能与现代医学的心脏功能相似，但另有精神、思维、意识等活动，都由"心"起主导和支配作用，也就是现代医学中神经精神系统的功能。因此，可以将其分为血肉心和神明心。《医学入门》说："血肉之心形如未开莲花，居肺下肝上是也。神明之心……主宰万事万物，虚灵不昧是也。"

面色红润光泽，脉搏有力，是心气充沛、心脏健康的表现；反之，面色无华，或苍白萎黄、脉搏无力，是心气不足的表现；面色苍白、甲床白、头晕无力是血液亏虚的病症；面色青紫、舌瘀发紫、脉涩、胸闷气短是心脉瘀滞、气血受阻的表现。

夏季心当令，即“心王于夏”，但另一方面，夏季心最易受损。《素问·咳论》说：“五脏各以其时受病，非其时则各传以与之……乘夏则心先受之……”。

是故，“养”者，养护、保护之谓也，即保护心免受火邪之伤，也防护其他脏器传病于心。

心主血，属营，属阴。在夏季心火旺盛之际，当注意维持心阴。夏季养心重在一个“清”字。

饮食应以清淡质软、易于消化为主，少吃煎炸油腻和辛辣食品。清淡食品能防暑、清热、滋阴、补充津液。另一方面，不要贪吃寒凉之品，以免伤阳。

情志方面，盛夏酷热蒸灼，人容易烦躁不安，生气易怒，故要注意“清心”。心静自然凉，否则会因躁生热，加剧心火。

起居方面，环境要清凉。要趁着早晚凉爽之际，开窗透气，并到户外活动，尤其是下雨之后，空气清新，负离子较多，更宜通风换气和户外锻炼。不要为防暑而过分依赖空调，使得毛孔关闭，阳气难以发散，形成“空调病”或夏季感冒。

运动方面，应当轻松自然，防止做剧烈运动，不宜长途旅行跋涉，要更多地做一些中国传统的养生运动，达到动静结合，形神共养，平和心态。

汗液来自体内津血，故称“汗为心液”。如果不重视防暑，不及时补充津液，汗出过多，就会出现中暑，甚至“大汗亡阳”的危象。

3.防湿：长夏时不仅气温高而且多雨，湿度大，最为潮湿闷热，如同蒸笼，汗液难以蒸发，特别容易中暑。夏季心当令，但长夏却是脾当令，而湿邪最容易侵犯脾胃的功能。

心主血液运行，脾统血，为气血生化之源。脾的运化需要心血的滋养与心阳的推动，而心的功能也需要脾的输布水谷精微来滋养，故心和脾互相依赖。如果脾气不运，不能充分吸收和输送水谷精微到心，或脾不统血而导致失血而引起心血不足，均可造成“心脾两虚”，可见眩晕、心悸、健忘、失眠、食少、面色不华等症。

湿邪的另一个危害就是“湿伤肉”，即伤害人体肌肉、关节、筋骨。《黄帝内经》认为：“伤于湿者，下先受之。”因为湿邪的形成往往与地的湿气上蒸有关，故湿邪伤人常自人体下部开始，如常见的脚气、下肢溃疡、妇女带下等。长夏时节居室一定要注意通风、防湿、隔热。

二、夏季饮食养生

（一）夏季饮食养生原则

夏季火邪最易伤心，常导致心神不安、心悸失眠、头晕目眩等心神不宁症状。“汗为心之液”，夏季大量出汗，不仅会损伤心气，还会导致心阴虚。所以夏季要注重养心，适当吃一些清热解暑的食物，以清解暑热。

夏季多雨尤其是长夏时节，湿邪较重，而脾性喜燥而恶湿，如脾阳为湿邪所困，就会产生食欲不振、大便细溏、脘腹胀满、四肢不温等脾病的表现。所以夏季饮食宜清淡，少油腻，少生冷，脾虚的人可以少量多餐，也可以服用一些健脾化湿的中药制成的药膳。

1.限制生冷

夏季的饮食在属性方面的选择，有关论述看起来有不一致的地方。《素问·六元正纪大论》说："……用寒远寒，用凉远凉，用温远温，用热远热，食宜同法"。《饮膳正要卷二·四时所宜》说："夏气热宜食菽以寒之"。这些论述似乎都主张夏季多用寒凉食物。

清代养生大家石成金在《养生镜》中指出："夏之一季是人脱精神之时，此时心旺肾衰，液化为水，不问老少，皆宜食暖物，独宿调养。"《孙真人卫生歌注释》中说："盛夏之时，伏阴在内，腐化稍迟，瓜果园蔬，多将生痰，冰水桂浆，生冷相值，克化尤难。"

孙思邈在《摄养枕中方》中进一步告诫说："当时不觉即病，入秋节变多诸暴下，皆由涉夏取冷太过，饮食不节故也"。

夏季阳气升发，外热而内寒。夏季心火炽盛，有可能形成火亢侮水的情况，即"心旺肾衰"。火炽则耗木多，也可能形成脾阳虚的情况，特别在长夏加上湿邪的作用，脾更为虚弱。因此，夏季脾和肾这两个先天和后天之本的脏器，皆相对虚弱。因此，夏季不宜贪吃生冷。夏季暑邪为害，又不宜多吃温热之品。《素问·宣明五气篇》指出："心恶热"。天气过热，内外之热交攻，肾水难以制之，即成邪火燎原之势。故过热的天气就成了热邪，此时吃一些寒凉食物是必要的。

前一种意见主要说的是食物的性，后一种主要说的是食物温度，从这一点来说，二者又似乎不矛盾。相对于食物之性味，食物之温度影响迅疾而强烈。所以夏季为了抗御暑邪，可以吃一些其性偏凉的食物，但不可恣食生冷。现代西医学也证实，多食生冷，致消化道血管收缩，蠕动加快，容易造成腹痛、腹泻和消化不良。

冷热的标准是什么呢？孙思邈在《千金翼方·养性》中说："热无灼唇，冷无冰齿"。故夏季适当多吃些蔬菜瓜果是可以的，但不宜恣意吃冰镇冷食如冰激凌、汽水、可乐、雪糕等，蔬菜瓜果也不宜冷冻后再吃。

女性容易气虚血亏，血喜温恶寒，故女性更不宜过食生冷，尤其是经期、产后更是如此，以免造成妇科寒症，引起白带过多、痛经，甚至影响生育功能。

如果脾阳不足，内寒较重，可以用姜调之，即"夏吃姜"。

2.饮食节制

元代著名养生家丘处机主张夏季饮食应："温暖，不令大饱，时时进之……其于油腻当戒。"《孙真人卫生歌注释》说："三伏天，食物尤要淡味节减，使脾胃易于磨化，则腹疾不生。"

饮食节制除了不要暴饮暴食外，还要注意三餐的时间和食量的分配。俗话说："早吃好，午吃饱，晚吃少"，这是国人合理膳食经验的总结。

3.食物调味

减苦：夏季少吃苦味食物，在中医养生学是没有异议的。《素问·五运行大论》中说："南方生热，热生火，火生苦，苦生心……"多吃苦味有加剧心火的作用。丘处机说得很明确："夏季饮食，宜减苦增辛以养肺"。现在很多宣传主张夏季多吃苦味食物，甚至推荐啤酒，这是混淆了食物的性和味。苦瓜性寒味苦，夏季适当多吃苦瓜，是为借其寒性以克制暑热，但苦味食物并非都是寒性的，啤酒中的酒就是大热之物。

咸：《素问·脏气法时论》说："心欲耎，急食咸以耎之……"孙思邈说："心欲英，急食咸以要之……"因为"心无肾之水则火炽"。就是说，当夏季心火亢烈时，要食咸以益肾，从而以肾水的滋润来缓解之。夏天出汗较多，要及时补充盐分，再加上饮食清淡，略咸一些可以帮助提高食欲。

酸：《素问·脏气法时论》说："心主夏，心苦缓，急食酸以收之……"，就是说，夏季阳气旺盛，需要以酸来制约心之缓散。夏季容易丢失津液，喝水多会冲淡胃酸，故可以吃一些酸味食品，如番茄、柠檬、草莓、乌梅、葡萄等能生津、健胃、消食。这些酸味食物包括醋都富含钾等离子，故为呈碱性食品。醋还可以杀菌消毒，预防肠道传染病的发生。

4.饮食卫生

夏季湿热，脾胃功能较差，胃酸常被稀释，杀菌能力弱；食品生吃者多，未经加热消毒；细菌滋生，容易造成食品污染。所以夏季一定要注意饮食卫生。

养成良好的卫生习惯是预防夏季消化道传染病最主要的措施。不要购买过期、腐烂变质的食材，食品最好现做现吃，生吃瓜果蔬菜一定要充分清洗干净。做菜时适量加些蒜、醋等有一定杀菌作用的佐料。不要以为过期、过夜的食物一加热就可以吃，加热可以杀灭食物中的病原微生物，但已经产生的毒素和已经变性的物质是无法靠加热解决的。

5.科学吃瓜果

夏季是瓜果上市旺季，适当多吃一些瓜果有如下好处：①大田栽培的应季瓜果多，营养丰富，性味适宜，适合本季节食用；②上市量大，价格便宜；③富含维生素和矿物质，有利于补充夏季旺盛的代谢对这些营养成分的需要；④补充由于出汗多造成的津液缺失；⑤部分瓜果有消暑、利湿作用，有助于抗御暑湿邪。

吃瓜果时应注意以下问题：

（1）不可靠吃水果减肥。有些人在夏天常用水果代替日常用餐，认为"一天三顿只吃水果，瘦身养颜一举两得"，其实这是不对的。一方面水果中虽然富含糖分、纤维素和矿物质，但是脂肪和蛋白质含量相对偏小，以水果为主食会造成营养失衡；水果中糖分含量高，吃的多也会转变为脂肪，故并不利于减肥；水果中的碳水化合物容易消化，故吃完后血糖升高较快，加重胰岛负担，但血糖下降也较快，甚至出现低血糖反应。

（2）不宜在饭后吃水果。有人认为饭后吃水果有利于消化，这是没有根据的。餐后的水果被认为是"佐餐"，不计入总热量，就会导致总热量增加。水果中的碳水化合物易于消化，饭后吃水果，导致饭菜和水果的升糖作用叠加，使餐后血糖更加升高。餐前1小时或餐后2小时血糖处于较低水平时吃水果较为合理。

（3）根据水果的性味和人体体质选择水果。属于温热性的水果有：荔枝（温）、杏（微温）、木瓜（温）、榴莲（温）、桃（微温）、山楂（微温）、石榴（温）、橘子（温）、核桃（温）、栗子（温）、大枣（热）；属于寒凉性的水果有：西瓜（寒）、柚子（寒）、草莓（凉）、香蕉（寒）、猕猴桃（寒）、香瓜（寒）、梨（寒）、枇杷（凉）、柿子（寒）、荸荠（凉）；属于中性的水果有：葡萄、椰子、菠萝、甘蔗、杨桃、樱桃、苹果。

在不同的资料中，某些水果的属性分类有所不同，如苹果有谓性凉，橘子、山楂、栗子有谓性平。寒与凉，热与温，有的资料做了区分，有的不明确，如“性寒凉”等，但其大致的属性应是可以了解的。

（4）根据病情选择水果。如糖尿病患者宜选择菠萝、杨梅、樱桃等含果胶多的水果，因果胶能改善胰岛素分泌，不宜选荔枝、苹果、梨等含糖量较多的水果。冠心病患者宜选择柑橘、桃子、草莓、鲜枣等富含尼克酸和维生素C的水果。大便干燥的人宜选择香蕉和纤维素含量多的水果，不宜吃柿子、石榴等含鞣酸多的水果。贫血患者宜吃含铁量高的水果，如枣、龙眼、桃、杨梅等，不宜吃含鞣酸多的水果，以免影响铁的吸收。高胃酸的胃病患者不宜吃酸性较强的水果，如山楂、酸杏、杨梅等。

猕猴桃富含维生素C，且其他营养素也含量丰富，被称为“水果之王”；香蕉能帮助体内血清素的合成，给人带来欢快、平静，故被称为“快乐食品”；山楂具有促进消化、降压、降脂、扩冠等功能，被称为“消食降压佳果”；梨具有润肺、化痰、止咳、清火功能，有“天生甘露”的美称；苹果含锌较多，而锌与脑细胞的新陈代谢以及和记忆有关的核酸、蛋白质的合成有关，故苹果又称“记忆果”。乌梅可以刺激唾液腺分泌，而唾液中含有抗衰老成分，另外乌梅含有大量有机酸，吸收后能转化为碱性物质，故有助于改善体液的酸碱度，所以乌梅也被称为“长寿果”。西瓜祛暑解渴，性寒，有“天生白虎汤”之称，民间有“热天半个瓜，药物不用抓”的谚语。樱桃可“治一切虚症，能大补元气，滋润皮肤”。

具有抗癌作用的水果：杏、苹果、草莓、山楂、柑橘、龙眼、无花果、枣、葡萄、芒果、菱角等。

具有抗衰老作用的水果：香蕉、葡萄、苹果、菠萝、梨、西瓜、柿子、枣、龙眼、乌梅、无花果等。

（5）水果虽好，也不可过量。水果吃的过多不仅使得食物总热量增加，会诱发超重、肥胖以外，有些水果吃的太多会产生一些特殊问题。如柑橘内含有丰富胡萝卜素，如吃得多来不及转化为维生素A，使得在皮肤中含量增加，导致皮肤发黄，还可能出现恶心、呕吐、食欲不振等症状，即“胡萝卜素血症”，俗称“橘子病”。

（6）某些水果可能引起特殊人的过敏，如食用芒果时，某些人可能感口唇、舌头、咽喉等处麻胀不适，发生过敏性皮炎，这是因为芒果中含有漆酚所致。菠萝中有三种成分可能使某些人致敏，吃后发生呕吐、腹痛、皮肤发痒，甚至呼吸困难、休克等，故菠萝吃前一定切片，用5%的盐水浸泡5分钟后再吃。

（7）荸荠生长在水田、池沼中，极易受到寄生虫污染，生吃可能感染姜片虫，故荸荠最好不要生吃。生山楂、柿子等吃得过多，可能形成“胃石”。

（8）由于水果的性味、功能和对人体的生理影响有所不同，故吃水果和一般饮食一样，最好“杂食”，民谚曰“遍尝水果能成仙”，专家要求一天最好吃三种以上水果，不要“偏食”。

（9）糖尿病患者吃水果需要注意的问题：

糖尿病患者常常“谈糖色变”，对于水果“畏之如虎”，这是不对的。水果内含有丰富的维生素、纤维素、矿物质和生物活性物质，是人必不可少的。糖尿病患者不能完全不吃水果。蔬菜也含有大量维生素、纤维素和矿物质，但是其含量和成分各不相同，不能完全以多吃蔬菜代替水果。

根据含糖量选择水果。每100克水果中含糖量低于10克的水果有：青梅、西瓜、甜瓜、椰子、橙子、柠檬、桃子、李子、杏子、橄榄、枇杷，可以少量吃。

含糖量在11～20克的水果有香蕉、柚子、橘子、苹果、梨、荔枝、芒果等，应慎食。

含糖量在20克以上的水果有：枣、红果，特别是干枣、蜜枣、葡萄干、杏干、桂圆等，应忌食。

吃水果时间应在两餐之间，不要饭后吃，以防与进餐的食物的升糖作用叠加。吃水果后，要根据所吃水果能提供的热量在下一餐中减少提供相同热量的食物。

每次吃水果的量一般不超过100克，以免血糖明显升高。

根据血糖变化调整所吃水果的量和种类。

（二）夏季常吃的食物介绍

1.蔬菜

夏季生长的蔬菜多是露天种植，光照充足，有利于其中维生素、叶绿素和其他营养成分的积累和转化；露天种植也有利于促进植物代谢和从土壤中吸取养料，增加蔬菜的营养价值；病虫害也相对比大棚蔬菜要少；喷洒的农药在露天也容易挥发和消除。可见无论从哪方面来看，夏季大田蔬菜都优于大棚蔬菜。

（1）冬瓜：冬瓜成熟于夏季，但其瓜皮上有一层茸毛，状似白霜，故名冬瓜。

【性味】味甘淡，性微寒，入肺、大小肠、膀胱经。

【营养成分】冬瓜不含脂肪，营养丰富而且结构合理。以中国广东产冬瓜为例，每100克鲜冬瓜中含有蛋白质0.3克，碳水化合物1.8g克，膳食纤维0.9克，钾65毫克，钠0.2毫克，磷14毫克，镁5毫克，铁0.1毫克，抗坏血酸27毫克，维生素E0.02毫克，核黄素0.01毫克，硫胺素0.01毫克，尼克酸0.2毫克。冬瓜所含矿物质有钾、钠、钙、铁、锌、铜、磷、硒8种，其中含钾量显著高于含钠量，属典型的高钾低钠型蔬菜，对需进食低钠食物的肾脏病、高血压、浮肿病患者有益。元素硒具有抗癌等多种功能。冬瓜中还含有多种生物活性物质。丙醇二酸和葫芦巴碱有抑制糖类转化为脂肪的功能，对防治动脉硬化、肥胖有益。

【功效】《神农本草经》载：冬瓜能“令人悦泽好颜色，益气不饥，久服轻身耐老”。《本草备要》认为冬瓜之功效为：“寒泻热，甘益脾，利二便、水肿，止消渴，散热毒、痈肿”。

冬瓜有清热解毒、利水消痰、除烦止渴、祛湿解暑功效，适用于心胸烦热、小便不利、肺痈咳喘、肝硬化腹水、浮肿、高血压等。

冬瓜是四季均可食用的蔬菜，尤其适合于夏季。其利尿作用和清热作用有利于清解湿热。冬瓜含钠量低，含糖量也低于2%，故适合糖尿病患者饥饿时食用。冬瓜还有解鱼毒、酒毒的作用。

冬瓜籽有清肺热、化痰、排脓、利湿的作用，是治疗肺脓疡、痰热咳嗽、男子白浊、女子白带等的常用中药。冬瓜皮能利小便、消水肿，对单纯性水肿效果较好。

【提示】脾胃虚寒、肾虚者慎用，血钾偏高者忌用。

（2）黄瓜：又称胡瓜、青瓜，因西汉时期张骞出使西域带回中原，故称胡瓜。后赵皇帝石勒忌讳“胡”字，改称黄瓜。

【性味】性凉，味甘，有小毒，入肺、胃、大肠经。

【营养成分】每100克黄瓜含蛋白质0.6～0.8克，脂肪0.2克，碳水化合物1.6～2.0克，灰分0.4～0.5克，钙15～19毫克，磷29～33毫克，铁0.2～1.1毫克，胡萝卜素0.2～0.3毫克，硫胺素0.02～0.04毫克，核黄素0.04～0.4毫克，尼克酸0.2～0.3毫克。此外，黄瓜还含有葡萄糖、鼠李糖、半乳糖、甘露糖、木米糖、果糖、咖啡酸、绿原酸、多种游离氨基酸以及挥发油、葫芦素、黄瓜酶等。

【功效】黄瓜性凉，具有清热止渴，利水消肿，清火解毒功效，可用于热病烦热、口渴、水肿，小便不利、湿热泻痢等症。现代科学证明，黄瓜中含有的葫芦素C能改善人体的免疫功能，有抗肿瘤作用。黄瓜富含维生素E，且所含的黄瓜酶能促进机体的新陈代谢，故有抗衰老作用。黄瓜捣汁涂擦皮肤，有润肤、舒展皱纹功效。黄瓜中所含的丙氨酸、精氨酸和谷胺酰胺对慢性肝炎和迁延性肝炎，特别是对酒精性肝硬化患者有一定辅助治疗作用，可延长肝癌患者生存期。

【提示】脾胃虚寒者不宜。《滇南本草》说：黄瓜“动寒痰，胃冷者食之，腹痛吐泻”。一岁以内小儿的母亲也不宜多食黄瓜，以免小儿因吃母乳而腹泻。黄瓜中含有一种维生素C分解酶，故不宜与富含维生素C的其他菜果混吃。黄瓜、花生搭配，易引起腹泻。

（3）番茄：又名西红柿、洋柿子、番李子。原产于秘鲁和墨西哥，为森林中一种野生浆果。当地人名之为狼桃，传说有毒，无人敢吃。16世纪，英国一位公爵将番茄带回英国献给伊丽莎白女王以示爱意，故又名爱情果。17世纪一位法国画家冒险尝试，发现其美味，从此才开始食用。

【性味】味甘酸，性微寒，入脾、胃、肾经。

【营养成分】每100克番茄含蛋白质0.6克，脂肪0.2克，碳水化合物3.3克，磷22毫克，铁0.3毫克，胡萝卜素0.25毫克，硫胺素0.3毫克，核黄素0.03毫克，尼克酸0.6毫克，维生素C11毫克。此外，还含有维生素P、番茄素、谷胱甘肽、苹果酸、柠檬酸等。

【功效】番茄有生津止渴、健胃消食、凉血平肝、清热解毒功效。

番茄中的柠檬酸、苹果酸、番茄素和糖类有促进消化的作用。番茄素还对多种细菌有抑制作用。含有的胡萝卜素可以保护皮肤弹性，促进骨骼钙化，防治佝偻病、夜盲症和眼干燥症。含有的纤维有减少脂肪吸收的做用。西红柿红含有的番茄红素具有抗衰老和抗癌功效。番茄红素可以使自由基猝灭，在皮肤层形成一道天然屏障，起到抗辐射作用，另番茄红素还有祛斑、祛色素等美容作用。

【提示】由于番茄红素是脂溶性的，故生吃无法吸收，应当油炒后吃。番茄性凉，故脾阳虚、经常便溏泄泻者不宜多食。

（4）大蒜：大蒜于西汉时由西域传入我国，故又名胡蒜。

【性味】味辛，性温，入胃、肺经。

【营养成分】每100克大蒜含水分69.8克，蛋白质4.4克，脂肪0.2克，碳化合物23.6克，钙5毫克，磷44毫克，铁0.4毫克，维生素C3毫克。此外，还含有硫胺素、核黄素、尼克酸、蒜素、柠檬醛以及硒和锗等微量元素。含挥发油约0.2%，油中主要成分为大蒜辣素，具有杀菌作用。

【功效】《随息居饮食谱》谓大蒜："生者辛热，熟者甘温，除寒湿，辟阴邪，下气暖中，消谷化肉，破恶血，攻冷积。治暴泻腹痛，通关格便秘，辟秽解毒，消痞杀虫。外灸痈疽，行水止衄"。

《摄生众妙方》介绍大蒜摩脚心，可治抽筋。《简要济众方》载，大蒜泥做成豆粒厚饼，敷脚心，可治鼻衄，左（右）侧出血贴右（左）脚心。

大蒜有"天然广谱抗生素"美称，对痢疾杆菌、大肠杆菌、伤寒杆菌、霍乱弧菌和沙门氏菌、结核杆菌、白喉杆菌和葡萄球菌以及霉菌、滴虫、蛲虫等，都有很好的杀灭和抑制作用。新鲜大蒜中无大蒜辣素，而含大蒜氨酸，因此新鲜大蒜不辣。此酸被大蒜中的蒜酶分解后生成大蒜辣素。老蒜越辣，杀菌力越强。

【提示】消除吃蒜后口中异味的方法有：与生蔬菜同吃、吃大蒜后饮牛奶、口含茶叶或用绿茶漱口等。

《本草经疏》等记载，肺胃有热，肝肾有火，气虚血弱、阴虚内热、疮疟血证、痧痘、脚气、口齿、喉、舌诸患、风病及时行病后均忌食。

（5）生姜：

【性味】味辛，微温，归肺脾胃经。

【功效】发汗解表，温中止呕，温肺止咳，解鱼蟹毒及药毒，用于脾胃虚寒、食欲减退、痰饮呕吐、胃气不和、风寒或寒痰咳嗽、感冒风寒等症。

生姜中含有姜醇、姜烯、水芹烯、挥发油、姜辣素等，能促进血液循环，兴奋神经系统，有助于祛风散寒，并加强胃肠道的消化功能，有温中止呕、和胃止泻的功效。

自古民间就有"生姜治百病"，"冬吃萝卜夏吃姜，不用医生开药方"之说。中医认为生姜能"通神明"，即提神醒脑。若夏季中暑昏厥时用姜汁一杯灌下，有促其苏醒之效。一般中暑适当喝点生姜汤也有裨益。

生姜中的姜辣素能刺激舌上的味觉细胞和胃黏膜上的感受器，反射性增强胃肠蠕动，促进消化液的分泌，从而起到开胃健脾、促进消化、增进食欲的作用。其含有的挥发油成分有解毒杀菌的作用，在吃海鲜时生姜必不可少，既可解毒又可调味，更可以制约海鲜的寒凉之性。夏季过食生冷导致的胃脘冷痛、泄泻便溏等，生姜可以温脾胃，散寒邪。长时间在空调环境中工作的人，喝点生姜水可以养护阳气，预防疾病。生姜可解天南星、半夏之毒。

【提示】阴虚、内有实热，或患痔疮者忌用。生姜久服积热，损阴伤目。高血压病患者不宜多食。

生姜红糖水适用于风寒感冒，不适于风热感冒，不能当作所有感冒都用的方法。

生姜皮中含有加速排汗和利水作用的成分，故吃生姜不要去皮。腐烂的生姜会产生一种毒性很强的物质——黄樟素，“烂姜不烂味”的说法是错误的。

2.水果

（1）西瓜：又名寒瓜。《农政全书》记载：“西瓜，种出西域，故之名。”

【性味】味甘，性寒。

【营养成分】西瓜含水分94.1%，碳水化合物4.2%，含一定量的维生素C、钾、钙、磷等维生素和矿物质。

【功效】西瓜有清热解暑、除烦止渴、利水下气、解酒利咽等功效，对发热、口渴、口疮、中暑、咽喉肿痛、小便赤黄、风火牙痛等热证有辅助治疗作用。对慢性肾炎、高血压病患者可起到利尿作用，但不宜过多。

【药用】西瓜皮有更好的药用价值，晾干后寒凉性减少，以水煎服可以治疗水肿。西瓜霜就是以西瓜皮和皮硝制成的。西瓜皮晾晒后焙干可以治疗口腔溃疡。

【提示】《本草纲目》中写道：“西瓜、甜瓜，皆属生冷，世人以为醍醐灌顶，甘露洒心，取其一时之快，不知其伤脾助湿之害也。”告诫人们注意西瓜的生冷之性，不可过食，老年体弱和脾胃虚寒者更不宜多吃。

（2）猕猴桃：又名奇异果、藤梨、阳桃、毛木果、猕猴梨。《本草纲目》说：“其形如梨，其色如桃，而猕猴喜食，故有诸名。”

【性味】味甘酸，性寒。

【营养成分】含有糖类、丰富的氨基酸、蛋白酶、维生素B_1、维生素C、胡萝卜素以及钙、磷、铁、钠、钾、镁等多种成分。其维生素C的含量是柑橘的5～6倍。

【功效】猕猴桃有解热、止渴、通淋、健胃的功效，可以治疗烦热、消渴、黄疸、呕吐、腹泻、石淋、关节痛等疾病，还有抗衰老的作用。

近年报道，猕猴桃能阻断致癌物质亚硝胺在人体的合成，阻断率达到98%。猕猴桃还能降低血脂，是高血压、心血管病、糖尿病和肿瘤患者的理想果品。

治疗消化不良、食欲不振，可取其干果60～100克，水煎，每日早晚分服。患尿路结石者，每日食用猕猴桃6～10枚，分2～3次服完。常吃猕猴桃对偏瘫和肌肉麻木者有辅助治疗作用。

【提示】脾胃虚寒、尿频、月经过多和先兆流产者慎用。猕猴桃有滑泄之性，大便秘结者宜食。

（3）荔枝：又名离枝。诗人白居易曾描述："此果若离开树干，一日则色变，二日则香变，三日则味变，四五日后色、香、味都已没有存，所以名离枝。"荔枝色鲜艳，果肉色如凝脂，味香甜。杨贵妃因喜食荔枝而闻名，杜牧为此写下"一骑绝尘妃子笑，无人知是荔枝来"的绝句。

【性味】性温，味甘酸。

【营养成分】果肉中糖的含量高达20%，每100毫升果汁中维生素C的含量高达70毫克，另有蛋白质、脂肪、磷、钙、铁等成分。

【功效】补脑益肾，强身健体，并有止呃逆、五更泻作用。

【提示】"一颗荔枝三把火"。荔枝属于温热性水果，过多食用可能出现鼻出血、牙龈肿痛、咽喉痛、口腔溃疡、便秘等"上火"症状，儿童尤其不可大量食用。

（4）杏：又名甜梅、梅杏，原产中国。

杏仁分苦、甜两种，苦杏仁可以止咳、祛痰、平喘、润肠通便，甜杏仁偏于滋养，多用于治疗虚咳和制作食品。

杏仁营养价值极高。其蛋白质含量为23%～27%，碳水化合物、粗纤维、脂肪含量为50%～60%，还富含磷、钙、铁、锌、铜、锰等微量元素和多种维生素。维生素E的含量高，3~5粒即可满足人体正常需要。硒含量极高，有明显的延缓细胞和机体衰老的功能。

用甜杏仁、绿豆、粳米磨成浆，加白糖煮熟饮用，名曰"杏仁茶"，为夏季解暑、清热、润肺的佳品。苦杏仁中含有氢氰酸，用量适宜时有抑制咳嗽中枢的作用，但食用过量便会中毒，不可不慎。虽经加工炮制后其毒性会降低，但用量仍不宜过大。

【性味】甘酸，微温，有小毒。归心、胃经。

【营养成分】含有丰富的维生素A和维生素C。

【功效】研究发现杏中含有一些物质有延缓衰老和防癌的作用。

【提示】民间向有"杏伤人"之说。《食经》说杏："味酸，太热"，"不可多食，生痈疖，伤筋骨"。《本草衍义》说："小儿尤不可食，多食致疮痈及上膈热"。

杏性温热，味酸，多吃致疮疖膈热，动旧疾，使人眼盲、须眉脱落，生痰热，精神昏乏，还会腐蚀牙齿。产妇尤其要忌食。因其果酸含量高，多吃容易造成胃酸过高，引起泛酸、胃痛，有溃疡病的患者和孕妇、儿童不宜多食。

（5）榴莲：又名韶子、麝香猫果，我国台湾地区俗称"金枕头"，原产于马来西亚。其味独特，营养丰富，有果中之王美誉。

【性味】性温，味甘、酸。

【营养成分】榴莲被称为"滋补果王"，其营养成分全面，含有蛋白质、脂肪、糖类、维生素B、维生素C、磷、钙、钾、膳食纤维等。

【功效】《本草纲目》记载，榴莲"可供药用……主治暴痢和心腹冷气"。榴莲具有润肺定喘，生津止渴，健脾补气，补肾壮阳功效，可用于虚寒者、早衰者进补。

【提示】如果从榴莲的裂口中闻到一股酒精味时，表明已经变质，不要食用，以七八成熟为佳。其性温，故天气炎热或体质偏热者少吃，否则会“上火”。榴莲中富含纤维素，利于排便，但过多食用在肠胃中吸水膨胀，反而会阻塞肠道，引起便秘。

榴莲含热量和糖分较高，不适合肥胖和糖尿病患者食用。其含钾量高，肾功能不全者不宜食用。癌症患者、皮肤病或阴虚肝热者不宜。

（6）桃：

【性味】味甘酸，性微温。

【营养成分】营养丰富，含有蛋白质、脂肪、糖、钙、磷、铁和维生素B、维生素C等成分。桃仁中含有苦杏仁甙、脂肪油、挥发油、苦杏仁酶等。

【功效】桃子前常被冠以“仙”字，是福寿吉祥的象征。桃中含铁量极高，故能防治缺铁性贫血。含丰富的果胶，可预防便秘。另外桃子中钾的含量也较高，含钠量少，适合高血压、浮肿患者食用。

孙思邈认为桃子为“肺之果，肺病宜食之”。《神农百草经》上说桃仁可以治瘀血、杀虫。

【提示】民谚“桃养人，杏伤人”，并不确切，桃被列为五果中之下品。桃虽好也不宜多吃。多吃生桃，会发热膨胀，发丹石毒，长痈疖，有损无益。桃不宜与鳖同食。

3.其他

（1）绿豆：

【性味】味甘，性寒，归心、胃经。

【营养成分】富含蛋白质，约为粳米的3倍。脂肪含量很少，还有较多的灰分、纤维素、磷、钙、镁、硫胺素、核黄素、维生素C、烟酸等。

【功效】清热解暑，消肿解毒，补益元气，和调五脏，安神通脉。用治吐泻、痰热哮喘、头痛目赤、口舌生疮、水肿尿少、疮疡痈肿、风疹丹毒、药物及食物中毒等。《饮膳正要》说：“夏气热，宜食菽以寒之”，这里的菽也做豆类总称解释，但用于此显然指的是绿豆。用做填充枕头，有明目作用。

唐代医学家孟洗说：“绿豆淘净，研，煮汁，治消渴。”绿豆50克，赤小豆50克，玉米须50克同煎服，治疗糖尿病合并水肿；绿豆、薏米各50克煮粥治疗糖尿病合并胃湿热等。

绿豆用解一切药草、牛马、金石之毒，可解醉酒。

用绿豆粉炒至黑色，用醋调和敷在肿块上，治一切肿毒初发。炒熟的绿豆粉研细，加鸡蛋清调后涂在伤口上，古代用治宫刑损伤。

【提示】绿豆性寒，易伤脾胃，故脾胃虚寒、泄泻者忌食。绿豆有解百毒的作用，故在服用中药时不要同时喝绿豆汤。绿豆不可与鲤鱼同吃。

绿豆的清热之功在皮，解毒之功在内。所以如果为了解暑，大火煮沸后10分钟即可，不要久煮，熬出来的汤颜色碧绿，解暑功能好。

（2）赤小豆：又名红豆、朱赤豆、赤小豆等。

【性味】性平，味甘、酸，归心、小肠经。

【营养成分】每100克含蛋白质20.7克，脂肪0.5克，碳水化物58克，粗纤维4.9克，灰分3.3克，钙67毫克，磷305毫克，铁5.2毫克，硫胺素0.31毫克，核黄素0.11毫克，尼克酸2.7毫克。另含有植物甾醇、三萜皂甙等。

【功效】《本草汇言》认为赤小豆“清暑热，净烦热、润燥热，解毒热”，还有消水肿和治疗皮肤生痈化脓的作用。《本草经》记载赤小豆可以“下水肿，排痈肿脓血”。《本草纲目》记载：“和鲤鱼、鲫鱼、黄雌鸡煮食，并能利水消肿”。

水肿患者，以赤小豆、花生米各50克，红糖20克，大枣5枚，一起煮熟，每天早晨空腹吃一次，有减轻水肿，减少尿中红细胞和蛋白的作用，或用赤小豆60克，冬瓜250克，一起煎汤服。

赤小豆捣碎研末，用鸡蛋清或醋调敷于腮部可以治疗痄腮。用醋或蜂蜜调成膏状外敷，可以治疗丹毒。

（3）鸭肉：

【性味】味甘、咸，性微寒。

【营养成分】鸭肉鲜嫩肥美，营养丰富，每100克中含蛋白质15.5克，脂肪19.7克，糖类0.2克，还有丰富的维生素和矿物质。鸭肉是肉类中B族维生素和维生素E含量较多的，钾、铁、铜、锌等矿物质的含量也十分丰富。

【功效】夏季人常食欲不振，但完全吃素难以满足营养的需要，所以就要选择一些营养丰富而又不油腻的肉类。鸭肉既能补充过度消耗的营养，又可消除暑热，无疑是好的选择。鸭肉不仅可滋阴养胃、清肺补血，还有利水消肿的功效，可用于眩晕头痛、阴虚失眠、肺热咳嗽、肾炎水肿、小便不利、低热等症。

【提示】感冒患者不宜食用，因为感冒为表症，而鸭肉滋补恋邪，可能使感冒缠绵难愈。因鸭肉滑利下趋，加之富含油脂，故慢性肠炎患者慎用。不要常吃烟熏或煎炸的鸭肉，因容易产生致癌物质。

（4）茯苓：

俗称云苓、松苓、茯灵，为寄生在松树根上的菌类植物。茯苓是一种食药兼具的真菌菇类，被誉为“四君八珍”之一。《神农百草经》把茯苓列为上品，有“久服安魂养神，不饥延年”的作用。

古人称茯苓为“四时神药”，因为它功效广泛，四季可用，并可与多种药物配伍。

相传康熙幼时天花初愈，身体虚弱，脾胃不和，经常腹泻，且因药吃多了，不肯再喝苦药。众太医束手无策。苏麻喇姑荐一江南名医，名医看后只开了茯苓一味药，将茯苓粉、蜂蜜糖、精白面制成饼状，康熙喜食，不久即愈。自此茯苓饼成为京城名吃。

【性味】味甘淡，性平，归心、脾、肺经。

【功效】渗湿利水，健脾和胃，宁心安神，用治小便不利、水肿胀满、痰饮咳逆、恶阻、泄泻、遗精、淋浊、惊悸、健忘等症。茯苓之利水，是通过健运脾肺功能而达到的，与其他直接利水的中药不同。现代研究显示，茯苓的提取物具有抗炎、抗氧化、调节免疫、抗肿瘤、利尿、止吐等作用。近年来研究证实，茯苓对多种细胞因子和免疫球蛋白的产生起调节作用。茯苓多糖有明显的抗肿瘤及保肝作用。

茯苓、薏米各25克，陈皮5克，粳米适量，煮粥即茯苓薏米粥，治小儿脾虚泄泻，小便不利。

茯苓、薏米、面粉各30克，白糖适量，研成细末和匀压成饼，蒸熟，为茯苓薏米饼，适合小儿食用，有和脾胃之效。

茯苓25克，陈皮5克，水煎，饮服时加入生姜汁10滴，为茯苓陈皮姜汁茶，有健脾和胃之效，可治妊娠呕吐。

荷叶1张，鲜、干均可，煎汤去渣，把50克茯苓、洗净的适量粳米或小米加入药汤中，同煮为粥，加少量白糖食用，为荷叶茯苓粥。该粥具有清热解暑，宁心安神，止泻止痢作用，适宜夏季食用。

（5）藿香：又名合香、猫巴、排香草、大叶薄荷、拉拉香、八蒿、鸡苏等，为唇形科植物藿香的地上部分，全草入药。

【性味】味辛，性微温，入肺、脾、胃经。

【功效】祛暑解表，化湿和胃，用治夏令感冒、寒热头痛、胸脘痞闷、呕吐泄泻、妊娠呕吐、鼻渊和手足癣。

藿香嫩叶含水分、蛋白质、脂肪、碳水化合物、钙、磷、铁、胡萝卜素、维生素B_1、B_2等。其所含的挥发油可以促进胃液分泌，对胃肠有解痉作用，此外还有抗菌作用。

以藿香为主组方的藿香正气水，具有解表利湿、止吐止泻的作用。如食生冷、油腻食物而出现腹痛肠鸣、大便水泻或有呕吐、恶心、发热等症状，藿香正气水可使腹中温暖，疼痛缓解。醉酒后常有嗜睡、呕吐、恶心、食欲不振、头晕、乏力等，服藿香正气水可利于解酒和恢复食欲。

藿香可做成藿香粥、凉拌菜和饮品。

【提示】《本草经疏》载，阴虚火旺、胃热作呕、中焦火盛、温病热病不宜应用。

三、夏季运动养生

（一）夏季运动养生原则

《黄帝内经》主张夏日应“无厌于日”，“使气得泄，若所爱在外”，以利阳气充分的升发。这和我们原来冬季运动量大，夏季运动量小的习惯做法是不一致的。但是，夏季运动是为了养阳，但出汗过多反而会出现伤阳的结果，而且夏季天气炎热多雨，给室外运动带来了困难。

1.增加次数，减少强度

夏季怕热，躲在冷屋子里，腠理难以开启，阳气难以升发，其结果便是秋季难以内收。而且，“无厌于日”强调的是增加室外活动，和自然界的阳气充分接触。所以，夏季总的运动量宜增加，室外活动增加，但不宜一次做长时间大运动量的活动。因此要注意：①不能一次运动量过大。过量容易造成中暑、伤阴、日光皮炎等情况，所以宜少量多次。

②不要在强烈的阳光暴晒下长时间运动。③年老体弱者更应注意安全。宋代养生家陈直在《寿亲养老新书》中介绍的夏季养生方式："午睡初足，旋汲山泉，拾松枝，煮苦茗啜之，随意读周易、国风……陶、杜诗、韩、苏文数篇。从容步山径、抚松竹，与麋犊共偃息于长林丰草间。坐弄流泉，漱齿濯足。"晚饭后"弄笔窗间，随大小作数十字，展所藏法帖、墨迹、画卷纵观之……"。

2.舒适自然，因时制宜

美国运动生理学家莫尔豪斯说："运动应当在顺乎自然和圆形平面（平缓而非陡然的过程）的方式下进行。"运动应当轻松愉快，寓动于乐，达到心身共养的效果。

夏季不宜长时间进行运动量较大或剧烈的活动，如打篮球、网球、足球、快跑、登山等，老年人更不宜参加体育比赛。

夏季午间炎热，心情烦躁，故锻炼一般在晨起或下午为宜。清晨凉爽，但因为地面逆流层使得空气污染物不容易扩散，故一般在太阳升起，植物进行光合作用，释放出氧气，空气污染减轻时较好。晚间活动不要在晚饭前后，因为晚饭前空腹，运动后容易出现低血糖；晚饭后立即活动，血液向肌肉骨骼分布，胃肠道的血液相对减少，故影响消化，而且还可能引起胃下垂、慢性胃炎等疾病。

3.注意防护，以策安全

（1）运动前适当热身，逐渐增加运动量。

（2）活动后立即用干毛巾或干布擦干汗水，及时换掉已经汗湿的衣服，不要贪图凉快，带着汗吹电风扇或空调，也不要立即洗冷水澡。

（3）运动后不要喝冷饮。运动时胃肠道血液供应本来就少，冷饮会使得胃肠道黏膜血管收缩，更容易造成伤害或胃肠痉挛。

（4）出汗较多不要一次性大量喝白水，容易造成血液稀释，电解质浓度降低，应以温盐水、温热茶水、淡果汁为宜。

（5）如运动量较大，运动后不要立即进食。

（二）夏季适宜的几种运动方式

1.游泳

游泳是夏季最好的运动。根据生物的"水生理论"，人都应当学会游泳，尽量多接触水。夏季是游泳的最好季节。

您想避暑吗？那就去游泳吧！从酷热如蒸笼的环境中一跃入一池碧水，顿时清凉感觉弥布全身，身心之愉悦真是难以用语言所形容。

您想锻炼心肺功能吗？那就去游泳吧！这是一种运动量可大可小，随心所欲，寓锻炼于游乐之中的运动方式，也是一种全身肌肉得到均衡锻炼的运动方式。皮肤血管有张有弛，对维持正常血压有好处，尤其是低血压，可能在游泳中得到改善。

您想减肥吗？想降低血脂吗？那就去游泳吧！在水中游100米，可以消耗100千卡热量，相当于在陆地上跑400米，或骑自行车1000米，或滑冰1500米。水温低于体温，游泳时要把体内储存的脂肪和热量转化为运动的能量；水的传热能力是空气的26倍，所以在同样的温度下人体在水中消耗的热量是在空气中的10倍多；游泳使全身的肌肉得到锻炼，尤其是臀部和腿部，减掉多余的脂肪。游泳能帮助您塑造一个好体型。

您想愉悦心情吗？想在繁忙的工作、家务或学习之余放松心情吗？那就去游泳吧！水的浮力可以减轻人90%的体重，您在水中可以有“海阔凭鱼跃”的感觉，烦恼、忧郁、怒气都会一扫而空，您只需集中精力于击水，这对于需要“养心”的夏季来说真是适合。

游泳时间最好选择在饭后1小时左右。

要在正规的游泳池内游泳，不要随意到江河湖泊或池塘内游泳，以保证安全。

要量力而行，没有把握就不要到深水区去游泳，不会游泳者最好有教练或会游泳的人陪同。要掌握自己的运动量，不要勉强，老年人最好不参加游泳比赛，少游蝶泳或自由泳，仰泳或慢速的蛙泳更好一些。

一定要做好预备活动。老年人要先在水边适应水温，不要贸然下水。

2.水中漫步

在欧美国家，水中运动得到了普及。水中运动包括水中的健身操、举重、跑步和器械运动。水的浮力减去了大部分体重的负荷，但是水的阻力给各种运动增加了负荷。由于水的阻力的作用，水中运动不会有太快的速度和太强的冲击力，因此基本上没有运动损伤。

自由自在的水中慢跑在美国十分流行。在陆地上，人每跑1000米，双脚就要撞击地面1000次以上，其脚部、膝部、臀部都容易受到震荡，所以扭伤、拉伤是常见的，而在水中受到的震荡几乎为零。由于水的阻力，在水中跑45分钟，其运动量相当于在陆地上跑2小时。

老年人可以根据自己的体力和身体条件选择水中漫步，轻松自然，循序渐进，既防暑，又消耗脂肪，也锻炼了肌肉和心肺功能。

3.练功做操

根据时间相对长、强度相对小的原则，室外练功做操是夏季适宜的运动方式。

夏季以养心为要，养心以静为上，故形神共练的传统运动项目和功法锻炼更适合于夏季。

银龄经络全功是以祖国医学为依据，融儒、释、道、武术中的生态养生精华于一体，适合中老年人锻炼的养生功法。该功法动静结合，调和阴阳；疏通经络，调和气血；性命双修，形神共养；从而扶正祛邪，健身防病。其中的银龄生态养生功适宜于室外，或公园林间，或楼间绿地，舒缓自然，形神共练，心地平和，实为夏季运动养生之适宜方法。

做一些适合自己的保健操、广播体操等也是不错的选择。近期流行的广场舞运动量可大可小，老年人宜选其中运动量偏低者，不宜在炎炎烈日下跳广场舞。

4.散步

散步是一项简便易行、强身健体的体育运动。立夏时节，在空气比较清新的户外进行轻松而有节奏的散步，可以帮助机体消除疲劳，促使心情舒畅，缓和神经、肌肉的紧张，促进血液循环，降低血压，消耗一部分过多的能量等，因此对高血压、冠心病、肥胖症均有防治作用。

不要以为散步运动量过小，锻炼强度不够，对身体没有益处。有人对两组中年人进行调查，步行上班组（走路20分钟以上）的心电图“心肌缺血”的发生率仅为坐车上班者的1/3。美国心脏病专家柏杜西说：“相信我的话吧，轻快地散步比慢跑有益处，而且是不论属于哪一阶层都能做得到。”运动医学博士赖维也说：“轻快散步20分钟，就可将脉搏的速率提高70%，效果正好与慢跑相同。”

散步对脑力劳动者尤其有益。因为轻快的步行可以缓和神经肌肉的紧张而收到镇静的效果。此外，走路使身体逐渐发热，加速血液循环，使大脑的供氧量得到保证，可以提高思维能力，使得紧张的脑细胞得到充分的休息。

姿势：两手微微握拳，上臂和前臂弯曲成90°左右，上身略向前倾，周身肌肉放松；手臂适度摆动，以增进肩和胸廓的活动；头正平视，收腹缩臀；双脚平行，步伐均匀，步态稳健，两脚落地要轻；一边行走一边按摩腹部，可以促进胃肠的蠕动，有助于消化。

呼吸：应采用腹式呼吸，即吸气鼓腹，呼气收腹。呼气要均匀缓慢，比吸气时间长。呼吸的频率要因人运动量而异，不可人为屏气。

老年人和心血管疾病患者开始时不宜走得过快，应循序渐进，逐步增加运动量，不可强自为之。

时间：应尽量避开每天空气污染高峰期，即太阳升、落前后1小时左右。

穿着：散步时穿着应轻便，衣裤不要过分绷紧，不要穿高跟鞋。要随着运动量和冷热感觉及时增减衣物，谨防感冒。

散步贵在坚持，每周最少5天，每天3千米，大约45分钟。养成习惯后，可以适当增加时间和运动量。

方式：分为普通散步和快速散步两种。前者又分为慢速（每分钟60～70步）和中速（每分钟80～90步）两种。每分钟达100步以上为快速散步，应分阶段逐渐增加速度。快速运动前应先进行准备活动3～5分钟，如先做片刻徒手操或慢行片刻。

散步方式和运动量，应根据个人血压、体质、耐力而定，也可采取散步与慢跑交替的方法，以不喘粗气、无不适感为准。运动结束时，要逐渐减慢速度。结束后，应及时擦汗，穿好衣服，如要洗浴，应在休息15分钟后进行。

四、夏季情志养生

夏季的情志养生非常重要，因为夏季“心当令”，在夏季容易受到伤害，且心易于受到各种情绪的影响；心主神志，主血脉，为五脏之首，其重要性不言而喻。《黄帝内经》指出：“悲哀愁忧则心动，心动五脏六腑皆摇。”

夏季要“养长”，表现在情志方面就是要保持气机通畅，“使气得泄”；生气勃勃，奋发向上，精神要饱满；情绪外向，“若所爱在外”。切忌发怒使气机瘀滞，尤其忌讳“生闷气”。

炎热的夏季，当令的心机能旺盛，人们容易“动火”，也称“情绪中暑”，出现情绪、心境和行为异常，精神医学称之为“夏季情感障碍”。其表现为：①情绪烦躁，思维紊乱，爱发脾气，自感头脑糊涂，容易忘事；②情绪低落，对任何事情都缺乏兴趣；③行为古怪，常固执地重复一些行为动作，如反复洗手、洗脸等。

夏季情感障碍与气温、出汗、睡眠和饮食不足有关。当环境温度超过30℃，光照时间超过12小时，情感障碍的发生率明显上升。夏季睡眠减少，出汗增多，食欲不振，人体内容易出现电解质紊乱，通过影响大脑功能而导致情绪、心境和行为方面的异常。因此，防止夏季的情志紊乱需要饮食养生、起居养生等诸多方面配合。在情志养生方面要注意以下几点：

（一）恬静养神

“得神者昌，失神者亡。”情志养生贵在一个“静”字，即使人的精神神志处于一种淡泊宁静的状态，摒弃杂念，内无所蓄，外无所逐。《黄帝内经》说：“静则神藏，燥则神亡”。“恬淡虚无，真气从之，精神内守，病安从来？”“清静则肉腠闭拒，虽有大风苛毒，弗之能害”。清静可以使人的抵抗力增强，体内真气充盈，外邪无可乘之机，难以对人体造成危害。神静则新陈代谢水平降低，体内产热减少，故“心静自然凉”，暑邪的危害就会减少。

夏季要多做户外活动，多与人交往，“若所爱在外”。多想积极开朗的事情，心情才能畅达。神不守舍，烦躁不安，纵情声色，那就走向事物的反面。

丘处机说：“夏三月，欲安其神者”，应“澄和心神，外绝声色，内薄滋味，可以居高，朗远眺望，早卧早起，无厌于日，顺于正阳，以消暑气”。丘处机这里讲的才是真正的“夏养长”。临水使人开朗，游山使人幽静，泛舟水中，登高远望，心胸开朗，亲近自然，人身之阳气和自然界的阳气融合，阳气有伸张之机，神志处畅达之所，此养生之道也。

（二）谨防喜伤心

每一种内脏都对应一种情志：即心主喜，肺主忧，脾主思，肝主怒，肾主恐。但事物都有两重性，如情绪失控，产生突然、强烈、持久的精神刺激，超出人体的承受能力，就会对相应的脏器产生不利影响，即喜伤心，忧伤肺，思伤脾，怒伤肝，恐伤肾。

“笑一笑，十年少。”高兴愉悦的心情对人体是有益的，但是，突然的狂喜，就会导致心气涣散，心虚不能行血，出现心悸、心痛、精神障碍，甚至猝死。清代医学家喻昌写道：“昔有新贵人，马上洋洋得意，未及回寓，一笑而逝。”《岳书传》中记载牛皋打败了金兀术，兴奋过度，大笑三声，突然一口气上不来，倒地身亡，这就是“笑死牛皋”的故事。笔者曾见一位母亲，年龄不大但患有心脏病。她的儿子留学日本，几年未见，突然在一次国家领导人访问日本的电视报道中，在欢迎人群中发现了儿子。她狂喜大叫：“那不是儿子吗？”欢喜过后，其已经稳定的心力衰竭突然加重，送到医院抢救无效死亡。这些都是“喜伤心”的典型例子。

防止“喜伤心”的关键是认识过度高兴对人体的危害，这一点在以往常被忽视。大家只知道怒、忧、悲等情志不好，以为“笑”对人有益无害，从而放松了对“喜伤心”的防范。

防止“喜伤心”的关键在于“控”，针对伤心之“喜”的突然性、强烈性、持久性的三大特点，分别予以控制。

（1）防患于未然：有些喜讯是可以预见到的，应为此做好心理准备。拿“范进中举”的例子来说，范进屡次失败，以至于“哀大莫于心死”，把考举人只当成了例行公事，根本不抱希望。其岳丈胡屠户也起了非常不好的作用。当范进去向他借应举的路费时，胡说：“要失了你的时了！你自己只觉得中了一个相公，就‘癞虾蟆想吃起天鹅肉’来！我听见人说，就是中相公时，也不是你的文章，还是宗师看见你老，不过意，舍与你的。如今痴心就想中起老爷来！这些中老爷的都是天上的‘文曲星’！……像你这尖嘴猴腮，也该撒泡尿自己照照！不三不四，就想天鹅屁吃！”如果一件事总也做不成功，不应丧失信心，因为你起码已经积累了必要的经验，这一次也许就能成功。

（2）减患于即启：喜讯已经被证实，就要想办法减少对喜讯带来好处的期望值，想一想这些期望实现的不确定性，就不会那么“欣喜若狂”了。

（3）止患于即成：如果已将出现心脏或神志方面的障碍，就要及时就医，或想办法开导患者。“范进中举”中胡屠户用的是“釜底抽薪”之计，他找到范进，大骂道：“该死的畜生！你中了什么？”一个嘴巴打过去，把范进打昏，醒来后却也恢复。

以上说的是“喜伤心”发生前后采取的措施。杜绝“喜伤心”的根本方法应当是注重平时的养性修德，做到荣辱不惊，能坦然面对成功和失败。正如《孙真人卫生歌》中所说：“世人欲识卫生道，喜乐有常嗔怒少，心诚意正思虑除，顺理修身去烦恼。”

五、夏季起居养生

（一）夏季起居养生原则

1.防暑

夏季的主要外邪是暑热。三伏天是一年最热的时间。俗话说：“稻在田里热了笑，人在屋里热了跳”。

当气温在35～39℃时，人就会感到奇热，当气温高于40℃时，就感到极热了。人体内部温度为37℃左右，皮肤温度为33℃左右。

当外界温度低于皮肤时，皮肤可以通过传导、对流和辐射散热。当外界温度高于皮肤温度时，就主要通过汗液、体表和肺部水分的蒸发散热来调节。所以，当外界湿度高时，汗液不容易蒸发，人就感觉特别闷热。当气温超过30℃，相对湿度超过50%，或气温超过40℃，人体的体温调节机能就受到限制。当高温高湿时，特别容易中暑。当高温低湿时，汗液排出过多，如不注意补充，就容易脱水。

夏季湿热交蒸，夜短昼长，睡眠不足，容易使人心烦意乱，心神不宁，其结果更觉烦热，如丘处机所说：“以热为热，更生热矣”。

所以防暑首先要心静，心静自然凉。白居易在《消暑》一诗中写道：“何以消烦暑，端坐一院中。眼前无长物，窗下有清风。散热由心静，凉生为室空。此时身自保，难更与人同。”

丘处机说："纳凉，更宜调息净心，常如冰雪在心，炎热也于吾心少减……"。

其他的防暑措施有：

（1）天气太热，要减少户外劳作和锻炼的时间，并降低劳作或锻炼的强度。

（2）外出时要有必要防护措施，如遮阳帽、太阳镜、披肩、遮阳伞，必要时皮肤涂抹防晒霜。带足饮水。随身准备必要的防暑药物，如人丹、清凉油、风油精、藿香正气水等。

（3）为了降低室内温度，可以在早晨开窗通风，然后关窗，拉上窗帘，减少空气对流和阳光直射。如果湿度不大，可以适量地面洒水。到下午气温下降，太阳西斜时再开窗透风。

（4）水在防暑中至关重要。关于饮水、饮茶、吃粥的问题已在饮食养生一节中做了介绍。

（5）扇扇子是防暑的好方法。扇扇子时心情平静，有规律的动作也有助于心气平和，扇柄对手心的穴位有按摩作用。用电风扇时不宜对人直吹，可以用弱风、旋转风，睡眠时要调好关闭电风扇的时间。如必须用空调时，温度一般不要低于26℃，最好间断使用。老年人更不宜在空调室内逗留过久，更不宜开着空调睡觉。

（6）以热制热。"以热制热"可以使皮肤腠理更加开放，毛细血管扩张，有利于排汗和散热。方法包括热毛巾擦身、洗热水澡、热水洗脚（脚上分布有全身的代表区和脏腑的反射点）、喝热茶等。

2.养阳

夏季是自然界阳气最盛的季节，"满招损"，故也是机体阳气最容易受伤的时候。"养"者，养护也。

《吕氏春秋·孟春纪·重己》认为："室大则多阴，台高则多阳，多阴则蹶，多阳则痿。此阴阳不适之患也。"

风邪为"百病之长"，故"避风如避矢石"。当暑热外蒸，汗液大泄之际最容易被风邪所伤。《养老寿亲书》说："夏日天暑地热，若檐下过道，穿隙破窗皆不可乘凉，以防贼风中人。"《摄生消息论》指出："不得于星月下露卧，兼使睡着，使人扇风取凉。"

外出回来，或运动之后，万不可直接吹空调和洗冷水浴，甚至吹电风扇也要慎重。因为此时正当阳气升发，体卫不固之时，冷风寒气之危害最烈。

3.防湿

长夏湿邪最盛，与热邪相伴，危害更重，极易损伤人体脾胃的阳气，使体内的水湿不能及时运化，出现小便淋浊、水肿、关节疼痛、脚气等病症。居住环境切忌潮湿，在天气晴朗时要经常开窗换气，被褥要及时更换、晾晒，必要时可以电热毯、热水袋等保持被褥干燥。夏季不要因贪凉睡在地上。

（二）衣履所宜

王充在《论衡》中说："夫衣与食俱辅人体，食辅其内，衣卫其外。"说明衣服在养生和护卫人体方面的重要性。

1.勿薄衣

《延寿书》根据春夏养阳的原则，认为人体阳气宣发，腠理开放，风寒湿邪容易从肌肤表面侵入人体，故提出“夏天不可薄衣”。现在有些人夏季怕热喜欢赤膊，女孩子则爱漂亮，偏爱露背装、露脐装，殊不知这样做既不雅观，也有违养生。人的背部是督脉所在，主管人体一身的阳气，背部受寒会阻碍全身阳气的运行。脐部的神阙穴属于任脉，任脉调节阴经的气血，与女性的月经、生殖等有密切的关系。背、腹部受凉可能影响人的脾胃功能，产生腹痛、腹泻、消化不良等症状，还可能引起痛经、月经紊乱和宫寒不孕等疾病，故需特别防护。

有人认为衣服薄了凉快，但是如果衣服太薄，炙热的阳光等于直接照射在皮肤上，反而更热。当外界温度高于体温时，防暑的重点不是促进人体向外散热，而是防止热浪袭人，这时薄衣就不可取。这如同夏季把冰用棉被包起来，冰反而不易融化的道理。

2.勿湿衣

《孙真人卫生歌》说：“春寒莫放棉衣薄，夏热汗多须换著，秋令衣冷渐加添，莫待病生才服药。”孙思邈强调“湿衣及汗衣皆不可久着，令人发疮及风瘙。大汗能易衣佳，不易者急洗之，不尔，令人小便不利。”都是主张汗衣和湿衣不可久穿，要及时更换，否则可能小便不利或生皮肤病。

夏衣面料必须透气、吸汗，以棉麻丝为好，不可用化纤衣料。出汗较多时要用干毛巾把汗擦干，然后及时换上干爽的衣服。风湿袭人，不仅导致阳气受损，还会使湿气入里化热，形成湿热症，导致疮疡等皮肤病或风湿痹症。

内裤不可过紧，同样需要透气、吸汗，保持下腹部和会阴部干爽，防止真菌、细菌等滋生。

3.慎选鞋

《老老恒言》说：“阴脉集于足下，而聚于足心，谓经脉之行，三阴皆起于足。所以盛夏即使穿厚鞋亦非热不可耐，此其验也。”足为三阴交汇之地，不会感到热不可耐，所以没有必要过多考虑夏季足部凉爽问题，反倒是脚部受凉，会影响三阴经脉，进而影响全身气血运行。寒从脚下起，冷天冷在脚上，就是这个道理。所以夏季也要注意脚部的保暖，鞋底厚薄要合适，尽量不要赤脚穿凉鞋。

夏季出汗较多，鞋应选用柔软、透气、吸汗的面料，如纯棉、真皮等，最好不要穿塑料或合成革制作的鞋。穿皮鞋时可以放一个纯棉的鞋垫，防止脚部过湿，预防脚癣的发生。

（三）睡眠有关问题

夏季要“夜卧早起，无厌于日”，夜间睡眠的时间比秋冬要少，炎热的天气使得人往往深夜才能入睡，故夏季如何保证足够的睡眠是一个难题。如杜甫在《夏夜叹》中所写：“仲夏苦夜短，开轩纳微凉”。夏季代谢旺盛，能量消耗大，睡眠不足人更容易疲倦，即所谓“夏打盹”。

（1）维持生物钟的稳定：夏季需要夜卧早起，但也不能使生物钟紊乱。夏季酷热，难以入睡，于是加夜班和夜生活便大行其道，白天要工作，于是睡眠不足，或昼夜睡眠颠倒，生物钟紊乱。

（2）保证足够的睡眠：在第十章中我们详细介绍了有关睡眠养生的问题，其中一个就是睡前泡脚。这个措施人们往往用于冬季，殊不知夏季同样适用。《延寿药言》说："临睡前宜用热水洗脚，将一切顾虑抛尽，宜思生平惬意赏心之事，或阅平和安慰静穆恬适的诗文，则心地光亮，神志安宁，入睡必易。"民谚说："睡前一盆汤，及早入梦乡"。夏季睡前洗个热水澡，或用热水泡脚，即清爽又利于入眠。

（3）保证午睡：夏天人们都愿意午睡，这是人体保护性生物节律的表现。午睡可以补充夜间睡眠之不足，使下午保持充沛的精力；另一方面，坚持午睡对预防冠心病和心肌梗死有积极作用。对近百名心脏病患者的调查，午睡半小时以上可使冠心病发作减少30%。

不要坐着打盹来代替午睡。因为睡眠中血循环变慢，血压降低，脑部血供本来就少，如入睡时头处高位，对脑部血循环更加不利。

也不要把头伏在手臂上趴在桌子上午睡，因为会使眼球受压，而且颈椎处于弯曲状态的时间过长，睡后会感觉颈部酸胀不适。

六、夏季时令养生

夏季包括立夏、小满、芒种、夏至、小暑、大暑六个节气。除要遵循养生的基本原则和夏季养生需要注意的一般事项外，在各节气时也各有一些需要注意的细节。

（一）立夏

"斗指东南，维为立夏，万物至此皆长大，故名立夏也。"

立夏是二十四节气中的第七个节气，一般在公历的5月5日或5月6日。立夏是夏季的开始，是从天文学角度来说的。从气候学的角度来说，连续五天的平均气温高于22℃定义为夏季。这时只有南方的某些地区刚刚进入夏季，北京地区的日平均气温只有19.6℃，就是华南，大部分地区的日平均气温也只有20℃，处于"门外无人问落花，绿荫冉冉遍天涯"的晚春时节，夏季还没有到来。

但是，无论何地，立夏之后，气温都逐日上升，雷雨也开始增多。农作物进入生长的旺季。《礼记·月令》解释立夏是"蝼蝈鸣，蚯蚓出，王瓜生，苦菜秀"。立夏时节，雨水来临，农谚说："立夏不下，犁耙高挂"。

民间有立夏称体重的习俗，认为立夏当天称了体重，就不会在夏季消瘦。夏季天气炎热，休息不好，心火上炎，心情容易浮躁，加上长夏时节，湿热交蒸，易伤脾胃，所以夏季容易消瘦。

老北京农村在立夏这天，要喝立夏粥。即在村中庙宇戏台前，或树林草地空旷处，挖坑坐锅点火起灶，由村中长者挨家挨户取来各种米和豆，用这百家米豆熬煮成粥，然后全村老少携碗筷来索一碗立夏粥。一起喝立夏粥，既象征全村人和谐亲情，也是为保一夏天老老少少平安、无灾无病。

旧时有一首打油诗曰："一碗立夏粥，终身不发愁；入肚安五脏，百年病全丢。"这种喝粥的形式确是一种安五脏、应时宜人、有利健康之俗。

吃粥正值春耕农作劳累后，是对人体最佳的滋补营养品。在民间还有用赤豆、黄豆、黑豆、青豆、绿豆拌和白粳米或糯米煮成的五色饭，或用蚕豆、腊肉、春笋、糯米煮成的蚕豆饭，民间俗称"立夏饭"。也有用糯米粉捏成蒸熟的"立夏狗"，说小孩吃后像狗一样强壮，不得疰夏病（疰夏是春夏之交发生的一种季节性疾病，临床以全身倦怠，饮食不振，大便不调，或有低热为特征）。

立夏养生的首要原则是：一要涵养心阳，使血有所主，神有所藏；二要滋肾水涵心阳，使心肾相交，水火相济；三要健脾益气，培土治水，水土合德，心有所涵。

夏季心当令，故立夏之后就应当注意养心。

立夏时节要谨防外感，发热时不可轻易用发汗剂，以免汗多伤心。老年人要注意避免气血瘀滞，要安闲自乐，防止暴怒伤心。

（二）小满

小满是二十四节气中的第八个节气，一般在公历的5月20日至22日。

从小满开始，大麦、冬小麦等农作物已经结果，籽粒渐见饱满，但尚未成熟，故叫小满。

小满时节，气温明显增高，我国大部分地区进入夏季。南方地区的气温一般高于20℃，植物开始繁茂生长，一派生机盎然。

小满的养生原则是：一是涵养心阳；二是健脾益气，使生化有源，四肢百骸得养；三是祛湿化痰，理气宣肺，预防湿痰阻肺，而致皮肤病的发生（小满节气是皮肤病的高发期，如"风疹"）。

小满之后，雨水逐渐增多，民谚曰："小满小满，江满河满"。雨水的出现是来自西北的冷空气和暖湿气流交汇形成的，所以下雨前后，气温将有所下降，造成忽冷忽热，因此要注意增减衣物，以免受凉感冒。

（三）芒种

芒种是二十四节气中的第九个节气，一般在公历的6月5日至7日。芒种时最适宜播种有芒的谷类作物，如晚谷、黍（黄米）、稷（高粱）等，故有"芒种，忙忙种"之说。

长江中下游地区这时雨量增多，气温升高，进入连绵阴雨的梅雨季节，天气湿热，故称"黄梅天"。

小满的养生原则是：通过脏腑饮食养生和经络养生来预防和调整脏腑、气血的微小失衡，保证脏腑功能顺通安和。饮食宜清补，多吃具有祛暑益气、生津止渴的饮食。

传统的端午节也在芒种前后。民谚云："未食端午粽，破裘不可送"，即端午节没过，就不要把御寒的衣服脱去，以免受凉。

吃粽子是有益于健康的。包粽子的苇叶和荷叶都有清热解毒功效；粽子的主料粳米可以益气、生津、清热；枣子味甘性温，有补中益气、养血安神的功效。

端午节民间有悬挂艾叶、菖蒲、蒜头的习俗，并称为"端午三友"。艾与菖蒲中含有芳香油，和大蒜一样都有杀菌作用，并可驱蚊蝇、虫蚁，净化空气，值得提倡。

但是饮雄黄酒就不科学。雄黄虽可杀虫、除湿、止痒，但有剧毒，日服3克即可使人中毒，轻者恶心、呕吐、腹痛、大小便困难，重者可损害心、肝、肾等重要器官。

“芒种夏至天，走路要人牵；牵的要人拉，拉的要人推。”此谚语形容的是“夏懒”。防止“夏懒”要从多方面入手。首先要保证足够的睡眠时间，尽量午睡，提高睡眠质量；减少在高温和暴晒下的存在时间，并要有必要的防护用品，如草帽、防晒霜、披风、墨镜等；及时补充水分、盐分和维生素，大量出汗后不要只喝白水，可以在其中加入适量食盐、白糖、果汁等；经常洗浴，保持汗孔通畅。

（四）夏至

“日北至，日长之至，日影短至，故曰夏至。至者，极也。”

夏至是二十四节气中的第十个节气，一般在公历的6月21日或22日，此时太阳黄经为90°，太阳直射北回归线，也就是达到一年的最北端。北半球的白昼最长，且越往北越长。如海南这天的日照时间为13小时，杭州为14小时，黑龙江的漠河可达17小时以上。夏至后，太阳逐渐南移，北半球的白昼时间缩短，故有“吃完夏至面，一天短一线”之说。

夏至虽然白昼最长，却不是一年中最热的时候。因为这时接近地表的热量还在继续积蓄，并没有达到最多。

夏至之后空气对流旺盛，午后到傍晚常易形成雷阵雨，此雨来去突然，降雨范围小，故称“夏雨隔田坎”。刘禹锡更是有“东边日出西边雨，道是无晴却有晴”之名句形容之。

《礼记》描述了夏至节气的现象：“夏至到，鹿角解，蝉始鸣，半夏生，木槿荣。”说明这一节气时可以割鹿角，蝉开始鸣叫，半夏、木槿开始繁茂开花。

夏至是阳气最为旺盛的时节。“夏至一阴生”，自夏至开始，体内阴气开始萌动。要注意及时补充津液，多饮水，因水为阴中之阴。

暑易伤气。夏季要神清气和，快乐欢畅，心胸宽阔，精神饱满，如万物生长需要阳光一样，对外界事物要有浓厚的兴趣，培养乐观外向的性格，以利于气机的通泄。

夏至之后，天气炎热，出汗量大增。中医有“血汗同源”之说，认为汗液为津液所化，血液唾液同出一源。夏季多汗则易使心气涣散。嵇康在《养生论》中说：夏季“更宜调息养心，常如冰雪在心”，告诉人们在炎热的夏季，应当调整呼吸，使心神安静，意念中如同“冰雪在心”，就不会被炎热搅乱心神。

（五）小暑

“斗指辛为小暑，这时天气已热，尚未达于顶点，故名也。”

小暑为二十四节气中的第十一个节气，一般在公历的7月6日至8日，太阳达到黄经105°。

小暑反映了天气的炎热程度。《月令七十二候集解》说：“六月节……暑，热也。就热之中分为大小，月初为小，月中为大，今则热气犹小也。”这时，南方平均气温达到26℃左右，已是盛夏，热浪袭人。小暑往往在初伏前后，过了小暑，就进入全年最热的一段时间。“伏”即为了躲避酷热而隐藏的意思。此时人也应减少户外活动和劳作，避开中午炎热时间，并采取相应的防暑措施。

小暑的养生重点要突出“心静”。每天早中晚三次“踵息”，深吸一口气，直到将脚跟提起，缓缓吐出，6次，对平心静气有益。

天气炎热，人体新陈代谢增快，对氧气的需要量增加；三伏天经常下雨，时常有气压低的情况，使人感到胸闷气短；由于出汗多，人的血液黏度容易升高。以上因素对心脑血管疾病患者是不利的，故小暑前后必须注意心脑血管疾病的防治。

（六）大暑

“斗指丙为大暑，这时天气甚烈于小暑，故名曰大暑。”

大暑是二十四节气中的第十二个节气，一般在公历的7月22日至24日。

大暑是炎热到极点的意思。《月令七十二候集解》中说：“六月节……暑，热也，就热之中有大小，月初为小，月中为大，今则热气犹大也。”大暑时节日照最多，高温天气集中，光、热、湿都处于全年的最高峰。

大暑正值“中伏”前后。全国很多地区都会出现40℃左右的高温。大暑也是雷阵雨出现最频繁的时节。暑热下迫，湿气上蒸，暑湿之气容易乘虚而入，造成心气亏耗，老年人、儿童和体虚气弱者往往难以适应，而导致疰夏、中暑等疾病。

大暑的养生原则一是防暑祛湿，二是益气健脾。

大暑是全年温度最高、阳气最盛的时节，也是“冬病夏治”的最佳时机，如慢性支气管炎、肺气肿、支气管哮喘、腹泻、风湿等。

七、夏季防病

暑邪为夏季最主要的邪气，湿邪是长夏的主要邪气。

暑气为夏季的火热之邪，乃火热所化，纯属外邪，并只在夏季发生。其特点为：①暑为阳邪，暑邪伤人，多会出现热性的症状，如发热、心烦、口渴、舌红、脉象洪大等。②暑性升散，伤津耗气。所以暑邪伤人时，多会出现头晕、心烦、大汗等，“汗为心之液”，故大汗伤津液而损心气。“气随津脱”，故大汗后常出现心慌、气短、乏力等症状，甚至“大汗脱阳”，发生休克。③夏季多雨潮湿，尤其是长夏，暑多挟湿，除了出现暑热的症状外，常见四肢无力、胸闷、恶心、呕吐、大便溏泄等湿邪内困的表现。

湿邪为病，有内湿、外湿之分。内湿或为先天属于脾阳虚弱体质，或过食生冷损伤脾气；外湿是由于气候潮湿或涉水淋雨，居住潮湿之地导致湿邪侵袭人体所致。湿邪的特点是：①湿性重浊。“重”者表现为头重如裹、如负重物、四肢酸懒沉重等症状。“浊”是人感受湿邪后会有污秽的分泌物或排泄物的产生，质地黏腻而味腥臭，如皮肤病变的渗出物，女性异常的带下分泌物等。②湿为阴气，易损伤阳气，阻遏气机，出现气短、烦闷、小便短涩不利，大便排出不畅等。③湿性黏滞。一方面表现为受累部位黏滞而不爽，如大便黏腻，小便淋漓不尽；另一方面是病情迁延难愈，病程长，反复发作。④湿性趋下。“水往低处流”，“伤于湿者，下先受之”，故湿邪容易侵袭阴部，如下肢水肿、小便淋浊、大便泄痢、带下、脚气等。

（一）中暑

中暑俗称发痧。中医把中暑分为阳暑、阴暑、暑厥和暑风四个证型。

阳暑以壮热、烦躁、口渴为主症，脉洪大。起因为长途旅行、田野劳作、高温作业等。

阴暑以身热、恶寒、困倦为主症。脉洪大而缓，严重者可出现面色苍白、冷汗不止、呼吸浅促、不省人事等气阴两脱症候，多因贪饮纳凉而得之，或由阳暑转化而来。

暑厥以高热、汗出、猝然神昏为主症，舌绛脉数。是暑热侵入营分，蒙蔽心包的危险症候。

暑风以高热、烦躁、猝然昏厥、四肢抽搐为主症，是暑热极盛、风自内生的表现。

现代西医学将中暑分为三个类型：①热衰竭：是由于严重脱水和电解质紊乱引起的周围循环容量不足而发生虚脱，病情较轻而短暂者称为热昏厥；②热痉挛：是由于大量失水和失盐引起的肌肉疼痛性痉挛；③热射病：由于高温引起体温调节中枢功能障碍而出现高热、严重的生理和生化异常。

热衰竭和热痉挛除了暑热的影响外，主要有脱水和电解质紊乱，应迅速将患者转移到凉快通风处休息，饮用凉盐水等饮料补充水分和盐分的丧失，伴有周围循环衰竭者应立即送医院补液和补充钾、钠等电解质，一般数小时可以恢复。热射病预后严重，死亡率高，必须积极抢救。

对中暑的预防详见起居养生、饮食养生各节。

预防中暑的中成药有：

人丹：由丁香、陈皮、薄荷脑、冰片、檀香、豆蔻、藿香、肉桂、朱砂等组成，具有开窍安神、清热祛暑、解毒辟秽等功效，主治中暑引起的头晕脑胀、恶心呕吐、腹痛泄泻等症。成人可每隔3～4小时服4～8粒。

感冒不要服用人丹。人丹含有朱砂，故不可超量服用。婴幼儿及儿童不宜服用。

十滴水：由樟脑、干姜、大黄、小茴香、肉桂、辣椒、桉油组成，以酒精为辅料。主治暑热湿邪导致头的头晕、恶心、胃肠不适、腹痛等症。口服每次2.5～5毫升，温开水送服，服后温水漱口。

十滴水所含药物有一定毒性，故不宜多服，孕妇忌用。

藿香正气水：藿香正气水含有藿香、白芷、茯苓、紫苏、半夏、白术、陈皮、厚朴、桔梗、甘草，具有解表化湿、理气和中、扶正祛邪等功效。由于口感较差，服用时可先将之倒在杯子中，冲入30毫升左右的温开水饮服。服药时忌食生冷、荤腥、油腻、酸辣等食品。对酒精过敏或不能饮酒者不宜服用。

藿香正气丸是蜜丸剂型，药力持久，但起效慢。藿香正气片为片剂，不宜久藏，药性容易挥发。藿香正气软胶囊容易服用，口感较好，为近年来的新剂型。

近年来有服用藿香正气方而过敏甚至休克的报道，故过敏性体质者不宜服用。

清凉油：含有樟脑、薄荷油、桉叶油、桂皮油等成分，在头痛、头晕时取少量涂抹于印堂穴和太阳穴，能提神醒脑，予人以凉爽、舒适的感觉。可每隔1～2小时涂用一次。

风油精：由薄荷脑、桉叶油、丁香粉、樟脑、香油精等组成，具有清热解毒、利湿除烦、镇痛驱风功效，治疗中暑引起的头晕、头痛以及因夜间贪凉引起的腹痛等。头晕、头痛可外涂少许于前额和两侧太阳穴，腹痛可外涂于肚脐和尾骶部。洗澡水中放几滴风油精，有利于痱子的消退。以布条沾上风油精悬挂于室内，可增强驱蚊效果。风油精为外用药，具有一定的毒性，且对口腔等处刺激较大，故不宜内服。

（二）空调病

夏季在有空调的室内、车内逗留过久，特别是老幼体弱者常常会出现鼻塞、头晕、打喷嚏、耳鸣、乏力、记忆力减退，以及皮肤发紧发干、易过敏、皮肤变差等症状。这类现象被称之为“空调综合征”或“空调病”。

1.发病原因

①长时间在有恒定温度的空间内，生物节律被破坏，或从其他空间进入空调环境中难以适应；②冷空气的刺激；③密闭空间内空气污浊，负离子含量降低。普通房间内负离子含量每立方厘米50个，而空调房间多为10个以下，甚至为零；④细菌、病毒密度增加，容易交叉感染。

2.预防

（1）使用空调时必须注意通风，每天应定时打开窗户，关闭空调，增气换气，最好每两周清扫空调机一次。

（2）从空调环境中外出，应当先在有阴凉的地方活动片刻，在身体适应后再到太阳光下活动。长期在空调室内者，应该到户外活动，多喝开水，加速体内新陈代谢。

（3）空调室内和外界温差不宜过大，室内温度不宜低于26℃。夜间睡眠最好不要用空调。

（4）不要让通风口的冷风直接吹在身上。

（5）严禁在室内抽烟，湿性扫除以减少浮尘。

（6）应经常保持皮肤的清洁卫生。

（7）不要在静止的车内开空调，以防汽车发动机排出的一氧化碳回流车内而发生一氧化碳中毒。

（8）保持室内一定的湿度，不要过于干燥。

（9）用菊花、金银花、生地等中药泡茶，有清热解毒的功效。生姜温胃散寒，解表和中，可根据不同情况选择饮用，有一定预防空调病的作用。

（三）疰夏

“疰夏”，是中医特有的病名，又称苦夏，是炎热夏季的一种常见病。中医认为，疰夏是因为长期体虚者感受暑热之气所致。疰夏不是一种器质性疾病，到医院往往难以查出疾病。其季节性明显，当天气转凉爽后会自行痊愈，但部分患者可呈现出逢暑必发的周期性特点。

疰夏的病因一是体质虚弱，特别是久病、术后、年老体弱者和婴幼儿，另一个就是暑湿二邪的作用。夏季天暑下迫，地湿上蒸，自然界湿热过重，脾胃、心肺一时无法适应、调整过来。湿性重浊，故神疲倦怠，乏力；湿困脾土，故纳呆、腹胀、恶心、便溏。

中医按其表现将疰夏分为：①气阴两亏型。证见神疲倦怠、乏力嗜睡、眩晕多汗、心烦口渴、纳呆体瘦。舌胖有齿痕，苔薄，脉细弱。治宜清暑益气养阴，方用清暑益气汤加五味子、白芍等。②暑湿困脾型。证见神疲倦怠、乏力嗜睡、脘闷纳少、口淡恶心、便溏，苔腻，脉濡。治宜清暑化湿，方用藿朴夏苓汤合六一散。

预防疰夏自立夏开始，从饮食、睡眠和锻炼三方面入手。

饮食要清淡，体质偏实的人选清暑泻热的食物，年老体弱的人则选益气养阴的食物。不要贪吃生冷和难以消化食物。要保证足够的睡眠，睡眠时不要对着电扇和空调直吹。注重体能锻炼，提高身体素质。每年夏天都会"疰夏"的人，可以在立夏之前，用党参、五味子、麦冬、当归、陈皮、青皮、甘草、黄柏、神曲煎汤，一日两次服用，连续服用一周左右，能有效预防"疰夏"。

食疗方如党参茯苓白术鲫鱼汤、枸杞茄子黑鱼丁、芦根绿豆粥等可根据体质选用，有防治疰夏功效。

（四）腹泻

夏季是腹泻的高发季节。其发病因素有：天气炎热、潮湿，细菌容易滋生，食物容易腐败变质；湿困脾土，容易产生脾胃虚弱；人们贪于进食生冷的食品和饮料，使胃肠道血管收缩，消化机能减退，消化酶分泌减少；外出机会增加，容易造成交叉感染。

夏季腹泻包括以下情况：

细菌性食物中毒：是因饮食受到细菌及其毒素污染而引起的急性感染中毒性疾病。往往急性发病，潜伏期短，常集体发病，发病者均与细菌或其毒素污染的食物有明确关系。引起细菌性食物中毒的最常见细菌为副溶血弧菌、葡萄球菌、肉毒杆菌、蜡样芽孢杆菌和变形杆菌等。

细菌性痢疾：是由痢疾杆菌引起的常见急性肠道传染病，以结肠黏膜化脓性溃疡性炎症为主要病变，以发热、腹泻、腹痛、里急后重、黏液脓血便为主要临床表现，可伴有全身毒血症症状。

病毒性肠炎：包括诺沃克病毒、轮状病毒、腺病毒、流感病毒、冠状病毒等引起的急性肠炎。

旅游者腹泻：是旅游者到其他国家或地区发生的腹泻，大多发生在最初逗留的3周内。可以由多种病原引起，已知产肠毒素大肠杆菌为最主要的病原，其他细菌、病毒、原虫等也可引起，但发病率较低。

电冰箱肠炎：为吃了冰箱内污染了耶尔森氏菌的食物出现的急性肠炎。吃后几小时后出现腹部隐痛、畏寒、发热、无力、恶心、呕吐、厌油、食欲不振和轻中度腹泻。

为预防夏季腹泻应注意以下几点：

（1）食品或饮料要在正规商场、商店购买，注意生产日期、保存方式和保质期，检查食品有无污染、变质、包装袋（盒）凸起或气泡出现，包装是否完整。夏季购买水产品应买活鱼活虾，冷冻水产品应选择规范包装的食品。

（2）冰箱只是个冷藏工具，没有消毒作用。像耶尔森氏菌、李斯特菌等能在0℃以下的温度滋生繁殖。因此，冰箱内储存的熟食也必须烧透后再吃，生熟食应当分开存放。冰箱要定期消毒，要清洗隔板、过滤网等，每3～4周用0.1%的高锰酸钾水或稀的漂白粉水擦拭消毒。

（3）生熟食品的加工用具要分开，已经加工过生食的案板、道具如需要加工熟食要彻底清洗、消毒。

（4）生食要彻底洗净，为减少营养素的丢失，蔬菜可以先清洗后切碎，锅盆碗筷要定期消毒。

（5）饭前便后洗手，养成良好的卫生习惯。

（6）凉拌菜中的原料如蔬菜最好用开水淖一下，菜豆、鲜黄花菜尽量不生吃，如生吃时要用开水煮一下以破坏其中的毒素。

（7）有计划做饭，尽量不吃隔夜食品，不要认为隔夜食物加热后就可以放心食用，加热可以杀菌，但很难破坏已经产生的细菌毒素。一旦食物变质要坚决丢弃，不要存侥幸心理。

（8）瓶装水要购自正规厂家，检查其中有无悬浮物、杂质、浑浊等，在保质期内饮用，饮水机很多达不到使水沸腾的温度，有些人喝这种“半开水”容易腹泻，最好煮沸后再饮用。

（9）外出旅游更要注意饮食卫生，坚决不到路边小饭店、小吃摊用餐，尽量不饮用散装啤酒，不吃临时加工制作的冷饮。另外要注意劳逸结合，不要因过度疲劳而使身体免疫力降低。最好实行分餐制，以减少交叉感染。

（五）痱子

夏季湿度大，汗液分泌多，汗液蒸发不畅，致使汗管闭塞，而汗腺仍在分泌汗液，于是汗液积存在汗管内使其压力升高，导致汗管破裂，汗液外渗入周围组织，即形成痱子。痱子多发于皮肤皱褶处，为红色丘疹。

要预防痱子应注意以下方面：①居室要通风凉爽，以减少出汗和利于汗液蒸发；②烈日当头应减少外出活动，不能长时间在烈日下暴晒或劳作，外出时要有必要的防护设备；③保持环境和皮肤清洁卫生，经常洗澡和换洗内衣裤；④少吃油腻和辛辣食物，多吃些具有清热解暑作用的蔬菜水果；⑤洗热水澡有利于皮肤血管扩张、散热，有助于汗管通畅。

出了痱子不要抓挠，以防止继发感染。可以用热水浸泡毛巾，拧干后敷于生痱子处。水尽量热一些，以皮肤能耐受为度，毛巾凉后再换热的。隔2~3个小时敷一次，一般2~3次即见效。热敷后局部用痱子粉、花露水等外敷。也可用六一散（甘草1份，滑石粉6份）外敷，或马齿苋120克煎汤外洗。民间治疗痱子有不少验方，如鲜萝卜或鲜丝瓜叶绞汁外涂、冬瓜切片或鲜黄瓜片涂擦患处、鲜丝瓜叶煎汤外洗等。

（六）日光性皮炎

日光性皮炎又称晒伤，是由于受到日光的中波紫外线过度照射，人体局部皮肤发生的光毒反应。有人对阳光照射敏感，可以引起光敏性皮炎。

当皮肤受到强烈日光照射数小时至十数小时后，暴露的部位如面、颈、手背等处发生皮疹。根据皮肤反应轻重分为一度晒伤和二度晒伤。

一度晒伤表现为局部皮肤经日晒后出现弥漫性红斑，边界清楚，24～36小时达高峰。二度晒伤表现为局部皮肤红肿后，继而发生水疱甚至大疱，疱壁紧张，疱液为淡黄色。自觉症状有灼痛或刺痒感。水疱破裂后呈糜烂面，不久干燥结痂，遗留色素沉着或色素减退。

经常参加户外锻炼，使皮肤产生黑色素，可以降低日光的危害。应尽量避免日光暴晒，或缩短暴晒的时间。外出时做好防护如打伞、戴草帽、披肩、手套等。可以在暴露部位涂抹防晒霜。

光敏性皮炎患者要避免服用和食用可能引起光敏反应的药物和食物，药物如磺胺类药物。蔬菜如芹菜、莴苣、油菜、苋菜、小白菜、灰菜、芥菜、马兰头、马齿苋等，中药如白芷、防风、荆芥等，水果如无花果、柑橘、柠檬、芒果、菠萝等。

一度晒伤可以2.5%消炎痛溶液涂擦。二度晒伤渗出液多时，可用2%～4%硼酸溶液、牛奶液（牛奶和水50：5）或生理盐水等溶液进行湿敷，每次15～20分钟，一日2～3次，直到干涸。大部分水疱可不必处理。

（七）汗斑

夏天，有的人身上会出现一些大小不等的片状脱色斑，常附有细小的脱屑，可有痒感，出汗后更明显。好发于胸、腹、上臂和背部，有时波及面、颈和身体其他部位。

汗斑是一种由真菌引起的皮肤浅表角质层慢性轻度感染，医学上叫做花斑癣。

预防汗斑的方法是注意个人卫生，勤洗晒衣物、寝具等。

由于此病痛苦不大，常延误治疗。有时会误以为是白癜风，引起患者的心理负担。

治疗可以外用克霉唑等药物。

（八）高血压

夏季天气炎热，人体皮肤血管扩张，出汗较多，血容量容易偏小，所以夏季的血压比冬季平均低1.6/0.8千帕。夏季要根据血压的变化适当减少降压药物，以保持血压的稳定。另外由于出汗多，容易脱水和电解质缺乏，所以利尿剂和以利尿药物为主的降压药物应适当减量或换用其他降压药物。

夏季高血压病患者洗澡时要避免血压下降发生晕厥和心脑血管意外，洗澡时水温不宜过高，泡澡时间不宜过长。

少数人由于夏季睡眠不足，心情烦躁，血压反而上升，也应根据实际情况调整降压药物。

（九）冬病夏治

（1）机理：冬病夏治是中医治疗的特点之一，也是治未病原则的具体应用。一些冬季的慢性病如哮喘、慢性支气管炎、过敏性鼻炎和阳虚体质的患者，借助于夏季自然界阳气旺盛，人体阳气升发的机会，通过在三伏天培补阳气，辅助正气，可以使身体免疫力改善，到了冬天就可以少发病或不发病。冬病夏治符合中医“发时治标，平时治本”的原则，可以收到事半功倍的效果。

（2）适应证：慢性支气管炎、支气管哮喘、慢性阻塞性肺气肿、肺间质疾病、体虚易感冒、各种关节炎、麻木痹痛、肩周炎、冻疮、面瘫、慢性胃炎、中风偏瘫、过敏性鼻炎、慢性鼻窦炎、慢性过敏性咽喉炎、咽异感症（梅核气）等冬季易犯疾病并属于阳气虚、内寒者。

（3）方法：冬病夏治包括：①外治法：中药外敷、浸泡，针灸、拔罐、推拿按摩等；②内治法：中药内服；③其他：饮食、运动、气功等。

（4）贴敷法：以补阳祛寒、温通经脉的中药为主，如白芥子、附子、肉桂、半夏、天南星、丹参、细辛、丁香、延胡索、白芷、血竭、王不留行、厚朴、乳香、没药等，按病情和传统组方原则组为不同方剂，制成贴膏。选取不同的穴位以治疗不同的疾病，如贴敷天突、膻中、肺俞等穴位治疗支气管炎、支气管哮喘；贴敷中脘、足三里等穴位治疗胃痛；贴敷颊车、风池等穴治疗面瘫等。也可用于耳穴。

伏天人体气血旺盛，腠理开泄，此时贴敷，药力更易直达脏腑。三伏天是以庚日开始计算，庚属金，与肺同，而且第一日为奇数，数阳，故贴敷法多从三伏的第一天开始，俗称三伏贴。

贴用前清洁局部皮肤。于三伏的首日各敷一次，一般不超过6小时，连贴三年。病史较长或病情较为顽固者可适当增加贴敷次数和延长贴敷时间。

贴敷药物期间，应减少运动、避免出汗，避免电扇、空调直吹，以利于药物吸收。应尽量避免烟酒，不吃辛辣、肥甘厚腻、生痰助湿食物，禁食海味及牛羊肉等“发物”，以免影响药效和出现发疱现象。

药物贴敷后，部分患者无明显感觉，多数会出现麻木、温、热、痒、针刺、疼痛等感觉，或局部出现针尖至小米大小的水疱，均属正常反应。如感觉特别剧烈、难以忍受，需及时取下药物，用清水冲洗局部，但不要搓、抓、挠，也不要用洗浴用品及其他止痒药品，以防止对局部皮肤的进一步刺激。如水疱较大或有少量渗出，可用消毒过的针刺破水疱，用消毒棉球吸干水疱中的渗出液，再用紫药水涂抹局部。如果水疱体积巨大、渗出液体较多、水疱中有脓性分泌物，或出现皮肤破溃、出血等现象，应到医院治疗。

应到正规医院在医生指导下应用。严重皮肤疾病、过敏体质、吐衄者、妊娠勿用。

（5）药物疗法：可以配合贴敷法或单独服用，一般选补中益气汤、玉屏风散、八味肾气丸（含附子、肉桂、山茱萸、淮山药、熟地、茯苓、泽泻、牡丹皮）、金匮肾气丸、八珍益母丸等，应遵从医生建议选用。

夏季调理用药量要少，为常用量的一半，但需要持之以恒。从入夏开始连服两个月。

（6）药膳：慢性支气管炎等呼吸道疾病可以选用如下药膳。

①养肺固本汤：

【用药】黄芪15克，小茴香3克，当归10克，生晒参5克，川贝5克，紫河车10克。

【服法】以上药物煎水500毫升，再加鸡肉或鸽肉适量，炖熟食用。

【功效】培补阳气、温脾、益肺、补肾，提高机体对环境的适应能力，改善免疫功能，缓解过敏反应。适用于肺肾两虚的哮喘、慢性支气管炎、过敏性鼻炎患者。

感冒发热、咽喉发炎时不要服用。

②百合杏仁粥：

百合50克，甜杏仁10克，粳米50克，煮粥。适用于脾肺虚喘者。

第四节　秋季养生

秋三月，指的是农历七月至九月，即自立秋之日起，到立冬之日止，包括立秋、处暑、白露、秋分、寒露、霜降六个节气，并以中秋作为气候转化的分界。

秋季对应的五脏属肺，六腑为大肠，五化为收，五行为金，五窍为鼻，五体为皮，五志为忧（悲），五色为青，五方为西，五味为辛，五气为燥。

一、秋季的特点与养生原则

（一）气候特点

《素问·四气调神大论》说："秋三月，此谓容平，天气以急，地气以明……"。

"容"者，包容、包含、收容之谓也，形容秋季果实成熟，包容天地之精华，颗粒归仓。平者，平息、安定、抑止之谓也，形容一年生长期的结束，象征生长、蓬勃、火热的阳气开始收敛，归于平静。

"天气以急，地气以明"则有不同的理解。有谓"天气急者，风清气凉也；地气明者，山川景净也"；也有人认为，天气以急是指快速，如"秋之风，肃与速也"。然而"风清气凉"难以谓"急"，"山川景净"无以是"气"，秋风之"速"，也速不过夏季的台风、冬季的朔风。所以，这些解释都似牵强。

这里的"以"是文言连词，本身没有实际意义，类似于"而"，如"梦寐以求"。这里的"天气"并不是指气候学上的天气，而是"天之气"。按照古文对仗工整的特点，"天气"对应"地气"，分别指自然界的阴阳之气。"急"是紧缩、挛急的意思。在夏天，"天地气交"，说的是天之阳气充盈下降，从而阴阳交汇。到了秋天，天之阳气开始回缩，故"秋高气爽"，蓝天显得高阔；这里的"明"是指"分明"，即随着阳气的回缩，阴气开始明显。管子曰："秋者阴气始下，故万物收"。自然界果实成熟是阴阳交汇的结果，果实已经成熟，阴阳则自回其位，也就是"秋收"的"收"。收之后则在冬季"藏"，即蓄势待发，等待来年的再次循环。

秋在五气属"燥"，燥即干燥，燥本身就有收敛的意思，因此，用"收敛"来解释"天气以急，地气以明"应该是合理的。《月令七十二候集解》说："秋，揪也，物于此而揪敛也。"

以上说的是自然界阴阳的位置关系，从阴阳的量变关系来说"地气以明"之"明"有另一层含义，即在人和世间万物所处的天枢位置，在秋季"阳消阴长"，是由阳盛向阴长的转化，阴开始变得"明显"和占主导地位。

历书曰："斗指西南维为立秋，阴意出地始杀万物，按秋训示，谷熟也。"

按照平均温度划分季节的标准，必须是5天的平均气温低于22℃才算是秋天。我国地域辽阔，海拔高度也各不相同，除常年皆冬区和无夏区外，我国很少有在"立秋"就符合上述温度标准的。东北北部和新疆北部地区要到8月中旬入秋，北京要到9月初，秦淮一带要到9月中旬，江西、湖南要到11月上中旬，雷州半岛要到11月上中旬，海南岛要到接近元旦才能达到以上标准。

"火烧七月半，八月木樨蒸。"立秋后有一伏，"秋后一伏热死人"，说明"秋老虎"的厉害。真正气候凉爽，要等到9月的中下旬。但是，一入秋季则早晚的气温低于夏季，感觉凉爽，昼夜温差变大，确与夏季不同。

秋季在五气属"燥"，尽管"秋雨绵绵"，但雨量较少，加之"一年一度秋风劲"，天气偏于干燥。燥邪易伤人体津液，应注意防范之。

秋季的气候以秋分为分野。秋初，延续长夏的特点，气候依然湿热，秋分后才是典型的秋凉，秋风送爽，天高云淡，气候干燥，冷空气开始较多的光临，最后向寒冷的冬季过渡。

所以，秋季的气候变化一般是遵循湿热—凉爽—干燥—寒冷的规律。

综上所述，秋季的自然趋势和气候特点可以归纳为：阳消阴长，万物收成，干燥凉爽。

（二）人体特点

《内经》以"秋刑"来形容秋季的变化对人的不利影响，在对四季的论述中这是唯一用此等严酷字眼的例外。

春季和夏季都是阴阳转化的季节，反映到人体，会有情志、代谢、脏器、免疫等一系列的变化，如果不能适应这些变化，则易产生各种疾病，原有的疾病可能会死灰复燃，故春秋季节是"犯陈病"的季节。

那么，为什么不说"春刑"呢？阴阳对人都是重要的，但相比之下，阳似乎更重要些。张景岳说："天之大宝，只此一丸红日；人之大宝，只此一息真阳"。由夏季的阳盛，逐步转变为阴强，由夏季的外向，转变为秋季的内收，都是对人平衡和适应能力的严峻考验。阳气主兴奋、温煦、发散，阴气主凉润、宁静、抑制。春季是阴消阳长之际，而秋季却是阳消阴长，反映到人体则是代谢变缓、情绪内敛、表卫不固，容易受到诸邪侵袭，故秋季防御能力下降，相比于春季，秋季更是易于患病和犯病的季节。

秋风萧瑟，秋雨凄凉，红衰翠减，百花凋零，叶落草枯，生机渐衰。人体的变化和自然界的变化相一致，如同我们看到的外界萧索的景象，而且这种外界的变化进一步影响到人的情绪，产生凄凉、苦闷、垂暮之感，即所谓"悲秋"。从现代科学来说，人体的褪黑素在阳光充足的夏季分泌较少，而到了秋季日照时间减少，强度减弱，故褪黑素分泌增加。这种激素有诱人睡眠的抑制作用，容易使人情绪低沉。

秋季阳气收敛，加上情绪的变化，导致人到秋季容易疲劳、乏困，没有精神，即所谓“秋乏”。

俗称“多事之秋”而不是“多事之春”，想来不无道理。

综上所述，秋季人体的变化是阳气消沉，代谢降低，情绪内敛。

（三）养生原则

《素问·四气调神大论》说：“秋三月……早卧早起，与鸡俱兴，使志安宁，以缓秋刑，收敛神气，使秋气平，无外其志，使肺气清，此秋气之应，养收之道也。逆之则伤肺，冬为飧泄，奉藏者少。”秋季要早睡早起，大体与鸡的活动时间相一致。志向要安宁，以缓解秋季肃杀之气对人的不利影响；神气要收敛，使秋气保持平稳；不张扬，不外向，使肺气保持通利调畅。如果不这样做，则伤肺气，阳气不能很好的内收，冬季脾阳衰微，产生食物不化的腹泻，更难以奉藏。

秋季的养生原则：一是养收，二是养肺，三是防燥。

（1）养收：庄稼秋收是一个表象，万物在秋季的收势却是实质，这是自然的变化，也是应对“秋刑”严峻考验的有效措施。

从夏季的“晚卧”逐步到秋季的“早卧”，体现了“收”；由夏季的“无厌于日”“所爱在外”到秋季的“使志安宁”“收敛神气”“无外其志”，也体现了“收”。

（2）养肺：秋季肺当令，秋季养肺有两个含义：一是保护肺脏免受各种外邪的侵袭，二是防止肺强对其他脏器的影响。

肺主气。其含义一是肺主呼吸，一是肺主一身之气。肺通过呼吸，吸入自然之清气，与脾运化时输送来的水谷之精气结合生成宗气，供养全身，五脏之气均来自宗气。除了肺为诸气之源外，肺还主气的运行，如《医学法律》说：“肺气清肃，则周身之气莫不服从而顺行”。气机的调畅，提供了推动津液运行的动力，故肺主“通调水道”。

肺主皮毛，而为一身之护卫。外邪来犯，肺先当之；内邪外达，亦由肺出。所以无论是外邪还是内邪，肺都会受到影响。

肺为娇脏，因其柔嫩，故不耐寒热；因其脆弱，则易为邪伤。《医贯》说：“盖肺为清虚之府，一物不容，毫毛必咳。又肺为娇脏，畏热畏寒。”肺受损，则不能行肃杀之令，不得掌敛降之职，肺气上逆则喘，水停于下则肿。

六淫之中以风寒燥热对肺的影响较大，尤其是燥。秋季一定要注意防止这些外邪对肺的不利影响。

（3）防燥：燥为秋季主气。《医学传灯·卷上》说：“一交秋分，燥金司令，所起之风，全是一团燥烈之气，干而不润。是以无草不黄，无木不凋，人身应之，燥病生焉。凡有身热咳嗽、内烦口干一切百病，无不起于干燥。”《伤寒杂病论·伤燥病脉证并治》说：“伤燥，肺先受之，出则大肠受之，移转五脏。”《素问·至真要大论》说：“清气大来，燥之胜也，风木受邪，肝病生焉。”所以，燥邪致病，除了伤津和干涩症状外，在脏腑主要是伤肺、肝和大肠。

肺喜润恶燥。肺主呼吸和皮毛，故燥邪可以通过口鼻和皮肤侵入人体，劫伤肺津。燥属金，金克木，故燥邪也常伤肝。

防治的方法是“燥者润之”。《临证指南医案·卷五》说：“燥为干涩不通之疾……外感者由于天时风热过盛，或由深秋偏亢之邪，始必伤人上焦气分，其法以辛凉甘润肺胃为先。”

二、秋季饮食养生

（一）秋季饮食养生原则

“一夏无病三分虚”。经过一个炎热的夏季，由于湿热交蒸，脾胃虚弱，食欲不振，加上出汗较多，津液损失较大，更易损耗人体的心气，所以夏末秋初，人往往处于一个偏虚的状态。秋燥更容易损耗人体的津液，损伤肺气。通过合理的饮食调补可以有效地弥补人体的损耗，减少燥邪的不良影响。

1.滋润养阴

《饮膳正要》说：“秋气燥，宜食麻以润其燥……”。秋冬养阴是一个总的原则，而且经过一个夏季，人体津液损耗较大，秋季是阴气刚刚滋长之时，更需要扶植。燥是秋季的主要外邪，而作为当令脏器的肺尤其喜润怕燥。因此秋季饮食应以清淡、滋润为主，多饮水和淡茶、牛奶、豆浆、粥饭等，多吃芝麻、银耳等柔润食物，起到滋阴润燥的功效。晨饮淡盐水，晚饮蜂蜜水，是补充水分、克服秋燥和防治便秘的好方法。故有人主张秋季应当“润补”。

滋阴润肺的食物，如梨、蜂蜜、糯米、菠萝、粳米、银耳、燕窝、甘蔗、梨、芝麻、鳖肉、藕、乌骨鸡、菠菜、豆浆、鸭蛋、橄榄等。

2.“少辛多酸”

《素问·脏气法时论》说：“肺主秋……肺收敛，急食酸以收之，辛泻之。”

秋季肺当令，肺虽喜辛，但辛性发散，会使肺气太过，不符合“秋收”的原则，“使秋气平”是秋季养生的要务，所以秋季要少吃辛辣发散食物而适当多吃有收敛特性的酸性食物。另一方面，秋季肺气旺，肺属金，金克木，故秋季肝处于一个不利的地位，为保护肝脏，也应当适当多吃酸味食物。

这里的酸味，是食物对人体味觉的直接感受，和我们在讲体液“酸性化倾向”时所说的酸、碱性食品不同，后者是指食物在消化吸收后对体液酸碱度的影响，不一定和其原来的酸碱性一致。如醋是典型的酸性物质，但它又是典型的碱性食品。按照祖国医学的食物性味，醋就是属酸的。

3.“引补”“平补”

经过炎热的夏季，人往往处于比较虚弱的状态，应当适当地进补。但是不少人一吃进补药食就会出现口舌生疮、失眠、胃脘胀满等症状，这是“虚不受补”的表现。服食性平和的食物可以改善这种状况，中医称之为“引补”或“底补”，即引入进补或为冬季进补打好基础的意思。

秋季引补和底补以食物为主，可以根据体质选择芡实、山药、大枣、龙眼肉、百合、薏苡仁、瘦肉、蜂蜜、牛奶、鸡蛋、豆浆等。

“引补藕为先。”生藕清热生津止渴，熟藕健脾开胃益血。“暑天宜生藕，秋凉宜熟藕”，“生食宜鲜嫩，熟食以壮老”。故藕无论生熟吃均对人体有益，而秋天以熟吃为好。

用肥厚洁净的大藕孔内塞满糯米，煮熟切片，撒上白糖、桂花，即成挂花糯米藕。藕捣碎成泥，加糯米粉拌匀，做成圆饼，包入豆沙馅，揉成球，炸熟，香甜酥脆，粘润可口。

秋季引补以清、润为主，不可温补燥补。多喝水、喝粥，多吃水果，少吃辛辣伤津食品如麻辣烫、火锅、葱、姜等。

患风湿病的年老体弱者，由于肝肾亏虚、气血不足、寒湿痹阻所致者，可以在秋季服用独活寄生丸以扶正祛邪，有利于冬季抵抗寒邪。慢性支气管炎患者多为肺脾两虚之症，如能在秋季试服蛤蚧大补丸、核桃肉以补肺益肾，可以减轻冬季的发作症状。

（二）秋季常吃的食物

1.蔬菜

（1）胡萝卜：又称胡芦菔、甘荀，原产亚洲西南部，13世纪从伊朗引入中国，故称胡萝卜。胡萝卜营养丰富，有小人参之美誉。日本将胡萝卜视为长寿食品。

【性味】味甘平，无毒。

【营养成分】每100克胡萝卜中含蛋白质1.4克，脂肪0.2克，膳食纤维1.3克，碳水化合物8.9克，胡萝卜素4010微克，视黄醇当量668微克，硫胺素0.04毫克，核黄素0.04毫克，尼克酸0.2毫克，维生素C16毫克，钾193毫克，钠25.1毫克，钙32毫克，镁7毫克，锰0.07毫克，锌0.14毫克，铜0.03毫克，磷16毫克，硒2.8微克。胡萝卜含有葡萄糖、蔗糖、果糖、甘露糖等多种糖类，约占其质量的7%，高于一般蔬菜。所含胡萝卜素最为丰富，占蔬菜的第一位。

【功效及应用】具有健脾和胃、补肝明目、清热解毒、壮阳补肾、透疹、降气、止咳等功效，可改善肠胃不适、便秘、夜盲症、性功能低下、麻疹、百日咳、小儿营养不良等疾病或症状。

胡萝卜素的分子结构相当于2个分子的维生素A，进入机体后，在肝脏及小肠黏膜内经过酶的作用，50%变成维生素A，对夜盲症、角膜软化等疾病有益。

胡萝卜素具有显著的抗氧化作用，但对T淋巴细胞中的活性氧不起破坏作用，故其抗氧化作用优于维生素E。能调节代谢，促进发育，改善人体免疫力，对软骨病、呼吸道疾病等都有明显的食疗作用，是老年人理想的保健食物，也适合儿童和青少年食用。

近年来的研究发现，胡萝卜有抑制肿瘤的作用，美国国立癌症研究所的观察发现，经常吃胡萝卜的人比不吃者患肺癌的概率低40%。他们同时发现，胡萝卜素可以减少患萎缩性胃炎的可能性，从而减少胃癌的发病率。许多国家用胡萝卜素制成的药剂用以治疗皮肤癌、肺癌、子宫癌、膀胱癌和结肠癌等，取得一定效果。其抗癌作用可能和其抗氧化作用、富含的叶酸、木质素的改善免疫功效有关。

哈佛大学的一项研究表明，补充胡萝卜的心脏病患者发作率减少40%。由于胡萝卜中含有槲皮素，与维生素P相似，具有改善微血管功能的作用，能增加冠脉血流量，故有降压强心的作用。另外胡萝卜中含有“琥珀酸钾盐”，有降压作用。

杭州大学的研究表明，胡萝卜素可以迅速降低血液中尼古丁含量。

胡萝卜中含有一种能降血糖的物质，是糖尿病患者适合的食物。1997年波兰《观察家》周刊撰文指出，新鲜胡萝卜汁是治疗婴儿消化不良的良药。成年人经常饮用胡萝卜汁对防止血管硬化、消除代谢障碍、防止视力减弱、脱发有较好效果。另有饮胡萝卜汁或吃烤熟的胡萝卜缓解前列腺疾病、治疗感冒和喉炎、增加乳汁分泌等的报道。

胡萝卜中含有的果胶进入人体可以与游离的汞离子结合，故具有很强的排汞作用。

胡萝卜富含维生素，并有轻微而持续发汗的作用，可刺激皮肤的新陈代谢，增进血液循环，从而使皮肤细嫩光滑，肤色红润，对美容健肤有独到的作用。同时，胡萝卜也适宜于皮肤干燥、粗糙，或患毛发苔藓、黑头粉刺、角化型湿疹者食用。

【提示】大量摄取胡萝卜素，来不及转化为维生素A时，聚集在皮肤脂肪组织里，使皮肤暂时呈浅黄色，即“胡萝卜素血症”，但结膜不发黄，是其与黄疸的区别。

胡萝卜素为脂溶性维生素A原，故最好用油炒着吃。

（2）花椰菜：与西蓝花和结球甘蓝同为甘蓝的变种。又名花菜、菜花、椰花菜、甘蓝花、洋花菜、球花甘蓝。有白、绿两种，绿色的叫西蓝花、青花菜。白花菜和绿花菜的营养、作用基本相同。西蓝花品质柔嫩，纤维少，水分多，胡萝卜素含量高于白花菜，风味更鲜美，主要供西餐配菜或做色拉。

在《时代》杂志推荐的十大健康食品中花椰菜名列第四。美国公众利益科学中心把花椰菜列为十种超优食物之一。

【性味】性凉，味甘。

【营养成分】花椰菜营养成分位居同类蔬菜之首，被誉为“蔬菜皇冠”。每100克花椰菜中含热量24.00千卡，蛋白质2.1克，脂肪0.2克，碳水化合物4.6克，膳食纤维1.2克，维生素A5微克，胡萝卜素30微克，硫胺素0.03毫克，核黄素0.08毫克，尼克酸0.6毫克，维生素C61毫克，维生素E0.4毫克，钙23毫克，钾200毫克，钠31.6毫克，镁18毫克，铁1.1毫克，锌0.38毫克，硒0.73微克等。所含的维生素C量比大白菜、黄豆芽高3～4倍，比柑橘高2倍。每200克菜花，可以提供成年人每日所需的维生素A的75%以上。

【功效及应用】花椰菜功效为补肾填精、健脑壮骨、补脾和胃，可用于久病体虚、肢体痿软、耳鸣健忘、脾胃虚弱、小儿发育迟缓等病症。天气湿热之际，用花椰菜30克煎汤饮服，有清热解渴，利尿通便之功效。

美国癌症协会报道，在众多的蔬菜水果中，花椰菜、大白菜的抗癌效果最好。花椰菜中所含“索弗拉芬”能刺激细胞制造对机体有益的保护酶——Ⅱ型酶，具有非常强的抗癌活性。长期食用花椰菜可以降低乳腺癌、直肠癌及胃癌等癌症的发病率。

宝宝常吃花椰菜，可促进生长，维持牙齿及骨骼正常，保护视力，提高记忆力；能提高肝脏解毒能力，增强机体免疫能力；所含的抗氧化剂异硫氰化物可以降低阳光中紫外线对眼睛的伤害；所含类黄酮可以减轻动脉粥样硬化；所含维生素K能维护血管的韧性，减少出血；所含有的硫莱菔子素能帮助免疫系统清理肺部积聚的有害细菌。

【提示】尿路结石和甲状腺功能低下患者不宜吃花椰菜。

花椰菜常有残留的农药，并容易生菜虫。吃之前可将菜花放在盐水里浸泡几分钟，促使菜虫爬出，还有助于去除残留农药。

花椰菜烧煮和加盐时间不宜过长，以免破坏防癌抗癌的营养成分。

（3）芹菜：又名芹、香芹、蒲芹、药芹菜、野芫荽、水芹等。原产于地中海沿岸的沼泽地带，我国芹菜栽培始于汉代。芹菜可以常年栽培，但秋季气候最适合芹菜的大田栽培。

【性味】性微寒，味甘苦，入肝、胆、心包经。

【营养成分】每100克芹菜中含有能量12千卡，蛋白质0.6克，脂肪0.1克，碳水化合物4.8克，B族维生素60毫克，叶酸29.8微克，维生素C4毫克，胡萝卜素29微克及核黄素、硫胺素、烟酸等，以及钾、钠、钙、磷、硒、锌等矿物质和微量元素。

【功效及应用】清热利湿，平肝健胃。《本草推陈》认为芹菜能“治肝阳头痛，面红目赤，头重脚轻，步行飘摇等症。”

古希腊用芹菜以调味，中国用以医药。芹菜主用于清热解毒、平肝除烦、利水消肿，凉血止血、醒酒保胃，主治高血压、头痛、头晕、瘰疬、痄腮、暴热烦渴、黄疸、水肿，小便热涩不利，妇女月经不调，赤白带下等病症。

芹菜突出的作用是降压和通便。芹菜富含蛋白质、糖类、胡萝卜素、维生素C等，能促进胃液分泌，增进食欲，并有祛痰作用。芹菜中脂肪含量很少，为低热量食品。芹菜含有大量的纤维素，具有降低胆固醇、预防心血管疾病、糖尿病、结肠癌和通便的作用。研究发现，芹菜中含有多种游离氨基酸、芳香油、芫荽甙、环己六醇和多种维生素，有明显的降压作用，其持续时间，随食用量而延长。芹菜具有健脑安神作用，能安定中枢神经，并促进血液循环，对高血压、动脉硬化、神经衰弱、失眠等具有辅助治疗作用。

【提示】芹菜性凉质滑，故脾胃虚寒、肠滑不固者食之宜慎。

芹菜叶：

一般做菜时常把芹菜叶抛弃，这是不对的。营养学家曾对芹菜的茎和叶片进行13项营养成分的测试，发现芹菜叶的营养成分中，有10项指标超过了茎。芹菜叶中胡萝卜素含量是茎的88倍，维生素C13倍，维生素$B_1$17倍，蛋白质11倍，钙2倍。

此外，研究实验发现，芹菜叶对癌症还具有一定的抑制作用，抑制率可以达到73%。芹菜叶榨汁后做成饮料，据说有很好的兴奋作用。

（4）茄子：又称酪酥、昆仑瓜、六蔬、矮瓜等。茄子最早产于印度，4、5世纪传入中国。

【性味】性凉，味甘，入脾、胃、大肠经。

【营养成分】每100克茄子中含蛋白质1.1克，脂肪0.2克，膳食纤维1.3克，碳水化合物3.6毫克，胡萝卜素50微克，维生素C5毫克，维生素E1.13毫克，钾142毫克，钙24毫克，镁13毫克，铁0.5毫克，锰0.13毫克，锌0.23毫克，铜0.1毫克，磷2毫克，硒0.485毫克，还有视黄醇、硫胺素、核黄素、尼克酸及功能成分如龙葵碱、葫芦巴碱、水苏碱、胆碱等。

【功效及应用】清热凉血，散瘀消肿，消暑宽肠，适用于大便干结、痔疮出血、湿热黄疸患者。《本草纲目》介绍，将带蒂的茄子焙干，研成细末，用酒调服治疗肠风下血。《滇南本草》则认为肠风下血和痔疮出血，不宜用酒，故主张用米汤调服。常吃茄子对慢性胃炎、肾炎水肿等疾病都有一定的治疗作用。

治疗冻伤：取冬天地里的茄子秧（连根）两三棵水煎20分钟，用此水泡洗冻疮患处，用茄子秧擦洗患处，2～3次可愈。

降脂降压：选用深色长条型茄子，切段或丝，用麻酱、酱油调拌，晚餐时食用。

预防出血：茄子含丰富的维生素P，是天然食物中最高的，是柑橘的10倍。维生素P可以增强细胞之间的黏附力，改善毛细血管脆性，对小血管出血如紫癜、咯血等有一定的预防作用。每天食用蒸茄子，可有效治疗内痔出血，对便秘也有一定的缓解作用。

防治胃癌：茄子含有的龙葵碱能抑制消化系统肿瘤增殖，对于防治胃癌有一定效果。

抗衰老：茄子含有丰富的维生素E，有抗衰老功能。

茄子含有皂草甙，可促进蛋白质、脂质、核酸的合成，提高供氧能力，改善血液流动，改善免疫力，另有提高男性性能力功效。

【提示】《本草纲目》中说："茄性寒利，多食必腹痛下利。"消化不良，容易腹泻的人不宜多食。

2.水果

（1）梨：又名果宗、快果，被誉为"百果之宗"。中国是梨属植物中心发源地之一，有4000多年的栽培历史。

【性味】性寒，味甘。

【营养成分】　每100克梨的可食部分中含蛋白质0.1克，脂肪0.1克，糖类9克，钙5毫克，磷6毫克，铁0.2毫克，胡萝卜素0.01毫克，维生素$B_1$0.02毫克，维生素$B_2$0.01毫克，维生素C4毫克，烟酸0.2毫克。

【功效及应用】《本草纲目》称梨能"润肺凉心，消痰降火，解疮毒、酒毒"。梨有润肺止咳、化痰利尿、滋阴生津、清心降火等作用，适合于热病伤津、秋燥等因素所致的干咳、口渴、便秘、痰热惊狂、噎膈、口渴失音、眼赤肿痛，和内热所致的烦渴、咳喘、痰黄等症。

梨含有丰富的纤维素，有利于减肥和通便。

美国生物学家的研究成果表明，未成熟或半熟的梨，具有防辐射的作用，其防辐射作用远远大于仙人掌和芦荟。

有研究发现，吃较多梨的人远比不吃或少吃梨的人感冒概率要低。吃梨可改善呼吸系统和肺功能，保护肺部免受空气中灰尘和烟尘的影响。所以，有科学家把梨称为"全方位的健康水果"。

梨皮具有清心润肺、降火生津、滋肾补阴等功效，故吃梨时最好不要削皮。

【提示】梨性偏寒助湿，多吃会伤脾胃，故脾胃虚寒、大便稀薄、手脚发凉者、妇人产后、小儿痘后和外感风寒而致的咳嗽痰白者忌用。螃蟹性也凉，二者不宜同吃。

梨含果酸较多，胃酸多者，不可多食。梨有利尿作用，夜尿频者，睡前少吃梨。梨含糖量高，糖尿病者当少吃。梨含果酸多，不宜与碱性药同用，如氨茶碱、小苏打等。

（2）柿子：又名"猴果"、"米果"，因色呈金黄色，故有金果之称。柿子在中国广泛种植，已有上千年的历史，19世纪传向国外。

【性味】性寒，味甘涩，归肺、脾、胃、大肠经。

【营养成分】每100克柿子中含热量71千卡，蛋白质0.4克，脂肪0.1克，碳水化合物18.5克，膳食纤维1.4克，维生素A20微克，胡萝卜素120微克，尼克酸0.3毫克，维生素C30毫克，维生素E1.1毫克，钾151毫克，钠0.8毫克，铁0.2毫克，硒0.2微克，此外还有硫胺素、核黄素及钙、磷、镁等成分。

所含维生素和糖分比一般水果高1~2倍。一天吃1个柿子，所摄取的维生素C基本上能满足一天需要量的一半。与苹果相比，除了锌和铜的含量外，其他成分均是柿子占优。

【功效及应用】《本草纲目》载："柿乃脾、肺、血分之果也。其味甘而气平，性涩而能收，故有健脾涩肠，治嗽止血之功。"其功效为：润肺化痰、清热生津、涩肠止痢、健脾益胃、生津润肠、凉血止血，可以缓解大便干结、痔疮疼痛或出血、干咳、喉痛、高血压等症。所以，柿子是慢性支气管炎、高血压、动脉硬化、内外痔疮患者的天然保健食品。

新鲜柿子含碘很高，能够防治地方性甲状腺肿。柿子富含果胶，有良好的润肠通便作用，对于纠正便秘，保持肠道正常菌群生长等有很好的作用。柿蒂中含有单宁、三萜酸、花树脂酸，对呃逆、夜尿症有一定疗效。柿饼有润燥养阴的功效。以柿子加蜂蜜、柑皮少许，水煎服，是民间治疗百日咳的验方。老年人耳鸣，或突然耳聋，多为肝肾之火上升、外窍闭塞不通所致，开始时可试着吃点柿子使火气下降，以通外窍。

【提示】柿子中含有的胶酚和可溶性鞣红质与胃酸作用，会变成一种甚为黏稠的胶状物，可以把植物的纤维和籽粒胶合在一起，形成"植物球"，常可造成胃黏膜的糜烂、溃疡，甚至出血，造成剧烈的腹痛、恶心、呕吐、厌食等症状，即为"胃柿石"。为预防胃柿石，首先不要吃生柿子；每次量不超过1~2个；空腹时候不要吃柿子；不要吃柿子皮。柿子中的鞣酸与螃蟹等高蛋白的食物相遇，也容易凝结成块，从而产生腹痛、腹泻和呕吐等症状，而且柿子和螃蟹均为寒性，不宜同吃。

柿子中含有的单宁酸具有收敛性，吃得过多，不仅会感到口涩、舌麻，而且会使肠道收敛，肠液分泌减少，消化功能降低，导致大便干燥。另外柿子中含有的单宁酸和铁结合，会妨碍铁的吸收，故贫血的人少吃为佳。

（3）柚子：又称胡柑、臭橙、臭柚、香栾、"文旦"等。

【性味】性寒，味酸。

【营养成分】每100克可食部分含热量57千卡，蛋白质0.7克，脂肪0.6克，碳水化合物

12.2克，粗纤维0.8克，钙41毫克，磷43毫克，铁0.9毫克，胡萝卜素0.12毫克，硫酸素0.07毫克，核黄素0.02毫克，尼克酸0.5毫克，抗坏血酸41毫克。

【功效及应用】柚子具有化积除胀、化痰止咳、健胃消食、消肿止痛等功效，适用于胃病、消化不良、口渴心烦、恶心呕逆、慢性咳嗽、痰多气喘等症。

每100克柚子中含钾119毫克，钠仅有3毫克，是典型的高钾低钠食物，因此对于高血压病、心力衰竭、浮肿患者有益，但肾功能不全伴有高钾血症者则严禁食用。

柚子的果胶不仅可降低低密度脂蛋白水平，而且可以减少动脉壁的损坏程度。

柚子能帮助机体对钙及铁的吸收，并含有丰富的叶酸，故有预防骨质疏松、缺铁性贫血和促进胎儿发育的功效。

柚子含有生理活性物质皮甙，所以可降低血液的黏滞度，减少血栓的形成，故对心脑血管疾病有较好的预防作用。

柚子中所含有机酸以枸橼酸为主，具有消除疲劳的作用。

开水泡柚子皮代茶饮，辅助治疗老年性咳嗽气喘。柚子、大生梨各100克一同洗净后煮烂，加蜂蜜或冰糖调服，用治肺热咳嗽。柚果肉200克，青皮50克，蒲公英30克水煎服，用治急性乳腺炎。

【提示】在应用一些药物期间不能吃柚子，这些药物有：免疫抑制剂如环孢素，他汀类药物如洛伐他汀、血脂康等，钙拮抗剂如硝苯地平、尼莫地平等，抗过敏药特非那丁，消化系统疾病常用的西沙必利，安定类药物如舒乐安定、佳乐定及含有咖啡因的解热镇痛药物等。

柚子性寒，故寒症者不宜食用。

（4）香蕉：香蕉又名蕉果、蕉子。中国是香蕉的原产地之一，国外主要香蕉品种多是由中国传出的。

【性味】性寒，味甘。

【营养成分】每100克香蕉中含能量381千卡，蛋白质1.4克，脂肪0.2克，膳食纤维1.2克，碳水化合物20.8克，胡萝卜素60微克，尼克酸0.7毫克，维生素C8毫克，钾256毫克，钠0.8毫克，钙7毫克，铁43毫克，锌0.18毫克，硒0.87微克等。

【功效及应用】香蕉味甘，性寒。具有滋阴润肠、清热解毒、生津止渴、润肺解酒等功效。《本草求原》中说香蕉能“止咳润肺解酒，清脾润肠”。《日用本草》中说香蕉“生食破血，合金疮，解酒毒；干者解肌热烦渴”。

香蕉的含钾量是水果中最高的，而含钠量却微乎其微，适合于高血压病、心衰和浮肿患者食用，但肾功能衰血钾高者禁食。

香蕉的降血压作用明显。早在1982年，英国研究人员在非洲调查发现，常年以香蕉为菜肴的当地人，没有一个高血压病患者。英国玛丽丝医院的医生观察，香蕉的降压效果几乎相当于常用降压药。

香蕉含有5-羟色胺，可以降低胃酸，并含有一种能刺激胃黏膜细胞生长的化学物质，产生更多的黏液，加强胃壁的“屏障”作用，所以香蕉适合溃疡病患者食用。而且5-

羟色胺能使人的心情变得愉快，故香蕉被称为“快乐食品”、“开心果”，可用于治疗抑郁症。

香蕉肉质黏软，含有粗纤维，能润滑肠道，是常用防治便秘的食品。日本科学家从香蕉中发现了具有抗癌作用的物质。试验证明，香蕉越成熟，表面上的黑斑点越多，其免疫活性越强。香蕉的能量被人体利用的时间较其他水果长，故参加耐力运动的运动员，可以利用香蕉作为“能量储存库”。而且香蕉食后饱腹感明显，故可用以减肥。

【提示】香蕉为寒凉之品，故脾胃虚寒的人要少吃；吃香蕉后不要饮绿茶，避免伤胃。空腹吃香蕉会使血镁增加，对人体心血管系统产生抑制作用，同时引起嗜睡、乏力等症状，对司机等需要精力特别集中人员尤其要注意。

因防腐烂，香蕉常不待成熟即采摘，成熟的香蕉有通便作用，但吃生香蕉反而会引起便秘。

（5）葡萄：又称为山葫芦、草龙果，是世界上四大水果之一，也是产量最多的水果之一。相传葡萄原产于欧洲、西亚和北非一带，为汉代人张骞引入，但《本草纲目》记载：“汉书言张骞使西域还，始得此种。而《神农本草经》已有葡萄，则汉前陇西旧有，但未入关耳。”

提子亦为葡萄的一种，其特点为粒大、皮厚、汁少、皮肉难分离、耐储运。

【性味】性平，味甘、酸、涩，入肺、脾、肾经。

【营养成分】葡萄被称为“百果之珍”，营养丰富。其含糖量约为15%～25%，而且主要是葡萄糖，可以直接被人体吸收，此外还有果糖、蔗糖；含有少量的蛋白质和脂肪，以及人体必需的氨基酸如谷氨酸、精氨酸、色氨酸等；含有如酒石酸、柠檬酸、苹果酸、草酸等有机酸；此外还有果胶、卵磷脂和多种维生素如维生素C、维生素E、维生素B_{12}、烟酸、胡萝卜素、核黄素、硫胺素等；含有钾、钠、镁、铁、钙、磷以及少量的锌、锰、铜、硒等微量元素。制成葡萄干后，糖和铁的含量更为增加，是体弱贫血者和妇女、儿童的滋补佳品。

【功效及应用】《神农百草经》载：“葡萄味甘平，主筋骨湿痹，久食延年”，“益气、倍力强志，令人肥健，耐饥、忍风寒。久食，轻身不老延年”。据《陆川本草》记载：“葡萄滋养强壮、补血、强心、利尿。治腰痛、胃痛、精神疲惫、血虚心跳。”

葡萄具有滋阴补血、益气健脾、清热解渴、祛湿利尿、和胃、催痘疮不出等功效，可用于热病伤阴、脾胃虚弱、肝肾阴虚、气血不足、腰腿酸软、精力不足、疲乏困倦、风湿痹痛、小便不利和淋病浮肿等症。

葡萄是葡萄籽多酚含量最多的食物，葡萄籽多酚是强力的抗氧化物质，具有抗衰老、防癌、防治亚健康、抗动脉硬化等多种作用。现代科学证明，葡萄汁具有降低胆固醇和减少心脏病的功效。另一项研究证明，葡萄汁能比阿司匹林更好地阻止血栓形成。实验显示，紫葡萄汁中的黄酮类化合物能减少血小板的凝聚，每天喝一杯葡萄汁能使血黏度下降40%。

葡萄中含有天然的聚合苯酚，能与病毒或细菌中的蛋白质化合，故对细菌和病毒有一定抑制作用，对急性泌尿系统感染和细菌性痢疾有效。用治细菌性痢疾时，用葡萄汁、姜汁各50毫升，兑入浓绿茶一杯内，加适量蜂蜜，趁热饮服。

葡萄皮中含有白藜芦醇，具有抑制炎症、缓解过敏、防止正常细胞癌变和抑制恶变细胞扩散作用。慕尼黑大学医学研究所将葡萄皮汁涂在老鼠身上，然后将其置于一种致癌物质的影响下，发现基本上没有癌变，而未涂葡萄汁的老鼠则发生了癌变。

葡萄中葡萄糖、有机酸、氨基酸、维生素的含量都很丰富，可补益和兴奋大脑神经，对治疗神经衰弱有一定效果。

取新鲜葡萄250克，去皮、核捣烂后，加适量温开水饮服，每日1～2次，连服两周，可治前列腺炎和小便涩痛。

葡萄煮汁饮，止呕吐及腹泻后恶心、孕妇胎动频繁。

【提示】糖尿病患者、便秘者、脾胃虚寒者应少食。忌与海鲜、鱼、萝卜、四环素同食，服用人参者忌食。吃后不能立刻喝水，否则易引发腹泻。

葡萄籽多酚在皮和籽中含量居多，故应该“吃葡萄不吐葡萄皮”。

红葡萄酒是红葡萄带皮浸渍发酵而成，白葡萄酒是葡萄汁发酵而成的，故红葡萄酒保健功能好于白葡萄酒。

（6）山楂：又名山里红、红果、胭脂果，可食用又可药用，具有很高的营养与药用价值，是我国特有的药食两用的水果。

【性味】味酸、甘，性微温或平，归脾、胃、肝经。

【营养成分】可食用部分76%。每100克中含蛋白质0.5克，脂肪0.6克，膳食纤维3.1克，碳水化合物22克，胡萝卜素100微克，维生素A17微克，硫胺素0.02毫克，核黄素0.02毫克，尼克酸0.4毫克，维生素C53毫克，维生素E7.32毫克，钾299毫克，钠5.4毫克，钙52毫克，镁19毫克，铁0.9毫克，锰0.24毫克，锌0.28毫克，铜0.11毫克，磷24毫克，硒1.22微克。其含钙量和维生素C的量在水果中均名列前茅。尚含解脂酶、鞣质、果胶等以及对大肠杆菌、绿脓杆菌、痢疾杆菌有抑制作用的成分。

【功效及应用】山楂具散瘀化积、化痰解毒、活血提神、清胃醒脑、增强食欲之功能，对高血压、糖尿病、冠心病等有显著效果，并可用治食滞、胸腹胀满、血瘀闭经以及产后恶露不尽等症。

山楂所含的黄酮类和三萜类成分具有加强和调节心肌功能、增加冠脉血流量、强心、降压、利尿、镇静等作用，防止电解质紊乱导致的心律失常，因而是心血管疾病的良药。另外，山楂还含有槲皮黄甙、金丝桃苷等，有扩张气管、促进排痰、平喘之功效。在黄酮类药物成分中，有一种壮荆素，具有抗癌作用。山楂能开胃消食，特别对消肉食积滞作用更好。山楂有活血化瘀的功效，有助于解除局部瘀血状态，对跌打损伤有辅助疗效。山楂对子宫有收缩作用，在孕妇临产时有催生之效，并能促进产后子宫复原。山楂所含的黄酮类和维生素C、胡萝卜素等物质能阻断并减少自由基的生成，能改善机体的免疫力，有防衰老、抗癌的作用。

因此，山楂被广泛用做药物成分，含有山楂的常用成药达49种，丸、散剂46种，片剂

3种。

【提示】以下情况应忌食山楂：山楂消食化积作用过强，只消不补，过食会损伤脾胃，故脾胃虚弱者忌食；因其含有的有机酸容易腐蚀牙齿表面的珐琅质，故患有龋齿者应忌食；山楂有化瘀作用，能促进子宫收缩，故孕妇应忌食，以免影响胎儿的发育或造成流产；因含有大量的有机酸，故患有慢性胃炎、溃疡病者忌食。和柿子一样，过食山楂也会形成胃石症。

（7）石榴：又名安石榴、金罂。其果实分酸、甜两种，酸者一般入药，甜者一般食用。石榴原产于中国西域，汉代传入中原。石榴寓意吉祥，红色的石榴花象征繁荣、红火，石榴子象征多子多福，故深受群众喜爱。

【性味】性平，味甘、酸、涩，入肺、肾、大肠经。

【营养成分】红粉皮石榴（括号内为青皮石榴）可食部分57%（55%）。每100克中含蛋白质1.3（1.2）克，脂肪0.1（0.2）克，膳食纤维4.9（4.9）克，碳水化合物14.5（13.6）克，硫胺素0.05（0.05）毫克，核黄素0.03（0.03）毫克，维生素C13（8）毫克，维生素E3.72（4.53）毫克，钾218（243）毫克，钠0.8（1.3）毫克，钙16（6）毫克，镁16（15）毫克，铁0.2（0.2）毫克，锰0.18（0.15）毫克，锌00.19（0.18）毫克，铜0.17（0.1）毫克，磷76（68）毫克。

【功效及应用】生津止渴，收涩止泻，主治津亏口燥，咽干烦渴，久泻久痢，便血崩漏等病症。

①广谱抗菌：石榴皮中含有多种生物碱，石榴的醇浸出物及果皮水煎剂对金黄色葡萄球菌、溶血性链球菌、霍乱弧菌、痢疾杆菌等有明显的抑制作用，其中对志贺氏痢疾杆菌作用最强。石榴皮水浸剂在试管内对各种皮肤真菌和流感病毒也有不同程度的抑制作用。

②收敛，涩肠：石榴有明显的收敛作用，能够涩肠止血，加之其具有良好的抑菌作用，所以是治疗痢疾、泄泻、便血及遗精、脱肛等病症的良品。

③驱虫杀虫：石榴皮以及石榴树根皮均含有石榴皮碱，对人体的寄生虫有麻醉作用，是驱虫杀虫的要药，尤其对绦虫的杀灭作用更强。

④止血，明目：石榴花晒干研末，具有良好的止血作用，亦能止赤白带下。石榴花泡水洗眼，有明目效能。

石榴汁含有多种氨基酸和微量元素，有助消化、抗胃溃疡、软化血管、降血脂和血糖，降低胆固醇等多种功能，可防治冠心病、高血压。对饮酒过量者，解酒有奇效。

威斯康星大学医学院的皮肤学教授哈桑穆克塔博士等发现，在石榴汁中含有强大的抗癌物质，特别是抗前列腺癌效果明显。

【提示】石榴不适宜便秘者、尿道炎患者、糖尿病患者和实热积滞者食用。石榴不可与西红柿、螃蟹、西瓜、土豆同食。石榴中含鞣酸较多，故与螃蟹等含钙量高的食物同吃会结合为不易消化的物质，导致恶心、呕吐、腹痛等症状。

（8）栗子：又名板栗、毛栗，与桃、李、杏、枣并列为我国古代的“五果”。栗子可以代粮，有“木本粮食”之称。栗子是中国栽培最早的果树之一，有两三千年的栽培史。栗子素有“干果之王”的美誉，又被称为“人参果”。

【性味】性温，味甘平，入脾、胃、肾经。

【营养成分】每100克栗子中含热量185千卡，蛋白质4.2克，脂肪0.7克，碳水化合物40.5克，膳食纤维1.7克，维生素A32微克，胡萝卜素0.9微克，视黄醇当量52微克，硫胺素0.14毫克，核黄素0.17毫克，烟酸0.8毫克，维生素C24毫克，维生素E4.56毫克，钾442毫克，钙17毫克，镁50毫克，铁1.1毫克，锰1.53毫克，锌0.57毫克，硒1.13毫克。

【功效及应用】《千金方》中说：“栗，肾之果。肾病宜食之。”《本草纲目》中称栗子“治肾虚，腰脚无力，以袋盛生栗悬干，每旦吃十余颗，次吃猪肾粥助之，久必强健”。因其对肾虚患者的良好疗效，可与人参、黄芪、当归媲美，被称为“肾之果”。

栗子益气补脾，健胃厚肠，补肾强筋，活血止血，主治反胃不食，泄泻痢疾，吐血，衄血，便血，筋伤骨折瘀肿、疼痛，瘰疬肿毒等病症。

生食或熟食栗子都可用治疗腰腿软弱无力、小便频数、反胃、便血、慢性淋巴结炎和颈淋巴结核以及因脾胃虚寒引起的慢性腹泻或因肾虚引起的久婚不育等疾病。用风干的栗子壳烧成炭再碾成粉状，加蜂蜜调和后用水冲服可治内痔出血。

栗子中含有丰富的不饱和脂肪酸、多种维生素和矿物质，对预防和治疗高血压、冠心病、动脉硬化等心血管疾病有益。

栗子含有丰富的维生素C，能够维持牙齿、骨骼、血管肌肉的正常功能，可以预防和治疗骨质疏松、腰腿酸软、筋骨疼痛、乏力等，延缓人体衰老，是老年人理想的保健果品。早晚生食栗子2颗，对老年肾亏、小便频繁有益。用10颗栗子和猪肾、薏仁、大米熬煮成粥，可治疗由一般肾虚引起的腰腿无力。

栗子中含有磷脂，对神经系统有良好的保健作用。民间有用栗子、红枣、雪梨蒸制的“三圆汤”，佐以冰糖，可以清心滋阴，有抗衰老、消疲劳的功效，对从事脑力劳动和夜班作业的人员最为适宜。用栗子、糯米适量，文火煮粥，加适量白糖，再加适量茯苓粉最好，适用于脾肾两亏引起的胃纳不佳、尿频、尿急等。

【提示】栗子含淀粉较多，最好在两餐之间把栗子当成零食，或做在饭菜里吃，而不要饭后大量吃。

栗子“生极难化，熟易滞气”，脾胃虚弱，消化不良者不宜多食。《本草纲目》上说，吃栗“乃须细嚼，使液尽咽，则有益，若顿食至饱反至伤脾矣”。

新鲜栗子容易变质霉烂，吃发霉栗子会中毒。

糖尿病患者慎食，婴幼儿、风湿病的人不宜多食。

栗子多食可因助热生痰，故痰湿过盛者不能多吃。

栗子少吃健脾，多吃伤胃。脾胃功能较弱和儿童不宜过多食用，否则容易壅塞脾胃，导致消化不良。

（9）枣：又名大枣、红枣，是我国特有的果树，从新郑斐李岗文化遗址中发现枣核化石，证明枣在中国已有8000多年历史。《神农本草经》将大枣列为上品。枣是我国人民最爱吃的水果之一，现有100多个品种，并被加工成乌枣、蜜枣、醉枣、枣酒等。

【性味】性温，味甘，归脾、胃经。

【营养成分】大枣之所以为“五果之王”，首先是因为它有丰富的营养成分。蛋白质含量较高，有谷氨酸、赖氨酸、精氨酸等14种氨基酸。含糖量、维生素A、维生素B、维生素C、维生素P，尤其维生素P、维生素C含量均居水果之首。鲜枣中维生素C的含量比柑橘高7～10倍，是苹果的75倍，故有“活维生素C丸”之称。含有苹果酸、酒石酸等多种有机酸，富含钙、磷、铁等矿物质和微量元素，其含硒量在水果中也是较高的。药理研究发现，大枣中含有多种生物活性物质，如大枣多糖、黄酮类、皂苷类、三萜类、生物碱类、环磷酸腺苷（cAMP）、环磷酸乌苷（cGMP）等，对人体有多种保健治病功效。

【功能及应用】《本经》论枣：“主心腹邪气，安中养脾，助十二经。平胃气，通九窍，补少气、少津液，身中不足，大惊，四肢重，和百药。”

大枣败毒抗癌、补脾润肺、养血安神、疗疮缓痛，可用于中气不足、脾胃虚弱、体倦乏力、食少便溏、血虚萎黄、妇女脏躁等证的治疗。

①大枣富含的环磷酸腺苷，是人体能量代谢的必需物质，能增强肌力、消除疲劳、扩张血管、增加心肌收缩力、改善心肌营养，对防治心血管疾病有良好的作用。枣能降低胆固醇和甘油三酯，其所含的维生素P能使毛细血管致密，减少出血，故对预防脑出血有益。大枣中的黄酮类物质可以防治脑缺血症并对脑缺血所致的脑组织超微结构损伤有保护作用。

②大枣对急慢性肝炎、肝硬化、贫血、过敏性紫癜等症有较好疗效。大枣中的果糖、葡萄糖、低聚糖、酸性多糖有保肝护肝作用。维生素C及cAMP等，能减轻化学药物对肝脏的损害，并有促进蛋白质合成，增加血清总蛋白含量的作用。大枣可使四氯化碳性肝损伤的家兔血清总蛋白与白蛋白明显增加，同时能提高体内单核细胞的吞噬功能。对于急性肝炎、肝硬化患者，每晚睡前服红枣花生汤（红枣、花生、冰糖各30克，先煮花生后加枣和冰糖，30天为一疗程），能降低血中谷丙转氨酶的水平。

③大枣含有三萜类化合物及环磷酸腺苷，有较强的抑癌、抗过敏作用。枣含有的山楂酸具有抗癌功效，二磷酸腺苷具有调节细胞分裂的作用。动物实验证明，同是喂致癌物的情况下，加吃红枣的动物，出现消化道恶性肿瘤的概率只有未吃红枣动物的一半。

日本科学家发现，环磷酸腺苷具有抗过敏作用，因其可以使细胞膜稳定，从而减少过敏介质的释放。方法：枣10枚，水煎服，每日三次；或生吃红枣，每次10个，每日三次，至过敏反应消失为止。

④抗衰老作用：枣能改善人体的免疫力，促进白细胞的代谢，增加白蛋白含量，故有抗衰老和延年益寿的作用。俗话说：“一日吃仨枣，一辈子不显老”。

⑤抗疲劳作用：红枣能增强肌力和耐力，有益于病后恢复。英国科学家发现，凡是连续吃枣的患者，健康恢复比单纯服用维生素的人快3倍以上。

⑥养心安神：对神经衰弱、思虑过度、心悸失眠者，可益气滋养，对妇女更年期症状有调补作用。

⑦解除药物毒性：在一些药性猛烈的方剂中配入红枣，可缓和药性，如配方内有甘

遂、天戟等毒性中药，就要配以大枣，以保护脾胃，解除毒性。

⑧改善机体免疫力：大枣多糖是大枣中重要的活性物质，其有明显的增强补体活性和促进淋巴细胞增殖作用。

⑨防治骨质疏松和贫血：大枣中富含钙和铁，对防治骨质疏松和缺铁性贫血均有十分理想的食疗作用。

【提示】枣子遇雨容易腐烂，也极易遭蚊蝇叮咬而受到污染，因此鲜枣不宜多食，否则易生痰，助热，损齿。干枣应用开水煮沸消毒后食用。

大枣味甘能助湿壅气，多食易出现腹部胀满，凡痰浊壅盛、腹部胀满等症要慎用。

中医典籍还认为，大枣不能与葱和鱼同食，否则或令人五脏不和，或令人腰腹疼痛。

（10）葵花籽：葵花又名向日葵、西番莲、丈菊、迎阳花等，在欧洲叫太阳花，还有些国家叫太阳草、转日莲等。向日葵原产北美西南部，本是野生种，后经栽培观赏，迅速遍及世界各地，16世纪初传入欧洲。我国栽培向日葵至少已有近四百年的历史。

【性味】性平，味甘，入大肠经。

【营养成分】葵花籽的蛋白质含量较高，而且不含胆固醇。每100克葵花籽含热量597千卡，蛋白质23.9克，脂肪49.9克，碳水化合物13克，钙72毫克，铁5.7毫克，磷238毫克，钾562毫克，钠5.5毫克，铜2.51毫克，镁264毫克，锌6.03毫克，硒1.21微克，维生素A5微克，维生素B_{10}36毫克，维生素B_{20}2毫克，维生素E34.53毫克，胡萝卜素0.03毫克，叶酸280微克，烟酸4.8毫克。

葵花籽富含不饱和脂肪酸，其中亚油酸占55%；钾、钙、磷、铁、镁也十分丰富，尤其是钾的含量较高；还含有维生素A、维生素B_1、维生素B_2，每15克就含维生素E31毫克。

【功效及应用】葵花籽具有补虚、降血脂和防癌功效，生用驱虫润肠燥，适宜于神经衰弱、失眠、蛲虫患者、高脂血症、动脉硬化、癌症患者食用。

葵花籽中含有大量的食物纤维，能降低结肠癌的发病率。所含的丰富的钾元素对保护心脏功能，预防高血压有益。所含的植物固醇和磷脂，能抑制体内胆固醇的合成。所含的硒具有显著的抗氧化和心脏保护作用。

【提示】葵花籽炒后性温燥，多吃易引起口干、口疮、牙痛、便秘等。

吃时最好用手剥皮。因为用牙嗑在吐壳时将大量津液吐掉，导致味觉迟钝、口干舌燥、食欲降低。患有肝炎的患者，最好不要嗑葵花籽，因为它会损伤肝脏。

3.谷类

（1）玉米：又称玉蜀黍、包谷、苞米、棒子、粟米、番麦，是全世界产量最高的粮食作物。玉米原产地是中美洲，1492年哥伦布在古巴发现玉米，1494年后逐渐传至世界各地。我国种植玉米大概始自明朝。

【性味】性平，味甘淡。

【营养成分】玉米是营养价值最高的一类谷物，含能量高、纤维素多是玉米优于其他谷类的特点。每100克玉米中含有碳水化合物22.8克，蛋白质4.0克，脂肪1.2克，纤维素2.9克。其维生素含量是稻米、小麦的5～10倍。还富含多种微量元素，这是其他米类不能比拟的，特别是镁的含量较高。

【功效及应用】玉米具有健脾益胃、利胆通便、软化血管、美容护肤、利尿降糖、延缓细胞衰老、防癌抗癌等功效，适合用于高血压、高脂血症、动脉硬化、老年人习惯性便秘、慢性胆囊炎等疾患的食疗保健。

玉米含有多种有益健康物质，如钙、纤维素、谷胱甘肽、镁、硒、维生素E、不饱和脂肪酸、寡糖等。每100克玉米能提供近300毫克的钙。玉米含胡萝卜素的量是大豆的5倍多。植物纤维素能加速致癌物质和其他毒物的排出。天然维生素E有促进细胞分裂、延缓衰老、降低血清胆固醇、防止皮肤病变的功能。玉米含有的黄体素、玉米黄质可以对抗眼睛老化。多吃玉米还能抑制抗癌药物对人体的副作用，刺激大脑细胞，增强人的脑力和记忆力。玉米含有丰富的异麦芽低聚糖等高能寡糖，利于肠道内有益菌繁殖，并有延寿、美容作用。

玉米胚榨出的玉米油含有大量不饱和脂肪酸，其中亚油酸占60%，可清除血液中有害的胆固醇，防止动脉粥样硬化。

玉米须有较强的利尿功能，对泌尿系感染、水肿有治疗作用，还可以清热利胆，适用于肝胆湿热型胆石症等。

【提示】发霉玉米含有黄曲霉毒素，有致癌作用，故不可食用。

（2）红薯：俗称甘薯、白薯，地瓜、红苕、山芋、红芋等。甘薯为“舶来品”，大约16世纪传入中国，故也名番薯。在世界卫生组织评出的最健康食品中，红薯被列为13种上佳蔬菜的首位。日本国家癌症研究中心发布的20种抗癌蔬菜排行榜中，甘薯名列榜首。

【性味】性平，味甘，归脾肾经。

【营养成分】每500克红薯约可产热能635千卡，含蛋白质11.5克，糖14.5克，脂肪1克，磷100毫克，钙90毫克，铁2克，胡萝卜素0.5毫克，另含有维生素B_1、维生素B_2、维生素C与尼克酸、亚油酸等。其中维生素B_1、维生素B_2的含量分别比大米高6倍和3倍。红薯含有丰富的、在大米白面中缺乏的赖氨酸。

【功效及应用】《本草纲目》、《本草纲目拾遗》等文献记载，红薯有“补虚乏，益气力，健脾胃，强肾阴”的功效，使人“长寿少疾”。当代《中华本草》认为红薯可以“补中和血、益气生津、宽肠胃、通便秘。主治脾虚水肿、疮疡肿毒、肠燥便秘。”

通过对26万人的调查发现，熟甘薯的抑癌率达到98.7%，生甘薯也为94.4%。美国从红薯中提取出一种活性物质——去雄酮，能有效地抑制结肠癌和乳腺癌的发生。

红薯中含有丰富的淀粉、维生素、纤维素和镁、钙等微量元素和亚油酸等，其热量只有大米的1/3，而且富含纤维素和果胶，具有阻止糖类转化为脂肪的作用，故是理想的减肥食品，而且对老年习惯性便秘十分有效。红薯含有丰富的赖氨酸，正是大米和面粉缺乏的。

红薯属于碱性食物，有利于维护血液的酸碱平衡。红薯含有丰富的胡萝卜素、维生素C和叶酸，一个小红薯，可以提供人体每天所需要的维生素A、1/3量的维生素C和50微克的叶酸。这三种物质都有防癌作用。

红薯含有一种类似雌性激素的物质，对保护人体皮肤，延缓衰老有一定的作用。

【提示】红薯最好熟吃。食用红薯不宜过量。湿阻脾胃、气滞食积者应慎食。因其有促进胃酸分泌作用，消化性溃疡、慢性肥厚性胃炎、返流性食道炎患者慎食。

（3）芝麻：又称胡麻。据说可能源于非洲或印度，是张骞通西域时引进中国的，但现经科学考证，芝麻可能原产中国云贵高原或浙江。芝麻是中国四大食用油料作物之一，其含油量高，香气浓郁，世称香油。芝麻有黑白之分，黑芝麻可以入药。

【性味】味甘，性平，入肝肾肺脾经。

【营养成分】每100克芝麻中含有蛋白质19.1克，脂肪46.1克，碳水化合物24克，纤维素14克，不含胆固醇。维生素E含量高达50.4毫克，另含有硫胺素、尼克酸和钙、磷、钾、硒、锰等矿物质和微量元素，100克芝麻中含钾358毫克，含钠量8.3毫克，为典型的高钾低钠食品。

【功效及应用】芝麻有益气血、补肝肾、润五脏、填脑髓、强筋骨、补胃津、明耳目、益气力、乌须发、抗衰老之功效，有“仙家食品”之美称。因其滋阴润燥作用，特别适合在秋季食用。《神农百草经》中记载，芝麻“主治伤中虚羸，补五内，益气力，长肌肉，填脑髓”。

芝麻可用于肝肾虚损，精血不足，须发早白，眩晕耳鸣，腰膝酸软，四肢无力，产后血虚，乳汁不足，血虚津亏，肠燥便秘等的改善。

芝麻所含的脂肪多为不饱和脂肪酸，对高脂血症患者尤其适合。铁含量高，有很强的补血功效。适宜于早衰、产后、白发、贫血、高血压病、老年哮喘、肺结核、荨麻疹、习惯性便秘、糖尿病、血小板减少性紫癜、慢性神经炎、末梢神经麻痹、痔疮以及出血性素质者食用。

【提示】患有慢性肠炎、便溏腹泻者、男子阳痿、遗精者忌食。不宜和巧克力同食。

（4）糯米：在北方多称江米。

【性味】味甘，性温。

【营养成分】每100克糯米中含能量348千卡，蛋白质7.3克，脂肪1克，碳水化合物78.3克，膳食纤维0.8克，含有硫胺素、叶酸、核黄素等维生素，及铁、硒、锌、锰、镁等微量元素。

【功效及应用】糯米有补脾胃、益肺气、暖五脏、强筋骨的功效，被称之为“脾之谷”。糯米有收敛作用，对尿频、自汗有较好的食疗效果，适宜体虚自汗、盗汗、多汗、血虚、头晕眼花、脾虚腹泻、产后、病后之人食用。

【提示】湿热、痰火偏盛、发热、咳嗽痰黄、黄疸、腹胀之人忌食。糖尿病患者慎食。由于糯米所含的淀粉为支链淀粉，故难以消化，脾胃虚弱者不宜多食，老人、小孩也不可多食。糯米食品宜加热后食用。

糯米中磷等矿物质与苹果中的果酸结合，产生不易消化的物质，易导致恶心、呕吐、腹疼，故不宜同食。糯米和酒同食会让人酒醉难醒。

糯米酿酒，有滋补健身功效。用糯米、杜仲、黄芪、杞子、当归等酿成“杜仲糯米酒”，有壮气提神、舒筋活血功效。配天麻、党参酿成“天麻糯米酒”，有补脑益智作用。

4.鱼肉类

（1）鸭子：夏季人食欲不振，不喜油腻，但只吃蔬菜水果难以达到营养平衡，在肉类中鸭肉比较适合，故在夏季养生中做了介绍。秋季吃鸭肉符合秋季“清补”和“引补”的要求。鸭肉味甘、咸，性微寒。具有滋阴养胃、清肺补血、利水消肿的功效，适用于痨热骨蒸、血晕头痛、阴虚失眠、肺热咳嗽、肾炎水肿、小便不利、低热等症。《日用本草》谓鸭肉“滋五脏之阴，清虚劳之热，补血解水，养胃生津”。《雷公炮制药性解》认为“黑嘴白鸭，为大补虚劳之圣物”。老鸭同猪蹄煮食，能补气肥体；鸭肉同糯米煮粥，有养胃补血生津的功效。

（2）螃蟹：“菊花黄，蟹儿肥”，“秋风响，蟹脚痒”。菊黄稻香时节，螃蟹个大、体肥、黄多，肉质丰盈，味道鲜美。古人云“不到庐山辜负目，不食螃蟹辜负腹”，可见秋食螃蟹，真是一大享受。

【性味】性寒，味咸，归肝、胃经。

【营养成分】每100克中含蛋白质17.5克，脂肪2.6克，碳水化合物2.3克，胆固醇267毫克，维生素A389微克，硫胺素0.06毫克，核黄素0.28毫克，烟酸1.7毫克，维生素E6.09毫克，钙126毫克，钾181毫克，镁23毫克，锌3.68毫克，硒56.72毫克，锰0.42毫克。

螃蟹肉质鲜美，营养丰富，其蛋白质含量与牛羊猪肉相似，脂肪含量与鸡肉和鱼类相似，但含糖量较鱼类为高。螃蟹含有十多种游离氨基酸，如谷氨酸、精氨酸、甘氨酸等，故具有特殊鲜味。

【功效及应用】螃蟹性寒味咸，具有滋阴、清热、散血、养筋、益气之功效，可用于跌打损伤、瘀血肿痛及临产无力、胎儿不下等症，还有抗结核的作用。

【提示】蟹味虽好，食用也要注意节制。

①蟹性寒，故不宜多吃，以姜末蘸食较好。患有慢性胃炎、溃疡病、肝胆疾病者不宜食用。过敏性疾病如湿疹等皮肤病者也要慎用。蟹黄中含有大量胆固醇，每100克蟹黄中含460毫克胆固醇，故有高脂血症和心脑血管疾病者不宜食用。

②不可吃死蟹。死蟹中细菌大量繁殖，而且其所含的组氨酸变为组胺后对人体有毒，随时间的延长，组胺更多。

③不可吃生蟹。螃蟹中可能含有肺吸虫的囊蚴和副溶血性弧菌，吃后可能受到感染。据专家考察，把螃蟹稍加热后就吃，肺吸虫感染率为20%，吃腌蟹和醉蟹，肺吸虫感染率高达55%，故蒸煮不得少于20分钟。最好一次吃完，不要吃剩蟹，存放不得超过4小时。

④蟹胃（紧连蟹嘴的三角小包）、蟹腮（蟹体两侧之褐色结构）、蟹肠（条状，位于蟹脐中间）蟹心（位于蟹黄中间，紧连蟹胃）均不可吃，一定除掉。

⑤蟹不可与柿子同吃。因为柿子中的鞣酸可能和蟹肉中的蛋白质结合成为“胃柿石”，而且螃蟹和柿子同为寒性，吃后易出现腹痛、腹泻、呕吐等症状。

（3）虾：虾之味道鲜美，营养丰富，为“海中八珍”之一。虾种类繁多，有龙虾、对虾、白虾、青虾、毛虾等，按其生存环境分为海水虾和淡水虾两类。

【性味】性温，味甘，入肝、肾经。

【营养成分】每100克鲜虾肉中含水分77克，蛋白质20.6克，脂肪0.7克，钙35毫克，磷150毫克，铁0.1毫克，维生素A360国际单位，还含有维生素B_1、维生素B_2、维生素E、维生素B_{12}、尼克酸、锌、碘和硒等。唯胆固醇含量较高。虾皮中钙的含量为各种动、植物食品之冠，每100克虾皮中含钙991毫克，海米中含钙555毫克，故特别适宜于老年人和儿童食用。

【功效及应用】虾肉有补肾壮阳、化瘀通乳、益气养血、通络止痛、开胃化痰等功效，适宜于肾虚阳痿、遗精早泄、乳汁不通、筋骨疼痛、皮肤溃疡、身体虚弱和神经衰弱等患者食用。虾皮常用作补钙食品。

【提示】虾为动风发物，宿疾者、正值上火之时、体质过敏者不宜吃虾，患有皮肤疥癣者忌食。

含有鞣酸的水果，如葡萄、石榴、山楂、柿子等不宜与虾同食，不仅会降低蛋白质的营养价值，而且鞣酸和钙离子结合形成不溶性结合物刺激肠胃，出现呕吐、头晕、恶心、腹痛、腹泻等症状。二者至少应间隔2小时。

龙虾是河虾，多生长于河沟内，肺吸虫虫卵容易进入龙虾内发育为囊蚴，如进入人体则可发育为肺吸虫。因此龙虾要烧透煮熟。龙虾死后蛋白质极易变性腐败，伴有细菌滋生，食后容易中毒。

（4）田螺：又名黄螺，我国各地均有生产。“秋风起，田螺肥”，中秋前后，正是田螺最肥满的时候。田螺肉嫩细腻，味鲜香，为水产美食之一。

【性味】味甘、咸，性凉。

【营养成分】可食部每100克约含水分81克，蛋白质10.7克，脂肪1.2克，碳水化合物4克，钙1357毫克，磷19l毫克，铁19.8毫克，硫胺素0.05毫克，核黄素0.17毫克，尼克酸2.2毫克，维生素A130国际单位。富含蛋白质及人体的8种必需氨基酸、钙、铁、锌为其特点。

【功效及应用】《本草纲目》说：“田螺利湿清热，止渴解酒，利大小便，治脚气、黄疸。”田螺具有清热止渴、利尿通淋、明目退黄、和胃止泻、滋阴养肝等功效，可用治湿热、黄疸、痔疮、菌痢、肾炎、烦渴症、热淋、小便不利、目赤热痛等。

【提示】田螺一般长在水塘里，如果水质不好的话，容易受污染，特别是吃的时候如果螺内的大便没排干净，会有很多寄生虫。故首先用清水洗净，放入清水内，上面滴几滴植物油，让田螺把肚子里的脏东西“吐出来”，每天换1次水，过几天即可。吃前要把螺煮透煮熟，杀死寄生虫。吃其肉，不吃内脏。

脾胃虚寒者忌食，并不要与冰制品同食。

螺肉不宜与中药蛤蚧、西药土霉素同服；不宜与牛肉、羊肉、蚕豆、猪肉、蛤、面、玉米、冬瓜、香瓜、木耳及糖类同食。

5.其他

蜂蜜：蜂蜜为滋补佳品。李时珍论蜂蜜：“入药之功有五，清热也，补中也，解毒也，润燥也，止痛也。生则性凉，故能清热；熟则性温，故能补中；甘而平和，故能解毒；柔而濡泽，故能润燥；缓可去急，故能止心腹肌肉疮疡之痛；和可致中，故能调和百药，而与甘草同功”。秋季外邪为燥，故宜食用蜂蜜以润之。

【性味】味甘，性平，归脾、胃、肺、大肠经。

【营养成分】蜂蜜中所含的糖70%以上为单糖，可直接被吸收，蜂蜜在人体内产生的热量相当于牛奶的15倍，故适合儿童、老年人以及病后恢复者食用。服用蜂蜜能够迅速恢复疲劳，增强耐力，延迟衰老，延年益寿。

蜂蜜中含有人体所需的十几种氨基酸，多种活性酶和丰富的常量、微量元素，不含脂肪，故对于老年人、高血压和心脏病患者来说，是极佳的天然食品。

蜂蜜富含钙和磷，适合于儿童和老年人食用。

【功效及应用】《神农白草经》述说蜂蜜：“安五脏诸不足，益气补中，止痛解毒，除众病，和百药，久服强志轻身，不饥不老”。蜂蜜能调补脾胃，缓急止痛，润肺止咳，润肠通便，润肤生肌，解毒，可用于脘腹虚痛，肺燥咳嗽，肠燥便秘，目赤口疮，溃疡不敛，风疹瘙痒，水火烫伤，手足（皲）裂等。

蜂蜜具有很强的抗菌能力，纯正的蜂蜜是世界上唯一不会腐败变质的食品。1913年美国考古学家在埃及金字塔古墓中发现了一坛蜂蜜，经鉴定这坛蜂蜜已历时3300多年，但没有变质，至今还能食用。

①护肤美容：皮肤干燥时用少许蜂蜜调和水后涂于皮肤，可防止皮肤干裂。

②抗菌消炎、促进组织再生：实验证实，蜂蜜对链球菌、葡萄球菌、白喉等革兰阳性菌有较强的抑制作用。将蜂蜜涂于伤口处，可减少渗出、减轻疼痛，促进愈合，防止感染。

③促进消化：研究证明，蜂蜜对胃肠功能有调节作用，可使胃酸分泌正常，并有增强肠蠕动的作用，故对结肠炎、习惯性便秘有良好功效。蜂蜜可使胃痛及胃烧灼感消失，患胃十二指肠溃疡的人，常服用蜂蜜，有辅助治疗作用。

④改善免疫力：蜂蜜中含有多种酶和矿物质，对免疫功能改善有益。实验研究证明，用蜂蜜饲喂小鼠，可以改善小鼠的免疫功能。国外常用蜂蜜治疗感冒、咽喉炎，方法是用一杯水加2匙蜂蜜和1/4匙鲜柠檬汁，每天服用3~4杯。

⑤保护心脑血管：蜂蜜有扩张冠状动脉和营养心肌的作用，对血压有调节作用。心脏病及高血压病患者，每天早晚各饮一杯蜂蜜水有益健康。

【提示】不适宜湿阻中焦的脘腹胀满、苔厚腻者食用。

细菌和酵母菌都难以在蜂蜜中存活，但某些厌氧菌（如肉毒杆菌）可以以非活性的孢子形态存在其中，因为婴幼儿肠胃消化器官不发达，胃酸的分泌较差，所以，一岁内的婴儿不要食用没有经过消毒的蜂蜜。

《本草纲目》中说：“七月勿食生蜜”。生蜂蜜（即养蜂人现采现卖的“生蜜”）不能吃，否则容易中毒。自然界无毒植物的花期相对较早，而有毒植物的花期较晚，入秋之后，有毒植物正在开花，这时蜜蜂饥不择食，会采集一些有毒植物的花粉酿蜜，使蜂蜜中混进有毒物质——生物碱。人吃了未经加工处理的生蜜，就会出现头晕、头痛、恶心、呕吐、腹泻、腹痛、烦躁等症状，故特别是入秋之后的生蜜不可食用。

（三）食粥

古时粥也被称为“糜”，我国已经有3000年的食粥历史，是中华饮食文化之一绝。《周书》曰：“黄帝烹谷为粥”。应用药粥治病，最早见于《史记·扁鹊仓公列传》：齐王有疾，医家淳于意让其服“火齐粥”而愈。

1.粥的养生和治疗作用

汤粥被称为“第一养人之品”。《医药六书》中说：“粳米粥为资生化育坤丹，糯米粥为温养胃气妙品”。李时珍最为推崇食粥，认为粥是“世间第一补人之物”。

食粥宜于养生，药粥可以治病。清代章穆在其《饮食调疾辨》一书中说：“粥能滋养，虚实百病固之，若因病所益，用果、菜、鱼、肉及药物可入食疗者，同煮食之，是饮食即药饵也，其功更奇更著。”清代黄云鹄《粥谱》中称粥“一省费，二味全，三津润，四利膈，五易消化”。清代王孟英在《随息居饮食谱》中说：“病人、妇女产后，粥养最宜。”初秋季节，仍然湿热交蒸，以至脾胃内虚，可以吃些粳米或糯米，具有健脾胃、补中气的功能。

2.粥的制作

（1）容器选择：能供煮粥的器具很多，但最好用砂锅，也可用搪瓷锅。

（2）用水量：一般米与水的比例是1∶8。如加水过多，要么熬出的粥太稀，要么煮的时间过长，其中要有久煎失效的药物时就不合适；加水过少，米不易烂，药物的有效成分也不易煎出。

（3）方法：先将水烧开，加入洗好的米，盖上锅盖，先用急火，烧开后揭开锅盖，改用小火慢熬。

见水不见米，不是粥；见米不见水，也不是粥。粥应当米要开花，水米融合。粥熬好后浮在粥面上有一层比较浓稠的液体，是米中多糖加热分解后形成的麦芽双糖，对黑、瘦、弱的老人和小孩最好。李时珍说的“百日白”就是粥油，认为服100天皮肤可以变得白嫩。

（4）药粥中药物的选择：应当根据季节和个人的体质或疾病情况选择药物。药物要符合炮制标准，各药物之间没有配伍禁忌，能相互协同发挥作用。同样熬粥的食料不能是患者“忌口”的种类，如心脏病忌“口重”，疮疖忌鱼虾，消化不良忌糯米等。食物之间也不能有搭配的禁忌，如鸡肉忌糯米、芥末，猪肉忌荞麦等。

3.秋季药粥

初秋季节还有长夏延续的暑湿之气，湿邪伤脾，以致脾胃虚弱，温热的粥正是养脾胃最好的“药物”。中医养生学家提倡秋季每天早晨吃粥。明代李挺认为：“盖晨起食粥，推陈致新，利膈养胃，生津液。令人一日清爽，所补不小。”

（1）甘蔗粥：用新鲜甘蔗榨汁100～150毫升，兑水适量，同粳米煮粥。本药粥清热生津，养阴润燥，适用于热病恢复期，津液不足所致的心烦口渴，肺燥咳嗽，大便秘结等。

（2）山药南瓜粥：南瓜、粳米、山药各30克。将南瓜切丁，山药切片，和粳米共煮成粥。此粥补脾止咳，适用于秋季脾虚阴亏而致的口干口渴、皮肤干燥、倦怠乏力及糖尿病等。

（3）杏仁川贝百合粥：取杏仁20克，川贝母10克，百合30克，粳米50克。将杏仁、贝母、百合洗净，装入纱布袋内，先煮1小时，捞去药渣后放入洗净的粳米，再煮20～30分钟即可。此粥可润肺、止咳、平喘。

（4）薏苡仁菱角粥：薏苡仁100克，菱角150克，糙糯米200克。先将菱角切一个小口放入锅内煮熟，捞起放入冷水内降温，去壳取肉，切成小块备用。糙糯米200克浸泡后洗净，和薏苡仁放入开水锅内烧沸，用小火煮到米粒烂熟成粥时加入菱角肉，再煮沸即可。此粥益气健脾，抗癌益寿，适用于秋季脾气虚者。

（5）菊花蜂蜜粥：鲜菊花50克去杂洗净，用干净纱布包好。大米淘洗干净备用。锅内加水适量，放入菊花袋、大米共煮粥，熟后拣出菊花袋，调入蜂蜜即可。

菊花清热祛风、清肝明目；蜂蜜益气补中、清热润燥、止痛解毒。此粥适用于秋季风热感冒，症见发热怕风、咽干疼痛。

（6）黄芪阿胶粥：黄芪15～20克，煎取浓汁，去渣后将药汁和粳米50克同放入砂锅，加水适量，以文火煮粥。将阿胶10～15克捣碎，待粥将熟时放入锅内，边煮边搅匀，再加入红糖适量，稍煮片刻即可。此粥益气补血，适用于秋季心血虚所致的形体瘦弱、面色萎黄、气短倦怠、食少便溏、少气懒言、头晕眼花、心悸心慌、失眠健忘、慢性浮肿、久咳咯血、月经量少色淡等。

（7）龙眼肉萝卜粥：龙眼肉15克、胡萝卜30克、粳米60克同放入锅内，加适量水，先以武火煮沸，后用文火煮粥即可。此粥补血养心、安神健脾，适用于秋季心悸、失眠、健忘、贫血等。凡风寒感冒、恶寒发热，或舌苔厚腻者忌用。要热食，食用量不宜过大，否则会引起中满气壅。

（8）山楂黄精粥：山楂15克、黄精15～30克洗净，煎取浓汁后去渣，粳米100克洗净后与加入煎汁煮粥，粥熟后加入适量白糖即可。此粥补脾胃、润心肺、祛瘀血、降血脂。适用于脾胃虚弱、阴精不足而致的体倦无力、饮食减少、肺虚燥渴，或久咳少痰、肺痨咯血。现代医学证明可用于高脂血症、动脉硬化症和冠心病等。平素痰湿偏盛者和脾胃虚寒者不宜用。

三、秋季运动养生

（一）秋季运动正相宜

秋高气爽，日丽风清，秋季是运动的好时节。锻炼时无中暑多汗之虞，运动后少受凉感冒之害；居家外出，运动场所多样；练功登山，锻炼方式咸宜。

1.减肥

夏季由于天气炎热，出汗多，能量消耗大，脂肪细胞代谢较快；夏季湿热，脾受困于湿，故消化功能差；加上夏季人爱吃生冷，更是损伤脾胃，所以夏季人容易消瘦。秋季天气转凉，人体消耗减少，人往往食欲增加，加上各种食物丰富新鲜，故容易“长秋膘”。为了减肥，就要适当增加运动量。

2.缓解“秋乏”

秋季阳气收敛，肃杀的秋景也容易使人产生“悲秋”的心境，故常常感到身心疲惫，意气消沉，即所谓“秋乏”。秋季运动可以提高新陈代谢水平，改善机体功能，舒展身心，对“秋乏”起到很好的缓解作用。

3.缓解心理压力

秋季“早卧早起，与鸡俱兴……以减秋刑”。运动能缓解人的心理压力，因为运动到一定程度，身体产生的啡肽类物质能起到愉悦效果，即“啡肽效应”。

4.提高身体素质

秋季体育运动，有助于提高身体的素质，提高御寒能力，改善心肺功能，为严酷的冬季防病作准备。

（二）秋季运动养生原则

1.“养阴”“养收”

与夏季的“无厌与日”所爱在外”不同，秋季的养生原则是“使志安宁”“收敛神气”，即“养收”和“养阴”。从时间上来说，应以晨练为主，“与鸡俱兴”；从运动量上来说不宜过大，防出汗过多，丧津损阴；从活动地点来说，不像夏季一样以户外活动为主，而是适当减少户外时间；运动后要及时补充水分，防止津液丢失。

2.动静结合

秋季养生的原则之一就是“使志安宁”，祖国医学的运动原则之一就是动静结合，形神共练，故传统运动项目在秋季运动养生中特别适宜。

3.耐寒训练

在起居养生中我们已经分析了“春捂秋冻”问题，“春捂秋冻”是我国劳动人民总结出来顺应气候变化的经验，而不是普遍适用的养生原则。但作为一种锻炼方式，则是另一个问题：①耐寒锻炼是一种运动方式，而“秋冻”是涉及起居方面的问题；②“秋冻”原意适合于整个秋季，而耐寒锻炼只是在锻炼时；③“秋冻”原意是普遍适用的，而耐寒训练并不适合所有人。

对于一些阳气不足、特别怕冷的人，在秋季进行一些有节制、有目的的耐寒训练是有益的，比如游泳、冷水浴、运动时适当少穿衣服等。

（三）秋季适合的运动方式

秋季各种运动方式咸宜，可以视自己的体质、运动条件等选择。运动方式最好符合秋季“养收”、“养阴”、“使志安宁”的要求。

1.登高

秋季是一个美好的季节，天高云淡，日丽风清，满山红叶，层林尽染，菊花盛开，鱼欢蟹肥。“采菊东篱下，悠然见南山”，是一幅多么惬意的画面！

古人早就有秋季登山的习俗，留下了不少脍炙人口的诗句。李白诗云“攀崖历万重”，杜甫的“无边落木萧萧下，不尽长江滚滚来”，王维的“遥知兄弟登高处，遍插茱萸少一人”，都是少有的绝句。

登山是一项有益于身心健康的运动。山林地区空气清新，空气中的污染物和漂浮物少，负离子含量高；登山运动可以提高肌肉的耐受力和神经系统的敏感性，增强心肺功能；登山还可以培养人的意志，陶冶情操，登高远眺，心情会格外开朗和舒畅。

去登山旅游前最好查询一下当地的天气预报，以做好必要的准备。因为山上一般比山下气温低，故准备衣物要适当暖些。事先了解游览路线，计划好休息和进餐地点，对不熟悉的地方，最好有当地的人或导游带领，以免迷路。

中老年人登山主要不是为了锻炼肌肉和耐力，所以一定要注意控制运动量，不可逞强过劳；而且随着高度增加，气压会逐渐降低，空气中的含氧量减少，人体的能量消耗随之增加。因此要充分估计到困难，有充分的思想和其他准备，感到吃力时要及时休息。有高血压、冠心病、肺气肿等心肺功能不良的人不宜勉强登高。

“走路不观景，观景不走路。”登山时要精力集中，防止滑倒、绊倒、扭伤，险峻的山路不要走，以树木、护墙等作为扶持物。陡峭的地方可以采取之字形前进，以减少坡度。下山时要一步一步慢走，不要落脚到台阶的边上，以免滑倒。

上山和下山要合理分配体力，防止上山时体力透支，造成下山困难。上山时身体重心要前移，步子放小；下山时身体要直立或略向后倾，但重心要下移，以保持平衡和稳定。

在山区遇到雷雨，不要到山顶、高树下躲避，以防雷击。下雨时不要到低洼处，以防山洪。

“高处不胜寒。”山的高度每升高150米，气温将下降1℃，所以登山时要带好御寒的衣服，尤其是坐索道上山，高度变化大，更要及时增添衣服。

中老年人登山的主要弊端是关节损伤，特别是下肢的损伤。上山时下肢各关节，尤其是膝关节着力甚大，下山时重力产生的撞击，使半月板、关节周围韧带承受的负荷很大。所以，有骨关节疾病者不宜登山。

2.舞蹈

舞蹈是以有节奏的动作，即肢体语言为主要表现手段的艺术形式，也是一种锻炼方式。舞蹈一般要有音乐伴奏和道具，作为锻炼方式的舞蹈则简单得多。

舞蹈可分“实用舞蹈”与“表演舞蹈”两大类。前者以健身、怡情、益智为目的，自娱自乐，表演者即是观众。以健身为目的的舞蹈即体育舞蹈，包括健身舞、广场舞、街舞、韵律操等。交谊舞是一种社交方式，也可用于体育锻炼。

手舞足蹈，舞蹈是一种全身运动方式。除街舞外，一般运动量不大且易于掌握，其最大特点是寓乐于动，达到身心共练的目的。

3.养肺功

秋季要养肺，下面介绍一种养肺功。

（1）摩鼻、洗鼻：将两手拇指外侧相互摩擦，有热感后，以之沿鼻梁、鼻翼两侧上下按摩30次左右，然后，按摩鼻翼两侧的迎香穴15～20次（迎香穴位于鼻唇沟和鼻翼交界处），每天1～2次。可增强鼻的耐寒能力，也可治疗伤风、鼻塞等症。

每日清晨或傍晚，用冷水洗浴鼻腔效果更好。方法是把鼻子浸在冷水中，闭气少顷，抬头换气后，再重复之。反复做3～5遍。浸泡时可以以手揉搓鼻翼，或以手指入鼻腔搓洗效果更好。注意不要呛水。

（2）躬身撑体：端坐，全身放松，调匀呼吸，两腿自然交叉躬身弯腰，后两手用力支撑，使身体上抬3～5次为一组。根据体力可以做3～5组。两臂支撑要适当用力，同时闭息。身体上抬时，要尽量躬身，双腿自然交叉，是为了避免借下肢的力量支撑身体，腿不要用力。

这种方法可以通达肺气，疏通肺部的经络，具有调养肺气的作用，对风邪伤肺和肺气虚损等具有调养功效。

（3）捶背：上身端直，双目微闭，放松，两手握成空拳，反捶脊背中央和两侧，各3～5遍。捶背时要闭气，同时叩齿5～10次，并缓慢吞咽津液数次。

捶背时要从下而上，再从上而下，沿背捶打，先捶中央，再捶两侧，如此算一遍。

此法可以畅通胸中之气，通脊背经脉，预防感冒，同时有健胃养肺的功效。

（4）摩喉：上身端直，坐立均可，仰头，颈部伸直，用手沿着咽喉部向下按搓，直至胸部。双手交替按搓20次为1遍，可连续做2～3遍。

按搓时拇指与其他四指分开，虎口对准咽喉部，自颏下向下按搓。此法可以利咽喉，具有止咳化痰的功效。按摩时一定注意避开两侧颈动脉，以防止诱发颈动脉反射，使血压下降，甚至晕厥。

（5）按天突：用拇指按压天突穴10～15次。此法具有止咳平喘的功效。

4.秋季吐纳健身功

本功法载于《道藏·玉轴经》。其做法是：

（1）清晨洗漱后，于室内闭目静坐，先叩齿36次，再用舌在口中搅动，待口内液满，分三次咽下，并意送至丹田。稍停片刻，缓缓做腹式深呼吸。吸气时舌抵上腭，用鼻吸气，用意送至丹田。再将气慢慢从口中呼出，呼气时默念“咽”字，但不要出声。如此反复36次。秋季反复练习此功，有保肺健身之功效。

（2）清晨闭目叩齿21次，咽吞津液，用两手搓热后，敷熨眼睛3秒，8次，不仅明目，而且对肝、肺、心都有益处。不要用力按压眼球，以防损伤。

四、秋季情志养生

《素问·四气调神大论》说：“使志安宁，以缓秋刑，收敛神气，使秋气平；无外其志，使肺气清，此秋气之应，养生之道也。”

（一）何谓“秋刑”

《黄帝内经》在一年四季养生原则论述上，唯一以“刑”这么严峻的字眼形容秋季，可见秋季对人的情志是非常不利的；论述中几乎全部是情志养生，可见秋季的情志养生何其重要。

宋代大养生家陈直说："秋时凄风惨雨，老人多动情感，若颜色不乐，便须多方诱说，使役其心神，则忘其秋思。"秋季草枯叶落，花木凋零，一场秋雨一场寒，常令人产生肃杀、凄凉、垂暮之感，所谓"秋风秋雨愁杀人"。唐代诗人刘禹锡写道："何处秋风至，萧萧送雁群。朝来人庭树，孤客最先闻。"《红楼梦》中林黛玉的诗句中充满了秋季的悲凉："秋花惨淡秋草黄，耿耿秋灯秋夜长，已觉秋窗愁不尽，那堪秋雨助凄凉"。

现代科学认为，气候能对人体的心理、生理产生重要影响。秋季气温下降，日照减少，阳气收敛，表现在人体就是新陈代谢和生理机能下降，导致内分泌紊乱，进而情绪低落，注意力难以集中，甚至会出现心慌、多梦、失眠等症状，即所谓的"低温抑郁症"。人的大脑中有一个叫松果体的腺体，分泌"褪黑素"，这种激素能使人镇静，诱人入睡，但也能使人消沉抑郁。秋日阳光变弱，日照时间减少，故褪黑素分泌增加。褪黑素还有调节其他激素分泌的作用，褪黑素分泌的增加会导致甲状腺素、肾上腺素等使人兴奋的激素分泌减少，更加重了细胞的"瘫痪懒散"，使人情绪低沉。

忧（悲）伤肺。《素问·举痛论》说："悲则心系急，肺布叶举，而上焦不通，营卫不散，热气在中，故气消矣"。《医醇剩义·劳伤》说："悲则气逆……积久伤肺"。秋季肺"当令"，故秋季也是肺脏容易受损的季节。所以秋季"防秋悲"为情志养生之第一要务，也是秋季养生最重要的问题。

林黛玉是一个悲剧人物，她无家无业，无依无靠，寄人篱下，苟且偷生。对于林黛玉之死，有"病死说"、"气死说"、"哭死说"等不同说法，但以后者为多数人所赞同。林黛玉常年咳嗽，还曾经咯血，瘦弱无力，"形销骨立"，"力惓神微"，按现代的观点可能患有"肺痨"，即肺结核，连贾府的人都怀疑她有肺痨。但病并不是她死亡的直接原因。"金玉良缘"是元妃生前说过的一句话，后来元妃逝世，王夫人决意"按遗旨成婚"，于是"口谕成了遗旨"。黛玉自知"万无生理"，"心如止水"，"一日日瘦下去"，恰似那"一日三秋"。"紫鹃到了此时，明知便说尽千般言语亦不能略解黛玉之忧"。《红楼梦》是这样描写黛玉之死的："猛听黛玉直声叫道："宝玉，宝玉，你好……"说到"好"字，便浑身冷汗，不作声了。紫鹃等急忙扶住，那汗愈出，身子便渐渐的冷了。探春李纨叫人乱着拢头穿衣，只见黛玉两眼一翻，呜呼，香魂一缕随风散，愁绪三更入梦遥！"那时黛玉既没有暴怒，也没有大咯血，而是生机渐失，显然是过度悲伤，气滞而亡。

传说林黛玉是王母百灵仙园中一棵绛珠草，生就轻灵风姿，最得王母宠爱，亦封名绛珠仙子。但因太过清高寡傲，一次仙聚中，不肯与众仙子共舞献娱，王母大怒，下贬太虚境仙灵河畔，成了一株绛珠小草（脂砚斋批语说绛珠就是血泪的意思）。警幻宫中有一个神瑛侍者，原是女娲补天剩下的一块顽石，被点化成仙。神瑛每天用甘露来浇灌这株小草，使这株枯萎的小草竟然又活了过来。但是神瑛因此误了浇灌牡丹，使得牡丹下凡，神瑛也因此被贬下凡。绛珠小草一看自己的恩人要下凡去了，也就想下凡去报恩，用她终生的眼泪来偿还神瑛的甘露之恩。神瑛、绛珠、牡丹先后下凡，演绎了《红楼梦》的悲戚大剧。

（二）秋刑应对

我们可以从黛玉之死和《内经》的论述中找到秋悲的原因和克制的方法。

（1）“使志安宁”：使志安宁就是清净养神。《内经》说：“静则神藏，燥则消亡”。孙思邈说：“凡心有所爱，不用深爱；心有所憎，不用深憎”。情志是一种正常的生理反应，但是不加克制，则会有伤身体。所以各种情志必须极力控制在一定程度，不能任其发展，甚至没事找事。黛玉作为封建社会的女性，又寄人篱下，无依无靠，找一个好人家嫁出去终了此生是唯一的希望，可她偏偏爱上了贾宝玉，而且用情专一。“爱之深则责之切”，所以她时不常地找宝玉的毛病，生怕宝玉不爱她，使小性，动不动掉眼泪，折磨了宝玉，也折磨着自己。

世间本无事，庸人自忧之。“无事生非”有两个含义，一个是指“没事找事”，另一个含义是“无事”才容易“生非”。黛玉除了吟诗看书，剩下的时间就是“胡琢磨”。黛玉孤僻个性的典型表现就是“葬花”。花开花落本是自然界最普通的现象，黛玉却大发感慨：“红消香断有谁怜？”联想到自己，于是“愁绪满怀无释处”。黛玉死在春末夏初，本是阳气生发的季节，但恰恰是黛玉路过“花冢”，触景生情，一口血咯上来，昏厥在地，造成病情加重，终于不治。春末花落在她眼中和秋季的肃杀是一样的。

以往的事耿耿于怀，眼前的事斤斤计较，将来的事忧心忡忡，这就是黛玉。她的心绪没有安宁的时候，按现在的话说就是“心眼太小”。《寿世青编》说：“未事不可先迎，遇事不可过忧，既事不可留住，听其自来，应以自然，任其自去，忿懥恐惧，好乐忧患，皆得其正，此养生之法也。”

（2）“收敛神气”：《嵇中散集》中说：“修性以保神，安心以保身，爱憎不栖于情，忧喜不留于意，泊然无恙。”一年四季，情志养生都应注意“修性”和“安心”，在秋季尤其要注意。

秋季是收敛的季节，养“收”是秋季养生的基本原则。不能像夏季那样“若所爱在外”，情绪外向，而是收敛阳气，平抑欲望，如是才能心态平和。

黛玉却正好相反。黛玉是个才女，她“有才补天”，因此“恃才傲物”，“眼高于顶”，看上的人没有几个，但是她却“生不逢时”。封建社会“女子无才便是德”，吟诗作对顶不了饭吃，她偏偏又不知收敛，动辄给人摔脸子看，搞得茕茕孑立，形影相吊，就连贾母也说，若论待人厚道，却是宝钗为好。一句话确定了黛玉的命运。

（3）“无外其志”：人不能没有志向，但不能脱离现实；人不能没有情感，但不能喜怒无常；人不能没有作为，但不能逆势而为。荀子曰：“志忍私，然后能公；行忍情，然后能修”。该忍则忍，忍辱负重也是养性的重要方面。在秋季更是要隐忍其志的时候。

黛玉的一颗心全系在宝玉这个被寄予厚望的宝贝疙瘩身上，一条道走到黑，根本没有退路，却不考虑那不是自由恋爱的社会，“父母之命媒妁之言”才是决定命运的“权杖”。宝玉之父望子成龙，黛玉却公然反对宝玉去学八股那些“劳什子”，以微薄之力去做叛逆之事，无异于螳臂当车，最后落得个“一个枉自槎呀！一个空劳牵挂！一个是水中月，一个是镜中花……”只好“质本洁来还洁去，强于污浊陷渠沟”。

（4）收亦有度：一味地和过分地强调“秋收”并不利于克服秋愁。除了养性培德之外，秋季也要适当外出，接触大自然，开阔心胸，陶冶情操，适当的运动以纾解郁闷，焕发积极向上的情绪。秋季可以参与旅游、登山、运动和各种文娱活动，遇有心绪不好的时候，应当和家人、老友多交流，以帮助排解。

五、秋季起居养生

（一）衣履所宜——以因时因地制宜的观点看“春捂秋冻”

“二八月乱穿衣”，指的是季节交换之际天气变化无常，很多人也对此有不同的理解，讲得比较多的是“春捂秋冻”。

民谚中有“春不减衣，秋不加帽”，“春不露背，冬不蒙首”和“春捂秋冻，到老不生病”的说法。在很多养生的书籍文献中都推崇之，《诸病源候论》中说：“薄衣之法，当以秋习之”。于是，“春捂秋冻”就成了“养生俗语”。既如此，就要提出合理的解释，于是，“锻炼耐寒能力”就成了最常用的理由。

笔者认为不能这样简单和机械地去理解“春捂秋冻”。上述的解释更多地把“春捂秋冻”理解为一种主动行为，可以不计地区、时间和人的区别，成为一个普遍适用的养生方法，这就失之于偏颇，而有“造势”之嫌。

秋季“冻”几天，冬季就不感冒了吗？这种想法未免天真。

1.“春捂秋冻”不是主动行动，恰是“顺势而为”

关于“春捂秋冻”我们已经分析过，“春捂秋冻”是群众养生的经验之谈，而不是养生的指导原则。

“秋后一伏热死人”，初秋的炎热，老百姓冠以“秋老虎”，可见其烈。所以，初秋不能立即换秋装，要适当地“冻”，这里的“冻”是为了防“秋老虎”，不是真要去冻。敞开了去“冻”，不符合秋季“养收”的原则。到了深秋，气候变化趋势已经很明显，就更不要“冻”了，“白露身勿露，免得着凉和泻肚”。

2.“春捂秋冻”要因地制宜

我国地域辽阔，最北端的漠河在北纬53° 30'，最南端南沙群岛在北纬3° 40分，跨度达到50°；就是大陆的跨度也有将近30°。在漠河可以看到北极光，而广东、广西、云南三省和台湾的南部以及海南省都处于北回归线以南。

另外一个因素是高度，我国有世界屋脊之称的青藏高原和世界第一高峰，也有世界第二低地——吐鲁番盆地，海拔–158米。山的高度每增加150米，气温下降1℃，所以同一纬度不同高度的地方会是“寒热两重天”。青藏高原的年霜日在200天以上，西藏东部、青海南部、祁连山区、川西高原、滇西北、天山、阿尔泰山区、北疆西部山区、东北和内蒙东部地区，年霜日都在100天以上；四川盆地年霜日只有10天左右；福州以南、两广地区平均年霜日不到1天；西双版纳、海南、台湾南部及南海诸岛全年基本上没有霜冻。2013年5月的CCTV天气预报中不止一次出现同一天全国的季节分布图，从中就可以看出，各地“同日四季”的显著差别。

这么一个复杂的局面，难以用“春捂秋冻”一言以蔽之，必须因地制宜。

3.“春捂秋冻”必须因人而异

人的体质各不相同，体质是人体在先天禀赋和后天调养基础上表现出来的功能和形态结构上相对稳定的固有特性。大多数人尤其是中老年人体质都有某种偏向，真正平和质的人只占少数。有的人怕冷不怕热，有的人怕热不怕冷。耐寒耐热训练，也应当因人而异，有针对性地去纠正。

（二）安卧有方——早卧早起

《内经》说：秋季应当“早卧早起，与鸡俱兴”。秋季肺当令，夜间早些睡觉，符合“秋收”、“养阴”的原则，又可“收敛肺气”，“使志安宁”。清晨应当和鸡一样早起，可以“使肺气清”。但是如果当时当地空气污染严重，特别是无风、下雾、气压低的时候，就不宜早起去晨练。

一年四季的作息时间是不一样的，如《内经》所说，春季是“夜卧早起，广步于庭”，夏季是“夜卧早起，无厌于日”，秋季是“早卧早起，与鸡俱兴”，冬季是“早卧晚起，必待阳光”。冬季和春季在作息时间上是“一百八十度大转弯”，我们应当怎样去理解和掌握呢？比如说今天晚上立春，今天就应当九点“早卧”，明晚就应当十一点“夜卧”吗？

一年四季是人为界定的，而气候的变化却是逐渐的。阴阳的消长是逐步变化的，没有任何阶段性和突然性。顺应这种规律，我们四时的睡眠时间也应当是逐步变化的，而不应该是跳跃式或程序式。按此理解，春季的“夜卧”，是相对于冬季的“早卧”而言的，即比冬季逐渐睡晚些；夏季的“夜卧”才是真正的晚睡。

日出东方，故东为阳；日落西方，故西为阴。按照“春夏养阳，秋冬养阴”的原则，睡眠朝向应当是秋冬头朝西，春夏头朝东。秋季应当从原来朝东的睡向换过来。

秋季日夜温差变大，风也较多，故夜间不可临窗而睡，防止受凉感冒，也防“贼风”袭击造成面瘫、偏头痛等。

（三）秋季洗浴

1.秋季洗浴一般注意事项

（1）秋季应当适当减少洗浴次数。秋天要注意防燥，因为秋燥伤阴，皮肤首当其冲，如果洗澡过频，使皮肤表面起保护作用的皮脂大量丢失，“燥则生风，生风则痒”，就会出现干燥、发紧、脱屑，甚至干裂、出血、瘙痒。《泰定养生论》认为：“除夏日之外……十日一浴。若频浴则外觉调畅，而内实散气耗真也。”

（2）水温不宜过高，以免破坏皮脂；洗澡的毛巾要柔软，最好选用纯棉毛巾，并不要用力擦洗皮肤；要选用中性浴液，并要冲洗干净，如环境比较干净，并不需要每次洗澡都用浴液。皮肤容易干燥者，浴后可以涂抹润肤露，尤其是手部、手肘、脚后跟、膝盖等皮肤容易干燥的部位。

（3）浴后忌风。秋季天气转冷，风较大，浴后要注意防风。《彭祖摄生养性论》说：“浴后当风，腠理开，风易感，感而即发，仅在皮毛则为寒热，积久入里患甚大，故风来宜避，浴后尤宜避。”浴室不要开窗，以避风邪。浴后一定要及时擦干身体，穿上衣服。

2.练习冷水浴

远古人类没有浴室、热水器，甚至烧热水洗浴也是较晚的事，自然界的江河、湖泊、池塘就是他们的洗浴场所，冷水浴便是常规。从这一点来说，冷水浴是值得提倡的。

冷水浴是指用温度在5° 至20° 较冷的水洗澡，是一种特殊的健身方法。洗冷水浴必须循序渐进。秋季气温渐次降低，是开始冷水浴的适当季节。

洗冷水浴的循序渐进体现在洗浴部位由局部到全身，水温由高到低，洗浴持续时间由短到长。

洗浴方法可以参考以下步骤分阶段进行：

（1）洗浴：洗浴是洗冷水浴的初始阶段，以洗为主，不要喷淋。

水温从25～35℃的微温逐渐降低到15～25℃，直至自来水水温。洗浴自面部和手部开始，面部和手部是身体经常暴露的部位，故抗寒冷能力较强。有的资料建议自脚部开始，笔者认为不妥。因为脚部为“三阴经”起始之处，寒冷会使得脚部的阴经瘀滞；而且“寒自脚下始”，脚冷时常感全身都冷。

洗浴前，先揉搓面部、耳部、颈部和双手，再用冷水洗脸、洗手并摩擦至局部皮肤发红，然后抹去水分。

（2）擦浴：这是冷水浴的第二阶段。当适应了冷水洗浴后，多次用湿毛巾从上肢开始，顺沿肩部、背部、胸腹和腿部擦洗，擦一个部位后要将毛巾在冷水中涮一下，以保持其冷度。擦洗肢体要顺着向心方向，有助于静脉血液向心脏回流。时间以能耐受为度，逐次延长。湿擦后用柔软干毛巾用力擦至皮肤发红，促进皮温恢复。

（3）淋浴：在习惯冷水擦浴后进行。浴前需要做暖身运动。开始时先用少量水，先四肢，后躯干，水温以可耐受为限，逐步降低至自来水温度，喷水量也渐次增多。冲洗的同时，用毛巾强力擦身，以促进皮下毛细血管扩张，起到“血管操”的作用。

（4）浸泡：以温水开始，渐渐降低水温浸泡，一边以手擦摩身体。这种方法只有少数人耐受，也并无特殊意义，故不必刻意去做。

冷水浴最好自秋季开始养成习惯，一年四季坚持，才能收到理想效果。

冷水浴虽好，但不适合于老年人，特别是有高血压病、动脉硬化、心脑血管疾病、体质虚弱、风湿性疾病和皮肤病等的患者。一定要坚持循序渐进、安全第一的原则，不可强自为之，不可急功冒进。

（四）秋季护肤

1.护肤

秋季气候逐渐干燥，可能出现皮肤瘙痒、干燥、裂口、脱屑等，故秋季护肤的关键是保湿。

在饮食上要注意补充水分，适当多吃滋阴补津的食物，必要时可以选用护肤品。干性皮肤者可以用一些油包水的护肤品，如霜剂；中性皮肤可以选用乳液或露剂。一般早晚各一次。

下面介绍一些中医的护肤药方：

（1）金国宫女八白散（《必用全书》）：

白丁香、白牵牛、白僵蚕、白蒺藜、白及各90克，白芷60克，白附子、白茯苓各15克，皂角30克，绿豆少许。将上药共研细末，和匀。洗脸时，用之轻轻敷于面部，再用清水冲洗干净。

常用可去除垢腻，滋养皮肤。

（2）双花白面液（《普济方》）：

桃花、杏花各360克，浸泡于适量水中，1周后去掉花。每晚加温，用消毒纱布蘸汁洗面。本方具有活血散瘀和消脂养肤作用。

（3）洗面药方（《备急千金要方》）：

白芷、白蔹、白术、桃仁、冬瓜仁、杏仁、玉竹各1份，皂荚2份，以上各药共研细末，用之洗手、洗面，可令之白净亮泽。

2.护唇

秋季不少人容易嘴唇干裂，出血、疼痛。因为嘴唇没有完善的皮脂分泌，其湿润依靠局部丰富的毛细血管和少量发育不全的皮脂腺维持，因此当湿度小、风沙大的秋季，加上维生素摄入不足，就会出现唇炎的症状。有些人喜欢用舌头舔，以为可以滋润，实际上这只起暂时的作用，唾液蒸发后口唇会更干燥，何况唾液中含有淀粉酶等物质，附着在口唇上会引起口唇发皱、收缩，干得更厉害。

和护肤一样，秋季应当多饮水，多吃新鲜蔬菜、水果，尤其是梨、荸荠、银耳等具有生津滋阴作用的食物，少吃煎炸和辛辣食物。可以涂抹防裂唇膏，口服维生素A、维生素B和鱼肝油。发生唇裂后要注意局部清洁，可局部用消炎软膏或唇油。

3.护手

手心角质层较厚，皮脂腺少，容易粗糙、干裂、脱皮；手背的皮肤比脸部还薄，也容易老化和松弛；手经常做繁杂的工作，接触香皂、洗涤剂等，因此容易受到伤害。秋季气候干燥，更应当注意护手。

（1）使用中性的、最好具有滋润护肤作用的洗手液、沐浴露和香皂，不要用碱性肥皂。

（2）避免手长时间在水中浸泡，水不宜过热，最佳水温应在20～25℃间。如需长时间接触水或碱性洗涤剂时最好戴防护手套。

（3）洗手后不要让其自然风干，这样皮肤内的水分会随未擦干的水分一起蒸发掉。要用干净、柔软的毛巾擦手。可以涂抹具有保湿功能的护手霜。

4.按摩美容

《孙真人卫生歌》道：“子欲不死修昆仑，双手揩摩常在面”。陶弘景说：“摩手令热以摩面，从上至下祛邪气，令人面上有光泽”。药王孙思邈说：“又摩掌令热以摩面，从上向下二十七过，去皯（面气枯焦黝黑）气，令人面有光，又令人胜风寒时气，寒热头痛，百病皆除。”说明按摩对于美容和保健的作用。

按摩美容的要领：

（1）心静，呼吸自然，肌肉放松；

（2）操作前洗净手部和面部，在按摩部位涂些护肤品；

（3）手法轻快柔和，切忌过重的强刺激，只需要一定的酸胀感即可，不可过分牵拉皮肤，以免造成损伤和松弛；

（4）操作的次数、顺序和时间根据自己的需要而定，不可拘泥；

（5）不可急功近利，操之过急，要经常坚持，方能奏效。

面部美容按摩：

（1）直擦面部：用两手掌面分别贴附于鼻翼两侧，用掌面或整个指掌做上下往返推擦，往返10～15次，整个面颊从鼻旁到耳前都要推擦到，使之发红、发热。

（2）拍打面部：两手四指并拢，用指腹按照额部、眼周、鼻旁、面部的顺序，依次拍打整个面部皮肤1～2分钟。

（3）分推前额：两手四指并拢，手指向上附于印堂部，沿眉毛自内向外分推至太阳穴，重复3～5次；再沿着比眉毛高的路线从内向外分推3～5次，如此逐次升高，直至整个前额；然后从前发际下开始降低路线分推，直至眉毛。

（4）揉按穴位：用双手拇指或食指分别按揉两侧之四白穴、承泣穴、地仓穴和承浆穴，每个穴位按揉1分钟。用力要均匀，配合振法。

上述按摩法有活血通络、润泽皮肤、防皱祛斑、清脑醒目的作用，除能用于面部保健外，还可用于防治感冒和精神萎靡、头晕目眩的治疗。

以上方法每日做2次，以晨起、睡前为宜。按摩前要用温水洗脸，擦干后施行。用力不要过大，以免损伤皮肤。

六、秋季时令养生

秋季包括立秋、处暑、白露、秋分、寒露、霜降六个节气，除了要遵循养生的基本原则和秋季养生应注意的事项外，也要结合时令的特点做适当的调整，以求逐步适应秋季阴长、收敛、秋燥的特点。

（一）立秋

立秋一般在公历的8月7日前后。“秋”者，禾与火也。历书中说：“斗指西南为立秋，阴意出地始杀万物，按秋训示，谷熟也。”《月令七十二候集解》中解释说：“秋，揪也。物于此而揪敛也。”说明秋天以“收”为特点。

立秋有三候：“一候凉风至，二候白露生，三候寒蝉鸣”。即立秋后风渐有凉意；清晨近地温度偏低，会有雾气出现；到三候时寒蝉开始感凉而鸣。

“秋后一伏热死人”。如前所述，按照气温的标准，我国在立秋时全国大部分地区尚未到秋季。此时盛夏余热未消，秋阳肆虐，故有“秋老虎”的余威。但是，天气总的趋势如谚语所说：“立秋之日凉风至”，日夜温差开始增大，夜晚开始变得凉爽。

在北京、河北等地流传“贴秋膘”。夏天人们脾胃相对虚弱，消耗又大，故人们往往变瘦。到了秋天，这些瘦人可以适当“贴膘”。立秋这天，普通百姓家吃炖肉、肉馅饺子、炖鸡、炖鸭、红烧鱼等，这是一种地方风俗，与当时的生活水平有关。相对于夏季的饮食清淡，秋季可以适当地“补”一下，但不可过分。经历了酷暑难耐的夏季，特别是长夏，由于苦夏和生冷食物的影响，脾胃虚弱，大量进补滋腻的养阴食品，往往使得胃肠无法承受，导致消化功能进一步下降，尤其是有肥胖、高脂血症和心脑血管疾病的人更是要防止油腻食品的不良影响。秋季进补之前应当先调理脾胃，以更好地为秋冬进补做好准备。调理脾胃因人而异，一般情况下须侧重于健脾、利湿、清解余热，可以吃一些绿豆、扁豆、薏米等，以促进脾胃功能的恢复。

山东有些地方流行立秋“吃渣”，渣用豆沫和青菜做成，有“吃了立秋的渣，大人孩子不呕也不拉”的说法。

初秋天气依然炎热潮湿，故仍然要注意防止中暑，防止湿邪致病。

（二）处暑

处暑是二十四节中的第十四个节气，一般在公历的8月22日至24日，太阳达到黄经150°。历书记载：“斗指戊为处暑，暑将退，伏而潜处，故名也。”《月令七十二候解》说：“七月中，处，止也，暑气至此而止矣。”“处”在这里有终止、躲藏的意思，表示暑热天气即将结束。

处暑三候是：“一候鹰乃祭鸟；二候天地始肃；三候禾乃登”。一候时老鹰开始捕猎鸟类；二候时万物开始凋零；三候时秋季作物开始成熟收割。

处暑时暑热仍有余威，白天仍然炎热，江南一带尤甚，故有“大暑小暑不是暑，立秋处暑正当暑”的说法。《清嘉录》说：“土俗以处暑后，天气犹暄，约再历十八日而始凉；谚云处暑十八盆，谓沐浴十八日也。”意思是说，处暑后还要有十八日需要每日冲凉。

“长夏”始于夏至，延续到处暑方止，处暑前后湿邪仍然较重。天气尚炎热，故处暑时节仍然要注意防湿热。

秋季人时感困倦，有“秋乏”之说，为保证足够的精力，充足的睡眠十分重要。

（三）白露

白露是二十四节气中的第十五个节气，一般在公历的9月7日至9日，此时，太阳到达黄经165°。

历书上说：“斗指葵为白露，阴气渐重，凌而为露，故名白露。”古籍说：“八月节，阴气渐重，露凝而白也。”

“白露秋分夜，一夜冷一夜。”白露过后，进入了典型的秋天节气，太阳南移，日照强度减弱，夜间地面辐射散热快，凉爽的秋风代替了夏季风，暑气渐消，首先是夜间开始冷起来，故夜间要注意防寒。

《礼记・月令》说：“盲风至，鸿雁来，玄鸟归，群鸟养羞”。鸿雁南飞，百鸟开始储存过冬的干果粮食，活动开始减少。

“一场秋雨一场寒”。白露之后，昼夜温差加大，气温逐步下降，故“白露身不露”，“白露到，不赤膊，不赤脚”，不要再穿露脐露背装，要根据温度调节衣物，不要一味地强调“秋冻”。

“多事之秋”，形容秋天是多病的季节。白露后降雨也减少，秋燥明显，容易患呼吸道疾病；“草死草活”之际容易“犯陈病”，包括哮喘、消化性溃疡、慢性支气管炎、过敏性疾病等容易发作，必须注意防范。由于气温下降，皮肤血管收缩，血压容易升高，故高血压病患者应酌情增加降压药物的用量。

深秋之后精气开始封藏，年老体弱之人可以开始对症选择进补。

白露时节虽然没有春天那样生机勃勃，但也是秋高气爽，百花盛开，如秋海棠、鸡冠花、雁来红、菊花等。所谓“桂花十里芬芳，芙蓉千姿百态，菊花满地金黄，令人心旷神怡”，是室外运动锻炼的好时节，适宜于秋游，观菊赏花，调节精神。

（四）秋分

秋分是二十四节气中的第十六个节气，一般在公历的9月23日或24日，此时太阳达到黄经180°。

《春秋繁露·阴阳出入上下篇》说：“秋分者，阴阳相半也，故昼夜均而寒暑平。”“斗指己为秋分，南北两半球昼夜均分，又适当秋之半，故名也。”春分和秋分都是代表阴阳平衡的时节。秋分时太阳直射赤道，昼夜平均，各12小时；同时秋分居于秋季90日之中，平分了秋季。过了秋分，太阳逐步南移，北半球白昼渐短，黑夜渐长。

从这个意义上来说，北半球的秋季是从秋分开始的，天文学也把秋分作为秋季开始的标志。这时，太阳辐射减少，地面散失的热量较多，气温下降速度加快，大部分地区雨季结束，凉风习习，秋高气爽。

秋分三候的气候变化是：“一候雷始收声，二候蛰虫坯户，三候水始涸”。古人认为雷是阳气盛的表现，秋分后阴气渐盛，故很少打雷。天气渐冷，小虫开始蛰伏。这时天气干燥，大雨很少，地面水蒸发快，所以江河湖泊中水量减少，水洼沼泽可能干涸。

“谨察阴阳之所在，以平为期。”秋分是阴阳平衡之时节，更需注意人体之平衡，根据“虚则补之，实则泻之”，“寒者热之，热者寒之”的原则，按照自身的体质有针对性地调养。

在饮食搭配上，要根据食物的性质和作用合理调配，达到营养平衡。在情志方面，要注意培养乐观情绪，保持神志安宁，避免肃杀之气。秋高气爽，适合登高远眺，放松心情，克制抑郁、惆怅等不良情绪。

（五）寒露

寒露是二十四节气中的第十七个节气，一般在公历的10月8日前后，此时，太阳到达黄经195°。

《通纬·孝经援神契》中说：“秋分后十五日，斗指辛，为寒露。言露冷寒而将凝结也。”表示气温比白露时更低，接近地面的水分快要凝结成霜了。

寒露时节，南岭以北的广大地区都已进入秋季，东北和西北地区已经或即将进入冬季，北京已可见霜冻，东北和新疆北部一般开始降雪。

从寒露到霜降仅有半个月的时间，但却是一年中气温下降较快的一段时间，往往一场冷空气过后，日平均气温就下降8～10℃。

"冷天冷在脚上。"脚为足三阴经起始处，距离心脏较远，血运较少，加之局部皮下脂肪较少，御寒能力低，故易于受寒邪侵袭。脚部受凉，可能反射性引起上呼吸道黏膜的毛细血管收缩，导致抵抗力下降，对冷空气敏感增加，病邪容易乘虚而入，所以冷天一定要注意脚部保暖。要穿保暖的鞋袜，养成睡前热水洗脚的习惯，改善局部血液循环，缓解和消除一天工作的疲劳。

天气渐冷，日照减少，秋风萧瑟，万物凋零，草枯叶落，往往让人生出凄凉、垂暮、悲愁、忧伤的感觉。秋主肺，而悲伤肺，故秋季必须克制和改善这种"悲秋"的情绪。秋季老人情绪悲观时，要想尽方法去诱导和劝说，使他能驾驭自己的情绪，忘记秋季凄凉的环境对自己造成的影响。

（六）霜降

霜降是二十四节气中的第十八个节气，一般在公历的10月23日或24日，此时太阳到达黄经210°。

霜降是秋季的最后一个节气，是秋季向冬季过渡的一个节气。《月令七十二候集解》说："九月中，气肃而凝，露结为霜矣。"有的书认为这一说法不对，因为露水遇冷而冻结，那是冻露，不是霜。实际上我们是很少见到冻露的。这里先说"气肃而凝"，就是说空气中的水蒸气遇到冷而凝固成固体，并没有先成露水，后露水变霜的意思。

秋季的第一次霜冻称为初霜。霜的出现说明地表温度在清晨可能降到0℃以下。我国各地的初霜时间由北向南，由高山向平原逐渐推后。最早见霜的地方是大兴安岭北部，一般8月底即可见霜；东北大部、内蒙、新疆北部多在9月；10月初霜冻开始出现在沈阳、承德、榆林至拉萨一线；11月初，山东半岛、郑州、西安等可见；汉水、云南的部分地区要到12月才见霜；厦门、广州一带要到1月初才能见到。

"霜降始霜"，指的是黄河流域一带到霜降节气才开始有霜，作物停止生长，天气进一步变冷。这时南方地区天气依然暖和，苏轼有诗云："千树扫作一番黄，只有芙蓉独自芳"，田野依然苍翠，芙蓉盛开，景色美丽动人。

秋收冬藏。霜降时节农事繁忙。农谚说："处暑高粱白露谷，霜降到了拔萝卜"，"霜降一过百草枯，薯类收藏莫迟误"。

"补冬不如补霜降。"秋冬相交之机，饮食上应当滋润而忌耗散，防止秋燥对肺气的损伤。

七、秋季防病

（一）秋燥

秋天降雨开始减少，但气温仍相对较高，空气湿度开始下降。一般来说，人体感觉适宜的相对湿度是40%～60%，当相对湿度低于30%时，人就会感觉皮肤干涩粗糙，口鼻咽部干燥疼痛，大便秘结等。这些都是秋燥常见的表现。

肺为娇脏，最怕燥邪。燥邪容易损伤津液，肺失津液就容易感冒咳嗽，痰液黏稠难以咳出，或痰中带血，胸闷气喘。咽部发痒，有异物感，这是秋燥引起的咽炎。

要多饮水，多喝粥汤，增加水分的摄入，保持呼吸道的湿润；戒除烟酒等不良的刺激；经常用淡盐水、苏打水、硼酸水漱口；也可口含薄荷片或利咽的含片等。为了预防秋燥，要多吃一些寒凉多汁的蔬菜水果，如黄瓜、西红柿、冬瓜、百合、白萝卜、胡萝卜、梨、苹果、葡萄、荸荠、罗汉果、菠萝等。尽可能少吃花椒、辣椒等辛辣食物，不宜吃烧烤食品。

舌抵上腭，沟通任督二脉，使其气上升化为津液；或叩击牙齿；或用舌在口内搅动，增加津液分泌，然后缓缓咽下，可以改善口干舌燥的状况。

秋冬季节容易皮肤干燥，表现为皮肤表面干燥、粗糙，缺乏油脂，张力降低，常伴有瘙痒和皲裂，有少量鳞屑。某些疾病和环境常易引起皮肤干燥，如糖尿病、维生素缺乏、经常与碱性物质接触等，要注意避免。鱼肝油丸及具有养血滋阴润肤作用的中药如当归丸、六味地黄丸可以试用。甲壳素内衣具有透气、保湿、抑菌作用，适合有皮肤干燥症的人穿用。饮食上可适当吃一些动物脂肪和富含维生素的食物，戒除烟酒，少吃辛辣食物。局部可以做保健按摩，如以手干洗面部，反复揉擦，促进局部血液循环和皮脂分泌。较重者可以局部搽用凡士林、尿素软膏等。

（二）脱发

毛发每天都在更新，新生毛发和脱落毛发必须达到平衡。85%～90%的毛发处于生长期，1%处于退行期，10%～15%处于休止期，随时可能脱落。生理性的脱发大约50～100根/天，随季节的变化略有差异。休止期的头发多为长发，故如脱落的是正处于生长期的短发，则属不正常。

“肺者，其华在毛，其充在发，通于秋气。”肺脏机能的盛衰，可以从毛发的荣枯表现出来。秋令干燥，易伤肺气，肺气不固则毛发不牢，所以秋季容易脱发。秋燥伤阴，阴血不足者更容易脱发。

（1）头发的生长与情志有密切的关系，“愁一愁，白了少年头”就是例证。所以一定要保持良好乐观的心态，保持精神愉快，防止“秋悲”损伤肺气，保证足够的睡眠，防止用脑过度。

（2）少吃油腻、辛辣和带有刺激性的食品，戒控烟酒。

（3）多吃些含有蛋白质和铁、镁、锌、钙的食物，增加有养阴、润燥、补血等功能的食品，如银耳、阿胶、桑葚、花生、核桃、黄豆、海带、芝麻、蛋类、黑芝麻、奶类等。

（4）保持头发和头皮的清洁，正常情况下每3～5天洗发一次，皮脂分泌过多者每两天洗一次。不要用过热的水洗发，也不要用碱性肥皂洗发，以免损坏皮脂腺的正常功能。

（5）平时可以做头部的保健按摩。睡前用头刷梳头30下，去除尘垢，促进头皮的血液循环，有利于生发、固发。

（6）中医学认为，头为百阳之会。常梳理头发，按摩头部，能促进诸阳上升，百脉畅通，气血调和。以下介绍的抓头养生法除保健外，还可防治神经衰弱、高血压、神经性头痛、脱发、白发和斑秃等症。其具体做法如下：

①闭眼，心神安定，身体放松。手心向内，手指张开如抓痒一般，自前额抓起，经头顶至后发际，再从后向前，循环往复。

②抓时主要以两个小指头的罗纹面进行按摩，其他手指随着小指的按摩用指甲抓头皮，动作匀缓轻柔，不要损伤头皮。

③每天晨起、午间和睡前各做一次，每次10分钟左右，平时多做不限。

④遇到穴位时可以把意念集中于此穴位，并且配合呼吸，如呼气时抓，吸气时停，效果更佳。

（7）中药如何首乌、女贞子等对防治脱发也有很好的作用。血虚脱发可以服用八珍益母丸、当归生发丸。肾虚脱发可用七宝美髯丹。

（三）慢性支气管炎

秋季空气干燥，早晚温差大；从初秋到初冬，天气经历了湿热、凉爽、干燥、寒冷等多种变化；阳光转弱，阳光中紫外线轻度降低，对空气中病毒和细菌的杀灭能力下降；天气渐冷，开窗减少，室内空气不流通，容易交叉感染……凡此种种，都导致呼吸道传染病的增多，而慢性支气管炎患者是最怕感冒的，几乎逢感冒必犯。

肺卫功能不强，感受六淫外邪后，可引起外感咳嗽；内伤咳嗽与肺、脾、肾关系密切。久咳不愈，肺气必虚。脾主运化，脾虚不运则痰湿内生。“肺为气之主，肾为气之根”，肺主呼出，肾主吸入，肺虚久咳必伤肾，导致肺不纳气。

（1）一般预防：要防寒、防燥、防尘、防烟。要随着气温的变化，及时增减衣物，不要空调和电扇直吹，不要临窗睡觉，以免受凉。尤其要避免背部受寒，因为背部为督脉循行所在，督脉主管人体之阳气，慢性支气慢炎患者本就阳气不足，背部受寒，容易引起疾病发作。室内要保持清洁、湿润、无烟。天气过于干燥，室内可以湿性扫除，地面洒水或用加湿器等增加湿度，以利于痰的咳出。

在体力允许的情况下坚持运动，增强体质和抵抗力。从夏季开始坚持户外活动，如散步、慢跑、游泳等，增强耐寒能力。

各种不良情绪如生气、忧虑、紧张、焦虑等，都可能影响机体的免疫功能，故要保持良好心态。

（2）中药预防：缓解期以健脾补肾为主，可以服用具有健脾、补肾、益气的中成药，如生脉饮、蛤蚧党参膏，温补肾阳的右归丸、金匮肾气丸、人参健脾丸等，秋季再配合补肺汤或玉屏风散以肺肾双补，效果更佳。以上药物应在医生的指导下，根据自已的体质选择，不可盲目乱补。

（3）“冬病夏治”：从初伏至末伏每周在两个肺俞穴处拔火罐一次，然后贴加味健雄膏二天。

加味健雄膏：附子750克，肉桂500克，干姜750克，白芥子750克，花椒250克，洋金花12克，樟脑75克，二甲基亚砜300毫升。前五味药加水煎煮2小时，过滤后再加水煎煮2小时，将两次滤液混合，文火浓缩至膏状，再加洋金花粉、樟脑和二甲基亚砜搅匀即可。使用前先在两肺俞穴拔火罐20分钟，然后将加味健雄膏2~3克摊于玻璃纸上，贴于两侧肺俞穴上，胶布固定，每次贴两天。

此药为外敷药，不可内服。

（4）食疗：

贝梨炖猪肺：猪肺250克，贝母10克，雪梨2只，冰糖少许。雪梨切成数块，猪肺冲洗干净切成片状，与川贝一起放入砂锅内，加适量的水和冰糖，慢火炖至猪肺熟即可。每周2~3次。

萝卜猪肺汤：萝卜250克，猪肺200克，杏仁10克，生姜少许。萝卜切块，猪肺洗净加杏仁、萝卜同煮，熟后加少量盐调味即可。每周两次，从秋季开始连续吃3个月。

补肺蛤蚧散：蛤蚧数只，洗净焙干研为细末，装入胶囊。每天服3~5克，连服40~50天，用蜂蜜水或姜糖水送服。

（四）便秘

（1）危害：秋燥易伤津液，使肠道干涩，会引起或加重便秘。便秘不是大病，但危害不可忽视。便秘时肠道内容物停留时间长，毒素吸收多；另一方面肠道内容物产生的毒素增加，加上食物中原有的不良物质的吸收，从而对人体造成伤害。有高血压和心脑血管疾病者，用力排便可能是导致血压升高、脑出血、心脏缺血甚至心肌梗死的诱因。坚硬的大便刺激肠壁，容易产生充血、糜烂、炎症，长期便秘还是诱发肠癌的因素之一；同时刺激和压迫盆腔和周围器官如子宫、膀胱等，引起相应的炎症或病变。

（2）类型：现代医学认为，绝大多数的便秘是肠道蠕动减弱所致，极少部分与肛门直肠疾病有关。

按照中医的观点，便秘分为实秘和虚秘两种。实秘包括热秘和气滞秘。一般年轻人、体壮者的便秘多属于热秘，主要是饮食不当造成胃肠积热，热伤津液而致大肠失润；或生活不规律，使排泄物长时间滞留肠道，水分被吸收过多导致大便秘结。

虚秘包括气虚便秘、血虚便秘、阳虚便秘、津伤便秘，多见于久病、大病者和老年人。

气虚便秘主要表现为气短乏力、神情倦怠，大便秘结可能并不明显但肠动力不足而难以排解，以致数日一次。可能兼有畏寒、肢冷、腰膝部凉、小便清长等气虚的表现。

血虚便秘常伴有面色口唇无华，舌质淡，心悸、失眠、头晕，排便有规律，但大便秘结，排便困难。

津伤肠燥便秘主要表现同血虚便秘，大便秘结如球，多伴有皮肤干燥瘙痒，可见于脱水患者或饮食中油脂、水分、纤维素摄入不足的人。

便秘的病因不同，治疗方法各异，不能千篇一律，都用泻药解决。泻药用久了，肠道蠕动更慢，造成恶性循环。

（3）预防：饮食不节是便秘的重要原因之一。一日三餐要定时定量，使胃肠道工作有规律。食物品种要多样化，增加富含水分和纤维素的蔬菜、水果，如没有高脂血症，食物中油脂可以适当多一些，以达到润肠通便的作用。辛辣干涩之品能加重便秘，应当尽量少吃。

精神刺激可以引起气机瘀滞，导致便秘加重，因此应保持心态的平和愉快。起居要有规律，不要久卧和久坐，增加户外运动和锻炼腹肌的力量。

要养成定时排便的习惯，即便是一二次排不出来也要去蹲。排便时间最好在清晨或餐后。夜间食物被消化，食物残渣进入大肠，在第一时间排出，可以减少毒素的吸收；另外由卧位改为立位，肠道外压力增大，有利于排便。进餐后，食物进入胃和十二指肠，生理上有一个胃十二指肠—直肠反射，这时直肠的蠕动增强，故也有利于排便。

（4）食疗：黑芝麻焙熟研为细末，每次取15克用开水调成糊状，加入蜂蜜10克口服，早晚各一次。

每日早晚各服蜂蜜20克，以凉开水冲饮，或加入蜂王浆6克，调匀，每日早晚各一次。适用于习惯性便秘。

新鲜鸡蛋一个打散后用开水冲为蛋花汤，稍凉后加入蜂蜜15克，早晨起床后即服。

（5）药物：热秘者适合用牛黄解毒片、复方芦荟胶囊等。这些药物有清热泻火、解毒导致的作用，但不可用于解决习惯性便秘，以免形成依赖性，出现上述的恶性循环。芦荟可能引起盆腔充血，故孕妇和妇女月经期忌服。

气滞者可服用木香顺气丸、加味逍遥丸等行气导滞。但木香为香燥之品，年老体弱、胃阴虚亏者慎用或不用。

气虚便秘者可以服用补中益气丸或其口服液以益气通便。

血虚便秘者应当养血润燥通便，可服肠通舒颗粒、麻仁润肠丸等。

阳虚便秘者应当温肾通便，可以服用金匮肾气丸、苁蓉通便口服液等。

（五）胃病

“草死草活”的春秋季，是“犯陈病”的季节，尤其是秋季，是慢性胃病的好发季节。

（1）机理：每年10月是慢性胃炎和消化性溃疡病复发的高峰期。其主要原因是人体受凉后血中组氨酸增多，胃酸分泌增加；天冷使胃肠道痉挛，其血管也收缩，使黏膜抵抗力下降。

中医学认为本病是由于情志抑郁或饮食失节，导致肝失调达，胃失和降所致。郁久可以化火，火盛伤阴，可致脾胃阴虚，导致脾胃虚热证。秋燥伤津，秋凉致寒，故慢性胃病秋季容易发作。

（2）预防：秋凉要及时增加衣物，睡觉时要盖好腹部，以免受凉。秋季水果繁多，脾胃虚弱之人，要少食生冷，不要恣食水果。胃病属于“心身性疾病”，与情绪关系极大，抑郁和焦虑都可以导致胃酸分泌增加，故要防“秋愁”，保持良好的心态。

第五节　冬季养生

一、冬季的特点和养生原则

冬季对应的五行为水，五脏为肾，六腑为膀胱，五官为耳，五体为骨，五志为恐，五味为咸，五色为黑，五气为寒，五化为藏，五方为北。

（一）气候特点

冬三月，指的是农历十月至十二月，即从立冬起，至立春止，包括立冬、小雪、大雪、冬至、小寒、大寒六个节气。气象学上的冬天，是指连续5日平均气温低于10℃，所以相比历法要晚。我国幅员辽阔，各地的气候各有不同。我国最北部的漠河和东北北部，在9月上旬就已经进入冬季，10月下旬，北京已是冬季景象，而长江流域的冬季要到“小雪”前后才真正开始。

《素问·四气调神大论篇》曰：“冬三月，此谓闭藏，水冰地坼，无扰乎阳”。《月令七十二候集解》说：“冬，终也，万物收藏也”。冬有终结的意思，即一年四季即将结束。冬季是一年最冷的季节，天寒地冻，滴水成冰，甚至地都会冻裂，一派冷肃之气，植物停止了生长，动物蛰伏，即便是不冬眠的动物，也尽量不再外出，体现了“藏匿”之意。“藏”的另一层意思是冬季阴气强盛，阴长阳消，阳气深藏于内，以防阴邪之伤害，即“无扰”之意。

因此，冬季的自然特点是阴极阳匿，天气严寒，万物收藏。

（二）人体特点

冬季人体阳气内敛，若隐若伏，阴气旺盛，新陈代谢降低，情绪内向，体表缺乏阳气的温润，皮脂腺分泌减少，变得干燥和缺乏弹性。

所以冬季人体的特点是：阴极阳伏，代谢降低，情绪内向。

（三）养生原则

《素问·四气调神大论》说：冬季宜“早卧晚起，必待日光；使志若伏若匿，若有私意，若已有得；去寒就温，无泄皮肤，使气亟夺，此冬气之应，养藏之道也。逆之则伤肾，春为痿厥，奉生者少”。

英国著名浪漫主义诗人雪莱的名句——“冬天如果来了，春天还会远吗”几乎是人人皆知，因为它迎合了人们畏惧甚至厌恶冬季，而向往生机勃勃春季的普遍情绪。冬季就那么不堪吗?

不能以悲观、消极的态度看待冬季，以为冬季就是一个隐忍和无所作为的季节，是等待春季到来而不得不度过的严酷季节。恰恰相反，和夏季养阳一样，冬季养阴也是极端重要的。阳气对人体非常重要，如张景岳所说：“天之大宝，只此一丸红日；人之大宝，只此一息真阳。”但“一阴一阳之谓道”（《易传·系辞上》），“孤阴不生，独阳不长”。人体的生长发育，是以精为物质基础，以精所化之气的运动为动力来推动和调控的，如《素问·金匮真言论篇》所说："夫精者，身之本也，故藏于精者，春不病温。"所以《内经》强调："奉阴者寿"，故"善养生者，必奉于藏"。冬季给予我们一个养阴的大好机会，必须顺时而养阴，否则就会"逆冬气，则少阴不藏，肾气独沉"（《四气调神大论》）。

恒动是自然界基本规律。一年四季也是阴阳推移之结果，如《管子·乘马》说："春秋冬夏，阴阳之推移也；时之短长，阴阳之利用也；日夜之易，阴阳之化也。"当冬季阴盛之际，阳气也在孕育，《素问·阴阳应象大论》说："四时之变，寒暑之胜，重阴必阳，重阳必阴"。《素问·脉要精微论》说："冬至四十五日，阳气微上，阴气微下。"冬至阴气最盛的时候，才能"阴极一阳生"，所以冬季养阴做好了，阳气才能正常地孕育和生长，为来年打好健康的基础。

冬季的养生原则：一是养阴，二是护阳，三是养肾。

（1）养阴：《黄帝内经》说："高者其气寿，下者其气夭"，说的是高寒山区的人寿命偏长，而平川炎热地区的人寿命偏短，可见低温偏阴的地方是适合养生的。从现代科学来说，体温偏低则代谢下降，细胞分裂变慢，人体消耗减少，故益寿。冬季要借助低温来养生。室内温度不可过高，以穿一件厚毛衣为宜。

要多接地气，多饮无污染的地下水；要多采吸阴气，夜晚、月下、北方、高山、河流、湖泊、森林、峡谷等时间地点都阴气较盛；水为阴中之阴，饮水是养阴第一良方；要多吃水生食物，如水稻、藕、笋，多食越冬和当令食物，如冬小麦、大白菜、萝卜、冬梨、苹果、冬枣等。

为适合闭藏和养阴，运动要慢，心态要静。

（2）护阳：《黄帝内经》论述冬季养生时实际上更多地是讲"护阳"。冬季阴冷寒湿，最易损阳；冬至后阳气萌发，相对弱小，而却是未来的希望。正如《养生镜》所说："冬三月乃水藏闭涩之时，最宜固守元阳，以养真气。"为了这一目的，就要"早卧晚起"，必须等到太阳升起后才起床；神志要"若伏若匿"，似乎有内藏之"私意"，好像已经满足，不去勉强争取。内藏是为了免于为外界的阴寒之气所伤，所以要避寒就温；穿着要严实保暖，防止阳气外泄。《千金要方》就说："冬时天地气闭，血气伏藏，人不可作劳汗出，发泄阳气，有损于人也。"在饮食上，可以吃一些温补养阳的食物，以培补阳气。

（3）养肾：冬季的当令脏器为肾。中医之谓肾是极其重要的脏器。张介宾认为肾内寓真阴真阳，为五脏六腑阴阳的根本。《类经附翼·求正录·三焦包络命门辨》指出："命门者，为水火之府，为阴阳之宅，为精气之海，为生死之窦……此为性命之大本。"明代李忠梓在《医宗必读》中说："肾为脏腑之本，十二经之根，呼吸之本，三焦之源，而人资之以为始也，故曰先天之本在肾。"

肾的功能有三：①藏精：《素问·六节藏象论》曰："肾者主蛰，封藏之本，精之处也。"《素问·上古天真论》说肾"受五脏六腑之精而藏之"。肾之封藏，为防止精之流失，使之不断充盈。精气的主要生理功能是促进机体的生长、发育和具备生殖能力。②肾主水：故有“水脏”之称，是调节尿液排泄、维持机体津液平衡的重要器官。《灵枢·本输》曰：“肾合膀胱，膀胱者，津液之府也。”肾的气化功能是津液代谢的动力。③肾主纳气：《素问·逆调论》认为：“肾者……主卧与喘。”《仁斋直指方论·附补遗·咳嗽》说：“肺出气也，肾纳气也，肺为气之主，肾为气之藏。”

肾之作用如此重要，必须注意养护。冬季肾当令，其意是冬季肾之功能最强，但对外邪之害，“乘冬则肾先受之”。所以冬养肾之含义，是一养二护。

肾性潜藏，肾精宜藏不宜泄，命火宜潜不宜露，故养肾的要点是节欲，《素问·上古天真论》说：“醉以入房，以欲竭其精，以耗散其真……故半百而衰也”，忽思慧称“佳丽之色，利于刃也；膏粱之味，毒于鸠也”，都是强调过于声色对健康和长寿的危害。

肾为水脏，燥易伤津液，耗损肾阴。《素问·脏气法时论》说：“肾主冬……肾苦燥，急食辛以润之；肾欲坚，急食苦以坚之……肾色黑，宜食辛，黄黍鸡肉桃葱皆辛。”肾喜咸，冬季饮食过咸会助肾之旺，增加肾之受损的可能性，故冬季饮食不要太咸。

二、冬季饮食养生

（一）冬季饮食养生原则

“冬属水，其性冷，通于肾，主收藏，寒邪当令。”

隆冬季节，天寒地冻，饮食应以温热为主，同时冬季要养藏，阳气弱小，要适应冬至后的阳气萌生和来年的“春生”，都需要温补阳气，虽然阳气一年四季都可以补，但冬季进补可免伤阴动火之虞，所以冬季是进补的好时节，“冬季进补，来年打虎”，就是这个道理。

中医认为“肾为先天之本”，包括肾阳和肾精。肾精是构成人体最根本的物质，人体的生长、发育和生殖都依赖于肾精的充实。肾精需要肾阳的温煦才能发挥滋养的作用。先天之精需要后天的不断供养，这需要脾胃功能的发挥。脾胃将饮食中的精微物质化生为肾精，故“脾为后天之本”，所谓“补”，应同时注意补益脾肾，不可因补而伤之。

1.冬令进补

（1）进补原则：冬补应以固护脾、肾为重点，用药原则应当遵循：多补少泻，药性平和，药量宜小，兼顾五脏，分类论补，调整阴阳，药食并举，因势利导。

（2）注意事项：冬补应根据年龄、性别、体质选择药物或食物。清代医家程国彭认为：“补之为义，大矣哉！然有当补不补误人者；有不当补而补误人者；亦有当补而不分气血，不辨寒热，不识开合，不知缓急，不分五脏，不明根本，不深求调摄之方以误人者，是不可不讲也。”

①不要无虚乱补：平衡是自然界第一法则，也是养生的指导原则。“虚则补之，实则泻之”，如果不虚，乱补等于是人为地破坏已有的平衡，有害无益；如果是实证，则越补越坏。一般说来，中年人以健脾胃为主，老年人以补肾气为主。

②根据体质选择补品：张仲景认为：“所食之味，有与病相宜，有与身有害，若得宜则宜体，害则成疾。”补的目的就是纠正体质的偏颇，所以必须要有针对性。最好请专业

人员帮您鉴定一下体质，至少也要分为偏寒、偏热两大类别。偏寒者应当温补，如多吃牛肉、羊肉、黄鳝、甜食、红枣、桂圆、荔枝、葱姜等温热食物；偏热者应多吃梨、生藕、芹菜、百合、绿豆、黄瓜、甲鱼等寒凉食物。对于偏热偏寒体质不明者，可以“平补”，就是选用寒温之性均不明显的滋补品，如谷类、豆类、乳类、水果、蔬菜等。

③适可而止，“过犹不及”：如果补益过分，则矫枉过正，使事物走向反面，还不如不补。

④适合的就是最好的：人参、鹿茸虽好，只是对适合它的人而言；燕窝、鱼翅虽好，至今尚未发现其奇特的食疗作用，究其贵重，是“稀少”所致。药物只要运用得当，大黄可以当补药；用药失准，人参即为毒药。只要选择正确，萝卜、山药、山楂、花生、大枣等食物，都是食疗佳品。

⑤“适口为珍”要一分为二：胃以喜为补，是清代中医学家叶天士之传世名言。他说：“药不在贵，对症则灵，食不在补，适口为珍”。叶曾遇一虚弱患者，此前的医生遍选补药，丝毫无效。于是叶对他说：求医无益，食物自适，胃以喜为补，若不明胃甦知味，实难拟法。暂不用药，嘱日以湘莲、芡实、香糯、南枣、百合、燕窝、鸽蛋捣碎熬粥食之，竟愈。《灵枢·师传》说：“入国问俗，入家问讳，上堂问礼，临病人问所便”。张景岳说：“便者相宜之谓，有居处之便，有动静之便，有性情之便，有气味之便，临病人而失其宜，施治未有不相失者。”问患者相宜所喜，是取道的一种方法。

相宜者，一是适口，二是吃了舒服，自然运化得益，有益健康。李渔说：“生平最爱之物即可养生，不必再查本草。”

包括适口在内，一个人的偏爱可能有其体质上的原因，如寒者喜温，热者喜凉，壮年喜干，老年喜粥，都是生理和心理上的自然反映，有一定的道理。

但对此说必须一分为二，不可偏颇。

如果一个人喜好肥腻，吃肥肉吃出了肥胖和心脑血管疾病；一个人喜好海鲜，吃出了痛风；一个人喜好辛辣、冷食，吃出了溃疡病；一个人喜好甜食，吃出了糖尿病……还能让其“相宜”吗?

相宜者，浅尝辄止即可，变成偏食即不可提倡。山东、东北人爱吃大葱蘸酱，西北人爱吃拉面，北京人爱喝豆汁，河南人爱吃烩面，河北人爱吃驴肉，内蒙人爱喝奶茶，多是食品加工方面的偏爱，只要不违反平衡膳食原则，吃些无碍。但是如果对某种食物过分偏爱，成为偏食，则不可提倡。

⑥戒滋腻厚味：对于身体虚弱，脾胃消化不良，经常腹泻、腹胀者，首先要恢复脾胃的功能，只有脾胃消化功能良好，才能保障营养成分的吸收，否则再多的补品也是无用。因此，冬令进补不要过于滋腻厚味，应以易于消化为准则。如《潜斋医话》所说：“肥甘过度，每发痈疽，酒肉充肠，必滋秽浊，熏蒸为火，凝聚成痰，汩没性灵，变生疾病。”

⑦戒留邪为寇：患有感冒、发热、咳嗽等外感病症时，不要进补，以免留邪为寇，后患无穷。

⑧注意忌口：请参见第七章有关内容。

2.养阴护阳

"秋冬养阴"是养生的指导原则，不可违反，不要一提进补就是补阳，吃性燥、性温的药物。

"无扰乎阳"是冬季养生需要注意的问题。食物偏温是需要的，但搞得大汗淋漓，使腠理开放；吃太多的辛辣食物和调味品，发散太过，使阳气外泄，就违反了"冬藏"的原则，是需要注意防止的。

3.省咸增苦

按照四季五味的养生法，春天要省酸增甘以养脾，夏天要省苦增辛以养肺，秋天要省辛增酸以养肝，冬季要省咸增苦以养心。请注意，这里"养"的都不是"当令"的脏器。

《素问·脏气法时论》说："肾主冬……肾苦燥，急食辛以润之；肾欲坚，急食苦以坚之……肾色黑，宜食辛，黄黍鸡肉桃葱皆辛。"又说："肾欲坚，急食苦以坚之，苦补之，咸泻之。"

《素问·阴阳应象大论》说："北方生寒，寒生水，水生咸，咸生肾。"冬季肾当令，肾喜咸，咸味太过会使肾更易受损，同时肾气过盛则肾水克心火，导致心气不足，这里的"咸泻之"不是泻的肾气而是心气，所以冬季要多吃一点苦味食物，以补心气。

食物除了性、味外，还有"色"。"肾色黑"，黑色独入肾经，能益肾强肾，所以有人认为冬季顺应天时应多吃黑色食品。

黑色食品如黑米、黑豆、黑芝麻、黑木耳、黑荞麦、紫菜、乌鸡等，具有促进血液循环、调节胃肠功能、改善畏寒症状的作用。黑色食品含有丰富的微量元素和维生素，特别是人体必须而又不易获得的硒、铁等。黑色食物不仅营养丰富，而且大多性味平和，特别适合于胃肠功能不好，容易上火的人。

但是根据脏腑当令的分析，和冬季应当"省咸"一样，不应当多吃黑色食物。

另外，《抱朴子》说："冬朝勿空心，夏夜勿饱食。"朝勿空心，夜勿饱食，在一年四季都是需要注意的，但是，冬季人起床晚，很多人就"免"了早餐，这是需要注意的。

（二）冬令食物选择

1.蔬菜类

（1）南瓜：又名麦瓜、番瓜、倭瓜、金冬瓜，台湾话称为金瓜，原产于北美洲。南瓜在中国各地都有栽种，是夏秋季节的瓜菜之一，但因耐储存，故冬季常食用。

【性味】性温，味甘，入脾、胃经。

【营养成分】可食用部分为85%。每100g南瓜中含水分93.5克，蛋白质0.7克，脂肪0.1克，膳食纤维0.8克，碳水化合物4.5克，胡萝卜素890微克，视黄醇当量148微克，硫胺素0.03毫克，核黄素0.03毫克，尼克酸0.1毫克，维生素C4毫克，钾763毫克，钠2.2毫克，钙191毫克，镁47毫克，铁1.2毫克，锰0.16毫克，锌0.42毫克，铜0.04毫克，磷14毫克，硒0.3微克。

南瓜中胡萝卜素含量为瓜类之冠。矿物质中除钾、钙、磷、铁、镁、铜外，还含有微量元素钴，此外还含有丰富的果胶和叶红素等。

【功效及应用】南瓜具有补中益气、消炎止痛、化痰排脓、解毒杀虫、益血保胎、美容抗痘等作用，可用治久病气虚、脾胃虚弱、疟疾、痢疾、肋间神经痛、便溏、糖尿病、蛔虫等症。

据称日本北海道的一个村子，以南瓜为主食，这个村子里没有糖尿病和高血压病患者。

南瓜含有的丰富果胶，可吸附细菌和有毒物质，如细菌毒素、重金属、放射性元素等。果胶还对胃黏膜有保护作用。果胶与淀粉类食物混合时，能提高胃肠内容物黏度，使吸收减慢，延迟胃的排空。同时果胶是一种凝胶状物体，使消化酶和营养物质分子不能均匀混合，从而延缓其消化吸收，减低餐后血糖的升高，并满足“饱腹”的需要，故南瓜对防治糖尿病有益。

南瓜含有丰富的钴。钴促进造血功能，并参与人体内维生素B_{12}的合成，钴是人体胰岛细胞所必需的微量元素。

南瓜中所含的甘露醇有通便作用。

多吃南瓜（尤其是生食或蒸至半熟），具有降血压作用。

南瓜低糖、低热量，含有丰富的膳食纤维，具有良好的减肥作用。

【提示】《本草纲目》记载：“南瓜不可与羊肉同食，令人气壅。”因为南瓜补中益气，羊肉大热补虚，两补同时，令人肠胃气壅。

凡有脚气、黄疸、下痢、气滞、湿阻等病症者不宜食用南瓜。

据称南瓜与醋、鲤鱼、螃蟹、富含维生素C的食物、虾等“相克”，或破坏同食双方的营养成分，或产生毒素，仅供参考。

（2）菠菜：又名赤根菜、波斯菜、鹦哥菜。原产伊朗，唐朝时传入中国。其生命力顽强，在寒冬之日依然不凋，苏轼在一首诗称“北方苦寒今未已，雪底波棱如铁甲”。在严寒的冬季，菠菜为难得的绿叶蔬菜。

【性味】性凉，味甘，入大肠、胃经。

【营养成分】菠菜可食用部分达89%。每100克菠菜含蛋白质2.6克，脂肪0.3克，碳水化合物4.5克，膳食纤维1.7克，维生素$B_6$0.3毫克，泛酸0.2毫克，叶酸110微克，维生素A487微克，胡萝卜素2920微克，硫胺素0.04毫克，核黄素0.11毫克，尼克酸0.6毫克，维生素C82毫克，维生素E1.74毫克，钙66.00毫克，磷47毫克，钾311毫克，钠85毫克，镁58毫克，铁2.9毫克，锌0.85毫克，硒0.97微克等。

菠菜含有丰富的铁，所含的B族维生素和维生素C比一般蔬菜都高，叶酸含量也较高，另含有芸香甙、氟和生育酚、6-羟甲基喋啶二酮等与新陈代谢有关的物质。

【功效及应用】菠菜有养血止血、活血生血、通便利肠，止渴润燥、滋阴平肝、调中气、活血脉、助消化等功效，可用治内热、酒毒、衄血、出血、大便涩滞、痔漏、痈肿毒发等病症。

菠菜含有丰富的胡萝卜素，具有保护视力的作用。孕妇食用菠菜有益，可以帮助其预防盆腔病，保护胎儿减少脊髓分裂或脑积水的发生。所含的维生素E和辅酶Q10具有抗氧化、抗衰老作用。菠菜叶中含有一种类胰岛素物质，其作用与哺乳动物体内的胰岛素非常相似，故对糖尿病患者有益。所含的镁对消除偏头痛有一定功效。菠菜可以促进胃和胰腺分泌，增进食欲，其含有的丰富纤维素能促进胃肠蠕动，有利排便。

菠菜提取物具有促进培养细胞增殖的作用，既抗衰老又能增强青春活力。中国民间以菠菜捣烂取汁，每周洗脸数次，连续使用一段时间，可清洁皮肤毛孔，减少皱纹及色素斑，保持皮肤光洁。

【提示】肾炎患者、肾结石患者不宜，脾虚便溏者不宜多食。

菠菜中含草酸较多，能影响钙的吸收，应避免和豆腐、紫菜等高钙食品同吃。做菜前先用开水烫一下，可以除去80%的草酸。

（3）白菜：白菜，古名菘，有大白菜和小白菜之分，为我国原产和特产蔬菜。新石器时期的西安半坡村遗址就有出土的白菜籽，说明白菜的栽培距今约有六七千年历史。大白菜曾经是冬令的“当家菜”，大棚菜和外地菜的大量出现，使得这位“大哥大”的地位发生了动摇，但是，“百菜不如白菜”，其营养作用不应忽视。

【性味】味甘，性平，归肠、胃经。

【营养成分】可食用部分92%。每100克中含水分93.6克，蛋白质1.7克，脂肪0.2克，膳食纤维0.6克，碳水化合物3.1克，胡萝卜素250微克，视黄醇当量42微克，硫胺素0.06毫克，核黄素0.07毫克，尼克酸0.8毫克，维生素C47毫克，维生素E0.92毫克，钾30毫克，钠89.3毫克，钙69毫克，镁12毫克，铁0.5毫克，锰0.21毫克，锌0.21毫克，铜0.03毫克，磷30毫克，硒0.33微克。已发现大白菜中含有预防肿瘤的成分。其维生素C、核黄素的含量比苹果、梨分别高5倍和4倍，锌含量高于肉类，一杯熟的大白菜汁中含有的钙几乎和一杯奶一样多。

【功效及应用】大白菜有养胃生津、除烦解渴、利尿通便、化痰止咳、清热解毒等功效，主用于通利肠胃，除胸烦，解酒毒等。严冬之际吃热性食物较多，最宜同时吃大白菜，以用其清热利尿、清心除烦的作用。大白菜中膳食纤维含量较高，并含有降低胆固醇的物质，故适合肥胖、糖尿病和便秘患者食用。大白菜含钼较多，钼能阻断亚硝酸盐等致癌物质的合成，故有抗癌作用。国外研究发现，如果妇女每天吃500克大白菜，可使乳腺癌的发病率降低，因为大白菜中含有一种帮助分解与乳腺癌有关的雌激素的化合物。

【提示】白菜在腐烂的过程中产生毒素，所以腐烂的大白菜不能食用。

（4）土豆：又名土芋、马铃薯、地蛋、洋山芋。土豆不“土”，为南美洲印第安人发现和驯化，明朝时引进中国。土豆是粮、饲、菜三用作物，与小麦、水稻、玉米并列为世界四大粮食作物。土豆秋季收获，因其耐储存，故长期以来为冬季当家菜之一。

【性味】性平、味甘，入大肠、胃经。

【营养成分】可食用部分94%。每100g中含水分79.8克，蛋白质2克，脂肪0.2克，膳食纤维0.7克，碳水化合物16.5克，胡萝卜素30微克，视黄醇当量5微克，硫胺素0.08毫克，核黄素0.04毫克，尼克酸1.1毫克，维生素C27毫克，维生素E0.34毫克，钾342毫克，钠2.7毫克，钙8毫克，镁23毫克，铁0.8毫克，锰0.14毫克，锌0.37毫克，铜0.12毫克，磷

40毫克，硒0.78微克。

土豆中维生素种类齐全，其含量相当于胡萝卜的2倍、大白菜的3倍、番茄的4倍，B族维生素是苹果的4倍，维生素C是苹果的10倍，且耐加热。0.25千克的新鲜马铃薯便够一个人一昼夜所需要的维生素。

【功效及应用】土豆能缓急止痛，通利大便，和胃健中，解毒消肿，可用于脾胃虚弱、消化不良、肠胃不和、脘腹作痛、大便不利及痈肿、湿疹、烫伤的治疗。

土豆的主要成分是碳水化合物，但其含量仅是同等质量大米的1/4左右，几乎不含脂肪，且土豆中的淀粉是一种抗性淀粉，具有缩小脂肪细胞的作用。所以作为主食来讲，土豆是一种减肥食品。

土豆含有丰富的B族维生素及大量的优质纤维素和微量元素，故具有抗衰老的功效。

土豆有保养容颜的功效。新鲜土豆汁液直接涂敷于面部，增白作用显著。熟土豆切片，贴在眼睛上，能减轻下眼袋的浮肿。

【提示】土豆含有龙葵素，特别是发了芽的土豆含量更多，故吃土豆一定要削皮。为防止中毒引起胎儿畸形，故孕妇需少吃土豆。食用发芽的土豆时一定要把芽和芽根挖掉，并放入清水中浸泡，炖煮时宜大火。

（5）萝卜：又名莱菔，原产我国，品种极多，常见有红萝卜、水萝卜、白萝卜、青萝卜、水萝卜和心里美等，因耐储藏，与白菜、土豆一样都是冬季大路菜。

【性味】性凉，味甘、辛，入肺、胃、肺、大肠经。

【营养成分】萝卜可食部分为95%，每100克萝卜中含水分93.4克，蛋白质0.9克，脂肪0.1克，碳水化合物5克，膳食纤维1克，胡萝卜素20毫克，维生素A3毫克，核黄素0.03毫克，尼克酸0.3毫克，维生素C21毫克，维生素E0.92毫克，钙36毫克，钾173毫克，钠61.8毫克，镁16毫克，铁0.5毫克，锌0.3毫克，硒0.61微克等。

【功效及应用】李时珍在《本草纲目》中论述，萝卜能“大下气、消谷和中、去邪热气”。

冬季人体外寒内热，加之冬补，容易蕴热于内，消化不良，此时吃些萝卜，清热理气，其热自解，其食自消，故有“冬吃萝卜夏吃姜，不用医生开药方”之说。

萝卜具有清热生津、凉血止血、下气宽中、消食化滞、开胃健脾、顺气化痰的功效，主要用于腹胀停食、腹痛、咳嗽、痰多等症。煮食可治肺萎肺热吐血、气胀食滞、痰多、口干舌渴、小便不畅、酒毒；生吃或捣汁服食可止消渴，治吐血、衄血、声嘶咽干、胸膈饱闷、大小便不畅、热淋、石淋、小便不利或胆石症。

萝卜中的芥子油能促进胃肠蠕动，淀粉酶能分解食物中的淀粉，使之得到充分的吸收，故萝卜能增加食欲，帮助消化。

萝卜所含的多种酶，能分解致癌的亚硝酸胺，含有的辣味成分可抑制细胞的异常分裂，含有的木质素能提高巨噬细胞的活力，因而具有防癌作用。

萝卜还有杀菌、增进食欲和抑制血小板凝集等作用。

【提示】萝卜皮中的维生素C含量是萝卜心的两倍，故吃萝卜不要去皮。

萝卜性凉，故体质弱者、脾胃虚寒、胃及十二指肠溃疡、慢性胃炎、单纯甲状腺肿、先兆流产、子宫脱垂者不宜多食。

萝卜不宜与人参、蛇肉、烤鱼、烤肉、橘子同食。萝卜主泻、胡萝卜为补，所以二者最好不要同食。

2.水果类

（1）橘子：别名柑橘，宽皮橘，蜜橘等，常与柑并称柑橘。

【性味】性平，味甘、酸，入肺、胃经。

【营养成分】橘子每100克的可食部分中，含蛋白质0.9克，脂肪0.1克，糖12克，粗纤维0.2克，核黄素0.05毫克，尼克酸0.3毫克，维生素C16毫克，钙26毫克，磷15毫克，铁0.2毫克，还含其他多种维生素、镁、硫、钠、氯和硅等元素及170余种植物化合物和60余种黄酮类化合物，其中的大多数物质均是天然抗氧化剂。

橘子中的胡萝卜素含量仅次于杏，比其他水果都高。1个橘子就几乎满足人体每天所需的维生素C的含量。

【功效及应用】橘子具有生津止渴、理气和胃、润肺止咳、健脾化痰等功效，可用治胸隔结气，呕逆少食，胃阴不足，口中干渴，肺热咳嗽及饮酒过度。

橘皮苷可以加强毛细血管的韧性，并有降血压、扩张冠状动脉作用，因此橘子是对预防冠心病和动脉硬化有益的食品。橘子具有润肺止咳、化痰顺气的功效，是老年人，特别是患有急慢性支气管炎及心血管疾病者的上乘果品。橘子可谓全身都是宝，不仅果肉的药用价值较高，其皮、核、络、叶都是“地道药材”。橘瓤上的网状丝络叫橘络，有通络化痰、顺气活血之功效，可用于治疗痰滞咳嗽等症，且橘络含有丰富的维生素P，对高血压病患者有益，因此吃橘子时不要剥掉。

橘汁中含有一种名为“诺米林”的物质，具有抑制和杀死癌细胞的能力，对胃癌有预防作用。

日本研究人员对6000多人进行调查后发现，常吃橘子的人患冠心病、高血压、糖尿病、痛风的比率比较低。

【提示】以下提示有不同的意见，供参考。

①橘子不宜与萝卜同食。萝卜在体内会代谢产生硫氰酸，对甲状腺有抑制作用，而橘子中含有的类黄酮物质分解成的阿魏酸和羟苯甲酸可以加强硫氰酸的抑制作用，二者同食有诱发甲状腺肿之虞。

②橘子不能与牛奶同食。牛奶中的蛋白质易和橘子中的果酸和维生素C发生反应，凝结成块，影响其吸收，故二者应间隔1小时以上。

③空腹不宜吃橘子，否则其中的有机酸会刺激胃黏膜引起不适。

④橘子不宜多吃。因代谢产生的草酸增多，容易引起泌尿道结石，每天吃橘子不要超过3个。

⑤橘子吃多了会使皮肤发黄，是橘子中含有的胡萝卜素所致。

（2）核桃：与栗子、榛子并称为“养生三宝”。国外称核桃是“大力士食品”、

"益智果"，国内称其为"万岁子"、"长寿果"。

【性味】性温，味甘，无毒，入肾经。

【营养成分】每100克核桃中含蛋白质14.9克，脂肪58.8克，碳水化合物19.1克，膳食纤维9.5克，叶酸102.6微克，维生素A5微克，胡萝卜素30微克，硫胺素0.15毫克，核黄素0.14毫克，烟酸0.9毫克，维生素C1毫克，维生素E43.21毫克，钙56毫克，磷294毫克，钾385毫克，钠6.4毫克，碘10.4微克，镁131毫克，铁2.7毫克，锌2.17毫克，硒4.62微克，铜1.17毫克，锰3.44毫克。核桃中的脂肪71%为亚油酸，12%为亚麻酸，二者为机体必需脂肪酸。

【功效及应用】《神农百草经》把核桃列为轻身益气、延年益寿的上品。《本草纲目》认为核桃仁可以"补气养血，润燥化痰，益命门，处三焦，温肺润肠，治虚寒喘咳，腰脚重疼，心腹疝痛，血痢肠风"。核桃具有补肾益精、益气养血、滋润血脉、润燥化痰、止咳平喘、活血调经、祛瘀生新、通便、抗衰老等作用，可用治血滞经闭、血瘀腹痛、蓄血发狂、跌打瘀血、虚寒咳喘、肠燥便秘等病症。

核桃含脂肪量高，但主要是机体必需的不饱和脂肪酸，除了供给能量外，还可以降低胆固醇，防止动脉硬化，并有益智、抗氧化、抗血栓等有益作用。

核桃仁是健脑益智的上品。1千克核桃仁相当于4斤鸡蛋或6斤牛奶，或3斤猪肉的营养，因其含有的是优质脂肪和蛋白质，如蛋白质中的赖氨酸，脂肪中的磷脂，还有锌、锰等微量元素对脑神经都有很好的保健作用。

核桃对多种肿瘤如食道癌、胃癌、鼻咽癌、肺癌等都有一定的抑制作用，但也有人认为癌症患者不宜吃核桃，以免肿瘤长大。

【提示】因核桃有润肠通便之功，故便溏者不宜多吃。此外，阴虚火旺者、大便溏泄者、吐血者、鼻出血者应少食或禁食核桃仁。。

一般认为每天吃核桃仁不宜超过20～30克，吃得过多，会生痰、恶心、腹泻。

小儿痧疹后不能吃，必须忌半年，不然则会导致滑肠泄泻。与酒同吃过多，可能引起咯血。

3.鱼肉类

（1）鲫鱼：民谚有"冬鲫夏鲤"之说，鲫鱼肉质细嫩，鲜美可口，冬鲫肉肥籽多，味道尤其鲜美。

【性味】性平，味甘，入胃、肾经。

【营养成分】每100克鲫鱼中含蛋白质17.1克，脂肪2.7克，胆固醇130毫克，维生素A17微克，维生素E0.68毫克，尼克酸2.5毫克，钙79毫克、磷193毫克，钾290毫克，钠41.2毫克，镁41毫克，铁1.3毫克，锌1.94毫克，硒14.3微克等。

鲫鱼营养丰富，鱼肉中含有很多水溶性蛋白质和蛋白酶，鱼油中含有大量维生素A和二十碳五烯酸（EPA）。

【功效及应用】鲫鱼有健脾利湿，和中开胃，活血通络，温中下气等功效，对脾胃虚弱、水肿、溃疡病、气管炎、哮喘、糖尿病、病后虚弱等有很好的滋补作用。鲫鱼含有优质蛋白，对肌肤的弹力纤维构成有强化作用，是女性的美容佳品。

鲫鱼适宜慢性肾炎水肿，肝硬化腹水，营养不良性浮肿、孕妇产后乳汁缺少、脾胃虚弱、食欲不振、慢性久痢之人食用。因其有透疹作用，故适宜小儿麻疹初期，或麻疹透发不快者食用。

【提示】烹制鲫鱼以清蒸和煮汤为最佳，不宜煎炸和红烧。鱼子中的胆固醇含量较高，故高脂血症的患者应忌食。鲫鱼细刺较多，食用时要注意安全。感冒发热期间不宜多吃。

鲫鱼不宜和芥菜、蜂蜜、猪肝、鸡肉、野鸡肉、鹿肉，以及中药麦冬、沙参、厚朴一同食用。吃鱼前后忌喝茶。

（2）乌鸡：又名乌骨鸡，是中国特有的药用珍禽。它源自于我国江西省泰和县武山，并以此地乌鸡为佳，故又名武山鸡。

【性味】性平，味甘，归肝、肾、脾、肺经。

【营养成分】乌骨鸡肉含蛋白质较普通鸡肉高1倍以上，并富含人体必需的8种氨基酸；胆固醇和脂肪含量很低；乌鸡含丰富的无机盐和微量元素，尤其是铜、锰、锌，其含铁量明显高于普通鸡；含有的维生素E比普通鸡高2.6倍，另含有丰富的胡萝卜素。

【功效及应用】《本草经疏》说：“乌骨鸡的水木之精气，其性属阴。补血益阴则虚劳羸瘦可除，阴回热去，则津液自生。……益阴，则冲、任、带三脉俱旺，故能除崩中带下一切虚损诸疾也。”

乌鸡为妇科圣药，具有滋阴清热、补肝益肾、健脾止泻、养血补血、延缓衰老、强健筋骨的功能，常用于脾胃阳气虚弱引起的饮食减少、胃脘隐痛、疲乏无力以及肝脾血虚、肾精不足导致的头晕眼花、面色萎黄、产后缺乳、腰膝酸软、耳鸣耳聋、尿频、精少精冷等症，是肉类中补脾、补血、补肾、益精的佳品。李时珍说：“乌骨鸡，……肝肾血分之病宜用之，男用雌，女用雄，妇人方科有乌鸡丸，治妇人百病。煮鸡至烂和药，或并骨研用之”。

试验证明，乌骨鸡粉可以提高动物的耐高温、耐低温、耐缺氧能力，延长动物存活时间，提高对外界不良刺激的耐受能力，并有增强体力的作用。乌骨鸡能明显增强动物网状内皮系统的吞噬功能，提高免疫球蛋白含量。乌鸡黑素能吸收可见光和紫外线，发挥抗辐射作用，并有清除自由基和抗诱变作用。

【提示】有人认为鸡汤比鸡肉有营养，这是不对的。就是长时间炖煮的鸡肉，其营养仍然高于鸡汤。所以既要喝鸡汤，也要吃鸡肉。

炖鸡不要用高压锅，用砂锅文火慢炖最好。

做乌鸡汤时可根据气候不同加不同的配料，初秋可以配沙参、百合、玉竹，养血滋阴而又不会温燥；天气寒冷时可以配山药、大枣，增强温脾阳、养气血的作用。

（3）甲鱼：又称鳖、水鱼、团鱼、王八等。鳖肉具有鸡、鹿、牛、羊、猪5种肉的美味，故有“美食五味肉”的美称。

【性味】味甘，性平，入肝、肾经。

【营养成分】因甲鱼的种类和生活地区的不同，其营养成分测定差异较大。

每100克鲜甲鱼肉含水分73～83克，蛋白质15.3～17.3克，脂肪0.1～3.5克，碳水化合物1.6～1.49克，镁3.9毫克，钙1～107毫克，铁1.4～4.3毫克，磷0.54～430毫克，维生素A13～20国际单位等。甲鱼的脂肪以不饱和脂肪酸为主，占75.43%，其中高度不饱和脂肪酸占32.4%，是牛肉的6.54倍，罗非鱼的2.54倍，铁等微量元素是其他食品的几倍甚至几十倍。另甲鱼肉还富含动物胶、角蛋白等营养素。

【功效及应用】甲鱼有滋阴补肾，清热消瘀，补血补肝，健运脾胃，补肾健骨，散结消痞等功效，可治疗虚劳盗汗、阴虚阳亢、腰酸腿痛、久病泄泻、小儿惊痫、妇女闭经等症。

甲鱼肉中含有一种可抗血管衰老的重要物质，具有改善免疫，促进代谢，增强抗病能力，降低胆固醇，养颜美容和延缓衰老的功效，对高血压和冠心病患者有益。甲鱼能旺盛造血功能，提高耐力和恢复体力。甲鱼能够增强人体的内分泌调节功能，也是提高母乳质量、增强婴儿免疫力及智力的滋补佳品。另外，甲鱼有一定的抗癌作用，可用于预防和抑制肝癌、胃癌、急性淋巴性白血病，并用于抑制放疗、化疗的副作用。因其滋阴作用，适宜结核病、干燥综合征患者食用。

【提示】甲鱼中含有较多的组氨酸，死后极易腐烂变质，故一定要吃新鲜的。

甲鱼滋腻，久食败胃伤中，故食欲不振、消化功能减退、孕妇或产后虚寒、脾胃虚弱、腹泻者忌食。严重的肝炎、溃疡病、胆囊炎患者也不宜吃甲鱼。

甲鱼含高蛋白质和脂肪，它的边缘肉裙部分含有动物胶质，不容易消化吸收，故一次不宜吃得太多。

据称甲鱼不宜与桃子、苋菜、鸡蛋、猪肉、兔肉、薄荷、芹菜、鸭蛋、鸭肉、芥末、鸡肉、黄鳝、蟹等同食。

（4）羊肉：羊肉有山羊肉、绵羊肉、野羊肉之分。古时称羊肉为羖肉、羝肉、羯肉。羊肉可暖中补虚，最适宜于冬季食用，为冬令补品。

【性味】味甘，性温，入脾、肾经。

【营养成分】每100克羊肉中含脂肪4克，蛋白质18克，热量109千卡、碳水化合物2克，钾108毫克，镁9毫克，钠92毫克，铁2.3毫克，钙12毫克，锌2.14毫克，磷145毫克，锰0.08毫克，铜0.12毫克，维生素A16毫克，硒6.18毫克，维生素E0.53毫克等。

【功效及应用】《本草纲目》中说：羊肉“暖中补虚，补中益气，开胃健身，益肾气，养胆明目，治虚劳寒冷，五劳七伤”。

羊肉能益肾壮阳，温中补虚，健筋骨，补精血，适用于男子阳痿，女子虚寒性的痛经和不孕，或老年肾阳虚引起的腰膝冷痛、手脚冰凉等病症患者食用，是冬令进补佳品。对一般风寒咳嗽、慢性气管炎、虚寒哮喘、肾亏阳痿、腹部冷痛、体虚怕冷、腰膝酸软、面黄肌瘦、气血两亏、病后或产后身体虚亏、无乳或带下等有治疗和补益效果。

【提示】羊肉性温热，多食易生内热，故骨蒸、疟疾、牙痛、皮肤疮疡、疖肿及一切热性病症者禁食，夏天、阳盛者慎用或不用。肝炎患者慎吃羊肉。

外感时不宜吃羊肉，以免引邪入里。

《本草纲目》在提到羊肉时称：羊肉同醋食伤人心。羊肉是大热，醋性甘温，与酒性相近，两物同煮，容易生火动血。

（5）牛肉：牛肉是牛科动物黄牛或水牛的肉。寒冬食牛肉，有暖胃作用，为寒冬补益佳品。

【性味】味甘，黄牛肉性温，水牛肉性寒，归脾、胃经。

【营养成分】每100克牛肉中含蛋白质20.2克，脂肪2.3克，碳水化合物1.2克，胆固醇58毫克，维生素A6微克，视黄醇6毫克，硫胺素0.07毫克，核黄素0.13毫克，尼克酸6.3毫克，维生素E0.35毫克，钙9毫克，磷172毫克，钾284毫克，钠53.6毫克，镁21毫克，铁2.8毫克，锌3.71毫克，硒10.55微克，铜0.16毫克，锰0.04毫克等。

【功效及应用】《本草纲目》认为，牛肉能“安中益气、养脾胃，补虚壮健、强筋骨，消水肿、除湿气”。古有“牛肉补气，功同黄芪”之说。牛肉有补中益气、滋养脾胃、强健筋骨、化痰息风、止渴止涎的功能，适用于中气下陷，虚损羸瘦，气短体虚，筋骨酸软，面色萎黄，筋骨酸软，气虚自汗，贫血久病，脾弱不运，痞积，水肿及面黄目眩之人食用。

牛肉含有丰富的蛋白质，氨基酸组成比猪肉更接近人体需要，能提高机体抗病能力，对生长发育及手术后、病后调养的人特别适宜。

牛肉是健身者和运动员首选的肉类，能迅速恢复疲劳和运动损伤。

【提示】牛肉属温热食物，故发热、阳盛、胃肠积热和湿疹、皮肤疮疡的患者不宜吃。不新鲜的牛肉含有较多的致癌物质丙醛，故一定要吃新鲜的。牛肉不易消化，故老人、幼儿和消化功能不良的人不宜多吃。清水炖煮的牛肉易于消化，或炖时放几个山楂、一块橘皮或一小撮茶叶，均可使牛肉易烂。

据称牛肉不宜与红糖、白酒、栗子、橄榄、鲶鱼、田螺、猪肉、韭菜、小葱、生姜及中药牛膝、仙茅同时食用。服氨茶碱时禁忌牛肉。

（6）鹌鹑：古称鹑鸟、宛鹑、奔鹑，又名鹑、红面鹌鹑、赤喉、红腹鹑。中国是野鹌鹑主要产地之一，也是饲养野鹌鹑最早的国家之一。战国时代“鹑”被列为六禽之一，成为筵席珍肴。

【性味】味甘，性平，无毒，入肺、脾经，也有谓入心肝脾肺肾五经。

【营养成分】每100克鹌鹑肉中含蛋白质18.9克，脂肪2.4克，碳水化合物0.1克，钙69毫克，铁1.4毫克，磷100毫克，钾204毫克，硒11.67微克，钠58.5毫克，镁20毫克，锌2.34毫克，维生素A133微克，维生素E0.44毫克，维生素D352微克，叶酸11微克及B族维生素等。

鹌鹑素有“动物人参”之美称，其蛋白质含量比鸡肉（19.7%）为高，维生素的含量也比鸡肉高2～3倍。

【功效及应用】《本草纲目》中说：鹌鹑“肉能补五脏，益中续气，实筋骨，耐寒暑，消结热”。鹌鹑具有补宜五脏，益气养血，补中益气，清利湿热，消肿利水，实筋骨，耐寒暑，消结热等功效，被誉为“动物人参”。兼有清、补作用，为鹌鹑肉之特点。适用于消化不良，身虚体弱、咳嗽哮喘、神经衰弱、肺虚久咳及糖尿病、贫血、肝炎、浮肿腹水、营养不良等症。

鹌鹑肉是高蛋白、低脂肪和维生素多的食物，含胆固醇也低，对肥胖人来说是理想的肉食品种。鹌鹑肉比鸡肉更易于消化，故更适合老年人、产妇、小儿和体弱者的滋补。

鹌鹑肉可改善神经衰弱。并有益智功能。

鹌鹑蛋同样是食物中的珍品，具有补益五脏、强筋健骨、止泻、消积、养肝、清肺等功效，是延年益寿的“灵丹妙药”。鹌鹑蛋比鸡蛋小，但营养价值却是鸡蛋的3倍。每100克中含有蛋白质12.3克，比鸡蛋高30%，铁的含量比鸡蛋高46.1%，维生素B高188.3%，卵磷脂高3～4倍，胆固醇的含量比鸡蛋低。据国外报道鹌鹑蛋生吃可治疗过敏症。

【提示】感冒期间忌食。据称鹌鹑肉不宜和菌类、猪肉、猪肝、蘑菇、木耳等同食。

（7）鳝鱼：又名黄鳝、䱇鱼、罗鳝、蛇鱼、长鱼等，被誉为“水中人参”。

【性味】味甘，性温，归肝、脾、肾经。

【营养成分】每100克鳝鱼肉中含蛋白质17.2～18.8克，脂肪0.9～1.2克，钙38毫克，磷150毫克，铁1.6毫克，此外还含有硫胺素、核黄素、尼克酸、抗坏血酸等多种维生素。其蛋白质、铁、钙、锌含量高，故有很好的补虚作用。其碳水化合物含量只有1.7%，故是糖尿病患者的理想肉食。

【功效及应用】鳝鱼肉具益气血，补肝肾，强筋骨、通血脉、祛风湿等功效，适宜于气血不足、形瘦体倦、风寒湿痹、慢性肾炎、遗尿、水肿、盗汗、痔疮出血、疳积、阳痿、腰痛、腰膝酸软、产后淋沥、久痢脓血、痔瘘、臁疮等症。

鳝鱼肉富含卵磷脂。据美国试验研究资料，经常摄取卵磷脂，记忆力可以提高20%，故食用鳝鱼肉有补脑健身的功效。它所含的特种物质“鳝鱼素”，有清热解毒，凉血止痛，祛风消肿，润肠止血等功效，能降低血糖和调节血糖，对痔疮、糖尿病有较好的治疗作用，加之所含脂肪极少，因而是糖尿病患者的理想食品。鳝鱼含有的维生素A量高得惊人，可以增进视力。

【提示】《名医别录》说：“时行病起，食之多复”，即吃鳝鱼可能造成流行病的反复。鳝鱼性温，是一种发物，故阴虚发热、热病初愈、皮肤病等患者不宜食用。鳝鱼含有组氨酸较多，鳝鱼死后组氨酸分解为组胺，故食用后易于中毒。

据称鳝鱼不宜与狗肉、南瓜、菠菜、红枣、金瓜等同食。

4.其他

（1）黑米：因其补养功效又称为药米、长寿米、月米、补血米，是一种药、食兼用的大米，属糯米类。其表墨黑，有“黑珍珠”和“世界米中之王”的美誉。黑米是中国古老而名贵的水稻品种，相传距今两千多年前的汉武帝时，便由张骞最先发现，献于汉武帝时，汉武帝称为“神米”。

【性味】性平，味甘，归脾、胃经。

【营养成分】按占干物质计，黑米含粗蛋白质8.5%~12.5%、粗脂肪2.7%~3.8%、碳水化合物75%~84%、粗灰分1.7%~2%。黑米所含锰、锌、铜等无机盐大都比大米高1～3倍，更含有大米所缺乏的维生素C、叶绿素、花青素、胡萝卜素及强心甙等特殊成分。

【功效及应用】黑米具有开胃益中，滋阴补肾，健脾暖肝，明目活血，滑涩补精，清肝润肠，补肺缓筋等功效，对少年白发，头晕目眩，夜盲耳鸣，腰膝酸软，肺燥咳嗽，大便秘结，小便不利，肾虚水肿，食欲不振，脾胃虚弱，妇女产后虚弱，病后体虚以及贫血、肾虚均有很好的补养作用，长期食用有益寿作用。

现代科学认为黑米有如下功能：

①预防心脑血管疾病：黑米中含有丰富的膳食纤维，能降低血中胆固醇含量；含有的水溶性黄酮类具有维持血管的正常渗透压，减低脆性，防止出血的功效。

②延缓衰老：黄酮类化合物、维生素E和花青素都有抗氧化作用，故有延缓衰老之功效。

③黑米中含膳食纤维较多，淀粉消化速度较慢，血糖指数仅有55（白米饭为87），黑米中的钾、镁等矿物质还有利于控制血压和减少患心脑血管疾病的风险，所以，适宜于糖尿病患者和心血管疾病患者食用。

④改善缺铁性贫血，抗应激反应及免疫调节等多种生理功能。

【提示】黑米所含的营养成分多聚集在皮层，故不宜做精加工，以食用糙米或标准三等米为宜。其种皮不易煮烂，故夏季要先浸泡1昼夜，冬季2昼夜。淘洗次数要少，泡米的水要和米同煮。米一定要煮烂，否则其营养成分不易吸收，且容易引起急性肠胃炎。

（2）黑木耳：又名木蛾、树鸡、木机，是著名的山珍，有“素中之荤”、“素中之王”美誉，国外称之为“中餐中的黑色瑰宝”。

【性味】味甘，性平，归胃、大肠经。

【营养成分】黑木耳为“黑色食品”的代表性食品，其营养价值与动物性食物相当。每100克干黑木耳中含水分10.9克，蛋白质10.6克，脂肪0.2克，碳水化合物65.5克，粗纤维7.0克，钙357毫克，磷201毫克，铁185毫克，胡萝卜素0.03毫克，硫胺素0.15毫克，核黄素0.55毫克，烟碱酸2.7毫克和多糖等生物活性物质。

【功效及应用】黑木耳具有益气强身，滋肾养胃，活血化瘀，养血驻颜，祛病延年，益气充饥，轻身强智，润肺止咳，凉血止血等功能，用于气虚血亏，肺虚咳嗽，出血崩漏，头晕目眩，便秘等症。

现代医学认为黑木耳有如下作用：

①降脂：其有效成分是黑木耳多糖。因为这种物质在热水中溶解度高，故黑木耳煮熟后更容易被吸收利用。

②养血活血：每100克黑木耳中含铁185毫克，比绿叶蔬菜中含铁量最高的菠菜高出20倍，比动物性食品中含铁量最高的猪肝还高出约7倍，故可防治缺铁性贫血。其含有的维生素K有活血抗凝的作用，故可预防血栓形成，常吃可以防止痔疮。每人每天食用5～10克黑木耳，它所具有的抗血小板聚集作用与每天服用小剂量阿司匹林的功效相当。

③排石排毒：黑木耳的排石作用可能与其含有多种矿物质、发酵素和植物碱有关，前

者可能与结石发生化学反应，后者可促进消化道和泌尿道的分泌，润滑管道，利于结石排出。黑木耳含有多种胶质成分，可以将不慎吃下的头发、谷壳、沙粒、金属屑等异物吸附从而排出体外，起到清胃涤肠的作用，因而被称为“人体的清道夫”。

④防癌抗癌：黑木耳含有抗肿瘤活性物质，能改善免疫力。

⑤黑木耳中含有丰富的纤维素和植物胶原，这两种物质能够促进胃肠蠕动，减少食物中脂肪的吸收，从而防止肥胖。

【提示】黑木耳有一定的滑肠作用，故脾虚、消化不良、大便稀者少吃。

新鲜木耳中含有“卟啉”，人吃了新鲜木耳后，经阳光照射会引起皮肤瘙痒，使皮肤暴露部分出现红肿、痒痛，产生皮疹、水泡，水肿，即日光性皮炎。新鲜木耳经过暴晒，大部分卟啉会被分解掉。干木耳中仍有少量卟啉，故浸泡干木耳时最好换2~3遍水，以尽量去除之。

据称黑木耳不宜与田螺、野鸭、野鸡同食。

三、冬季运动养生

（一）谈“冬练三九”

1.冬练三九是训练之道

谈到冬季运动，我们首先可能想到的是“冬练三九”这句俗语。“冬练三九”是冬季运动养生要提倡的吗?

《黄帝内经》认为冬季应当遵循“养藏之道”，“早卧晚起，必待阳光”，“无泻皮肤，使气亟夺”。冬季基本上是“修养生息”的季节，不适合做大运动量的训练。但三九严寒，寒风凛冽，人一旦外出，不立即进行大运动量的锻炼就会感觉寒冷，甚至感冒。从时间上，冬季要“晚起”，不适合晨练；从运动量上，不宜过大，因为运动量大就会出汗，导致伤气。《千金要方》说：“冬时天地气闭，血气伏藏，人不可作劳汗出，发泄阳气，有损于人也。”

三九天训练可以锻炼人的意志和抗寒能力，运动量较大也不会出现夏季大汗淋漓的情况，同时冬季气压常低，也可以训练耐缺氧能力，故运动员、年轻人适合“冬练三九”。

因此，“冬练三九”是训练之道，不是养生之道。从养生的角度来说，大多数人，尤其是年老体弱者，不应提倡“冬练三九”。

2.“冬练三九”的不利条件

（1）冰雪：天寒地冻，冰雪覆盖大地，老年人外出容易摔倒。

（2）大风：寒风凛冽，外出容易“戗风”，引起头痛、咳嗽。

（3）阴霾：冬季气压偏低，尤其是阴天，空气中氧分压低，对患有心肺疾病的人非常不利。

（4）冷：寒冷导致血管收缩，血压容易升高；寒冷还会导致冠状动脉痉挛，诱发心绞痛；寒冷时人的肌肉偏于僵硬，运动时容易发生肌肉和关节损伤。

（5）雾：由于大雾天空气的湿度相当高，等于在风寒邪之外加上湿邪，对患有肌肉关节疾病的人非常不利；湿加上冷，人体内的热量更容易丧失，人会感觉特别寒冷，因此容易感冒；大雾天气空气沉降而不利于扩散，因此雾天往往空气污染最严重；雾中小水滴还会与空气中的尘埃、工业废气混合，从而含有大量对人体有害的化学物质如臭氧、氨气、硫化氢、二氧化硫等，这些物质会伤害眼睛或咽喉，甚至会引起哮喘、肺气肿等病，有的还是致癌物质；另外雾中能见度差，容易发生运动创伤及其他事故。

上述不利条件对于运动员是考验，对养生就成了不利因素。二者的目的不同，运动员“冬练三九”是为了提高竞技体育成绩，而养生则必须规避这些不利因素。

不提倡“冬练三九”并不等于让我们“猫冬”，更不是提倡“冬眠”。和任何季节一样，冬季也需要运动养生，如欧阳修所说：“劳其形者长年，安其体者短命”。进行力所能及的体育活动，不但能增强与人体免疫有关的肾气功能，提高抗病能力，还因“肾主纳气”，而帮助肺气呼吸，预防呼吸系统疾病。冬季不能安坐家中，围着火炉子或暖气片，终日以电视和沙发为伴，畏寒怕风，一冬下来变得弱不禁风，加上冬补，更会导致肥胖和高脂血症。如《寿世保元》所说：“养生之道，不欲食后便卧及终日稳坐，皆能凝结气血，久即损寿。”

（二）冬季运动养生原则

既要运动，又要避免不利因素，要注意掌握以下原则：

1.运动不勉强

（1）晨练不勉强：不是一年四季都适合晨练的。冬季“早卧晚起，必待阳光”，就是不要过早地晨练。冬春两季空气的洁净程度最差，尤其是在上午8时以前和下午5时以后最为严重。因为这个季节清晨的地面温度低于空中温度，接近地面的污浊空气不易稀释扩散。污染物飘移于低空，再加上冬季绿色植物减少，空气洁净程度会更差。所以，冬季锻炼的最佳时间应是上午9、10时左右。

（2）运动形式不勉强。有些运动形式如老年长跑、冬泳等，过去宣传很多，使人认为这些运动形式对老年人健康有益，甚至成为时尚运动，组织各种老年长跑队、老年冬泳队等，其实勉强从事这些方式的运动是危险的。固然，如果你有能力适应这些运动方式并坚持下去，对健康是有益的，问题在于，这些高强度、强刺激的运动对于很多老年人，特别是体质较弱、有病者并不适合。

（3）室外运动不勉强。运动不一定要在室外，在室内进行健身、做操、练功，甚至家务劳动，同样可以达到运动养生的目的。如《老老恒言》所说：“拂尘涤砚，焚香烹茶，插瓶花，上帘钩，事事不妨亲之，使时有小劳，筋骸血脉乃不凝滞，所谓流水不腐，户枢不蠹也”。

2.运动不损伤

冬季锻炼，尤其是室外活动，是很容易损伤的。为了防止运动损伤，要注意以下几点：

（1）选择场地：场地要平整、干燥、不湿滑，适当避风。

（2）充分预热：预热一方面使身体热起来，防止受凉感冒；一方面使身体“软”起来，纠正肌肉的僵硬，防止扭伤。在天气寒冷的时候，最好在室内预热后再到室外运动。

（3）注意保暖：不要一下子穿着单薄的衣物外出锻炼，可以在身体活动起来以后再减少衣物。运动结束后一定要立即把汗擦干，并添加衣物，防止受凉。

（4）注意防护：对暴露在外的手、脸、鼻和耳朵等要注意防护，如戴手套、护耳、口罩等。这些部位宜经常按摩，以促进局部血液循环，必要时在这些部位涂抹防冻膏、抗寒霜或油脂，以防皮肤冻伤。

鉴于冬季锻炼时容易受寒或发生损伤，故最好戴护膝、护腕。

不要穿高腰的靴子或棉皮鞋跑步、散步、跳绳，以免扭伤脚踝。

3.运动不过量

冬季运动过量的弊端有以下几点：

（1）出汗多，导致腠理强行开放，损耗阳气；

（2）出汗多容易感冒；

（3）冬季的气候条件对心脑血管不利，是发病的高危时段，如果不控制运动量容易发生心脑血管意外。

（三）冬季适宜的运动方式

1.室内方式

练功、做操、健身器材锻炼、室内乒乓球、羽毛球、网球等。

关于气功和银龄经络全功的锻炼方法已经做过介绍。球类运动需要控制运动量。健身器材锻炼的运动量较易控制，比较适宜中老年应用，但要选择适当的方式，运动量不宜过大。

练功的要点是“动静合一”，从而“气血和畅”，达到“百病不生”，“终其天年”的目的。银龄经络全功最适合中老年人练习。

下面介绍两种适合冬季的练功方法：

（1）养肾功：此功法有补肾、固精、益气、壮腰、通经的作用，对肾及膀胱的疾患，如腰膝部酸软无力、勃起功能障碍、遗精、带下、气虚、头晕等病症都有治疗、调养及康复的作用。

练习方法：

①屈肘上举：端坐，全身放松，调匀呼吸。两腿自然分开，与肩同宽，双手屈肘侧举，手指伸直向上，与两耳平。然后，双手上举，以两胁部感觉有所牵动为度，随即复原。这一动作连续做3～5次为1遍，每日做3～5遍。双手上举时吸气，复原时呼气。上举时用力不宜过大、过猛。这一动作可以活动筋骨，畅达经脉，同时，由于双手上举与吸气同时进行会增大吸气的力量，有助于进行腹式呼吸，使气归于丹田。这对老年气短、呼吸困难者有缓解的作用，对增强肾气十分有益。

②抛空：端坐，左臂自然屈肘，放于腿上；右臂屈肘，手掌向上，做向上抛物动作3～15次。动作可略快，但要与呼吸配合，手上抛时吸气，复原时呼气。然后，右臂放于腿上，左手做抛空动作，与右手动作相同。如此为1遍，每日可做3～5遍。这一动作的作

用与第一种动作相同，都有助于增强肾气。

③荡腿：端坐，全身放松，躯干要保持正直，不宜前后俯仰。两脚自然下垂。先缓缓左右转动身体3～5次，然后两脚悬空，前后摆动十多次。可根据个人体力情况，酌情增减次数。动作要自然、和缓，像是自由摆动。这种动作可以活动腰、膝，具有益肾强腰的功效。中医认为“腰为肾之府”，经常练这种动作，不仅膝、腰部得到锻炼，对肾也十分有益。

④摩腰：端坐，宽衣，将腰带松开，双手相搓，以略觉发热为度。然后，将双手置于腰间，上下搓摩腰部，直到腰部感觉发热为止。腰部有督脉的命门穴，以及足太阳膀胱经的肾俞、气海、大肠俞等穴位，多与肾脏有关。搓摩腰部，实际上是对上述经穴的一种自我按摩，可达到疏通经络，行气活血，温肾壮腰，调理气血的作用。

（2）长寿功：此功法出自《苏沈良方》，是由苏东坡编写的，是一种以养静和调心、调息为主的功法，适宜于冬季练习，养藏阳气。

练功方法：

①三里运气法：正身盘坐，腰直放松，眼睛微闭，注视前方，沉肩，双手劳宫穴对准足三里穴。以鼻呼吸，四吸三呼为一息，即“吸吸吸吸，呼呼呼”，最后一呼时间较长。呼吸要有鼻声，以自己能听见为宜。每分钟15～20息。如需松静养神，可气沉山根穴（此穴在两眼内眦之间）。

②静立运气法：脚与肩同宽，呈八字分开，眼微闭，沉肩坠肘，十指微屈，含胸收腹，松胯，双膝微屈。四吸三呼为一息，气沉涌泉穴。余同①。

③方步运气法：姿势同静立运气法。迈步、运气、摆臂协调进行。如先迈左脚，同时“吸吸”，迈右脚“吸吸”，再迈左脚“呼呼”，迈右脚“呼呼”……脚跟着地，自然摆臂，手指中冲穴（中指尖中央，距指甲角一分许）对准内劳宫穴。

④仰卧运气法：仰卧，去枕，双上肢向上伸展，直过头顶，双手中冲穴互相接触。眼微闭，目视天空，双脚大敦穴（大脚趾与二脚趾之间）相对。呼吸深、长、细、匀、稳，每分钟10息以下为宜。采用胸式运气法，气沉膻中穴。

⑤侧卧运气法：左右侧卧均可。自然呼吸，但稍深、长，以意领气推动运行，每息频率均能震动五脏六腑，但力量、次数可顺其自然。收功时遥控气沉丹田。

⑥吞咽运气法：盘坐，也可将双下肢放于地上，双手内劳宫穴对准膝盖。舌抵上腭，叩齿36次；用舌在口中搅动5～10次，津满时分5次咽下，有“汩汩”之声。每次单练需30～60分钟。冬天经常叩齿，有益肾、坚肾之功效。肾“在液为唾”，吞咽唾液，能滋养肾精。

⑦望月运气法：站立，双脚与肩同宽。扭头向左上看，左手向上伸，同时右手伸至颌下。吸气，吸足后头、手均回到原始位置，同时呼气，再向右侧，做法同前。各做5～10次。

⑧二穴运气法：站立，双手中冲穴（中指末端）点在膻中穴上。吸足气，双手向后转，外劳宫穴（内劳宫在手心，外劳宫在手背，与内劳宫穴相对位置）对准神俞穴，同时

呼气。如此反复10～15次，每分钟不超过10次。

⑨观天运气法：站立，左脚向前迈半步，同时双上肢上伸，伸掌，掌心向上，体后仰，重心放于后腿，前腿呈虚步，做观天状。吸足气，然后腿收回，上肢还原，同时尽量呼气。再换右脚，做法同前。如此反复5～10次。

⑩入地运气法：站立，双脚分开稍比肩宽，轻握拳，掌心向后，蹲下。气沉丹田，双手尽量向地伸，但不能触地。吸足气，起立，双上肢还原。松拳，掌心向内，同时呼气，尽量呼尽。再蹲下重复上述动作，共做10～15次。

练功要领：保持正确姿势，“站如松，坐如钟，卧如弓”，全身放松，意气合一，气沉意念穴。

注意事项：选择空气新鲜、安静的场所练功。可以根据自己的情况，选择一式或几式连续合练，时间长短量力而行。

2.室外方式

应当采取低强度、不间断的有氧运动方式。如果运动强度大，需要间断休息，导致畏寒，血管收缩，肌肉从兴奋状态疲惫下来，血流变慢，黏滞性增大，这样不但影响锻炼效果，而且容易发生损伤和心脑血管意外。持续的高强度运动的弊端见上述。

（1）散步：如南京玄武观道长所说：“竹从叶上枯，人从脚上老，天天千步走，药铺不用找”。关于散步已经在《夏季养生》中做了介绍。

（2）跑步：跑步是冬练中最简单易行、也是人们喜爱的一种项目。但是并不适合所有中老年人，凡心肺功能不良，下肢关节疾病患者都不宜跑步。而且跑步必须控制频率和运动量，以策安全。跑步最重要的是准备一双好的跑鞋。鞋底应具有一定的弹性、软硬适中，鞋身要轻，橡胶底、白布面的田径鞋比较合适。跑步时穿的袜子最好选择质地柔软的棉毛织品。跑步时所穿衣裤要宽松柔软，不能对肢体活动产生牵拉作用。

冬季地比较硬，弹性差。马路铺的沥青，到了冬天跟石板路一样，反作用力很大，对关节、骨头都有撞击，经常跑硬路面容易得疲劳性骨膜炎，骨头受震动之后容易造成慢性伤害。土路总是有点弹性的，比硬马路要好。

（3）冰雪运动：冬季是冰雪运动的黄金季节，但是特别容易造成伤害。一是踝关节损伤，冰鞋加上冰刀比较高，踝关节周围的韧带容易受伤；第二是摔伤，人在摔倒时，会很习惯地用手撑地，腕部就很容易骨折，老年人最怕侧摔，就是髋关节着地，容易造成股骨颈骨折；第三个就是一条腿往外撇，膝关节韧带容易撕裂、扭伤；年岁大的不适合做冰雪运动，尤其是50岁以上的中老年人，因为中老年人反应较慢，平衡机能差，容易摔倒，而且多有骨质疏松，摔倒后容易骨折。

遇到严重摔伤，特别是脖子或腰受伤，最好不要动，也不要让别人乱搬动，要在脊柱不动的情况下保持原有的姿势，放在担架上或木板上送到医院检查。有时脊柱已经错位或骨折，但还没伤到神经，如果乱搬动，或自己勉强坐起、站立、行走，就容易伤到神经。发生骨折时要找一块木板或一根棍子固定后再搬动。出现关节扭伤或肌肉挫伤，可以及时用雪或冰进行冷敷，使血管收缩不再出血，并减轻肿胀。扭伤后不要乱揉，以免造成或加重血管损伤。

四、冬季情志养生

《遵生八笺》中说："冬三月六气十八候，皆正养脏之令，人当闭精塞神，以厚敛藏。"

冬季以"藏"为主调，人的神志顺应自然界的变化，也必然处于"封藏"状态。但是"树欲静而风不止"，外界环境却不利于"封藏"。冬季是辞旧迎新的季节，是完成全年计划冲刺的季节，是盘点的季节，也是面临"年关"的季节。紧张忙碌，怒燥自生；利害冲突，悲喜交加；家务繁忙，七情杂陈；送往迎来，思绪万千。凡此种种，七情五志皆可能受到牵动。

面对这些复杂的矛盾，唯一的办法就是保持心静。静是情志养生的至高境界，也是养"藏"的关键。

冬季情志养生应当做到：藏而不抑，静而不凝，遇喜不过，处变不惊。

（一）养"藏"

冬季阳气潜藏，人体的新陈代谢也处于相对缓慢的水平，成形胜于化气。因此，冬季养生要着眼于"藏"。《黄帝内经》指出："冬三月，此为闭藏……使志若休若匿……若有私意，若已有得。"就是说，人在冬季要保持精神安静，要想办法控制自已的精神活动，最好做到含而不露，隐私秘而不宣，有如得到渴望之珍品那样满足。这和夏季调养精神之"使英华成秀"截然相反。

《黄帝内经》认为："精神内守，病安从来？"说明了"精神内守"的重要性。其余三季固然也需要"神藏"，但在冬季更为重要。

养"藏"的关键在心静，心静的关键在修德。荀子说："志忍私，然后能公；行忍情，然后能修。"要破除名利、私欲、嫉妒、贪欲等不良情绪，也就是如老子所说："养生之道，在神静心清。静神心清者，洗内心之污垢也。"

不能片面地理解"静"和"藏"，世界上没有绝对的"静"，也没有单方面的"藏"。"静"不等于"枯井无波"，不等于不思进取，重要的是掌握一个"度"。曹廷栋在《老老恒言》中说："心不可无所用，非必如槁木死灰，方为养生之道，静时故戒动，动而不妄动，亦静也。"

1.养肾

《素问·六节脏象论》说："肾者，主蛰，封藏之本，精之处也，其充在骨。"《素问·金匮真言论》强调"夫精者，身之本也。"肾寓真阴真阳，为一身阴阳之根本。

冬季肾当令。《素问·六节藏象论》说："肾者，……为阴中之少阴，通于冬气。"这就意味着，肾气在冬季最为旺盛，但也容易受损。冬养肾，为四季养生之重要内容，"养"者，"养护"之意也，养之重，重在保护肾脏免受损伤。

《素问·宣明五气篇》说："五脏所恶……肾恶燥"。对此明代马莳解释说："肾主水，其性润，肾燥则精涸，故恶燥。"因此在冬补时一定注意不要多吃燥烈之品，要注意补充水分，水为阴中之阴，故冬季补充水分符合"养阴"、"养肾"的要求，不要以为夏季要多喝水，也不要只在口渴时才饮水。

肾在志为恐。恐与惊相似，同为肾志。惊与恐之区别在于是否自知。《赤水玄珠》说："惊者为自不知，恐者为自知故也。"惊是在没有任何心理准备情况下突然发生的强烈刺激引起的心理反应，而恐是害怕某种不利或可怖的情况发生的心理状态。

恐伤肾。《灵枢·本神》说："恐惧而不解则伤精，精伤则骨酸痿厥，精时自下。""恐惧者，神荡惮而不收。"《素问·举痛论篇》说："恐则气下，惊则气乱"。所以恐之伤肾，为伤精气收，如此则人危矣。

一代枭雄曹操就死于四惊致恐。一惊：孙权杀了关羽，为嫁祸于魏，将关羽之头献曹，曹见到关羽之首级，"笑曰：'云长公别来无恙！'言未讫，只见关公口开目动，须发皆张，操惊倒"。自葬关公后，每夜合眼便见关公。二惊：曹操听信手下的话，为了镇邪，要建造"建始殿"，亲砍跃龙祠前神树，"铮然有声，血溅满身"。入夜梦见梨树之神来讨命，惊醒后"头脑疼痛不可忍"。"遍求良医，不可痊可"，惶恐无计之下，又错杀了名医华佗，病势愈重。三惊：夜梦三马同槽，疑是马氏索命。四惊：梦见以前所害之"伏皇后、董贵人、二皇子、伏完、董承等，立在阴云之中"，惊倒于地。如此三番四次，惶惶不可终日，终致气绝身亡。就是临死，仍有惶恐之事交代："勿令后人知吾葬处，恐为人所发掘故也。"

防恐重在心安。"不做亏心事，不怕半夜鬼叫门"。"无私者无畏"，行端做正，自然无愧于心。

对于将来可能出现的危险或不利形势，要坦然面对。《寿世青编》说："未事不可先迎"。事情还没有发生，就惶恐不安，于事无补，反而自乱心神，闹不好会像曹操一样于惶恐无计之中，使出"昏招"，反倒越急越乱。在心理学上的办法是先分析事情能糟到什么地步，做最坏的打算，横下一条心，自然有所准备，心理也会较为平和。

2.护心

张介宾在《类经》中说："情志之伤，虽五脏各有所属，然求其所由，则无不从心而发"。《四时调摄笺》说："冬月肾水主咸，恐水克火，故宜养心。"冬季肾当令，肾气强盛，可能出现"肾水"克"心火"的情况，所以容易造成心的损伤。

在《夏季养生》一篇中已经介绍了如何养心。各种情绪都可以影响到心，而以"喜怒"为最，狂喜暴怒都是要着力防止的。冬季护心的一个重要方面是防止"水克火"。冬令进补和"养肾"不可过分，要控制咸味，不要吃动物肾脏；"减酸增苦，以养心气"；"养阴"同时要注意"养阳"，因为冬季阴气盛而极，阳气微而萌，养阴与护阳同等重要。

五、起居养生

丘处机说："冬三月，天地闭藏，……应早卧晚起，以待日光，去寒就温，毋泄皮肤，逆之骨伤。"

秋冬气温较低，其大势为闭藏，适宜养阴。与春风、夏暑、秋燥不同，冬天的外邪是寒。寒为阴邪，易伤阳气。人身阳气根源于肾，寒邪最易中伤肾阳。所以冬季起居养生的要点是"敛阴护阳"。

（一）日常起居

《内经》云：冬天宜“早卧晚起，必待阳光”。冬季夜长昼短，阴气充足，早卧晚起符合闭藏和养阴之道，也防止寒邪的侵害。足够的睡眠可以使人神志安宁，神清气闲，“无扰阳气”，可以提高人体的免疫能力。

早卧晚起的时间以太阳的出没为准，真的是“日出而作，日落而息”。夜卧是为了敛阴，“待日”是为了养阳。冬季“阴盛阳衰”，宜进行“日光浴”，以助阳气。

《黄帝内经》记载我们的祖先在公元前3～5世纪就掌握了日光疗法。到了隋朝，医生们已将日光浴防治疾病的经验载入书中，如《诸病源候论》写道：“凡天和暖无风之时，令母将儿抱日光下嬉戏，数见风日，则血凝气刚，肌肉硬密”。

太阳光中包括可见光、红外线和紫外线，具有很强的生物学作用。可见光有改善感觉、提高情绪和劳动效率的作用。红外线有强烈的热效应，使皮下组织血管扩张，促进血液循环和新陈代谢。紫外线能直接杀死细菌和病毒，还能使皮肤里的去氢胆固醇转变成维生素D，也能使植物来源的麦角醇变成维生素D，有抗佝偻病和骨质疏松作用。适量紫外线照射可增强人体免疫功能，还可刺激造血器官，使体内红细胞、白细胞增加，抗病能力增强。

冬季太阳的位置偏南，阳光斜射，日照时间少，加之常常浓雾遮日，以致阳光中的紫外线到达地面时的数量仅为夏季的1/6。所以对健康极为不利，特别是对婴幼儿和老年人危害更大。

紫外线不能穿过玻璃，所以必须直接照射，即所谓“日光浴”。

（二）御寒防燥

天冷固然不利，但更不利的是忽冷忽热，人们往往疏于防范，或来不及防范。来自西伯利亚、蒙古的冷空气，每隔几天就会南下。当冷空气前锋与暖空气交会时，就会出现阴雨（雪）、降温等天气变化。气温日变差（当日平均气温与隔日平均气温的比较）甚至可达到10℃以上。天气晴好时，中午因为太阳的照射气温较高，早、夜就很冷，所以气温日较差（24小时内最高气温与最低气温的比较）也很大。这种日与日之间、早晚之间的显著温差很容易使人受凉。丘处机说：“不可冒触寒风，老人尤甚，恐寒邪感冒，……不可早出以犯霜威。”

1.居室御寒

居室内御寒主要是取暖设备和被褥的使用，首先要注意防范其可能的风险。

（1）取暖设备：采用火炉取暖要防止一氧化碳中毒或火灾事故发生。一氧化碳是一种无色、无味、无臭的气体，不存在什么“煤气味”，所谓的“煤气味”实际上是烟味，不要因室内没有烟味而忽视。人在睡眠中反应迟钝，或有点不舒服常误以为是感冒、胃肠不适等其他情况，失去自救机会，一旦中毒较深，人会头晕、无力、眼前发黑、呼吸困难，失去自救能力。预防措施：火炉必须安装通到室外的烟筒，并经常检查有无漏气、堵塞现象。烟筒要定期清理，防止堵塞。烟筒口要加“拐脖”，口冲下为好，不要斜向一侧，以防“倒烟”。要经常开窗通风、保持空气交换。晚上睡眠时留个气窗，小窗外加设简易的“风斗”。睡觉前要封好炉子，关好炉门，周围不要有可燃物。

发现煤气中毒时，首先开启门窗，解开患者衣领、裤带，放低头部，但要注意保暖，同时给患者嗅氨水或针刺人中等穴位，促其苏醒。同时呼叫急救120。如患者呼吸停止时，应立即人工呼吸和胸外心脏按摩。

电暖气耗电量较大，市场出售的有大、中、小三种类型，用何种适宜，应以房间大小和家用电表的负荷大小而定。用电量不可超出线路和电表的负荷，以免线路起火。长时间开启电暖气，室内容易干燥，要注意防燥。

使用冷暖两用的空调器取暖时要注意适时开窗换气，以保证室内空气新鲜。空调的过滤装置应定期清洗和更换。必须在空调房间长时间工作的人员，则应增加室外活动的时间。

（2）电热毯：又名电热褥，是理想的冬季家庭保暖用品，但若使用不当，也会引起健康和安全问题。

皮肤反应：电热毯持续性放热，使人体皮肤水分蒸发导致干燥。皮肤血管扩张后，就容易对各种致敏原发生反应，从而产生皮肤脱屑、过敏、瘙痒，或出现大小不等的小丘疹。

婴幼儿体液的比例高于成人，如电热毯使用时间过长、过热，会使幼儿失水过多而导致喉黏膜干燥，出现声嘶、烦躁不安等脱水症状。

电热毯产生的高温，会影响睾丸产生精子的能力，故育龄男子要慎用。

防范措施：①通电时间不宜过长，不要彻夜不间断使用，一般是睡前通电加热，待被褥温和后即行关闭；②电热毯不要与人体直接接触，要在其上面铺一层毛毯或被单；③过敏体质的人尽量不用电热毯；④经常使用电热毯者，应适量增加饮水；⑤要经常检查电热毯的线路，使用时间过长时易于线路破损而导致短路，发生触电或火灾事故。

相比电热毯，热水袋取暖更有利于健康。放置于脚底，能温暖脚部，促进气血流通，使热量到达全身。水温以60～70℃为宜，不宜过高。使用前要检查其密闭性，以防漏水。

（3）被褥：被褥、枕头、床铺的选择等问题已在《夏季养生》中做了介绍。冬季被褥经常晾晒和清洗非常重要。晒过的被褥会变得干爽、松软，有一种令人舒适的气味，同时具有杀菌消毒、减少寄生虫滋生的作用。人体的汗水和油脂有一部分会沾污到被褥上，从而有利于细菌和其他微生物的繁殖，在分解这些污垢时，可产生种种难闻的臭气。阳光中的紫外线有强烈的杀菌消毒作用，同时被褥变得干燥，不利于病原微生物的生存。

有人在晒被褥时喜欢拍打，以为可以使被褥变得蓬松，其实这是不对的。棉花的纤维易碎，拍打会使其断裂变成棉尘跑出来，或成为板结的棉块。羊毛被和羽绒被更是娇贵，不能拍打。

2.衣物御寒

冬季天气多变，必须随时注意增减衣物，如曹廷栋所说："衣可加即加，勿以薄寒而少耐"。他强调："着衣戴帽，适体而已，非为客也，热即脱，冷即着。"合体美观的衣服固然可以给人美好的印象，但穿衣戴帽的主要目的是御寒与防护，如果主次颠倒，只追求美观，就会损害自身，老百姓叫"做病"。实际上不合时宜的穿衣会被人看作怪异，未必留下好印象。

冬季衣物御寒应注意以下问题：

（1）保暖重在护背。背部为肾脉所居，为阳中之阳，从养肾护阳的角度来看，必须注意背部保暖。冬天可以穿一件棉、丝棉或毛背心，夜间坐起或起床时要马上披上棉衣，以护卫阳气。

（2）保护好手足。中医说冬季“阳气内守，不达四末”，就是说四肢末端阳气难达，故易手足冰冷和发生冻伤。尤其是脚，为三阴脉汇集之所，更应注意保暖。

袜子以棉、毛质的为好，不要用透气、吸汗性能差的化纤袜子。老年可选纯棉袜穿在里，再穿羊毛袜在外，保暖性能较好。

冬天穿鞋不能紧。脚部尤其是脚趾受挤压，会影响脚部血液循环，引起脚趾肿胀、疼痛。

时髦的女孩们喜欢穿高统皮靴，但高筒靴透气性差，脚部会变得潮湿冰冷。长时间穿高筒靴可能会压迫足背和踝部的血管神经，产生小腿下1/3处出现轻度肿胀和小腿肚外侧乃至足背处疼痛，即“腓浅神经压迫症”，此外，还有可能发生跟腱周围炎、腱鞘炎、脂肪垫炎等，这些统称为“皮靴病”。引起皮靴病的主要原因是：皮靴偏小、靴腰过紧、靴跟过高等使足部、踝部和小腿处的部分组织血液循环不良。高统皮靴透气性差，潮湿的环境利于厌氧菌和真菌的生长和繁殖，从而易患足癣和厌氧菌感染。

防寒手套宜选用最好的保暖材料制作。手套的设计必须适合手的自然形状。

（3）围巾和帽子：头颈部接近心脏，血流量大，散热多，冬季受凉局部血循环变慢，对颈椎不利。头部正中为百会，为“百阳交会”之地，更不宜受到寒邪侵害。冬季外出不要忘记戴帽子和围巾。最好选择质地柔软、轻便、保暖性强的帽子。帽子的佩戴亦应因人而异，例如，皮脂分泌旺盛、头汗重的人宜用轻簿透气的帽子，并经常洗涤以保持清洁；易感风寒头痛的人宜戴保暖性能好的帽子；高血压病患者戴帽子时不宜过于厚重，以免头痛头晕。围巾不要遮挡口鼻，否则围巾上脱落的纤维、灰尘就会被吸入气道，也会降低鼻腔对冷空气的适应性。

（4）防羽绒服过敏。羽绒服轻便、美观、暖和，但有些人穿羽绒服或盖羽绒被后，皮肤会出现荨麻疹，也可表现为鼻咽痒、流涕、打嚏、咳嗽、胸闷等，甚至发生支气管哮喘。

患有过敏性鼻炎、喘息性气管炎和哮喘病的人，不宜穿羽绒服。羽绒服是由家禽的羽毛加工而成的，这些羽毛的细小纤维和人体皮肤接触或吸入人的呼吸道后，可作为一种过敏性抗原，使人体细胞产生过敏反应。

（5）保暖内衣：市场上出售的保暖内衣多采用复合夹层材料编成，这种内衣虽保暖但透气性和吸湿性差，而且，内衣夹层中的化学纤维还容易产生静电，进而诱发或加重皮肤瘙痒，故以棉毛质料为好。

（6）口罩：天气骤冷时，呼吸道不能立即适应冷空气的刺激，戴口罩可以保护呼吸道，尤其是患有慢性呼吸系统疾病的人更应注意避免骤冷引起病情发作。当流感和禽流感肆虐之际，更提倡外出时戴口罩。

口罩不是一戴了之，戴口罩也讲学问。

先要选择适宜的口罩。一般口罩分如下几种：①医用防护口罩：是一种密合性自吸过滤式医疗防护用品，可有效过滤空气中的微粒和阻隔飞沫、血液、体液、分泌物，对防甲流有效；②普通脱脂纱布口罩：对空气中的微粒、微生物和飞沫有一定的防护作用，但对防甲流无效；③普通民用（卡通）口罩：主要用于御寒，其材质、规格没有统一要求，对疾病防护基本没有效果；④N95口罩：符合美国国家职业安全及健康协会标准，即对直径0.075微米（非典、冠状病毒等的直径为0.1～0.12微米）的微粒气流，口罩的阻隔效率达95%以上。

该口罩高效能医用，能防细菌、病毒，适用于各种场合。

一般口罩有效期为两年，最好选择单包装口罩。

口罩不要长时间佩戴，口罩戴时间长，容易潮湿，其阻隔作用减弱，而且长时间佩戴口罩容易使鼻黏膜变得脆弱。在开放的空间、人密度不高且通风良好的场合没有必要戴口罩。

最好洗净手后戴口罩。

口罩不戴时接触口鼻的一面向里折叠并装入袋中，不要随意折叠或卷曲，随意挂在脖子上，或放在口袋或包内。口罩要及时更换或洗涤。清洗口罩时要先用开水烫5分钟，再用肥皂搓洗，洗净后挂在烈日下暴晒。

我们的鼻咽部会对吸入空气中的粉尘起阻挡作用，并将吸入气体加温至接近人体体温，同时使其变得湿润。从抗寒角度来说，健康人不必天一冷就戴口罩，否则会使呼吸道对寒冷的适应能力下降。

3.防燥

干燥的环境会引起人体一系列变化，诱发多种疾病的发生。干燥环境中，皮肤也变得干燥粗糙，易受内衣和尘埃微粒的摩擦引起微痛，即刺痒；气候干燥加大皮肤与衣服的摩擦力，产生静电，穿、脱衣时便可引起静电放电；干燥环境容易发生鼻出血、口咽干痛、咳嗽等现象；干燥环境中如不注意水分补充会引起血液黏稠，从而增加血栓形成的可能。

防燥首先要多喝水，水为阴中之阴，为秋冬养阴所必需。居室和办公环境要保持一定湿度，湿性扫除，必要时地面上洒水；空调和电暖气不要持续开启；在火炉上放一壶水，或在电暖气上放一件湿毛巾都是不错的防燥方法；必要时用加湿器调节湿度。皮肤可适当用一些润肤剂。

4.其他需要注意的问题

（1）开窗换气：冬季门窗紧闭，室内氧气减少，二氧化碳增多，居室装修的化学挥发物、煤气、粉尘、微生物及其代谢物明显增多。长时间生活在密闭而空气浑浊的房间里，人就会感到头晕、目眩、精神不振、容易疲劳，并增加过敏和呼吸道感染的可能。经常开窗换气，保持空气清新，可使人心胸开朗，精神振奋。适当呼吸一点冷空气，可以增强人体的御寒能力，防止感冒。当室内外温度相差10℃时，15分钟即可将室内空气交换一遍。天气过冷，采暖条件不足时，可在住宅避风侧的窗上开小窗。为防止室外冷空气直接进入室内，可半开小窗，或在小窗上设置风斗。

（2）冬季洗浴：按中医理论，洗浴会“散气耗真”，伤阳气，故不主张过频的洗浴。冬季阳气微弱，更不应频繁洗浴。《摄生消息论》说：“冬日阳气在内，阴气在外，老人多有上热下寒之患，不宜沐浴。”

正常皮肤表面由皮脂腺和汗腺分泌物、酸性保护膜和角质层等组成约0.1毫米厚的弱酸性保护层，是阻止细菌等病原微生物和其他有害物质、射线入侵人体的第一道防线。这层“死皮肤”更新速度较慢，大约需要十多天。如果洗澡过勤，用力搓，就很容易使表皮角化层脱落过多，皮肤就会变得干燥，细菌和有害射线就会乘虚而入。冬季一般一周洗1～2次澡即可，而且不要过于搓洗。

冬季在温度较高的浴室内洗澡，长时间在热水盆中浸泡，可能突然出现头晕、眼花、恶心、呕吐、大汗等症状，严重者会晕倒，尤其是年老体弱者更容易发生这种“浴晕”现象。另外，洗浴时也可能发生心脑血管意外、摔伤等情况。

老年人冬季洗澡，应注意以下几点：

①冬天洗澡（尤其是盆浴）水温不可过高，不宜长时间在热水中泡澡，浴室也不要完全密闭。

②患有高曲压、冠心病、肺心病等疾病的人，最好淋浴。入浴时应带上硝酸甘油之类的急救药，以利于及时救治。

③一旦发生“浴晕”，应尽快结束洗浴，如自己已不能行走，周围人可将患者扶出或抬出洗澡间，平卧于空气新鲜处，身体要注意保暖，以防感冒。给患者喝些热糖水，一般情况下，患者在短时间内可以恢复正常。

④年老体弱者不要单独去公共澡堂洗浴，在家中洗澡时，亲属应不时呼唤以求回应。

⑤在家庭浴室中为老年人安装特制的扶杆和把手，浴盆和地面放置防滑胶垫，以防跌倒。

（3）起夜：冬季寒冷，有些老年人怕起夜感冒，就少喝水，或者尽量憋尿，这都是不好的。

夜间人的代谢降低，血流变慢，如果再少喝水，血液黏度升高，就容易发生血栓。

尿液不能及时排出，容易发生膀胱炎、结石等；膀胱内括约肌和逼尿肌经常处于紧张状态，其协调作用被破坏，在有前列腺增生症的患者，容易造成尿潴留。

可以把棉衣放在被子上或暖气旁，保持一定温度，起床后穿上就不会再畏寒了。

（三）节制房事

《寿事保元》说：“精乃肾之主，冬季养生，应适当节制性生活，不能姿其情欲，伤其肾精。”《黄帝内经》说：“精者，生之本也。故藏于精者，春不病温。”造成肾阳肾阴双亏疾病的重要原因之一，就是冬季贪色纵欲，扰乱了闭藏的阳气，大量耗损了精气。精气是构成人体的基本物质，精气是否充盈，是决定人健康和寿命的关键问题。彭祖认为人应当“爱精养体，服气炼形，万神自守，其不然者，则荣卫枯瘁，万神自逝，非思念所留者也”。

冬季是封藏的季节，肾当令，要养护肾脏，另外秋冬要“养阴”，所以无论从哪方面来说，冬季都要节制房事。

为了提高性欲而服用性保健品或药物，无异于饮鸩止渴，竭泽而渔，是非常有害的。

性生活时要忌形寒饮冷，不因感到燥热、口渴而喝冷饮，或洗冷水浴，更容易损伤肾气。

喝酒后不可行房。孙思邈说：“醉不可以接房。醉饱交接，小者面黯咳嗽，大者伤绝脏脉损命。”很多年轻人借酒后兴奋之机行房，是非常有害的。

六、冬季时令养生

冬季包括立冬、小雪、大雪、冬至、小寒、大寒六个节气。在各个节气皆有需要注意的问题。

（一）立冬

“立冬”之“立”是开始的意思，即“立冬为冬日始”。

立冬时，太阳进一步南移，北半球获得的太阳辐射越来越少，但是，由于地壳仍储存有一定的热量，故不会马上就冷起来。晴朗无风之时，常有温暖的“小阳春”天气。但是，北方的冷空气势力增强并频繁南移，常常形成大风、降温并伴有雨雪的寒湿天气。因此必须注意收听天气预报，根据天气变化做好人体防护。

冬季是生机潜伏闭藏的季节，阳气潜藏于内，阴气旺盛，但阴气凝重，阴之性为相对静止、内守、抑制，故进入冬季，养生以“养藏”为原则。早睡晚起，最好等阳光出现后再起床活动，以免扰动阳气。睡眠的时间要长一些，以养阴精。

天气转冷，要注意防寒保暖，但要寒热适度，过冷容易感冒，过热则导致腠理开泄，阳气不能潜藏。特别注意背部的保暖，最好穿一个坎肩而不是厚棉衣。

室内要注意通风防燥，不要因怕冷而门窗紧闭，室内空气污浊容易相互感染呼吸道传染病，氧气不足不利于心脑的功能。

民间有“立冬补冬，补嘴空”的习俗。立冬之日，人们开始进补，增加人体的能量供应，以对抗严寒；营养物质转化为精血津液，滋养五脏，也是养阴的重要措施。

（二）小雪

“十月立冬小雪涨，斗指已，斯时天已积阴，寒未深而雪未大，故名小雪。”小雪是二十四节气中的第二十个节气，一般在公历的11月22日或23日，太阳到达黄经240度。

古籍《群芳谱》中说：“小雪气寒而将雪矣，地寒未甚而雪未大矣”。《月令七十二候集解》中说：“十月中，雨下面为寒气所薄，故凝而为雪。小者未盛之辞。”也就是说，小雪时天气较冷，云中的水蒸气凝结为冰晶降下，因天气并未寒极，故雪势不大，雪片也较小。如果低空的气温高于0℃，则融化为雨，或半雪半雨，即“雨夹雪”。

雨夹雪天气阴冷晦暗，常伴有下雾，光照少，不易转晴，此时更不要过早起床锻炼。这种下雾天气既寒且脏，对呼吸道极为不利，最好待雾散后再外出活动。

俗话说“冬不藏精，春必病温”。冬季需要节欲，性生活过多会耗精，而且会耗费较多的能量。

（三）大雪

大雪是二十四节气中的第二十一个节气，一般在公历的12月6日至8日，太阳到达黄经255°。

大雪时值农历十一月上半月。《月令七十二候集解》说：“十一月节，大者盛也，至此而雪盛也。”《二十四节气解》说：“大者已盛之辞，有小至大，亦有渐也。”意思是说天到隆冬，降雪的可能性更大了。这时，我国大陆已经被蒙古冷高压控制，冷空气不断南移，故常发生大范围降雪。“瑞雪兆丰年”，积雪好像给小麦盖上了御寒的棉被，改善了墒情，并有利于冻死越冬的害虫，所以对小麦非常有利。

大雪时节，地上积雪不易融化，有时白天融化，晚间结冰，即便是融化，因为水分不易蒸发，故道路常积水泥泞。所以大雪前后，道路湿滑，老年人尽量不要外出，尤其是腿脚不便，或有骨质疏松的患者，一旦滑倒，常易造成骨折。非外出不可时，要穿防滑鞋，最好有人搀扶。

天气严寒一定要注意保暖。尤其是脚和头部，而且耳朵特别容易冻伤，故外出时要戴护耳的帽子。

冬令食补，要注意补脾。“脾为后天之本”，故食补常以补脾为主；脾主气，对温补阳气有利；脾“开窍于口，其华在唇”，对于冬季口角炎、唇裂的人，健脾是防治的重要一环。可以多吃些具有健脾作用的蔬菜水果如山药、黄豆芽、大枣、桂圆、油菜等。

（四）冬至

冬至是二十四节气中的第二十二个节气，一般在公历的12月21日至23日，此时太阳到达黄经270°。

冬至时值农历十一月，“阴极之至，阳气始生，日南至，日短之至，日影长之至，故曰冬至。”《月令七十二候集解》中说：“十一月中，终藏之气，至此而极也。”冬至时太阳距北半球最远，是北半球一年中白天最短，黑夜最长的一天，因太阳南斜，故日影最长。过了冬至，太阳开始北移，白天就会日渐延长，俗话说“吃了冬至饭，一天长一线”。

冬至是一个重要的节气，也是一个希望的节气。冬至俗称“冬节”、“长至节”、“亚岁”，我国有“冬至大如年”和“冬至阳生春又来”的说法，《汉书》中说：“冬至阳气起，君道长，故贺。”北方在冬至时要宰羊、吃饺子、吃馄饨，南方地区有吃汤圆、长线面的习惯，很多地区还有在冬至这一天祭天祭祖的习俗。

冬至是人体阴气最盛之时，故曰“终藏之气，至此而极”，但“阴极一阳生”，阳气在此时也开始萌发。这一阴阳交替之际对于养生来说是个重要关口。“阴中求阳”，冬季养阴有助于阳气的萌发；而新生的阳气需要小心呵护，从饮食、起居、情志等各方面注意养护。

“冷在三九。”冬至开始“数九”，也称为“进九”，这时各地都进入了全年最寒冷的阶段。自冬至起，每九天为一九，共为九九八十一天。“九九歌”说：一九二九不出手，三九四九冰上走，五九六九河边看柳，七九河开，八九燕来，九九加一九，耕牛遍地走。

冬至之后，节日渐多，冬季又是补益的季节，故容易放纵食欲，导致肥胖、高脂血症和糖尿病的的加重。须知进补并不是只吃肉类，也不是多吃辛辣食物，否则就容易损伤脾胃，反倒违反了进补的原意。

严寒天气，冰雪遍地，污染加重，要减少户外活动时间，可以在室内做活动，如练功、做操、打拳等。书写绘画是一项很好的活动，古今书法家、画家长寿者居多。东汉以来，约有150多位书画家，平均年龄为71岁，其中欧阳洵活到85岁，虞世南89岁，柳公权88岁。明清两朝书画家的平均年龄更是达到79.7岁。新中国成立以来长寿的书画家更是数不胜数，许德珩寿龄达到100岁，他每天起床后必须临摹1小时，孙墨佛更是活到了104岁。

（五）小寒

小寒是二十四节气中的第二十三个节气，一般在公历的1月5日至7日，此时太阳到达黄经285°。

《月令七十二候集解》说：“十二月节，月初寒尚小，故云。月半则大矣。”但是气象资料表明，小寒是二十四节气中最冷的节气，而且“三九”就在小寒节气内，故有“小寒胜大寒”之说。那么为什么这个节气叫小寒而不叫大寒呢？这是因为，节气起源于黄河流域，当时的黄河流域，小寒不如大寒冷；再者，小寒后过几天才进入“三九”，并且小寒正好和夏季的小暑相对应，故此称为小寒。

无论如何，小寒后进入了全年最冷的时段，这时东北北部的平均气温常在-30℃以下，内蒙、新疆的部分地区和藏北高原平均气温在-20℃上下，北京一般在-5℃左右，秦岭、淮河一线则在0℃左右，江南地区一般在5℃上下，但时有冷空气入侵。

小寒三候的物候特征是：“一候雁北向，二候鹊始巢，三候雉始鸣”。这里的雁北向是指南方的雁离开了最热的地方，喜鹊开始筑巢，野鸡开始鸣叫，这三种动物的动态都说明了自然界阳气开始滋长。

气温的变化迟于阴阳的变化，故“阴极一阳生”是在冬至前后，而阳气萌动还在天气最冷的时候，春的气息已经在向我们显示，新的一年即将来临。天气既冷，阳气又滋长，故小寒前后是进补的好时机。进补应当因人、因时、因地制宜，而且要有所节制，否则就会“过犹不及”。

“冷天冷在脚上”，《老老恒言》说：“阴脉集于足下，而聚于足心”。所以冬季御寒重点在脚上。穿鞋应当宽松暖和，不可挤脚磨脚，袜子要每天更换清洗。睡前温水泡脚，然后用力揉搓脚心，既能解除疲劳，又能促进睡眠。

（六）大寒

大寒是二十四节气中的最后一个节气，一般在公历的1月20日或21日，此时太阳到达黄经300°。

《二十四节气解》中说："大者，乃凛冽之极也。"《三礼义宗》中说："寒气之逆极，故谓大寒"。俗话说："大寒小寒，冷成一团"，"三九四九冰上走"。经过一个冬季，大地已经"冰透"，北方冷空气不断南下，造成大风降温和雨雪天气，所以此时多是"千里冰封，万里雪飘"，天寒地冻，甚至滴水成冰。

大寒时值农历十二月下半月，大寒过后就将过春节，但有的年份大寒将持续到正月上旬。俗话说"小寒大寒，杀猪过年"。《真州竹枝词引》说："腌肉鸡鱼鸭，曰，年肴，煮以迎岁……"。天气严寒之际，春天的气息已经扑面而来。

大寒是冬季的最后一个节气，冬令进补也到了尾声，尤其是临近春节，大鱼大肉地吃，容易导致营养失衡，很多糖尿病、高脂血症患者春节前后容易病情反复，与此有很大关系。再者，多食油腻就容易伤脾。因此大寒时节应少吃海鲜和冷饮，适当吃一些具有温中散寒、补虚养血、润肺通肠等功效的食品。

春节前后家务繁忙，除旧迎新，打扫卫生，准备年货，迎来送往，但不要违背"冬藏"的原则，不可扰动阳气，因此一定要保持神志平和，尤其避免受到惊恐刺激。早睡晚起，不可过度操劳，"忙年"也要适可而止。

七、冬季防病

张介宾说："祸始于微，危因于易，能预此者，谓之治未病，不能预此者，谓之治已病。知命者，其谨于微而已矣。"冬季是呼吸系统和心血管系统疾病的好发季节，必须注意防病。

（一）冠心病

1.分型及主要临床表现

临床上冠心病可分为隐匿型、心绞痛型、心肌梗死型、心力衰竭型、猝死型五种类型。①隐匿型：是无临床症状，但客观检查有心肌缺血表现的冠心病，又称无症状性冠心病。患者有冠状动脉粥样硬化，但病变较轻或有较好的侧支循环，或患者的疼痛阈值较高而不感知。虽无明显症状，但静息或负荷试验心电图显示有心肌缺血的表现。②心绞痛型：典型发作以突然发生胸骨上、中段压榨性、闷胀性或窒息性疼痛，可放射至心前区、左肩及左上肢前内侧，历时1～5分钟，休息或含服硝酸甘油片1～2分钟内消失。③心肌梗死型：疼痛性质和部位类似心绞痛，但疼痛的程度重，范围较广，持续时间也较长，休息或含服硝酸甘油不能缓解。常伴有烦躁不安、面色苍白、出冷汗、恐惧等症状。④心力衰竭型：为冠状动脉粥样硬化导致心肌长期供血不足，心肌组织发生营养障碍和萎缩，或反复发生局部的坏死和愈合，使纤维组织增生所致。也称为心肌硬化或心肌纤维化。心肌变得僵硬，逐渐扩大，以心律失常或心力衰竭为常见表现。⑤猝死型：心源性猝死者中约一半以上为冠心病引起。患者年龄多不太大，生前多无症状或症状较轻，难以引起注意。其发生是由于在动脉粥样硬化的基础上，发生冠状动脉痉挛、斑块破裂或微循环栓塞，引起心肌急性缺血，局部电生理紊乱，导致严重心律失常特别是心室颤动发生，引发突然死亡。多数患者没有心肌梗死病理表现，冠状动脉内见不到血栓。

2.冠心病发作诱发因素

以体力劳累为主，上楼、登高、平地快走、饱餐后活动、逆风行走、用力大便等；其次是情绪激动、紧张、恐怖、发怒、烦恼等情绪变化；暴露于寒冷环境、吃冷饮、身体其他部位的疼痛等也可能成为诱发因素。

晨间疼痛阈值较低，故轻微活动即可能诱发，应特别注意。

冬季容易诱发冠心病的因素：①天气寒冷，血管收缩，血压容易升高，加重心脏负担；②户外活动减少，室内关门闭窗，空气污浊，含氧量减少；③呼吸道疾病多发，导致肺部换气障碍；④节日多，特别是春节，是冠心病高发作时间。这期间家务活动如“扫房”负担增加；来往和聚会增加，烟酒难以控制；饮食容易过量，且容易高盐高脂肪；家务纠纷或烦恼增加；⑤冬季容易情绪低落，外出和集体活动减少，烦恼难以消解。

3.冠心病发作的预防

冠心病的病后保健极为重要，只要坚持有信心、有耐心和恒心，能坚持合理用药，大多数能控制心绞痛。

（1）树立战胜疾病的信心，科学规范生活方式。

（2）按时服用降压、活血、扩冠、降脂药物，必要时要适当调节降压药的种类和用量，科学服用药物，保证血压和心率不出现大幅度波动。

（3）防止过度激动和兴奋，保持情绪稳定，避免焦急、恐怖、沮丧、悲伤、不满、紧张等负性情绪的产生。

（4）随时注意保暖。寒冷可以引起冠状动脉收缩，导致心肌缺血；由于寒冷机体加速产热，增加心脏和全身对氧的消耗；外周血管收缩，增加回心血量，加重心脏负荷。每年的11月和4月为急性心肌梗死的发病高峰期，这2个月多数地区的气压、风速、温差处于极不平衡状态，而变化多端的气候可能导致心脏血管发生痉挛，最终导致急性心肌梗死。

（5）减少体力活动，尽量少参加长途旅行和体育比赛。冠心病患者只适宜洗温水澡，未经长期锻炼的患者，禁忌洗冷水浴和冬泳。洗澡时间不宜过长。浴室内空气不流通，温度高，空气中氧含量较少，容易发病。

心肌梗死后3个月内，一般禁止性生活。病情稳定后也要适当节制。

（6）要有足够的睡眠时间和良好的睡眠质量。睡眠不好的可适当服用镇静安眠的中西药物。睡醒后要注意“三个半分钟”，待“醒透”后再起床。看电视和娱乐（如打麻将）的持续时间不要过长。

（7）在心脏功能允许的情况下，进行适宜的户外体力活动是必要的。但进行户外锻炼时，必须注意气候变化对身体和疾病的影响。运动锻炼强度要因人而异，以不明显增加心率为宜，或心率虽明显增加，但经休息片刻后，便逐渐恢复正常，且不伴有胸闷、气短、咳嗽、胸痛等，自我感觉良好，说明运动量适中。

（8）饮食宜清淡，忌过饱，对食盐的摄入要加以限制，切忌暴饮暴食。

（9）严格控制或戒除烟酒，不要饮用浓茶和咖啡等兴奋性饮料。

（10）适当增加预防性中西药物的服用次数，有了症状及时服药，“与其犯了再吃，不如吃了不犯”。

4.紧急处置

（1）疑及发生心绞痛时，应立即让患者就地平卧，注意保暖，严禁随意搬动患者。

（2）立即舌下含服硝酸甘油，或用亚硝酸异戊酯吸入，10分钟不缓解则再含服一次。如再不缓解则可能有如下情况：一是原来就服用硝酸酯类药物，从而有耐药性；二是严重的冠心病发作；三是可能不是冠心病。对速效救心丸敏感者也可用其含化。

（3）安抚和鼓励患者，保持镇定，绝对静卧，必要时使用镇静药物。

（4）第一时间呼叫急救中心。

（5）有氧气设备者立即实施吸氧。

（6）如确定患者发生猝死，如没有除颤设备，可以试用心前区叩击术，其方法是手握成拳，用手掌底部在心前区用中等力量连续快速的叩击3～5次，若无效，立即改用胸外心脏按压术，同时进行口对口呼吸。

（二）脑血管意外

1.分类

脑卒中有两种类型，一类是由于高血压引起的脑血管破裂出血，称“出血性脑卒中”，如脑出血等；另一类是脑动脉粥样硬化引起的脑卒中，称“缺血性脑卒中”，如脑血栓形成、脑栓塞等。

2.危险因素与诱发因素

高血压和动脉硬化的存在是脑卒中的主要危险因素，患者血液黏度增高亦为脑卒中的重要危险因素。情绪紧张、心情长期压抑、心律失常、血液中凝血因子增高、纤维蛋白原增高、糖尿病、饮酒及吸烟、身体肥胖、缺乏体育活动等，都是重要的危险因素。

诱发因素可使脑卒中突然发生，如情绪激动、过度疲劳、用力过猛、气候变化等。冬秋季脑卒中的发病率较夏春季为高。因为当天气转冷时，人体交感神经兴奋，血管收缩，小动脉持续痉挛，血压升高，同时冬季人体血液的黏度会升高。据统计，在每年2月即春节前后发生脑卒中的人数较多。

3.脑卒中发作的预防

（1）控制危险因素：①血压必须保持稳定。血压过高会发生脑出血，过低容易发生脑血栓。高血压病患者需定时测量血压，并根据血压变化调整降压药物，通常在气候转冷时，降压药物的剂量或次数都应适当增加。要根据药物作用时间的长短服用以保持血压稳定。②有效控制血糖和血脂。③戒烟限酒，节假日尤其注意。④多饮水，尤其是睡前。血黏度高者要适量服用药物，多吃一些如黑木耳等降低血黏度的食物。⑤慎用利尿、镇静和止血药物。大多数镇静药物都有扩张血管、松弛肌肉、抗抽搐的作用，如地西泮、氯丙嗪等药物用量过大，可能引起缺血性脑卒中。大量长期应用利尿药，会造成体内失水过多，血液浓缩，黏稠度增加。在应用止血敏、凝血酶、仙鹤草素等止血药物时，会因血液凝固性增加而促使血栓形成，以致发生脑卒中。所以患高血压的中老年人应用止血药时，应适当掌握剂量。

（2）控制诱发因素：①保持心态平和，尤其忌大怒和惊喜；②防寒，尤其避免冷空气突然刺激；③防止过劳；④保持大便通畅。

4.紧急处置

患者突然发病后切忌慌乱，应保持镇静。让患者安静平卧床上，尽快与急救中心联系。在诊断不明时，不要急于用药，因为不同类型的脑卒中用药各异。在送医院前尽量减少移动患者。搬运患者时不要急于从地上把患者扶起或坐起，最好把患者平托，头部略抬高，松解衣领，取出假牙，对于呕吐患者应将头部偏向一侧，以免呕吐时堵塞气管而窒息。患者出现气急、咽喉部痰鸣等症状时，可用塑料管或橡皮管插入患者的咽喉部，用口吸出分泌物。如果患者从楼上抬下，要头部朝上脚朝下抬，这样可以减少脑部充血。在救护车送医院途中，家属用双手轻轻托住患者头部，避免头部颠簸。

（三）流行性感冒

1.病毒

流感病毒属于正黏病毒科。根据病毒核蛋白（NP）和包膜基质蛋白（MP）的不同分为甲、乙、丙三型，其中的甲型流感病毒根据其表面血凝素（HA）和神经氨酸酶（NA）抗原性的差异，又分为若干亚型。H1指的是病毒血凝素1型，N1指的是神经氨酸酶1型，其他还有H5N1、H7N2、H7N7、H9N2等。甲型流感主要感染哺乳动物、鸟类等，抗原性容易变异，并多次引起全球性传播。1918～1919年的西班牙流感又称1918年流感，就是H1N1型流感，导致全球5亿人发病，当时世界上因此死亡2000万到4000万人，其中仅西班牙就死亡800万人，印度孟买一个城市就死亡700万人，几乎成了“鬼城”，而第一次世界大战才死亡了1000万人！其传播能力之强，死亡率之高，令人谈虎色变。

病毒一般不容易跨物种传播，单纯的猪流感很少感染人类。本次甲型流感之所以反季节迅速蔓延，是因为它同时具有猪、人和禽流感的基因特征，人类普遍缺乏免疫能力。

病毒如何发生组合，甚至三重组合？一般来说，只有不同的病毒同时感染并存在于一个寄生宿主时，病毒才有可能突破屏障发生组合，这个宿主被称为“组合器“。研究显示，猪是流感病毒常见的组合器。第一个被诊断为N1H1流感的墨西哥男孩有养猪场接触史，在加拿大一养猪场的猪身上检出甲型H1N1流感病毒，并怀疑猪可能是由一位自墨西哥返回的猪场工人感染的，这都说明，甲型H1N1流感病毒可能在人和猪之间传播。禽类也可能参与组合。

猪的饲料中的化学物质、消毒剂、瘦肉精、抗生素等以及周围环境的放射性污染，会不会使流感病毒变异，是一个值得研究的问题。

2.疫情

我们曾经在非典、禽流感的阴影中惴惴不安地走过了几年，挥之不去的威胁始终存在，花样翻新，不一而足。

H1N1病毒曾于2009~2010年在全球蔓延。据世界卫生组织提供的数据，全球共有1.85万人死亡。当时，南非共有5000多人染病，其中40人死亡。

目前在南非蔓延的是一种新型的PDM09甲型H1N1流感病毒，可以人传染人。儿童、老年人和身患其他疾病的人较容易被感染。2013年7月15日，南非传染病研究所主任沙比尔·马赫迪说，医务人员对全国的感冒患者进行检测后，甄别出了至少450名甲型H1N1流感患者。他说，这只是“冰山一角”，因为今后还会有更多的患者被甄别出来。

随着南半球冬季到来，拉美地区甲型H1N1流感蔓延的形势越来越严峻，防控形势不容乐观。2013年海地确诊11名感染者，死亡1例；委内瑞拉感染250人，死亡17例；智利因该流感死亡至少11例。

另一个魔头是H7N9禽流感。截至2013年6月30日，我国内地共报告132例人感染H7N9禽流感确诊病例，其中死亡43人，康复85例，分布于10省市的40个地市。

2013年7月东京大学教授河冈义裕及客座研究员渡边登喜子等在10日发行的《自然》杂志网络版上发表研究成果称，在中国的H7N9禽流感病毒已经发生可感染人体的重要变异。河冈表示：“一旦病毒变成可在人与人之间迅速传染，就很可能在全球大范围蔓延。”

美国国家过敏和传染病研究所的专家提醒，不能低估H7N9，它可能会在秋天引发新一轮流行疫情。

第三个魔头是新型冠状病毒。此种新型冠状病毒最初于2012年9月在沙特被发现。感染此种新型冠状病毒的患者，多会出现严重的呼吸系统综合征，并伴有急性肾功能衰竭。

2013年5月28日，世界卫生组织在国际病毒分类委员会冠状病毒研究小组的建议下，正式将该种新型冠状病毒名称定为“中东呼吸系统综合征冠状病毒”（MERS-CoV）。据世界卫生组织全球疫情警报和反应系统统计，自2012年9月至今，世界卫生组织已在全球范围内确认81例经实验室确诊的中东呼吸系统综合征冠状病毒感染者，其中45例已死亡。

曾经让人谈虎色变的非典“稀里糊涂来，又稀里糊涂走”，惊天动地而来，销声匿迹而去。H1N1、H7N9、新型冠状病毒至今都是“小打小闹”，局部流行或散发，今冬的流感会不会也这样？有没有可能大爆发？我们千万不要抱侥幸心理，积极预防方为上策。

3.传播

流感属于呼吸道传染病，病毒通过患者喷嚏、咳嗽喷出的飞沫传播，易感者吸入含有病毒的飞沫而受染。如果手上染有流感病毒，接触了鼻腔、眼睛等黏膜，病毒也有可能经由黏膜进入人体。潜伏期1～5日，据称，在潜伏期内的患者也具有传染性。最近已经发现有流感“带毒者”，如其确实存在，流感将更加“防不胜防”。

4.预防

和其他传染病的预防措施一样，主要是控制传染源、阻断传播途径和保护易感人群三个基本步骤。

（1）首先要尽量隔离患者，做到早期诊断，早期隔离和早期治疗，目前国内已采取“居家隔离”的办法。具有流感接触史和发热、具有感冒症状的人无论是否诊断，都应自觉采取隔离措施，尽量不外出，减少和他人接触的机会。

（2）流行期间要减少大型机会和集体活动，甚至临时关闭学校、幼儿园、工厂，临时封闭疫区等。接触患者或可疑患者的人要戴口罩，要戴医用外科口罩，最好是N92口罩而不是一般的防尘口罩。要经常洗手，尤其是外出回家更要注意先洗手。洗手要细心，有顺序地进行，不能敷衍了事，注意清洗甲皱、指间、手背等部位，尽量不要抠鼻、揉眼。可以考虑每天用清水清洗鼻腔。居室要经常开窗换气，保持空气新鲜和有一定湿度。用醋、84消毒液熏蒸消毒可以考虑，但要注意安全。

对儿童、老人、特殊岗位如交通、医疗、商场等接触人较多者和患有慢性疾病特别是心肺疾病的人要特别注意保护。对没有特异性免疫力的人注射疫苗是最有效的保护方法。

中医认为，感冒流行时，尤其要对老人、小儿等体质薄弱、正气素虚的人群或是平素患有慢性疾病特别是肺系疾病、免疫力低下者更要注意防护。而即使体质素健，若因生活起居不慎，如疲劳、饥饿而机体功能状态下降，或因汗出衣里冷湿，或餐凉露宿，冒风淋雨，或气候变化时未及时加减衣服等，正气失调，腠理不密，邪气得以乘虚而入，也易发病。

（3）根据自身体质进行适当的体育活动，以增强体质，提高抗病能力，加强个人及公共卫生也是生活起居预防的一部分。此外，保持良好的心态尤为重要。心理状态的异常，会影响人体的整体防御功能，精神越紧张、惧怕，就越容易造成免疫功能紊乱。因此，心理预防首先要正确认识流感的特征，知道它的传染性、危害性，不必紧张，更不要惧怕。要经常与亲人、朋友交流信息，沟通感情，保持良好的心态。如果自己的亲人或朋友发生流感，也要沉着应对，及时送医院诊治，做好预防隔离工作。

流感期间饮食要以清淡为主，多喝水，可多喝酸性果汁如山楂汁、猕猴桃汁、红枣汁、鲜橙汁、西瓜汁等，以促进胃液分泌，增进食欲，不要饮含有酒精的饮料；多食含维生素C、维生素E及红色的食物，如西红柿、苹果、葡萄、枣、草莓、甜菜、橘子、西瓜及牛奶、鸡蛋等，预防感冒的发生；患上风寒型感冒（即畏寒、流清鼻涕、喉咙痒）不宜吃如苦瓜、芥菜汤等性凉的菜，而风热型（即喉痛、发烧、骨痛等）则要避吃荔枝、桂圆、榴莲、芒果等。

（4）清洁鼻腔：笔者推荐鼻腔清洗法。我们每天洗脸、刷牙，为什么不洗一下鼻腔呢？“病从口入”，病也从鼻入啊。就是为了减少空气污染的危害，是不是也应当经常清洁鼻腔呢?

方法：将鼻腔内的分泌物尽量擤掉，将手洗净，以双掌捧水，凑近鼻下，鼻孔进水，吸少许水入鼻腔，任其自行流出。开始时吸气不要太猛，以避免呛水。也可以用小指或棉棒蘸水擦洗。这个办法不仅可用于预防感冒，对于鼻炎、鼻窦炎、其他呼吸道疾病的预防，对于空气中各种有毒有害物质的清除都是有意义的，建议成为日常洗漱的常规内容。

相对于一般的空气、室内消毒，笔者推荐鼻腔消毒法。附录2就介绍了一些滴鼻预防流感的方法，此法不仅可用于预防，还可用于治疗。以往就曾有报纸推荐用大蒜切成丝，用净布条或净纸条包裹塞入鼻孔，用以治疗感冒，只是刺激较强，流涕甚多，至少也起到了清洗病灶的作用。

在流感季节，可以用食醋鼻腔消毒法。在清洁鼻腔后，用棉签在食醋中蘸一下，在水龙头小流量的水中迅速划过，以稀释食醋，然后分别在两侧鼻腔内擦拭，位置尽量深一些。

得了感冒鼻塞严重，痛苦不说，有时难以入睡。这里介绍一种快速治疗鼻塞的方法。以色列科学家发现针刺大拇趾可以快速解除对侧的鼻塞，笔者改用以凉水（自来水即可，不要用温水）冲拇趾，左侧鼻塞冲右侧，右侧鼻塞冲左侧，一边冲鼻子就通气，屡试屡爽。如果用雪或冰摩擦大拇趾，效果可能更好。

（5）药物预防：各地还提供了各种预防的药方，方案众多，无论是哪一个，都必须根据感冒的中医分型和自己的体质采用，而且要请执业中医师鉴定后方可服用，特别不要把服中药作为完全的依靠。中医药预防只是综合预防措施的一部分，再好的方剂也是提高防病能力和调整体质，并没有完全确定的对特定病毒的预防效果。

可用10克淡豆豉，与15克葱白、30克白萝卜搭配制成“豆豉二白汤”，加水煮沸热饮。

广东省中医院预防流感协定处方：处方1：苏叶10克，北杏10克，桔梗10克，薏苡仁15克，菊花10克，连翘10克，苍术10克，甘草5克，适用于平素体质偏热者。处方2：苏叶10克，北杏10克，桔梗10克，薏苡仁15克，陈皮5克，桂枝5克，苍术10克，甘草5克，适用于平素体质偏寒者。

甲型H1N1流感中医药预防方案（2009版）介绍了如下药物预防方法：

成人：方1：太子参10克、苏叶6克、黄芩10克、牛蒡子10克。

适用人群：素体虚弱，易于外感的人群。

煎服方法：每日1付，清水煎。早晚各一次，3~5付为宜。

方2：大青叶5克、紫草5克、生甘草5克。

功能：解毒清热。

适用人群：面色偏红，口咽、鼻时有干燥，喜凉，大便z略干，小便黄。

煎服方法：每日1付，清水煎。早晚各一次，3~5付为宜。

方3：桑叶10克、白茅根15克、金银花12克。

功能：清热宣肺。

适应人群：面色偏红，口咽、鼻时有干燥，喜凉，大便略干，小便黄。

煎服方法：每日1付，清水煎。早晚各一次，3~5付为宜。

方4：苏叶10克、佩兰10克、陈皮10克。

功能：健脾化湿。

适应人群：面晦无光，常有腹胀，大便偏溏。

煎服法：每日1付，清水煎。早晚各一次，3~5付为宜。

建议不同人群在执业医师的指导下使用，在流行期间可连服用3~5剂。

儿童方：藿香6克、苏叶6克、银花10克、生山楂10克。

功能：清热消滞

适应人群：儿童易夹食夹滞者。此类儿童容易“上火”，口气酸腐，大便臭秽或干燥。

煎服方法：每日1付，清水煎。早晚各一次，3~5付为宜。

服用中药预防感冒需要注意事项：

①老人应在医师的指导下适当调整用量服用；

②慢性疾病患者及孕妇慎用；

③预防感冒的中药不宜长期服用，一般服用3~5天；

④服用期间或服用后感觉不适者，应立即停止服药并及时咨询医师；

⑤对上述药物有过敏史者禁用，过敏体质慎用；

⑥不要轻信所谓的秘方、偏方和验方。

（6）滴鼻法：

①食醋滴鼻法：食醋5~10毫升，加冷开水90~95毫升，摇匀即得，备用。滴鼻时，鼻孔向上，每次滴入2～3滴，每日1~3次。食醋偏酸，可控制流感病毒生长繁殖。

②碳酸氢钠滴鼻法：碳酸氢钠5克，加温开水100毫升，搅拌至完全溶解备用。滴鼻时，鼻孔向上，每次滴入2~3滴，每日2～3次，也能控制感冒病毒生长。

两种滴鼻液分别为酸性和碱性，不可同时用，以免中和失效。

③葱白汁滴鼻法：榨葱白汁，每次2~3滴滴入鼻孔，每日1次。

（7）环境预防之食醋熏蒸法：先将门窗关闭，按每立方米空间用5毫升食醋计算，加等量水熏蒸或喷雾，偏酸的环境不利于感冒病毒的生长繁殖。

（四）肺炎

肺炎按病因可分为细菌性肺炎、病毒性肺炎、支原体肺炎、真菌性肺炎等。其中以细菌性肺炎最为常见。

冬季是老年人肺炎的多发季节。老年人免疫功能相对减退，患有糖尿病等疾病时其免疫功能减退，如发生上呼吸道感染或流感，很容易引起肺炎；因脑血管意外、外伤、衰老而长期卧床，容易发生吸入性肺炎和坠积性肺炎。

老年人患肺炎有以下特点：①早期症状常不明显，发热不明显甚至不发热，咳嗽、胸痛的症状也不显著，常致使不能及时就诊；②老年人常常伴有多种疾病，一旦患了肺炎极易使原有疾病发作、加重或引发其他疾病，甚至早期出现休克、呼吸衰竭和多器官衰竭等危重情况；③感染的细菌常比较复杂，耐药菌比例多，甚至出现条件致病菌或真菌感染。

老年人预防肺炎需注意：①保证饮食均衡、营养充足，多吃有改善免疫、抗氧化作用的食物；②适当活动锻炼，室内要常通风换气，天气晴朗时，老年人要多到室外呼吸新鲜空气，多晒太阳；③要根据气温变化合理增减衣服，宁厚勿单，以不出汗为准；④积极治疗原有的慢性病，对长期卧床的老年患者应经常变换体位，拍背排痰，以免发生坠积性肺炎；⑤吸烟者要坚决戒烟，其他人不要在老人面前吸烟；⑥在感冒流行季节，老年人应少去人多拥挤的公共场所；⑦如无禁忌，老年人应常规注射流感疫苗。

（五）骨质疏松症

调查发现，老年人在冬季骨折的发生率比其他季节要高出24%，最易发生骨折的部位有椎体、股骨颈、桡骨远端等。骨质疏松是老年骨折的主要病理基础。

我国目前已明确诊断为“骨质疏松症”的患者高达5000万人，其中绝大多数为50岁以上的中老年人。男性32岁，女性28岁以后骨钙就开始流失，到60岁时已有50%的骨钙流失。骨钙流失的原因，一是与激素有关的特别是绝经期后女性雌激素水平降低，二是缺钙。但补钙并非万能。研究表明，以往缺钙者补钙有效，否则便无效，不合理补钙反倒增加结石的发生率。与老年有关的骨质疏松的非常重要原因是“40岁以后成骨细胞的骨形成能力降低”。

骨质疏松分为Ⅰ型和Ⅱ型，两型均有1，25-（OH）D3水平的降低。维生素D促进钙的吸收，食物中含有丰富维生素D的有沙丁鱼、鱼肝油等，补充钙剂时，应注意选择钙含量高并含有维生素D的品种。晒阳光也不失为一种补钙方法。冬季太阳比较温和，适合多在户外晒晒太阳。上午6～9时，阳光以温暖柔和的红外线为主，是一天中晒太阳的黄金时段。上午9～10时，下午4～7时，阳光中紫外线A光束增多，是储备体内维生素D的大好时间；而上午10～下午4时，对皮肤有害的紫外线B光束和C光束含量最高，应避免接触。

（六）骨关节病

天气变冷，“老寒腿”又该犯病了。老寒腿多为骨关节病，在中医属“痹证”范围。

骨关节病又称骨关节炎、老年性关节炎、肥大性关节炎、退行性关节炎。是一种退行性病变，老年多发，据报道，50%～70%的老年人患有膝关节骨性关节炎。原发性骨关节病的发病因素有：高龄、女性、创伤、肥胖等。近年来认识到，骨关节病的发病机制是：“软骨中透明质酸的浓度或分子量降低，失去粘弹性，丧失了对软骨的机械保护作用”，导致软骨的破坏，继而引起一系列病变。

防治：①防寒：应从年轻时开始注意，不能为了追求“美丽”而“冻人”，老年人要注意对关节，特别是下肢关节的防护；②减肥：从而减少骨关节特别是下肢关节的负担；③肌肉锻炼，从而提高对骨和骨关节的保护作用，提高灵敏性、反应性，减少关节损伤；④控制高脂肪饮食，研究表明，脂肪代谢产生的酮体对关节有较强的刺激作用，高脂饮食会诱发关节炎症状发作；⑤多吃富含维生素C的蔬菜水果；⑥国外应用氨基葡萄糖治疗骨关节病已有30多年的历史，现应用透明质酸钠、氨基葡萄糖、硫酸软骨素已经成为常规的治疗手段。按照中医理论，“肾主骨”，所以“治骨先治肾”。

（七）皮肤瘙痒症

冬季容易发生皮肤瘙痒的原因：气候寒冷而干燥，皮肤血管收缩，汗腺和皮脂腺的分泌随之减少，所以皮肤缺乏水分和油脂，因而变得干燥粗糙；冬天人们习惯地喜欢吃一些辛辣、刺激性的食物，饮酒也较多；如穿紧身的毛织品内衣，由于毛织物对皮肤神经末梢的刺激，或由于皮肤对毛织物发生过敏反应；在皮肤上的灰尘、新陈代谢的废物、皮脂和皮屑混合成污垢，如不及时将它们清除干净，也会刺激皮肤神经末梢引起痒感。

皮肤瘙痒症发作起来，人们会不自觉地进行搔抓，注意力也就集中在痒的地方。搔抓本身不仅构成对皮肤血管神经的一种刺激，还会使某些区域发生感染或原有炎症扩散，增加刺激的强度，因此，皮肤就会产生越抓越痒的现象。

皮肤瘙痒要避免用搔抓、摩擦和开水烫的方法来止痒，不要用过热的水擦洗身体。洗澡时不要用碱性太大的肥皂，因为这能降低皮肤的酸性，减弱皮肤的杀菌能力，给细菌孳生造成适宜的环境。由于冬天的皮肤缺少油脂，过多地用温度较高的热水洗澡，反而会使皮肤更加干燥而引起皮肤瘙痒。因此，冬天洗澡的次数不宜过多，除工作性质要求天天洗澡外，一般以每周1次为宜。另外，不要饮酒、吸烟，少吃辛辣刺激性食物。内衣要柔软宽松、宜棉织品，最好不穿人造纤维织物的内衣。

经脉者，所以行血气而营阴阳，濡筋骨，利关节者也。

——《灵枢·本藏》

经脉者，所以决生死，处百病，调虚实，不可不通。

——《灵枢·经脉》

第十二章　生态经络养生

经络是人体结构的重要组成部分。经络学说是研究经络的组成、分布、循行、生理功能和病理变化的基础理论，该理论为我国祖先之独创，是对世界医学，特别是中医学、养生学和自然疗法的伟大贡献。经络学说与脏腑理论共同构成中医基础理论的核心。

《灵枢·经脉》说："夫十二经脉者，人之所以生，病之所以成，人之所以治，病之所以起，学之所始，工之所止也，粗之所易，上之所难也。"经络学说是阐述病理变化的理论基础，是诊断和药物治疗的理论基础，也是养生学的理论基础之一。

以经络学说为理论基础的多种直接干预方法，如针灸、按摩、刮痧等数千年来一直保持了非药物的以手法为主的生态方式，简单、直接、有效；其机理是保持或恢复机体的自我调节功能，通过补泻来恢复生态平衡，而不是甚至不惜破坏机体平衡，通过人为的强力干预来缓解症状的偏激疗法；易学易行，安全而没有毒副作用。因此，经络养生或治疗是最生态的技能和方法。

孙思邈在《千金翼方》中说："凡用针者，虚则实之，满则泄之，宛陈则除之，邪胜则虚之。"这是经络治疗或养生最基本的原则。

第一节　经络学说

中医经络学源于远古，服务于当今，在2000多年历史长河中，一直为保障中华民族的健康发挥着重要作用。

经络学说的形成基础是长期医疗保健的实践。古人对砭刺、推拿、气功等进行治疗或保健的观察中，在对病理情况下出现的经络病症的观察中，以古代哲学为指导，在丰富的经验基础上上升为理论，从而形成了经络学说。气血是人体生存的要素，气血是要运行的，这个运行的通道，五脏六腑、内外表里的联络通道就是所谓的经脉。

经络学说起源的确切年代，难以查考。《管子·水地》说："水者，地之血气，如筋脉之通流者也。"这里讲的有"通流"功能的筋脉可能即为经络。《史记·扁鹊仓公列传》中记载扁鹊在论述太子之"尸厥"病时说："夫以阳入阴中，动胃繵缘，中经维络，别下于三焦、膀胱，是以阳脉下遂，阴脉上争，会气闭而不通。"在长沙马王堆汉墓中出土的手抄本中，有两部与经络有关，即《足臂十一脉灸经》和《阴阳十一脉灸经》。据考证，其成书年代相当于春秋战国或更早的时间。在《黄帝内经》中已经有对于经络的系统性论述，奠定了中医学理论，包括经络学说的基础。《灵枢·本藏》给了经络一个明确的定义："经脉者，所以行血气而营阴阳，濡筋骨，利关节者也。"书中系统阐述了十二经脉，另外还有"奇经八脉"的散载内容；记载了全身160多个穴位的数目，部分穴位的名称和部位；强调了经络的重要性，以及经络气血运行和自然现象如水流、日月运行的的关联性。

《难经》首创"奇经八脉"一词，对十二经脉做了详尽的论述，对正经和奇经的关系有明确的阐述。晋代皇甫谧编著了第一部针灸学专著《针灸甲乙经》，记载穴位349个，并把"经"和"穴"联系起来。宋代王唯一主持铸造了经络穴位模型——"铜人"，并编著了《铜人腧穴针灸图经》。元代滑寿编著《十四经发挥》，论述了十二经脉和任、督两脉气血运行的关系。明朝杨继洲编撰成《针灸大全》一书，对经络、穴位针刺手法和适应证等，进行了有创意的探讨。清代陈惠畴、黄谷、钱镜等都对经络和穴位的正确标示起到一定作用。

现代科学一直在进行经络系统存在的验证和功能的研究。

近年有人观察了经典强健要穴足三里、肾俞对免疫功能的影响。针灸前中老年组的白介素-2含量均低于对照组，针后该值上升。有研究发现用针刺补法对D-半乳糖所致小鼠衰老模型有一定的抗衰老作用。研究显示针刺足三里能显著降低高龄鼠肝、脑中过氧化脂质的含量，提高其SOD活性。

对脑细胞凋亡的影响：针刺人中、内关和太冲可减少小鼠皮层细胞的凋亡，能有效地预防神经元坏死。

针刺百会、足三里、肾俞的研究提示，针刺治疗慢性疲劳综合征的机制可能是通过影响大鼠血清γ-干扰素和转化生长因子的机制。

推拿治疗椎动脉型颈椎病可使患者血液流变学的部分指标和血清内皮素明显下降。

用腹部推拿治疗慢性疲劳综合征，治疗后胃动素含量水平上调并恢复正常。

用通脉调气推拿法治疗紧张性头痛可使其血清内皮素下降。

对50例中老年人灸足三里、绝骨穴，发现可明显降低衰老积分，主要症状得以改善。

艾灸可以有效提高小鼠负重游泳能力和常压耐缺氧的时间，增强乳酸脱氢酶的活性。通过测定亚急性衰老小鼠血清一氧化氮浓度，血清SOD活性和血浆过氧化脂质的含量，发现艾灸大椎、命门、足三里具有抗衰老作用。

实践证明，采用针灸方法，作用于手太阴肺经，可以益肺气、养肺阴；作用于手阳明大肠经，可以通气机、助传导；作用于足阳明胃经，可以和胃气、养胃阴；作用于足太阴脾经，可以健脾气、壮脾阳；作用于足少阴心经，可以益心气、补心血、养心阴、振心阳；作用于手太阳小肠经，可以清利小肠；作用于足太阳膀胱经，可以助气化、利水道；作用于足少阴肾经，可以滋肾阴、壮肾阳、补肾气；作用于手厥阴心包经，可以护心神、益血络；作用于手少阳三焦经，可以调畅三焦气机，促进三焦气化，使五脏六腑得以濡养；作用于足少阳胆经，可以清利胆腑；作用于足厥阴肝经，可以疏肝气、补肝血、养肝阴、平肝阳；作用于督脉，可以总司阳经；作用于任脉，可以总司阴经。

一、千古之谜——经络的现代解释

我们老祖先留给极端聪明的现代人很多难解之谜，经络即是其中之一。

其实对于中医来说，这个谜团并不存在，《黄帝内经》早就论述了经络的概念。《灵枢·海论》说："夫十二经脉者，内属于脏腑，外络于肢节。"现在的中医学对经络下的定义简单而明确："经络是经脉和络脉的总称，是运行全身气血，联络脏腑形体官窍，沟通上下内外，感应传导信息的通路系统，是人体结构的重要组成部分。"

问题在于从现代西医学的思维模式和习惯，是功能就应该能测到，是"结构"就应该能看到，即便看不到也应该能测到，因为结构应该是一种物质的东西。

尽管几乎用尽现代科学的检测方法，如红外线热摄影、液晶热像图摄影、超声波、辐射场摄影、电阻电位测定、同位素示踪……该用的办法似乎都用过了，但只见其踪，难见其影，神龙见首不见尾，经络仍然被厚重的面纱盖着。

我国学者经过大量研究归纳形成了经络实质的四大主流学派：神经生理学派——神经传导学说，生理生化学派——体液循环学说，生物物理学派——生物场学说，整体间隙学派——结缔组织结构学说。总之，尽管对经络实质的阐明有了一定的研究成果，但仍然没有取得突破性的进展。

经络子虚乌有？恐怕没人敢下此断语。刺激穴位就是和刺激其他部位反应不同，针刺合谷治疗牙痛屡试不爽，20%以上的人有经络传感现象，还有较为少见的"经络反应"，即在针刺某一穴位沿经络在皮肤上出现或红或白的色线，笔者就看到过，各种经络疗法可以引起体内机能和物质浓度的变化……这些都是经络存在的佐证。

那么，它可能是什么呢？在中西医对应的概念中，"血"大概是基本没有异议的，不像中西医关于"心"的解释那么分歧。"血"没有分歧，"血脉"也难有分歧，所以说经络是运行"血"的通路就难以立论了。说经络是运行"气"的通路是可能的，因为"气"的概念可以包括很多内容，能量、信息、电磁波……既然至今没有看到经络的形象，那么它更有可能是一种场物质和（或）信息的传递通路。

有"血"的运行通道，就应该有"气"的运行通道。"气"是不可见的，气的运行通道就可以是不可见的。

二、经络的组成

人体的经络系统由三部分组成：经脉、络脉及其连属部分。

中医学认为，经络是经脉和络脉的总称。《医学入门》说："脉之直者为经"。"经"的原意是"纵丝"，就是路径，经脉存在于机体内部，是人体经络系统中的主干，是贯通上下、沟通内外的主要通道，犹如中国的江河。《灵枢·脉度》说："经脉为里，支而横者为络，络之别者为孙"。"络"就是"网络"，简单地说就是主路分出的辅路，络脉存在于机体表面，是经脉别出的分支，比经脉细而小，纵横交错，遍布全身，犹如江河分出的溪流一样。

（一）经脉

人体经脉是经络系统的主干，主要有十二正经、十二经别和奇经八脉三大类。如果将经络系统比作一张鱼网的话，那么人体的经脉就是这个网的主要网绳，也是这个网的“纲”。它与络脉共同形成了一个四通八达的网络系统，将人体所有脏腑器官联系在一起，形成一个整体，每一部分之间都是相互联系和相互影响的。

十二正经，即十二经脉，包括手足三阴经、手足三阳经，即手太阴肺经、手厥阴心包经、手少阴心经；足太阴脾经、足厥阴肝经、足少阴肾经；手阳明大肠经、手少阳三焦经、手太阳小肠经；足阳明胃经、足少阳胆经和足太阳膀胱经。此十二条经脉都有一定的起止，一定的循行部位和交接顺序，在肢体的分布及走向有一定的规律，与脏腑有直接的络属关系，相互之间也有表里关系。十二正经是气血运行的主要通道。

手足三阴经与三阳经，通过各自的经别和别络相互沟通，组成六对表里关系。《素问・血气形态》中说：“足太阳与少阴为表里，少阳与厥阴为表里，阳明与太阴为表里，是为足阴阳也。手太阳与少阴为表里，少阳与心主为表里，阳明与太阴为表里，是为手之阴阳也。”这里的“心主”即心包络。

十二经别是从十二经脉别出的重要部分，分别起于四肢肘膝关节以上的部位，具有加强十二经脉中相为表里的两条经脉的联系和补充十二正经的作用。

奇经八脉：包括督脉、任脉、冲脉、带脉、阴跷脉、阳跷脉、阴维脉、阳维脉，具有统率、联络和调节十二经脉中气血的作用。奇经八脉没有直接的属络关系，相互之间也无表里关系。《圣济总录》说：“脉有奇常，十二经者，常脉也；奇经八脉则不拘于常，故谓之奇经。盖人之气血常行于十二经脉，其诸经满溢则入奇经焉。”

（二）络脉

络脉，是经脉的小分支，可分为别络、浮络、孙络之分。如果将经络系统比作一张鱼网的话，那么人体的众多络脉就是这个网的支绳。它与经脉共同形成了一个四通八达的网络系统，将人体所有脏腑器官联系在一起，形成一个整体，每一部分之间都是相互联系和相互影响的。

别络是络脉中较大者，有本经别走邻经之意，具有加强十二经脉相为表里的两经之间在体表的联系，并能通达某些正经所没有到达的部位，可补正经之不足，还有统领一身阴阳诸络的作用。一般认为别络有15支，即十二正经与任督二脉各有1支别络，加上脾之大络，合称“十五别络”。

浮络是循行于人体浅表部位，“浮而常见”的络脉。其分布广泛，没有定位，起着沟通经脉、疏达肌表的作用。

孙络是最细小的络脉，属络脉的再分支，分布全身，难以计数。孙络在人体内有“溢奇邪”、“通营卫”的作用。

（三）经络的连属部分

经络系统的组成中，还包含了其连属部分。经络对内连属各个脏腑，对外连于筋肉、皮肤而称为经筋和皮部。

总之，经络系统就像一张网，十二经脉以及任、督二脉是这个网的总绳，也是这个网的“纲”，众多络脉是这个网的支绳，形成了一个四通八达的网络系统，将人体包括五脏六腑在内的所有器官和组织联系在一起，形成一个整体，每一部分之间都是相互联系，又是相互影响的。

三、经络的作用

《灵枢·经脉》说："经脉者，所以决生死，处百病，调虚实，不可不通。"可见经脉的重要。

经络是人体气血运行的通路，它的功能主要表现在联系脏腑、沟通内外；运行气血、营养全身；抗御病邪、保卫肌体三个方面。

（一）联系脏腑、沟通内外

《灵枢·海论》指出："夫十二经脉者，内属于脏腑，外络于肢节。"人体的五脏六腑、四肢百骸、五官九窍、皮肉筋骨等组织器官，之所以能保持相对的协调与统一，完成正常的生理活动，是依靠经络系统的联络沟通而实现的。脏腑与体表、脏腑与官窍、脏腑之间都依靠经络联系。经络中的经脉、经别与奇经八脉、十五络脉，纵横交错，入里出表，通上达下，联系人体各脏腑组织；经筋、皮部联系肢体的筋肉和皮肤；浮络和孙络联系人体各细微部分。这样，经络将人体联系成了一个有机的整体。

经络是人体通达内外的一个联络系统，生理状态下，通过其联络沟通的作用，内连脏腑，外络肢节；在病理状态下，经络则可能成为病邪传注的途径。①体表感受病邪和各种刺激，可传导于脏腑：当体表受到病邪侵袭时，可以通过经络而传入内脏，由于内脏之间又有经络相贯连，病邪可以从一脏传入他脏。如《素问·缪刺论》所说："夫邪客于形也，必先舍于皮毛，留而不去，入舍于孙脉，留而不去，入舍于络脉，留而不去，入舍于经脉，内连五脏，散于肠胃。"②脏腑的生理功能失常，可以通过经络反映于体表，从而具有反映病候的特点。如在有些疾病的病理过程中，常可在经络循行通路上出现明显的压痛，或结节、条索等反应物，以及相应的部位皮肤色泽、形态、温度等变化。通过望色、循经触摸反应物和按压等，可推断疾病的病理状况。此外，由于经脉内连脏腑，外络肢节，内脏的疾病还可反应在头面五官等部位。如心火上炎可导致口舌生疮；肝火上扰可导致双目赤肿，气滞血瘀而化热，则出现红肿热痛，是谓经络实证；如果气血运行不足，则出现麻木不仁，肌肉萎缩，功能减退，属于经络虚证。

（二）运行气血、营养全身

《灵枢·邪客》曰："营气者，泌其津液，注之于脉，化以为血，以荣四末，内注五脏六腑，以应刻数焉。"气血是人体生命活动的物质基础，全身各组织器官只有得到气血的温养和濡润才能完成正常的生理功能。而经络是人体气血运行的通道，能将营养物质输布到全身组织脏器，使脏腑组织得以营养，筋骨得以濡润，关节得以通利。经络的这一功能，实际上包括了现代西医学的血循环系统的功能。静脉曲张、瘀斑、口唇及甲床青紫等血瘀证，中医多以经络不通释之。

（三）抗御病邪、保卫肌体

经络具有抵御外邪、保卫肌体的作用。外邪侵犯人体，由表及里，先从皮毛开始。皮部和经脉是抵御外邪，保卫机体的第一防线，其功能的发挥主要靠卫气来实现。卫气充实于络脉，络脉散布于全身而密布于皮部，当外邪侵犯机体时，卫气首当其冲发挥其抗御外邪的屏障作用。卫气充和则腠理致密，外邪不易侵入。

（四）调节作用

由于经络与脏腑之间的联系，刺激经络或穴位，的确能起到调节脏腑功能作用，尤其在病理状态下，这种作用尤为明显。这是经络治疗和养生的理论基础。如刺激足阳明胃经的足三里，可以调节胃的蠕动与分泌功能，依补泻的不同，或兴奋，或抑制。刺激手厥阴心包经的内关，可以调剂心率，或加快，或减慢。所以，这是一种双向调节作用，依手法而呈现不同的效果。

对经穴刺激引起的感应和传导，即刺激局部有酸、麻、胀的感觉，并沿着经络传导，通常称为“得气”。窦汉卿在《标幽赋》中描述的气：“轻滑慢而示来，沉涩紧而已至……气之至也，如鱼吞钓饵之浮沉；气未至也，如闲处幽堂之深”。这种作用中医学解释为“经气”的感应，经气是一身之气分布于经络的部分，具有感受、传递信息的作用。《灵枢·九针十二原》说：“刺之要，气至而有效”。

第二节　经络养生的生态性

所谓经络养生，就是在中医经络学的理论指导下，通过针刺、艾灸、推拿按摩、拔罐、刮痧、足疗等方法，对人体进行调理，使气血通畅，脏腑功能协调，平衡机体阴阳，从而达到防病治病、强身益寿的目的。

一、经络养生方法起源的生态性

2000年前的春秋战国时期，按摩疗法就被广泛地应用于医疗实践。针灸起源于新石器时代，其最早的工具是砭石，随后又出现了骨针、石针等，到了殷商时期开始有金属针。《左传》收录的公元前550年一段史料提到“美疢不如恶石”。《山海经》记载有“高氏之山，有石如玉，可以为箴。”《素问·宝命全形论》云：“制砭石小大”等。所以，我国的非药物疗法开发最早，形式也最全。

针刺、艾灸等经络养生具体方法是在最原始的人类生存状态下，人适应自然生存的过程中产生的，例如：①远古时期，人类在生活和劳动中，身体经常为外物所伤，当人体体表被荆棘、尖石等锐物刺破出血后，偶尔会使原有的病痛减轻或消除，久而久之，人们意识到用锐物刺激某些部位可以消肿止痛，针刺由此而生。当时用的针刺工具为砭石、竹针、骨针等。②随着50万年前北京周口店人掌握了用火和保存火种的方法之后，火不仅被广泛用于烤熟食，而且当遇到寒冷气候侵袭时，人们本能地蜷缩身体保存体温，并用火来抵御寒气。点燃的树枝偶尔碰到或持续烘烤人体体表某些部位，可能减轻或消除某些病痛，这样，火就被用于祛寒止痛，灸法随之而产生。③在原始生活和劳动中，当遇到体表被外物所伤时，人会自然地收缩肢体，以逃避伤害，还可能本能地揉摩伤痛处以减轻痛苦。由此人们渐渐发现，当按压或揉摩身体某些特殊部位时，可使得一些病痛得以缓解，这样就有了按摩法。按摩可用双手，也可使用工具，最原始的按摩工具是砭石。

二、经络养生治疗的生态性

自然界有东南西北、春夏秋冬时空变化，又有一日之旦、昼、夕、夜之别，进而分为十二时辰，人体适应自然规律日出而作，日落而息，循序而动，人体之十二经脉经气亦顺应自然变化。与十二时辰相合，每条经脉之气在相应的时辰应时而旺，从寅时（即凌晨3～5点）手太阴肺经开始到子时手厥阴肝经，依次循环，如环无端，如此天人相应，才能有利于身体的生发、生长、收敛、收藏，人体才能保持健康。

经络养生在治疗过程中遵循子午流注十二时辰养生规律。子午流注是中医圣贤发现的一种规律，即每日从子时到午时十二个时辰对应人体的十二条经脉的关系，反映人的经脉活动顺应自然规律。当人体机能失调时，顺应自然，应时选取不同经络、穴位对人体进行针刺、艾灸等经络调理，如此才能达到有效的经络养生的目的。

三、经络养生是最生态的非药物自然疗法

当今世界，“用药”几乎成了正规治疗的代名词。随着无数因药物毒副作用或用药不当而致病情加重，甚至丧失生命的案例的报道，不仅让人们对医药产生了畏惧和无奈，也让人们开始认真思考一个问题：难道就没有一种不用吃药就能调理人们身体健康的方法?

经络养生与调理是运用一些简单的工具，甚至不用任何工具，通过对经络和穴位的物理刺激方法，疏通经络，调和脏腑，激发和增强人体自愈能力的养生和治疗方法，因而其原理就是生态的。它是非药物自然疗法中最主要的方法之一。

世界卫生组织于2008年11月在北京首次召开的传统医药大会发布了《北京宣言》。该宣言指出，自然疗法是我们祖先长期与疾病斗争的结晶，是传统医药中绚丽夺目的瑰宝，为人类的生存与繁衍作出了积极贡献。它还指出，自然疗法就是运用自然药品、自然物品，采用自然方式，有效地调动人体自我修复、自我防御、自我调整功能，来达到治疗疾病、强身健体的一种方法。自然疗法大体可分为中草药疗法和经络疗法两大类。因此，经络疗法隶属于自然疗法，而因其不涉及中草药的使用，故又称为非药物自然疗法。

第三节　针刺保健

针刺疗法起源于新石器时期。距今10万～20万年的山顶洞人时代，人类已经学会制作较为精细的石器和骨器，如制作出带孔的骨针，用石珠、兽齿做成穿戴的装饰品等，针术亦随之萌芽。由于石器的出现，以尖锐的石器进行治病，这种石器称为砭石。如《说文解字》记载：“砭，以是石刺病也。”《山海经·东山经》记载：“高氏之山，其上多玉，

其下多箴石”，郭璞注曰：“可为砥（砭）针治痈肿者”，即高氏山下多产可用来作砭针治痈肿的箴石。砭石最初是用来划破痈肿、排脓、放血，后来逐渐发展，治疗范围逐步扩展，且随着生产力的发展，逐渐产生了骨针、竹针、青铜针、金属针等，随着针具的改进，针法也不断丰富。

一、针刺保健的概念

针刺保健是用毫针刺激一定的穴位，运用迎、随、补、泻的手法以激发经气，增强人体新陈代谢，平衡脏腑功能，达到强壮身体，益寿延年目的的养生方法。

针刺保健与针刺疗疾的方法相同，但各有侧重。保健而施针刺，着眼于强壮身体，增进机体代谢能力，旨在养生延寿；治病而用针法，则着眼于纠正机体阴阳、气血的偏盛偏衰，扶正祛邪，意在祛病除疾。因而，用于保健者，在选穴、施针方面，亦有其特点。选穴则多以具有强壮功效的穴位为主，不宜过多；施针的手法，刺激强度宜适中，一般不用强刺激。

二、针刺保健的作用

针刺之所以能够养生，是由于刺激某些具有强壮效用的穴位，可以激发体内的气血运行，使正气充盛，阴阳谐调。概括起来，针刺保健的作用，大要有三。

（一）通经络

针刺的作用主要在于疏通经络，使气血流畅。《灵枢·九针十二原》中指出：“欲以微针，通其经脉，调其血气”，针刺前的“催气”、“候气”，刺后的“得气”，都是在调整经络气血。机体某一局部的气血运行不利，针刺即可激发经气，促其畅达。所以，针刺的作用首先在于“通”。经络通畅无阻，机体各部分才能密切联系，共同完成新陈代谢活动，人才能健康无病。

（二）调虚实

孙思邈在《千金翼方》中说：“凡用针者，虚则实之，满则泄之，宛陈则除之，邪盛则虚之。”人体的生理机能活动随时都在进行着。阴阳之间是一种动态平衡，但在正常情况下，也容易出现一些虚实盛衰的偏向。如：体质的好坏、体力的强弱、机体耐力、适应能力，以及智力、反应灵敏度等，对于不同的个体，不同的时期，都会出现一定的偏差。针刺保健则可根据具体情况，纠正这种偏差，虚则补之，实则泻之，补、泻得宜，可使弱者变强，盛者平和，以确保健康。

（三）和阴阳

阴阳和谐乃是人体健康的关键。针刺则可以通经络、调虚实，使机体内外交通，营卫周流，阴阳和谐，以达到养生保健的目的。

现代研究证明，针刺某些强壮穴位，可以提高机体新陈代谢能力和抗病能力。如：针刺正常人的“足三里”穴，白血细胞总数明显增加，吞噬功能加强；针刺足三里可以显著降低高龄鼠脑、肝中过氧化脂质的含量，提高其超氧化物歧化酶的活性。在动物实验中，用补法针刺小鼠观察其外观、行为、免疫器官重量指数等，发现该法可以对D-半乳糖所致小鼠衰老模型有一定的抗衰老作用。这些实验都进一步说明，针刺法确实具有保健防病、益寿延年的作用。

三、刺法原则

（一）配穴

针刺保健，可选用单穴，也可选用几个穴位为一组进行。欲增强某一方面机能者，可用单穴，以突出其效应；欲调理整体机能者，可选一组穴位，以增强其效果。

（二）施针

养生益寿，施针宜和缓，刺激强度适中，不宜过大。一般说来，留针不宜过久，得气后即可出针；针刺深度也应因人而宜，年老体弱或及小儿，进针不宜过深；形盛体胖之人，则可酌情适当深刺。

（三）禁忌

遇有过饥、过饱、酒醉、大怒、大惊、劳累过度等情况时，不宜针刺；孕妇及身体虚弱较重者，不宜针刺。

四、针刺穴位

与常用灸法之穴相似，见本章第四节。

第四节　保健灸法

艾灸疗法是选用艾绒直接或间接在穴位处燃烧，借助艾的药力与火的热力给机体以温热刺激、通过经络腧穴作用，达到防病治病目的的一种常用疗法。它除了具有温散寒邪、温通经络、回阳固脱、消瘀散结的功效外，在疾病的预防及人体体质的增强方面也有着极其重要的作用。

经络最怕不通，不通的最常见原因就是“寒凝”，因此，灸法非常重要。

古代的医家和养生家治病多用针法，防病多用灸法。对50例中老年人用直接灸足三里、绝骨穴的方法，发现艾灸后症状积分明显下降。对40例老年人艾灸前后老化积分用逐步回归方法分析，结果显示艾灸后老年人生物学年龄较实际年龄明显降低，显示艾灸对延缓衰老的良好效应。实验室研究发现，艾灸能有效提高小鼠的负重游泳能力和常压耐缺氧时间，增强乳酸脱氢酶的活性。通过测定亚急性衰老小鼠的NO浓度、红细胞中SOD活性和MDA含量，发现艾灸大椎、足三里和命门穴具有延缓衰老作用。此外还发现艾灸可以改善机体的免疫衰退或紊乱，增强免疫器官功能，提高淋巴细胞转化率。

艾灸的特点是安全、简便，几乎人人可以自行施灸，或家庭成员之间相互施灸。

一、保健灸法的概念

在身体某些特定穴位上施灸，以达到和气血、调经络、养脏腑、益寿延年的目的，这种养生方法称之为保健灸法。保健灸不仅用于强身保健，亦可用于久病体虚之人的健康，是我国独特的养生方法之一。

艾灸保健疗法古称“逆灸”，早在明代高武《针灸聚英》就提到“无病而先针灸曰逆，逆，未至而迎也”，体现了古代人民未病先防的思想。最早提出“逆灸”一词的《范注方》中记载用艾灸预防霍乱，可以“终无死忧”。唐代孙思邈在《千金方》中记载了许多用艾灸预防疾病的方法，提到“凡人入吴蜀地游宦，体上常须两三处灸之，勿令疮暂瘥，则瘴疠温疟毒气不能着人也”。《类经图翼》记载隔盐灸法，“若灸至三五百壮，不惟愈疾，亦且延年”，说明古人常用灸法以求延年益寿。《扁鹊心书》中即指出：“人于无病时，常灸关元、气海、命门、中脘，虽未得长生，亦可得百余岁矣”。这些说明古代养生家在运用灸法进行养生方面，已有丰富的实践经验。时至今日，保健灸仍是广大群众所喜爱的行之有效的养生方法。

灸法一般多用艾灸。《孟子·离娄上》说：“七年之病求三年之艾”。艾是多年生菊科草本植物，为温辛、阳热之药。其味苦、微温、无毒，主灸百病。灸用之艾以陈旧者为佳。点燃后，热持久而深入，温热感直透肌肉深层，一经停止施灸，便无遗留感觉，这是其他物质所不及的。因此，艾是灸法理想的原料。

二、保健灸的作用

《扁鹊心书》中说：“真气虚则人病，真气脱则人死，保命之法，灼艾第一。”

是针是灸，要依体质、疾病而异，也与地域有关。《素问·异法方宜论》说：“北方者，天地所闭藏之域也。其地高陵居，风寒冰冽，其民乐野处而乳食，藏寒生满病，其治宜灸焫。……南方者，天地所长养，阳之所盛处也，其地下，水土弱，雾露之所聚也，其民嗜酸而食胕，故其民皆致理而赤色，其病挛痹，其治宜微针。”

（一）温通经脉，行气活血

《素问·刺节真邪论》说：“脉中之血，凝而留止，弗之火调，弗能取之”。气血运行具有遇温则散，遇寒则凝的特点，灸法其性温热，可以温通经络，促进气血运行。

（二）培补元气，预防疾病

艾为辛温阳热之药，以火助之，两阳相得，可补阳壮阳，真元充足，则人体健壮。“正气存内，邪不可干”，故艾灸有培补元气，预防疾病之作用。

（三）健脾益胃，培补后天

灸法对脾胃有着明显的强壮作用，《针灸资生经》指出：“凡饮食不思，心腹膨胀，面色萎黄，世谓之脾胃病者，宜灸中脘”。中脘穴施灸，可以温运脾阳，补中益气，常灸足三里，不但能使消化系统功能旺盛，增加人体对营养物质的吸收，以濡养全身，亦可收到防病治病，抗衰防老的效果。

（四）升举阳气，密固肤表

《素问·经脉篇》云："陷下则灸之"。气虚下陷，则皮毛不任风寒，清阳不得上举，因而卫阳不固，腠理疏松。常施灸法，可以升举阳气，密固肌表，抵御外邪，调和营卫，起到健身、防病的作用。

三、保健灸的方法

艾灸可以自我进行，也可请他人施术。自我艾灸时多用艾条灸，因为艾条使用方便，也好控制。取坐位，全身自然放松，呼吸平稳，将所施灸的部位暴露出来。灸时要注意防止火星落在皮肤上，避免烫伤。保健灸常用穴位：上肢选内关，下肢选涌泉、足三里、三阴交。

请他人帮助施以灸疗即为被动艾灸，艾柱灸与艾条灸均可以，可根据情况选用。一般艾柱灸难度大一些，需要用心学习操作；艾条灸难度相对较小，容易操作控制，各人可根据自己的感觉进行选择。被灸者一般取仰卧位或俯卧位。全身自然放松。然后将要施灸的部位暴露出来。施术者站于一旁，也可取坐位，手臂及身体自然放松，轻巧操作，从容缓和，不急不躁，全神贯注。被动灸法多用于胸腹部或腰背部，养生的穴位有气海穴、关元穴、中脘穴、神阙穴、华佗夹脊、肾俞、命门等。

艾灸的应用也有补泻之分。《灵枢·背腧》说："以火补者，毋吹其火，须自灭也；以火泻者，疾吹其火，传其艾，须其火灭也。"保健灸一般根据体质情况及所需的养生要求选好穴位，将点燃的艾条或艾炷对准穴位，使局部感到有温和的热力，以感觉温热舒适，并能耐受为度。

艾灸从形式上分，可分为艾炷灸、艾条灸、温针灸三种；从方法上分，又可分为直接灸、间接灸和悬灸三种。

艾灸时间可施3～5分钟，最长10～15分钟为宜。一般说来，健身灸时间可略短；病后康复，施灸时间可略长。春、夏二季，施灸时间宜短，秋、冬宜长；四肢、胸部施灸时间宜短，腹、背部位宜长。老人、妇女、儿童施灸时间宜短，青壮年则时间可略长。

施灸先后顺序：一般先阳经，后阴经；先上部，后下部。

保健针灸选穴不宜过多，一般每次不超过3～5个。

施灸量以艾炷的大小和壮数的多少计算。艾炷是用艾绒捏成的圆锥形，如蚕豆大者为大炷，如黄豆大者为中炷，如麦粒大者为小炷，分别用于隔物灸、无瘢痕灸和瘢痕灸。每燃烧一个艾炷为一壮。瘢痕灸是直接在穴位施灸，无瘢痕灸是在艾火烧到皮肤前即夹去。可据体质强弱选择灸法、用量和艾柱数量。

如有过饥、过饱、酒醉、大怒、大惊、劳累过度以及孕妇、身体极度虚弱者，不宜针灸。高热、高血压危象、肺结核晚期、大量咯血、严重贫血、呕吐、急性传染性疾病、皮肤痈疽疮疖并有发热者，也不宜艾灸或拔罐。

穴位敷贴是指在一定的穴位上贴敷药物，通过药物和穴位的共同作用以达到养生保健目的的一种方法。其中某些带有刺激性的药物贴敷穴位可以引起局部充血、起泡，故又名"天灸"或"自灸"，或"发泡疗法"。如果将药物贴敷于神阙，通过脐部吸收或刺激脐部起作用时，又称敷脐疗法或脐疗。

穴位贴敷疗法的穴位选择与针灸疗法是一样的，也是以脏腑理论为基础，通过辨证选取，并力求少而精。

选准穴位后，以温水将局部洗净，或用酒精棉球擦净，然后敷药。也有选用助渗剂者。在敷药前，在穴位上涂以助渗剂，或直接涂药物与助渗剂的调和剂。无论是糊剂、膏剂或捣烂的鲜品均应妥善固定，防治移动或脱落。可以用纱布或油纸覆盖之，然后胶布固定，或直接用胶布固定。

一般情况下，刺激性较小的药物每隔1～3天换药一次，不需要溶剂调和的药物可以延长到5～7天。刺激性大的药物，应视被敷用者的反应、发泡程度确定换药时间，一般数分钟至数小时。如果需要再次敷贴，则要等局部皮肤愈合正常后再施。寒性体质的人，可在敷药后艾灸或热敷。

四、保健灸常用穴位

一般说来，针刺保健的常用穴位，大都可以用于保健灸法。同时，也包括一些不宜针刺的穴位。现举例如下：

（1）足三里：为足阳明胃经之穴，位于外膝眼下三寸，距胫骨前嵴外一横指处。该穴具有补益脾胃、调和气血、扶正培元、祛邪防病的功效，是养生保健第一要穴。一般认为青少年除非因病不要灸，须年过三十方可。现代研究证明，针刺本穴可以调整胃电活动及胃液酸度，产生镇痛作用；可降低糖尿病患者的血糖，提高组织SOD活性；可以改善免疫，并对心血管系统有益；中老年人常灸足三里还可预防中风，具防老及强身作用。灸法：用艾条、艾炷灸均可，时间可掌握在5～10分钟。刺法：用毫针直刺1～1.5寸，可单侧取穴，亦可双侧同时取穴。

（2）中脘：任脉之穴，又名太仓，位于脐上直上四寸处。有调胃和中、补虚益气、健脾化湿功效，为强壮要穴。《针灸聚英》中记载："胃虚而致太阴无所禀者，于足阳明募穴（中脘）中导引之。"中脘常与足三里配合施针或艾灸，以健脾益胃，促进消化。一般可灸7~15壮。

（3）神阙：任脉之穴，位于脐正中处，为精、气、神、血往来之要，并与冲脉有密切关系，为人体上下左右交会之中心，气之所系，是人体气机运转的重要枢纽。神阙内通五脏而关系于肾，具有补阳益气，温肾健脾的作用。《类经图翼·卷八》说："若灸至三五百壮，不惟愈疾，亦且延年。"《医学入门》强调："凡一年四季各熏一次，元气坚固，百病不生。"《扁鹊心书》指出："依法熏蒸，则荣卫调和，安魂定魄，寒暑不侵，身体开健，其中有神妙也……凡用此灸，百病顿除，益气延年。"此穴多选隔物灸，或药末、或药饼、或药泥（如肉桂粉、附子饼、蒜泥），或粗盐，填脐，上放艾炷施灸，每次3～5壮。

（4）膏肓：足太阳膀胱经之穴，位于第四胸椎棘突下旁开3寸处。《千金方》说："膏肓俞，无所不治，主羸瘦虚损。"常灸膏肓穴，有强壮作用，具益阴扶阳之功。灸法：艾条灸，15～30分钟。艾炷灸7～15壮。

（5）大椎：督脉之穴，位于颈部第七颈椎棘突下方凹陷处。大椎为六阳经之交会总穴，刺激该穴，尤其是温灸之，有振奋卫阳、抵御病邪、强身健体的作用，同时对于肩背、上肢胀痛、酸麻都有疗效。现代研究显示，大椎对改善免疫功能，调整微循环，及肺功能的改善均有作用。

（6）涌泉：位于足底，足掌的前三分之一处。脚趾卷屈，在前脚掌中心凹陷处取穴。涌泉为肾经的重要穴位，与足三里合称“长寿二穴”。《肘后歌》说：“涌泉妙穴三分许，速使周身汗自通。”此穴有补肾壮阳、增精益髓、强健筋骨、养心安神的作用。一般可灸3~7壮。

（7）关元：任脉之穴，又名丹田，腹部正中线位脐下三寸处。关元为身体强壮穴之一，内系元阳，因此常灸可以增强人体正气。《扁鹊心书》说：“每夏秋之交，即灼关元千炷，久久不畏寒暑，人至三十，可三年一灸脐下三百壮；五十，可二年一灸脐下三百壮；六十，可一年一灸脐下三百壮，令人长生不老。”现代研究证明，针灸本穴对泌尿、生殖系统和免疫功能有良好的调整作用。刺法：斜刺0.5寸，得气后出针。每周针1～2次，可起到强壮身体的作用。

（8）命门：督脉之穴，又名精宫，位于腰背部第二腰椎棘突下，与脐前后相对。命门之气与肾通，为生命之根本。现代研究证明，艾灸命门可以增加体重，减少死亡率，提高耐寒能力，提高肝脾组织DNA合成率，促进DNA复制，改善细胞能量代谢。

（9）气海：任脉之穴，位于前正中线上，脐下1寸半处。气海是人体元阳会聚之处，为生命之本源。针灸该穴可以培补元气，益肾固阳。现代研究证明，针灸气海可以调节红细胞功能，增加肾血流量和肾小球滤过率。刺法：斜刺0.5寸，得气后，即出针。可与足三里穴配合施针，每周1～2次，具有强壮作用。灸法常用温和灸、隔姜灸和附子灸。

（10）三阴交：足太阴脾经之穴，位于小腿内侧，内踝尖上方三寸处。此穴为脾、肝、肾三经的会合之穴，具有健脾利湿、补益肝肾的作用。现代研究证实，针刺该穴可以促进卵巢功能，恢复正常的排卵过程和月经周期，调整胃分泌功能和蠕动功能。艾灸之可以显著改善红细胞的聚集，降低血液黏度，减少外周血管阻力。针法：用毫针直刺1～1.5寸，针刺得气后，即出针。体弱者，可留针5～10分钟。每日一次，或隔日一次。

（11）太溪：足少阴肾经之原穴，位于足内侧，内踝尖与跟腱连线之中点。太溪具有益肾养阴，调补肾气之功效。《会元针灸学》说：“太溪者，山之谷通于溪，溪通于川，肾藏志而喜静，出太深之溪，以养其大志，故名太溪。”该穴具有良好的护肾保健做用，配合肝的原穴太冲，可以调整情绪和抗病能力。

（12）曲池：手阳明大肠经的合穴。位于肘部外侧，肘横纹尽头处。屈肘，手肘内弯时用另一手拇指下压此处凹陷处便是此穴。现代研究证实，此穴具有调整血压、免疫、消化等的功能，配合大椎穴有良好的调节体温、预防高血压作用。针法：用毫针直刺0.5～1寸，针刺得气后即出针，体弱者可留针5～10分钟。每日一次，或隔日一次。

（13）太冲：足厥阴肝经原穴，位于足背，第一、二趾跖骨连接部位中。该穴具有良好的调节气机，疏肝理气的作用，与合谷穴并称为“四关穴”，意即人体生命之关口。现代研究证实，针灸该穴可以调节人体的精神、肝胆功能、生殖功能，能舒畅情绪，调节血压，改善免疫功能。

（14）合谷：手阳明大肠经的原穴，位于第一、二掌骨之间凹陷的根部。合谷具有清热解表，理气开窍，清神醒脑的功效。“面口合谷收”，刺激合谷对头面部疼痛，特别是牙痛有良好的镇痛作用。现代研究证明，针刺合谷具有良好的调节胃肠道功能、预防产后出血和脑缺血的作用。

第五节 保健推拿按摩

古代称为按挢、案扤、爪幕等，我国北方称为按摩，南方常称为推拿。

推拿是人类最古老的的一种疗法，又是一门年轻而又有发展前途的医术。推拿是一种物理疗法，适用于伤科、外科、内科、妇科、儿科、五官科等相关疾病，属于祖国医学的外治法范畴。

《史记素隐》解释推拿的概念：“挢者，谓为按摩之法，夭挢引身，如熊顾，鸟伸也；扤者玩，亦谓按摩而玩弄身体使调也。”《圣济总录》说：“可按可摩。时兼而用，通谓之按摩。”

这种简便、经济而又深受广大群众欢迎的疗法，起源于原始社会。原始人过着“茹毛饮血”的生活，常因吃了生、冷、硬的食物引起腹部疼痛，本能地用双手按压痛处以止痛；在狩猎、生活、生产过程中难免遭受四肢撞伤或软组织的损伤，而他们亦会用手去抚摸，以减轻其痛苦。这种按压和抚摸，就是原始按摩的最早起源。经过长期反复实践，人们摸索并积累了更多的手法，久而久之，便形成了一套古老的按摩疗法。

推拿一词见于明代。当时的《小儿推拿方脉活婴秘旨全书》和《小儿推拿秘诀》等著作将按摩改称推拿。

按摩是我国传统的摄生保健方法之一。《素问·异法方宜论篇》说：“中央者，其地平以湿，天地所以生万物也众，其民杂食而不劳，故其病多痿阙寒热，其治宜导引按跷。”运用手和手指的技巧，按摩人体一定部位或穴位，从而达到预防、保健目的的养生方法，叫做保健按摩。

由于保健按摩法简便易行，平稳可靠，所以受到养生家的重视，并将其作为益寿延年的方法，积累、整理、流传下来，成为深受广大群众喜爱的养生健身措施。

一、保健按摩的特点

（1）简单方便：自我保健按摩不需要任何设备和工具，也不受条件的限制，随时随地皆可施术。

（2）易学易用：只要熟记穴位，掌握常用手法及操作要领，即可自由施术。

（3）效果良好：实践证明，只要坚持习练，持之以恒，手法得当，操作得法，认穴准确，必定效果明显。

二、保健按摩的作用

保健按摩主要是运用对身体局部或腧穴的刺激，通过经络的作用，疏通气血，平衡阴阳，调整人体各部分功能的协调统一，以增强机体的自然抗病能力，达到舒筋活血，健身、防病之效果。

（一）疏通经络，行气活血

《素问·血气形志篇》说："……经络不通，病生于不仁，治之以按摩"。《素问·调经论》也指出："神不足者，视其虚络，按而致之"。说明按摩有疏通经络之作用。由于按摩大多是循经取穴，按摩刺激相应穴位，因而，可使气血循经络运行，达到疏通经络，畅达气血之目的。

从现代医学角度来看，按摩主要是通过刺激末梢神经，促进血液、淋巴循环及组织间的代谢过程，以协调各组织、器官间的功能，使机体的新陈代谢水平有所提高。

（二）调和营卫，平衡阴阳

营卫气血周流，则可贯通表里内外，脏腑肌腠，使全身成为一个协调统一的整体。营卫相通，气血调和，机体皆得其养，则内外调和，阴阳平衡。明代养生家罗洪在《万寿仙书》中说："按摩法能疏通毛窍，能运旋荣卫"。

按摩后血液循环加快，皮肤浅层的毛细血管扩张，肌肉放松，关节灵活，除感到被按摩部分具有温暖舒适的感觉外，也给全身带来一种轻松、愉快、舒适与灵活感，使人精神振奋，消除疲劳，久行之，对保证身体健康具有重要作用。

三、自我保健按摩的注意事项

简便不等于可以随心所欲。不规范的按摩不仅没有效果，而且也不安全。著名推拿专家卞春强先生提出自我保健按摩三心、二避、四配合的注意事项。

（一）三心：决心、信心和细心

精神愉快有决心。保健按摩不但是力的效用，也是心身锻炼。要有良好的精神状态，才能治心以安，治身以健，事倍功半。

持之以恒有信心。保健推拿按摩只有持久锻炼才有提高，只有持久施术才有效果。不可三心二意，三天打鱼两天晒网。

刻苦练功要细心。要准确记忆经络和穴位，要仔细学习和揣摩手法，才能逐步提高技能和效果。

（二）二避：避风、避劳

避风：应该在清洁卫生、温度适宜的房间内施术。推拿按摩要裸露身体的某些部位，而且施术者精力集中，常有出汗，受术者有时入睡，自我按摩也腠理常开，"避风如避箭"，此时必须注意防风，特别是"贼风"。

极度疲劳时不要练功或施术，更不要房事过频，纵欲无度，否则会前功尽弃。

（三）四配合：与睡眠、饮食、锻炼、医疗配合

我们已经反复强调，养生是个系统工程，单靠哪一项也不能完全奏效。同样经络调理或养生只是养生的一种方法，不能单打一。

四、操作准备

施术房间要整洁、温暖、安静。根据施术部位的不同，选定不同的姿势。无论何种姿势，都要身体放松。施术部分要裸露，不要覆盖过多。

呼吸均匀，可选用自然呼吸，日久可锻炼顺或逆式腹式呼吸。意念专一，意守丹田，但不要刻意追求。吸气想“松”字，呼气想“静”字。

备好推拿介质。如夏季容易出汗，可备滑石粉，以减少阻力；秋冬可备凡士林或甘油，以滑润皮肤；对头痛目眩者，可配以薄荷水、风油精，以清利头目，散风止痛；因风寒致关节疼痛者，可配松节油；腹痛者，可配姜汁。

五、操作常规

（1）体位：体位依所推拿的部位而定。仰俯位适合于头面部；侧卧位适合于胁部、腰部和臀部；坐位适合于全身。不论何种体位，都要求背腰在一条轴线上，不可侧弯。

（2）手法：手法要求圆软、柔和、均匀持久，轻而不浮，重而不滞。

力度：通常由轻开始，渐加重，至较重后再转轻结束。

速度：通常由慢开始，渐加快，至较快后再转慢结束。

方向：用于补虚强壮，手法轻柔，逆经顺时，向心向里，时间要长；用于泻实通畅，手法宜重，顺经逆时，离心向外，时间宜短。

（3）施术：①形状：由点到线再到面；②顺序：先范围大，再局部。结束前再范围大。

六、简易保健按摩方法

保健按摩法多以自我按摩为主，简便易行，行之有效。较有代表性的保健按摩如：眼保健功、干沐浴法等，为大家所熟知，现介绍一些传统的保健按摩法，以述其大要。

（一）简易按摩方法

（1）熨目：《诸病源候论》云：“鸡鸣以两手相摩令热，以熨目，三行，以指抑目。左右有神光，令目明，不病痛”。

具体做法：两手相摩擦，搓热后，将手掌放于两眼之上，这就是熨眼。如此反复熨眼三次。然后，用食指、中指、无名指轻轻按压眼球，稍停片刻。做烫目，宜在黎明时分。

功用：养睛明目，常做此法，可使眼睛明亮有神，不生病痛。

（2）摩耳：两手掌按压耳孔，再骤然放开，连续做十几次。然后，用双手拇指、食指循耳郭自上而下按摩20次。再用同样方法按摩耳垂30次，以耳部感觉发热为度。

功用：常做此法，可增强听力，清脑醒神。

（3）按双眉：用双手拇指关节背侧按摩双眉，自眉头至眉廓，经攒竹、鱼腰、鱼尾、丝竹空等穴。做时可稍稍用力，自己感觉略有痠痛为度，可连续按摩5～10次。

功用：明目、醒神。

（4）摩腹：用手掌面按在腹上，先以顺时针方向，再以逆时针方向，各摩腹20次。立、卧均可。饭后、临睡前均可进行。

功用：饭后摩腹，有助于消化吸收；临睡前摩腹，可健脾胃、助消化，并有安眠作用。

（5）捶背：捶背分自己锤打及他人捶打两种。

自己捶打：两腿开立，全身放松，双手半握拳，自然下垂。捶打时，先转腰，两拳随腰部的转动，前后交替叩击背部及小腹。左右转腰一次，可连续做30～50次。叩击部位，先下后上，再自上而下。

他人锤打：坐、卧均可。坐时，身体稍前倾；卧时，取俯卧位，两臂相抱，枕于头下。捶打者用双拳沿脊背上下轻轻锤打，用力大小以捶击身体，震而不痛为度。从上而下为一次，可连续打5～10次。

功用：背部为督脉和足太阳膀胱经循行之处，按摩、捶打背部，可促进气血运行，和调五脏六腑，舒筋通络，益肾强腰。

（二）穴位保健按摩

各腧穴的定位和功能可与本章第三节相互参照和补充。

1.太阳

定位：位于头部眉毛和外眼角之间，向旁1寸凹陷处。

功能主治：本穴可以疏通经络、缓解疼痛，针对头痛、偏头痛、眼睛疲劳、牙痛等症。当人们长时间连续用脑或使用电脑过后，太阳穴往往会出现重压或胀痛的感觉，这是大脑疲劳的信号，这时按摩太阳穴可以给大脑以良性刺激，能够解除疲劳、振奋精神、止痛醒脑，并且能继续保持注意力的集中。恶心欲呕时点按此穴效果也非常显著。

操作方法：按摩时首先调整好身体姿势。保持身体端正，脊背挺直，挺胸收腹，情绪稳定，精神集中。将手掌搓热，贴于太阳穴，稍稍用力，顺时针转揉10~20次，逆时针再转相同次数。也可将手掌贴在头上，以拇指指肚分别按在两边太阳穴上，稍用力使太阳穴微感疼痛，然后顺逆各转相同次数。

2.印堂

定位：面部两眉头间连线与前正中线交点处。

功能主治：本穴可以散头部风邪，通窍止痛，主要针对头身痛、五官不适，如头痛、前头痛、失眠、鼻塞、流鼻水、鼻炎等。长期按摩此穴还能预防感冒和呼吸道疾病。

操作方法：用拇指、食指和中指的指腹点按本穴12次，也可用两手中指，一左一右交替按摩。

3.风池

定位：位于枕骨下两侧凹陷处。

功能主治：按摩本穴可以缓解头痛、耳鸣、眼睛疲劳、颈部酸痛、肩背痛，改善感冒症状等，落枕时也可点按此穴。

操作方法：先用右手拇、食指岔开，分按两侧风池，两指同时用力一捏一松；换左手拿风池25次；用双手大拇指分按两侧风池，余四指抱头，两拇指同时用力揉捻旋转各50次。

4.安眠

定位：在翳风穴与风池穴连线的中点（翳风穴在耳垂后面，平时被耳垂覆盖），因本穴对失眠疗效甚好故名安眠穴。

功能主治：本穴具有清热宁心，镇静安神的功效。按摩本穴可以治疗失眠、烦燥、心悸、头痛、眩晕、高血压、耳鸣、耳聋、神经性头痛等。

操作方法：医者用手拇指肚和中指肚，分别揉患者颈部两侧的安眠穴36次。

5.大杼

定位：第一胸椎棘突（低头后，颈部最高骨性隆起处的下一个骨性凸起）下骨头缝之间旁开大约两横指的肌肉凹陷处。

功能主治：活血化瘀，缓解肌肉骨节的疼痛。如伏案工作太久导致的颈部酸痛，肩部不适，腰背肌痉挛等，都可以按摩此穴来达到缓解疼痛的目的。

操作方法：在开始感觉有上述症状时，经常按摩、揉擦大杼穴，沿着大杼穴上下拍打，每天做2～3次，每次10分钟，可以通畅气血，避免在大杼穴形成气血瘀阻。按摩大杼穴时会觉得酸痛感比较明显，但按摩之后会感觉放松舒畅。

注意事项：急性颈肩疼痛，伴有颈肩肌肉肿胀者，不可强力刺激大杼穴，以免加重肌肉肿胀，使疼痛加重。

6.合谷

定位：见前述。

功能主治：缓解各种疼痛，无论外伤还是内科疾病引起的疼痛，均有良好的镇痛作用。中医学认为，坚持按揉刺激该穴，可以获得自然治愈疾病的功效，按此穴还能有效预防感冒发生。

操作方法：拇指屈曲垂直按在合谷穴上，做一紧一松地按压，频率约为每2秒1次，即每分钟30次左右。按压力量要稍强，穴位下面要求出现酸、麻、胀，甚至有窜到食指端和肘部以上的感觉，即“得气”现象，这样才能起到防病治病的作用。早晚2次，每次2分钟。

注意事项：对体质较差的患者，按摩时不宜给以较强刺激，孕妇一般不要按摩合谷穴。

7.神门

定位：腕横纹尺侧端，尺侧腕屈肌腱的桡侧凹陷处。

功能主治：本穴可用于治疗健忘、失眠、多梦、情绪烦躁、胸痛、便秘、食欲不振等病症。

操作方法：拇指指端按压此穴或用小夹子夹住此穴2秒，然后放开，反复几次，效果更佳。

注意事项：按摩此穴时力量不需太大，同时也不必刻意追求酸胀感。

8.内关

定位：位在手掌横纹上2寸（即三手指）正中，于两根筋的中间，按之有酸胀感。

功能主治：本穴可安神、理气、通滞，也可用以防治因疲劳引起的心慌心悸及咽喉痛、胸痛、手臂内侧痛、上腹痛、腹泻、月经痛、呕吐等。

特别推荐：打嗝者点按此穴5分钟即可止住。

操作方法：一只手的四个指头握住被按摩的前臂，使这只手的大拇指垂直按在内关穴，指和两筋平行，指甲要短，以指尖有节奏地按压并配合一些揉的动作，拇指用力点压1~2分钟，再揉按1~2分钟。交替进行，直至症状得以缓解。

9.足三里

定位：见前述。

功能主治：本穴为人体第一保建与强壮要穴，注意每天都要按揉，持之以恒才能有效。本穴常用于解决消化系统的问题，如腹痛、腹胀、便秘、腹泻、呕吐等。此外，本穴对因阳气亏虚引起的身体不适如肢体怕冷、疼痛等症状均有较好效果。

操作方法：①端坐凳上，四指并拢，按放在小腿外侧，将拇指指端按放在足三里穴处，做按掐活动，一掐一松，连做36次。两侧交替进行。②正身端坐，小腿略向前伸，使腿与凳面保持约l20°，食指按放在足三里穴上，移放中指在上而加压，两指一并用力，按揉足三里穴，连做1分钟。两侧交替进行。③正身端坐，小腿略向前伸，使腿与凳面保持约120°，将拇指指端按放足三里穴处，力集中于指端，尽力按压，然后推拨该处筋肉，连做7次。两侧交替进行。

按摩足三里最好采用推拿与按摩相结合的方法。由于足三里下面肌肉较丰满，手力小有时难以达到得气的效果，也可应用一些辅助器械或由别人帮助按摩。

10.三阴交

定位：位于小腿内侧，内踝尖上方3寸（四横指）处。

功能主治：本穴对消化病、妇科病有较好疗效，包括脾胃虚弱、消化不良、腹胀肠鸣、腹泻、月经不调、水肿、小便不利、失眠等。

操作方法：用双手大拇指按压双脚三阴交或转圈2分钟，早晚各1次。

11.天枢

定位：天枢穴位于人体中腹部，肚脐两侧2寸处。

功能主治：按摩本穴可以治疗便秘、腹胀、腹泻、脐周痛、消化不良、恶心呕吐等消化系统病症。

操作方法：用两个拇指顶在天枢穴位置，然后做轮转按摩。

12.神阙

定位：见前述。

功能主治：此穴通神气而与所有穴位相通。本穴能补元气，改善免疫能力，是人体长寿大穴。主要用以提高机体抗病能力。经常按摩神阙穴可使人精神饱满、体力充沛、腰肌强壮、面色红润、耳聪目明、轻身延年，还能预防感冒，纠正肠功能混乱，帮助消化等。若有晕车、晕船，可在上车、船前2小时，用橡皮膏贴内关或神阙加以预防。

操作方法：双手重叠按压或转圈2分钟，早晚各1次。

13.关元

定位：位于肚脐下3寸（即四横指）。

功能主治：本穴主要能够提高机体抗病力，对缓解消化系统、植物神经的功能紊乱有良好效果。常用以处理尿频、痛经、眩晕、神经衰弱等问题。

操作方法：用手中指按压或先逆时针后顺时针转圈按摩。

14.涌泉

定位：位于足底，足掌的前1/3处。

功用主治：常摩涌泉穴，具有调肝、健脾、安眠、强身的作用。

操作方法：用左手拇指按摩右足涌泉穴，用右手按摩左足。按摩时，可反复摩搓3O～50次，以足心感觉发热为度。此法适宜在临睡前或醒后进行。

七、自我保健推拿功法

这些功法比较系统完整，操作要求规范，但需要认真学习，掌握要领。如操作得当，坚持下去，效果也较单穴位按摩要好。

现摘录卞春强先生《中国现代推拿》一书中的几个功法做一介绍。

（一）养生益脑功

本功法为头部自我保健按摩功法。头为一身之主宰，为神明之府，百脉所通，诸阳所会，五官所驻，为生命要枢之所在，至关重要。

1.操作步骤

（1）推额梳发：两手自然屈曲，拇指分置于两侧太阳穴处，其余四指放眉弓上，两手指尖微分，用力向上推直至发后，鱼际、掌根随之推擦额部、头顶至脑后，两拇指抵双侧风池。双食指为领，其他指随推行而逐渐并拢，自百会向后下推擦至风府、大椎。

（2）擦耳抹目：继上双手转腕，以小指为领，其余四指及大鱼际部相随，自风池穴起，折擦外耳，横抹眼球。中指端抵睛明穴（内眦角稍上方凹陷处），无名、小指达鼻上，食指在眼，拇指按于颧髎穴（眼外眦直下，颧骨下缘凹陷处）。

（3）抹鼻浴面：接上，以中指用力，余指相随，沿鼻两侧向下擦抹；掌贴面擦经口唇、下颌部结束，形若洗脸。

动作要连续，速度适宜，可做数次至数十次。

（4）捏掐穴位：用单指、双指、或4、5指同时对准如下穴位掐揉：太阳、印堂（鼻根直上，两眉头之间）、神庭（前发际正中直上0.5寸处）、上星（前发际正中上1寸）、百会（头部正中央，头正中线与两耳连线交叉点处）、头维（额角发际上0.5寸，头正中线旁开4.5寸处）、天冲（耳根后缘直上入发际2寸处）、脑户（后发际正中直上2.5寸，风府上1.5寸，枕外隆突的上缘凹陷处）、玉枕（后发际正中直上2.5寸，旁开1.3寸，平枕外隆凸上缘凹陷处）、风府（后发际正中直上1寸，枕外隆突直下两侧斜方肌之间凹陷中）、风池、下关（颧弓与下颌切迹形成的凹陷中）、耳门（耳屏上切迹前方，下颌髁状骨后缘，张口有凹陷处）、翳风（耳垂后方，乳突与下颌角之间的凹陷处）、瞳子髎（外眦胖，当眶骨外侧缘处）、颧髎、晴明、迎香（鼻翼外缘中点，鼻唇沟中）、人中、承浆（颏唇沟正中凹陷处）。

2.功用

本功法有益脑、醒神、美容之功效，也可防治头痛、精神不振、眩晕、头晕、失眠、多梦、脱发、白发、眼花、目昏、面部斑痣、皱褶、痤疮等。

（二）宽胸疏胁功

1.操作步骤

（1）推擦锁骨窝：拇指置天突穴部位，中、食指相并伸直，以中指腹为主着力往返推擦对侧锁骨上窝处，两手分别交替换位推擦两侧锁骨窝即可。以胀痛感为度。

（2）按揉要穴：以指或大鱼际部同时或分别按揉云门（肩胛骨喙突上方，锁骨下窝凹陷处）、气户（锁骨中点下缘，距正中线4寸处）、华盖（前正中线，平第一肋间）、膺窗（第三肋间隙，距正中线4寸处）、胸乡、膻中（前正中线，平第四肋间，两乳头连线中点处）、鸠尾（前正中线，当胸剑结合部下1寸）、期门（乳头直下，第六肋间隙，当正中线旁开4寸）、章门（侧腹部，当第十一肋游离端下方），以膻中为要。

（3）三向擦浴：两手自然屈曲如爪状，以指腹用力，自咽向胸向腹，上下做直线擦抹；再自左向右和自右向左左横向直线擦抹。再按胸胁间，由里向外左弧形斜向擦抹。各做6次后变掌，如上各方向擦浴。注意操作时切勿憋气，亦可适当配用指、掌或拳叩击胸胁部，但须力轻速慢，不要重力快速叩击，特别是心前区。

（4）展臂扩胸：随臂上举、外展、后摆等动作，配合呼吸节奏，用以加强胸部锻炼，提高心肺功能。

2.功用

有宣肺平喘、宽胸理气、强心缓急、疏肝健脾等作用，可用于胸闷、胸痛、咳喘、胸胁胀满、肝胃不和、心脏病、气管炎、慢性肝炎等病症的防治。

（三）利咽松颈功

1.操作步骤

（1）揉拿颈前：一手若虚握拳状，食指横贴于下口唇下，拇指尖揉廉泉穴（前正中线上，喉结上方，舌骨上缘凹陷处）。一手中指略屈若勾形，揉天突穴。双手可同时操作，麻胀为度。再以单手沿颈双侧，以咽喉部为主，沿几条经线由里向外，自下而上揉拿人迎（喉结旁，胸锁乳突肌前缘，颈总动脉搏动处）、水突（胸锁乳突肌一头附着在乳突，另两头分别附着在胸骨和锁骨。此穴位于胸锁乳突肌前缘，人迎与气舍连线中点）、气舍（锁骨内侧端的上缘，胸锁乳突肌的胸骨头与锁骨头）、扶突（喉结旁，胸锁乳突肌前后缘之间）、天鼎（胸锁乳突肌后缘，喉结旁）等穴。最后以两手自外向内、由后向前交替捋擦捏提，热胀感即可。

（2）按擦颈后：抬肩屈肘，手向头后，以中指着力，余指相随，沿颈椎棘突自风府向下按压至大椎；再两手十指交叉，两掌根分别贴于双侧风池穴处，用力按擦，热感为佳。

（3）六向松颈：身正气静，颈项放松头部向前、后、左、右做最大限度的屈牵、伸张；再做顺、逆时针方向旋转。动作要慢，颈项要放松，切勿憋气硬抻，有头晕症状即停。

2.功用

具有利咽喉、松颈项、通气机、缓解肌肉痉挛等作用，可用以防治咽喉肿痛、气喘呃逆、咳嗽、声音嘶哑、颈项强直、颈椎病及因颈椎疾患引起的头痛、头晕、肢体麻木等症。

（四）强腰益肾功

1.操作步骤

（1）擦搓腰眼：两手掌或拳背抵腰部两侧，以肾俞（第二腰椎棘突下旁开1寸半处）穴为中心，上至十二肋下，下到臀、髂部，往返擦搓30～60下，至发热或微汗为佳。亦可配用按揉法，上下移动操作（坐位）。侧卧时可单手施术。

（2）扣拍腰骶：曲臂于背后，以拳背或掌根沿腰椎、骶椎往返交错叩击或拍打30～60下，以麻、胀、酸感为度。

（3）六方动腰：平心静气，自然端坐，做前俯、后仰、左右侧屈，顺时针和逆时针方向涮腰动作，要求腿、臀不动，呼吸有序，身体放松，速度要缓，量力而行。

第六节　拔罐

拔罐疗法，又称吸筒法、吸杯法、火罐气等，古称角法，民间俗称拔火罐。此法是以杯罐作为工具，利用燃烧、加热、抽气等方法排除杯罐中空气，造成负压，使其吸附于腧穴或体表应拔部位，通过吸拔和热刺激等造成人体局部瘀血现象的一种治疗方法。由于本法具有使用简便、经济安全、疗效显著等特点，颇受国内外人士的欢迎。

一、拔罐的历史沿革

拔罐疗法，在中国有着非常悠久的历史，远古时期人们常用挖空的动物犄角（如牛角），吸伤口脓血与治疗痈疽，故拔罐法古称“角法”。最早的记载是马王堆汉墓出土的帛书《五十二病方》，书中有以角治疗痔疮的记载。汉代多以陶制罐具为主，这与汉代陶土烧制技术有着密切关系。

西晋时期名医葛洪在《肘后备急方》中记载了以角法治痈肿的例子。

唐代拔罐疗法已成为一门比较完整成熟的学科。唐代太医署设：医、针、按摩、咒禁四科，角法为医科中五科（其他为体疗、疮肿、少小和耳目口齿）之一，说明角法不简单为拔毒吸脓之术，而是医学五大分科之一。医学家王焘在《外台秘要》中也记载了用竹筒火罐来治病，如："患麓碟（结核之类）等病，即以墨点上记之，取三指太青竹筒，长寸半，一头留节，无节头剖令薄似剑，煮此筒子数沸，及热出筒，笼黑点处按之……数数如此角之，令恶物出尽，乃即除，当目明身轻也。"说明唐代使用竹罐代替角罐、陶罐，这也是最早记载的竹罐制作和以水煮罐的吸拔方法，是水罐法的雏形。竹罐制作简单，取材容易，轻巧且不易跌碎，通过水煮的方法吸拔，为后世药物煮罐的发展奠定了基础。

宋代医家将拔罐疗法的适应证扩大到了内科疾病中。沈括《苏沈良方》记载用火筒法治久嗽。

元代沙图穆苏《瑞竹堂经验良方》载述用药和罐同煮的吸筒法治疗外科疮肿。

明代陈实功所著的《外科正宗》记载了用吸筒拔出脓毒以治疮疹。

清代赵学敏《本草纲目拾遗》中提出"火罐气"。他曾用拔罐疗法治疗风寒头痛、风痹、腹痛等症。吴谦在《医宗金鉴》中记载了拔罐配合中医、针刺等法治疗疾病的方法。

清代之前在罐器制作与选材以及吸附方法等方面都有所发展，但在临床应用方面仍以治疗疮疡外科疾病为主，而清代拔罐疗法在疾病治疗方面有长足发展。

新中国成立后，拔罐疗法取得了更大的发展，应用范围不断扩大，医疗效果显著提高，操作技术不断改进。不仅如此，拔罐疗法还走出国门，受到了世界各国人民的喜爱，拔罐疗法在法国称为"杯术"，在苏联被称为"瘀血疗法"。

总之，拔罐疗法经数千年的发展，并不断完善，发展为中医辨证、循经选穴配方的有效治疗方法，不再只是针、灸、药、按摩等方法的辅助手段，以其简、便、廉、验、速、无副作用等优点，成为单独治疗疾病的有效方法之一。

二、拔罐疗法的机制和作用

拔罐疗法具有三方面的作用：

1.调节作用：各种病理物质如瘀血、滞气、痰湿、宿食、水浊、邪火等，都可能在经络滞留、瘀阻、充斥、逆乱，引起各种病症。拔罐通过负压和温热的刺激，使外邪得以疏泄，阳气得以温养，气血得以疏通，还可以通过经络与脏腑的联系作用于患病的脏腑或部位，扶正祛邪，补虚纠偏，起到调节作用。

2.温热作用：可以起到温养阳气，温散寒邪，温通经络的作用，以振奋机体的整体功能。

3.负压作用：皮肤被吸而毛细血管扩张，局部充血，同时腠理开放，促使病邪随之被驱离，气血得以畅通。

现代医学认为罐内形成的负压可使毛细血管充血、破裂出血，少量的血液进入组织间隙，从而产生瘀血。红细胞溶解后产生一种类组胺物质进入血液，增强组织器官的活力，提高机体免疫力。温热作用能使血管扩张，促进以局部为主的血液循环加快，改善充血状态，增强新陈代谢，使体内的废物、毒素加速排出，改善局部组织的营养状态，增强血管壁的通透性，提高白细胞和网状细胞的吞噬能力，增强局部的抵抗力。同时，物理性的机械刺激和温热刺激可通过皮肤感受器和血管感受器的传入纤维传到中枢神经系统后，调节兴奋与抑制过程，使之趋于平衡，加强大脑对身体各个部分的调节，改善人体的新陈代谢和免疫能力，达到治疗疾病的目的。

三、拔罐疗法的适用范围和禁忌证

拔罐法的适应范围较为广泛，一般适用风湿痹痛、神经麻痹、急慢性疼痛，如腹痛、腰背痛、头痛、痛经等。还可用于如感冒、咳嗽、哮喘、消化不良、胃脘疼痛、眩晕和脏腑功能紊乱性质的疾病。在外科方面，可用于丹毒、红丝疔、毒蛇咬伤、疮疡初起未溃等伤病。

拔罐法也常被用于保健。中医认为，通过对皮肤、经络穴位等部位拔罐，可以鼓动经脉气血在周身输布，濡养脏腑组织器官，调整机体阴阳平衡，使气血得以调整，固本培元，起到无病防病、强身健体的作用。

拔罐疗法虽运用广泛，但是某些患者、人群或人体的某些部位不适合拔罐。具体如下：①疾病方面：精神病、心力衰竭、活动性肺结核、血友病、严重过敏者、皮肤溃烂或皮肤病有传染性等情况不宜拔罐；②颈部及其他体表有大血管经过的部位不宜拔罐；③眼、耳、乳头、前后阴、毛发过多的部位及骨骼凹凸不平的部位不宜拔罐。

四、拔罐法的注意事项

（1）拔罐时要选择适当的体位，拔罐中不得移动体位，以防罐体脱落。

（2）拔罐应选择肌肉丰厚的部位，不易出现罐体脱落现象。

（3）根据病情、拔罐的部位选择拔罐方法和适宜的罐体。

（4）用火罐时应注意不要灼伤皮肤，若灼伤或拔罐部位皮肤出现水泡时，小泡无须处理，局部消毒，敷以消毒纱布，防止擦破即可。如果水泡较大，可局部消毒后用消毒针刺破水泡，将水放出，涂以龙胆紫，或局部用消毒纱布包敷即可。

（5）用各种温热法拔罐时，要注意燃料和火源不要掉到皮肤上或触及皮肤，以免烧伤。如闪光法拔罐时，棉棒蘸的酒精不可过多，以防燃烧的酒精滴到皮肤上；用投火法拔罐时，火焰须旺，动作要快，避免火源掉下烧伤皮肤；用煮水罐时要甩净热水。

（6）火罐排列不宜太近，以免皮肤被火罐牵引产生疼痛或造成脱罐。

（7）应用刺血拔罐时，出血量要适当，以每次每人不超过10毫升为宜。

（8）拔罐过程中，一旦出现晕厥（晕罐）现象，应立即起罐，并妥善处理。

五、罐具种类、拔罐的具体方法和起罐操作

（一）罐具

在古代，拔罐疗法一般选用动物的角做罐具，在拔罐疗法的发展过程中，罐具种类也逐渐丰富起来，目前常用的罐具有：竹罐、陶罐、玻璃罐和抽气罐。竹罐价格低廉、不易摔碎且轻巧灵便，但容易爆裂、漏气；陶罐吸力大，但较重，且落地易碎；玻璃罐质地透明，使用时可窥见皮肤的瘀血、出血情况，便于掌握治疗的程度，缺点也是容易破碎；抽气罐可避免烫伤，负压大小可随意调节，可连接测压仪器，但没有温热的作用。

（二）吸罐方法

1.火罐法

是利用燃烧时火焰的热力使罐内气压下降，将罐放在平坦的皮肤上时罐内就形成对外界的负压，因此容易吸住。

（1）闪火法：用镊子夹住95%的酒精棉球，点燃后在罐内绕1～3圈后抽出，迅速将罐子扣在应拔的皮肤上。注意酒精棉球不要烧罐口，抽出镊子时燃烧的棉球不要掉在皮肤上。

（2）投火法：将燃着的棉球或纸片投入罐内，趁火旺时迅速将火罐扣在应拔的皮肤上。此法吸力强，但由于罐内有燃烧物，火球落下会烧伤皮肤，故只用于侧面横拔。

（3）贴棉法：用棉花一小方块，略浸酒精后压平贴在罐内中下部或罐底，用火柴点燃后，迅速将罐体扣在皮肤上。棉花浸酒精不要过多，以防燃烧的酒精滴下烧伤皮肤。

此外还有架火法、滴酒法等。

2.水罐法

一般选用竹罐，将竹罐倒置在沸水或药液中，煮沸1～3分钟，用镊子将竹罐提出，甩去水分，趁热按在皮肤上即可。用药液的方法可称煮药拔罐法。

3.抽气法

用特制或用药瓶磨制成的抽气罐扣在皮肤上，用注射器从另一端的橡皮塞中刺入，并抽出适量的瓶内气体。此法比较麻烦，现多用特制的旋转法抽气罐。

（三）留罐时间及方法

一般留罐1～15分钟，待拔罐部位的皮肤充血、瘀血时取罐。如罐大、吸力强时，可适当提前，以免起泡。

以一手夹住罐体向一侧倾斜，另一手以拇指按压抬起侧罐口边缘皮肤，使空气进入罐体，即可拔下。如果吸力强，切忌硬行上提或旋转生拔，以免损伤皮肤。

六、几种常见病症的拔罐疗法

（一）糖尿病

穴位：肾俞、肺俞、胃俞、大肠俞、阳池。

治疗方法：让患者取俯卧位以暴露出背部。然后用闪火法将罐吸拔在穴位上，留罐15～20分钟。每次选一侧穴位，每日1次，10次为1个疗程。

（二）肩周炎

穴位：患侧部位压痛点。

治疗方法：先在患者身上找出压痛点，然后让患者取坐位或侧卧位。先在痛处按揉一会儿，然后再用闪火法将罐吸拔在痛处及肩部周围，并留罐10～15分钟。每日1次，10次为1个疗程。

（三）颈椎病

穴位：大椎穴。

治疗方法：让患者在椅子上倒坐以充分暴露背部，在对穴位皮肤进行消毒后，用梅花针重扣穴位，以轻微出血为度，然后再用闪火法将大号火罐吸拔在大椎穴上，留罐10~15

分钟，以被拔罐部位充血发紫，并有少量瘀血和黏液被拔出为度。这样的治疗两日1次，10次为1个疗程。

（四）更年期综合征

穴位：心俞、膈俞、肾俞、肝俞、内关。

治疗方法：让患者取俯卧位，先在患者所选穴位上点压按摩3~5分钟，然后再用闪火法将罐吸拔在相应的穴位上，留罐20～25分钟。每日1次，5次为1个疗程。

（五）肥胖症

穴位：天枢、中脘、神阙、关元、足三里。

治疗方法：让患者取仰卧位，对穴位皮肤进行消毒后，先用毫针点刺穴位，得气后再施以平补平泻手法，然后用闪火法将火罐吸拔在留针穴位上，留罐20分钟。

第七节　刮痧

一、概述

刮痧是以中医经络理论为基础，用边缘光滑的器具，在人体的体表上进行推动刮治的方法，因民间用于治疗痧症，故名刮痧。刮痧是中国传统医学中的一种技法，是传统的自然疗法之一，以达到疏通经络、祛除邪气、舒筋理气、祛风散寒、清热除湿、活血化瘀为目的。

早在唐代就有用苎麻刮治痧症的记载。清代郭志邃撰有《痧胀玉衡》，主张“痧症在气分者刮之”。

二、刮痧原理

刮痧是在皮肤施术，故属于中医的皮部。

刮痧对多种痛证如头痛、神经痛、风湿痛、胃痛、腹痛等有良好的镇痛作用，其机理是刮痧可调血行气。刮痧时皮肤血管先收缩，后扩张，血行旺盛，进而促进新陈代谢，使血行障碍、炎症、肿胀等病理状态得以改善，病变细胞得到充足的氧气而活化，从而提高人体的自愈能力。

刮痧还可对内分泌功能和神经的兴奋性进行调整，对于神经麻痹、脑血管意外引起的半身不遂、神经机能低下、衰弱等使其兴奋，对痉挛、疼痛等状态使神经兴奋性降低。现代科学证实，刮痧可以改善免疫供能。

三、操作方法

刮痧用具十分简单，只要是边缘比较圆滑的东西，如梳子、搪瓷杯盖子等，都可以用来刮痧。如果长期使用或作为治疗方法，还是用正规一些的刮痧板较好。目前比较常用的刮痧板有两种，一是木鱼石刮痧板，还有一种是天然水牛角刮痧板，它对人体肌表无毒性刺激和化学不良反应，而且水牛角本身是一种中药，具有发散行气、活血和润养作用。

刮痧前要根据疾病或健康状况选择有关经脉、穴位，从而决定刮痧部位。

为防止划破皮肤，刮痧之前要在皮肤表面涂一层润滑剂，香油、色拉油都可以，有条件的话，最好采用专门的“刮痧活血剂”。

一般右手持刮痧板，与皮肤成45°斜度，平面朝下刮拭，左手用于绷紧皮肤，配合施术。顺序是先头颈，后躯干，再四肢。胸部、腹部、肩部、面部均由内向外，即由前、后正中线向身体两侧刮拭。头部、颈项、背部、四肢均由上向下刮拭，关节、骨头部位可用刮痧板的菱角刮拭。用力要均匀适中，刮拭面尽量拉长。凡病源处轻则出现红花点，重则青紫，再重者青黑累块，有微痛。

四、注意事项

刮痧时，皮肤局部汗孔开泄，出现不同形色的痧，病邪、病气随之外排，同时人体正气也有少量消耗，所以刮痧的时候要注意以下事项：①刮痧时腠理处于开放状态，如遇风寒之邪，邪气会直接进入体内，不但影响刮痧的疗效，还会引发新的疾病，因此刮痧半小时后方能到室外活动，3小时内不要洗澡；②刮完痧后要喝一杯热水，以补充水分，促进新陈代谢；③刮痧时刮至毛孔清晰就能起到排毒的作用，不要一味地追求出痧，以免伤害皮肤过甚；④刮痧一次只治疗一种病，并且刮拭时间不可太长。不可连续大面积刮拭，以免损伤体内正气；⑤在任何部位施术时，方向应一致，不可来回刮拭。颈部、腋下、腰际等部均有淋巴，操作时手法宜轻巧，切勿强力刮拭，以免引起淋巴回流而加重痛苦。

五、几种常见的刮痧法

（一）保健刮痧

（1）健脑助眠：清晨起床后，用刮痧梳刮拭头部，以头顶的百会穴为中心，向四周呈放射状刮拭，至头皮有热感。如果有疼痛点，可在此点上反复刮拭5～10次。头部刮拭的最佳时间是每天清晨和大脑疲劳时，睡前不宜刮拭。功效：振奋阳气，使人神清气爽，还有助于促进睡眠，缓解头痛。

失眠患者睡前还可刮拭脚底。方法是先从脚掌到脚后跟方向全脚底刮拭，刮热后再用刮痧板一角刮拭脚心中央的涌泉穴。

（2）清神明目：用刮痧梳点按睛明穴，然后以睛明穴为起点，外眼角为终点，分别从上眼眶和下眼眶两个方向刮拭。以刮痧代替眼保健操的手指按揉，能对穴位形成更有效的刺激。功效：改善眼睛周围的经络气血运行，缓解视疲劳、干涩。

（3）活廊舒筋：主要选择三条路线，即后发际中点向大椎穴，以及后发际两个外角上缘分别向左右肩部方向刮拭。功效：活血舒筋，改善局部气血瘀滞的状态，对长时间伏案工作造成的颈项、肩背不适有效。另外，感冒时刮拭这个部位还具有祛风解肌的作用。

（4）宽胸理气：刮痧梳的单角自上而下缓慢刮拭下半段胸骨，刺激八会穴中的“气会”膻中穴。功效：宽胸理气，对心情不好或劳累引起的胸闷气短有效。此外，经常刮拭这个部位对改善呃逆有效。

（5）疏肝解郁：刮拭两侧胁肋部，重点是乳头直线和第六肋间交点的期门穴。刮拭时动作要慢，寻找并刮拭疼痛或结节的部位。功效：疏通气机，调节情志，对焦虑、抑郁、烦躁，长期精神压力者有改善作用。

（6）润肠通便：用刮痧板的面在腹部自上而下，从左向右依次刮拭。注意，如有内脏下垂，应由下向上刮拭。功效：润肠通便，改善便秘。

（7）行气通络：先用刮痧板的面刮拭手掌，至手掌发热后用刮痧板上的凹槽刮拭手指的四面，从根部到指尖，每个方向刮5～10次，能行气通络。同理可运用于刮拭双脚。功效：畅通气血，对阳虚、手足冰凉者有效。

（二）几种常见疾病的刮痧疗法

（1）感冒：

施术部位：颈部与背部督脉、足太阳经。

刮拭腧穴：风池、大椎、曲池、外关、合谷、少商。

施术方法：患者端坐，在刮拭部位匀抹介质，用泻法从上而下线状刮拭，至痧痕显现，点状刮拭腧穴至痧点显现。

（2）头痛：包括偏头痛、三叉神经痛以及外伤性慢性头痛等。

施术部位：背部督脉、足太阳经。

刮拭腧穴：大椎、大杼、膏肓、神堂。

施术方法：患者俯坐或俯卧，抹上刮痧介质，用泻法线状、腧穴点状刮至痧痕、痧点显现。

对症选穴：偏头痛加丝竹空、太阳、率谷、风池；三叉神经痛加风池、翳风、合谷；眼分支痛加攒竹、阳白；上下颌分支痛加四白、下关、颊车、承浆；头顶痛加百会、风池、三阴交、涌泉。

（3）中暑：刮痧对中暑效果良好。

施术部位：背部督脉、足太阳经、胸部任脉及肋间。刮拭腧穴：水沟、大椎、大杼、膏肓、神堂、曲泽、内关、曲池、阳陵泉、委中。

施术方法：患者俯坐或俯卧，抹上介质，用泻法线状和点状刮至痧痕、痧点显现。胸部和肋间患者仰卧，用泻法线状刮拭任脉，两侧肋间由内向外均刮至痧痕显现。

（4）失眠：

施术部位：背部督脉、足太阳经。

刮拭腧穴：百会、身柱、神门、三阴交、太溪、照海、申脉。

施术方法：患者俯坐或俯卧，抹上介质后，用泻法线状和点状均刮至痧痕、痧点显现。

第八节　足部保健

一、足部保健的重要性

足部保健十分重要，这体现在以下几个方面：

（1）足是人体的支撑：人从动物界脱颖而出，一个重要的表现就是直立行走。在直立时，两脚承担了全身所有的重力。双脚由52块骨骼、66个关节、40条肌肉和200多条韧带组成，这样的解剖学特点使双脚更结实、有力和灵活。没有脚的支撑，人就几乎丧失了劳动能力，丧失了大部分生活自理能力。

（2）足是最容易受损的部位：足处于身体的远端，距离心脏和大脑最远，动脉血到达和静脉血回流到心脏，信息往返于足和大脑都要运行最长的距离。反过来讲，血管、神经、淋巴管从中枢到末梢这么长距离的任何一个部位出现损伤，都会影响到足的营养和信息的传递。

（3）足与全身密切相关：按照全息理论，五脏六腑在脚上都有相应的反射区，共60多个；足为脾经、肝经和肾经足三阴经之始，又是胃经、胆经和膀胱经足三阳经之末，有近70多个穴位。通过六大经络的传递，全身的“健康信息”都能反映到足部，足的“健康信息”也会反过来影响到脏腑的功能。

足还是阳气之始和阴气之聚处。《素问·厥论》说：“阳气起于足五指之表，阴脉者集于足下而聚于足心，故阳气盛则足下热也。”“阴气起于五指之里，集于膝下而聚于膝上，故阴气盛则从五指至膝上寒。”

因此，足部保健十分重要。通过运动、按摩、浸泡等物理刺激，可以通过反射或经络作用于全身。俗话说，人老先老腿。防止腿“老”也是延缓衰老的办法。

二、足宜常动

健康人步履矫健，行走如飞；衰老者步履蹒跚，行走困难。不用则废，故腿脚要经常锻炼，以增强“脚力”。下肢静脉回流要克服重力，这是下肢不同于身体其他部位的一个特点。下肢肌肉发达，活动时有节奏地压迫和松弛静脉，是增加静脉回流的措施之一。腿脚部的运动，增加了下肢的血液供应，也是防治骨质疏松的有力措施。

（1）站立甩腿：一手扶墙或扶树，一脚向前甩起，脚尖翘起，然后向后甩，脚面绷直，腿要伸直。如此前后甩动，左右腿各20次。

（2）仙鹤揉膝：两脚平行靠拢，屈膝微向下蹲，双手掌放于膝上，膝部向前后左右做圆周运动，先向左，后向右，各20次。此运动即是“银龄生态养生功”之“仙鹤揉膝”。

三、足宜常摩

（1）干浴腿：两手虎口相对抱一侧大腿用力向下擦至踝部，经过小腿时两拇指应从胫骨两侧擦过，然后再从踝擦回到大腿根。如是上下来回为1次，共做10～20次，左右腿皆然。如老年人弯腰困难，可以大、小腿分开做。

（2）按穴位：即按揉穴位。端坐或盘膝坐，两手拇指在下肢的伏兔（大腿前面，髂前上棘与髌底外侧连线上，髌底上6寸）、鹤顶（经外奇穴，位于膝上部，髌底中点上方凹陷处）、阴陵泉（小腿内侧，当胫骨内侧髁后下方凹陷处）、阳陵泉（小腿外侧，当腓骨头前下方凹陷处）、足三里、三阴交等穴位各先按3～5次，后揉30～50次，或根据个体健康情况选择穴位。

（3）捏小腿：坐位，以一手拇指、食指和中指指端捏拿小腿腓肠肌，自上而下，用力柔和，以轻度酸胀为宜。

（4）拍小腿：以两手掌或掌根，紧贴下肢相对用力，由上向下拍击小腿20～30次。

（5）摇关节：坐位，一腿脚掌着地，小腿与地面呈垂直，大腿与地面平行，另一腿自膝关节屈曲，放在着地的腿上。一手抓踝上，一手抓脚部，做向内或向外的旋转动作20～30次，左右交替各做一遍。

（6）足疗常用的方法：足浴、按摩、艾灸、敷药等。足疗是近年来兴起的一种防治疾病、健身强壮的方法。它是中医外治法的一部分，它是指运用物理疗法（如手指、按摩工具等）在双脚相应的穴位、反射区上施以按、压、刮等手法，从而达到诊断疾病，治疗疾病，自我保健目的的一种疗法。由于本法具有简易、方便、廉价、无副作用的特点，所以应用十分广泛，在家中就可以进行。足疗有很多种方法，包括足浴、按摩、艾灸、敷药、拔罐、贴磁等。

下面介绍几种简单、常用、有效的方法。

①足浴疗法：足浴，其实就是泡脚，它是运用适宜温度的温水或中药药液，浸泡双脚，通过水温、药物、穴位刺激等机制，达到疏通经络、祛风除寒、调和气血的目的，进而达到养生保健、防治疾病效果的一种外治方法。在浸泡基础上又衍化出熏洗、临罐等法。本法简单易行，既可求助他人帮忙又可自我操作；既能外病内治，又能外病外治，所以很受民众欢迎。

②按摩疗法：按摩就是对穴位或者反射区的刺激，可以调整脏腑功能，祛除病邪，从而起到养生保健、治疗疾病的作用。刺激的方法有很多，以手法按摩最常用，具有方便、安全、有效等特点。足部按摩简单易行，效果也非常好，所以深受很多人的喜好，其实只要简单知道几种按摩的方法，就能达到健康长寿的目的。足部按摩是传统按摩的一个分支，二者手法基本是一致的，但足部的狭小限制了某些手法的应用。足部按摩手法以指端、指腹、手掌、手掌大小鱼际为主，要求手法细腻、规范。

③艾灸疗法：艾是一种植物，艾叶阴干或晒干后，经过加工，可制成细软的艾绒供临床使用，能温经通络、驱寒除湿。艾灸法就是点燃艾绒（或掺入其他药物）置于或接近于体表的穴位，借助艾火的温热性刺激与药力，透过皮肤肌肉、激发经气，温通气血，疏通经络，调理脏腑，平衡阴阳，达到祛病保健的目的。

④敷药疗法：敷药法就是将一定剂型的药物外敷于反射区或穴位处，通过皮肤吸收、经络联系、神经反射等途径以疏通经络、调整脏腑功能，从而达到防病、治病的目的。先根据病情确定敷药组成，再将配方加工成一定的剂型。最常用、最方便的剂型是散剂，就是将配方研成细粉，使用的时候用开水、醋、酒、麻油、蛋清或者凡士林等调成湿润适度的糊状物。使用时外敷于局部，再用纱布或敷料固定，每次敷贴1～2天，晚上敷药，次晨取下。局部皮肤有皮疹、溃疡、糜烂等情况不能使用贴敷法。孕妇禁止用合谷、三阴交等穴位敷贴。为了提高药物的透皮率，你可以加入一些芳香走窜的药物，如冰片、白酒、陈醋、姜汁、蒜汁等。

⑤暖脚操——简单有效不花钱的保健法：脱掉鞋子，坐在椅子上，上身挺直，两脚并拢向前伸；脚背绷直（像芭蕾舞演员那样）直到略微有些累；然后双脚踝关节向内转动最大限度10次；双脚脚趾向身体方向勾起，直到有点酸痛为止；然后双脚踝关节向外转动至最大限度，转10次左右；双脚恢复常规并拢状态，再一起顺时针转动10次。

另外，你可以对脚进行简单按摩，如可把两个脚心相向置于床上，左手搓右脚心，右手搓左脚心；也可用中指或食指端由脚心向脚趾方向做按摩，每次100~200次，以按摩部位发热为度，两脚轮流进行；还可以用手掌搓脚心15分钟。